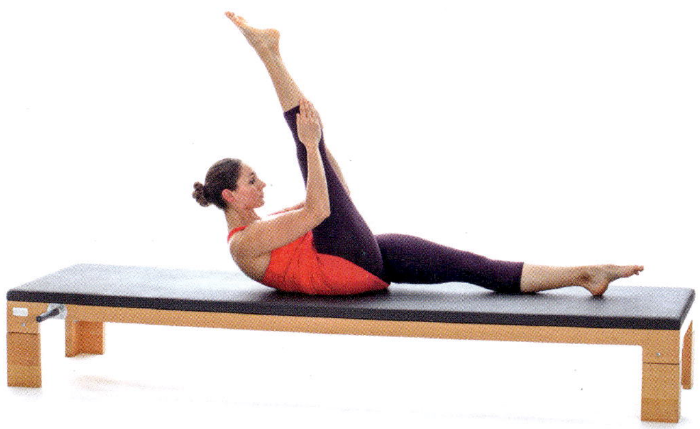

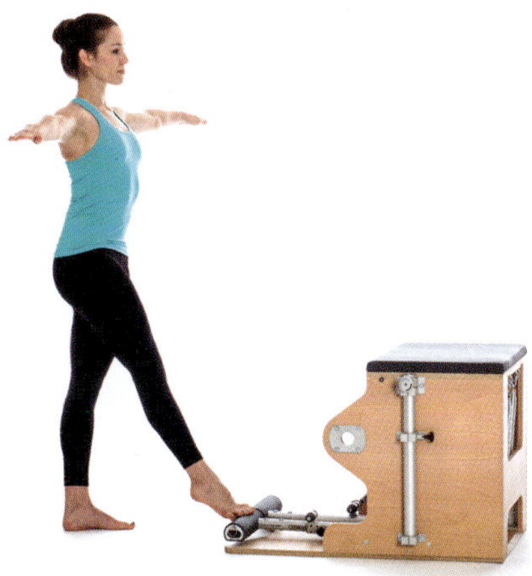

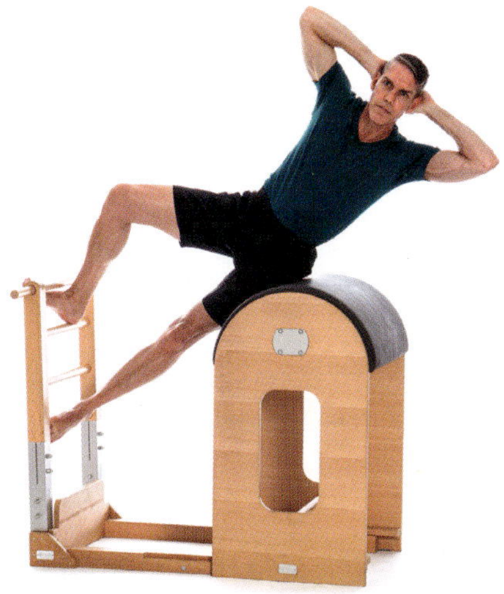

서문 / Foreword

Kathleen Stanford Grant (August 1, 1921—May 27, 2010)
그녀의 가족과 친구들 그리고 필라테스 커뮤니티는 그녀를 매우 그리워합니다.
그녀는 필라테스 분야에 잊을 수 없는 자취를 남겼습니다.
개인적으로, 저는 그녀와 나눴던 긴 대화와 일상적인 농담이 그립습니다.
저희는 주제와 상관없이 서로의 생각을 이야기할 수 있는 좋은 관계를 갖고 있었습니다.
Kathy는 날마다 저의 필라테스 수련과 수업방식에 영향을 주고 있습니다.

제가 1991년 Santa Fe, New Mexico에서 Rael을 처음으로 만났을 때, 필라테스 커뮤니티는 매우 작았습니다. 저와 함께 공부하고 뉴욕에서 자신의 스튜디오를 운영하고 있던 Jean-Claude West의 추천으로 운다체어 워크샵에 초대받았습니다. 운다체어는 제가 Joseph Pilates와 함께 많은 운동을 했던 필라테스 기구였습니다. 그때까지, 저는 필라테스 커뮤니티에서 전문적인 조언을 받은 적이 없었습니다. Santa Fe에서의 모임은 하나의 중요한 성과였습니다; 무엇보다 1세대 필라테스 지도자들이 함께 서약을 하며 또한 정보를 공유하며 우리들의 경험과 지식들을 모았습니다.

두 번의 무릎 수술 후에 유명한 무용수이자 안무가인 Pearl Lang에게 Mr. Pilates를 소개 받았습니다. Mr. Pilates는 무릎 치료를 위해 운다체어를 광범위하게 사용했으며 치료 목적에 가장 많이 도움이 된다고 믿었습니다. 저는 재활을 하는 동안 운다체어에 대해 배우고 직접 운동 목록을 만들었습니다. 저는 1973년부터 1988년까지 Henri Bendel에서 가르치는 동안 운다체어를 계속 사용했으며, Tisch School of the Arts at NYU에서 운영하고 있는 필라테스 프로그램을 포함하여 지금까지 수업시간에 운다체어를 사용하고 있습니다.

Santa Fe 스튜디오에 들어 섰을 때, 정보가 필요하고 저와 함께 시간을 보내길 원하는 세계 도처에서 온 경험 많은 전문가들에게 둘러쌓였습니다. 많은 전문가들 사이에서 한 남자가 눈에 띄였고 동작을 시연해 줄 수 있는 지원자를 요청했을 때, 그 남자는 바로 자리에서 일어났습니다. 그는 운다체어 위에 올라가 동작을 보여주었습니다. 저는 즉시 그가 기량이 뛰어나며 필라테스를 잘 알고 있다는 것을 깨달았습니다. 제가 손가락으로 밀거나 찌르며 그의 정렬과 움직임에 미세하고 까다로운 변화를 만들면 그의 얼굴에 놀란 표정이 나타났습니다. 그 젊은 남자는 '에고'라고 소리를 내었고, 그 소리가 저를 속으로 빙그레 웃음짓게 만들었습니다. 그는 매우 강했지만 코어보다는 그가 지닌 힘과 운동 능력에 너무 많이 의존했었습니다.

필라테스

Pilates

개정 3판 (Third Edition)

Rael Isacowitz

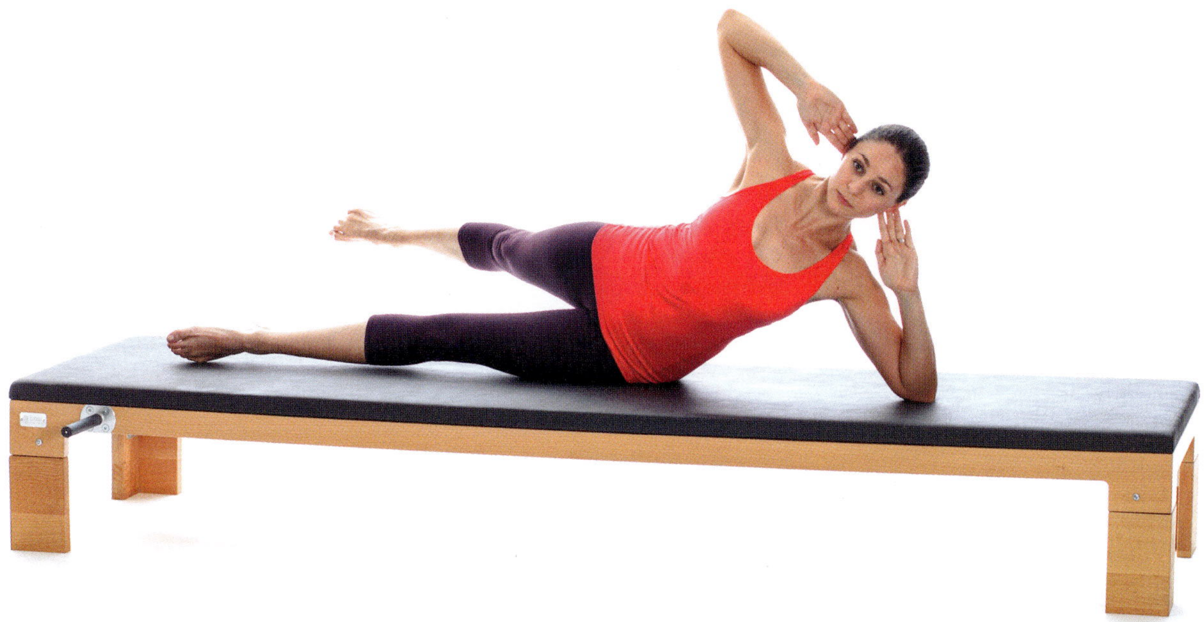

영 문 출 판 사

■ 대표역자

최종원 보눔필라테스 대표원장

■ 공동역자

한수정 보눔필라테스 부원장
엄평강 보눔필라테스 교육이사
엄평화 보눔필라테스 마스터강사
김예지 보눔필라테스 마스터강사
임소연 보눔필라테스 마스터강사
전현수 보눔필라테스 마스터강사
이보나 보눔필라테스 마스터강사

Pilates – 3rd Edition
by **Rael Isacowitz**

필라테스 〈개정 3판〉

2024년 1월 18일 초판인쇄
2024년 1월 29일 초판발행

지은이 : Rael Isacowitz
옮긴이 : 보눔필라테스
발행인 : 박 병 조
발행처 : 도서출판 영문출판사
등 록 : 1987년 12월 21일 제2-419호
주 소 : 서울시 강남구 삼성로 118길 8
전 화 : (02) 514-5590, 776-5590
팩 스 : (02) 756-8943
E-mail: yeongmunsa@empas.com
홈페이지 : www.ymsbook.net
정 가 : 50,000원
ISBN 978-89-7224-566-7 93510

※ 파본은 교환해 드립니다.

저는 제 삶을 여러 가지 방법으로 형성할 수 있도록 도움을 준 두 사람에게 이 작품을 바칩니다. 그들의 변함없는 지지와 무조건적인 사랑은 매일 제 삶에서 기쁨을 발견하고 재발견할 수 있도록 해주었습니다. 항상 좋은 남자 뒤에는 위대한 여자가 있다는 격언을 그 어느 때보다 진실하게 만들어주는 제 아내 Adelle과 항상 저의 궁극적인 스승이 될 아들 Elan. 저는 그들을 통해 제 자신을 보게 됩니다.

마찬가지로 저는 이 책과 저의 일상들을 BASI 가족에게 바칩니다. 열정, 연민 및 탁월함이라는 공통의 가치를 공유하는 수만 명의 뛰어난 사람들로 구성된 글로벌 커뮤니티인 BASI 가족 여러분은 제가 할 수 있는 최고가 될 수 있도록 영감을 주었습니다.

> 필라테스의 즐거움은 몸과 마음,
> 정신의 탐구와 변화에서 발견된다.
>
> —Rael Isacowitz

목차 / Contents

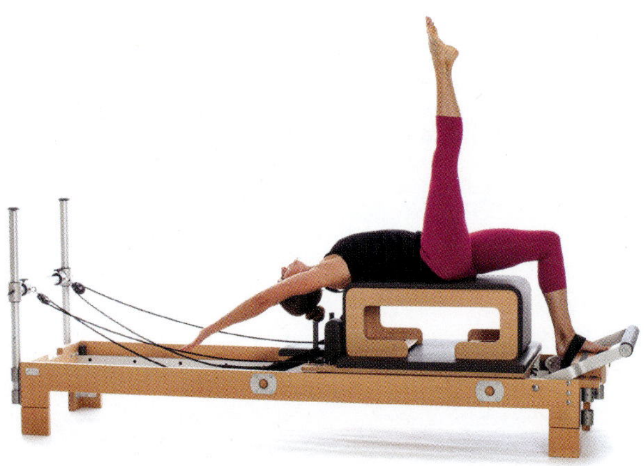
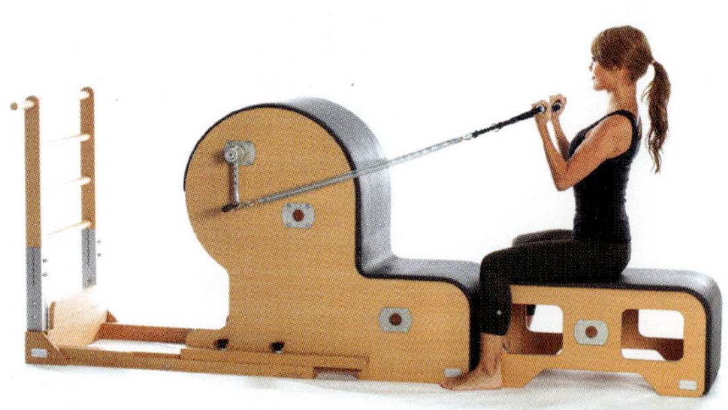
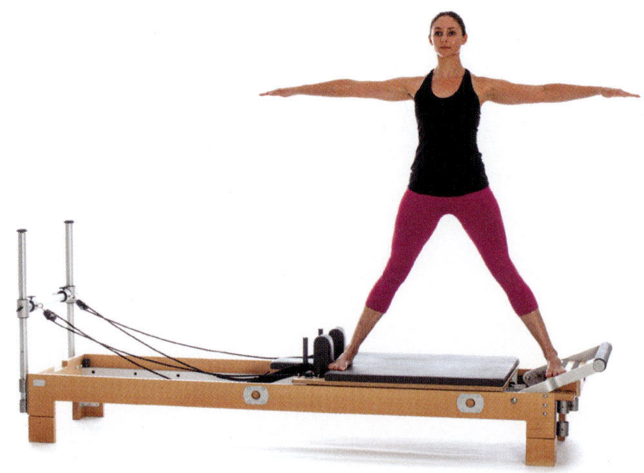

제가 가르치고, 시연하고, 조정하고, 수정하면서 저희는 몇 시간 동안 함께 운동했습니다. 저는 그의 배움에 대한 열린 마음과 다른 선생님들 앞에서 보이는 그의 겸손함을 존경했습니다. 그 워크샵은 필라테스가 발전하는데 하나의 매우 중요한 순간이었습니다. 인기가 없었던 운다체어는 이 시점부터 대중적인 인기를 얻기 시작했습니다.

그 젊은 남자는 물론 Rael입니다. 그는 우리의 만남이 그의 경력을 바꾸어 놓았다고 저에게 표현하곤 했습니다. 우리의 만남은 그를 내적 탐구와 자기 평가의 길로 인도했습니다. 그의 일이 변했고 그의 가르침이 변했습니다; 그는 자신의 마음과 정신에서부터 일하는 법을 발견했습니다. Rael과 저는 무엇보다도 좋은 친구가 되었습니다. 저는 현재 필라테스 커뮤니티의 원로들 중 한 명이며, Rael은 세계적으로 이름이 난 강사이자 진정한 리더 중 한 명입니다. 그는 Body Arts and Science Internation(BASI)라는 정교한 지도자 교육 프로그램을 만들었으며, 저를 명예 고문으로 초대했습니다.

1991년에 Rael은 남부 캘리포니아에 있는 그의 센터에서 제가 워크샵을 진행하길 요청했습니다. 저는 그렇게 하겠다고 약속했지만 언제할 수 있는지 말할 수 없었습니다. 그 이후 우리가 만날 때마다 그는 제가 한 약속을 다시 알려주었습니다. 그 약속을 지키기까지 14년이 걸렸습니다. 2005년 뉴욕에서 On Center Conditioning(현재 미국의 BASI Pilates Academy)에서 워크샵을 진행하기 위해 남부 캘리포니아에 왔습니다. Rael 또한 학생들을 지도하고 있었는데, 그의 학생들에게는 자신들의 멘토가 또다른 멘토에게 배우는 것을 보게 되어 좋았을 것입니다. 그것은 그것 자체로 가치 있는 수업이었고, 워크샵 자체보다 더 가치 있었을 것입니다.

Rael은 뛰어나게 높은 숙련도를 이용해 움직입니다. 그리고 그는 확실히 그의 심부에서부터 움직입니다. 동시에 그는 계속해서 배우고 성장하고자 하는 열망을 보여줍니다. 우리는 이어져 내려오는 필라테스의 역사와 뿌리를 유지하고 과거를 보존하고 미래를 존중하며, 이 시스템의 가치와 원칙을 지켜야 합니다—그리고 Rael 만큼 많은 일을 한 사람은 없습니다. 그는 Mr. Pilates가 그의 업적을 계속 이어주길 바랬던 남성입니다.

Kathy Stanford Grant
First-generation Pilates teacher, Pilates elder

저자 서문 / Preface

이 책의 초판이 발행되었을 때, 16년 동안 이뤄진 높은 수준의 생각들과 3년간 진행된 집필은 최고의 경지에 도달한 상태였습니다. 저는 학생으로서 저의 활동과 필라테스 지도자로서의 일들을 글로 표현하길 원했습니다. 제가 글을 쓰려고 할 때마다 저는 직접 처리해야 하는 너무나도 많은 업무들을 마주하게 되었습니다. 필라테스에 깊게 빠져있는 이들에게 심오하고 가치 있는 어떤 것을 전하기 위해서는, 더 많은 지식과 경험이 필요하다는 것을 알았습니다. 그래서 제가 다녔던 스튜디오로 다시 돌아가, 움직임들의 목록을 마스터하고, 운동을 더 탐구했으며 다시 수천 번의 세션을 진행했습니다.
교육 과정은 5개 대륙에 걸쳐 확대되었고 셀수 없을 정도로 많은 수련시간을 가졌습니다.

처음으로 책을 써야 겠다고 느낀 1990년 즘에 저는 필라테스를 10년 이상 해오고 있었습니다. 저는 이스라엘에 있는 Wingate Institute of Physical Education and Sports에서 학사 학위를 받았고 전문 무용수였으며, 영국의 University of Surrey에서 무용학 석사 학위를 받았습니다. 저는 어렸을 때부터 열심히 운동하는 수영선수였고 10대 초반부터 요가를 했습니다. 하지만 필라테스를 마스터하려는 노력은 다시 걷는 법을 배우는 것과 같았습니다. 이전에 경험하지 못한, 쉽고 흐르듯이 움직이는 방법을 가르쳐준 겸손한 경험은 저에게 영감을 주었고 때로는 좌절을 주었습니다. 저는 움직임에 대한 더 깊은 이해와 몸과 정신을 웰빙의 길로 이끌어갈 평생동안 이어질 배움과 수련의 긴 여정을 시작했습니다.

이제 ***이 책의*** 개정 3판이 출간되면서 책을 집필하기 위해 초반에 수많은 시간동안 고뇌했던 부분들이 이제는 충분한 가치가 있어 보입니다. 제 자신의 운동, 지식과 경험은 더 넓어지고 있습니다; 전 세계적으로 필라테스를 수련하는 사람들의 수가 아주 많이 증가하고 있습니다; 필라테스는 피트니스, 운동선수 트레이닝과 치료에 주류로 자리 잡았습니다. 그 결과, 잘 훈련된 지도자들에 대한 수요는 증가하고 있으며, 지도자들은 필라테스 운동을 더 많이 다룰 수 있는 더욱 좋은 교육을 받게 되었으며 더 훌륭한 자질을 갖추었습니다. 제가 1989년에 설립한 교육 기구인 Body Arts and Science International (BASI)는 전 세계 45개국으로 뻗어나가 수만 명의 학생과 졸업생으로 구성된 커뮤니티와 함께
나날이 성장하고 있습니다.

BASI Pilates는 움직임에 대한 관심으로부터 시작했으며 이 과정에서 하나의 움직임이 되었습니다—세상의 긍정적인 변화를 가져올 수 있는 움직임. BASI family는 서로다른 문화, 배경, 국적, 종교와 성별을 지닌 다양한 사람들이 공통의 가치를 추구하기 위해 모였습니다—개인과 신체 움직임을 훨씬 뛰어 넘는 가치를 커뮤니티, 사회와 세상으로 넓혀 나갑니다. 이 점에 대해 저는 자랑스럽고, 감사한 마음을 오랫동안 간직하고 있습니다.

Joseph Pilates는 필라테스가 세계적으로 인정받고 성장하는 꿈을 꾸었으며 가능하다고 믿었습니다; 하지만 그는 현재 필라테스가 얼마나 큰 인기를 끌고 있는지 상상조차 못했을 겁니다. 그는 그의 방법(*contrology*라 부른)이 사회 전체에 도움이 될 수 있다고 믿었기 때문에 의료계에서 수용되고 모든 학교에서 배울 수 있길 원했습니다.

현재, Joseph Pilates의 꿈이 실현되고 있습니다. 그의 방법은 정말로 학교에서 사용되고 있으며 병원과 클리닉에서도 점점 증가하고 있습니다. 연구는 그의 많은 원칙과 개념을 입증하고 의료계는 그의 방법이 지닌 가치를 인정하고 있습니다. 저는 오랫동안 지구상의 모든 사람이 매일 필라테스를 한다면 우리는 더 좋은 세계에서 살 수 있을 것이라 믿었습니다—필라테스는 여러분들을 기분 좋게 만듭니다.

많은 기록에 따르면, Joseph Pilates는 환멸을 느낀 채 죽었습니다. 그의 짧은 책<*Your Health*>에서 그는 의료계와 사람들의 폐쇄적인 마음에 대한 경멸을 표현했습니다. 슬프게도 그와 그의 부인 Clara는 그들의 운동방법이 주류로 발전하는 것을 보지 못했습니다. 그러나 그들의 가르침이 지닌 정신은 살아있고 저는 개인적으로 그들의 운동방법이 간직하고 있는 가치, 신념, 원칙과 높은 수준을 지지해야 한다는 더 깊은 책임감을 느낍니다. 이 책이 앞으로 다가올 세대에게 필라테스를 존속하게 하고, 더 밝게 빛을 낼 수 있는 값진 기여를 하길 바랍니다.

감사의 글 / Acknowledgments

이 책의 개정 3판은 40년 이상 걸쳐 이어진 경력의 정점이고 저를 전 세계의 지도자와 발표자로 인도했습니다. 몇 페이지로 이루어진 감사의 글은 저의 여정에 도움을 주신 모든 학생, 선생님, 동료, 친구와 소중한 가족들에게 감사의 마음을 표현하는데 부족합니다. 그들은 저에게 가르침과 영감을 주고 저를 인도했으며 모두 친절했습니다. 그들은 제 경력에 큰 영향을 주었고 이 책을 집필하는데 도움이 되었습니다. 한 사람 한 사람에게 깊은 감사를 표합니다.

이 책의 초판이 출간되었을 때 바랬던 만큼 저는 이 책이 누리는 성공은 꿈꿀 수 없었습니다. 전 세계적으로 10만부 이상 팔렸고, 7개의 언어로 번역되었습니다. 그러나 저에게 가장 큰 기쁨을 주는 것은 전 세계 많은 독자들의 삶에 미친 긍정적인 영향이며 이것이 최고의 값진 결과입니다.

또한, 저는 ***이 책의*** 개정 3판의 제작과 출판에 중요한 역할을 한 몇 사람을 언급하고 싶습니다.

Human Kinetics의 선임 편집자 Michelle Earle은 몇 년 전 세 번째 개정판 집필 제안을 했습니다. 그 당시 BASI Pilates가 국제적으로 성장하고 제 시간과 노력이 헤아릴 수 없을 만큼 필요한 수많은 프로젝트가 진행되고 있었습니다. 집필과 프로젝트를 함께 열심히 할 수 있을지 확신할 수 없었습니다. 하지만, Michelle은 따뜻하고 친절한 방식으로 그것이 가능할 뿐만 아니라 올바른 결정임을 느끼게 했습니다. Michelle은 저를 잘 지켜주었고, 전 세계적으로 팬데믹과 같은 일이 벌어질 때 기꺼이 출판 일정을 조정해 주었습니다. 책을 집필하는 이 여정에 더 이상 좋은 파트너는 없었을 것입니다.

사진작가, 디자이너이자 25년 동안 친구로 지내온 Kirk Fitzek은 지난 개정판에서 그가 보여주었던 것처럼 그의 시간과 기술 등 셀수 없는 재능을 아낌없이 주었습니다. 그는 Basi Systems 기구의 모든 새로운 사진을 포함하여 세 번째 개정판을 위해 6,000번 이상의 사진을 촬영했습니다. Kirk는 끝없는 인내심을 가지고 있으며 촬영이 지연되고 에너지가 바닥이 났을 때 조차 침착함을 유지하고 힘을 북돋아 주었습니다. 이제 Kirk는 정렬, 근육동원, 지도방법 등에 대해서 훈련된 BASI 선생님들 만큼 이해합니다.

이 책에 그들의 시간과 노력, 유능함이 너무나 잘 드러나고 있는 재능 있는 모델들에게 깊은 감사를 표합니다: Ellsworth Howard, Cara Frazier, Ena Kirima, Rina Kirima, Sondra Karman, Christopher Chiles, Latoya McKelvin, 그리고 Kristen Stevenson. 모두 수천 장의 사진을 찍는 과정에 아낌없고 지칠줄 모르는 노력과 시간을 주었습니다. 그들은 기술을 갈고 닦는데 수년을 바친 BASI Pilates 커뮤니티에서 활동중인 멤버들입니다. 이들 한명 한명은 BASI family를 명예롭게 대표하고, 필라테스의 힘을 보여주는 증거입니다.

BASI의 운영관리자이자 제 옆에서 모든 과정을 도와준 Stella Hull-Lampkin. 사진 촬영과 편집, 끊임없이 이어진 토론의 상대가 되어주고, 제가 충분한 물을 마시고 있는지 확인하는 등, 언제나 제 곁에서 함께 해주었습니다. 이번 개정 3판은 Stella가 없었다면 결실을 맺을 수 없었을 것입니다.

제가 1991년에 설립한 미국 남부 캘리포니아에 있는 BASI Pilates Academy 팀은 기술과 재능이 다양했고, 지원과 노력에 있어서는 단합이 잘 되었습니다. 또한 제가 1989년에 설립하여 계속 지도하고 있는 교육기관인 BASI Pilates의 국제적인 지도자들은 제가 하는 모든 일의 근간입니다. 저는 BASI의 유명한 우수성을 유지하기 위해 전 세계를 방문하는 헌신적인 지도자들과 함께 일하게 되어 자랑스럽습니다. 그들이 하는 모든 것들과 그들이 저에게 준 모든 것에 대해 감사하다는 말로는 충분하지 않을 겁니다.

탐험과 수련의 길을 여행하고 이 길을 따라 감정이 풍부하고 너그러운 사람들을 만나게 되어 영광이었습니다. 이 책이 조금이나마 그들 모두에게 감사의 뜻을 표현할 수 있길 바랍니다.

도입부 / Introduction

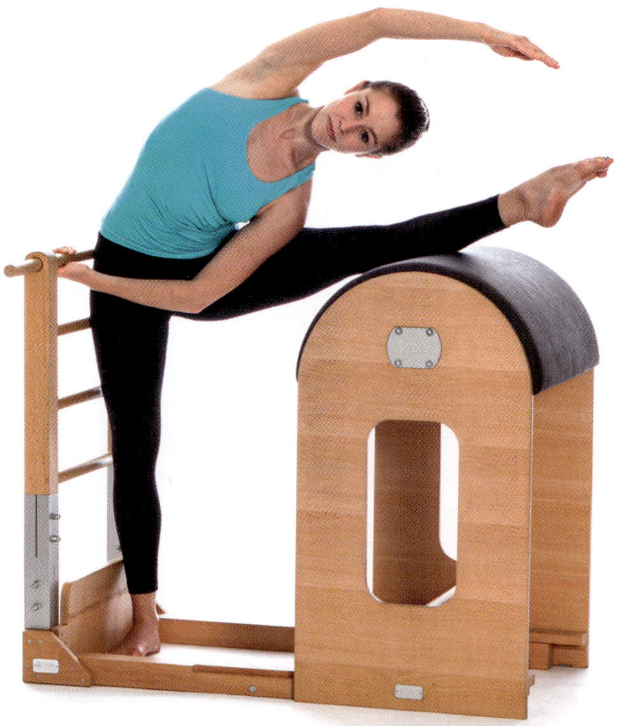

이 책은 근본적인 철학, 큰 영향을 가져올 이점과 많은 동작 목록을 포함한 필라테스 방법(the Pilates method)에 대한 포괄적인 이해를 원하는 사람들을 위한 책입니다. 저는 깊고 흔들림 없이 노력하고 정신을 기울여 필라테스 방법을 가르치고 수련하는 사람들을 위한 가장 좋은 교재를 제공하고자 가능한 많은 양을 다루기 위해 노력했습니다. 동시에, ***이 책은*** 전문가만을 위한 책은 아닙니다; 제 바람은 이 훈련법을 깊게 탐구하는데 관심 있는 사람들에게 유익한 정보를 제공하는 것입니다.

세 번째 개정판에서, 저는 각 동작에서 난이도를 낮춘 동작, 변형 동작, 난이도를 높인 동작들을 더 많이 추가했습니다. 집필 목표는 이제 막 필라테스 여정을 시작한 초보자부터 환자들에게 치료 목적으로 필라테스를 적용하는 치료사, 운동선수를 훈련하는 전문 지도자까지 더 넓은 분야에 있는 독자들이 자료에 폭넓게 접할 수 있도록 하는 것입니다. 일반적으로 modification은 운동의 난이도를 낮추어 더 쉽게 접근할 수 있게 하였고, variation은 동작에 다양성을 제공하며, progression은 난이도를 높여 더 많은 도전이 필요하도록 하였습니다.

이 책과 필라테스 방법에 대한 모든 참고문헌들은 조셉 필라테스가 개발한 신체적, 정신적 컨디셔닝 시스템을 나타냅니다. 일부 동작은 원래 수행된 정확한 방식과 순서는 다르지만 의도와 맥락은 조셉 필라테스가 만든 운동에서 영감을 얻었으며 긴밀하게 연결되어 있습니다. 위대한 안무가 George Balanchine가 "몸의 천재"라고 부른 이 남자의 유산은 필라테스를 계승하고 있는 지도자들과 지지자들을 위한 귀중한 원천으로 남아 있습니다.

Joseph과 그의 부인 Clara는 1920년대 중반 독일에서 뉴욕으로 건너온 직후 뉴욕시에 첫 번째 필라테스 스튜디오를 열었습니다. 필라테스 메소드의 역사는 그 자체로 매우 중요하고 근본이 되는 부분입니다. 이를 이해하기 위해서는 1920년대 사람들의 생활방식과 일반적인 활동을 고려하여 운동을 이해하고 당시의 환경에서 운동을 볼 수 있어야 합니다. 그 당시에는 컴퓨터가 존재하지 않아 둥근어깨 증후군이 널리 퍼지지 않았으며 비만을 재촉하는 패스트푸드가 없었고, 상대적으로 자동차는 더 적었기 때문에 사람들은 더 활동적이었으며 오늘날처럼 서구 세계인구의 80% 이상이 허리통증을 겪지 않았습니다. 매우 다른 것들이 필요한 매우 다른 세계였습니다!

이 책은 필라테스 방법과 관련하여 인체 움직임의 예술과 과학을 다룹니다. 저는 필라테스 방법(the Pilates method)의 모든 움직임이 과학적으로(해부학, 생리학, 생체역학, 운동생리학을 통해) 예술적으로(미학, 심리학, 에너지와 생명력의 흐름을 통해) 모두 입증될 수 있고 또 입증되어야 한다고 믿습니다. 인체 움직임이 지닌 예술과 과학 사이의 중요한 공통점은 시대를 통해 인식되고 탐구되

었습니다. 마음과 몸은 성장이나 발전에 도움을 주는 공생관계를 공유합니다. 둘 사이의 관계는 깊이 있고 무엇이라 규정하기 어렵고 때로는 설명하기 힘든 결과를 가져옵니다.

필라테스의 각 측면에 대한 깊은 탐구는 이 책에서 다룰 수 있는 범위를 훨씬 능가합니다; 대신 저는 동작 소개와 설명, 분석을 포함한 운동 목록(repertoire)과 각 동작에 접근하는 방법을 강조하면서 전반적인 필라테스 방법에 대한 정보를 제공합니다. 해부학, 생리학 및 생체 역학의 측면에서는 자세히 다루지 않지만 이러한 연구 영역에 대한 실무지식은 필라테스 전문가와 지지자들에게 중요하기 때문에 이 영역에 대한 더 많은 연구를 적극 추천합니다. 읽어 볼만한 추천 자료는 책의 마지막에 있는 선택된 출처들을 참조하시길 바랍니다.

이 책은 기초부터, 중급에 이르기까지 다양한 운동 수준을 거쳐 마지막으로 고급 단계에 도달하게 합니다. 이 책에 있는 200여 개의 운동들은 기구별로 편리하게 구성되어 있으며 각 기구는 각각의 장에서 다뤄집니다. 각 장에서 다루고 있는 운동들은 신체 부위와 특정 근육그룹의 기능에 따라 블록(block)으로 나뉘어 분류됩니다. 각각의 블록(block) 안에는 개별운동과 연결되는 운동 시리즈와 그룹화된 운동도 있습니다. (3장에서 자세히 설명합니다.) 각 운동의 설명에는 난이도, 권장되는 저항범위(해당되는 경우), 반복 횟수가 포함됩니다. 또한 어떠한 근육에 초점을 두는지, 운동의 목적, 해설, 동작을 수행하고 지도하는데 도움이 될 수 있는 이미지 큐잉에 대한 몇 가지 아이디어와 긍정적인 결과를 만들어내는데 도움이 되는 부분들의 체크리스트를 제공합니다. 이 책에는 교육환경에서 가르쳐야 하는 master-level의 운동은 거의 포함되어 있지 않습니다. 예를 들어, BASI Pilates를 통해 가르치는 프로그램은 Mentor, Master I, Master II, Honors의 4단계로 이뤄집니다. Honors는 필라테스 방법의 가장 복잡하고 심화된 영역을 다룹니다.

수년에 걸쳐, 필라테스 방법의 수련에 대한 몇 가지 접근 방법이 등장했습니다. Classical 접근 방식은 Joseph Pilates가 했던 것과 정확히 똑같은 방식으로 운동을 하고 기구를 제조하고, 같은 순서로 운동하는 것을 고수하고 있습니다. 일부 다른 접근법은 주로 재활을 다룹니다; 그들은 필라테스 기구를 사용하지만 래퍼토리를 크게 변경하여 특정 치료에 대한 프로토콜을 만들었습니다. 종종 의사들은 Joseph Pilates가 만든 운동 목록이나 운동의 전체론적 측면을 다루지 않고 때로는 필라테스와의 관계성도 매우 떨어집니다. 또 다른 접근 방식은 무용수, 운동선수, 또는 고령화 인구, 임산부와 같은 특정 인구를 대상으로 운동 목록을 목적에 맞게 조정하고, 때로는 Joseph Pilates가 만든 필라테스 운동과 철학을 포기합니다.

Joseph Pilates의 역사

Joseph Pilates는 1883년 독일 뒤셀도르프 근처에서 태어났습니다. 그는 구루병, 천식, 류마티스 열에 시달리는 병약한 아이였습니다. 이러한 질병을 극복하려는 그의 노력은 바디빌딩, 체조, 다이빙 및 기타 신체 활동을 경험하고 생각하게 이끌었습니다. 그는 동서양의 철학과 운동형태를 연구했으며 고대 그리스와 로마식 식이요법으로부터 많은 영향을 받았습니다. 그의 풍부한 배경지식은 그가 평생에 걸쳐 개발한 시스템을 만들 수 있는 기반을 제공했습니다.

1912년 Mr. Pilates는 살아있는 그리스 조각상을 연기하는 써커스 단원으로 영국을 여행했습니다. 1차 세계대전이 발발했을 때 그는 독일 국민들과 함께 Man 섬에 있는 한 캠프에 억류되었습니다. 그곳에서 자신의 신체 운동 프로그램을 가르치고 수련했으며 장애인과 아픈 사람들의 재활을 도울 수 있는 기구를 연구하기 시작했습니다. 현재 사용하고 있는 기구를 살펴보면 특정 기구-특히 캐딜락이 병원 침대(병상) 틀에서 만들어졌다는 것이 분명합니다. Mr. Pilates는 스페인 독감으로 고통받은 많은 환자들을 돕고 전시에 발생된 여러 질환으로부터 사람들이 회복하도록 도운 공로를 인정받았습니다.

전쟁이 끝난 후 Mr. Pilates는 독일로 돌아왔으며 독일 정부의 초청을 받아 새로운 군대를 훈련시켰습니다. 그는 이러한 그의 노력이 지닌 영향을 깨닫고 미국으로 떠나기로 결정했습니다.(일부 자료에 따르면, 독일 출신 복싱 세계 챔피언 Max Schmeling의 훈련을 돕기 위해 미국으로 초대되었습니다.) Mr. Pilates가 미국으로 이주하기 전 시기는 잘 기록되어 있지 않지만, 당시 Rudolf von Laban, Kurt Jooss, 그리고 Mary Wigman 등과 같은 위대한 유럽 운동 혁신가들을 만난 것으로 보입니다. Mr. Pilates가 무용수는 아니었지만, 이러한 초기 만남은 경력 후반부에 그가 댄스 커뮤니티에 깊이 관여하게된 계기가 되었을 것입니다. 미국으로 가는 도중 Joseph은 곧 그의 부인이 되어 운동방법(the method)을 개발하고 가르치는데 중요한 역할을 하게 되는 Clara를 만났습니다. 그녀는 마음을 나누고 베풀며, 똑똑하고 친절한 교사로, 어떤 면에서는 Joseph Pilates 보다 더 뛰어난 지도자로 묘사되었습니다. 1926년 그들은 뉴욕시에 첫 번째 스튜디오를 세웠고 사교계 유명인들, 서커스 단원, 체조선수 및 기타 운동선수를 포함한 다양한 분야의 사람들에게 관심을 끌었습니다.

하지만, Mr. Pilates의 시스템이 지닌 가치와 인체의 움직임에 대한 그의 고유하고 깊은 이해를 진정으로 인식한 사람들은 George Balanchine, Ted Shawn, Martha Graham, Hanya Holm과 같은 유명인사들을 포함한 댄스 커뮤니티 회원들이었습니다. 그들은 필라테스 방법(Pilates method)을 받아들였으며 그들의 댄스 테크닉과 트레이닝에 필라테스 메소드를 통합시켰습니다. 그들은 필라테스 메소드가 무용수들이 부상에서 회복하는데 있어서 긍정적인 영향이 미치는 것을 보았기 때문입니다.

Mr. Pilates는 그의 지도방식, 신체 조건, 그리고 퍼포먼스가 분명히 보여주듯이 절제된 사람이었습니다. 그의 운동은 요가, 체조, 복싱, 무술, 그리고 동서양의 철학에서 받은 다른 훈련법의 영향을 받은 것으로 보입니다. 그가 정확히 어떤 학문에 얼마나 몰두했는 지는 거의 알려지지 않았지만, 그의 방법에 다양한 분야에서 받은 영향들이 스며들었을 것이라고 추측할 수 있습니다. 그는 스튜디오에서부터 뉴욕의 작은 아파트, 야외에 이르기까지 많은 환경에서 그의 운동을 가르치고 보여주었습니다. 여기에서 그는 가장 편안함을 느꼈고 많은 영감들을 받았습니다. 그는 자신이 믿고 있는 것을 추진하는 추진력과 천재적인 창의력을 가지고 있었습니다. 그는 자신의 시스템이 삶을 살아가는 방식이라 깊게 믿었던 사람이었습니다. 그가 조언하는 원리중 높은 수준의 건강을 이룬다는 것은 몸, 마음과 정신 전체가 다뤄져야 한다는 것을 의미한다는 것이였습니다. 그는 자신의 시스템이 개인의 모든 면에 영향을 미칠 수 있고 따라서 사회 전체에 영향을 미칠 수 있다고 확신했습니다.

Mr. Pilates는 모든 대학과 학교에서 학생들이 그의 운동법을 배우는 모습을 꿈꿨습니다. 그는 아이들이 신체에 대한 지식을 배우고 그 정보는 간단하고 쉽게 다가갈 수 있어야 한다고 믿었습니다. 그는 움직임의 단순함과 인간과 동물이 자연으로부터 얻은 몸의 구조적 우아함을 경외했습니다. Mr. Pilates에 대한 많은 초기 기사들은 동물과 동물을 닮은 움직임에 대한 그의 열정을 나타내고 있는데 이것은 그가 여러 운동에 붙인 이름에서 알 수 있습니다.

Mr. Pilates는 그가 일하는 일생동안 다양한 기구를 이용해서 움직일 수 있도록 600개 이상의 운동을 만들었습니다. 필라테스 기구는 전신을 훈련시키기 위해 설계되었습니다. 기구를 통해 우리의 환경과 일상생활에 필요한 기능적인 활동을 구현하여 신체 정렬과 균형을 바르게 교정합니다. 또한 기구는 스프링, 도르래, 중력 등을 이용하여 특별히 내재근에 중점을 두고 다양한 방식으로 근육이 쓰일 수 있도록 합니다. 깊은 층의 근육은 최적의 움직임을 위한 메커니즘을 만들어내고 올바른 위치와 정렬을 유지하도록 작용합니다.

조셉 필라테스는 웰빙에 대한 접근 방식에서 시대를 앞서갔고, 운동 장비를 발명했으며, 운동을 만들고 일상생활에 통합했습니다. 그는 가구로도 사용할 수 있고 최초의 가정용 운동기구로 여겨질 수 있는 운다체어를 만들었습니다. 뉴욕 아파트에서 필라테스 장비가 지닌 장점을 극찬하고 있는 Joseph Pilates와 그 모습을 바라보고 있는 Clara의 사진은 그가 보여주고 있는 것들이 단순한 시연의 범위를 뛰어넘은 것들임을 말해주고 있습니다. 몇몇 희귀 영상이 이러한 인상을 확인시켜 줍니다; Mr. Pilates는 건강에 대한 개인적인 조언들과 심지어 샤워방법까지 포함한 그의 시스템에 대한 많은 부분들을 설명하고 홍보하는 영상을 제작했습니다. 교육용 가이드와 정보를 제공하는 광고 사이에 있는 이 영상은 Mr. Pilates가 마케팅 방법뿐만 아니라 건강과 체력(Fitness), 그리고 웰빙에 대한 앞선 생각을 하고 있었다는 것을 보여줍니다. 그가 죽고 수년이 지난 후, 그의 업적은 피트니스 세계에 큰 변화를 주도했으며 웰빙 산업의 발전을 이끌었습니다.

필라테스 방법(The Pilates method)은 그저 의식 없이 반복되는 운동으로 구성된 육체적 힘을 단련하는 방법이 아닙니다; 이것은 웰빙에 대한 전체론적 접근이며 평생에 걸쳐 이루어지는 개선과정입니다. Mr. Pilates는 그의 저서 *<Return to Life Through Contrology>*의 시작 글에서 다음과 같이 썼습니다. "신체를 단련하는 것은 행복의 첫 번째 필수 조건입니다. 신체단련에 대한 우리의 해석은 자발적인 열정과 즐거움으로 다양한 일상 업무를 자연스럽고, 쉽고, 만족스럽게 수행할 수 있는 건전한 마음을 가진 균일하게 발달된 신체를 달성하고 유지하는 것입니다."

이 책을 통해, 그리고 저의 수업과 수련에서 저는 필라테스가 발전할 수 있도록 하면서 Joseph Pilates가 만든 고유의 운동이 가진 본질에 대해 충실하려고 노력합니다. 이 접근 방식은 현대 지식과 현대 사회가 지닌 다양한 면들을 통해 필라테스를 살펴보며 필라테스 방법과 관련 있는 인체 움직임의 예술과 과학을 통합합니다. 저는 이 접근 방법을 ***body arts and science***라 부르며, 이 방식은 필라테스 교육을 전문가와 지지자에게 세계적으로 제공하는 조직인 Body Arts and Science International(BASI)의 설립을 이끌었습니다. "발전"은 때때로 Joseph Pilates의 기존 연구를 거부하는 것으로 잘못 해석되었지만 그 어떤 것도 진실에서 멀어질 수 없습니다.

Joseph Pilates는 신체 컨디셔닝에 대해 새롭게 접근할 수 있는 씨앗을 심었지만 현재 우리가 하는 것처럼 많은 개념을 정의할 수 없었고 심지어는 개념을 이해하지 못했다고도 추측할 수 있습니다. 컴퓨터와 정교한 연구 방법을 통해 Mr. Pilates와 당시의 다른 혁신가들이 상당 부분 직관을 바탕으로 두었다는 생각을 과학적으로 입증할 수 있게 했습니다. 이 연구는 치료 목적 운동, 선수 트레이닝, 산전 산후 컨디셔닝, 노인을 위한 운동과 같이 필라테스가 많은 분야로 적용되고 확장하는 동력이 되었습니다. 제가 BASI라고 생각하는 필라테스의 발전은 Mr. Pilates가 살아 계셨을 때와 같은 형식으로 현재에도 필라테스 방법을 존재하게 하고, 방법이 지닌 가치를 유지시켜 줍니다. 발전은 필요한 것이지만, Joseph Pilates가 만든 방법을 바탕으로 그의 작품과 의도를 모두 보존하고 있는 한 필라테스로 지칭해야 합니다.

치료사들은 재활 초기 단계부터 장기 목표까지, 잘 조절되고 효율적으로 기능하는 신체를 이끌 수 있는 시스템을 오랫동안 갈망해 왔습니다. 운동선수들은 경기에서 최고의 결과를 달성하기 위해 우위를 확보할 수 있는 방법을 모색했으며 무용수들은 그들에게 필요한 체형과 외모를 유지하면서 근력, 유연성 및 기술을 향상시키는 시스템을 찾았습니다. 배우들, 서커스 공연자들, 음악가들, 가수들은 그들의 공연을 향상시키고 경력을 발전시키기 위해 끊임없이 노력합니다. 필라테스는 이 모든 그룹에게 매우 잘 어울립니다.

또한, 이 분야의 최고 실력자들은 신체뿐 아니라, 마음도 사용할 필요가 있다는 것을 잘 알고 있습니다. 필라테스 방법의 본질은 여기에 있습니다. 일단 운동선수들이 그들의 신체 능력의 제일 높은 수준에 도달하면, 추가 훈련과 연습으로 인해 감소된 운동능력을 보이기도 합니다. 필라테스는 모든 운동선수가 추구하는 설명하기 힘든 우위를 제공할 가능성이 있는 마음의 잠재력과 몸과 마음의 복잡한 연결을 이용하고 있습니다. 많은 사람들이 필라테스에서 답을 찾았습니다; 필라테스의 신뢰성은 이제 널리 받아들여지고 사용되고 있습니다.

필라테스는 몇 번의 수업으로 몸을 변화시킬 수 없으며 몇 주 안에 완벽한 체형을 만들어 낼 수 없습니다. 변화를 경험하려면 시간과 노력 그리고 성실함이 필요합니다. 그러나, 여러분들께서 기꺼이 그 길을 가고자 한다면, 결과는 꽤 깊이 있을 것입니다. 필라테스는 정신과 몸 사이, 일상생활과 최적의 움직임 사이, 재활과 건강 사이를 연결하는 다리를 놓는 것뿐만 아니라 필라테스가 지닌 잠재력을 발휘할 때 삶의 모든 면을 향상시킬 수 있는 시스템을 만들어 줍니다. 엘리트 운동선수뿐 아니라 거동이 불편한 사람들을 위한 해결책을 제시하기도 합니다. 80세의 노인과 마찬가지로 11살의 아이에게도 도움을 주고 남성에게도 여성만큼이나 흥미를 느낄 수 있게 해줍니다. 필라테스는 각기 다른 사람들에게 변형하여 다양하게 쓰일 수 있습니다. 다시 말해서, 필라테스는 누구나 할 수 있습니다. (그러나 반드시 모든 사람일 필요는 없습니다.) 긍정적인 변화를 원하고 그 곳으로 가고자 하는 한 우리가 지금껏 알지 못하고 아직까지 사용되지 않은 잠재력을 가진 세계가 기다리고 있습니다.

역자서문

필라테스의 기초부터 심화까지 체계적으로 정리된 라엘의 "필라테스" 세번째 판을 보눔필라테스에서 번역하면서 라엘 아이자코비츠의 필라테스에 대한 헌신과 노력에 크게 감탄하면서 기쁘고 감사한 마음으로 번역 작업을 완료하였습니다.

조셉필라테스가 창안한 혁신적인 운동 방법은 현재 이미 전 세계에 다양한 분야의 전문가들에 의해 사용되어지고 있고 피트니스, 운동선수 트레이닝 및 환자의 재활 치료에 적용되면서 다양한 운동들과 접목하여 발전해 가고 있습니다.

세 번째 판에서 라엘 아이자코비츠(Rael Isacowitz)는 지금까지 쌓아온 필라테스 전문가로서의 경험과 수많은 사람들을 가르치면서 발전해 온 값진 운동 목록들을 아낌없이 보여주면서, 현 시점에서 올바르게 바라보아야 하는 필라테스 운동에 대해 매우 세밀하게 설명하고 있습니다.

또한 필라테스를 더 잘 가르치고자 하는 전문가들에게는 다양한 방법으로 움직임을 이끄는 방식들을 알려주고 있으며, 보다 깊이 있게 필라테스를 이해할 수 있게 도와주어서 이 책을 읽는 모든 사람들에게 필라테스의 본질에 대해서 잘 느끼게 해줄 것입니다.

라엘의 경험과 노하우가 담긴 이 책을 통해 필라테스 동작과 동작 목록 설정에 대해 깊게 탐구할 수 있으며, 또한 전문 강사로서 움직임과 운동을 대하는 신념과 태도를 간접적으로 배울 수 있을 것입니다.

우리는 이어져 내려오는 필라테스의 역사와 뿌리를 유지하기 위해 시스템의 가치와 원칙을 지키면서도 시대의 흐름과 다양성을 존중하며 전문가로서 더 많은 지식과 경험을 쌓아야 할 것입니다. 이 책은 필라테스를 탐구하고 공부하는 모든 사람들의 성장을 위해 올바른 가이드 역할을 할 것입니다.

마지막으로, 이 책의 번역이 원활하게 작업될 수 있도록 지지해 주시고 아낌없는 도움을 주신 영문출판사 박병조 대표님과 직원분들께 감사드립니다.

역자대표

보눔필라테스 대표원장 **최종원**

1

| 제 1 장 | 마음과 몸의 향상
Enhancing the Mind and Body

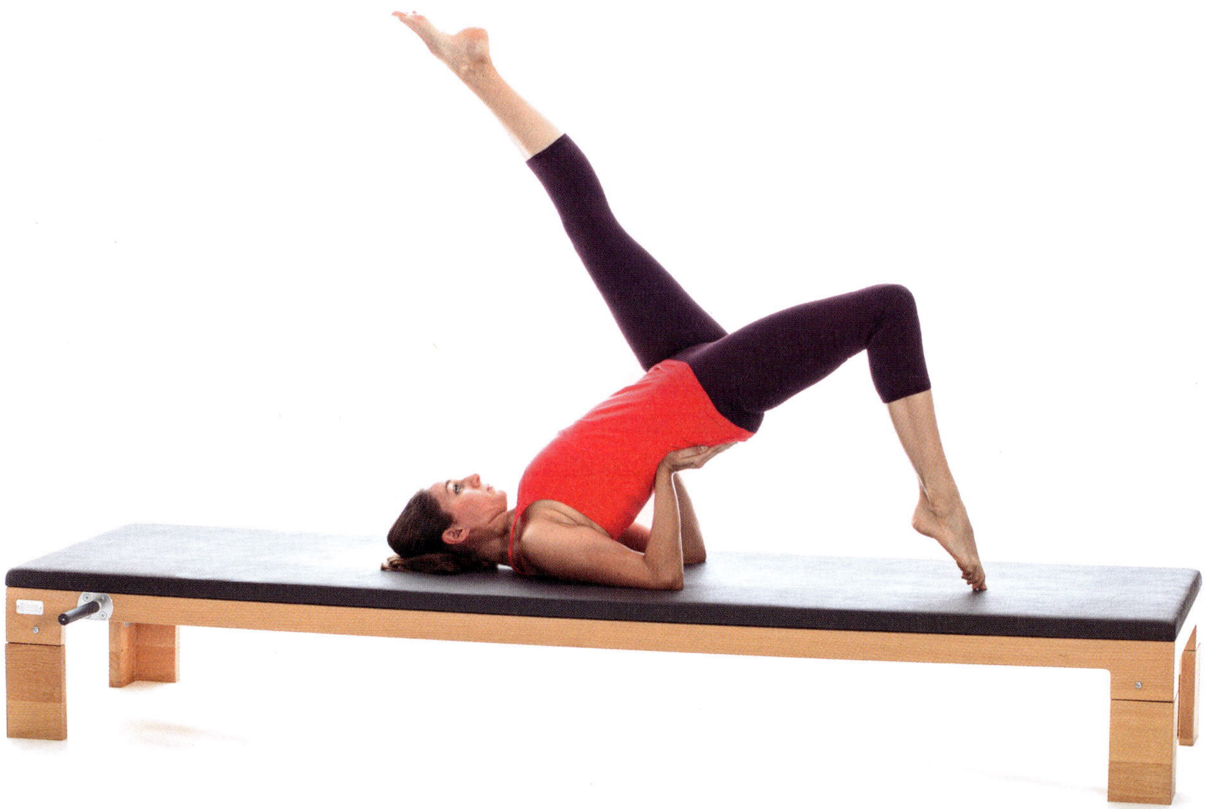

필라테스의 기하급수적인 성장은(2000년 이전엔 소수만 알고 있었음) 과장된 것일까? 널리 알려진 책 *The Tipping Point*의 저자인 Malcolm Gladwell이 전염병과 다름없다고 표현할 정도로 갑작스럽게 성장한 이유는 무엇일까요? 필라테스의 엄청난 인기의 이유는 건강 증진과 운동 능력을 향상시키며, 기능을 더 좋게 만들고, 삶을 긍정적이고 만족스러운 상태로 이끌 수 있는 크고 작은 다양한 이점 가지고 있다는 것입니다.

무용계는 오랫동안 필라테스를 받아들이면서 좋은 점들을 경험하고 있습니다. 무용수들이 보여주는 운동수준과 실력에서 알수 있듯이 무용수들은 최고의 운동선수들입니다. 그러나 다양한 동작을 하기 위해 그들의 몸에 주어지는 힘과 노력들은 굉장히 크며 부상 발생률이 매우 높습니다. 일부 연구에서는 축구선수들보다 부상 발생률이 훨씬 높다고 합니다. 결과적으로 무용수는 무용훈련을 보완하고, 부상을 예방하고, 재활을 위한 특별한 컨디셔닝 요법이 필요합니다. 무용수이기도 한 저는 Joseph Pilates가 무용계의 숨은 영웅이라고 주장해 왔는데, 많은 무용수들이 그의 방법을 통해 무용수로서의 능력을 향상시키거나 부상을 막았기 때문입니다. 이제 모든 사람들은 무용수들이 필라테스를 수년 동안 교차 훈련(cross-training)의 형태로 사용하면서 얻었던 이점을 누릴 수 있으며, 무용수들이 경험했었던 좋은 결과들을 얻을 수 있습니다.

운동선수들은 교차 훈련의 효과를 최초로 인정한 그룹 중 하나였습니다. 그들은 필라테스의 좋은 면들을 알게 되었고, 이제는 경기력을 향상시키고, 부상을 예방하기 위한 적절한 형태의 교차 훈련으로 받아들이고 있습니다. 매우 많은 운동선수들이 다양한 형태의 컨디셔닝 중에서 필라테스를 선택한다는 사실은 필라테스가 지닌 가치를 인정하는 하나의 증거입니다. 현재는 세계 최고의 골프 선수와 수영 선수, 엘리트 무용수, 피겨 스케이팅 선수, 테니스 선수, 가장 빠르고, 가장 높이 점프하며 공을 사용하는 운동선수들, 그리고 많은 배우, 가수, 음악가들이 필라테스 운동을 하고 있습니다. 필라테스는 또한 운동을 해본 적이 없는 사람들에게도 가장 최고의 선택이며, 피트니스 세계에 입문하는데 있어서 훌륭한 시작이 됩니다.

저는 2000년도에 필라테스 방법을 이용한 운동능력 향상에 대해서 발표를 했습니다. 준비과정에서 저는 올림픽 수준의 수영 선수들을 비공식적으로 조사했고, 교차 훈련을 통해서 그들이 무엇을 기대하며, 필라테스가 그들의 경기력에 어떻게 도움이 될 수 있는지 물어보았습니다. 대답은 다양했지만, 대부분의 응답자들은 코어근력을 향상시키고 몸과 마음의 조절과 힘을 키우게 된다는 두 가지 공통적인 목표를 발견했습니다. 이 두 개념은 필라테스의 본질을 내포하고 있는데, 실제로 이러한 목표를 성취하는데 필라테스만큼 효과적인 훈련 요법은 거의 없습니다.

필라테스는 누구나 할 수 있는 건가요? 네. 맞습니다. 모든 사람들이 필라테스를 자신의 체력을 향상하는 수단으로 선택할까요? 아니요. 그렇지 않습니다. 모든 사람이 필라테스 접근법에 공감하는 것은 아니며, 특정한 훈련 목표에 필라테스가 가장 효과적인 선택이 아닐 수도 있습니다. 예를 들어, 근육량 증가에 관심이 있는 보디빌더는 웨이트 트레이닝을 하는 것이 좋습니다. 스피드와 민첩성을 얻고자 하는 단거리 선수들은 플라이오메트릭이나 다른 형태의 저항력 훈련을 선호할 수 있습니다. 그러나, 보디빌더와 단거리 선수들도 필라테스를 통해 코어 힘을 향상시키고, 인지력을 높이고, 유연성과 조절력을 키우는데 많은 도움을 받을 수 있습니다.

필라테스가 가진 매력과 그 적응성은 매우 놀랍습니다. 다양한 범위의 사람들이 이용할 수 있는 필라테스의 이점은 젊거나 아주 날씬하거나 또는 아주 몸이 탄탄한 사람들에게만 국한되지 않다는 것입니다. 필라테스를 했을 때 궁극적으로 가장 많은 도움을 받는 두 집단은 본질적으로 삶의 스펙트럼 양 끝부분에 있는 청소년과 노인이라는 것이 저의 오랜 관점입니다. 필라테스의 결과로 나타난 자세, 체형, 정렬, 체중과 체질량 분포의 많은 변화들을 보았습니다. 이러한 변화들은 지난 40여 년 동안 필라테스의 열렬한 지지자인 저조차 놀라웠습니다. 저는 자신을 바라보는 방법, 운동능력, 일상활동 능력에서 긍정적인 변화를 보았습니다. 제 고객들은 개인적인 관계와 성적인 관계에 있어서 개선된 사례들에 대한 가슴 따뜻한 이야기들을 전해주었습니다.

저는 부상 및 수술 후 재활과 근신경계 재교육을 위한 필라테스 통합 프로그램을 적용했고, 결과는 기대 이상으로 성공적이었습니다. 사실 너무 기뻐서 믿을 수가 없었습니다. 그러나 이러한 변화는 전 세계에서 지속적으로 일어나고 있으며 국제 사회는 이러한 변화에 주목하고 있습니다. 비록 더 많은 연구가 필요하지만, 지금까지 진행된 연구들은 필라테스 수련에 대한 신뢰를 제공하며 임상결과를 입증하고 있습니다.

물론 필라테스가 모든 것을 치료하고 즉시 기적적인 변화를 일으키는 묘약은 아닙니다. 변화를 위해서는 시간, 노력, 집중과 절제가 필요합니다. 만약 여러분이 규칙적인 필라테스 수업(**예: 최소 6주 동안 일주일에 3회**)에 전념한다면 긍정적인 변화들은 반드시 일어나게 됩니다. 신체 인지력, 근육 활성화 또는 정렬과 같은 몇몇의 변화들은 즉각적으로 발생할 수도 있고 자주 즉각적으로 발생하기도 합니다. 하지만 대부분의 변화와 적응들이 근신경계에 각인 되어서 근육을 더 좋은 상태로 만들어 개인의 삶과 하나가 되기까지는 시간이 걸립니다.

필라테스 강사로 일하면서 가장 만족스러운 경험 중 하나는 Stella라는 여성과 함께 운동을 했을 때입니다. 그녀는 76세였으며, 심각한 척추측만증과 근육의 불균형을 가지고 있었습니다. 의학 문헌에 따르면, 그녀의 나이에는 정렬, 자세 또는 움직임 등을 변화시킬 수 없다고 나와 있습니다. 그리고 아마도 사춘기 이전에 수술이나 보조기를 적용하지 않는다면 그녀의 삶에서는 신체 정렬에 어떠한 큰 변화도 없을 것이라 말할 것입니다. 하지만 Stella는 제가 좀처럼 볼 수 없었던 시간, 노력, 모든 것을 다바쳐 운동을 하는 사람이었습니다. 그녀는 저를 포함한 주변의 모든 사람들에게 영감을 주었습니다. Stella와 첫 수업을 마친 후, 저는 Stella가 얼마나 특별한 사람인지 알았고, Stella는 그녀의 삶을 크게 향상시킬 수 있는 시스템을 찾아냈다는 것을 깨달았습니다. 처음 몇 번의 수업 동안 그녀의 신체 인식은 향상되었습니다. 30번의 수업 후, 그녀는 다르게 움직였고 자세가 좋아졌으며, 자신감이 높아졌습니다. 사실, 그녀의 삶 전체가 바뀌었습니다. 그녀는 이러한 결과가 단지 시작에 불과할 뿐이고 오랜 기간 동안(며칠, 몇 주 또는 몇 달이 아닌 몇 년 동안) 많은 노력과 시간을 들이는 것이 매우 중요하다는 것을 깨달았습니다. 그리고 그녀는 계속 최선을 다했습니다!

변화를 가져온 것이 단순히 방법, 운동, 기구 때문이었을까요? 저는 그렇지 않다고 믿습니다. 변화를 가져온 것은 Stella 자신이었습니다. 그녀는 긍정적인 인생관과 결단력, 강력한 추진력을 가지고 있었습니다. 필라테스는 그저 변화를 위한 수단과 도구였습니다. 그녀가 갑자기 곧은 척추를 가지게 되었을까요? 당연히 아닙니다! 그녀의 나이에는 골격 구조에 그런 변화가 일어날 수 없었습니다. 그러나 정렬, 근육 조절과 움직임의 효율성이 변했습니다. 그녀의 통증 수치는 눈에 띄게 감소했으며 그녀는 일상 생활을 즐기기 시작했습니다. 특히 그녀가 사랑하는 정원 가꾸기를 비교적 통증 없이 즐기게 되었습니다. 필라테스가 그녀에게 새로운 삶의 기회를 주었다고 해도 과언이 아닙니다!

저는 몸이란 그 안에 모든 것을 담고 있는 신성한 성전이라 믿습니다. 몸은 우리가 누구인가에 대한 핵심을 전달하고 우리의 진정한 잠재력을 구현합니다. 비록 저는 인생의 대부분을 섬세한 악기처럼 제 몸을 조율하면서 보냈지만 어린 나이부터 본능적으로(나중에는 의식적으로) 신체 활동(필라테스, 수영, 요가, 댄스, 서핑, 윈드서핑, 카이트보드 타기, 달리기, 패러글라이딩, 자전거 타기, 스노보드, 스키)이 궁극적으로 내면에 도움이 된다는 것을 알았습니다. 신체적 이득은 의심할 여지없이 중요하지만, 내면에 미치는 영향은 무한하고 많은 변화들을 전달합니다. 몸이 건강해지면 여러분이 움직이는 방식과, 느끼는 방식, 여러분이 여러분 자신과 주변 사람들과 어떤 관계를 맺고 있는지 그리고 삶의 모든 면에서 성취하고자 하는 태도와 방법, 결과에 영향을 미칩니다. 간략히 말해, 여러분을 정말로 기분좋게 만듭니다. 그리고 기분 좋게 느낀다면, 해야 할 일을 잘하게 되고, 목적을 달성하게 되며, 당신은 충만해지고 인생은 더 완전해 보입니다. 건강한 몸에 건강한 정신이 깃든다는 옛 격언이 건강한 마음이 건강한 몸을 이끈다로 한 걸음 더 나아갈 수 있을 겁니다.

필라테스의 이점

Benefits of Pilates

- 체력의 많은 측면(힘, 유연성, 조화, 속도, 민첩성 및 지구력) 발달
- 신체 인식 향상
- 신체 조절 향상
- 올바른 근육 활성화 교육
- 올바른 자세와 정렬
- 내장기관의 최적의 기능 제공
- 균형과 고유수용능력 향상
- 호흡 및 호흡과 관련된 신체적, 심리적 이점에 대한 집중력 향상
- 몰입과 집중을 위한 수단 제공
- 편안하게 하고 긴장 완화
- 근육과 뼈를 최적의 구조 상태로 유지하는데 도움
- 임산부, 제한이 있는 사람 및 고령자에게 안전하고 충격이 적은 형태의 운동 제공
- 운동선수 및 일상 활동을 위한 효과적인 교차 훈련 제공
- 보기 좋은 몸매를 만든다. (사람들은 외모와 느낌이 날씬하다고 이야기 함)
- 정교하게 조율된 몸과 마음을 통해 내면의 화합으로 가는 길을 제공

마음과 몸이 하나로 / MIND AND BODY AS ONE

몸과 마음 연결에 대한 논의는 사람들이 살아온 만큼이나 오래되었습니다; 몸과 마음의 연결에 대한 논의는 해일처럼 다시 나타나곤 합니다. 1970년대와 1980년대에는 "고통 없이는 아무것도 얻을 수 없다(no pain, no gain)" 또는 "쓰러질 때까지 운동해라(work until you drop)"와 같은 악명 높은 모토를 갖고 강하게 몰고 나가는 접근 방식으로 육체적 상태에 초점을 맞추었습니다. 최근 피트니스 산업은 더 차분하고, 더 자기 성찰적이며, 운동과 움직임의 더욱 정교하고 통합된 시스템으로 몸과 마음을 집중하는 것으로 돌아왔습니다. 우리는 요가와 필라테스의 인기가 급증하면서, 신체를 혹사 시키기 보다는 몸을 돌보는 것에 중점을 두며, 몸과 마음의 연결이 갖는 그 힘에 초점을 맞추는 것을 보았습니다. 이러한 연관성에 대한 증거는 계속해서 축적되고 있습니다. 특히, 신체 변화 때문에 발생한 뇌의 변화나 뇌의 변화 때문에 발생한 신체 변화를 밝히는 뇌 스캔 영상에 기반한 연구 형태에서 새로운 증거들이 나오고 있습니다.

Joseph Pilates는 개인의 인생 모든 측면에—움직임에서부터 대인관계, 일상적인 업무의 수행 향상에 이르기까지—긍정적으로 영향을 미치고 삶을 건강하고 만족스러운 완전한 상태로 만들기 위한 의도로 자신만의 운동 시스템을 만들었습니다. 그는 자신의 시스템이 다양한 범주에서 실행되면 많은 질병과 사회적인 문제가 사라질 것이라고 믿었습니다. 필라테스 방법은 하나로 이어지는 운동 그 이상이며 삶에 대한 접근법이고 철학입니다. 필라테스는 우리 존재의 모든 방면에서 매일 발생하는 변화를 인식하도록 합니다. 이러한 변화들은 긍정적일 수도 있고(예: 회춘과 에너지 증가), 또는 부정적일 수도 있습니다(예: 증가하는 스트레스와 가벼운 질병). 필라테스가 가진 몸과 마음에 미치는 힘을 최대한 얻으려면, 필라테스를 당신의 삶과 하나로 합쳐 한 부분으로 만들어야 합니다. 필라테스와 삶이 하나가 되면 당신의 삶이 매일매일 풍요로워집니다. 필라테스 수련은 균형을 이루고 몸, 마음, 그리고 정신이 지닌 잠재력을 크게 만들기 위해 노력하는 것입니다.

필라테스의 긍정적인 효과에 대한 핵심은 운동과 장비에만 있는 것이 아니라 필라테스의 원리에 있습니다. 다른 많은 형태의 신체운동과는 달리 필라테스는 몸-마음 시스템이어서 신체 건강을 구성하는 힘, 유연성, 지구력과 같이 쉽게 측정할 수 있는 것들 보다 훨씬 더 많은 것들을 다룹니다. 필라테스는 의식, 균형, 호흡, 집중, 중심, 조절, 효율성, 기능, 정확성, 조화 등을 통해 몸과 마음에 커다란 영향을 미칩니다. 안정성이 좋아지고, 자세와 정렬이 개선되고, 움직임의 역학과 효율성이 향상되고, 근육 동원 패턴이 재교육되고, 기능과 웰빙이 강화되는 것은 좋은 컨디셔닝 프로그램의 궁극적인 목표입니다. 필라테스는 여러분 삶의 모든 면을 개선할 수 있고 개선할 것입니다.

삶의 모든 단계에서 자신의 능력 범위 내에 최고의 성취를 이루기 위해서는 강인하고 건강한 육체를 얻기 위해 끊임없이 노력하며, 능력의 한계까지 정신을 발전 시켜야 합니다.

— Joseph Pilates,
〈*조절학을 통한 삶으로의 회귀*〉

3가지 고위 기본원칙
Three Higher Principles

<조절학을 통한 삶으로의 회귀>는 다음과 같은 글로 시작합니다: "신체적 건강은 행복의 첫 번째 요건이다." 비록 이 대담한 진술이 비판적으로 보일 수 있지만, 이 책은 Joseph Pilates가 사람마다 다른 능력을 가지고 있다는 것을 인지했음을 분명히 엿볼 수 있습니다. 그의 첫 마디가 의미하는 것은 마음과 몸이 복잡하게 연결되어 있다는 것입니다.

몸의 상태는 마음의 상태에 영향을 미치며, 그 반대도 마찬가지입니다. 그는 자신의 책과 가르침에서 이 전제를 지속적으로 강화하면서 육체적 상태는 행복뿐만 아니라, 휴식과 쾌락, 불안, 우울과 같은 많은 다른 정신 상태(신체 상태에 따라 긍정적이거나 부정적인)와도 관련이 있다고 거듭 강조했습니다. 그는 수천 개의 휴면 근육 세포를 다시 깨우면 수천 개의 휴면 뇌 세포도 깨운다고 주장했습니다—이것은 본질적으로 뇌를 구성하는 근육의 경우입니다.

운동의 특정 요소를 정의하고 움직임을 설명하는 방식은 새로운 연구가 이뤄지고 현대적인 용어가 만들어짐에 따라 변경될 수 있지만 이것은 사전적인 단어와 정의일 뿐입니다. 더 높은 수준의 원칙이 포함된 철학은 결코 변하지 않으며 철학은 시스템 자체가 갖는 본질, DNA입니다. 필라테스의 방법이 굉장히 다양하고 복잡한 요소들과 실습범위를 가졌지만 필라테스를 평생 동안 탐구할 수 있도록 도와주는 세 가지 주제는 지속적으로 남아있습니다. 저는 이것을 고위 기본 원칙이라고 부릅니다.

1. *몸과 마음 및 정신을 완벽하게 조화시켜라.*

이 목표는 필라테스 방법의 추진력입니다. 각 운동에 몸, 마음, 정신의 균형을 통합해야 합니다. Joseph Pilates는 ***<조절학을 통한 삶으로의 회귀>***에서 이 세 가지의 균형을 이루는 것은 "완벽한 자세로 귀결된다"라고 믿었습니다. 비록 몸과 마음, 그리고 정신의 관계는 끊임없이 변화하지만 이러한 요소들은 우리의 삶 전반에 존재합니다. 필라테스 수련으로 우리는 그것들을 알게 되고, 그들 사이에서 균형을 찾는 것은 평생 동안 이어지는 탐구입니다.

2. *모든 무의식적 활동들과 관련된 자연스런 내부 리듬을 습득하라.*

우리가 성취할 수 있는 가장 높은 수준의 운동학습은 하나의 동작을 의식하지 않고 자연스럽게 행동하게 될 때입니다. 이것은 우리가 집중력이나 인식 없이 움직인다는 것을 의미하는 것이 아닙니다. 대신 동작패턴을 몸이 기억할 수 있도록 새겨 넣어 직관적으로 움직이게 되면, 우리의 몸은 동작이나 기술 자체를 배우는 데 소모되지 않고 몸을 미세하게 조율하는데 집중할 수 있게 됩니다. 숙달(mastery)은 짧은 시간 내에 이루어질 수 없으며 오랜 기간 동안 때로는 몇 년 동안 이어지는 끊임없는 훈련에 대한 보상입니다. Malcolm Gladwell은 그의 ***저서*** Outliers에서 "10,000 시간의 법칙"에 대해 설명했는데, 이 법칙은 한 사람이 어떠한 기술이든 상관없이 하나의 기술을 숙달하려면 많은 시간 동안 이뤄진 연습이 필요하다고 말합니다. 이러한 수련은 인내심과 오랜 시간 동안 꾸준히 할 수 있는 지구력뿐만 아니라 모든 면에서 훈련하고 자신을 완전히 내어놓아야 합니다. 이것은 시스템을 통달하게 하고 결국 우리의 삶을 만족스럽고 행복한 상태로 이끌게 되는 필라테스 수련에 전념하는 방법입니다. Joseph Pilates가 ***<조절학을 통한 삶으로의 회귀>***에서 쓴 것처럼 "무의식적 반응의 지점까지 올바르게 실행되고 숙달된 이 운동은 일상적인 활동에서 우아함과 균형을 반영시킬 것입니다." (p.63)

3. *자연의 법칙을 일상생활에 적용하라.*

Joseph Pilates는 자연과 동물들에 크게 감탄했습니다. 그는 동물들이 지닌 우아하고 효율적인 움직임에 대해 자주 집필했습니다. 그는 동물들이 움직임과 근육 발달면에서 인간보다 훨씬 더 진화했다고 생각했습니다. Joseph Pilates는 *<Your Health>*에 "인간은 물질적 진보와 완벽을 위한 경쟁에서, 모든 창조물들 중 가장 복잡하고 놀라운 인간 자신을 완전히 간과했다!"라고 적었습니다. 오늘날 인간의 많은 질병은 하루 중 오랜시간 동안 컴퓨터 앞에 앉아있고, 더 많은 시간 동안 텔레비전을 보고, 필요 이상으로 많이 먹고, 걷는 것보다 더 자주 운전하기 때문에 생기게 됩니다. 우리는 동물들의 움직임, 본능, 그리고 습관을 관찰하면서 많은 것을 배울 수 있습니다. 예를 들어, 나의 반려견 샤일로를 보면서 많은 것을 배웁니다. 샤일로는 주로 필라테스 수련자들이 '업 스트레치' –Up stretch(요가 용어로는 'down dog')라고 부르는 동작을 하면서 하루에 척추를 수백 번 스트레칭을 하는데, 매우 활기찬 성격임에도 이완하는 방법을 확실하게 알고 있습니다.

10가지 움직임 기본원칙
The 10 Movement Principles

고위 기본원칙이 시스템을 존재하게 하는 원리라면, 10가지 움직임 기본원칙들은 시스템을 구성하는 성격이자 특징입니다. 운동을 하면서 겪은 개인적인 경험과 Joseph Pilates의 저서를 통해 이 원칙들을 깨달았습니다. 이것들은 3개의 고위 기본원칙에서부터 진화했으며 이것들이 지닌 근본적인 철학에 긴밀히 연결되어 있습니다. 필라테스 수련자들은 동작을 가르치고 운동을 수행하는 동안 항상 이러한 동작 원리를 염두해야 합니다. 각 동작 원리는 이 책의 모든 운동에 적용되며 여러분들의 수련과 통합되어야 합니다. 10가지 원칙들은 몸-마음 시스템의 밑바탕이며 지도자와 학생들의 이해, 숙달, 웰빙으로 향할 수 있게 안내하는 로드맵입니다.

인지력을 추구하는 것은 끊임없이 이어지는 노력입니다. 이것은 필라테스를 매우 재미있고 흥미롭게 만들며 보람되게 합니다.

기본원칙 1: 인지하라.

필라테스의 멋진 세계로 들어가는 첫 발걸음과 그 뒤를 따르는 모든 단계는 인지로 채워져야 하고, 마음과 몸으로 운동에 참여하도록 해야 합니다. 몇몇의 신체 운동과 컨디셔닝에서는 시끄러운 음악, 텔레비전 화면, 운동 장비에 장착된 컴퓨터, 그리고 집중하지 못하게 하는 무수히 많은 다른 요소들과 같이 조성된 환경은 마음을 몸으로부터 분리하도록 설계된 것처럼 보입니다. 필라테스는 자신의 몸에 대한 인식에서 시작하여 몸-마음 연결을 자극하고 강화하는데 도움이 되는 환경에서 수련해야 합니다.

누구도 신체 구조와 신체가 어떻게 움직이는지에 대한 인지 없이 신체를 재정렬하는 과정을 다룰수는 없습니다. 저는 종종 다리가 곧지 않은 회원을 보고 "다리를 쭉 펴세요."라고 말을 한다면, 회원은 "폈는데요!"라며 대답할 것입니다. 때로는 회원의 머리를 움직여 몸 중심선에 오도록 조정하면 "너무 한쪽으로 치우친 것 같은데요."라고 대답합니다. 시간이 지남에 따라 우리는 잘못된 정렬에 익숙해지고, 인지력이 부족할수록 잘못된 정렬은 중심에서 벗어난 신체 부위가 중심에 있는 것처럼 느껴지거나 구부러진 팔, 다리가 곧게 펴진 것처럼 느껴질 때까지 더 심해집니다. 몸과 움직임이 지닌 복잡한 세부사항에 대한 인식 향상은 변화를 위한 밑바탕을 만듭니다. 인지하지 않는다면 아무것도 성취될 수 없습니다.

균형(Balance)은 역동적이고 끊임없이 변화하는삶의 내적 상태를 가늠합니다. 필라테스는 가장 평화롭고 조화로운 상태에 이르도록 만듭니다.

기본원칙 2: 균형을 잡아라.

균형(Balance)이라는 용어는 많은 것을 의미할 수 있습니다. 균형은 근력과 유연성, 한 다리로 서 있는 행위 또는 신체의 대칭과 같은 피트니스의 구성요소와 관련될 수 있습니다. 또한 잘 설계된 필라테스 프로그램을 말할 수 있습니다. 균형 잡힌 프로그램에는 한 수업에 신체의 여러 부분을 움직이기 위해서 동작들이 골고루 분배되어야 합니다(중요한 고려사항). 필라테스 프로그램은 종종 복부에 중점을 둔 방법들로 인해 복부 운동, 특히 앞쪽 굽힘에 과도하게 편중됩니다. 이것은 잘못된 것입니다. 다른 운동면에서 일어나는 움직임 외에도 다양한 근육그룹에 대한 운동은 균형을 이루어야 합니다. 균형이라는 단어는 또한 전체 개인의 웰빙 즉, 몸, 정신, 마음의 균형을 의미할 수도 있습니다. 여러분은 단어가 지닌 모든 의미에 있어서 균형을 성취하기 위해 노력해야 하고 필라테스 수련에 있어 가장 중심이 되는 부분으로 만들어야 합니다.

Joseph Pilates는 근육이 균형잡힌 방식으로 발달했을 때만 신체기능이 방해받지 않고, 본래 지니고 있는 유연성을 갖게 되며, 웰빙을 성취할 수 있다고 말하면서 균일하게 발달된 근육조직의 중요성을 자주 언급했습니다. 이 생각은 근육의 발달과 편안한 기능, 마음-몸 관계를 포함한 여러 문제를 다루고 있습니다. 대칭적이고 고르게 발달된 근육 구조는 척추가 신체를 적절히 지지하고 미세한 추간 관절부터 몸통의 크고 강력한 작용에 이르기까지 움직임을 도울 수 있게 합니다.

근육 불균형의 패턴은 여러 가지 이유로 발생할 수 있습니다. 일부 패턴은 한쪽의 우세함(한 손잡이)과 관련 있고, 일부는 척추 측만증 및 후만증과 같은 자세 틀어짐과 관련 있고, 또 다른 패턴은 부족하거나 과도한 유연성과 관련 있습니다. 신체 정렬에 영향을 미치거나 잘못된 정렬로 인해 발생하는 불균형은 많은 통증을 만드는 자세의 중요한 요인입니다. 때때로 근육은 특정 근육이 과활성화되는 반면 다른 근육들은 억제되는 방식으로 신체를 부상당하지 않게 보호하거나 통증을 줄이기 위해 반응합니다. 근육 불균형은 또한 기술이나 움직임 패턴을 포함하는 직업이나 여가 활동 때문에 발생할 수 있습니다. 이러한 기술과 움직임 패턴으로 특정 근육들은 지속적으로 사용되어지는 반면, 다른 근육들은 적게 동원되거나 전혀 쓰이지 않게 됩니다. 예를 들어, 습관적으로 같은 쪽 귀에 전화기를 가져가게 되면 만성적인 머리 기울기를 초래하게 됩니다. 한 다리에 무게를 실어 서게 되면 골반이 영구적으로 틀어지게 됩니다. 그리고 테니스, 골프, 배구 또는 한쪽을 우세하게 사용하는 스포츠는 근육이 비대칭적으로 발달될 수 있습니다.

사람마다 불균형과 이를 완화하는 방법에 대한 욕구가 다릅니다. 이러한 욕구를 파악하고 해결하는 것이 균형을 이루기 위한 첫 번째 단계입니다. 필라테스를 수련하고 가르치면서, 우리는 끊임없이 우리 자신의 몸과 학생들의 몸에 대해 관찰하는 "움직임 탐정" 역할을 합니다. 책의 후반부에는 이 책의 2장에 소개되어 있는 매트: 롤 다운(Mat: roll down) 동작처럼 정렬을 평가하고 불균형을 식별하는데 도움이 되는 몇 가지 기본 동작을 소개하고 있습니다. 사실 나는 이 책의 모든 운동을 신체의 복잡성에 대한 정보를 밝힐 수 있는 분석 도구로 본다.

기본원칙 3: 올바르게 호흡하라.

Joseph Pilates는 ***<조절학을 통한 삶으로의 회귀>***에서, "호흡은 삶의 첫 번째 행위이자 마지막 행위입니다… 무엇보다 올바르게 호흡하는 법을 배우십시오."라 적었습니다. 호흡은 생명과 움직임에 아주 밀접한 관계를 갖고 있으며, 호흡은 몸, 마음, 그리고 정신 사이의 모든 것을 포괄하는 연결고리입니다. 호흡은 엄청나게 중요하고 강력하지만, 자주 간과되어집니다. 한 번의 심호흡은 이완을 촉진하며, 긴장을 풀고, 여러분을 미소짓게 할 수 있습니다.

호흡은 몸을 맑게 하고, 마음을 인도하며, 정신을 젊게 만들고 내면을 깨끗하게 하는 내부샤워(inner shower)입니다. 호흡은 자연스런 움직임을 촉진하고 근신경계를 교육하는 첫 단계이고, 내면에 집중하여 내면의 리듬을 성취하기 위한 수단이기도 하며, 마음을 안정시키고 정신을 진정시키는 길입니다. 호흡은 모든 움직임을 이끄는 엔진이며, 필라테스 방법의 핵심이기도 합니다.

특정 근육그룹은 호흡 주기 동안 호흡을 돕기 위해 동원되므로 주어진 운동에 사용할 호흡 패턴을 결정할 때 근육 그룹을 고려해야 합니다. 예를 들어, 복부 근육들은 숨을 내쉴 때 관여하는 것으로 알려져 있어 복부운동 중 숨을 내쉬면 복부근육 사용이 극대화된다는 이론이 있습니다. 반대로, 몸통 폄근은 들이쉬는 숨(들숨, inhaling)을 돕기 때문에 몸통을 펼 동안 들이쉬는 숨은 몸통 폄근의 활성화를 최대화한다는 이론이 있습니다. 이 두 근육그룹은 숨을 들이쉬고 내쉬는 동안 사용될 수 있지만 호흡 주기와 일치할 때 근육 수축이 더 두드러질 수 있다는 것에 주목해야 합니다. 이러한 주장에 대한 과학적 증거는 부족하지만, 저는 수련자이자 선생님으로 생활하면서 얻은 경험을 통해 그 타당성을 확신하게 되었습니다. 저는 처음에 몸과 마음을 단련하는 방법으로 특정한 호흡 패턴을 가르치는데, 정해진 패턴을 배우는 것은 여러 면에서 도움이 된다고 믿기 때문입니다. 호흡패턴은 우리가 목표로 하는 것과는 정반대로 긴장을 유도해서는 안됩니다. 동작을 하기 위해서 움직이는 순서가 있듯이 호흡을 위한 순서가 있고, 두 가지를 모두 배우는데 시간이 걸릴 수 있습니다. 호흡 순서(호흡 패턴)는 우리의 동작을 더 다양하고 난이도를 맞추기 위해 동작을 바꾸는 것과 같은 방식으로 바뀔 수 있고 바뀌어야 합니다.

정상적인 호흡은 많은 관절과 근육을 수반하는 복잡한 과정이며 수의적, 불수의적 조절에 모두 반응하게 됩니다. 이 과정에 대한 기본적인 이해는 일반적으로 운동과 움직임에 대한 통찰력을 얻을 수 있기 때문에 중요한데, 호흡을 논할 때 언급해야 할 중요한 근육은 가슴우리 아래에 덮개를 형성하는 돔 모양의 근육인 가로막(Diaphram)입니다. 가로막은 호흡과 이 책 전체에 걸쳐 다루는 내부지지 시스템인 "근육 코르셋"을 만드는 중요한 역할을 합니다.

가로막 호흡을 하는 동안 호흡 활동의 75%는 가로막에서 나옵니다. 들이쉬는 숨 동안 가로막이 수축하고, 흉곽의 수직 치수가 증가하면서 평평해지고(그림 1.1a), 바깥갈비 사이근(External intercostal)도 수축하여 아래 갈비뼈를 위로 당깁니다. 갈비뼈와 관절의 방향 때문에(가슴우리 아랫부분이 윗부분보다 넓기 때문에), 흉곽의 아랫부분은 가로막이 수축함에 따라 횡방향으로 팽창하여 가슴우리 옆부분의 크기를 증가시킵니다. 대조적으로, 위쪽 갈비뼈가 상승하면서 복장뼈는 앞으로 움직이고 흉부

호흡
Breathing

- 혈액에 산소를 공급하고 세포에 영양분을 제공한다.
- 인체에서 독소를 배출시킨다.
- 순환을 증진 시킨다.
  피부의 톤을 개선시킨다.
  몸과 마음을 진정시킨다.
- 집중력을 향상시킨다.
- 움직임을 위한 리듬을 제공한다.
- 표적근육(target muscle)의 활성화를 보조한다.

호흡은 Joseph Pilates가 *파워하우스*라고 부른 움직임을 이끄는 엔진의 연료입니다.

(thorax)의 전-후방 크기를 증가시키게 됩니다(그림 1.1b). 전체적인 효과는 흉곽 부피가 증가하고, 폐내압이 감소하면서 공기가 폐로 유입되는데, 이것이 숨 들이쉬기(들숨, inhaling) 입니다.

가로막이 이완되면, 복부와 복강 내에 위치한 장기가 가로막을 위로 밀어 돔 형태로 만들고, 흉곽(thorax)의 수직 크기가 줄어들게 됩니다. 또한 폐와 흉벽의 탄력성(반동)은 흉곽 부피를 감소시키고 폐내압을 증가시켜 폐에서 공기가 나오게 되며 숨을 내쉬게 합니다.

필라테스를 할 때 복부 수축은 일반적으로 대부분의 움직임과 동반되는데 복부 수축은 들이쉬는 숨에는 어려울 수 있습니다. 따라서 필라테스에서 들이쉬기를 하는 동안 가슴우리의 측면 및 후면확장을 강조합니다(***가쪽호흡*** 또는 ***흉곽 호흡***이라 부른다). 이 호흡방법은 공기를 폐로 끌어 들이는 것 외에도 운동 내내 복부 수축을 유지할 수 있게 하여 결국(일반적으로 숨을 들이쉬는 동안 가로막 수축과 함께 일어나는 배근육의 이완과는 반대로) 몸통의 동적 안정화를 도와줍니다.

결코 가로막 호흡이 바람직하지 않다는 것을 의미하지 않습니다. 가로막 호흡은 일상생활에서 주로 사용되는 호흡 형태이지만, 측면호흡(lateral breathing)은 필라테스나 다른 형태의 신체 활동에서 선호되는 호흡방법입니다.

강조해야 할 중요한 점은 호흡기술을 연습할 때 긴장을 유발해서는 안 된다는 것입니다. 적절한 기술은 주어진 동작을 하기 위한 다양한 호흡방법의 확장으로 봐야 합니다. 트롬본에서 플룻, 디제리두에 이르기까지 다양한 관악기를 연주할 때 다른 호흡 기술을 사용하는 것과 같을 수 있습니다. 모두 옳은 방법이며 다른 신체 활동도 마찬가지로, 각각 다른 호흡 기술이 필요할 뿐입니다.

필라테스 운동 중 내쉬는 숨(날숨)에서, 공기를 배출할 때 배근육이 수축해서 가로막과 갈비사이근(intercostal)을 돕습니다(폐를 가능한 많이 사용해서 공기를 밖으로 내보내는 과정을 상상해 보세요). 결국 일차 호흡근육과 보조근육이 더 깊게 숨을 마실 수 있게 하며 산소가 풍부한 건강한 공기를 통해 몸에 영양을 공급하고 활력을 주게 됩니다.

지난 몇 년 동안 많은 사람들이 측면호흡 기술을 배우고 연습하는 것이 매우 도움이 된다고 말했습니다. 이와 같은 말을 한 사람들 중에는 매우 특정한 호흡법을 사용하는데 익숙한 가수, 음악가, 요가 수련자들이 포함되어 있습니다. 다양한 호흡방법에 집중하고 훈련하는 것은 호흡을 조절하는데 도움이 됩니다.

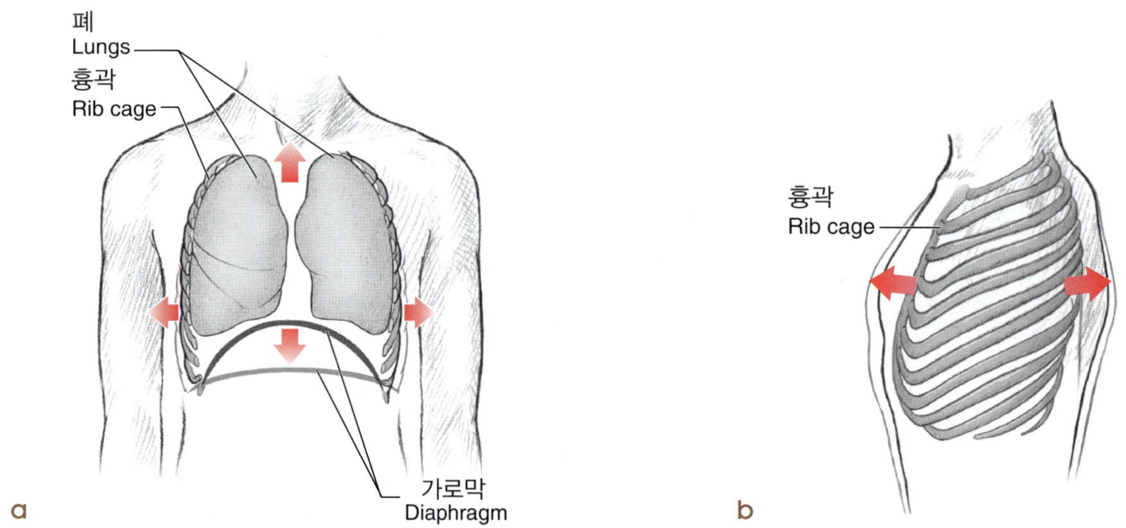

그림 1.1 Diaphragm(가로막)은 들숨(inhalation)을 깊게 하고 흉부를 확장하기 위해 배근과 함께 움직인다.

호흡은 언제 어디서든 연습할 수 있습니다. 저는 측면호흡을 익히는데 도움이 되는 두 가지 운동을 찾았습니다. 첫 번째는 가슴둘레에 3피트(약 1m) 길이의 탄성밴드를 감아 밴드의 끝을 손으로 잡고, 밴드의 저항을 밀어내며 가슴을 확장해 갈비뼈 사이의 수축을 증가시키는 것입니다. 다른 하나는 편안한 척추 중립자세로 매트에 눕습니다. 무릎을 구부려 다리는 평행하게 하고 팔은 몸 측면에 둡니다. 숨을 쉴 때마다 마치 두 개의 큰 너울이 바다에서 솟았다가 부드럽게 사라지듯 가슴이 매트를 가로질러 좌우로 확장되고 펼쳐지는 모습을 머릿속에 그려봅니다. 이것은 명상의 훌륭한 형태이고 호흡을 위한 좋은 연습입니다. 여러분은 양쪽 가슴 또는 활성화나 이완이 필요한 신체 어느 부위로든 흐르는 강물처럼 호흡이 흐르는 것을 상상할 수도 있습니다 특히 불균형이 존재하고 흉부 한쪽 근육조직이 다른 쪽만큼 활성화되지 않은 경우(흔히 척추측만증과 한쪽이 상대적으로 압축되는 경우)에 도움이 됩니다.

기본원칙 4: 깊게 집중하라.

저는 ***집중(concentration)***을 인지와 움직임 사이에 놓여 있는 다리로 생각합니다. 여러분이 각 동작의 시작 위치를 정할 때 어떤 근육을 동원해야 하는지, 어떻게 몸을 정렬해야 하는지, 그리고 어떤 호흡 패턴을 선택할 것인지 등 중요한 요소들을 체크해 보기를 권합니다. 특정 근육에 집중한 후 동작을 하면 근육들을 생각하지 않을 때보다 더 정확하고 강하게 근육을 활성화시킬 수 있습니다. 몸의 정렬에 집중하면 올바른 근육을 동원시키고 불필요한 긴장을 피하는데 도움이 됩니다. 호흡패턴에 집중하면 여러분이 움직이는 동안 좋은 리듬을 유지하고 정신을 집중하도록 도와줍니다. 그러나 너무 과한 집중은 몸의 긴장을 만들어 낼 수 있다는 점에 주의해야 하는데, 몸의 긴장은 근육을 뻣뻣하게 하고, 호흡이 제한되게 하여 부드러운 움직임보다는 경직된 움직임으로 이어질 수 있기 때문입니다. 경직된 움직임은 우리가 원하는 목적이 아니기 때문에 당연히 피해야 합니다.

인지와 집중은 밀접한 관련이 있지만, 저는 인지를 움직임을 생각하고, 느끼는 마음의 상태로 여기고 집중은 움직임을 이해하는 과정이라 생각합니다. 인지와 집중이 결합되었을 때 정확한 움직임을 만들 뿐 아니라 몸과 마음을 깊이 생각할 수 있는 명상 수준의 운동을 할 수 있습니다. 깊게 집중해서 명상과 같은 수준으로 운동하는 것이 활력이 부족하거나 난이도가 낮고 육체적인 힘과 강도가 낮다는 것을 의미하지 않습니다. 깊게 집중하면 필라테스가 가진 많은 잠재력을 활용하면서 여러분을 방해하는 요소들을 차단할 수 있고 여러분들이 지닌 능력을 최대한 사용해서 움직일 수 있도록 합니다.

필라테스는 신체적, 정신적, 영적인 과정을 수반하는 움직임이는 명상입니다.

기본원칙 5: 중심을 잡아라.

중심화(centering)는 중력 중심선이 어디에 있는지 찾아내는 신체 관련 용어라고 정의 할 수 있습니다. 남성은 일반적으로 상체가 무겁고, 여성은 골반부위에 체중이 실리는 해부학적인 차이가 존재합니다. 그래서 내 몸의 무게중심을 발견하고 경험하는 것이 중요합니다. 이것은 당신이 하는 운동에 영향을 미칩니다. 그리고 이곳은 파워하우스가 있는 곳이기도 합니다. 모든 움직임이 코어에서 나온다는 파워하우스가 내포한 개념은 필라테스 수련에서 통용되며 2장에서 더 자세히 다룹니다. 필라테스에서 자신을 중심화한다는 것은 무게중심을 찾는 것 이상으로 신체, 마음, 그리고 전신을 통합하는 더 큰 의미를 지닙니다.

중심화(centering)의 개념은 새로운 것이 아닙니다. 동양의 수행에서 우리는 합기도의 ***기(ki)***, 태극의 ***기(chi)***, 기공에서 ***단전(tan tien)***, 요가의 ***차크라(chakra)***에 대해 배웁니다. 모두 에너지를 담고 있는 무한한 우물처럼 우리 안에 존재하는 생명력을 의미합니다. 흥미롭게도, 이 모든 수련들 안에 생명력은 인체에서 거의 비슷한 곳에 위치합니다. Martha Graham은 자신의 현대 무용 기술에서 이 영역에 초점을 맞추어 무용수들이 춤과 움직임에 접근하는 방식을 바꾸었습니다. 심층에 위치한 배 근육 활성화를 포함하는 ***수축(contraction)***(척추의 굽힘)은 그녀의 기술을 구성하는 기초가 되었습니다. 중심화를 이룬 느낌은 해당 부위의 강한 내재근들이 만들어주는 지지와 관련 있을 뿐 아니라 중심에서 나오는 에너지와 물리적이고 형이상학적 지지 시스템을 충분히 활용하는 개인의 능력과도 관련됩니다.

견고한 중심은 일상생활이나 운동 경기에서 수행능력을 향상 시킵니다.

무용수가 중심을 잡은 느낌이나 반대로 중심에서 벗어났다고 말하는 것을 흔하게 듣게 됩니다. 필라테스에 깊이 빠져들면서 자신의 중심을 느끼고 변화하는데 마음을 연다면 가장 충만하고 고양된 감각을 경험하게 됩니다.

자연스러운 조절을 하게 될 때 통달의 경지에 도달하게 됩니다.

기본 원칙 6: 조절력을 개선해라.

조절력(Control) 습득은 앞에서 설명한 모든 원칙들을 하나로 합친 원칙입니다. 사람들이 복잡한 동작을 하는 동안 그 모습을 관찰해보면 높은 수준의 조절력을 지니고 있는지 부족한 조절력을 지니고 있는지 즉시 알 수 있습니다. 흠없이 완벽하게 조절하며 움직이는 운동선수, 댄서, 체조선수, 피겨 스케이팅 선수들의 모습을 보는 것만큼 아름답고 영감을 주는 것은 많지 않습니다. 이와 비슷하게, 걷고 있는 사자, 뛰고 있는 치타, 점프하는 가젤의 모습을 보고 있으면 경외심이 일어납니다.

Joseph Pilates의 제자이자 훌륭한 필라테스의 지도자인 Kathy Stanford Grant는 저에게 동물들의 균형과 움직임에 대한 경이로운 사진을 보내주곤 했습니다. 이러한 능력은 우리 인간에게는 높은 목표이지만 열망할 가치가 있습니다.

수련 초반에 움직임을 조절하는 능력을 성취하는 것은 의식적으로 발생하는 과정입니다. 연습하고 또 연습하고 그리고 더 많은 연습을 통해서 습득할 수 있습니다. 조절력을 습득한 지도자가 연습과정에서 여러분을 지도하는 것이 가장 좋습니다. 여러분이 계속해서 연습하고 그 노력이 삶과 하나가 되면 여러분은 사진 속 동물처럼 직관적으로 움직임을 조절할 수 있고 존재의 일부가 됩니다.

많은 힘을 들이지 않고 움직이는 모습을 보고 있으면, 경외심이 일어나며 그렇게 움직이는 것은 그 이상입니다. 효율성은 용이함을 위한 첫 번째 단계입니다.

기본 원칙 7: 효율적으로 움직여라.

누가 에너지를 절약하고 싶지 않을까요? 쓰레기는 모든 면에서 우리 사회의 부산물이 되었습니다. ***효율성***을 위한 노력은 우리에게 레이저 빔처럼 우리의 움직임을 집중하고 정확하게 지시하는 방법을 가르쳐줍니다. 필라테스를 할 때 우리는 노력하는 동안 얼굴을 찡그리거나 움직임이 어렵고 힘들어질 때 투덜거리지 않습니다. 우리는 과하거나 부족하지 않게 에너지가 필요한 부분에 동작을 집중하여 필요한 만큼의 에너지를 사용하며, 몸의 나머지 부분은 차분하고 이완된 상태를 유지합니다. 저는 동작을 수행할 때 내 자신과 내면을 하나로 만듭니다. 동작이 어려울수록 의식적으로 더 이완하려고 노력합니다.

효율성 습득은 운동능력뿐만 아니라 일상적인 움직임에도 적용됩니다. 필라테스를 배우는 과정에서 중요한 단계는 수업에서 배운 정보를 일상생활로 가져와 하나로 만드는 것입니다. 수업은 약 1시간 정도 진행되고 보통 강사가 학생이 올바르게 움직이고 있는지 확인합니다. 운동시간을 제외하고 하루 중 남은 23시간은 어떻게 지내나요? 우리는 능동적이고 의식적으로 우리가 움직이는 방식에 주의를 기울여야 합니다. 저는 머리와 척추의 정렬을 유지하고, 파워하우스를 사용하고, 이완하고, 최종적으로 쉽게 움직일 수 있도록 마음속에 상기시킬 수 있는 목록 만들기를 추천합니다.

기본원칙 8: 흐름을 만들어라.

모든 원칙과 마찬가지로 ***흐름***은 육체적으로나 정신적으로 나타납니다. 필라테스 세션 전체뿐만 아니라 각각의 움직임에도 존재합니다. 흐름은 방해받지 않는 연속됨과 에너지를 움직임으로 변환하는 것으로 설명할 수 있습니다. 흐름은 하나의 동작이 다른 동작으로 매끄럽게 이어지는 것이기도 하며 움직임이 끊임없이 흐르는 것처럼 보이도록 합니다. 사실 지도자가 학생들의 동작을 교정하거나 정보를 주기 위해 수업 중 주기적으로 멈출 필요가 있습니다. 하지만 개인이 전반적으로 움직임에 대해 느끼는 감각과 수업 전반에 걸쳐 이어지는 감각은 서로 연결되어야 합니다.

여러분들이 등산가인 Alex Honnold, 수영선수인 Michael Phelps, 뛰어난 서퍼인 Kelly Slater, 훌륭한 댄서인 Mikhail Baryshnikov, 그리고 제가 가장 좋아하는 다재다능한 서퍼인 Kai Lenny을 관찰한다면 그들의 움직임에서 힘들이지 않는 흐름이라는 공통적인 특성을 주목할 것입니다. 여러분도 필라테스 수련을 통해 동일한 수준의 흐름을 경험할 수 있습니다. 모든 원리 중에 흐름의 성질이 가장 흥미로울 수 있습니다. 흐름은 무엇이라 정확히 말할 수 없고, 설명하기 어렵습니다. 그 순간에 온전히 존재하지 않고 몸, 마음과 정신을 완벽하게 하나로 만들지 못하면 흐름을 성취하는 건 불가능합니다.

생리학적인 흐름은 근육을 동원하여 관절을 통한 움직임을 만드는 완벽한 타이밍으로 이해할 수 있습니다. 각각의 움직임에는 근육이 활성화되어야 하는 최적의 순서가 있는데, 이를 ***근육 활성화패턴*** 또는 ***근육 발화패턴***이라고 합니다. 근육을 1/1000초 단위로 맞춰 동원하고 자연스런 호흡이 만드는 내적 리듬과 마음이 완전히 몰입되어 하나로 합쳐질 때 흐름이 만들어집니다. 같은 동작을 하는 두 사람을 보는 건 움직이는 동작은 같더라도 서로 꽤 다르게 보일 수 있기 때문에 매우 흥미롭고 매력적입니다. 흐름 또는 부족한 흐름은 서로 다르게 보이는 이유가 되기도 합니다. 물론 아름다움은 보는 사람마다 다르고 움직이고 있는 사람과 움직임을 관찰하는 사람 모두에게 흐름은 주관적이고 본능적입니다.

흐름의 개념에 대해 내가 끌리기 시작한 시점을 정확히 알수는 없지만, 아마도 수영 선수로서의 초기 시절로 거슬러 올라가야 할 것입니다. 그 후, 저는 독특한 흐름을 지닌 아슈탕가요가를 수년간 수련했습니다. 춤을 추기 시작하면서 저는 다른 사람들의 흐름을 보는 걸 좋아했고 제 움직임에 흐름을 만들어 내려고 노력했습니다. 또한 무술에 대한 깊은 관심과 짧은 경험으로 무술의 본질인 흐름이 담고 있는 특성에 자연스럽게 관심을 갖게 되었습니다.

흐름의 개념은 아주 오래전부터 있었습니다. 예를 들어, 요가, 무술, 선, 도교에서 찾아볼 수 있습니다. 이 훈련법들에서 흐름은 우주, 마음과 몸, 자아와 세계가 하나가(전체) 되는 상태로 자주 설명됩니다. 지난 50여년 동안 흐름과 마음챙김에 대한 연구가 다시 관심을 받기 시작했습니다. 유명한 심리학자 Mihály Csíkszentmihályi는 이 주제에 대한 토론과 연구를 불러일으키기 위해 많은 노력을 하고 있습니다. 그의 유명한 저서***<Flow>***에서는 개인이 특정 활동 또는 "하나의 영역"에 완전히 몰두한 상황에서 일어나는 정신 상태를 분석하고 자세히 설명합니다. 완벽히 몰두한 사람은 활동을 하는 동안 열정적으로 집중하고, 온전한 몰입과 성취감으로 설명될 수 있는 것들을 경험합니다.

Csíkszentmihályi는 저서에서 사람들은 ***흐름<Flow>***을 지니고 있을 때 가장 행복하다는 그의 이론을 이야기합니다. 우리 모두는 이런 감각을 경험했을 것이고, 우리들 중 많은 사람들은 그것을 쫓으며 일생을 보냅니다. 자유와 기쁨을 느끼고 만족감, 성공감과 자아의 상실은 강력한 힘을 발휘합니다. 이는 우리의 삶에서 더 많은 흐름을 찾으려는 동기부여가 됩니다. 흐름은 매일 필라테스를 수련하게 하고 또한 기술과 마음가짐, 상태와 타이밍이 모두 결합된 순간인 완벽한 파도, 알맞은 눈, 일정한 바람을 찾게 하는 원동력입니다. 이는 저에게 흐름의 완벽한 예시들입니다! 제가 항상 좋은 흐름을 이룰까요? 아닙니다. 제가 흐름을 찾기 위해 계속 노력해야 할까요? 당연합니다!

지도자로서 우리는 학생들이 흐름의 상태에 도달할 수 있도록 도와주는 안내자가 됩니다. 흐름의 상태를 안정적으로 유지하기 위해선 운동의 난이도와 학생들이 가진 기술 사이에 균형이 필요합니다. 동작이 충분히 어렵지 않다면 학생은 완전히 운동에 참여하거나 몰두하지 않을 것입니다. 동작이 너무 어렵다면 학생은 좌절하게 됩니다. 흐름을 이루려면 완벽한 균형을 이루어야 합니다.

호흡을 사용해서 움직이기 시작하고 근육의 동원, 정신 집중과 모든 것을 완전히 쏟아내는 것으로 이어지는 흐름이 있는 움직임은 내면에서부터 움직이게 하고 동시에 차분함과 활력을 느끼게 합니다.

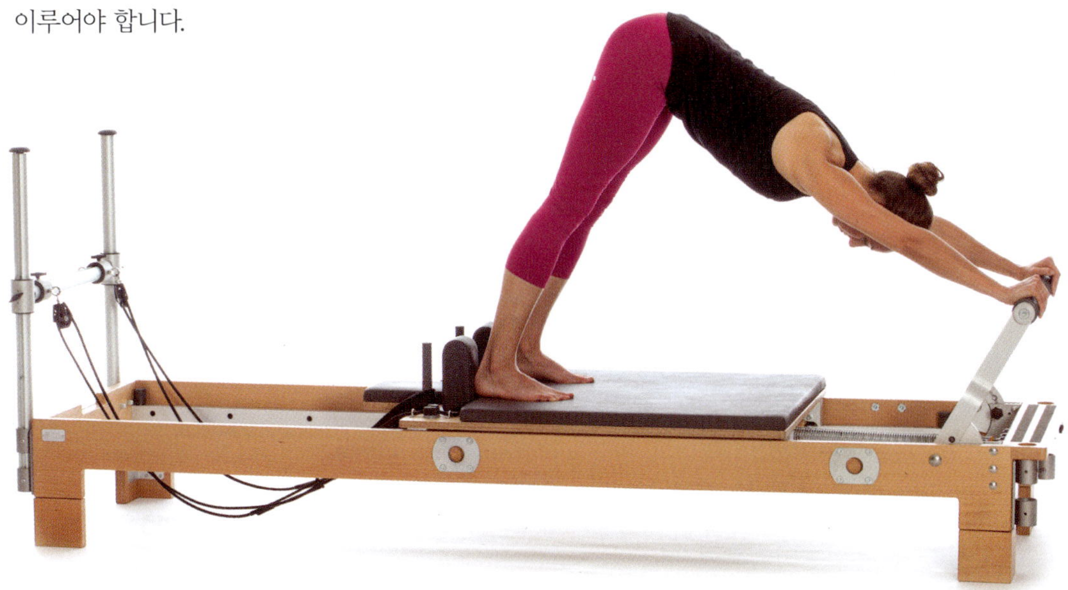

정확성은 필라테스를 수련하는 기본 요소이자 숙달의 길로 이르게 하는 이정표입니다.

기본원칙 9: 정확하게 움직여라.

정확성(Precision)이 없으면 필라테스는 거의 무의미해집니다. 피트니스 산업은 특정 동작을 하는 동안 근육을 고립해서 사용하길 좋아합니다. 고립은 전적으로 정확성에 달려 있습니다. 그러나 근육을 고립시켜 사용하는 것을 주장하는 사람들은 고립이 아닌 빈번히 다른 행동을 합니다. 그들은 한 부분을 정확하게 고립하는 능력이 부족하거나 고립을 만들기 위해 외부에 있는 수단에 의존합니다. 예를 들어, 프리처 컬 벤치(preacher curl bench)를 사용하여 'biceps curl'을 하는 사람은 위팔 두갈래근(biceps brachii)을 개입해 사용하고 있지만 완전히 벤치에 의존하고 있기 때문에 기능적이지 못한 고립을 보여주고 있습니다. 삶에서 우리는 벤치와 같은 도움을 받으며 돌아다닐 수 없습니다. 고립은 여러분이 스스로 몸을 안정시키고 도움 없이 고립된 움직임을 만들 때만 의미 있습니다. 이것은 우리를 첫 번째 운동원리인 인지와 이어지는 몰입과 조절로 돌아가게 하는 의식적인 과정입니다. 몸을 더 정확하고 깊게 이해하면, 더 정확하게 근육을 고립할 수 있습니다. 저는 제 몸의 모든 근섬유를 고립하고 조절할 수 있는 그 날을 위해 노력합니다. 물론 불가능한 일입니다. 하지만 성취하려고 노력하는 목표입니다. 이 목표는 저에게 동기를 부여하고, 중심을 잡게하며, 겸손하게 만듭니다.

정확성은 신체의 근육 조직이 완전히 통합되어야 하며, 그 이후 특정 근육이나 근육 그룹을 고립할 수 있습니다. 모든 동작을 세세한 부분까지 정확하게 움직일 때 운동을 더 깊고 강렬하게 느낄 수 있습니다. 정확성은 신체 움직임을 교정하는 접근법의 기초입니다. 우리는 이상적인 균형과 정렬을 이루려 지속적으로 노력합니다. 학생들은 이전에도 여러 번 운동을 했지만 그 어느 때보다 더 깊게 운동을 느낀다고 이야기합니다. 종종 몸을 이리저리 조정해보면 갑자기 불꽃이 점화됩니다. 이것이 정확성입니다. 필라테스는 각각의 근육을 활성화하고 동작을 수행하기 위해 상당한 정확성이 필요합니다.

우리를 둘러싸고 있는 주변환경 그리고 우리 안에 있는 모든 것들과 조화를 이루는 삶을 살아가는 것이 필라테스 수련을 통해 최종적으로 이루고자 하는 모습입니다.

기본원칙 10: 조화를 추구하라.

조화(Harmony)는 앞에서 설명한 원칙들을 모두 합쳐 놓은 전체이고 정점이며 바로 흐름과 정확성이 결합된 효율적인 움직임입니다. 조화는 헌신과 노력으로 가장 마지막에 받는 보상입니다. 조화는 수업을 마치고 완전히 기운을 회복하고 각각의 근육을 인식하고 호흡 하나하나에 담긴 깊이를 느끼는 상태를 의미합니다. 조화를 이룬다는 것은 집중하고 있고, 중심이 잡혀 있으며 조절력을 지니는 것입니다. 이 모든 것들을 느낀다는 것은 자신과 주변 환경이 조화를 이룬 상태입니다.

수백 만명이 현재 경험하는 것처럼 필라테스를 통해 얻을 수 있는 심오한 결과를 똑같이 만들 수 있는 컨디셔닝 방식은 찾아보기 어렵습니다. 정신이 지닌 무한한 힘과 완벽한 인체 공학이 결합될 때 인간이 가진 잠재력의 위대함을 깨닫게 됩니다. 이번 장에 설명된 원칙을 개별적으로 사용하거나 함께 사용하면서 잠재력을 사용하는 방법을 알 수 있습니다. 필라테스 동작은 그 자체로 아름답고 매우 훌륭하지만 동작일 뿐입니다. 동작 안에 담겨 있는 원칙과 철학은 움직임을 독특하게 만들고 삶을 변화시킬 수 있습니다. 올바른 정렬과 긍정적인 움직임 패턴을 가르칠 때 여러분은 근력 강화와 유연성과 같은 생리학적인 요소들보다 더 많은 부분을 다뤄야 합니다. 여러분들은 학생들이 삶을 더 행복하고 만족스럽게 이끄는 내적 변화의 과정을 경험할 수 있도록 이끄는 움직임들의 뒤에 있는 원칙들을 반드시 고려해야 합니다.

필라테스 수련은 매일 새로운 발견을 할 수 있는 길을 열어줍니다. 수천 번의 수업을 하고 수천 번도 더 가르쳤지만 솔직히 말해서 저는 새롭게 배우지 않고 개인운동을 하거나 수업을 한 적이 결코 없습니다. 물론 여러분의 몸, 마음과 정신은 새로운 것에서 좋은 점들을 배우기 위해 열려 있어야 하며 그렇다면 가능성은 무한합니다.

2

| 제 2 장 | 정렬, 자세 및 움직임
Alignment, Posture, and Movement

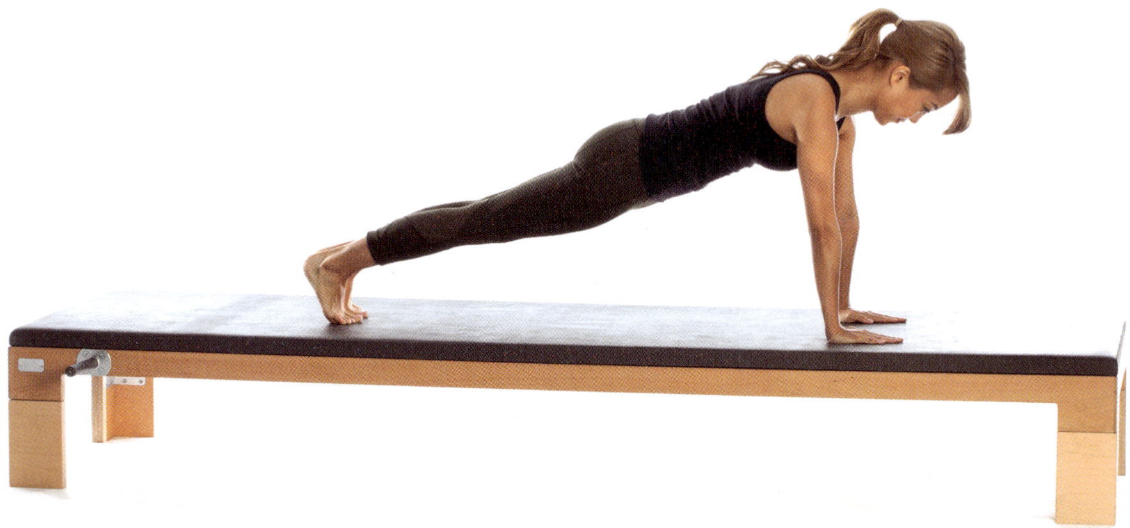

이전 장에서는 필라테스를 이해하기 위한 필라테스 철학, 원칙, 교습생의 몸과 마음의 힘을 키우기 위한 기초를 다졌습니다. 이어지는 장들에서는 인체의 움직임과 필라테스 방법과 움직임 사이에 관련된 개념에 대해 논의합니다.

인체는 역학적인 기능에 있어서 여러 개의 연결이 존재하는 사슬, 즉 운동 사슬에 비유할 수 있는 복잡한 기구입니다. 운동사슬을 분석하는 것은 매력적인 공부입니다. 모든 인체가 예측가능한 움직임과 근육 발달 패턴을 공유하더라도 각각의 인체는 다른 점을 지니고 있습니다. 움직임이 발생하는 동시에 근육들은 특정한 순서, 패턴 안에서 활성화됩니다. 지니고 있는 패턴이 적절히 작동하지 않으면 움직임은 효율성이 떨어지고 부상으로 이어질 수 있습니다. 필라테스 방법은 인체의 한 부위가 다른 부위에 영향을 미칠 수 있다는 점을 인지하며 전신에 걸쳐 연결되어 있는 운동사슬에 대해 다룹니다. 작은 변화의 과정을 통해 필라테스는 움직임의 수행능력을 향상시키고 우리의 삶을 건강하고 만족스러운 상태로 나아갈 수 있도록 강력하고 깊은 변화들을 가져올 수 있습니다.

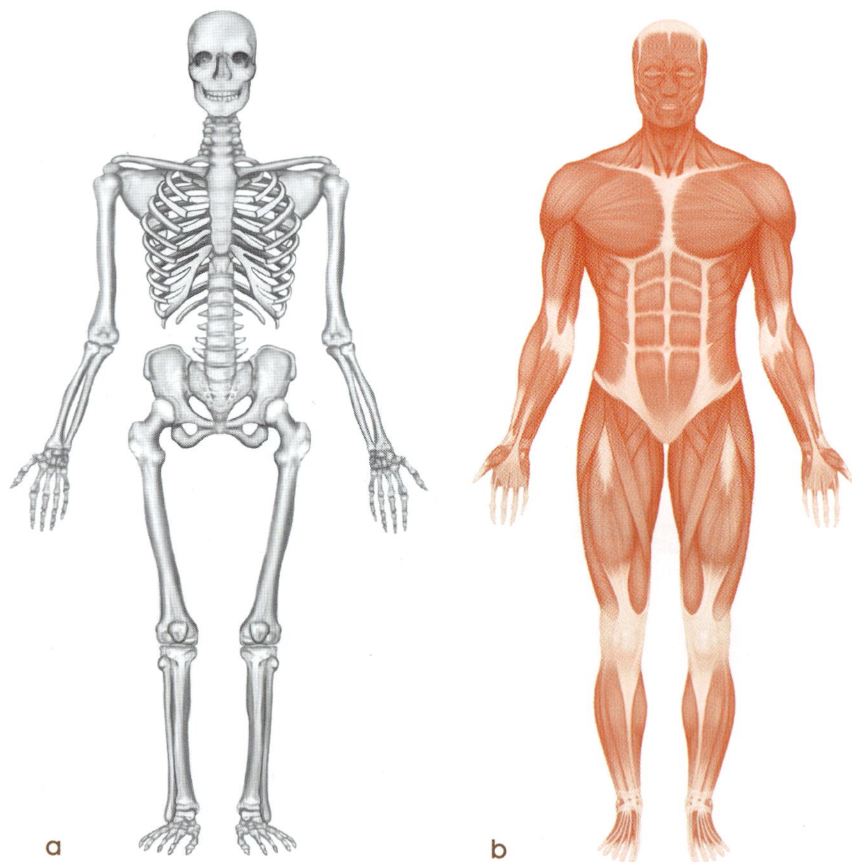

그림 2.1 올바른 골격 정렬은 쉽고 효율적인 움직임을 만드는 적합한 근육 역학과 결합한다.

근골격계 구조
Musculoskeletal Structure

인체는 우리가 상상할 수 있는 공학의 가장 위대한 결과입니다. 인체를 안에서부터 밖으로 살펴보겠습니다. 골격은 다른 모든 구조물들이 세워지는 인체의 기본 구조입니다(그림 2.1a). 체계적으로 구성되고 균형잡힌 뼈대 위에 근육이 겹겹이 쌓여 신체를 지지하고 움직입니다(그림 2.1b). 뼈는 지렛대로 작용하고 근육은 케이블과 같은 역할을 하며 몸의 특정 부분을 원하는 방향으로 움직이게 합니다. 이러한 독창적인 구조로 근 조직은 효과적으로 작동할 수 있습니다. 그러나 뼈대가 정렬에서 벗어나면 전반적인 구조에 영향을 미쳐 비효율적인 근육 작용, 긴장, 피로와 질병으로 이어집니다.

골격 구조와 근육 시스템 사이의 관계는 흥미롭고 독특하며 모든 움직임 분석의 기초가 됩니다. 가끔 우리는 운동을 할 때 근육에만 크게 중점을 두고 골격 구조에는 주의를 기울이지 않습니다. 효율적이고 효과적인 움직임을 만들어내기 위해서 우리는 골격 구조와 근육 시스템 모두를 고려해야만 합니다(이 분류는 가능한 가장 넓은 의미로 사용되며 모든 뼈와 연조직 — 근육, 힘줄, 인대, 연골과 근막을 포함합니다). 필라테스는 이러한 시스템의 모든 잠재력을 발견하도록 하고 활용할 수 있는 길을 제공합니다.

우리에게 잘 알려진 2명의 1세대 필라테스 지도자인 Eve Gentry와 Bruce King은 필라테스 운동을 뼈의 움직임을 만드는 근육 시스템이 아닌 골격의 움직임이라는 관점에서 설명하곤 했습니다. 이미지 큐잉을 사용하면 과도한 긴장감이나(힘들어 얼굴을 찡그리거나 소리를 내게 하는) 과도한 힘을 들이지 않고 편안한 움직임을 만드는데 도움을 줄 수 있습니다. 마치 뼈가 설명하기 어려운 내부의 힘으로 움직이는 것처럼 말이죠. 골격 구조에 집중하면 또한 정렬에 더 주의를 기울일 수 있습니다. 정확한 정렬은 원하는 목표를 이루고 좋은 결과를 만드는 첫 단계입니다.

척추 / Spine

골격에서 가장 흥미로운 부분은 척추입니다(그림 2.2). 24개의 움직이는 척추뼈, 9개의 융합된 뼈로 구성된(이 숫자는 약간 다를 수 있습니다.) 척추는 가동성이 크기 때문에 몸통을 다양한 방향으로 움직일 수 있도록 합니다. 동시에 매우 안정적이며 사지의 움직임을 지지하고 돕는 견고한 플랫폼의 역할을 합니다. 사실, 각각의 척추 관절 움직임은 크지 않지만, 서로 결합하여 움직임이 자유로운 메커니즘을 형성합니다. 척추를 통해 힘은 분산되기 때문에 모든 척추 관절에 충분한 가동범위를 만들어주는것이 특정 관절에 과도한 부하나 전단력이 초래되어 한 개 또는 두 개의 척추 관절에 과한 스트레스를 주는 것보다 바람직합니다. 골반과 하부 척추는 필라테스에서 특별히 주의를 기울이고 있습니다. 골반과 하부 척추 부분에 모든 움직임의 근원인 파워하우스, 코어가 있기 때문입니다.

골반그릇 / Pelvic Bowl

골반그릇(pelvic bowl)은 우리 존재의 본질인 생명의 영원한 샘을 담고 있습니다. 몸의 무게 중심이 있는 이곳은 인체해부학과 형이상학이 만나는 지점이며, 근골격계와 생명력이 만나는 곳입니다. 이 개념은 필라테스뿐만 아니라, 요가, 태극권, 특정 댄스 등과 같은 동서양 수련의 기초를 형성합니다. 골반은 매우 중요한 파워하우스입니다!

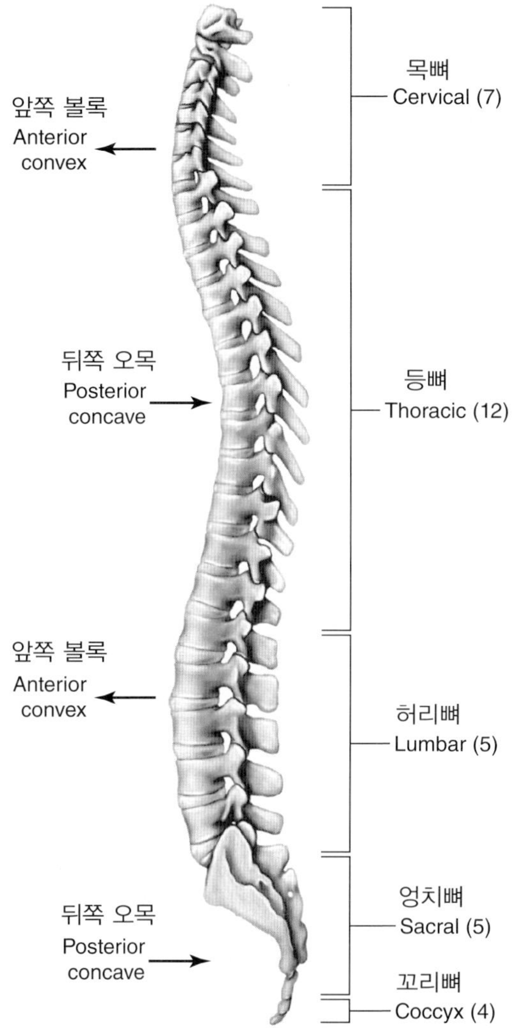

그림 2.2 척추의 자연스런 만곡과 올바른 척추 정렬을 보여주는 척추의 옆면

자신의 이름을 딴 운동(pelvic floor[골반바닥근]을 수축, 유지, 이완을 포함한)을 만든 Dr. Arnold Kegel는 특히 임신과 출산을 겪는 여성들에게 골반바닥근(pelvic floor)과 근육의 발달이 중요하다는 점을 인지했습니다. Dr. Arnold Kegel는 골반바닥근(pelvic floor)의 트레이닝은 배뇨장애를 예방하고 치료하는데 도움을 주며 성기능과 만족도를 향상한다는

전제를 발전시켰습니다. 저는 그가 최근 골반바닥근(pelvic floor)이 받는 관심에 기뻐할 것이라 확신합니다. 내부압력 변화에 유연하게 반응할 수 있는 강하고 유연한 골반 바닥근은 파워하우스의 핵심부분이고 남녀모두에게 우리의 삶을 건강하고 만족스런 상태로 만드는 요소 중 하나입니다.

남성들은 그들도 골반 바닥근이 있다는 것을 배우면 놀라기도 합니다! 남,녀 모두 최적의 기능을 위해 건강한 골반 바닥근이 필요합니다. 모든 운동프로그램에 골반 바닥근을 동원하여 효과적으로 움직일 수 있어야 합니다. 배가로근(Transversus abdominis muscle)이 수축할 때(필라테스 세션에서 대부분 권장된다) 골반 바닥근 또한 수축합니다. 필라테스에서 자주 활성화되는 또 다른 근육그룹인 넙다리 모음근의 수축과 골반바닥근 사이에도 비슷한 연관성이 있는 것으로 보입니다. 또한 소변을 멈추게 되면 골반바닥근이 활성화되기 때문에 일상생활에서 골반바닥근이 규칙적으로 운동됩니다.

골반 바닥근에 대한 인지력과 조절력을 높이는 것은 매우 유익합니다. 건강한 골반 바닥근은 내부 장기들을 지지하고 특히 임신 동안 변화하는 인체에 맞추어 추가적으로 내부 장기들을 지지할 수 있도록 도와줍니다. 게다가, 이 근육은 요실금을 예방하거나 치료하는데 도움이 되고 성기능 향상과 만족감을 느낄 수 있도록 해줍니다. 골반 바닥근 중 특히 꼬리근(coccygeus)을 적절히 사용하면 엉치뼈 위치에 영향을 미치고 요통을 줄이거나 예방하는데 도움을 줄 수 있습니다. 최근 많은 문헌과 연구에서 골반 바닥근이 주로 복강내압을 증가하는 역할(힘, 지지, 안정의 측면에서)을 하기 때문에 건강한 코어 기능에 필수적이고 중요하다는 점을 나타내고 있습니다.

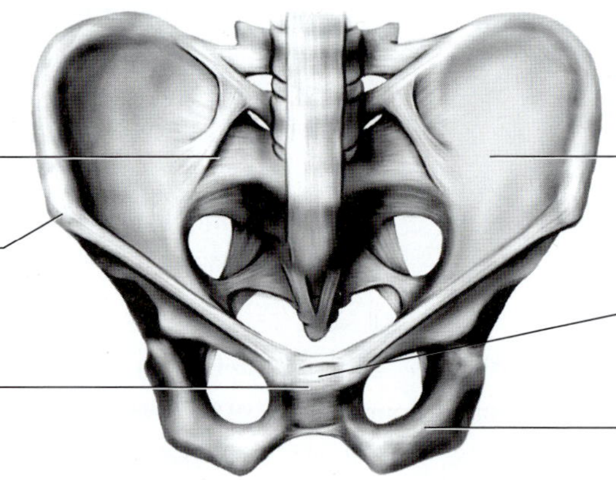

그림 2.3 골반의 전면은 골반의 구조와 연결되어 있는 관절을 명확히 보여준다.

부인과 전문의인 Dr. Noelani Prietto은 저에게 골반 바닥근의 독특함에 대해 알려 주었습니다: 가로막(diaphragm)처럼 골반바닥근은 골격구조 안에 위치해 있습니다. 골반 바닥근은 골반 가로막(pelvic diaphram)으로 언급되기도 합니다); 이 근육의 위치는 골격구조 밖에 부착되어 있는 대부분의 골격근과 대조됩니다. 골반근육들은 함께 작용합니다—즉, 복부와 흉곽 안에서 지속적으로 변화하는 압력에 유연하게 반응하기 위해서 함께 작용합니다. 이러한 복강내압의 매커니즘은 척추 "압박을 줄이는 것(un-weight)"으로 생각되어지며 골반-허리 안정화에 있어서 중요한 역할을 합니다(이 책에서 '**코어**'라는 용어와 같은 뜻으로 쓰인다).

골반은 상체와 하체 사이의 다리역할을 하고 3개의 뼈로 구성되어 있고—궁둥뼈, 엉덩뼈와 두덩뼈—연골로 붙어 있습니다(그림 2.3). 대부분의 사람들은(저를 포함해서) 골반의 연골성 관절들의 움직임이 다양한 범위에서 매우 적은 움직임을 만든다는데 동의합니다. 저는 골반의 관절에서 보여지는 움직임이 매우 적다는 것을 강조합니다. 저는 종종 사람들이 엉치 관절(Sacroiliac joint)이 날개뼈처럼 미끄러지는 듯한 움직임을 만들어낸다고 말하는 것을 듣습니다. 하지만 전혀 그렇지 않습니다. 동시에, 이 관절들이 움직이지 않게 된다면, 골반과 척추에 과도한 부하가 가해질 가능성이 크게 됩니다. 과운동성 또는 저운동성의 이유는 다양할 수 있지만, 우리의 목적을 위해서는 단순히 골반에서 발생할 수 있는 잠재적인 불균형을 인식하여 불균형을 해결하고, 만약 위험한 상태가 발생될 경우 의학적 조언을 구하는 것으로 충분합니다.

저는 골반을 서로 마주 보고 앉아 있는 2개의 rotating disc로 형상화하는 것을 좋아합니다. 각각의 disc가 회전하는 범위는 어느 방향으로든 상당히 적지만 골반과 전신의 건강한 기능을 위해서는 적은 양의 회전이 필수적입니다. 골반 양쪽

(무명골)이 지니는 이러한 회전 패턴은 걷기 및 달리기와 같은 많은 기본적인 활동 중에 일어납니다; 하나의 무명골이 한 방향으로 회전하면 다른 무명골은 반대방향으로 회전합니다.

우리는 골반의 기능에 대해 논의할 때 골반 관절이나 주변의 관절들을 고려할 필요가 있습니다. 골반 주변의 관절이 골반에 많은 영향을 미치고 골반이 골반 주변의 관절에도 상당히 많은 영향을 미칩니다. 사실, 골반의 기능은 골반 주변 관절의 움직임을 살펴 보았을 때 가장 잘 이해할 수 있습니다. 골반 정렬이 잘못되면 운동사슬의 위, 아래 있는 인체 분절들의 기능에 악영향을 미쳐 비효율적인 움직임, 근육 불균형을 만들고 인체 구조에 스트레스를 가하게 됩니다. 골반 주변 근육의 균형 잡힌 발달은 골반을 바른 위치에 올 수 있도록 하고 이상적인 자세를 얻기 위해서는 필수입니다. 불균형을 인지하는 것은 몸의 움직임을 이해하는 첫 번째 단계입니다. 불균형을 다루는 것은 다음 단계이고, 불균형을 교정하는 단계에서 필라테스가 근신경계를 재교육하는데 중요한 역할을 할 수 있습니다. 올바른 골반 정렬은 필라테스를 하거나 일상생활을 하거나 책상에 앉아 있는 모든 상황에서 다른 무엇보다 가장 중요합니다.

골반을 케이블(근육)이 있는 현수교로 바라보는 한 가지 방식이 있습니다. 현수교는 케이블에 의해 위쪽, 아래쪽, 측면과 매우 중요한 부분인 내부에도 고정되고 있습니다. 모든 케이블에 정확하게 같은 비율로 장력이 주어지면, 어느 한 케이블에 특별하게 집중되어 가해지는 부하가 없기 때문에 다리는 안정적으로 수평을 이루게 됩니다. 그러나 케이블에 가해진 텐션의 균형이 바뀌거나 다리가 수평적인 형태에서 벗어나게 되면 특정 케이블에 과도한 부하가 가해지게 되면서 다른 케이블들은 충분히 사용되어지지 못합니다. 그 결과 다리 전체에 변형이 나타납니다. 골반은 일반적으로 스트레스에 의해 무너지지 않지만 과도한 텐션을 받는 근육들은 부하를 받거나 파열될 수 있습니다. 즉, 골반이 틀어지면 인체는 틀어지게 됩니다.

앞서 설명한 다리와 골반이 전신에 미치는 영향을 이해하기 위해 골반 복합체에 작용하는 근육들의 목록을 살펴볼 필요가 있습니다—골반바닥근(pelvic floor); 척추 굽힘근(spinal flexors), 가쪽 굽힘근(lateral flexors), 회전근(rotators)과 폄근(extnesor); 엉덩관절 굽힘근(hip flexors)과 폄근(extensors); 엉덩관절 모음근(hip adductors)과 벌림근(abductors); 엉덩관절 바깥 돌림근(hip external rotators)과 엉덩관절 안쪽 돌림근(hip internal rotators). 이 목록에는 복잡한 골반 구조물에 추가적인 지지와 가동성을 제공하는 힘줄, 인대와 관절들은 포함되지 않았습니다. 골반은 하체와 상체, 다시 말해 파워풀 한 하체와 몸통 사이를 연결하는 다리입니다. 움직임의 많은 부분이 골반에서부터 시작된다는 것은 놀라운 일이 아닙니다. 필라테스는 파워하우스와 골반이 지니고 있는 힘을 사용할 수 있는 방법을 제공합니다. 골반-허리 부분을 운동할 때 정확하게 움직이는 것은 매우 중요합니다. 신체의 다른 어느 부분보다 더 중요할 수 있다는 점을 항상 염두해 두어야 합니다.

파워하우스의 근육
/Muscles of the Power house

좋은 정렬과 정확한 움직임 역학을 만들기 위해서, 우리의 몸은 이를 위한 도구를 가지고 있어야 합니다; 균형 잡힌 근골격계는 이 여정의 첫 번째 단계입니다. 근력은 분명히 자세를 위한 중요한 측면이지만 습관적인 근육 활성화 패턴, 유전적 요인 및 유연성과 같은 다른 요소들 또한 자세를 위한 중요한 부분들입니다. 많은 경우에 유연성 부족은 이상적인 정렬과 올바른 근육의 동원을 제한합니다. 반면에 과 가동성은 좋은 정렬을 유지하기 위해 신체 인식과 근육 조절을 더 많이 필요하게 됩니다. 필라테스를 통해 우리는 기능적이고 적응을 잘 하는 강하고 유연한 근육을 발달시키기 위해 노력합니다.

특정 근육들은 안정적이고 유연한 코어를 제공하는데 중요한 역할을 하는데, 만약 이 근육들이 없으면 좋은 정렬과 효율적인 움직임이 가능하지 않습니다. 안정적이고 유연한 코어를 제공하는데 중요한 역할을 하는 근육들은 바로 골반과 몸통의 심부 근육들입니다. 표층 근육들은 심부 근육에 비해

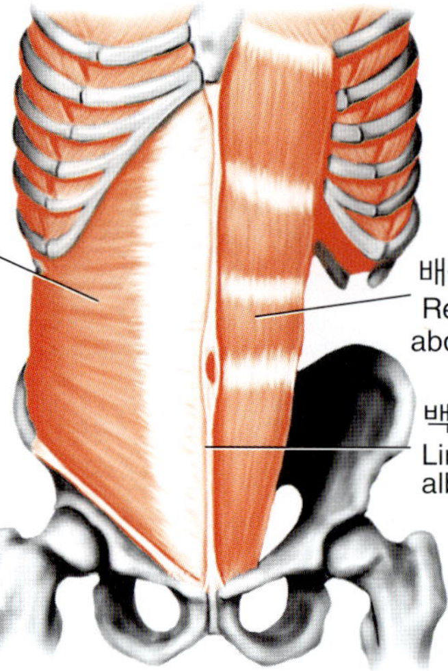

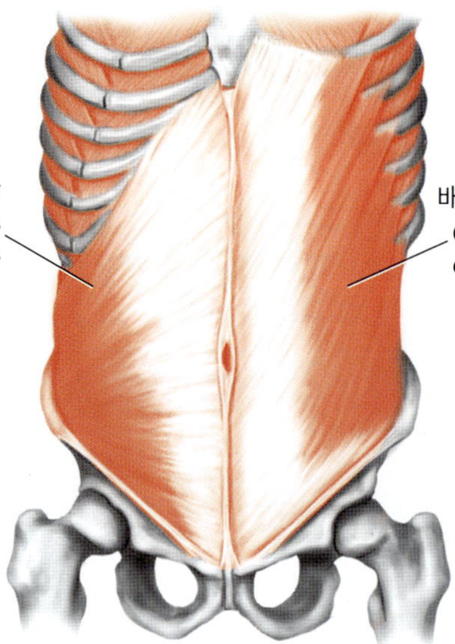

그림 2.4 복부근육의 주요 근육들

과도하게 발달하고, 강조되어지기 때문에 코어가 가진 강하고, 효과적이고, 효율적인 기능을 손상시킵니다. 근육의 크기가 크다는 것이 반드시 좋은 기능을 가지는 것은 아닙니다. 저는 개인적으로 부피는 크지만 기능적인 역할을 하지는 못하는 근육은 계속 들고 다녀야 하는 불필요한 짐이라고 생각합니다. 궁극적으로 이러한 근육은 인체에 부담이 됩니다. 나무의 깊은 층은 나무가 바로 설 수 있고 바람이 불어올 때 유연하게 구부러질 수 있는 유연성을 만듭니다.

등 폄근(back extensors)과 배근(abdominal)은 몸통의 형태와 기능을 제공하는 중요한 요소입니다. 두 근육은 서로 영향을 주고 받는 지속적인 상호작용이 있어야 합니다. 복부 근육과 등 폄근은 여러 층으로 이루어진 근육들로 구성되어 있으며, 그중에 가장 깊은 층이 척추에 안정성과 지지를 제공하는데 관여합니다. 복부 근육 그룹은 배곧은근(rectus abdominals), 배바깥빗근(external abdominis oblique), 배속빗근(internal abdominis oblique)과 배가로근(transverse abdomini)으로 구성됩니다(그림 2.4). 등쪽은 큰 표층 그룹(척추 세움근[erector spinae])이 척추를 따라 세로로 주행하는 반면, 척추 사이를 연결하는 추간 근육인 심층 척추그룹(뭇갈래근을 포함한)은 더 깊은 곳에 누워있는 형태입니다(그림 2.5). 등은 또한 목과 머리, 상지, 골반을 연결하는 다중-목적 근육이 부착하는 곳입니다. 등 폄근과 배근의 근육그룹 중에서 배가로근(transverse abdomini)과 뭇갈래근(multifidus)이 특히 안정화와 기능에 큰 영향을 미치는 것으로 확인되었습니다.

배근육과 등 근육들은 가로막(diaphragm)과 골반바닥근(pelvic floor)과 함께 몸의 중앙에서 근육의 지지로 이루어진 원통형(실린더)을 만듭니다. 저는 이것을 ***내부지지 시스템***(internal support system; ISS)이라 부릅니다. 내부지지 시스템은 필라테스의 파워하우스 또는 다른 형태의 트레이닝에서 일컫는 코어의 개념과 같습니다. 현재 연구에서 Joseph Pilates가 아주 오래전 지지한 강하고 파워풀하며 기능적인 코어의 중요성이 상당 부분 입증되고 있다는 것은 뜻깊은 일입니다. 필라테스를 수련하는 동안 우리는 계속해서 ISS의 근육을 동원하는 것이 좋습니다. ISS 근육의 활성화 없이도 움직임은 가능할 수 있습니다; 그러나 내부지지, 척추를 보호하거나 효율적인 기능은 감소될 수 있습니다.

골반과 척추에 관해 논의할 때 고려해야 하는 중요한 다른 요소는 허리근(psoas)입니다. 허리근에는 큰 허리근(psoas major)과 작은 허리근(psoas minor)이 있습니다. 큰 허리근(psoas major)은 엉덩근(iliacus)과 결합되어 엉덩허리근(iliopsoas)을 이룹니다(그림 2.6). 파워풀한 엉덩 굽힘근 작용 이외에, 이 근육들은 척추 안정화와 정렬에 상당히 영향을 미치는 것으로 여겨집니다. 허리근(psoas)은 움직임 축과 가깝기 때문에 허리뼈의 굽힘, 가쪽굽힘과 폄을 할 때, 허리근은 요추 안정화를 위해 앞쪽 배근육과 뒤쪽 척추 폄근육 사이에서 발생하는 불균형을 보완합니다. 일부 의사들은 척추와 엉덩관절의 기능부전의 상당수는 허리근과 엉덩허리근의 기능장애(disturbance)에서부터 비롯될 수 있다고 믿고 있습니다. 그들은 타이트하거나 약한 허리근이 비정상적인 골반 기울임, 과도한 요추 전만, 허리통증, 엉치엉덩관절(천장관절) 문제, 퇴행성 디스크 질환, 척추 측만, 잘못된 자세들과 관련 있다고 주장합니다. 오랜시간 앉아 있는 현대 라이프스타일 때문에 엉덩관절 굽힘근은 타이트하고 약해집니다. 허리근(psoas)과 엉덩허리근(iliopsoas)은 가능한 모든 운동 프로그램에서 다뤄져야 합니다.

허리근과 복부 근육들은 주동근과 길항근뿐 아니라 협력근입니다—이 근육들은 서로 반대되는 작용을 하기도 하고 함께 작용하기도 합니다. 일반적으로, 허리근(psoas)과 엉덩관절 굽힘근은 필라테스 동작 중 특히 다리를 지면에서 들어올리는 동작에서 중요한 역할을 합니다. 흔히, 배근육 동원에 많은 강조를 하는 반면 엉덩 굽힘근의 역할을 실제보다 중요하지 않게 생각하고 큰 관심을 두지 않습니다. 저는 엉덩관절 굽힘근을 올바르게 사용하고 조절하는데 당연히 더 많은 관심을 가져야 한다고 믿습니다. 엉덩관절 굽힘근들은 많은 필라테스 동작뿐 아니라 효율적인 기능을 수행하고 전반적으로 삶을 건강하고 만족스러운 상태로 만들기 위해 중요합니다.

흥미롭게도, 저는 ISS의 모든 근육을 "mind muscles"이라고 부릅니다—이 근육들을 활성화하기 위해서는 정신을 집중하고 몸에 대한 높은 인지력과 몰입도가 필요합니다. ISS 근육을 조절하기 위해서는 쉽게 사용할 수 있고, 활성화가 쉬운 위팔두갈래근(biceps)이나 넙다리네갈래근(quadriceps)과 같은 표층에 있는 골격근을 조절하는데 사용 되는 것과는 다른 기술이 필요합니다. 자연은 움직임을 능숙하게 하고, 건강하고 강한 육체를 얻기 위한 여정에서 몸과 정신 탐구가 함께 이뤄질 수 있도록 의도한 것처럼 보입니다. Joseph Pilates는 *Return to Life Through Contrology*에서 "우리가 'physical fitness'라 부르는 조화로운 구조를 만드는 운동은 몸과 마음 그리고 정신이 하나로 통일되어 함께 효과적으로 협력하고 균형잡힌 상태를 나타낸다"라고 썼습니다(pp.32-33).

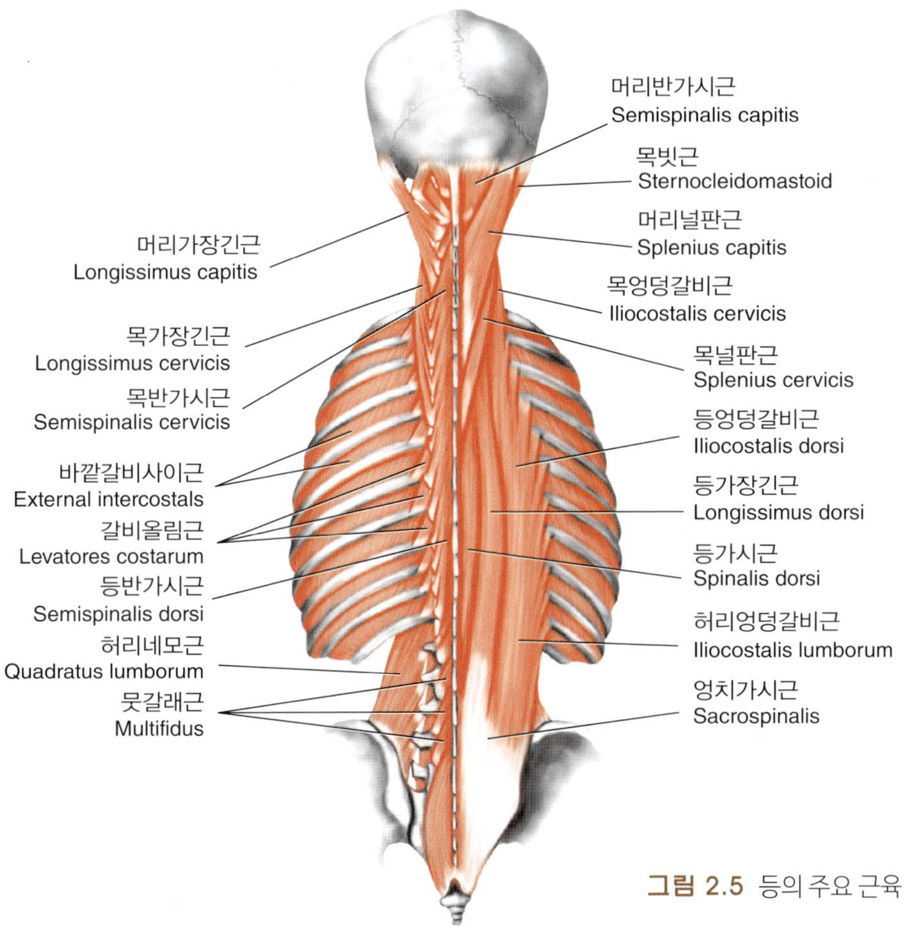

그림 2.5 등의 주요 근육

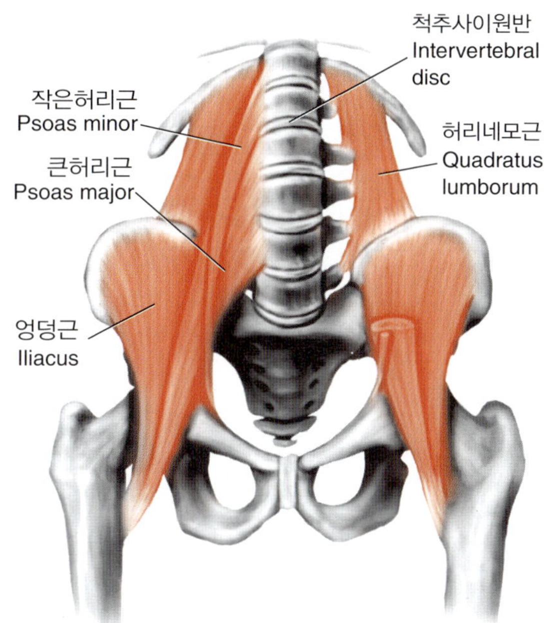

그림 2.6 골반의 주요 근육

파급효과 / RIPPLE EFFECT

모든 움직임은 해부학적으로 에너지학적으로 모두 몸의 중심에서 나옵니다. 움직임의 길은 조약돌을 잔잔한 호수에 던졌을 때 발생하는 물결 효과와 같아서 동그란 물결을 만들고 이 파동은 바깥쪽으로 점점 커지는 원들을 만듭니다. 각각의 움직임은 inner core(에너지가 만든 첫 번째 원)에서 시작되고 내부에서 외부를 향해 움직입니다; 몸통은 에너지가 만든 두 번째 원이고, 그 다음이 사지, 마지막으로 손과 발로 향합니다. 그러나 네 번째 원이 멈춘다고 생각하지 말아야 합니다. 마치 움직임이 무한히 이어지는 것처럼 원이 계속해서 밖으로 향합니다. 이것을 follow-through라 부르며 기능과 자연과 인생에 담긴 아름다움이라는 면에서 헤아릴 수 없는 가치를 지닙니다. 이것은 점프, 공던지기, 발레리나의 길게 뻗은 모습까지 모든 운동 활동에 적용되는 개념입니다.

정렬과 자세의 기본원칙
Principles of Alignment and Posture

사람들은 자세와 정렬을 평가할 때 근력과 유연성만 측정하고 관련된 다른 요소의 복잡성을 무시하는 등 단순한 관점을 취하는 경우가 많습니다. 특정 근육그룹을 강화하거나 스트레칭하는 것은 자세와 정렬을 올바르게 만드는데 충분하지 않습니다. 올바른 정렬은 많은 몰입과 인내 그리고 가급적이면 좋은 선생님이 지닌 날카로운 눈과 통찰력 있는 큐잉이 필요한 근신경계 재교육이 포함된 과정입니다.

자세는 관절의 정렬과 bony landmarks 관점에서 평가됩니다. 정렬은 중력선(plumb line)—몸을 수직으로 가로지르는 직선을 기준으로 설명됩니다. 그림 2.7은 측면에서 보는 이상적인 자세를 보여줍니다. 중력선(plumb line)을 기준으로 신체를 측면에서 바라보면 척추 후만, 척추 전만과 같이 시상면에서 나타나는 앞 · 뒤 편차가 명확하게 보입니다.

다음의 landmark는 중력선에서 수직선 상에 놓여야 합니다; 귀바퀴, 목뼈의 중심, 어깨관절, 몸통의 중앙지점, 넙다리뼈의 큰돌기, 그리고 무릎 정중선에서 약간 앞쪽 지점과 가쪽 복숭아뼈에서 약간 앞쪽 지점. 또한 자세는 신체의 좌, 우 대칭과 측만증과 같은 관상면에서 관찰되는 틀어짐이나 부정렬에 중점을 두기위해 전면과 후면에서도 관찰해야 합니다. 제가 기회의 창이라 부르는 팔과 상체 사이의 공간 또한 관찰해야 합니다. 이것은 골반, 척추 및 견갑대 정렬에 대한 많은 정보들을 제공하기 때문입니다.

이상적인 자세는 이상적인 자세일 뿐이며, 이를 위해 노력은 하지만 성취할 수 없는 목표라는 것을 유념하시기 바랍니다. 각각의 개인들은 서로 다른 체형, 무게중심, 습관적으로 사용하는 움직임 패턴, 정신상태와 유전자를 지니고 있습니다; 하나의 자세가 모든 사람에게 적합할 것이라 생각하는 것은 불가능합니다. 그러나 이상적인 자세의 컨셉은 인체의 틀어짐을 알아차리고 변화들을 측정하는 가이드라인과 참고자료로 쓰일 수 있습니다.

자세는 모든 움직임과 운동, 큐잉과 운동 프로그램을 결정하는 데 영향을 미칩니다. 예를 들어, 둥근 등뼈와 골반의 뒤쪽 기울임 형태의 피로한 자세를 지닌 사람이 있습니다. 자세교정은 복잡하지만 일반적으로 상부 등 폄근 강화, 엉덩허리근(iliospsoas) 강화와 배바깥빗근(external oblique) 스트레칭이 포함됩니다. 어깨를 골반 위에 위치시켜 정렬을 만드는 것도 도움이 될 때가 있습니다. 반면에, 허리뼈의 만곡 증가와 골반의 앞쪽 기울임을 동반하는 허리뼈 과전만증이 있는 사람의 경우 체형 교정은 일반적으로 복부강화, 엉덩관절 굽힘근과 허리 폄근 스트레칭에 중점을 둡니다. 즉, 이 두 사람은 다른 근육그룹을 강조하는 서로 다른 운동 프로그램을 받게 되고 이들의 특정 체형에 맞는 운동이 선택되고 적절한 큐잉(cueing)이 이뤄질 것입니다.

척추의 정렬 / Alignment of the Spine

좋은 정렬은 척추가 중력선(plumb line)상에 있게 되고, 척추에 가해지는 스트레스를 줄이며, 근육들이 적은 힘으로도 큰 힘을 발휘할 수 있도록 활성화 시킵니다. 우리는 중력과 싸우는 것이 아닙니다. 사실은 중력이 우리를 도와 주고 있습니다. 몸은 자연의 법칙과 조화를 이루며 움직입니다. 신체가 불균형하고 정렬에서 벗어나는 순간 특정 근육은 과도하게 쓰이고 다른 근육은 약해져 스트레스를 받고 비효율적인 자세와 움직임을 만듭니다. 척추의 자연스런 만곡을 유지하는 것은 중요합니다. 정상적인 만곡은 점프, 달리기, 무거운 짐을 옮길 때 발생하는 충격들을 흡수하여 신체를 보호하는 역할을 합니다. 그러므로 우리는 항상 이상적인 정렬을 가질 수 있도록 노력하고 근육이 정렬을 지지할 수 있도록 발달시켜야 합니다.

우리의 관심은 대부분 자세 및 정렬과 관련된 근육계에 초점을 맞추고 있지만 척추의 이상적인 정렬은 또한 내부 장기의 효율적인 기능을 촉진합니다. 예를 들자면, 저는 척추측만증이 있는 사람을 가르치고 있는데, 그 사람은 필라테스 수련을 통해 마침내 숨을 더 잘 쉴 수 있다고 느끼기 시작했습니다. 이러한 반응은 척추 측만증에서 일반적입니다. 흉부의 한쪽 근육들이 타이트해져 흉곽이 해당부분을 압박하여 폐의 기능을 제한하기 때문입니다. 비슷하게도 흉추의 증가된 후만으로 인해 흉곽은 압박되어 호흡이 손상됩니다. 또한 인체의 다른 시스템도 영향을 받습니다; 예를 들어, 앞쪽으로 과도하게 구부정한 자세는 소화계를 지속적으로 압박하여 그 기능을 방해합니다.

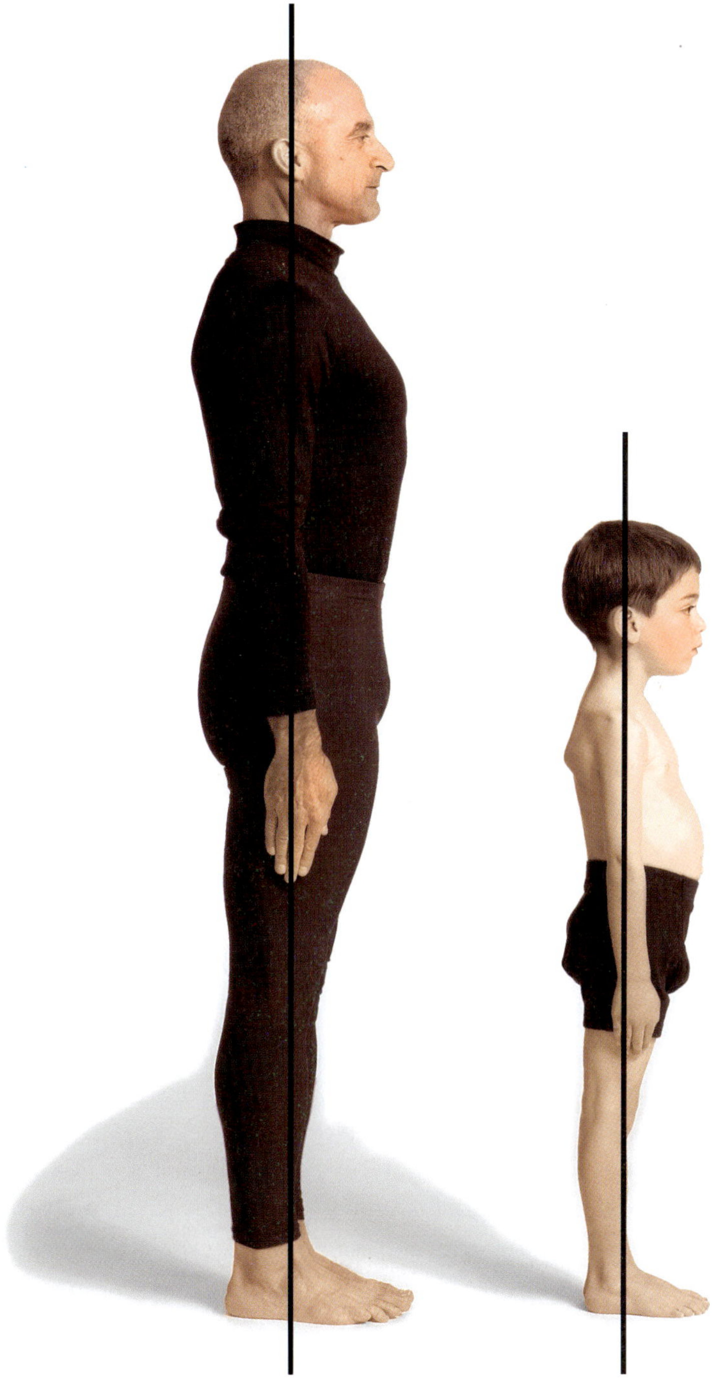

그림 2.7 귀, 어깨, 골반, 무릎과 발목을 포함한 자세 평가를 위한 좋은 관찰 포인트와 랜드마크.

머리의 배치 / Placement of the Head

저는 머리를 핀 위에서 균형을 잡고 있는 공이나 길고 곧은 줄기 위에 펴 있는 큰 해바라기 꽃으로 생각합니다. 목의 어느 근육도 긴장해서는 안 됩니다; 대신 균형을 유지하기 위해 모든 근육이 머리에 연결되는 케이블 역할을 해야 합니다. 어떠한 케이블도 과도하게 쓰이지 않고 오히려 균형을 유지하기 위해 지속적으로 미세조정(micro-adjusment)을 해야 합니다. 머리의 위치와 눈의 시선 방향을 조정하는 것은 제가 가르칠 때 가장 많이 다루고 중요하게 여기는 티칭 방법 중 하나입니다. 저는 머리를 하나의 큰 척추(또는 첫 번째 척추를 둘러싸고 있는 큰 공)로 바라봅니다. 머리는 척추를 구성하는 필수적인 부분이고 따라서 척추의 선을 따라야 합니다. 특히 머리는 상대적으로 무겁기 때문에 이 정렬에서 벗어나는 것은 목의 긴장과 근육의 손상으로 이어질 수 밖에 없고, 보기에도 좋지 않습니다. 이러한 변형은 시간이 흐르고 나이가 들어가면서 점점 악화됩니다. 긴 목을 가진 사람에게 더 분명히 보여지는데, 긴 목이 긴 지렛대(lever arm) 역할을 하기 때문입니다. 예를 들어, 머리를 앞으로 내민(머리가 중력선[plum line] 앞쪽에 위치) 사람은 목 폄근은 타이트해지고 과도하게 쓰이게 되며 굽힘근들은 상대적으로 약하고 비활성화될 것입니다. 머리 무게는 12-14 pounds(약 5 kg)이며, 지지면에서 멀리 벗어나 움직이면 근조직에 상당한 영향을 미칩니다. 이는 목이 긴 지렛대 역할을 하는 사람이 중력선에서 더 멀어질수록 근조직에 미치는 영향은 기하급수적으로 커지게 됩니다.

매트: 체스트 리프트(Mat: Chest lift)와 같이 전방 굴곡을 이용한 복부 운동을 하는 동안 몸통이 위로 앞으로 올라가고 머리를 포함한 척추는 자연스러운 곡선을 따라야 합니다(종종 체스트 리프트 자세라고 함). 앞쪽 굽히기가 충분하지 않으면, 머리는 몸의 중심선에서 멀리 놓이게 되어 긴 lever를 만들게 됩니다. 그 결과 목에 압박과 긴장이 나타납니다. 이것은 약한 복부, 타이트한 허리 근육 또는 둘 모두가 몸통의 앞쪽굽힘을 제한할 때 나타나게 되며, 몸이 중립골반을 유지하려는 준비가 되지 않았거나 할 수 없는 상황에서 중립골반을 유지하려고 할 때 종종 악화됩니다(다음 세션에서 설명).

이와 반대로, 사람들은 손으로 목을 잡아당겨 턱을 가슴 쪽으로 밀기도 합니다. 이것 또한 목에 압박을 만들고 과도하게 목 굽힘근육들을 사용하게 만듭니다. 올바른 위치 설정을 이해하려면, 햇빛이 머리 바로 위에 있는 상태에서 몸을 앞으로 구부리고 있는 모습을 그려봅니다. 견갑대는 지면 위에 실제 견갑대보다 살짝 더 큰 그림자를 만듭니다. 이 그림자는 위쪽 몸통의 지지면을 나타냅니다; 머리는 이 영역 안에서 유지되어야 합니다. 이 운동에서 머리와 척추가 좋은 위치에 있을 수 있도록 설정하는 것은 매우 중요하며, 다음에 이어지는 매트와 기구에서 하는 많은 복부 운동의 기초가 됩니다(그림 2.8a).

매트: 롤업(Mat: Roll-Up)은 척추와 머리의 좋은 정렬과 인체 움직임의 예술과 과학이 어떻게 융합되는지에 대한 완벽한 예를 제공합니다. 앉아 있는 구간에서 많은 사람들은 머리를 팔 사이에 둡니다. 저는 머리가 척추가 지닌 자연스런 C-curve에 따라 놓이고 바닥과 평행하게 있는 두 팔 위에 유지되는 모습을 선호합니다(그림 2.8b). 이것은 보기 좋게 더 길고 이어지는 선을 보여줄 뿐 아니라 머리와 어깨 및 어깨뼈의 더 좋은 위치와 척추 굽힘근과 폄근 사이에서 균형잡힌 작용을 할 수 있도록 만듭니다—몸의 긴장을 덜어내고 척추에 가해지는 부하를 감소시킵니다.

중립골반과 중립척추 / Neutral Pelvis and Neutral Spine

중립골반은 위앞엉덩뼈가시(Anterior Superior Iliac Spines; ASIS)와 두덩결합(Pubic Symphysis; PS)이 동일한 관상면(누운 자세에서 수평)에 있고 두 개의 ASIS가 동일한 횡단면에 있는 위치로 정의됩니다. 중립척추(neutral spine)라는 용어는 중립골반에서 나오고 척추의 자연스런 만곡이 있음을 나타냅니다(그림 2.9a). 두덩결합(PS)이 위앞엉덩뼈가시(ASIS)보다 높으면 골반이 후방으로 기울어지고 허리뼈가 평평해집니다(그림 2.9b). ASIS가 PS보다 높다면 골반의 앞쪽 기울임

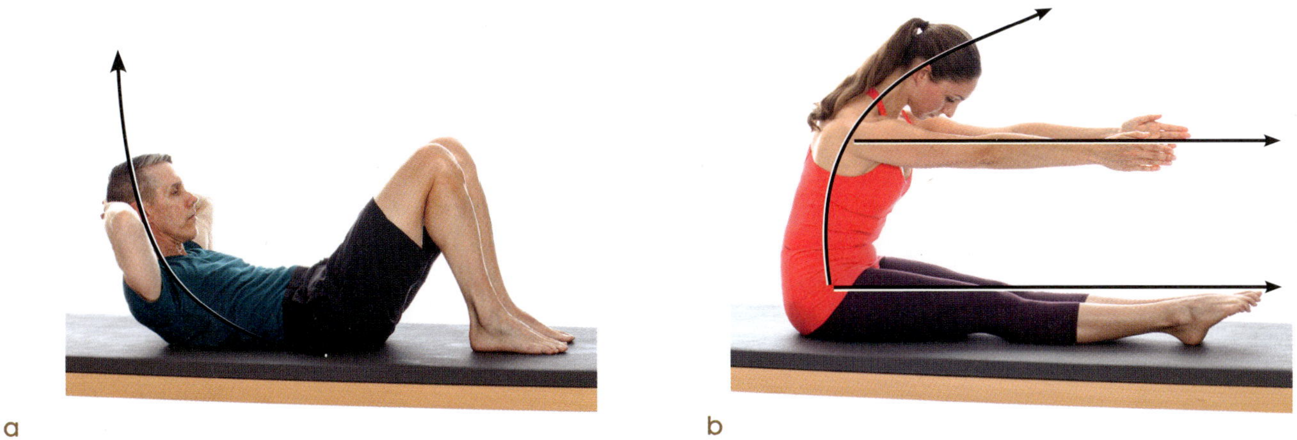

그림 2.8 머리와 척추는 자연스럽게 정렬되고, 선은 정수리 위로 뻗어 나간다. a) Mat: Chest Lift / 선은 C-curve 를 만들며 위로 뻗어 나간다. (b) Mat: Roll-Up.

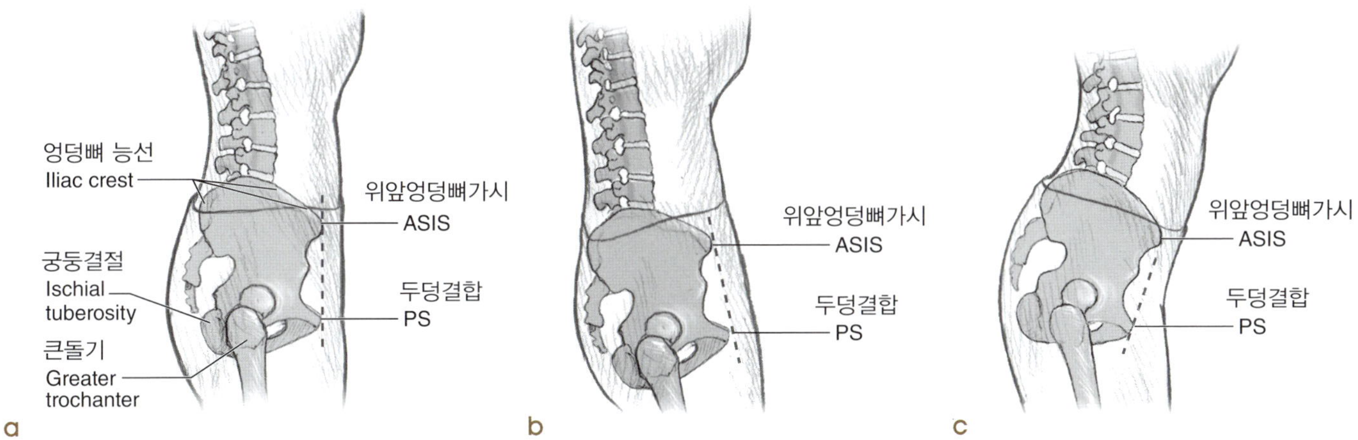

그림 2.9 (a) 중립골반, (b) 후방경사(뒤쪽 기울기), (c) 전방경사(앞쪽 기울기).

이고, 허리뼈는 아치 형태를 띠게 됩니다(그림 2.9c).

골반과 척추의 중립위치는 필라테스 수련이나 다른 운동 중에 인체의 다른 모든 위치를 비교하고 설명하는 기준이 됩니다. 이것은 우리가 결코 중립위치에서 벗어나지 않는다는 것이 아닙니다; 우리는 중립위치에서 자주 벗어납니다. 그러나 중립은 기본이고, 이 중립적인 정렬에서 다른 모든 자세와 움직임이 탄생합니다. 척추가 중립 위치에 있을 때는 골반도 중립 위치에 있어야 합니다. 그러나 매트: 싱글 레그 스트레치(Mat: Single Leg Stretch)(그림 2.10)와 다른 많은 복부운동과 같이 골반이 중립에 있지만 척추가 그렇지 않은 경우가

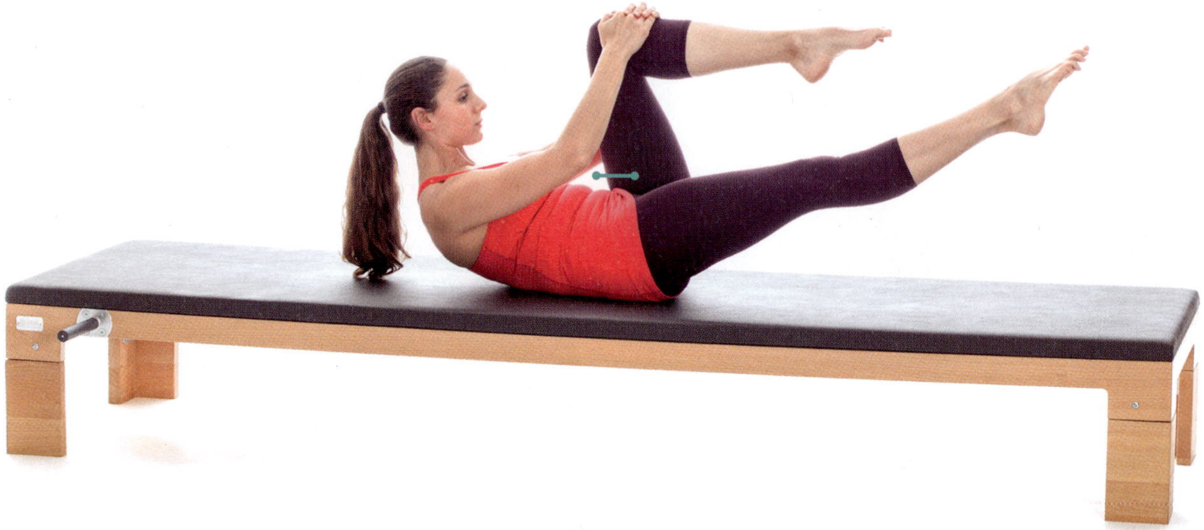

그림 2.10 매트: 싱글 레그 스트레치(Mat: Single Leg Stretch) 동작은 골반은 중립위치에 있는 동안 상부 척추는 지면에서부터 올려진 많은 운동 중 하나이다.

발생합니다. 중립골반은 주로 몸을 앞쪽으로 구부리는 복부 운동과 관련되어 논의되지만 측굴, 회전 및 폄 등에도 밀접한 관련이 있습니다.

중립골반 위치에서 동작을 수행하면 몇 가지 이점을 만들어냅니다. 중립골반 위치는 골반 복합체의 균형 잡힌 근육 발달과 올바르게 근육을 동원할 수 있도록 합니다. 효율적인 자세와 이상적인 정렬을 가르치고 강화하는데, 특히 선 자세에서 중요합니다. 또한 골반에 불필요한 스트레스를 덜어내는 데 도움을 줍니다. 그러나 골반은 역동적이며 신체의 움직임과 그 움직임을 수행하는 능력에 따라 지속적으로 조정된다는 점을 명심하세요. 때때로 중립골반을 유지하는 것이 도움이 되지 않을 수도 있고 부정적인 결과를 만들어 낼 수도 있습니다. 적절한 척추와 골반의 위치는 사람의 체형에 따라 다르게 평가해야 합니다. 특히 복부 운동을 할 때 그렇습니다. 중립골반은 이상적이지만 요추 부위의 근육들을 길게 만들고(때로는 이완) 복부 근육의 강화를 위해서 약간의 골반 뒤쪽 기울임을 만든 후 운동을 시작할 필요가 있습니다. 등 폄근들이 타이트하면(또는 수축되어 있으면) 복부 근육을 동원하는데 어려움이 있고 앞쪽 굽힘의 범위가 제한될 수 있습니다. 허리가 유연하고 복부가 충분한 힘을 가지게 되면 골반 위치를 후방에서 중립으로 조정할 수 있습니다.

앞에서 설명드린 바와 같이 중립골반과 중립척추는 항상 동시에 발생하지 않으며 서로 다른 의미를 가지고 있다는 점을 인지하고 있는 것은 중요합니다. 중립위치일 때 척추의 정상만곡이 반드시 보여야 합니다; 앞으로 구부린 자세에서는 절대 척추의 정상 만곡이 나타날 수 없습니다. 저는 앞으로 구부린 자세에서 복부 운동을 하는 동안 중립척추 자세에서 운동을 하려는 학생들을 보곤 합니다. 분명히, 척추는 이런 형태를 갖고 있지 않습니다(그럴 필요도 없습니다). 머리와 몸통이 앞으로 구부러지면 척추는 더 이상 중립위치에 있지 않습니다. 그러나, 앞으로 구부러진 자세에서 복부 운동을 하는 동안 중립골반의 유지는 가능하며 많은 경우에 바람직합니다.

저는 운동 중 매트: 체스트 리프트(Mat: Chest Lift)를 가르칠 때 머리와 몸통이 앞으로 구부러져 올라온 상태가 되도록 학생들을 지도합니다. 일부 학생들은 중립척추를 유지하려는 잘못된 의도로 상부 몸통이 아닌 머리만 매트에서 들어 올립니다. 몸통 굽힘이 아닌 목 굽힘을 만들면서 그들은 복부 운동이라는 목적을 놓치고 있습니다. 그 결과 복부를 효율적으로 사용하지 못하며, 복부 근력을 강화하는 대신 목과 허리에 더 많은 긴장을 만들게 될 것입니다. 저는 매트: 크리스 크로스(Mat: Criss-Cross)와 같이 몸통의 회전을 만들어 배빗근(abdominal oblique)을 쓰이게 하는 운동에서도 비슷한 과정들을 보았습니다. 이러한 운동에서 중립척추를 유지하려는 의도로, 학생들은 목의 굽힘은 많이 사용하지만 몸통의 굽힘과 회전은 전혀 만들어지지 않거나 거의 사용하지 않습니다. 이 경우, 허리뼈는 매트에서 떨어지게 되고 허리에 과도한 긴장을 주게 됩니다.

저는 많은 복부 운동 중에 중립골반 자세를 유지하는 것을 지지합니다만, 중립골반을 유지하는데 있어서 다른 부위에 불필요한 긴장이나 힘을 만들지는 말아야 합니다. 예를 들어, 과도한 전만이 있는 체형이거나 허리가 뻣뻣하다면 중립골반을 유지하면서 복부 운동을 하는 것은 허리 근육에 과도한 수축을 만들 수 있습니다. 이러한 체형에서 중립골반을 유지하며 복부운동을 하면 부족한 몸통의 앞쪽 굽힘, 비효율적인 배근(abdominals) 동원, 과도한 엉덩관절 굽힘근(hip flexor)의 활성화(특히, 다리를 매트에서 올릴 때), 거기에 더해서 허리와 목까지 스트레스를 가할 수 있는 상황으로 바뀔 수 있습니다. 중립골반 형태로 운동하려는 노력으로 인해 사람들은 잘못된 운동 결과를 얻고 나쁜 움직임 패턴을 강화하여 목 통증, 허리 통증을 만들고 복부 근육은 더 약화됩니다.

등을 대고 누운 자세에서 몸통을 굽히는 운동을 하는 동안 허리뼈가 imprint를 할 수 있게 하는 행동이 있습니다; 복근 수축, 복강내압 증가, 등 폄근 축성 신장(elongate)과 평평한 허리뼈. 이것은 허리로 매트를 imprint 하기 위해서 골반이 강한 힘으로 뒤쪽 기울임(tuck으로 불리는)으로 말리는 것을 의미하지 않습니다. 대신 중립골반을 유지하는 동안 몸통이 앞쪽 굽힘을 최대로 만들어 들여 올려집니다. 이 지점에서 앞쪽 굽힘이 부족하고 허리가 매트에 imprint 되지 않으면, 골반은 계속 해서 뒤쪽으로 기울어져야 합니다. 골반을 뒤쪽으로 기울이면 몸통을 더 들어 올릴 수 있고 복부를 더 활성화시키고 허리뼈 폄근은 축성 신장(elongate)되며 허리를 매트에 imprint 하는데 도움이 될 수 있습니다. 골반 중립을 제한하는 요소들을 해결할 때까지 계속해서 골반 위치를 수정해야 합니다. 결국 복부의 힘이 강해지면서 골반 중립자세에서 과도한 긴장 없이(바라건대) 몸, 마음, 정신이 일치하는 상태로 복부 운동을 할 수 있게 되고 긍정적인 결과를 만들 수 있을 것입니다.

정렬 평가

Assessing Alignment

수년 동안 자세를 평가하기 위한 편리한 방법을 개발하는 것이 중요하다는 것을 느꼈습니다. 매우 정교한 평가 방법을 사용할 수 있지만 대부분 집이나 필라테스 세션 동안 사용하기에는 실용적이지 않습니다. 자세와 정렬을 평가하기 위한 간단하지만 효과적인 방법으로 매트: 롤다운(Mat: Roll-Down)을 추천합니다. 이 운동은 구조와 근육 발달 및 보상에 대한 유용한 정보를 제공합니다. 동시에 척추를 부드럽게 움직이면서 호흡과 움직임을 조화롭게 합니다. 학생의 정렬을 평가하는 지도자는 뒤, 앞, 옆에서 매트: 롤다운(Mat: Roll-Down)을 관찰합니다. 특정 자세의 틀어짐이나 불균형은 관상면(앞과 뒤)과 시상면(옆)에서 볼 수 있기 때문입니다. 이 동작을 이용해 자가평가(self-assessment)를 할 때는 가능하면 평평하고 단단한 지면에서 거울 앞에 섭니다. 자가 평가는 높은 내적 인지와 지속적으로 갈고 닦은 관찰 기술이 필요합니다.

롤-다운 / Roll-Down

근육 포커스

- Abdominals(복부 근육)
- Back extensor(등 폄근)

목적

- 척추분절 움직임 향상
- 등 폄근 유연성 증진
- 복부 근육과 등 폄근의 조절력 증진
- 신체 정렬 향상과 정신집중

저는 세션의 처음과 마지막에 롤-다운(Roll-Down) 동작 사용을 권합니다; 그러나 어떤 사람에게는 적합하지 않을 수 있으며, 허리에 문제가 있는 경우와 같은 특정 상황에서는 수행하면 안됩니다. 여러분들이나 학생들이 이 동작을 하는데 어려움이 있을 것 같다면 발을 골반너비로 벌리고, 벽에서 30~60 cm 떨어져 등지고 선 다음, 무릎을 구부리는 방법으로 난이도를 낮춘 동작으로 대체합니다. 이 자세에서 동작을 하면 허리에 가해지는 스트레스가 줄어듭니다. 척추가 아닌 벽이 몸의 많은 무게를 지탱할 수 있도록 하고 척추분절에 대한 촉각 피드백을 제공합니다.

움직이는 동안 몸 안에서 일어나는 체중이동을 내적으로 인지하게 됩니다. 비대칭과 불균형을 알아차리고 수직선에서 벗어난 틀어짐이나 변화를 주의깊게 살핍니다. 이 동작은 평가를 위한 방법으로 쓰일 뿐만 아니라 정신을 집중하고 인체를 조율하는 수단으로 사용하는데 마치 악기를 조율한 후 연주하는 것과 같습니다.

이미지화 하기

당신을 똑바로 설수 있게 하고 정렬을 유지할 수 있게 하는 기둥을 등으로 누르고 있는 상상을 해보세요. 머리는 물로 가득차 있고 점점 무거워집니다. 무거워진 머리는 앞으로 구르면서 기둥으로부터 몸의 작은 부분을 한 번에 하나씩 멀어지게 당깁니다. 머리가 바닥으로 내려가면 물은 정수리 밖으로 흘러나가고 몸은 다시 가벼워져 척추는 한 번에 한 부분씩 다시 기둥을 타고 위로 올라옵니다.

- 준비자세에서부터 수직선을 기준으로 이상적인 정렬을 만듭니다.
- 편안한 상태에서 움직이고 운동의 끝 범위에서 뒤넙다리근(hamstrings)을 무리하게 늘리지 않습니다.
- 손바닥은 몸의 측면을 향하고 손가락은 바닥을 향해 뻗어 어깨뼈의 안정을 유지합니다.

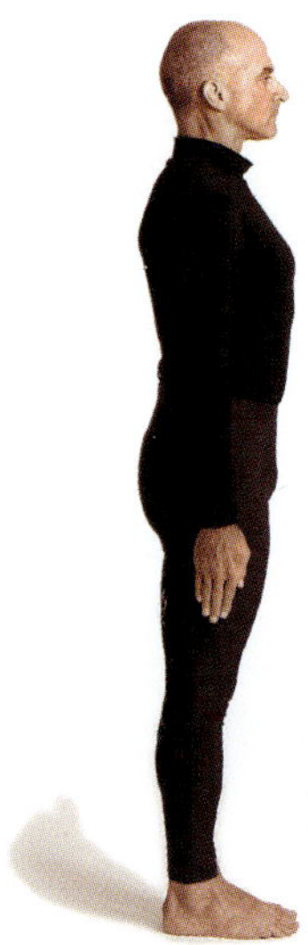

준비자세. 발을 골반너비로 평행하게 벌리고 이상적인 정렬 상태로 바로 섭니다. 이상적인 정렬에 대한 체크리스트를 머릿속에서 확인하며 움직임을 준비합니다.

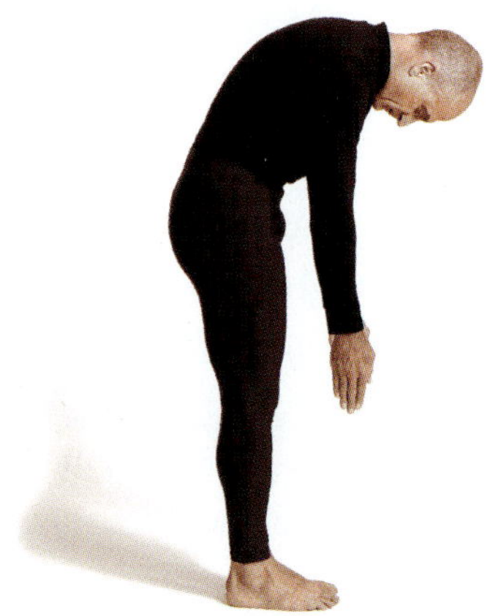

내쉬기. 머리에서 시작하여 각 척추뼈를 분절운동하면서 척추를 따라 아래로 구릅니다. 아래로 구르는 동안 허리에 가해지는 압력을 줄이기 위해 무릎을 구부리는 것은 선택할 수 있습니다. 무릎을 구부리는 동작은 특히 타이트한 등 폄근(back extensors)이나 뒤넙다리근(hamstring)을 가졌다면 중요합니다. 어깨뼈의 중립자세를 유지합니다; 정수리가 바닥으로 향할 때 어깨뼈가 머리쪽으로 미끌어지지 않게 주의합니다. 손바닥은 서로 마주보고 팔은 어깨에서 바닥과 수직으로 매달려 있게 합니다. 움직임의 끝에서 모든 긴장을 풀고 가슴을 측면으로 넓혀 숨을 마시고 등이 넓어지는 것을 느껴보세요. 등 폄근을 적절히 개입해 능동적인 앞쪽 굽힘(앞쪽으로 넘어지는게 아닙니다)을 유지합니다. 목을 편안하게 하고 머리가 척추라인을 따라 움직이게 합니다.

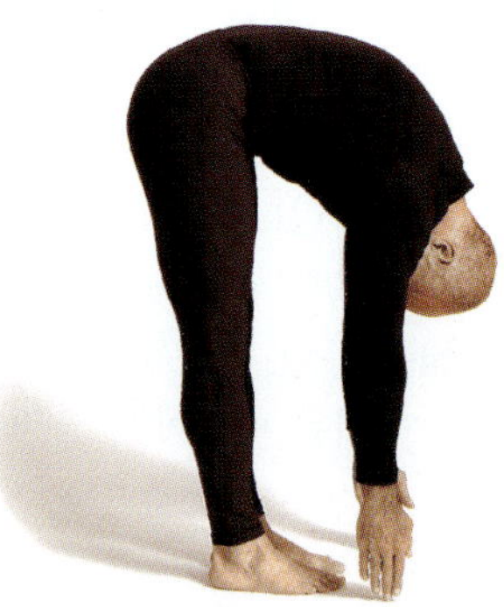

내쉬기. 다시 굴러 올라옵니다. 먼저 골반의 중립 위치를 잡고 이상적인 정렬위치로 돌아올 때까지 각 척추뼈가 수직선을 따라 블럭을 쌓듯이 분절하면서 올라옵니다. 시작위치로 돌아갑니다.

발의 정렬 / Foot Alignment

발은 모든 자세에서 몸의 기초가 됩니다; 서고, 걷고, 뛰고, 점프할 때. 정적인 위치나 움직이는 상태에서 발의 잘못된 정렬은 자세 틀어짐과 불균형을 만들고 운동사슬을 타고 올라가 보상 움직임을 일으킵니다. 발은 많은 관절로 이루어진 복잡한 구조로 어느 하나의 관절 또는 발의 특정 부분이 특히 취약하다고 말하기가 어렵습니다. 그러나 저는 목말밑관절(subtalar joint)에 대해 말하고 싶습니다. 발의 정렬과 중요한 연관을 맺고 있기 때문입니다. 목말밑관절은 안쪽 · 바깥쪽(뒤침과 엎침) 동작을 조절하고 올바른 발의 정렬을 이루는데 매우 중요합니다. 서 있는 동안 발의 올바른 정렬을 만들기 위한 좋은 가이드는 뒤쪽에서 아킬레스 건을 관찰하는 것입니다(그림 2.11). 아킬레스 건은 바닥과 수직선상에 있어야 하며 목말밑관절의 미세한 조절은 아킬레스 건과 바닥과의 수직 정렬을 만들 수 있게 합니다. 필라테스 기구에서 foot work를 하는 동안 발의 중립 정렬을 숙지하는데 특히 도움이 됩니다.

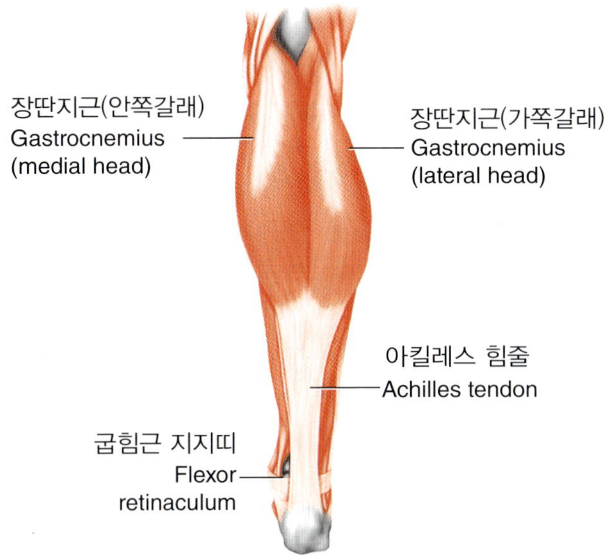

그림 2.11 아킬레스 힘줄의 정렬.

무게중심이 미치는 영향 / Effects of Center of Gravity

인체의 무게중심(The body's center of gravity[COG])은 정렬과 운동 역학을 이해하는데 중요합니다. 체중 분배는 개인의 체형에 따라 운동을 더 쉽거나 더 어렵게 만들 수 있습니다. 때로는 운동 수행을 어렵게 만드는 것이 근력 부족과 거의 관련이 없고 신체 구조(신체 유형)와 관련이 많습니다-특히 몸의 체중분배. 예를 들어, 넓은 어깨와 잘 발달된 상체, 짧은 다리를 가진 남성은 매트: 롤-업(Mat: Roll-UP)이 매우 어렵다고 느낄 수 있습니다. 반면 짧은 상체, 발달한 엉덩이, 긴 다리 체형인 여성은 매트: 롤-업(Mat: Roll-UP)이 상대적으로 쉬울 것입니다. 남자가 반드시 약하다고 할 수 없습니다—사실 그 남자는 훨씬 강한 복근을 가지고 있을 수 있지만 상체가 무겁습니다. 반면 여성은 더 낮은 COG를 가지고 있습니다. 운다 체어: 파이크(Wunda chair: Pike), 리포머: 롱 스트레치(Reformer: Long Stretch)와 같은 다른 운동을 할 때 이 남성은 이 운동들을 잘 수행할 수 있는 장점을 가지고 있습니다.

개인에게 주어진 COG가 조금씩 다르다고 가정할 때, 개인이 운동을 수행하는 방법 역시 다릅니다. 이러한 사실을 이해하는 것은 효과적인 큐잉을 하고 운동을 더 쉽거나 더 어렵게 만듭니다. 그리고 가장 중요한 점은 운동을 안전하게 할 수 있도록 합니다. Joseph Pilates가 체조선수처럼 근육질의 체격을 가졌다는 점을 고려하면, 그가 만든 많은 운동을 수행하려면 강하고 발달된 상체(upper girdle)를 지녀야 한다는 것은 예상가능한 일입니다. (여성이 Joseph Pilates의 운동을 아름답고 성공적으로 수행하지 못한다는 뜻이 절대 아닙니다) 신체와 운동역학을 이해하면 자신과 학생들이 가진 문제를 극복할 수 있습니다.

매트: 롤-업(Mat: Roll-Up)의 예를 들어 보겠습니다. Roll-Up 운동이 어려운 사람이 있습니다. 동작이 어려운 이유는 약한 복부근력이나 타이트한 허리나 뒤넙다리근(hamstring)이 아니라 체형 때문인 것처럼 보입니다. 좋은 해결책은 발목에 가벼운 무게(2.2 pounds, or 1 kilogram)를 채우는 것입니다. 이것은 발을 foot starp 아래에 놓았을 때처럼 몸을 위로 올리기 위해 발목을 고정시키는 역할을 합니다. 다리에 무게(또는 사실상, 길이)를 추가하고 COG를 골반 쪽으로 낮춰 체중 분포를 간단히 바꿉니다. 이 남자는 Roll-Up을 하기 위해 다리가 더 길어졌습니다. 다른 경우에는, 상체가 무겁거나 짧은 것이 이점이 될 수 있습니다. 체형에 관계 없이 모든 사람은 많은 시간과 꾸준한 노력을 통해 극복할 수 있는 서로 다른 도전과 문제들에 직면합니다. 몸을 즐기고 여정을 즐기세요!

3

| 제 3 장 | 파워풀한 필라테스 연습

Powerful Pilates Practice

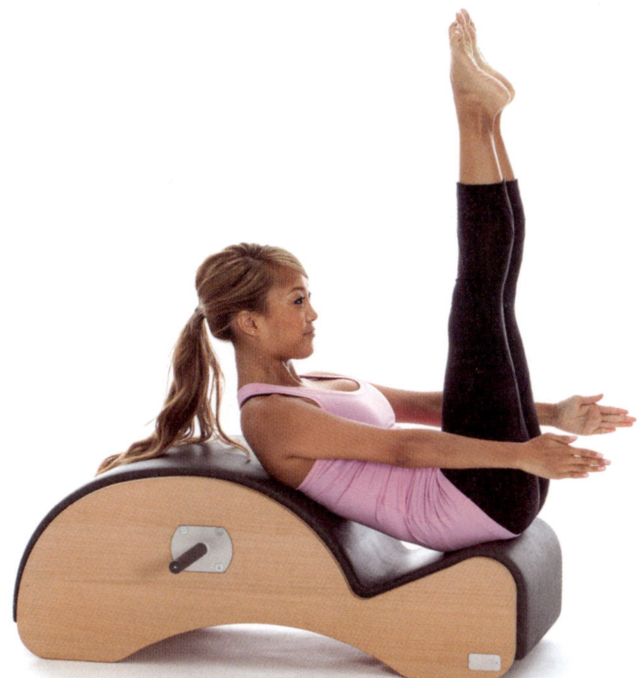

의도한 것처럼, 제가 접근하는 필라테스의 기초는 마음 ***전체***와 함께 운동하는 것입니다. 신체는 가장 복잡한 기구이며, 한 부위의 불균형이 다른 부위의 불균형을 일으키게 합니다. 따라서 모든 필라테스 프로그램은 나이, 체력, 능력에 상관없이 종합적이어야 합니다. 어떤 경우에는 확실히 신체의 특정 부위에 더 많은 주의를 기울일 수 있지만 신체 움직임의 복잡한 패턴을 항상 염두에 두어야 합니다. 신체 기능에 부정적인 영향을 미치는 부상, 보상패턴, 움직임의 제한은 사슬의 약한 고리로 간주될 수 있습니다. 체인이 하나의 완전한 단위로 기능하려면 전체 체인의 효율적인 기능을 목표로 하여 약한 관계성을 해결해야 합니다.

프로그램의 구조와 창의성은 정반대인 것처럼 보이지만 함께 공존합니다(다른 하나 없이는 존재할 수 없습니다). 둘 다 효과적인 필라테스 프로그램의 필수 구성 요소입니다. 구조가 있으면 전체의 개념을 손상시키지 않으면서 창의적이고 개인 및 특정 요구에 적응할 수 있습니다. 만약 필라테스를 단지 운동으로만 본다면, 특히 신체의 한 부분만을 위한 운동으로 생각한다면, 여러분은 시스템 자체의 본질을 잃어버릴 위험이 있습니다. 구조를 잘 유지하면 효과적이고 포괄적인 프로그램을 만들 수 있습니다. 이것은 또한 지도자들이 개별화된 프로그램을 통해 개인적인 관심을 여전히 제공하면서 동시에 여러 사람을 가르칠 때 스튜디오의 흐름을 유지할 수 있게 합니다. 저는 이 과정을 오케스트라를 이끄는 지휘자에 비유합니다. 지휘자는 항상 오케스트라의 각 부분이 무엇을 연주하는지 알고 있으면서도 작품의 전체적인 관점을 유지합니다. 전체 스튜디오의 관점을 유지하면서 동시에 각 개인의 개별 세션 내에서 흐름을 유지하는 것은 명확하고 잘 만들어진 틀을 통해서만 달성될 수 있습니다.

저는 수년간 구조, 방향, ***전체***의 개념이 결여된 필라테스 수업을 보아왔습니다. 저는 항상 이러한 세션들이 요점을 놓치고 있다고 느끼곤 합니다; 논리적인 진행과 전체를 다루는 구조가 없다면, 필라테스를 가치 있게 만드는 요소들과 그것의 효과들이 너무 많이 결여되어 있는 것입니다. 저는 때때로 임상 환경에서도 이런 일이 일어나는 것을 봅니다. 치료사는 환자에게 리포머에 대한 몇 가지 운동을 시킨 다음 다른 치료 방식으로 넘어가는 경우가 있습니다. 여러 분야에서 필라테스 운동을 사용하는 것은 필라테스가 아니며, 필라테스 시스템의 철학과 접근 방식을 구현하지 못합니다. 비슷한 경우로, 많은 필라테스 스튜디오와 체육관 환경은 마음챙김보다 땀과 강도, 그리고 "지방 태우기"를 강조합니다. 저는 이것이 잘못되었다고 말할 수 없지만, 단지 Joseph Pilates가 만든 시스템이 아니기 때문에 그가 설명한 결과를 달성할 것 같지 않다고 말할 수 있을 뿐입니다(물론 많은 치료사, 피트니스 트레이너와 코치는 필라테스를 깊이 있게 연구했고, 완전한 시스템의 일부로서 필라테스를 성공적으로 그들의 현장에 융화시켰습니다.).

수련의 구조화: BASI 블록 시스템

Structuring Your Practice: The BASI Block System

필라테스의 연습에 유용한 구조를 찾기 위한 저의 탐구는 제가 BASI(Body Arts and Science International) 블록 시스템을 개발하도록 이끌었습니다. 수년간 전 세계에서 이 방법을 연습하고 가르치고 프로그램을 지도하면서 얻은 BASI 블록 시스템은 필라테스에 대한 제 접근 방식의 핵심입니다. 운동 생리학의 현대적 지식과 원칙을 고수하면서 필라테스 방법에 확고하게 기반을 두고 있습니다. BASI 블록 시스템의 구조는 실무자에게 적응력과 창의성을 촉진하면서 개별적 향상을 위한 프레임워크와 명확한 지침을 제공하여 전신을 다루도록 보장합니다.

BASI 블록 시스템은 방대한 필라테스 동작 목록을 블록으로 구성합니다. 블록은 족보에 비유될 수 있습니다. 모든 운동은 같은 뿌리에서 나오고 서로 연관되어 있으며, 일부는 다른 것들보다 더 밀접한 관계를 맺습니다. BASI 블록 시스템을 성공적으로 구현하려면 전체를 구성하고 있는 다양한 부분에 대한 지식이 필수적이며, 이 지식은 개인이 지닌 수준, 요구사항, 제한된 부분과 목표에 따라 맞춤 프로그램을 구성하는 데 사용될 수 있습니다.

이러한 시스템이 없다면, 필라테스 운동을 이루고 있는 수백개의 운동은 문맥이 없는 단어와 같은 운동이 됩니다. 이것들은 그 자체로 가치가 있기도 하지만, 함께 연결될 때 메시지를 전달할 수 있습니다. 지도자는 각 블록의 동작을 사용하여 수업을 구성하게 되는데, 각 블록은 책의 챕터와 같습니다. 각각의 챕터는 함께 모여 전체 이야기를 만듭니다. 하나하나의 움직임은 움직이는 시처럼 잘 구성된 구조와 움직임의 순서 안에 놓일 때 더 많은 의미를 지니게 됩니다. 문장을 정교하게 만들수록 더 깊고 강한 메세지를 전달합니다. 이것은 인간 운동의 예술과 과학이 결합하는 곳입니다. 이 수준에서 마음과 몸은 하나로 작용합니다. 움직임은 더 깊어지지만 더 수월해집니다. 이것이 우리가 추구하는 수준이며 가장 크고 심오한 변화가 일어나는 곳입니다.

BASI 블록 시스템의 여러 단계를 완전히 이해하는 데 몇 년이 걸릴 수 있습니다. 그러나 가장 단순한 형태 일지라도 이 시스템을 통해 방대한 레퍼토리를 분류하고, 작업시간을 최대화하며, 세션을 최대한 활용할 수 있습니다. 이것은 본질적으로 수백, 아니 수천 개의 필라테스 동작을 모두 분리하고 구성하여 보존하는 시스템입니다. 표준화된 시스템이기 때문에 숙련된 실무자가 세계 어디에서나 원활하고 의미 있는 방식으로 소통하고 협업할 수 있습니다. 저는 BASI 블록 시스템이 전 세계의 다양한 문화와 많은 나라에서 성공적으로 구현되는 모습을 볼 때마다 항상 자부심을 느낍니다.

이 책의 모든 운동들은 BASI 블록 시스템에 따라 배열되어 있는데, 이것은 여러분이 각각의 구조에서 블록 시스템을 동시에 배울 수 있다는 것을 의미합니다. 각 블록은 개별적인 운동 또는 연결되는 운동 시리즈로 구성됩니다. 예를 들어, 상지에 초점을 맞춘 다양한 난이도의 상체 운동은 "*the arm work*" ***블록***에 들어갑니다. 이 블록 안에는 여러분들이 선택해서 사용할 수 있는 다양한 난이도의 상체 운동이 있습니다. 하나의 시리즈는 여러 운동을 순서대로 수행할 수 있도록 하나로 편집한 것이며, 각각의 동작은 신체 특정 부분에 완전하고 통합된 ***운동단위***를 만들기 위해 서로 보완할 수 있습니다. 마지막으로, 운동 **그룹**이라는 용어는 리포머 Long Box에서 수행하는 운동처럼 공통 분모를 공유하는 여러 운동을 가리킵니다. 연결되는 운동 시리즈와는 대조적으로, 그룹운동은 일반적으로 한 세션에서 모두 함께 수행되거나 정해진 순서에 따라 수행되지 않습니다.

서로 다른 두 가지 BASI 블록 시스템이 수년에 걸쳐 발전했습니다. ***종합적인 블록 시스템***은 기구가 지닌 장 · 단점을 완전히 보완하며 다양한 기구를 활용하는 전형적인 필라테스 수업에 사용됩니다. 매트 블록 시스템은 매트 레퍼토리의 운동만 포함하는 필라테스 수업에 사용됩니다. 종합 블록 시스템(그림 3.1)을 구성하는 블록은 다음과 같습니다:

1. **웜업:** 이 블록은 육체적으로 정신적으로 몸이 운동을 할 수 있도록 준비합니다. 웜업은 전형적으로 매트 운동으로 구성합니다.
2. **발 운동:** 발 운동은 리포머, 캐딜락, 운다 체어에서 진행됩니다. spine corrector에 저항 메커니즘을 더한 기구인 F2 spine corrector와 재디자인된 arm chair인 F2 chair(F2는 기능과 형태를 나타낸다)에서도 운동할 수 있습니다. 초점은 발, 발목, 무릎 및 엉덩관절을 포함하는 전체 하지 복합체에 있습니다. 또한 허리골반 안정화 및 골반과 척추의 중립 위치를 만드는데 큰 중점을 둡니다. 이 블록은 하지를 워밍업하고 특정 부분을 훈련하는 것으로 간주됩니다. (발 운동이라는 이름은 수업 후반부에 다리 운동과 구별하기 위한 것입니다.)
3. **복부 운동:** 복부운동을 구성하는 블록은 복부를 발달시키는 데 초점을 둡니다. 복부근육은 필라테스 수업 내내 쓰이지만, 이 운동은 특별히 모든 abdominal(배근)을 움직이게 하고 안정성을 위해 사용하는 것을 목표로 합니다.

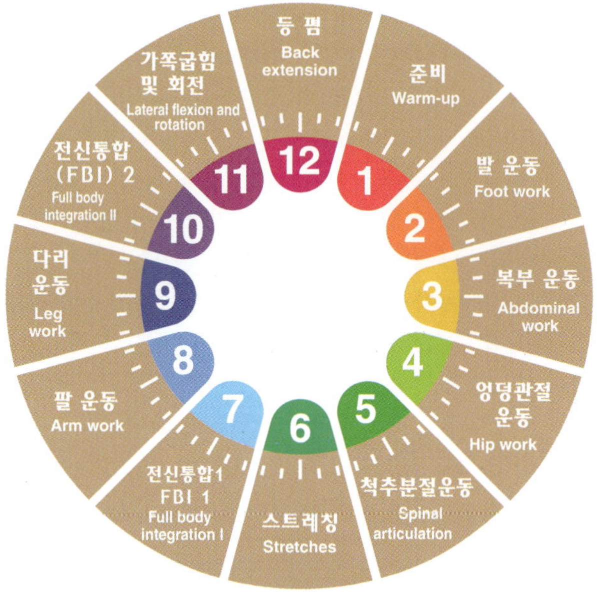

그림 3.1 종합 블록 시스템.

4. **엉덩관절 운동:** 이 블록은 엉덩관절의 움직임과 조절을 필요로 하며 주로 리포머에서 feet in straps을 하거나 캐딜락이나 F2 wunda chair, F2 chair, F2 spine corrector와 같은 기구에서 leg spring을 사용합니다. 허리 골반 부위를 조절하는 것에 초점을 두는데, 이는 골반과 엉덩관절이 밀접한 관계를 맺고 있기 때문입니다.

5. **척추분절 운동:** 이 블록은 척추 가동성과 몸통 근육, 특히 더 깊은 곳에 위치한 근육의 조절력을 향상시키는데 사용됩니다. 척추 분절 운동은 매트를 포함한 거의 모든 기구에서 볼 수 있습니다.

6. **스트레칭:** 이 블록의 선택은 기구 안팎에서 수행할 수 있으며 일반적으로 엉덩관절 굽힘근(hip flexor)과 뒤넙다리근(hamstrings)에 대한 스트레칭을 포함합니다. 이때, 개인의 능력과 필요에 맞춰 운동합니다.

7. **전신통합 1(FBI I)** : 모든 필라테스 운동은 전신을 움직이지만, 이 블록에 있는 운동은 근육이나 신체 부위에 따라 나누지 않고 전신의 움직임에 맞춰져 있습니다. FBI I 블록 안에서 하는 운동은 초급, 중급 수준입니다.

8. **팔 운동:** 이 블록은 상지를 운동합니다. 팔과 어깨의 다양한 근육들을 사용하는 운동들로 이뤄진 여러 가지 시리즈를 구성했습니다. 주로 상체의 모든 부위를 사용할 수 있도록 완벽한 하나의 시리즈로 운동합니다.

9. **다리 운동:** 발 운동을 보완하기 위한 하지 운동입니다. 다리 운동은 주로 엉덩관절 벌림근(hip abductor)과 엉덩관절 모음근(hip adductor)를 강조하여 사용합니다. 그러나, BASI 블록시스템은 다양하게 선택할 수 있는 운동을 제공합니다. 그래서 이 블록은 하지 전반을 컨디셔닝하는데 사용될 수 있습니다. 무용수, 스키 선수와 달리기 선수를 위해서 또는 하지를 교정하고 치료하는 등 특정 기술 훈련을 위해서 활용될 수 있습니다.

10. **전신통합 2(FBI II):** FBI I과 마찬가지로, FBI II의 운동은 부분을 나누지 않고 전신을 움직입니다. FBI II의 운동은 상급, 마스터 수준입니다.

11. **가쪽굽힘 및 회전:** 이 블록은 abdominal oblique(배빗근)에 중점을 두고, 몸통의 가쪽굽힘과 회전 운동을 가르칩니다. 이 근육들은 건강한 기능적 움직임과 척추를 지지하는데 필수적입니다. 특정 운동이나, 직업에 관련된 활동, 척추 측만증 등 다양한 이유로 몸의 양쪽 근육 사이의 불균형이 종종 생기곤 합니다. 저는 항상 몸의 양쪽 균형과 대칭을 위해 일하는 것을 추천합니다.

12. **등 폄:** 이 블록은 척추 세움근(errector spine)을 위한 운동에 사용됩니다. 이 근육은 척추를 따라 놓여져 있으며 등에 여러 층으로 걸쳐 있습니다. 얕은층 근육(Super-ficial muscle)은 총체적인 움직임을 담당하는 길고 큰 근육입니다. 깊은 내재 근육(deeper intrinsic muscle)은 척추의 미세하고 복잡한 움직임을 조절하는 척추사이 근육입니다. 이 근육은 복부와 마찬가지로 안정화를 담당하는 더 깊은 층입니다. 이 블록은 가능하다면 줄이거나 없애서는 안됩니다.

매트운동은 주로 척추 굽힘근(spinal flexors), 가쪽 굽힘근(lateral flexors) 및 회전근(rotators), 등 폄근(back extensors)과 같은 파워하우스에 중점을 둡니다. 매트 블록 시스템의 블록은 의도적으로 매우 일반적이며, *Pilates Anatomy* (Human Kinetics)의 챕터의 구성과 설명을 따릅니다. 이것은 매트 운동에 필요한 구조를 제공하고 매트 세션에서 전신이 다루어지도록 합니다. 이러한 각 블록에 대한 설명은 포괄적인 블록 시스템에 나타나며, 두 블록 시스템에 모두 적용됩니다. 특유의 매트 블록 시스템은 ***기초 및 브리징***(Bridging) 및 ***전신통합***으로 구성되어 있습니다. ***기초***(foundation)는 종합 블록 시스템에서 ***워밍업***과 같은 의미입니다. 브리징(bridging)은 매트에서 골반을 들어 올려 몸통이 bridge(다리) 모양을 이루고 팔다리가 다리를 지탱해주는 운동을 말합니다. Bridge는 주로 팔다리와 몸통의 폄근(Extensor)을 사용하여 위를 향하거나 아래로 향할수도 있는데 이때는 팔다리와 몸통의 굽힘근(flexor)이 우세하게 작용합니다. 전신통합(FBI)이라는 용어는 포괄적인 블록 시스템에 설명되어 있습니다. 매트 블록 시스템의 목적을 위해 이러한 용어는 같이 쓰이며, 두 용어는 각 운동에 동일하게 적용될 수 있습니다. 매트 블록 시스템을 구성하는 블록은 다음과 같습니다(그림 3.2).

1. 기초(Foundation)
2. 복부 운동(Abdominal work)
3. 척추분절 움직임(Spinal articulation)
4. 브리징과 전신통합
(Bridging and full body integration)
5. 가쪽굽힘 및 회전(Lateral flexion and rotation)
6. 등 폄(Back extension)

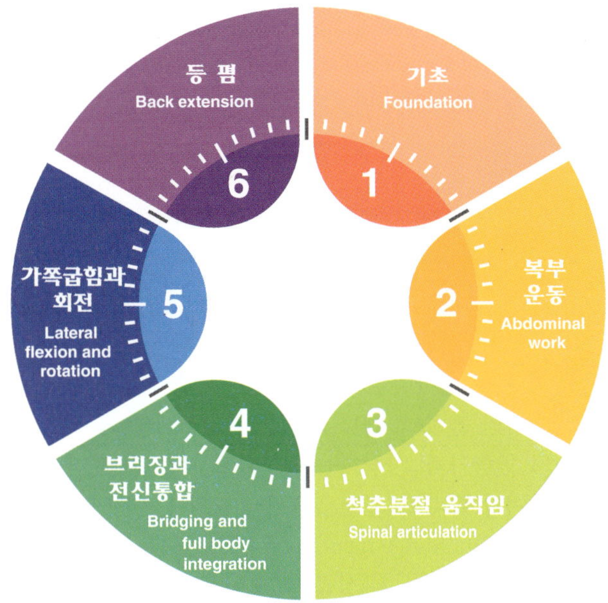

그림 3.2 매트 블록 시스템.

이것들의 다양함과 전환적 성질 때문에, 매트운동은 진전(progression)과 흐름(flow)에 따라 이것들을 더 자연스럽게 배열시킵니다. ***매트운동 블록 시스템***은 4장 서술부에서 더 자세하게 기술되어 있습니다.

나는 필라테스의 회전과 신전 운동이 부적절하다는 부당한 비판을 가끔 듣습니다. 하지만 그렇지 않습니다. 필라테스 동작 목록에는 종합적인 운동 프로그램의 중요한 구성요소인 척추 회전과 신전을 위한 무수히 많은 옵션이 있습니다. 척추 폄(spinal extension)은 나이가 들면서 운동프로그램에서 특히 중요해집니다. 중력은 시간이 지날수록 우리를 앞으로 굽게 하는 경향이 있습니다. 이러한 경향은 컴퓨터 앞에 앉아 있고, 자동차를 운전하고, 스마트폰을 확인하고, 앞으로 구부리는 움직임을 수반하는 여가 활동을 하는 등, 현대의 생활방식으로 인해 더욱 악화됩니다. 그 결과로 둥근어깨 증후군을 비롯한

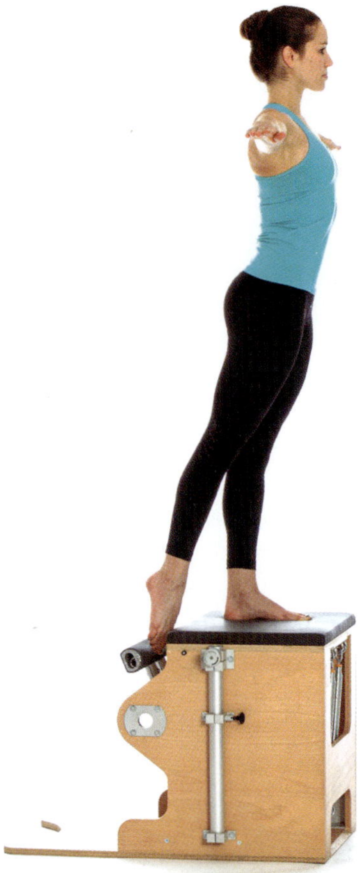

기타 어깨 문제, 허리 통증 및 목 긴장 등에 대한 높은 발생률이 나타납니다. 대부분의 움직임이 체간을 굽힌 상태에서 이루어지기 때문에 필라테스나 다른 피트니스 운동을 지나치게 복부에 집중하는 방식으로 수행하면 상황은 더욱 나빠질 수 있습니다. 효과적인 복부 운동도 중요하지만 신체의 다른 부위, 특히 척추의 가쪽 굽힘근, 회전근, 폄근에 대해 균형 잡힌 운동으로 보완되어야 합니다. 균형 잡힌 근육 발달은 좋은 정렬과 균형, 효율적인 움직임 및 전반적인 웰빙을 달성하는 핵심 구성 요소입니다.

저는 종종 어린아이들에게 가르침을 얻습니다. 정렬이 나쁜 아이들은 거의 볼 수 없습니다. 그들은 강한 등뼈와 곧은 척추를 가지고 있습니다. 사랑하는 친구라고 부를 수 있어 영광스러운 사람이자 필라테스 '원로' 1세대 교사 중 한 명인 로리타 산 미구엘(Lolita San Miguel)이 우리 집을 방문했을 때의 멋진 일화를 떠올립니다. 두 살쯤 된 제 아들 엘란은 목욕을 하고 있었고 로리타와 저는 화장실에 앉아서 구경하고 있었습니다. 우리는 엘란이 서고, 앉고, 뛰고, 물장구를 치고, 로리타에게 자신의 운동 기술을 과시하는 그의 놀라운 근육과 자세에 감탄했습니다. 나이가 들면서, 우리는 특정 근육그룹 - 특히, 엉덩관절 굽힘근(hip flexor), 엉덩관절 벌림근(hip abductor), 척추 세움근(back extensor) - 이 약화되기 때문에 이것들을 강하고 유연하게 유지하는 것의 중요성을 간과해서는 안됩니다.

운동설명
Exercise Descriptions

원하는 결과를 얻기 위해 적절한 시기에 가장 적절한 방법으로 운동 또는 동작을 적용하려면 먼저 분석을 해야 합니다. 이 분석은 운동을 배우고 가르칠 뿐만 아니라 이해의 문을 열어줄 수 있습니다. 또한 분석하는 것은 운동 프로그램을 구성할 때 매우 유용합니다. 다음 섹션인 4장부터 11장까지의 각 연습에 사용된 범주들을 설명합니다. 이러한 범주는 연습을 설명할 뿐만 아니라 분석 수단으로도 사용됩니다.

나는 각각의 연습을 이름, 기구, 블록, 난이도, 사용 저항의 세기(해당하는 경우)별로 제시합니다. 이 정보에는 운동, 근육 초점, 목표, 신호(cues) 및 최적의 결과를 얻기 위해 사용할 것을 제안하는 것들에 대한 토론도 포함되어 있습니다. 이 큐들은 매우 강력하고 개인적인 티칭 도구인 이미지에 의존합니다. 특정 이미지들은 주어진 상황과 특정 학생들에게 적용될 수 있지만, 다른 학생들에게는 그렇지 않을 수도 있습니다. 최소한, 제가 제공하는 이미지가 여러분의 상상력을 자극하여 여러분만의 이미지와 큐를 만들어내기를 바랍니다. 또한 여러분이 관찰해야 할 주요 사항들의 체크리스트를 포함합니다. 이러한 것들은 효과적인 큐잉(cueing)과 성공적인 결과를 보장하는 것과 밀접한 관련이 있습니다. 마지막으로, 사진은 호흡 패턴에 따른 움직임의 묘사와 함께 움직임을 설명합니다.

움직임의 분류 / Classifying the Movement

이 블록은 운동을 범주로 분류하는데 사용됩니다. 각각 블록은 초급, 중급, 상급 및 마스터의 난이도로 정의됩니다. (이름에서 알 수 있듯이, 마스터 레벨 연습은 공부하고 숙달하는데 몇 년이 걸립니다. 동작 목록의 영역은 이 책의 범위를 넘어서기 때문에 저는 단지 몇 가지만을 제안합니다) 움직임을 수준에 따라 분류하는 것은 다소 주관적인 과정입니다. 누군가에게 어려운 동작이 다른 사람에게 상대적으로 쉬울 수 있습니다. 예를 들어, 웨이트 트레이닝의 진행은(운동의 분류) 오로지 저항의 증가에 기초할 수 있지만, 필라테스의 진행은 훨씬 더 복잡하고 미묘한 것입니다. 따라서 저는 움직임의 복잡성에 따라 레벨을 할당합니다. 움직임이 복잡할수록 난이도가 높아집니다.

저는 이 시스템이 상급 동작을 배운 후 더 이상 기본 동작 또는 중간 동작을 연습하지 않는 시스템이 아니라는 점을 강조하고 싶습니다. 각각의 운동은 사용하고 즐길 수 있는 운동의 일부가 되어져야 합니다. 상급(advanced) 학생들을 위한 프로그램을 구성할 때, 상급의 운동만이 아니라 모든 수준의 운동을 선택합니다. 프로그램에 광범위한 운동을 포함하는 것은 신체적으로나 정신적으로 중요합니다. 궁극적으로는 각 운동의 목표는 웰빙 추구를 돕는 것입니다.

나는 내가 하는 동작들 중에서 상급 운동 중 하나인 리포머: 하이 브리징(Reformer: High Bridging – **이 책에 포함되지 않음**)에서와 마찬가지로 가장 기본적인 운동 중 하나인 매트 :골반 컬(Mat: Pelvic Curl)에서도 많은 유용함을 얻습니다. 이 예는 밀접하게 관련된 두 가지 운동을 강조하고 필라테스 연습 초기에 해야하는 기초와 상급 운동 사이의 관계를 보여줍니다. 이를 통해 시스템 내에서 성장하고 성숙하면서 각 레벨을 통과하며 상급 운동을 체계적으로 준비할 수 있습니다.

저는 아주 어려운 동작들을 마스터하기 위해 상당한 시간 동안 연습해 왔고, 확실히 마스터 레벨의 운동을 수행할 때 짜릿함을 느낍니다. 하지만, 지속적인 노력을 통해 사람들은 다양한 수준의 연습으로도 필라테스로부터 비슷한 효과를 얻을 수 있습니다. 효과는 수행하는 움직임뿐만 아니라, 그들의 자질과 필라테스 기본 원칙들을 자신의 수련 및 자신의 삶 속으로 연결시키는데 달려 있습니다. 저는 너무나 빈번히, 마스터 레벨의 동작들이 연습의 유일한 초점이 되는 것을 보게 됩니다. 때로는 이 운동을 몇 번 해보지 않은 사람들이 마스테 레벨의 동작을 하는것을 보기도 합니다. 아마도 재능 있는 체조선수나 댄서는 모든 마스터 레벨의 동작들을 잘 해낼 수 있을 것입니다. 이것은 그들이 필라테스를 알고 있다는 것을 의미할까요? 아닙니다. 이것은 그들이 안무를 배우고 그것을 할 수 있다는 것을 의미합니다. 정확히 그들이 훈련 받은 대로 말이죠.

어떤 사람들은 동작들을 가능한 한 빨리 배우려고 하고, 기본적인 연습에서 벗어나서, 더 어려운 운동으로 넘어가는 것을 선호합니다. 하지만 모든 동작은 레벨에 상관없이 무한한 레이어를 가지고 있습니다. 저는 서두르기보다는 각 운동에 익숙해지는 과정에서 즐거움을 느끼길 권합니다. 여러분은 수천 번 운동을 할 수 있고 항상 새로운 의미를 찾을 수 있습니다. 저는 어떤 움직임도 쉽고 간단하며 지루하거나 평범해지지 않아야 한다고 믿고 있습니다. 상급 동작을 할 수 있는 능력이 아니라 익숙함과 이해의 발달은 진정한 배움을 반영합니다.

저항 / Resistance

필라테스는 저항을 위해서 중력(gravity)과 스프링을 정교하게 사용한다는 게 독특합니다. 중력의 힘은 항상 일정한데, 그렇더라도 그것의 인체에 대한 상대적인 영향은 체형 및 중력 중심 같은 다양한 내재 요인들이 달려 있습니다. 따라서 중력의 영향은 이 책의 각 동작에 대해 구체적으로 언급되지 않았습니다. 그러나 스프링이 저항을 위해 사용되는 연습의 경우(부하 비율에 대한 대부분의 연습과 마찬가지로), 적절한 저항의 양이 표시됩니다. 스프링과 중력의 영향이 모두 있는 경우가 있기 때문에 기구의 역학과 운동에 대한 이해가 필수적입니다. 스프링은 ***점진적(가변) 저항***을 제공합니다. 즉, 스프링이 장력을 받으면 저항이 증가합니다. 이것은 예를 들어, 가중치를 사용할 때 저항이 변경되지 않는 ***일정(비가변) 저항***과 다릅니다. 점진적이든 지속적이든 저항으로 작업할 때 관절의 특정 각도에서 기계적 이점이나 단점으로 인해 근육에 대한 영향이 운동 범위를 통해 변한다는 점을 고려해야 합니다.

어떤 유형의 저항이 더 좋은지에 대한 질문을 둘러싸고 많은 논쟁이 있습니다. 이것은 간단히 대답하거나 해결할 수 없고, 각각에게 유리한 논점들이 타당하다고 생각합니다. 결국 개인의 취향에 달려 있습니다. 저는 개인적으로 스프링을 사용하여 운동하는 것을 선호합니다. 스프링은 여러 활동과 기술을 시뮬레이션하도록 쉽게 조절할 수 있고, 효과 면에서 더 기능적으로 보이기 때문입니다. 그리고 내가 즐기는 감각인 살아있는 에너지로 느껴집니다.

스프링의 장력을 높이거나 낮춤으로써 운동의 강도와 결과를 크게 바꿀 수 있습니다. 설정은 기구마다 다르며, 같은 기구라도 제조사에 따라 다를 수 있습니다. 불행히도 스프링 장력에 대한 보편적인 표준은 없습니다. 복잡성을 더하는 것은 운동을 위한 스프링 설정이 개인의 체력 수준, 필라테스 수준, 신체 유형, 성별, 경험 및 제한 사항에 따라 달라진다는 사실입니다. 스프링의 사용 정도가 스프링 세팅을 선택할 때 변수가 될 수도 있습니다.

필라테스(Pilates)는
안무의 수행이 아닙니다.
이것은 몸에 대해 배우고 움직임을
조절하는 끝없는 과정입니다.
그리고 웰빙을 위해 노력합니다.

절대 저항과 상대 저항을 구분해야 합니다. 예를 들어, ***절대 저항***은 두 개의 스프링을 설정한다면 항상 두 개의 스프링임을 의미합니다. 반면에 ***상대 저항***은 특정 운동에 대한 긴장이 얼마나 무겁거나 가벼운지를 나타냅니다. 예를 들어, 두 개의 스프링은 일반적으로 발 운동에는 매우 가벼운 것으로 간주되지만, 대부분의 팔 운동 운동에는 매우 무거울 것입니다.

이러한 모든 요소를 염두에 두고 필라테스 전문가는 각 기구의 모든 운동에 대한 저항 설정에 익숙해져야 합니다. 발 운동을 할 때 무겁다는 것은 리포머에서는 4개의 스프링을 의미할 수 있고, 캐딜락에서는 두개의 heavy 스프링을, 운다체어에서는 두개의 heavy 스프링을 상단에 걸었다는 것을 의미할 수 있습니다. 스프링 설정을 결정하는 방법과 운동에 미치는 영향을 배우는 유일한 방법은 각 동작을 여러 번 수행하고 다양한 설정을 실험하는 연습과 경험을 통해서 입니다. 운동을 실행할 논리적 범위는 항상 존재하지만, 그 범위 내에서 정확한 설정을 결정하려면 연습, 지식 및 경험이 필요합니다.

이러한 이유로 각 운동에 대한 실제 스프링 설정을 포함하지 않았습니다. 그 대신에 저는 제한된 수의 스프링 설정 옵션으로 해석되는 절대 저항 범위를 제공했습니다. 그런 다음 개별 요구사항에 따라 미세 조정해야 합니다.

다음은 리포머의 저항 및 스프링 설정에 대한 BASI 지침입니다. 스프링의 수는 변경되지만 동일한 개념을 다른 기구에도 적용할 수 있습니다. 경험을 통해 각 기구의 각 저항 범주에 대해 설정할 수 있습니다.

초경량 → 0.25-0.5 스프링 (light spring)
경량 → 1-1.5 스프링
중간 → 2-3 스프링
중량 → 3.5-4 스프링
초중량 → 4.5-5 스프링

근육 초점 / Muscle Focus

근육 초점은 운동의 대상이 되는 근육 또는 근육군을 파악합니다. 종종 하나의 근육이나 근육그룹이지만, 운동의 복잡성과 위치 변화에 따라 더 많은 것이 있을 수 있습니다. 근육의 초점을 파악하면 원하는 운동 목표를 달성하는 데 도움이 됩니다. 저항을 증가시키거나 감소시키거나 몸의 위치를 약간만 조정하면 근육의 초점이 바뀌는 경우가 많이 있습니다. 따라서 정확성은 매우 중요합니다.

세션 전반에 걸쳐—배가로근(transverus abdominals), 골반바닥근(pelvic floor), 가로막(diaphragm) 및 뭇갈래근(multifidus)—과 같은 내부지지 시스템(Internal Support System: ISS)을 사용하는 것이 좋습니다. 따라서 이러한 근육은 이러한 핵심 근육 중 하나 이상을 위한 운동이 아니라면 각각의 운동에서 대상 근육으로 언급되지 않습니다.

목적 / Objectives

목적은 운동이나 행동의 더 넓은 맥락과 관련이 있습니다. 매우 구체적인 근육 초점과 달리 목적은 관련된 모든 근육의 작용을 설명합니다. 운동을 할 때 하나의 근육에만 초점을 둘 수 있지만 운동은 초점을 둔 근육만 관련되어지지 않고 여러 목적이 있을 수 있습니다. 예를 들어, 필라테스의 대표적인 복부 운동인 매트: 헌드레드(Mat: Hundred)(4장)의 경우, 근육의 초점은 복부와 엉덩관절 굽힘근인 반면, 목표는 복부 근력 향상, 엉덩관절 굽힘 조절 개선, 허리골반 안정화 증진입니다. 많은 필라테스의 운동 목표는 조절력, 근력, 유연성, 안정화, 가동화, 분리(disassociation) 또는 고립(isolation)의 증가와 관련이 있습니다.

강화 VS. 조절 / Strength Versus Control

연습의 목적과 효과를 설명할 때, 강화와 조절이라는 단어를 매우 구체적인 방식으로 사용합니다. 강화라는 용어는 필라테스에서 매우 자주 광범위하게 사용됩니다. 근육을 강화하기 위해서는 특정 기준을 충족시켜야 하는데, 그 중 하나는 과부하입니다. 근육에 부하가 충분하지 않으면 근력이 크게 증가하지 않습니다. 그것은 근신경 패턴화 및 신체 인식 측면에서 가치가 있는 근육이 활성화되지 않는다는 것을 말하는 것이 아닙니다. 따라서 저는 근육이 활성화되지만 상당한 근력 향상이 실현될 만큼 충분히 과부하가 걸리지 않을 때 조절이라는 용어를 사용합니다.

안정화 / *Stabilization*

신체의 특정 부위에서 안정성을 증진하는 것은 필라테스의 일반적인 목표입니다. 각각의 운동은 움직임을 안정시키는 근육(안정근; stabilizers)과 움직임을 만들어내는 근육(작용근; movers)으로 나눌 수 있습니다. 둘 다 운동의 완전성을 유지하는데 중요합니다. 세 번째 범주인 협력근(synergist)도 있습니다. 협력근은 원하지 않는 근육 활동을 중화하고 원하는 올바른 움직임을 보조하기 위해 활성화됩니다. 예를 들어, 리포머: 체스트 익스펜션—닐링(Reformer: Chest Expansion—Kneeling)(5장)에서는 다음과 같은 움직임들이 순서대로 발생해야 합니다.

첫 번째로 안정근들이 사용됩니다. 처음에는 몸통의 안정근들(국소 안정근; local stabilizer), 그 다음에는 어깨뼈와 팔꿉관절의 안정근들(전체 안정근; global stabilizer)이 사용됩니다. 그 다음에 작용근들(이 경우, 어깨 폄근)이 사용됩니다. 이들 중 눈에 띄는 것은 넓은등근(latissimus dorsi),어깨 폄근(shoulder extensor), 어깨 모음근(shouder adductor)및 어깨 안쪽 돌림근(shoulder internal rotator)입니다. 이 운동에서는 처음 두 가지 동작을 권장하지만 어깨 안쪽돌림은 원하지 않습니다. 따라서 어깨가 안쪽으로 회전하는 것을 방지하기 위해 어깨 ***바깥***돌림근을 동원해야 합니다. 어깨 바깥돌림근은 어깨를 원하는 중립위치에 유지하고 작용근이 원하는 동작을 수행하도록 보조하여 궁극적으로 운동의 무결성을 유지하는데 보조하는 역할을 합니다.

저는 어떤 운동이든 먼저 안정화에 초점을 맞추기를 권합니다. 왜냐하면 정확한 안정화가 없이는 효율적인 움직임이 이루어질 수 없기 때문입니다. 올바른 안정화가 설정되면 다른 근육들보다 먼저 활성화되는 개시근(initiator)에 초점을 맞춥니다. 개시근은 운동의 주요 목표 또는 초기 신호로 설명할 수 있습니다. 이것은 어떤 움직임에서든 안정화와 활성화 사이의 중요한 연결고리입니다. 마지막으로, 작용근에 집중합니다. 저는 이것을 ***SIM***(*stabilize–initiate–move*) ***공식***이라고 부릅니다. 이 과정을 여러 번 배우고 연습한다면, 움직임에 대해 본능적으로 반응하게 됩니다.

대부분의 전통적인 움직임 분석 형태는 안정근과 작용근을 다루지만 개시근은 다루지 않습니다. 이는 개시근이 실제로 안정근 또는 작용근으로 이러한 범주 중 하나에 속하기 때문입니다. 하지만, 개시근의 개념을 사용하는 것은 정신적인 집중과 집중력, 신체 인식, 그리고 통제력을 장려하고, 이 모든 것들이 성공적인 수행에 기여하고 여러분이 운동으로부터 최대의 효과를 얻을 수 있도록 합니다.

안정화의 중요성을 강조하는 것 외에도, 필라테스는 관절의 움직임 범위와 다양한 근육 수축에 초점을 맞춥니다. 안정근은 상당 부분 등척성으로 작동하는데, 등척성은 근육의 길이나 작용하고 있는 관절의 각도에 변화 없이 수축한다는 것을 의미합니다. 이것은 공생 관계로 작용하는 주동근(agonist)과 길항근(antagonist)의 역동적인 과정으로 신체에서 발생하는 변화에 대해 지속적으로 미세 조정됩니다. 겉으로 보기에는 정적인 과정처럼 보일 수 있지만, 전혀 그렇지 않습니다. 작용근은 동심성 수축(근육 길이 및 관절 각도 감소) 및 편심성 수축(근육 길이 및 관절 각도 증가) 모두에서 등장성(동적)으로 작동합니다.

필라테스는 주동근과 길항근의 발달을 촉진하고 그들 사이에 존재하는 관계를 강조합니다. 한 근육 또는 근육 그룹이 동심성 수축하면 다른 근육은 편심성 수축을 합니다. 어떤 경우에는 관절이나 부위를 안정화하기 위해 둘 다 등척성으로 수축합니다(공동 수축). 근력, 유연성, 조절 측면에서 주동근과 길항근 사이의 균형을 잘 맞추는 것이 중요합니다.

몸통과 골반의 안정화 / Stabilizing the Trunk and Pelvis

몸통 안정이라는 용어는 척추의 안정적인 위치를 나타내며, 이러한 맥락에서 ***척추 안정***, ***코어 안정***, ***몸통 안정***, ***골반-허리 안정***은 같은 의미를 갖고 있습니다. 앞서 언급한 바와 같이, 안정화는 동적이며 안정근들이 변화하는 환경에 지속적으로 적응하고 있다는 것을 인식하는 것이 중요합니다.

저는 보통 몸통이 안정적이고 상지가 움직일 때 ***몸통 안정화***라는 용어를 사용하는데, 이는 두 부위 사이의 밀접한 관계를 갖고 있기 때문입니다. 팔 움직임은 등뼈에 직접적인 영향을 미치며, 반대로 흉부의 특정 근육들은 어깨 복합체의 정확한 역학에 중요한 역할을 하기 때문입니다. 게다가, 좋은 머리의 정렬과 어깨의 올바른 기능을 만들어가는 것은 몸통의 정확한 정렬 없이는 불가능합니다. 마찬가지로 하지와 골반 사이의 밀접한 관계 때문에 하지가 움직일 때 ***골반-허리 안정***이라는 용어를 사용합니다. 골반이 틀어지거나 불안정하면 사지의 기능은 물론 척추의 정렬과 기능에도 직접적인 영향을 미치게 됩니다. 기본적으로 골반은 하지와 척추 사이를 연결하는 다리(bridge) 역할을 합니다. 척추의 위치와 중력 또는 저항의 방향은 어떤 근육이 사용되고 어느 정도인지를 결정합니다.

몸통과 골반의 안정적인 위치를 유지하는 것은 수많은 필라테스 동작을 성공적으로 할 수 있는 기초가 됩니다. 몸통 안정화를 위해서는 ISS를 활성화해야 합니다. 몸통의 위치에 따라(굽힘, 중립 또는 폄) 특정 근육이 다른 근육보다 더 많이 활성화됩니다. 위치(모양)를 만들고 유지하는 것은 주동근과 길항근 사이에서의 복잡한 상호 작용입니다. 예를 들어, 매트: 롤링 라이크 어 볼(Mat: Rolling Like a Ball)에서, 복부는 척추를 앞으로 굽히도록 끌어당기지만, 등의 신전근들은 굽힘의 정도를 조절하고 등의 점진적인 곡선을 만드는 데 중요한 역할을 하게 됩니다. 매트: 프론트 서포트(Mat: Front Support)에서는, 엉덩관절 굽힘근(hip flexor)과 함께 배근(abdominals)은 몸통을 안정시키고 중심을 잡고 무너지지 않도록 하는데 중요한 역할을 합니다. 반면에 매트: 백 서포트(Mat: Back Support)에서는 우리 몸에 지지대를 추가하기 위해 배근(abdominals)이 동원되지만 주로 몸을 지탱하는 것은 등 폄근(back extensor)과 엉덩관절 폄근(hip extensor) 및 어깨 폄근(shoulder extensor)입니다. 이 주제에 대한 자세한 내용은 개별 연습 설명에서 찾을 수 있습니다.

선 자세에서 중력은 몸의 앞과 뒤에서 동일합니다(이상적으로는). 이 경우, 배근과 등 폄근은 동시수축 상태에서 작용하여 몸통을 안정시킵니다. 등 폄근은 몸을 똑바로 유지하고 앞으로 접히는 것을 방지합니다. 동시에 복부는 중앙부 주위에 지지대를 만들어 하부 척추에 가해지는 과도한 스트레스를 방지하고 실질적으로 제 2의 척추로서 중요한 역할을 합니다.

복부는 등 폄근보다 더 빠르게 피로해지는 경향이 있고 등 폄근은 복부보다 훈련에 더 쉽게 반응하는 경향이 있습니다. 여기에 더하여 등 폄근은 우리를 똑바로 유지하기 위해 대부분 사용되며 결과적으로는 복부보다 더 잘 조절됩니다. 그러나 등 폄근, 특히 척추세움근(errector spinae)의 거의 지속적인 사용은 그 자체로 문제를 일으킬 수 있습니다. 이러한 얕은층의 근육은 과도하게 긴장(과사용)되어지고 매우 뻣뻣해질 수 있습니다. 깊은 후방 척추 폄근과 복부가 완전히 맞물리도록 '억제' 하거나 어떤 경우에는 "스위치를 끄는" 것은 몸통의 균형을 만들고 건강한 몸통과 허리골반 안정화를 달성하는 데 중요한 첫 번째 단계입니다.

컨디션을 잘 유지하기 위해서, 몸통의 근육은 굽힘, 폄, 가쪽 굽힘, 그리고 돌림과 같은 모든 범위의 움직임에서 운동해야 합니다. 개인의 요구는 다양하지만, 안전한 지침은 운동하는 시간의 50%를 척추 굽힘에, 25%는 척추의 가쪽 굽힘과 돌림에, 그리고 25%는 척추 폄에 할당하는 것입니다. 물론 필라테스 운동은 종종 다양한 범위의 운동에서 많은 근육 그룹의 결합된 활동을 포함하기 때문에, 이 백분율 배분은 일반적인 지침으로만 작용해야 하고 일정한 규칙이 되어서는 안됩니다. 근력이 아닌 지구력에 맞춘 운동이 척추 안정성을 높여주는데 더 두드러진 효과를 보인다는 점은 흥미롭습니다. 우리의 일상에서 장시간 동안 이것들이 기능해야 한다는 것을 고려하면 이것은 놀라운 일이 아닐 수 있습니다. BASI 블록 시스템은 이러한 모든 요소들이 균형 잡힌 필라테스 세션에서 다루어지도록 돕습니다.

날개뼈 안정화 / Stabilizing the Scapulae

우리는 어깨를 단지 팔이 모든 방향으로 움직일수 있도록 해주는 절구관절(ball and socket joint)인 오목위팔관절(gleon-humoral joint)로만 생각하는 경향이 있습니다. 하지만 사실 어깨는 다양한 뼈, 관절, 근육의 정확한 상호작용을 수반하는 복잡한 구조입니다. 위팔뼈와 어깨뼈, 빗장뼈는 어깨 복합체를 형성하며 아주 작은 복장빗장관절에서만 몸통뼈대(머리뼈, 척추, 갈비뼈)와 직접 연결됩니다. 날개뼈는 근육으로만 갈비뼈와 연결되어 집니다. 날개뼈는 뼈와 인대의 지지가 부족하기 때문에 어깨의 기능과 안정성을 ***근육에 크게 의존***하는 근육 의존형 관절입니다. ***어깨 안정화***와 ***날개뼈 안정화***는 종종 같은 의미로 사용되어지지만 ***날개뼈 안정화***를 더 정확한 용어로 볼 수 있는데, 어깨 안정화 기전은 일반적으로 날개뼈들에서 나오기 때문입니다(***골반-허리 안정화***는 엉덩관절의 움직임과 관련이 있는 것과 동일한 방식입니다). 날개뼈 안정화는 날개뼈를 고정한다는 의미가 아니라 날개뼈가 원하지 않는 방향으로 과도하게 움직이는 것을 방지하는 것입니다. 예를 들어, 많은 운동에서 날개뼈는 들어올리고 모음하는 경향이 있어 움직임을 올바르게 유지하기 위해 날개뼈는 내리고 벌림되어야 합니다. 저는 이 책에서 날개뼈를 정확하게 원하는 위치(대부분 중립 위치)에 유지하는 것을 언급하기 위해 ***날개뼈 안정화***를 사용합니다.

저는 남들과 다르게 구부러진 견봉을 가지고 태어났기 때문에 어깨 복합체는 저에게 매우 흥미로웠습니다. 저는 평생동안 높은 수준으로 어깨를 사용해야 하는 활동들을 했고, 결국엔 양쪽 가시위근(supraspinatus)이 찢어지고 힘줄이 말려들어갔습니다. 저는 넓은 범위에 걸쳐 회전근개 수술을 받았고, 필라테스를 통해 완전히 기능회복이 될 수 있는 해결책을 찾기 위해 개인적인 탐구 여행을 시작했습니다. 그러면서 재활이 얼마나 힘들고 고통스러울 수 있는지 등 엄청난 부분들을 배웠습니다. 하지만 어깨의 역학이 얼마나 복잡한지, 어깨를 올바르게 사용하는 사람이 얼마나 적은지, 잘못된 사용이 미치는 영향이 얼마나 큰지에 대해 중요한 교훈을 얻었습니다. 그렇기 때문에 어깨 복합체의 문제를 해결해야 할 보편적인 필요성이 있다는 것은 분명합니다.

등 폄근(Back extensor), 특히 등 중간 부분의 폄근은 날개뼈의 위치 결정에 직접 참여할 뿐만 아니라 정렬과 자세에도 중요하기 때문에 어깨의 정확한 역학적 구조를 위해 중요한 역할을 한다고 볼 수 있습니다(그림 3.3). 앞서 언급했듯이, 우리의 현대적인 생활방식은 둥근어깨증후군 처럼 특정 자세의 편차를 악화시키고 그와 관련된 다른 문제들을 야기시킵니다.

여기에는 약화된 등 폄근(back extensor)과 어깨 가쪽돌림근(Shoulder external rotators), 단축된 가슴근(Pectoralis), 엉덩관절 굽힘근(Hip flexor), 뒤넙다리근(Hamstrings), 어깨 안쪽돌림근(Shoulder internal rotators) 그리고 종종 과활성화된 어깨 올림근(Levator scapulae)과 상부 등세모근(Upper trapezius) 등이 포함됩니다. 만약 우리가 정신적 긴장을 조금

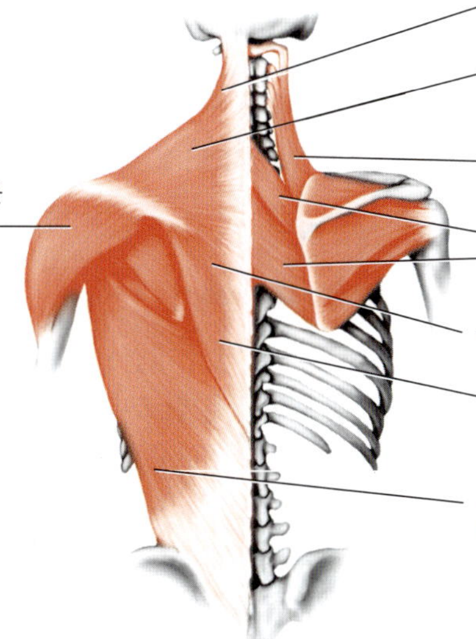

그림 3.3 어깨 복합체 및 중간-등 근육들은 어깨관절의 역학적 기능과 어깨 안정에 크게 관여를 합니다.

덜 하게되다면 현대 사회에 만연한 목, 어깨 및 허리 문제에 대한 좋은 처방을 갖게 될 겁니다.

그럼 어디서부터 시작해야 할까요? 우리의 몸을 지탱하는 근육 즉, ISS가 지원하는 등 폄근부터 시작합니다. 몸이 잘 정렬되어 있고 가능한 한 수직선에 가깝다면 좋은 어깨 역학을 가질 수 있습니다. 반대로, 올바른 정렬과 자세가 없으면 어깨의 기능은 좋지 않을 것이고 잘못된 어깨 역학으로 인해 아마도 어깨 문제로 이어질 것입니다. 둥근 어깨는 충돌로 이어질 수 있고, 회전근개 염증을 유발하여 찢어지거나 잠재적으로 수술을 초래할 수도 있습니다. 어깨뼈의 아래쪽 회전(downward rotation)은 잘못된 자세와 근육 불균형을 유발하는 습관적인 움직임 패턴을 만듭니다.

분리 / *Disassociation*

분리(신체의 한 부분은 안정적으로 유지되는 반면 연결 부분은 자유롭게 움직이는)는 인체 움직임의 두 기둥인 안정화와 가동화를 필요로 합니다. 기초가 안정적일수록 움직임이 정확하고 효율적입니다. 분리의 가치는 다음과 같이 설명할 수 있습니다. ***효과적인 안정화는 효율적인 움직임과 동일하고 효율적인 움직임은 안전한 움직임과 동일합니다.*** 반대로, 비효율적인 안정화는 불안정한 지지 기반으로 인해 신체의 손상 및 부상 가능성을 높입니다. 비효율적인 움직임은 효율성과 유동성이 부족하며, 움직임을 수행하기 위해 보상패턴을 사용합니다.

근육 분리 / *Muscle Isolation*

근육 분리와 근육 통합은 정반대의 개념으로 보일 수 있지만 기능적인 근육 분리를 만드는 것은 한 부위가 움직일 때, 다른 부위는 안정적인 신체를 유지하는 근육 통합에 크게 필요합니다. 효과적인 통합은 강화된 분리와 같습니다. 체육관에서 볼 수 있는 대부분의 운동 기구들은 모든 각도에서 신체를 지지하도록 설계되어 반드시 통합할 필요 없이 근육그룹의 분리를 용이하게 합니다. 분리가 내재적 수단이 아닌 외재적 수단에 의해 제공되기 때문에 이러한 운동은 기능적 격리를 고려하지 않습니다. 신체 자체에 의해 제공되는 본질적인 안정화는 신체 인식 및 제어를 요구하며 잘 조절된 근육과 잘 조정된 근육 활성화를 포함합니다. 필라테스는 통합과 분리를 마스터하기 위한 로드맵을 제공합니다.

이미지화 하기 / Imagery

이미지화 하기(imagery)는 이어지는 운동 챕터들에서 핵심적인 도구입니다. 이미지화 하기는 동작을 이해하는데 효과적인 수단이기 때문에 필라테스의 연습과 교육에서 일반적으로 사용됩니다. 풍부한 기술 정보가 포함된 설명은 정확하게 설명하는 것이 거의 불가능하지는 않더라도 혼란스럽고 비생산적일 수 있습니다. 예를 들어, 흐르도록 움직이려면 해부학적으로 어떻게 설명하시겠습니까? 그러나 예시적인 몸짓이나 차분한 목소리 톤과 함께 "흐름(flow)"이라는 단어만 있으면 원하는 효과를 얻을 가능성이 큽니다.

이미지는 의사소통의 오해와 단절을 피하기 위해 통찰력과 함께 사용해야 합니다. 이미지는 회원님의 삶의 경험과 이미지 어휘에 적합해야 합니다. 그렇지 않으면 이미지가 무의미하거나 우스꽝스러워 보일 수 있습니다. "내부 지지 기둥", "내부 보강" 및 "중심버티기"와 같은 일반적인 표현은 ISS 참여를 나타내는 이미지의 예입니다. ISS의 동원(파워하우스를 사용)을 가르치는 것은 높은 수준의 인식, 집중 및 통제가 요구되기 때문에 어렵습니다. 그렇기 때문에 적절한 이미지화가 중요하게 적용됩니다.

이미지를 통해 효과적으로 운동을 유도하는 것은 운동, 인간 과학, 그리고 큐를 받는 사람에 대한 이해를 요구합니다. 큐잉은 촉각, 언어, 시각 등 다양한 형태로 제공되는 예술이라고 볼 수 있습니다. 간결한 큐잉은 좋은 의사소통과 동등하며, 좋은 의사소통은 더 나은 이해와 긍정적인 결과로 이어집니다. 더 깊이 이해하는 것이 품질 실천의 기본이며, 일관되고 질 높은 연습은 숙달되어지며 성공하는 길입니다.

큐잉 기술(cueing skill)을 개발하고 개선하는 데 있어 핵심 요소는 경험입니다. 지름길은 없습니다. 학생이 한 세션에서 연습의 모든 뉘앙스를 배울 수 없듯이 선생님은 책의 페이지로부터 모든 단서를 배울 수 없습니다. 지식, 연습, 경험, 직관, 연민, 이해 및 삶의 경험은 모두 좋은 큐잉과 효과적인 가르침을 만드는 요소입니다. 큐잉이 너무 개인적인 이유이기도 합니다. 운동에 대한 큐잉들은 사람마다 그리고 날마다 바뀔 수 있는데, 이것은 큐잉이 정말로 변화무쌍하고 평생의 탐구이며 가르치는 것 자체의 본질이라는 것을 보여줍니다.

다음은 제가 가르칠 때 이미지화 하기(imagery)에서 자주 사용하고, 따라서 이 책의 이미지 설명에도 자주 등장하는 몇 가지 용어에 대한 간략한 설명입니다.

늘리기(신연) / *Lengthening*

늘린다(lengthen)라는 용어는 필라테스에서 자주 사용됩니다. 늘리기(신연)는 사람마다 다르게 의미를 가질 수 있는 복잡한 지시어 입니다. 움직임의 전체 범위로 동작을 하게 되면 늘이기(신연)를 할 수 있습니다. 원하는 모양을 만들기 위해서 서로 도우며 일을 하는(팔-다리) 운동사슬에 따라 모든 관절에 있는 근육들의 협력-수축을 생각하는데 도움이 됩니다. 이는 전체 운동 사슬이 짧은 개별 연결이 아닌 하나의 긴 분절(공간에서 뻗어 나가는)로 기능하고 있다는 모습과 느낌을 줄 수 있습니다.

이미지를 사용할 때는 개념과 생리적 사실의 차이를 강조하고 둘을 혼동하지 않는 것이 중요합니다. 예를 들어, "등에서 다리를 들어 올려라(Hamstring)", "엉덩관절에서 늘려라", "다리를 배근으로 끌어당겨라", "팔 밑에서부터 위로 뻗어라"와 같은 큐잉은 물리적 결과를 얻기 위해 이미지를 사용하지만 해부학적으로 정확하지 않습니다. 이것은 이러한 이미지를 사용할 수 없고 사용해서는 안된다는 말은 아닙니다. 종종 매우 효과적이고 성공적으로 사용될 수 있습니다. 그러나 지도자와 학생은 항상 사실과 시적 허용 사이의 경계를 인식해야 합니다.

이와 관련된 논의사항은 다음과 같습니다. 얼마나 직선적이죠? 무릎이나 팔꿈치를 잠그는 것을 피하라는 말을 자주 듣는 지침 때문에, 많은 사람들은 더 이상 사지를 완전히 펴지 않습니다. 이것은 비효율적인 움직임, 불완전한 관절 사용, 불안정한 관절, 불충분한 근육 사용, 심지어 무릎뼈 증후군(patellofemoral syndrome)(종종 약한 넙다리네갈래근, 특히 안쪽넓은근으로 인해 슬개골의 잘못된 정렬 움직임으로 이어지는)과 같은 가능한 문제 발생을 초래합니다. *Locking*(잠금)은 필라테스를 할 때 피해야 하는 관절의 과신전을 말합니다. 그러나 관절을 완전히 펴서는 안된다는 의미는 아닙니다. 직선을 벗어나지 않고 가능한 가장 직선에 도달하는 것을 의미합니다. 이것은 곧은 것이 무엇인지 인식함으로써 달성됩니다. 먼저 관절을 가로지르는 가상의 직선을 만듭니다. 그런 다음 주동근과 길항근을 모두 활성화합니다(등척성 수축). 무릎의 경우, 무릎관절과 넙다리네갈래근(quadriceps)은 무릎관절이 완전히 펴진 상태에서 동시수축 상태가 되어야 합니다. 이 위치에서 관절이 잘 지지되고 올바른 근육이 완벽하게 활성화되어 긴 라인이 달성됩니다.

곧은 팔다리가 과도하게 펴지거나 약간 구부러진 팔다리보다 길다는 것을 기억하세요. 이것은 리포머: 풋 워크(Reformer: Foot work)에서 쉽게 느낄 수 있습니다(5장 참고). 캐리지가 풋바에서 멀어지게 한 다리는 여전히 곧게 펴져 있습니다. 다리가 완전히 똑바르면 캐리지가 더 이상 그 방향으로 움직이지 않으며 무릎을 구부리고 돌아올 때입니다. 무릎이 계속해서 직선을 지나 과신전 상태가 되면 캐리지가 실제로 풋바 쪽으로 돌아가기 시작합니다.

궁극적으로, 신연은 해부학적이면서 동시에 내적인 특성이며 긴장으로 가득찬 움직임보다는 이완된 움직임을 통해 전달됩니다. 한 훌륭한 무용 선생님이 곧게 뻗은 팔이 어떻게 짧아 보일 수 있는지, 반대로 길이가 무한하게 보일 수 있는지 보여주신 적이 있습니다. 그 차이점이 무엇인지 정확히 파악하기 어려웠지만 명백히 분명했고 교훈을 결코 잊지 못했습니다. 저는 제가 하는 모든 동작에서 움직임의 질을 높이기 위해 노력합니다.

갈비뼈 이완 / *Relaxing the Ribs*

이미지화 하기를 논할 때 바르게 서 있을 때 앞으로 밀리거나, 누워 있을 때 매트에서 들리곤 하는 아래 갈비뼈에 특히 주의를 기울여야 합니다. 이는 일반적으로 등 폄근(back extensor), 특히 lower-back extensor(허리 폄근)을 과도하게 사용한 결과입니다. 저는 아래쪽 갈비뼈가 두 개의 고무줄로 연결된다고 생각하는 걸 좋아합니다. 갈비뼈는 몸 앞쪽에서 위 · 아래로 미끄러져 내려갈 수 있지만 앞으로 밀고 나오지는 않습니다. 이 이미지는 허리 근육이 늘어나고 복부가 활성화되도록 합니다. 필라테스 선생님이 "갈비뼈를 떨어뜨리세요" 또는 "갈비뼈를 이완하세요"라고 하는 말을 자주 듣게 될 것입니다. 생리학적 측면에서 암시되는 것은 복부를 결합하고(과도하게 사용하지 않고, 척주 굽힘되지 않고) 척추 폄근의 수축 강도를 감소시켜 배근(abdominals)과 등 폄근의 적절한 동시 수축과 이상적인 정렬을 초래한다는 것입니다. 호흡은 이 과정에서 중요한 역할을 할 수 있습니다. 종종 한 번의 깊은 호흡으로 원하는 결과를 얻을 수 있습니다. 지금 바로 시도해 보세요—
완전히 숨을 들이쉬고 내쉬세요!

임프린팅 / *Imprinting*

임프린팅 개념에 대한 공은 1세대 필라테스 강사 중 한 명인 Eve Gentry에게 주어져야 합니다. 이것은 그녀의 가르침의 중심이 되는 모티브였으며 그녀가 큰 성공을 거둔 강력한 이미지였습니다. Eve Genntry의 가르침을 직접 경험하는 기쁨을 누렸고, 이것은 아주 큰 영광이었습니다. 매트에 누워 부드러운 모래 속으로 가라앉는 몸을 이미지화하여 임프린팅을 만듭니다.

이러한 형태의 운동에서는 개별 근육에 대한 초점을 최소화하고, 마치 뼈만 움직이는 것처럼 신체 부위의 움직임에 주의를 기울입니다. 이상적으로는 유동적이고 장력이 없는 움직임이 발생합니다. 예를 들어, 매트: 골반 컬(Mat: Pelvic curl)을 수행할 때 모래에 척추의 임프린팅을 상상할 수 있습니다. 척추는 여전히 자연스러운 곡선을 유지합니다. 부드러운 모래의 이미지가 잘 어울리는 이유는 바로 몸의 형태와 일치하기 때문입니다. 골반과 각 척추는 임프린팅에서 제거된 다음 모래의 같은 위치로 돌아갑니다. 그 결과 과도한 근육 활성화 없이(또는 적어도 너무 열심히 노력하는 것과 관련된 긴장 없이) 척추가 순차적으로 분절됩니다. 이 개념은 어떤 자세로든 신체의 어느 부분에나 적용할 수 있습니다. 정보에 얽매이지 않고 몸을 우아하게 올바로 움직일 수 있습니다.

결론적으로, 효과적인 학습과 티칭법은 움직임, 학생, 강사에 따라 달라질 수 있습니다. 어떤 사람들은 그림이나 동작의 시연을 제시할 때 더 잘 배운 다음 이를 모방하고 연습합니다. 다른 사람들은 운동을 작은 움직임으로 나누어 더 잘 배웁니다. 또 다른 사람들은 말로 설명하거나 촉각을 사용하는 것을 선호합니다. 대부분의 경우 기능을 개선하고 이해를 높이기 위해 모든 여러 방법을 사용하여 접근 방식을 조합하는 것이 가장 좋습니다.

다음에 있는 일반적인 가이드라인은 긍정적인 결과를 달성하는 데 도움이 됩니다:

- 마음과 몸이 올바른 정렬상태에 있는지 전체를 살펴보세요.
- 움직임 전에 호흡을 통해 긴장을 풀어 주세요.
- 움직이기 전에 몸을 준비시켜 주세요. (ISS를 개입 시킵니다)
- 포커스 되는 근육에 집중해 주세요.(개시근)
- 머리를 척추의 정렬에 맞추세요.
- 눈이 머리와 일직선이 되도록 전방을 향하게 하세요.
- 운동하는 동안 호흡을 해주세요. (비록 설정된 호흡 패턴이 아니더라도)
- 어깨와 목을 편안하게 유지하세요.
- 움직임으로 긴 선을 만들어 주세요.

- 효율적, 흐름, 정확성 그리고 조화롭게 움직여 주세요.

움직임 표현 / Movement Description

다음 장의 각 연습에는 정확한 실행을 위한 단계별 지침과 함께 움직임에 대한 설명이 포함되어 있습니다. 이 책에서는 ***운동***과 ***동작***이라는 단어가 번갈아 사용되긴 하지만, 운동이 단순히 신체적인 행동이라는 개념과 필라테스의 접근 방식을 구분하기 위해 ***운동***보다는 ***움직임***을 언급하는 경우가 많습니다. 가장 기본적인 움직임도 많은 정보 단계를 가지고 있으며, 물리적 움직임은 그 중 하나일 뿐입니다(가장 피상적인 움직임). 이는 연습의 물리적 측면을 평가 절하하려는 의도가 아니라 운동이 더 높은 목적인 웰빙에 도달하기 위한 수단 기본 접근법에 대한 주의를 기울이기 위한 것입니다. 운동을 시작하기 전에, 몸을 올바르게 움직일 수 있도록 준비(set up)하는 것이 중요합니다. 저는 종종 학생들에게 ***준비하는*** 것이 연습의 100퍼센트라고 말합니다. 왜냐하면 좋고 정확한 설정이 없다면, 그 동작은 정확할 가능성이 거의 없거나, 원하는 결과를 만들어 낼 수 없기 때문입니다. 이 설정은 최적의 정렬과 근육 활성화를 달성하기 위해 몸과 마음이 함께 일할 수 있게 하기 때문입니다.

준비(set up)에는 5초 또는 30초가 소요될 수 있습니다. 몸을 정렬하고 ISS를 연결하고 운동과 근육 초점을 연결하는데 시간이 필요합니다. 마음으로 호흡 패턴을 점검하고 각 신체 부위가 제자리에 있는지 확인하기 위해 전신스캔을 수행합니다. 움직임의 미묘한 차이점에 대한 체크리스트를 살펴보세요. 혼자 운동하는 경우 실수나 편차가 발생하기 전에 스스로 신호를 보내고 움직임을 수정하세요. 자신의 몸을 더 잘 알고 자신의 습관과 보상패턴을 더 잘 인식할수록 이 과정은 더욱 정교해집니다.

본질적으로 운동은 움직임이 나타나기 훨씬 전에 시작됩니다. "운동은 움직임이 아니라 의도에서 시작한다"라는 말을

필라테스의 반복 / REPETITION IN PILATES

각 운동 시 반복할 때마다 주의를 기울이는 것은 목표입니다. Joseph Pilates는 ***생각 없는(mindless) 반복에*** 대해 말했습니다. 높은 반복률은 항상 정신을 잃게 하고 이점을 감소시킨다고 믿기 때문에 이 용어를 좋아합니다. 실제 집중이나 통제 없이 많은 반복 횟수를 기반으로 하는 운동 루틴을 연습할 수 있으며, 이는 마음챙김이 아니라 마음이 없는 상태가 됩니다. 육체적으로나 정신적으로 마음챙김을 달성하기 위해 저는 운동의 강도와 복잡성에 따라 제한된 횟수, 보통 5~10회 반복할 것을 권장합니다. 동작이 복잡하고 힘들수록 필요한 반복 횟수는 줄어듭니다. 매우 어렵고 복잡한 레퍼토리에는 저울을 사용하고 기본 운동이나 근지구력이 목표인 경우에는 상급 수준(여러 일반적인 지구력 기반 운동에 비해 여전히 상대적으로 낮음)을 사용합니다.

아주 적은 반복으로 심오한 효과를 얻는 한 가지 이유는 필라테스 운동이 실행되는 정확성과 이에 따른 적절한 근육의 활성화입니다. 많은 반복이 이루어질 때, 종종 보상이 생깁니다; 다른 근육들(보통 더 크고 표면적인 근육들)이 대신하고, 원하는 근육들에 대한 영향은 기껏해야 미미해집니다. 과도한 반복을 하는 것의 다른 부정적인 영향은 피로, 관절의 마모, 지루함, 그리고 어떤 경우에는 부상이 될 수도 있습니다. 필라테스는 운동량보다는 정확한 운동이 중요하다는 개념을 따랐는데, 이것은 더 심화된 연습, 향상된 성과, 그리고 많은 경우에 더 나은 결과의 핵심입니다.

자주 듣습니다. 준비 과정은 각 운동과 전체 세션에 깊은 초점과 명상의 질을 제공합니다.

대칭 추구 / *Achieving Symmetry*

대칭성(symmetry)을 달성할 수 있습니까? 바람직합니까? 제 아내, Adelle은 자연에는 절대적인 대칭이 없다는 사실을 상기시키는 것을 좋아합니다. 가깝지만 절대적이지는 않습니다. 또한 저는 오랜 세월과 수천 시간의 훈련의 결과로 발달한 신체적 비대칭을 손대는 것이 바람직한지 의문을 제기하고 있는 운동선수와 함께 일했습니다. 이것은 본질적으로 비대칭 종목인 테니스, 배구, 골프와 같은 스포츠에서 특히 두드러집니다. 선수들은 여전히 몸의 균형(또는 불균형)을 바꾸지 않고 코어 힘과 향상된 성능을 위해 노력할 수 있습니다. 그렇다면 우리는 우리 몸의 대칭을 위해 노력해야 할까요? 이것은 확실히 합리적인 질문입니다. 개인적으로, 저는 대칭을 이상, 우리가 노력하는 기준점, 그리고 개선과 변화를 측정하는 데 사용될 수 있는 기준점으로 장려하고 싶습니다. 대칭은 또한 큐잉을 위한 지침 역할을 할 수 있습니다. 저는 대칭을 향한 훈련이 궁극적으로 일상활동과 특정 기술활동 모두에서 성과와 기능을 향상시킨다고 믿습니다. 이는 신체의 특정 부위에 과도한 스트레스를 주고 신체 전체가 궁극적으로 악화되는 것을 방지합니다.

또한, 몸의 한쪽으로 움직임을 연습할 때 다른 쪽으로 정보 전달이 발생합니다. 즉, 한쪽이 부상을 입었다면 부상당하지 않은 쪽을 운동하는 것이 부상당한 쪽에게 긍정적인 영향을 미친다는 의미입니다. 이것은 부상뿐만 아니라 운동 활동을 포함한 모든 운동 기술에도 적용됩니다.

대칭을 향한 훈련은 복잡합니다. 따라서 보수적인 접근 방식이 가장 신중한 접근 방식입니다. 급격한 변화를 위해 서두르지 마세요. 저는 불균형을 다룰 때 다음 단계를 사용합니다. 3단계와 4단계로 진행하기 전에(필요한 경우에만) 여러 달 동안 균형 잡힌 세션에서 첫 번째와 두 번째 단계를 사용합니다.

1. 양측 운동을 하는데, 비대칭성 근육 활동 및 발달에 대한 인지를 증가시킵니다.
2. 편측 운동을 하는데, 양쪽 모두에서 같은 숫자의 반복과 저항을 사용합니다.
3. 편측 운동을 하는데, 더 약하고 덜 우세한 쪽에 부하를 더 올립니다.
4. 편측 운동을 하는데, 더 약하고 덜 우세한 쪽만 운동을 합니다.

에너지 선을 따라 움직이기 / *Moving With the Energy Lines*

저는 댄서로서 움식임을 에너지 선이나 에너지 경로의 관점에서 생각하도록 배웠습니다; 이것은 필라테스에 잘 적용하는 개념입니다. 에너지 경로는 직선, 원형 또는 나선형일 수 있습니다. 매트: 골반 컬(Mat: Pelvic Curl) 또는 매트: 체스트 리프트(Mat: Chest Lift)와 같은 기본 동작에는 에너지 라인이 하나 또는 두 개뿐입니다(그림 3.4a). 더 복잡한 운동은 더 많은 에너지 선을 가지고 있는데, 이는 신체의 다양한 부분이 서로 다르고 종종 반대 방향으로 뻗어나가기 때문입니다. 예를 들어, 매트: 스파인 트위스트 – 앉기(Mat: Spine Twist-sitting)에는 수직, 수평 및 나선형 에너지 라인이 있습니다(그림 3.4b). 척추를 위 · 아래로 이동하고 공간으로 계속되는 수직선은 몸통을 곧게 유지합니다. 어깨를 가로질러 뻗어 있고 양방향으로 팔과 손가락을 통해 바깥쪽으로 이동하는 수평선은 움직임을 고정하고 팔, 어깨, 등을 한 평면에서 최대한 넓게 유지합니다. 여기에 척추에서 발생하는 회전을 설명하는 몸통 위로 이동하는 나선을 추가합니다. 에너지는 이 모든 방향으로 동시에 움직이므로 이 움직임을 비교적 복잡하게 만듭니다. 에너지 선을 각 운동에서 에너지의 도표로 생각해 보세요. 이러한 라인을 이해하면 연습에 명확성과 단순성을 부여하고 정확한 움직임을 얻을 수 있습니다. 여러분은 이 원리를 모든 연습에 활용할 수 있습니다. 운동의 에너지 라인을 이해하면 움직임이

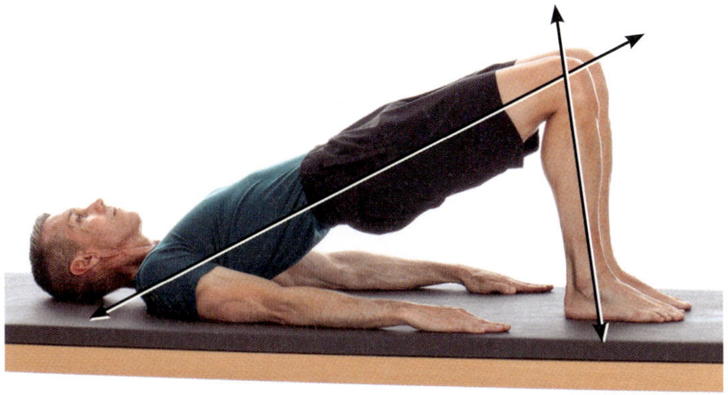

a

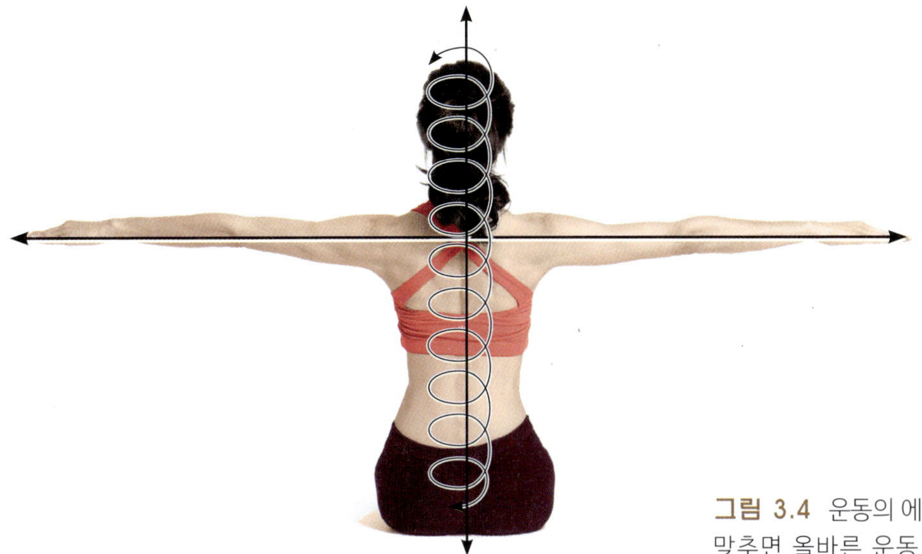

b

그림 3.4 운동의 에너지 라인에 초점을 맞추면 올바른 운동 경로를 따라갈 수 있습니다. (a) Mat: Pelvic Curl의 에너지는 두 개의 단순한 선을 따라 움직이는 반면, 더 복잡한 (b) Mat: Spine Twist-Sitting의 에너지는 동시에 여러 방향으로 움직입니다.

명확해지고 올바른 근육이 가장 효과적인 방식으로 활성화될 것입니다.

운동적용
Adapting Exercises

Joseph Pilates의 원래 작품이 창작된 시대와 환경 즉, 20세기 초반 유럽과 뉴욕의 맥락에서 보는 것이 중요합니다. 당시와 그 환경의 사회 습관, 직업, 생활방식은 오늘날의 모습과 많이 달랐습니다. 컴퓨터는 존재하지 않았고 자동차는 드물었으며 비행기 여행은 꿈이었고 인터넷은 수십 년 뒤에 있었고, 레크리에이션 활동은 단순했고 첨단 기술들은 없었습니다. 이 시스템의 진화와 오늘날 사람들의 필요에 대한 적응은 정당화되고 축하받아야 합니다.

하지만, 우리가 발전하더라도, Joseph Pilates의 일의 가치를 잊어서는 안됩니다. 저는 사람들이 단순히 남들과 다르거나 지루함을 피하기 위해 다양한 필라테스 운동을 만드는 것을 보아왔습니다. 다른 사람들은 연습에 익숙하지 않기 때문에 변형된 곡을 만들어냅니다. 저는 이러한 이유로 운동을 바꾸는 것을 지지하지 않습니다. 연습의 본질은 원래의 연습이나 그것의 의도와 어떠한 유사함을 멈추면서, 만들어낸 동작들 덩어리 속에서 없어져서는 안됩니다. 오히려, 과학 지식의 진보와 개인의 필요에 따라 다듬어져야 하지만, 항상 원작의 기초 위에 세워져야 합니다. 목표는 성장을 촉진하고, 시스템을 살아 있고 현대적으로 유지하며, 필라테스의 유산을 보존하면서 개인과 사회적 요구에 맞게 작업을 적응시키는 것입니다.

부정적인 움직임 패턴, 보상 및 금기사항을 피하면서 원하는 목표를 달성하기 위해 때때로 수정 운동이 필요합니다. 그러나 운동의 본질을 유지하는 것이 중요합니다. 즉, 원래 운동을 알고 운동의 의도와 역학 및 가능한 금기사항을 이해해야 합니다. 필요한 수정사항을 만드는 것은 창의적이고 혁신적이며 상호작용하는 강사가 되기 위한 필수적 부분입니다. 난이도 낮추기에 대한 이 접근방식은 ***보조하는 것***에도 적용됩니다.

보조 장치는 스프링, 고무밴드, 쿠션, 공과 같이 목표 달성을 돕는 외부 보조 장치입니다. 즉, 운동과 운동자에 대한 완전한 이해는 필수적일 뿐만 아니라 각 시나리오에 가장 적합한 기구의 다양한 선택에 대해 잘 알고 있어야 합니다. 즉, 필라테스 레퍼토리, 인체와 그 움직임, 사용 가능한 무수한 안무 및 기구 옵션에 대한 친밀한 친숙함은 이 작업을 끊임없이 진화하는 과정으로 만듭니다.

이 책의 초판에서 저는 의도적으로 수정과 도움을 제공하는 것을 자제했습니다. 너무 많은 정보와 너무 많은 변형은 혼란을 초래할 수 있고, 사람들이 원래의 레퍼토리에 대한 지식과 이해와 경험을 얻기를 원했기 때문입니다. ***이 책의*** 두 번째 판에서는 학생들과 독자들의 요청에 따라 연습에 대한 많은 변형들을 포함했습니다. 저는 이 세 번째 판에서 세 가지 다른 범주의 연습 변형을 만들었습니다.

1. ***난이도 낮추기***(modification)는 운동을 더 쉽게 수행할 수 있도록 동작을 변경합니다.
2. ***변형동작***(variation)은 난이도를 변경하지 않고 운동의 움직임을 변경합니다. 단순히 다양성을 제공합니다.
3. ***난이도 높이기***(progression)은 운동을 더 도전적으로 만드는 것을 목표로 동작을 바꿉니다.

소도구는 세 가지 범주 중 하나에서 사용할 수 있습니다. 책에 있는 대부분의 연습에 난이도 낮추기, 변형동작, 난이도 높이기를 제공함으로써 원래 연습과 의도를 잃지 않으면서 변형 동작에 대한 아이디어를 불러일으켰으면 좋겠습니다. 저는 각 사람이 운동의 난이도 낮추기, 변형동작, 난이도 높이기를 선택하거나 만들어 낼 때 고려해야 하는 고유한 요구, 제한 및 개인 목표를 가진 개인임을 강조합니다. 또한 신체 유형, 장치의 적합성 및 원하는 결과도 중요한 요소입니다. 마지막으로, 안전은 항상 모든 결정의 최우선에 있어야 합니다. 귀하와 귀하의 학생이 안전하게 작업을 수행하고 수년간의 필라테스 연습을 즐길 수 있는 동작을 선택하거나 만드시기를 바랍니다.

4

| 제 4 장 |

매트운동

Mat Work

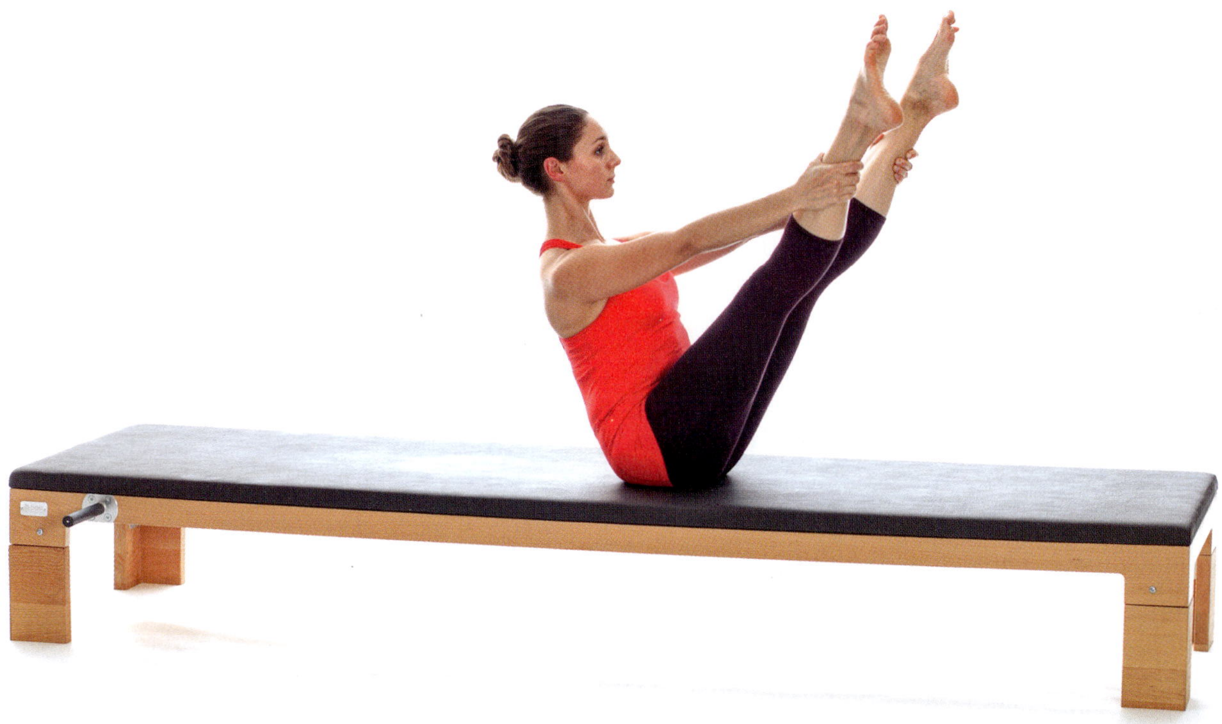

매트운동은

필라테스 운동의 기초입니다. 필라테스 모든 운동이 그런것은 아니지만, 대부분의 운동은 매트운동을 기반으로 합니다. 아무리 숙련자라 할지라도 매트운동을 끊임없이 해야 합니다. 매트운동에 익숙해지지 않는다면, 필라테스 운동에서 기본적인 요소들이 부족할 수밖에 없습니다.

매트운동은 장소에 제약을 받지 않고 할 수 있으며, 매트 이외에 특별한 기구가 필요하지 않습니다. 하루 중 아무 때나 그리고 어떠한 난이도라도 연습을 할 수 있습니다. 또한 다른 목표를 이루기 위해 매트운동을 사용할 수도 있습니다. 예를 들어, 기구에서 필라테스 수업을 하기 위한 준비운동, 다른 운동들을 하기 위한 준비운동, 매일매일의 컨디션을 조절하기 위한 프로그램, 신체에 대한 인지력을 개선하기 위한 운동방법, 또는 산전 산후 운동의 루틴으로도 사용할 수 있습니다.

이 장에서 제공된 블록은 운동을 계획하는 부분에 도움을 줄 것입니다. 3장에서 말한 것처럼 ***매트 블록시스템***은 모든 기구를 활용하는 한 세션을 구성하기 위해 사용되는 ***포괄적 블록 시스템***과 다릅니다. 대부분의 매트운동들은 코어발달에 초점을 두므로, 매트운동 블록들은 일차적으로 골반과 척추의 움직임과 코어의 컨디셔닝과 관련이 있습니다.

이 장에 있는 운동들은 진행뿐만 아니라 마음의 흐름에 따라 제시되어집니다. 매트운동은 다른 필라테스 기구에서 운동하는 것보다 흐름의 원리를 잘 구현할 수 있습니다. 저는 전통적인 매트운동을 연습할 수 있는 독특한 방식을 제공하는 ***시퀀스***를 만들었습니다. 12장에 나오는 이 시퀀스는 원래 움직임들을 포함하고, 이것들을 난이도와 시간에 따라서 그리고 각 운동이 끊어짐 없이 다음으로 이어지는 방식으로 배열되어 있습니다.

이 장의 운동은 일반적으로 몇 분의 이완과 집중으로 매트운동을 마무리하는 두 가지 형태로 제공됩니다. 느린 동작을 수행하거나, 편안한 자세로 가만히 앉아 마음을 진정시키는 말 또는 음악을 듣거나, 안내에 따라 짧은 명상을 하는 등, 휴식 시간을 통해 몸을 진정시키고 방금 마친 운동을 마음과 정신적으로 통합할 수 있는 기회를 제공합니다. 이것은 세션에서 가장 가치 있는 부분일 것입니다.

매트운동을 필라테스 시스템 안에서 가장 약한 부분으로 보지 않기를 바랍니다. 매트운동은 왕관의 보석과도 같습니다. 즐기세요!

기초
Foundation

기초 블록은 일반적으로 매트 세션을 시작할 때 수행되며 그 세션의 도입부 또는 다른 활동을 위한 워밍업 역할로 사용됩니다. 이 운동들은 매트와 기구 위에서 하는 모든 것의 기초가 됩니다. 또한 ***파워하우스***에 큰 중점을 두기 때문에 코어의 신체적, 정신적 인지를 향상시켜 줍니다.

이 동작들은 이 책의 후반부에 나오는 일부 움직임들만큼 복잡하지 않더라도, 집중과 조절력 및 정확성을 갖고 수행해야만 합니다. 기초 운동들은 천천히 수행되어야 하는데, 이는 움직임의 세부 사항과 운동을 올바르게 수행하기 위해 신체 내부에 주의를 기울일 수 있는 완벽한 기회를 제공하기 때문입니다.

이 블록에서는 골반바닥근(pelvic floor muscles)과 배근(abdominals, 특히 배가로근)의 활성화 및 배근(abdominals)과 등 심부에 위치한 등 폄근(back extensor)의 협력 수축 그리고 골반의 움직임과 위치에 영향을 미치는 엉덩굽힘근(hip flexor)과 뒤넙다리근(hamstring)을 사용하도록 하는 것이 필수적입니다. 척추의 분절과 마찬가지로 안정화와 움직임 모두 운동의 중요한 요소입니다.

초기에 파악해야 할 또 다른 중요한 개념은 특정 체형의 확립입니다. 자신의 몸으로 모양을 만드는 조각가라고 생각해 보세요. 모양은 기본 음계를 배우는 것과 같을 수 있으며, 이것 없이는 더 복잡한 작곡을 배울 수 없습니다. 이러한 모양에는 척추의 중립위치, 몸통의 C-곡선, 다리의 테이블탑 자세가 포함되며, 모두 나중에 더 복잡하고 힘든 동작에 적용될 것입니다.

펠빅 컬 / Pelvic Curl

근육 포커스

- Abdominal(배근)
- Hamstring(뒤넙다리근)

목적

- 척추분절 움직임 증진
- 허리-골반 안정화 증진
- 뒤넙다리근과 배근의 조절력 발달

매트: 펠빅 컬(Mat: Pelvic Curl) 운동은 많은 이점이 있는 운동입니다. 척추를 움직이면서 다음 운동들을 준비할 수 있으며, 내부 지지 시스템(internal support system: ISS)의 활성화를 알려주며, 신체 인식과 파워하우스를 발달시키는데 초점을 둡니다. 또한, 이 운동은 골반과 척추의 가동성과 안정성을 향상시키며, 이 과정에서 신체적·정신적 긴장을 모두 완화시켜 줍니다. 이 운동은 몇 번이고, 몇 천 번을 해도 기분이 좋습니다!

이미지화 하기

해변 모래에서 진주의 끈이 들어올려질 때 한 번에 하나씩 들어 올린다고 상상합니다. 그 다음 내려올 때는 의도적으로 진주를 하나씩 각인하듯이 내려 놓는 것을 상상합니다. 척추의 부드러운 저항과 미세한 관절의 움직임을 느끼는 것이 운동의 핵심이 되도록 합니다.

- 중립척추 자세에서 움직임을 시작하고 끝냅니다.
- 골반을 약간 후방경사가 되도록 기울이고 가장 높은 정점에서 배근(abdominal)과 뒤넙다리근(hamstring)을 수축하고 엉덩굽힘근(hip flexor)들을 신장합니다.
- 어깨와 목의 긴장을 풀어 관여되지 않도록 합니다.

난이도 높이기

처음부터 다리를 테이블탑 자세(무릎과 엉덩관절에서 직각)로 유지하면서, 한쪽 다리로는 동일한 운동을 수행합니다. 엉덩관절의 각도는 몸을 들어 올리거나 내릴 때 바뀌지만 정강이뼈는 매트와 평행하고 허벅지는 매트에 수직으로 하여 무릎의 직각을 전체적으로 일정하게 유지합니다. 이 운동은 허리골반의 안정화 및 엉덩관절 폄 조절 측면에서 큰 도전을 줍니다. 다른 다리로 전환하기 전에 5회 반복합니다.

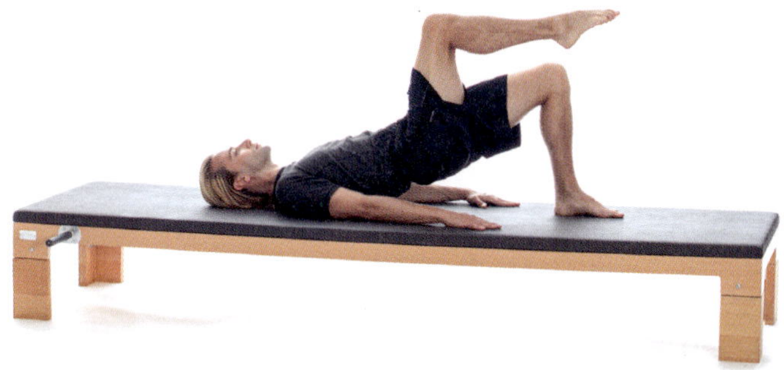

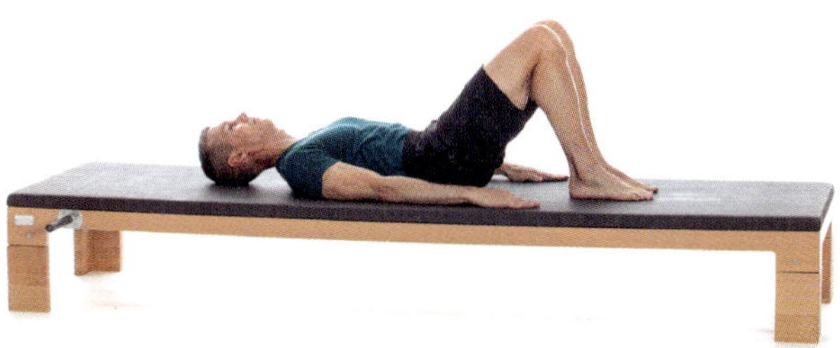

준비자세. 바로 누워서 척추를 중립자세로 두고, 전신을 이완시킵니다. 무릎을 구부리고 발을 골반너비로 벌립니다. 척추를 따라 몸이 길어지는 것을 느끼면서 어깨뼈를 중립자세로 두고, 팔은 곧게 펴서 몸 옆에 두고, 손가락은 발 쪽으로 뻗습니다. 목의 긴장을 풀고 턱은 가슴 쪽으로 약간 기울였는지 확인합니다.

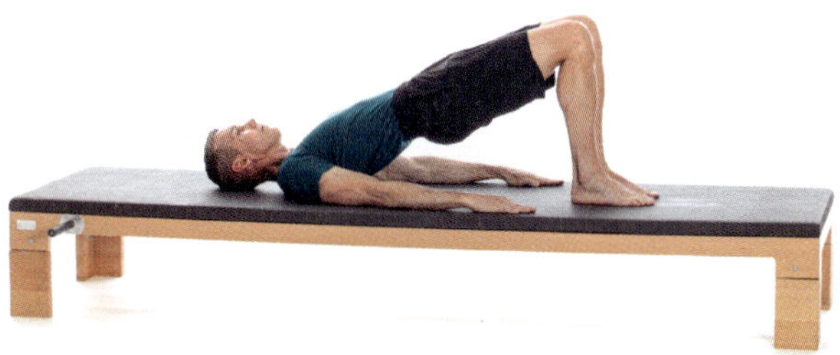

내쉬기. 복부를 안으로 당깁니다. 골반을 감아 올리기 시작하고, 엉치뼈와 허리 척추뼈를 매트에서 하나씩 위로 뒤로 들어 올립니다. 동작의 중간에서 골반과 몸통을 조금 더 높이 들어 올리기 위해서 뒤넙다리근을 동원합니다.

들이쉬기. 다리를 평행으로 유지하며 엉덩굽힘근(hip flexor)의 폄을 최대로 만듭니다. 상부 등 폄근(upper back extensor)의 활성화를 위해 어깨 폄근(shoulder extensor)를 연결합니다.

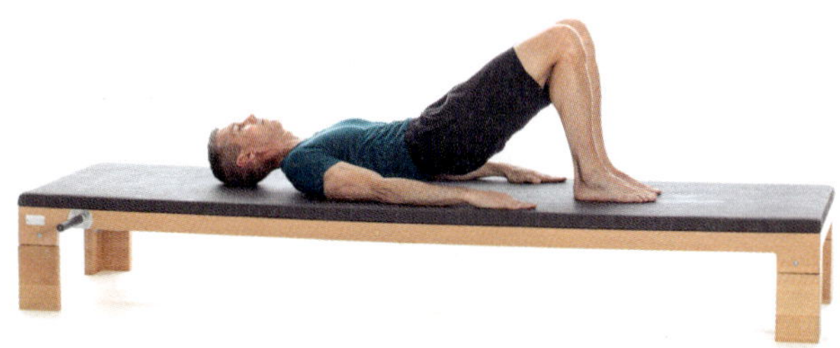

내쉬기. 척추 상단부터 역순으로 척추의 분절 움직임을 만듭니다. 척추뼈 하나씩, 허리뼈 부위에서 굽힘을 강조합니다. 준비자세로 돌아옵니다. 5~10회 반복합니다.

스파인 트위스트—수파인 / Spine Twist—Supine

근육 포커스

- Abdominal oblique (배빗근)
- Hip flexor(엉덩관절 굽힘근)

목적

- 배근의 조절력 향상
- 엉덩관절 굽힘근의 조절력 향상
- 척추 회전을 위한 유연성 개선
- 허리-골반 안정성 발달

이 운동은 회전 운동을 할 수 있도록 준비해 줍니다(특히, 척추). 또한 배빗근(Abdominal obliques)을 활성화하고 인지할 수 있도록 합니다. 회전 정도는 유연성과 복부 조절에 의해 결정됩니다. 움직임을 하는 동안 강한 허리-골반의 지지를 유지하여 과도한 앞굽이가 되는 것을 주의해야 합니다. 특히 회전할 때 조절이 가능한 범위를 벗어나며 종종 허리에서 과도한 앞굽이가 나타나기 때문입니다.

이미지화 하기

문 자체(어깨)가 안정적으로 유지되는 동안 골반, 다리, 발이 좌·우로 유동적으로 회전하면서 골반이 문 손잡이처럼 돌아가는 것을 상상해 보세요.

- 어깨와 목의 긴장을 풀고 편안하게 유지합니다.
- 허리 부위에서 발생하는 움직임을 이미지화합니다. (해부학적으로 회전은 전체에서 일어나지만, 회전의 대부분은 등뼈에서 발생합니다)
- 무릎과 발을 함께 붙입니다. 앞·뒤로 미끄러지지 않도록 합니다.
- 한 손의 손가락 끝에서 다른 손의 손가락 끝까지 가슴을 가로지른 긴 선을 유지합니다.

난이도 낮추기

동일한 움직임 패턴을 수행합니다. 그러나 시작하기 위해서 다리를 테이블탑 자세로 두는 대신, 무릎을 구부려서 매트에 발을 놓습니다. 다시 다리는 하나의 단일체로 움직입니다. 골반과 다리가 우측으로 움직이면, 왼발은 매트에서 약간 떨어지며, 반대로 할 때도 동일합니다.

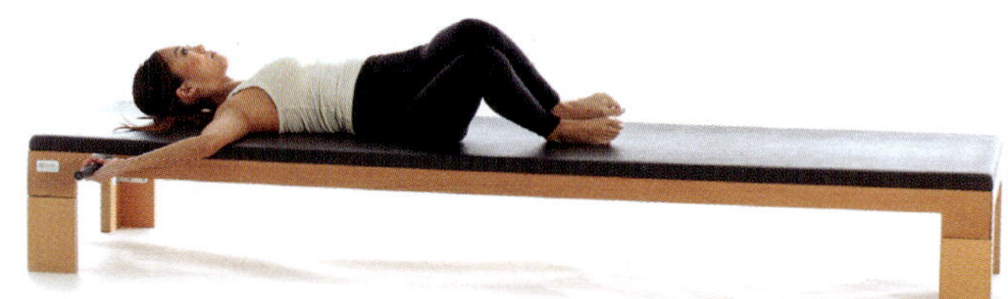

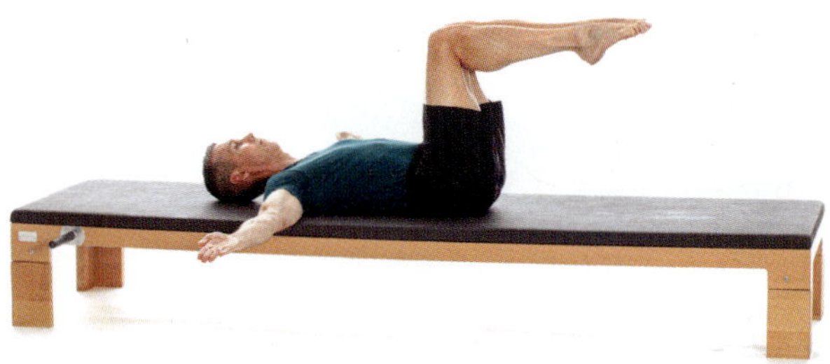

준비자세. 바로 누워서 팔을 T 자세로, 손바닥은 위로 향하게 합니다. 허리뼈를 매트로 당겨서, 골반의 후방경사를 유지합니다.(이 운동을 중립 골반자세로 시작할 수 있는데, 과전만을 피하기 위한 많은 조절이 요구되며, 과도한 스트레스가 허리로 갈 수 있습니다) 다리는 테이블탑 자세로 합니다.(다리를 붙이고, 무릎과 엉덩관절은 직각으로 합니다)

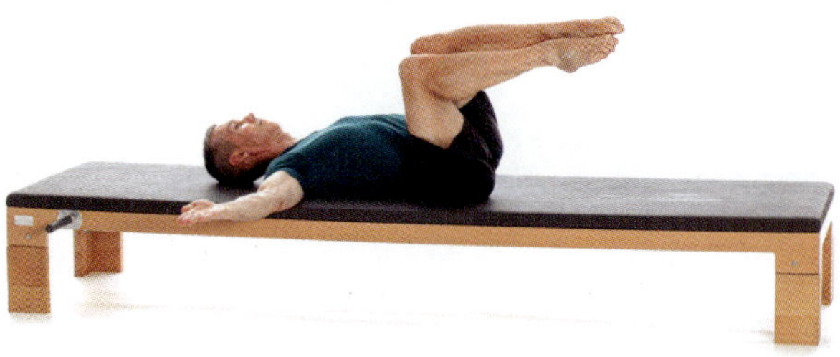

들이쉬기. 두 다리를 붙이고 골반과 다리를 함께 한쪽으로 움직이며 척추를 회전합니다. 움직임일 때, 견갑대는 안정적인 기반을 제공하며 횡단면에서 움직임이 나타납니다.

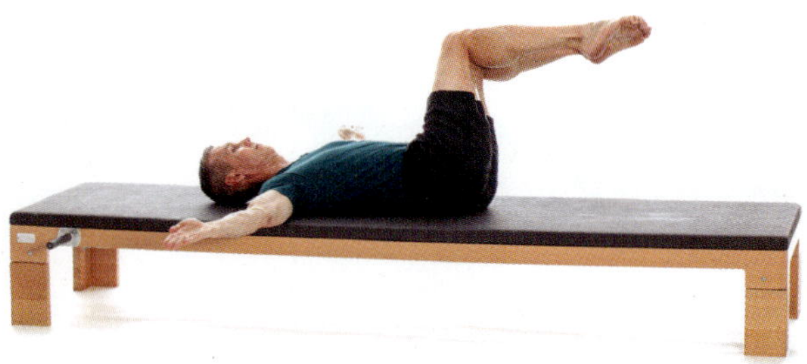

내쉬기. 골반과 다리가 하나인 것처럼 중앙으로 다시 가져옵니다.

들이쉬기. 반대쪽으로 회전합니다. 양쪽으로 5회 반복합니다.

체스트 리프트 / Chest Lift

근육 포커스

- Abdominal(배근)

목적

- 배근의 근력 향상
- 골반 안정화 및 조절력 발달

이 운동은 배근(abdominals)을 강화하고, ISS의 정확한 활성화를 알려 줄 수 있으며, 뒤에 나오는 많은 복부 운동의 기초가 됩니다. 악명 높은 크런치(crunch) 운동과 비슷하지만 완전히 다른 운동입니다. 가장 주목할 만한 것은 속도가 훨씬 느려서 운동량을 최소화하고 복부가 움직임을 촉진하도록 합니다. 척추와 골반의 위치도 다릅니다. 일반적으로 크런치는 골반이 뒤쪽으로 기울어지고 척추가 처음부터 매트를 누른 상태에서 수행되는 반면, 매트: 체스트 리프트(Mat: Chest lift)는 척추중립과 골반중립위치에서 시작됩니다. 척추가 들어 올려진 위치에 있을 때 임프린트(imprint)가 되지만 중립골반은 전체적으로 유지됩니다. 매트: 체스트 리프트(Mat: Chest lift)는 체력 수준에 관계없이 도전적일 것입니다. 기억해야할 것이 있습니다: (우리가 더 강해지더라도)운동은 더 쉬워지지 않습니다. (우리가 더 정확하게 수행하고, 더 강렬하게 느낄수록!)더 나아지는 것입니다.

이미지화 하기

척추가 유연하고 강한 판 스프링이라고 상상합니다. 한쪽 끝은 안정적인 표면에 고정되어 있습니다. 다른 쪽 끝은 자유롭게 들어 올릴 수 있습니다. 자유로운 쪽 판 스프링의 끝을 들어 올리기 시작하면 구부러집니다. 계속 구부리면 곡선이 움직이는 부분 전체에 균등하게 휘어지고, 판의 아래 부분은 안정적입니다.

- O 목을 당기지 않습니다.
- O 머리를 먼저 들어 올리고, 어깨와 상체를 차례로 들어 올립니다.
- O 골반을 중립 또는 중립에 최대한 가깝게 유지합니다.

난이도 높이기

위쪽 척추의 척추뼈 하나하나를 들어 올린 후, 어깨뼈를 매트에서 떼어내고, 손을 허벅지 뒤에 두고 숨을 들이 마십니다. 내쉬며; 팔을 도와 몸통을 약간 더 높이 들어 올립니다. 들이쉬며; 몸통을 같은 높이로 유지하면서 손을 머리 뒤로 둡니다. 숨을 내쉬며 천천히 몸통을 내립니다.

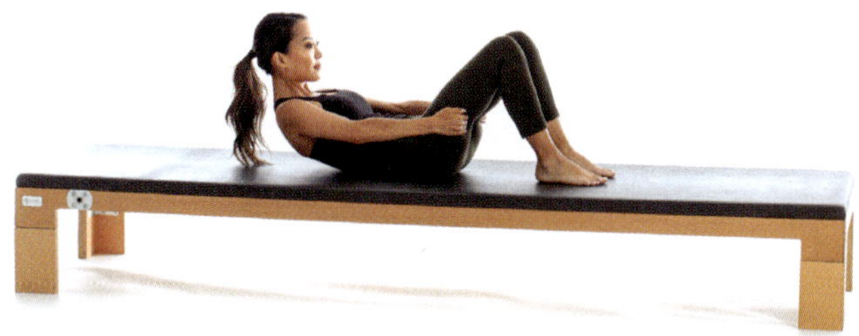

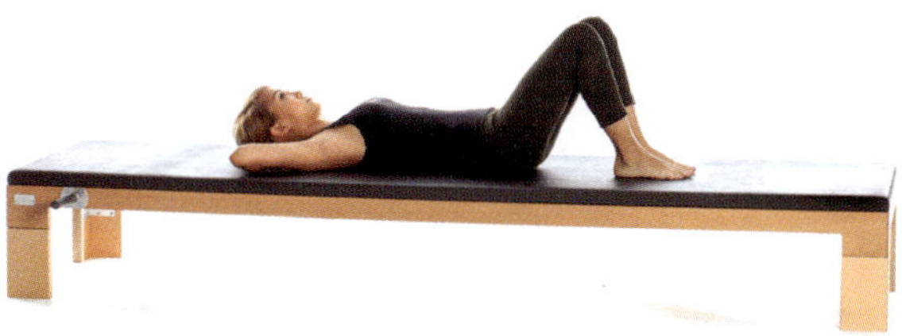

준비자세. 골반과 척추는 중립을 유지하고 무릎을 구부려 발은 골반 너비로 벌리고 눕습니다. 척추를 통해 늘어나는 느낌을 느낍니다. 손가락을 깍지 끼고 머리를 손에 얹습니다. 턱이 가슴 쪽으로 약간 기울어진 상태에서 목이 이완되었는지 확인한 후 배근(Abdominals)에 대한 인식을 강조하여 ISS를 활성화합니다.

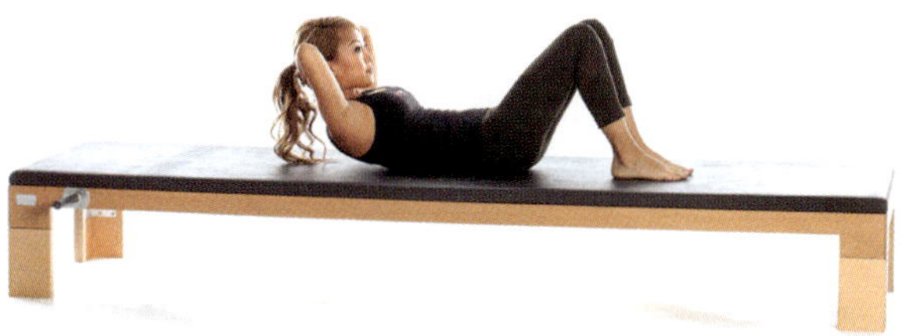

내쉬기. 배근을 수축시키면서 머리 꼭대기부터 시작하여 상부 척추와 어깨를 들어올려 허리뼈가 매트 속으로 가라 앉도록 합니다. 복장뼈 바로 아래에서 경첩과 같은 움직임을 인지하고 이 지점 아래에서 신체 안정성을 유지합니다. 어깨뼈가 매트에서 들어 올려질 때까지 위쪽 척추, 척추뼈 하나하나를 계속 들어 올립니다.

들이쉬기. 몸통을 들어 올릴 수 있는 최대 높이를 유지합니다. 복부를 더 수축시키고 골반의 중립위치에 집중합니다.

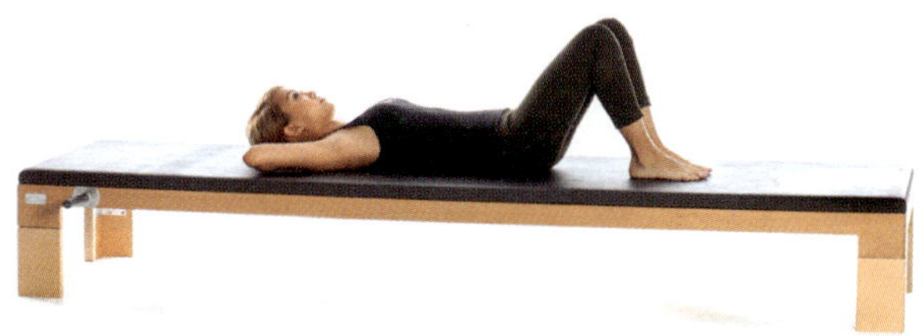

내쉬기. 배근의 수축을 유지하며 척주를 내립니다. 시작 자세로 돌아갑니다. 5~10회 반복합니다.

체스트 리프트 위드 로테이션 / Chest Lift With Rotation

근육 포커스

- Abdominal obliques (배빗근)

목적

- 사선을 강조하며 abdominal(배근)의 근력 강화
- 골반 안정성 발달

이 운동은 매트: 체스트 리프트(Mat: Chest Lift)의 연장입니다. 이 운동은 회전의 요소를 더하고 양측 패턴으로 배빗근에 부하를 가함으로써 복부에 더 도전을 줍니다. 이 운동은 매트: 크리스-크로스(Mat: Criss-Cross) 같은 여러 복부 회전 운동을 위한 기초 운동이며, 일상생활과 운동 활동에서 요구하는 많은 회전 활동을 위해 몸을 준비시킵니다.

이미지화 하기

이 운동에 대한 좋은 이미지는 매트: 스파인 트위스트-수파인(Mat: Spine Twist—Supine)에 설명된 문 손잡이 회전과 매트: 체스트 리프트(Mat: Chest Lift)에 설명된 판 스프링 조합입니다.

- 회전하면서 머리와 팔, 상체를 일체로 움직입니다.
- 목을 당기거나 팔꿈치를 앞으로 움직이지 않도록 합니다.
- 좌·우로 움직일 때 일관된 앞쪽 굽힘을 유지합니다.

난이도 높이기

매트: 체스트 리프트 위드 로테이션(Mat: Chest Lift With Rotation)과 똑같은 동작 패턴으로 움직입니다. 그러나 오른쪽으로 회전할 때 오른쪽 무릎을 가슴 쪽으로 들어 올립니다. 가운데로 돌아면서 발을 매트에 다시 놓습니다. 반대쪽으로 회전하여 왼쪽 무릎을 가슴 쪽으로 들어 올립니다. 양쪽으로 5회 반복합니다. 마지막 반복에서는 누운 자세로 돌아가기 전에 복부를 더 수축하면서 중심으로 다시 회전합니다. 이렇게 단계를 높이는 방법은 골반을 안정적으로 유지하면서 몸통의 회전을 증가시키고 매트:크리스 크로스 등 복부 회전 운동을 준비하는데 탁월합니다.

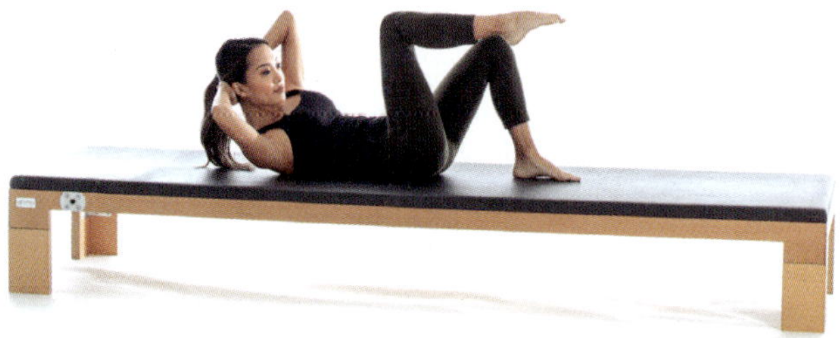

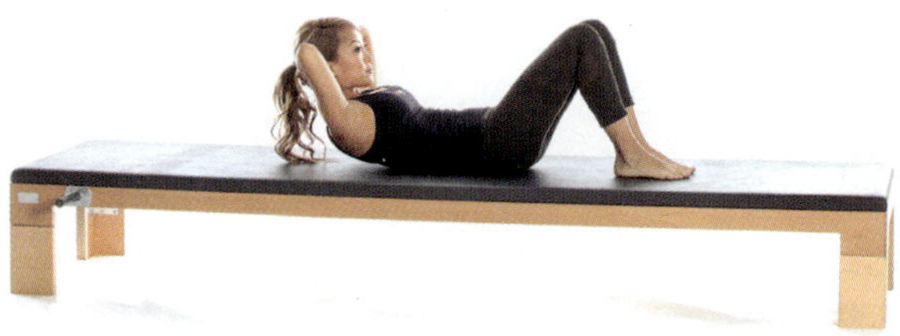

준비자세. 골반과 척추를 중립위치에 놓고 무릎을 구부리고 발을 골반너비로 벌리고 눕습니다. 손가락을 깍지끼고 머리를 손에 얹습니다. ISS를 연결하고 복부를 당기고 머리 끝에서부터 시작하여 상부 척추와 어깨를 들어 올리고 허리뼈가 매트에 가라앉도록 합니다.

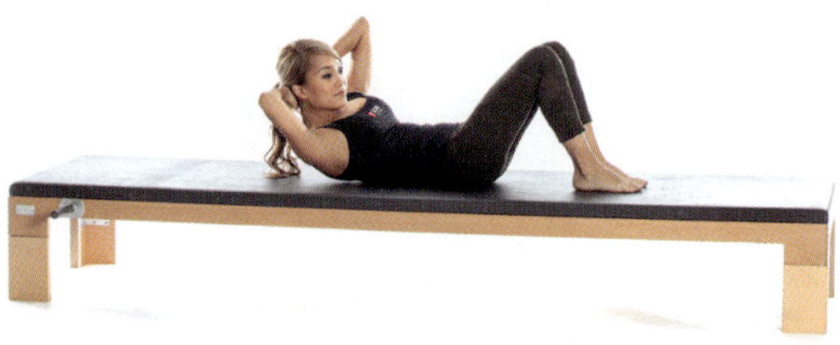

내쉬기. 상체를 한쪽으로 돌립니다. 배근(Abdominal)을 수축하고 골반 위에서 움직이는데 집중하여 몸통의 굽힘과 회전을 최대화 하면서 측면굴곡이 나타나지 않도록 주의합니다. 골반의 안정성을 유지합니다.

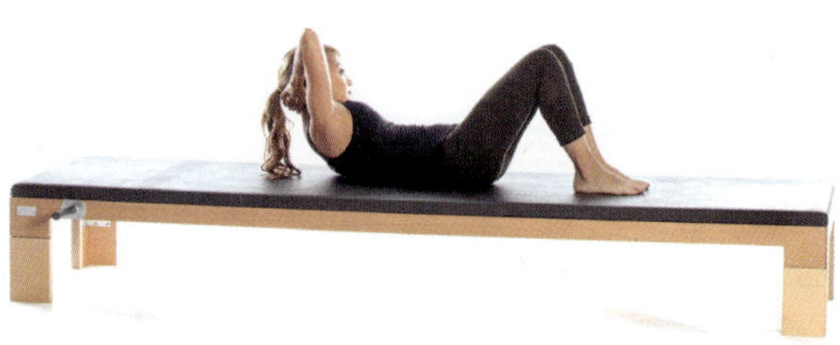

들이쉬기. 몸통을 내리지 않고 상체를 다시 중앙으로 돌립니다.

내쉬기. 상체를 반대쪽으로 돌립니다.

들이쉬기. 몸통을 내리지 않고 중앙으로 돌아갑니다. 양쪽으로 5회 반복합니다. 마지막 반복에서 중심으로 돌아가서 복부를 더 수축하고 몸통을 내립니다. 시작 자세로 돌아갑니다.

한쪽 다리-레그 리프트 / Single-Leg Lift

이 운동에서는 배근(abdominal)을 작용근으로 사용하기 보다는 안정근으로 사용합니다. 이것은 골반의 안정성이 부족하거나 몸통을 앞쪽으로 굽히며 들어 올리기 위해서 복부 근력이 부족할 때 특히 유용합니다. 전신, 특히 허리-골반 부위를 그대로 유지하고 한쪽 다리만 위아래로 움직이면서 파워하우스에 대한 인식과 골반의 안정성을 유지하는 법을 배웁니다.

이미지화 하기

골반은 바위처럼 안정적이고 다리는 깃털처럼 가볍게 골반에 영향을 주지 않고 위 아래로 떠 있어야 합니다. 이러한 이미지는 인체의 올바른 감각을 만드는 것을 돕습니다.

- 다리를 들어 올릴 때 허리의 과도한 폄과 과긴장이 되지 않도록 주의합니다.
- 다리를 하나의 단일체로 움직이고, 무릎에서 직각을 유지합니다.
- 반대편을 들어 올릴 때 지지한 다리로 가는 체중 이동을 최소화합니다.

난이도 높이기

난이도를 높이기 위해 다리를 동시에 움직입니다. 한쪽 다리를 테이블탑 자세로 들어 올리고, 그 다리를 내려 발끝이 매트에 닿을 때 다른 쪽 테이블탑 자세로 들어 올립니다. 다리를 동시에 계속 바꿔가며 각 다리에 동일한 반복횟수를 수행합니다.

더욱 난이도를 높이려면 허벅지는 수직 위치를 지나 엉덩관절을 계속해서 구부리며 무릎을 가슴 쪽으로 움직입니다. 이를 통해 엉덩관절의 움직임 범위가 증가되고 엉덩관절 굽힘근(hip flexor)의 활성화와 뒤넙다리근(Hamstring)의 가벼운 스트레칭을 제공합니다.

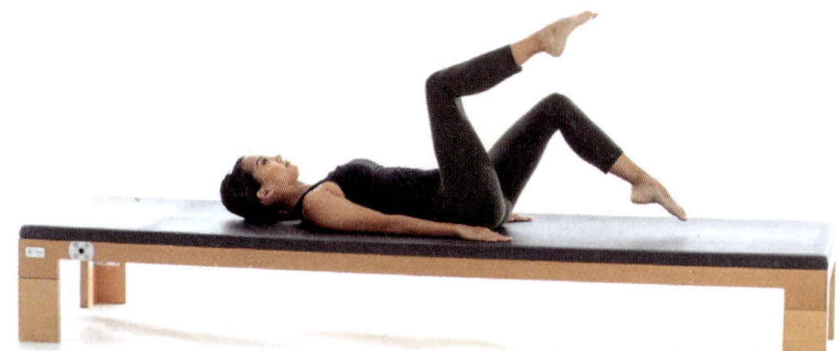

근육 포커스

- Abdominal(배근)
- Hip flexor(엉덩관절 굽힘근)

목적

- 허리-골반 안정성 조절력 발달
- 엉덩관절 분리 증진
- 배근과 엉덩관절 굽힘근의 조절력 증진

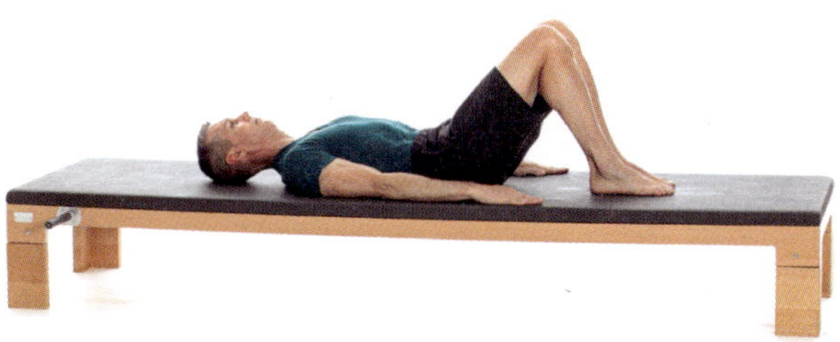

준비자세. 바로 누워서 척추를 중립자세로 두고, 무릎을 구부리고 발을 골반너비로 벌립니다. 팔은 펴서 몸 옆에 두고, 손가락은 발 쪽으로 뻗고, 목의 긴장을 풀고, 턱은 가슴 쪽으로 약간 기울게 합니다. 허리-골반 안정을 강조하고 발에 체중을 균등히 둡니다.

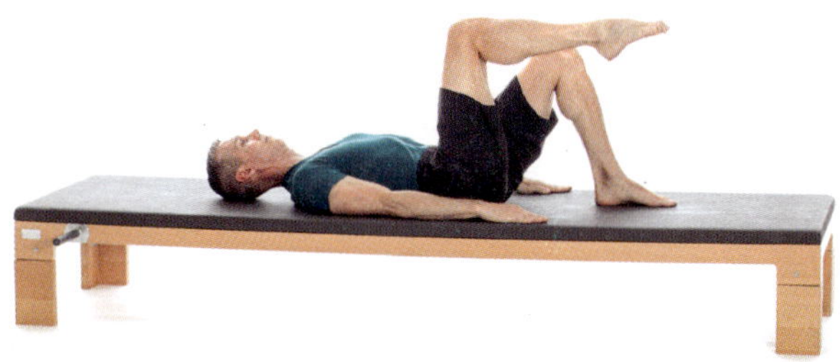

내쉬기. 한 다리를 들어 엉덩관절에서의 움직임에 집중하며 이때, 무릎은 직각을 유지합니다. 엉덩관절이 직각이 되고 허벅지가 바닥과 수직이 될 때까지 움직임을 계속합니다. (table top)

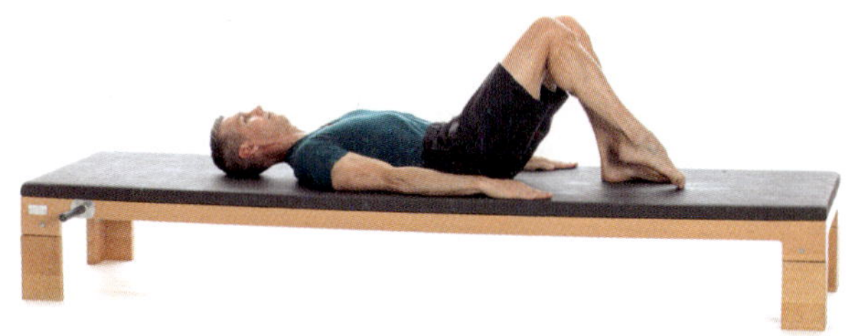

들이쉬기. 무릎을 직각으로 유지하고 발에 압력을 가하지 않고 발가락 끝이 바닥에 닿도록 부드럽게 다리를 내립니다. 반대쪽을 진행하기 전에 5-10회 반복합니다.

레그 서클 / Leg Circle

근육 포커스

- Abdominal(배근)
- Hip flexor(엉덩관절 굽힘근)

목적

- 허리-골반 안정화와 조절력 향상
- 엉덩관절 분리 증진
- 엉덩관절 굽힘근의 조절력 증진

이 운동은 조절된 안정화와 가동성이 어떻게 분리되는지 보여주는 훌륭한 예입니다. 골반이 고정되어 있고 척추가 안정적으로 유지되는 동안 엉덩관절은 유동적으로 회전하고 다리는 쉽게 회전합니다. 필라테스 운동에서 자주 발견되는 패턴인 엉덩관절 가동성 및 분리 움직임은 사이클링, 달리기, 특정 댄스 및 체조 동작과 같은 많은 활동의 필수 조건입니다. 올바르게 실행하면 이 동작은 엉덩관절과 아래쪽 허리의 긴장을 풀어주고 천장관절의 기능장애를 치료하는 데 도움이 될 수 있습니다.

이미지화 하기

다리를 큰 냄비에 두꺼운 시럽을 저어주는 큰 숟가락이라고 상상합니다. 움직임은 부드럽고 매끄럽고 연속적인 흐름이 있어야 합니다. 요요(yo-yo)가 아래로 굴렀다가 위로 구르는 것과 같은 내려왔다가 되돌아가는 동작을 생각하는 것도 도움이 될 수 있습니다.

- 골반과 척추는 중립을 유지합니다.
- 엉덩관절의 움직임을 제한하지 않고 유동적으로 유지합니다.
- 목, 어깨, 가슴을 편안하게 유지합니다.

난이도 낮추기

이 운동은 들어 올린 다리의 발에 고무밴드를 두르고 밴드의 양쪽 끝을 손으로 잡고 몸의 측면 쪽 매트에 팔꿈치를 단단히 고정하여 수행할 수 있습니다.
이 운동은엉덩관절 굽힘근(Hip flexors)이 이완되도록 하고 다리가 회전할 때 관절에서 원하는 움직임의 유동성을 만드는데 도움이 됩니다.
뒤넙다리근(Hamstring)이 뻣뻣한 경우, 매우 유용한 동작입니다.

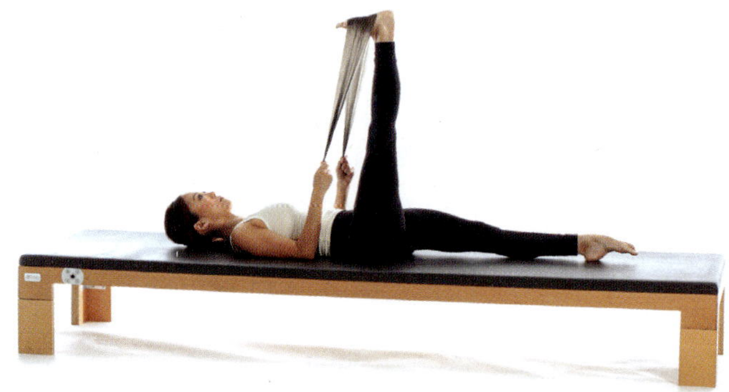

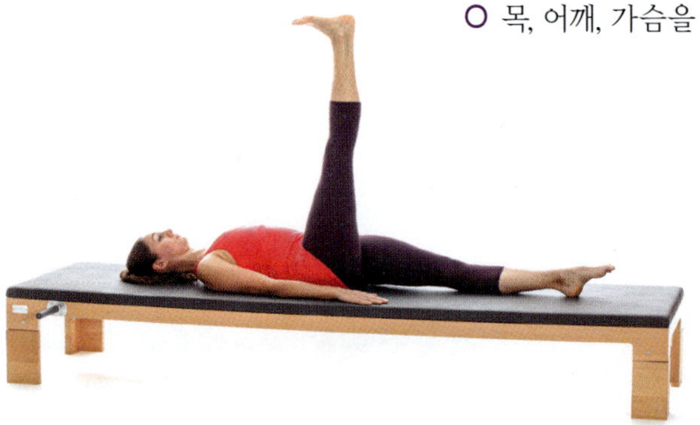

준비자세. 바로 누워 팔을 몸 옆에 두거나 손바닥이 위로 보게 해서 T자세로 만듭니다. 다리를 펴서 바닥에 붙이고, 발목을 발바닥쪽 굽힘합니다. 한쪽 다리를 가슴 쪽으로 굽힙니다.

다리를 똑바로 위로 펴서, 바닥과 직각이 되게 만들고 발은 발등굽힘 합니다. 다른 쪽 다리는 곧게 피고 발바닥쪽 굽힘을 한 상태에서 매트방향으로 힘을 유지합니다.

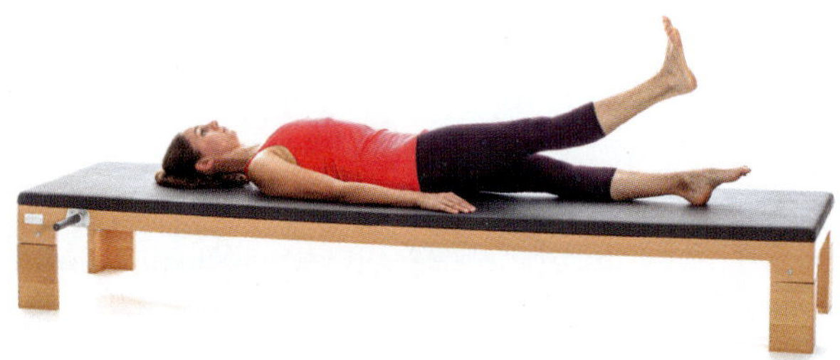

들이쉬기. 들어 올린 다리는 몸의 중심선을 약간 가로질러 안쪽으로 원을 그리며 가져옵니다. 원을 그리는 범위는 골반을 안정적으로 유지하는 능력에 따라 달라지며, 원의 크기가 클 수록 더 어렵습니다.

내쉬기. 다리가 수직의 위치에 올 때 마다 약간 멈추면서(움직임 중지) 동작을 반복합니다. 호흡 주기를 5-10회 반복합니다. (들이쉬기와 내쉬기)

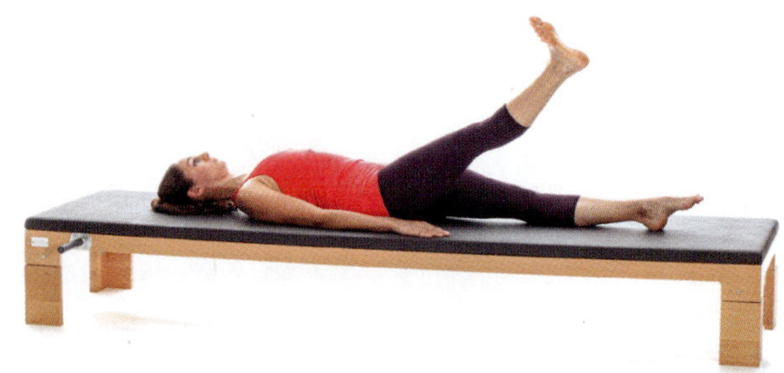

원을 반대로 하고 호흡 패턴을 반복하여 각 호흡에서 다리의 한 번의 원을 완성합니다. 중심선에서 시작하여 다리를 바깥쪽과 아래쪽으로 원을 그리며 중심으로 돌아옵니다. 허리-골반의 안정화와 엉덩관절의 자유로운 움직임을 강조합니다. 5~10회 호흡(들이쉬기와 내쉬기)을 반복하고 마지막 반복 후에 수직 위치로 돌아갑니다. 발을 구부리고 다리를 가슴 쪽으로 구부린 다음 매트 위에서 곧게 폅니다. 시작 자세로 돌아갑니다. 반대쪽도 반복합니다.

복부 운동
Abdominal Work

복부(abdominal)는 파워하우스(powerhause)의 개념에 필수적이기 때문에 필라테스의 모든 운동에서 어느 정도 관여한다는 사실에도 불구하고 이 블록은 특히 복부 발달에 전념합니다. 복부는 또한 일반 피트니스, 재활 및 운동 분야에서 점점 인기를 얻고 있는 코어 근력 및 척추 안정성 개념의 핵심 요소입니다. 또한 조절력 있는 복부는 허리 건강에 도움을 주며 과도한 스트레스와 부상으로부터 보호하는 중요한 역할을 합니다.

이 블록의 운동은 특히 척추 굽힘 동작에서 복부를 강화하고 허리뼈와 몸통 안정화를 위해 복부를 활성화하는데 중점을 둡니다. 앞서 언급했듯이 이 용어들은 이 책의 맥락에서 같은 뜻을 갖고 있습니다. 척추의 아래부위 즉, 허리 부위에 안정성이 집중되어 있을 때(일반적으로 엉덩관절과 다리가 운동에 관련되어 있을 때)를 ***허리-골반 안정화***라고 합니다. 그리고 상체와 같이 가슴 부위에 안정성이 더 집중될 때는 ***몸통 안정화***(안정성)라고 합니다.

항상 그렇듯이, 올바른 근육을 활성화하고 동작을 수행하는 정확성은 긍정적인 결과를 달성하는 데 중요합니다. 제대로 수행되지 않으면 운동이 목표에 미치지 못할 뿐만 아니라 실제로 부상을 입거나 기존 문제를 악화시킬 수 있습니다.

필라테스는 모든 사람에게 적용되는 컨디셔닝 방법이 아니라는 점에 유의해야 합니다. 종종, 특히 복근 운동 시 원하는 목표를 달성하기 위해 변형이 필요합니다. 적절한 수준에서 운동하고 도전 과제를 점진적으로 늘리는 것이 필수적입니다. 궁극적으로, 잘 조절된 복부는 일상생활의 많은 활동과 운동 활동에 긍정적으로 기여합니다.

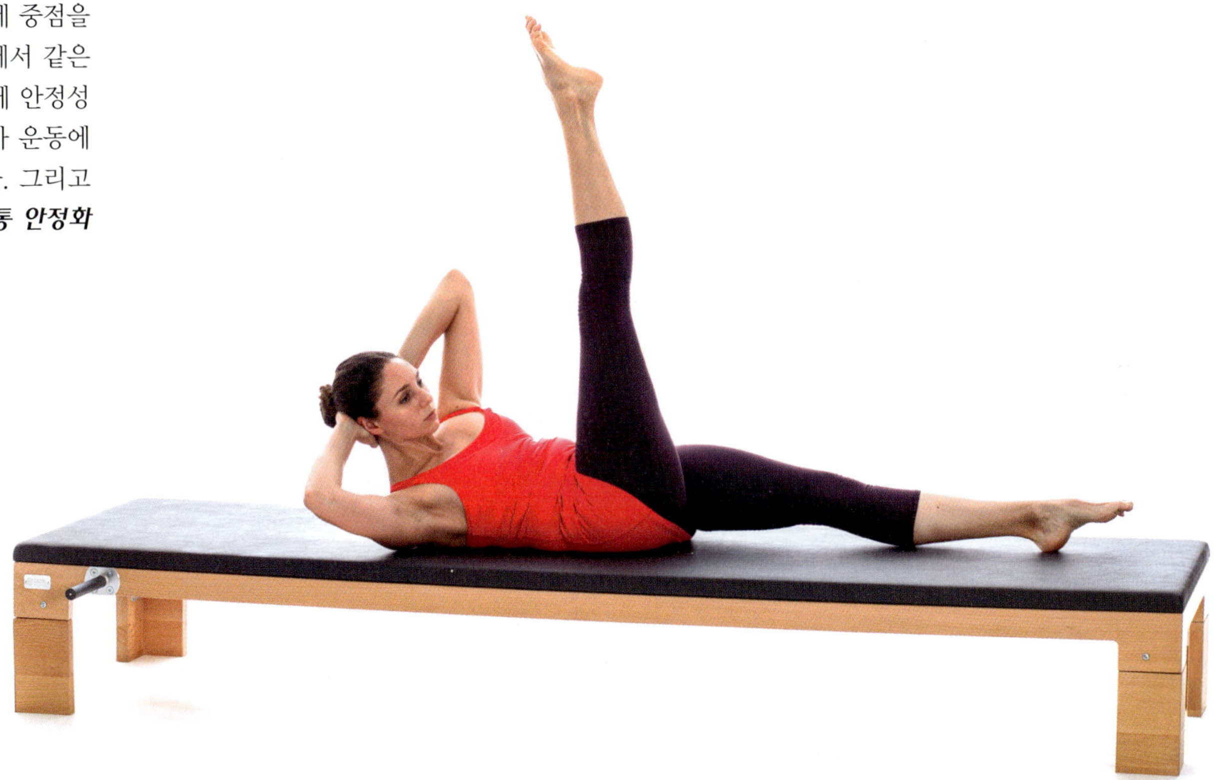

헌드레드 / Hundred

근육 포커스

- Abdominals(배근)
- Hip flexors (엉덩관절 굽힘근)

목적

- 복부 근력 향상
- 엉덩관절 굽힘근 조절력 향상
- 허리-골반 안정성 발달

이 운동은 필라테스 메소드의 대표적인 복부 운동 중 하나로 파워하우스(powerhouse)를 강조합니다. 운동의 이름은 호흡 패턴에서 파생됩니다. 각 들이쉬기와 내쉬기는 단일 호흡 주기이며, 10카운트 동안 지속되어야 합니다(들이쉬기 5번, 내쉬기 5번). 이 호흡 패턴을 10회 반복하여 총 100회를 셉니다. 이것은 100번의 호흡을 의미하지 않습니다!

저는 이 운동을 하는 동안 ***능동적 호흡***을 자주 사용하는데, 이 운동은 들이쉬기와 내쉬기에 관여하는 근육을 동적으로 수축시켜 호흡 근육의 작용을 강조합니다. 제가 친구라고 부를 수 있는 것을 영광으로 생각하는 훌륭한 1세대 교사이자 필라테스의 선구자인 Ron Fletcher는 ***타악기 호흡***(percussive breathing)이라는 용어를 만들었습니다. 팔의 움직임뿐만 아니라 들락날락하는 호흡을 잘 하는 것은(툭툭 퍼서 소리를 내듯) 호흡과 움직임을 더욱 활동적이고 역동적으로 만듭니다. 이것은 잘 수행된다면 좋은 전략입니다. 하지만 긴장을 유발한다면 좀 더 편안한 접근 방식을 취해야 합니다. 활발한 호흡과 팔의 움직임은 심장 박동수를 증가시키고 혈액 순환을 촉진하며 체온을 상승시키는데 이것은 Joseph Pilates의 이 운동목표 중 하나였을 것입니다.

매트: 헌드레드(Mat: hundred)는 복부와 적절한 척추 굽힘으로 몸통을 들어 올릴 수 있는 능력을 포함하여 신체의 일부들이 올바른 위치에 있지 않다면 오히려 역효과를 낼 수 있습니다. 이 연습을 위해 준비 연습을 하는 것이 좋습니다(난이도 낮추기 참조). 매트: 헌드레드(Mat: hundred)를 할 때, 다리는 복부의 힘으로 조절할 수 있는 높이에서 유지해야합니다. 다리가 바닥과 수직인 위치는 쉽습니다. 바닥을 향해 다리를 낮추는 것이 더 어렵습니다. 궁극적으로, 허리가 매트에서 떨어지지 않아야 합니다. Joseph Pilates가 수행한 이 운동의 원조 버전은 발이 눈높이에 있는 것입니다. 그러나 다리를 이 높이로 유지하려면 상당한 힘, 조절 및 연습이 필요합니다.

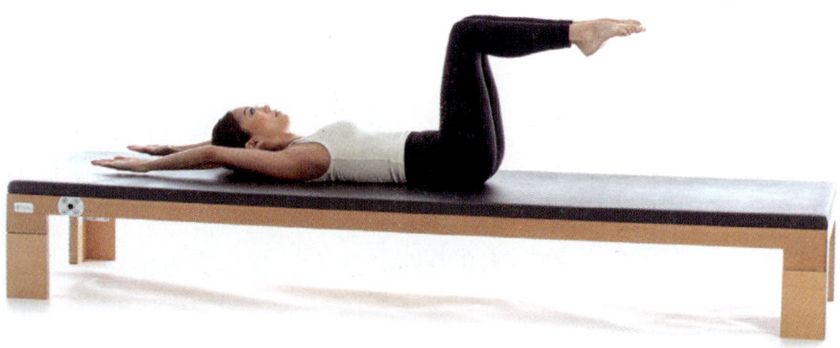

준비자세. 누운 자세에서 다리는 테이블탑 자세를 합니다. 손바닥이 위로 향하도록 팔을 똑바로 머리 위로 어깨너비로 벌립니다.

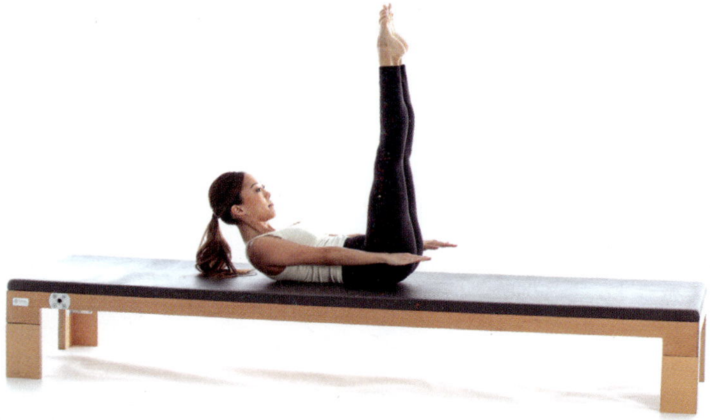

내쉬기. 매트: 체스트 리프트(chest lift)에서 처럼 복부를 끌어 당기고 매트에서 위쪽 척추를 들어 올립니다. 이때 팔은 바닥과 평행하도록 내립니다. 매트에서 어깨뼈와 함께 척추의 상부가 들어 올려질 때 허리뼈가 매트에 닿도록 합니다. 동시에 다리를 적절한 높이로 폅니다(다리를 아래로 내릴수록 운동이 더 어려워집니다).

들이쉬기. 다리를 안정되게 유지하고 복부의 수축에 집중하면서 상부 몸통의 일관된 높이를 유지합니다. 5카운트 동안 팔을 펌핑할 준비를 합니다.

이미지화 하기

발전기처럼 에너지를 생성하는 팔의 움직임을 이미지화합니다. 이 에너지는 몸통을 안정적으로 유지하고 복부를 활성화하며, 다리를 지지하는 데 도움이 됩니다.

- 복부에 힘을 주어 임프린트하여 허리를 매트에 붙입니다.
- 목과 어깨를 이완시킵니다.
- 펌핑 동작을 부드럽고 작게 유지하며, 긴장이 없도록 합니다.

난이도 낮추기

이 운동을 더 쉽게 하면서 필요한 기술을 쌓으려면 발을 바닥에 두거나 다리를 테이블탑 자세로 구부려 엉덩관절 굽힘근(Hip flexors)과 허리에 가해지는 부하를 줄여 복부에 가해지는 부하를 낮춥니다.

또한, 뒤넙다리근(Hamstrings)이 뻣뻣하다면 이 운동을 하는 동안 무릎을 구부리는 것이 좋습니다. 뒤넙다리근(hamstring)이 뻣뻣하다면 다리를 수직 위치로 유지하여 곧게 펴는것이 어렵습니다(복부가 아직 충분히 강하지 않을 경우). 그 결과 다리가 낮게 유지되면서 복부에 과한 긴장을 만들게 됩니다.

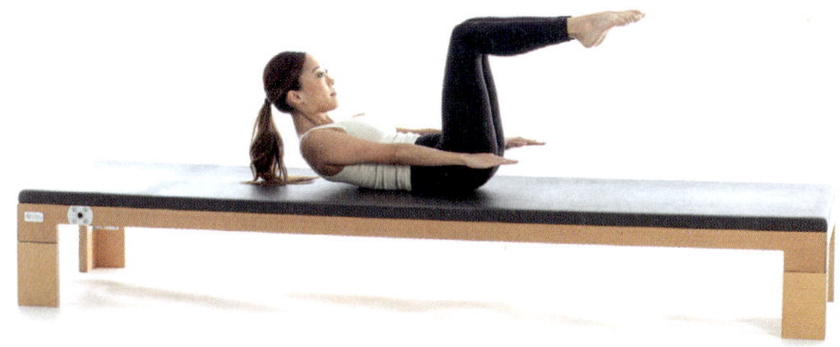

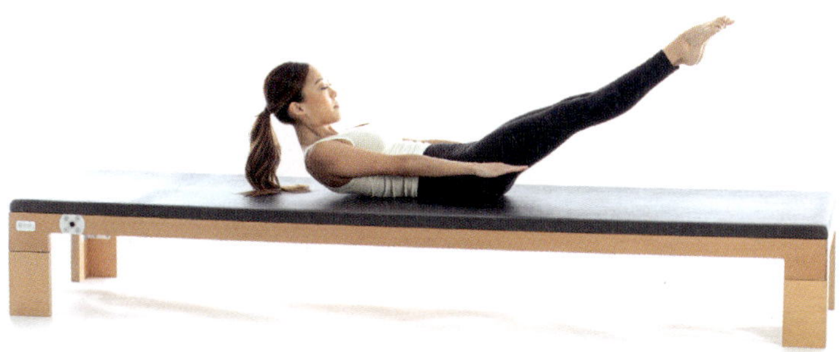

내쉬기. 5카운트 동안 팔을 위 · 아래로 흔들며 약간의 펌프를 합니다. 대각선으로 다리를 뻗어 눈의 위치와 같다면 최적의 위치입니다.

들이쉬기. 팔을 몸의 측면에 가깝게 유지하며, 5 카운트 동안 팔을 계속 펌핑합니다. 호흡주기(들이쉬기와 내쉬기)를 10회 반복합니다.

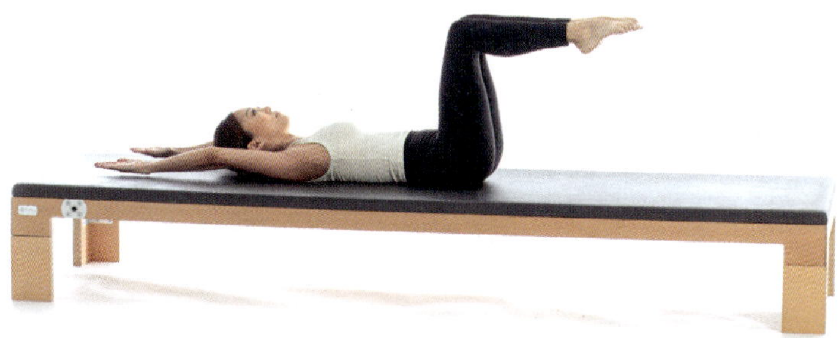

내쉬기. 다리를 테이블탑 위치로 구부리고 팔을 머리 위로 들고 척추를 내립니다. 시작 자세로 돌아갑니다.

매트운동

복부 운동 /Abdominal Work

초급 /FUNDAMENTAL

근육 포커스

- Abdominals(배근)
- Hip flexors (엉덩관절 굽힘근)

목적

- 배근 강화
- 엉덩관절 굽힘근 조절력 발달
- 허리 유연성
- 척추의 안정성과 조절력 증진

롤-업 / Roll-Up

롤-업(Roll-up)은 작용근과 안정근으로서 배근(abdominals)을 활성화 시킵니다. 초기 단계에서, 배근을 동원하여 몸을 움직여 척추를 구부리게 합니다. 그 다음 엉덩관절 굽힘근(hip flexor)은 몸통과 골반을 매트에서 들어 올리기 시작하며, 엉덩관절에서 몸을 구부리는 동안 배근이 몸통을 안정시키고, 척추의 C-곡선을 유지합니다. 앉은 자세에서 어깨는 엉덩관절 바로 위에 있으며, 배근이 더 참여될 수 있도록 합니다(특히, deep scoop).

이 운동을 전통적인 형태에서 여러 가지로 변형을 하였습니다. 첫째, 위에서 설명한 어깨가 엉덩관절 위에 있는 자세에서 몸통이 다리가 있는 앞쪽으로 계속 가는 것보다 그 앉은 자세에서 잠시 멈추는 것입니다. 아직 늘어날 준비가 되어 있지 않을 수 있는 뒤넙다리근(hamstring)을 과도하게 신장하지 않기 위함입니다. 이 운동의 목적은 뒤넙다리근에게는 매우 가벼운 스트레칭을 제공하면서 등 근육과 배근은 부드럽게 워밍업하는 것입니다. 두 번째 변형은 머리 위치입니다. 앉은 자세에서 필라테스 전통방식은, 머리는 낮춰져서 팔 사이에 있습니다. 저는 머리가 척추의 자연스러운 선을 따르는 것을 선호하는 데 이 경우, 팔은 바닥과 평행이고 목과 얼굴은 옆에서 완전히 볼 수 있게 높게 유지됩니다.

마지막으로, 원래의 동작에서는 발을 발등 쪽으로 굽힘 하지만 저는 발을 발바닥쪽 굽힘하고, 다리를 곧게 펴거나 뒤넙다리근이 팽팽한 경우, 약간 구부리는 것을 선호합니다. 그 이유는 발을 발등 쪽으로 굽힐 때, rectus femoris(뒤넙다리곧은근; 두-관절을 지나는 엉덩관절 굽힘근)을 포함한 넙다리네갈래근(quadriceps femoris)을 과도하게 사용하려는 경향이 강하기 때문입니다. 저는 이 운동에서 엉덩관절 굽힘근의 활성화를 줄이는 것을 선호합니다. 그 이유는 엉덩관절 굽힘근(hip flexor)들이 배근의 역할을 억제히려는 경향이 있어서 매트에서 들어올릴 때 C 만곡을 유지하기 어렵게 만듭니다. 즉, 엉덩관절 굽힘근은 골반과 몸통이 매트에서 들어 올려질 때 긴 선들을 강조합니다. 저는 개인적으로 심미적으로 더욱 좋다고 느껴집니다.

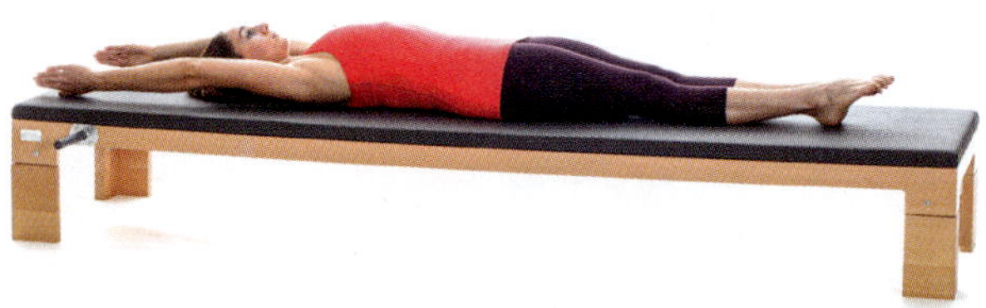

준비자세. 누운 자세에서 팔은 머리 위로, 손바닥은 서로 마주보고, 다리는 곧게 펴고, 발은 발바닥굽힘 합니다. 팔을 머리 위로 뻗을 때, 갈비뼈를 아래로 끌어 당깁니다. 팔을 어깨너비로 유지합니다.

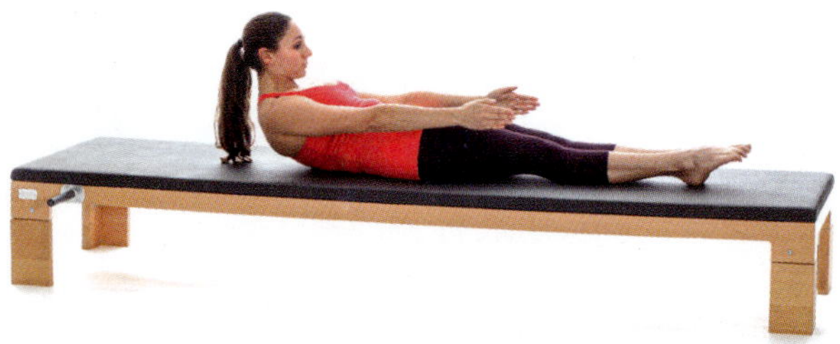

들이쉬기. 복부를 활성화하고 팔을 움직이며 머리와 척추는 따라갑니다. 가슴이 들려진 자세에서 복부에 더욱 힘을 주고 임트린트하여 허리를 매트에 붙입니다. 엉덩굽힘근을 활성화하여 매트에서 앉은자세로 가기 위해 준비합니다.

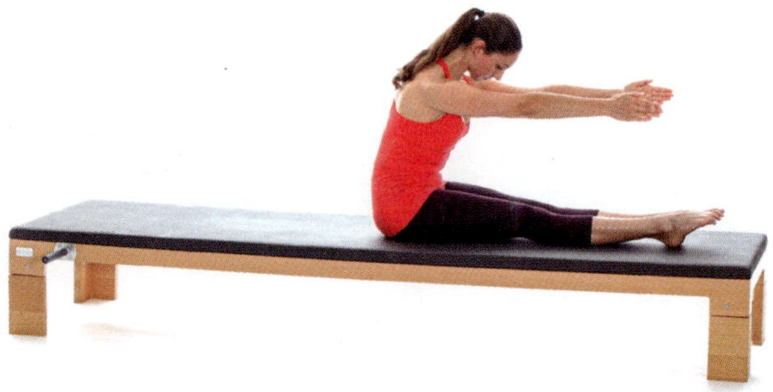

내쉬기. 등 폄근(back extensor)의 도움을 받아 복부로 몸통의 안정성을 유지하면서 매트에서 척추, 척추뼈를 하나씩 떼어내면서 몸통의 C 곡선 모양을 유지합니다. 어깨가 엉덩이 위에 있을 때 멈춥니다. 곡선은 머리 꼭대기와 손끝에서 척추를 거쳐 발가락 끝까지(깊은 복부 수축) 확장되어야 합니다.

게다가, 작은 C커브(고전적인 형태에서 발견되는) 보다 비교적 큰 C커브를 유지함으로써, 등 근육이 활성화 되어지고, 심미적 매력과 과학적 근거의 완벽한 조화인 척추가 내려오는 것(roll down)과 보호하는 것을 돕습니다.

이미지화 하기

말에서 말의 고삐를 잡고 매트에서 부드럽게 들어 올렸다가 다시 내려오는 모습을 상상해봅니다. 움직임은 쉽게 나타나야 하며 몸통을 들어 올리거나 내릴 때 몸의 완만한 곡선이 일관되고 안정적이어야 합니다.

- 반듯이 누웠을 때 팔이 머리 위로 뻗을 때 갈비뼈가 위로 뜨지 않도록 합니다.
- 매트에서 들어 올릴 때, 등을 내릴 때, 앉은 자세에서도 몸통의 C 자형을 유지합니다.
- 머리는 척추와 같은 선상에 있도록 유지합니다.

난이도 낮추기

만약 매트: 롤-업(Mat: Roll-up)이 긴장된 허리 주변 근육과 뒤넙다리근(Hamstrings)의 긴장 또는 불충분한 복부 근력으로 인해 너무 어렵다면, 무릎을 구부린 상태에서 운동을 시작합니다. 들이쉬며; 팔, 머리 및 상부 척추를 들어 올립니다. 내쉬며; 롤업(Roll-up)과 동시에 다리를 곧게 폅니다. 앉은 자세에서 C자 곡선을 유지하면서 숨을 들이쉽니다. 숨을 내쉬고 굴리면서 동시에 무릎을 구부립니다. 시작 자세로 돌아갑니다. 몸통과 골반이 지면에서 들릴 때 운동의 가장 어려운 지점에서 다리를 곧게 펴면 이 어려움을 극복하는 데 도움이 됩니다.

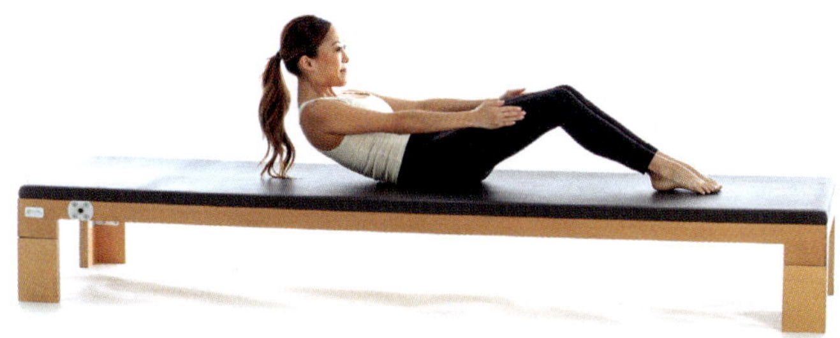

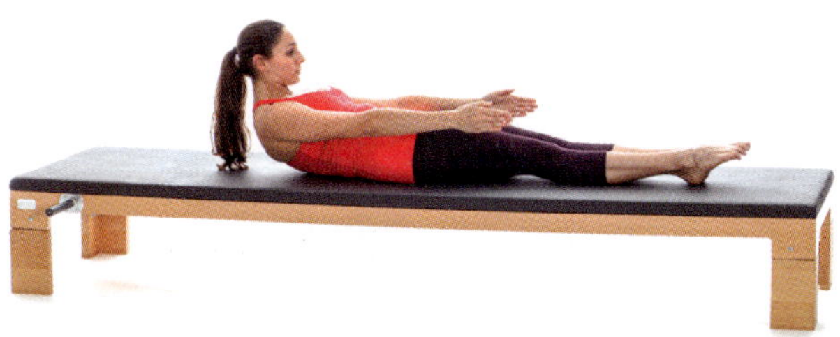

들이쉬기. 허리를 늘리는데 집중하면서 몸통과 함께 이 안정적인 자세를 유지합니다. 팔을 어깨 높이(바닥과 평행)로 잡고 목과 어깨를 편안하게 유지하면서 늘어진 목 위치를 강조합니다.

내쉬기. 척추를 하나하나 분절하여 롤다운합니다. 팔 사이에 머리를 묻지 않습니다. 허리가 매트에 닿으면 잠시 멈추고 몸통을 완전히 낮추고 팔을 머리 위로 가져갑니다. 시작 자세(중립척추)로 돌아갑니다. 5~10회 반복합니다.

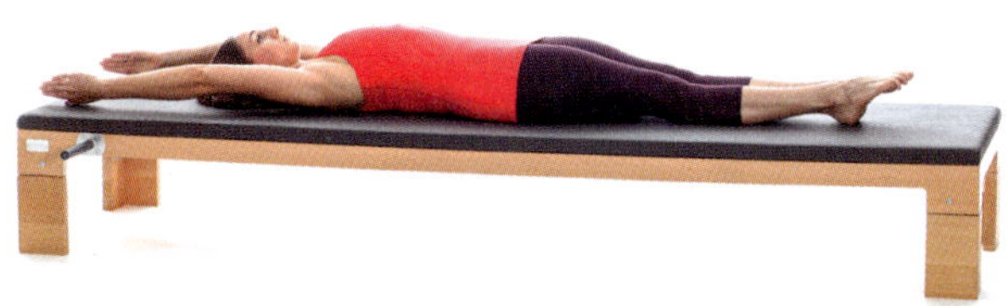

팔을 머리 위로 올릴 때 갈비뼈를 앞으로 내밀거나 허리를 과도하게 폄 되는것을 조절하며 코어를 안정적으로 유지합니다.

넥 풀 / Neck Pull

근육 포커스

- Abdominals(배근)
- Hip flexors (엉덩관절 굽힘근)
- Back extensors(등 폄근)

목적

- 복부 근력 향상
- 엉덩관절 굽힘근 조절력 향상
- 등 폄근 조절력 향상
- 뒤넙다리근 유연성 향상
- 척추의 가동성 및 안정성 발달

이름(넥 풀, Neck Pull)과는 대조적으로 목을 당기는 것은 이 운동에서 피해야 할 한 가지입니다. 매트: 롤업(Mat: Roll-up)을 능숙하게 수행한 후에 이 운동을 시작해야 합니다. 머리 뒤에 손을 놓으면(Roll-up의 팔 움직임과 반대) 무게중심과 움직임의 레버가 변경되어 매트: 넥 풀(Mat: Neck Pull)의 "사촌인"(매트: 롤업[Roll-up]을 뜻함)보다 더 어려워집니다. 또한, 몸통을 다리 위로 앞으로 뻗는 것은 매트: 롤업(Mat: Roll-up)에서 요구되는 것보다 더 많은 유연성을 요구합니다.

앉은 자세에서 척추를 펴고 몸통을 똑바로 정렬하려면 코어 강도와 잘 조절된 몸통 안정성, 특히 등 폄근(back extensor)과 뒤넙다리근(hamstring)의 적절한 유연성이 필요합니다.

앉은 자세에서 허리를 곧게 유지한 상태에서 몸통을 하나의 단위로 연결하여 뒤쪽으로 힌지한 후 굴러 내려옵니다. 이 운동은 어려운 운동이므로, 워밍업이 아니라 세션의 후반부에 수행해야 합니다.

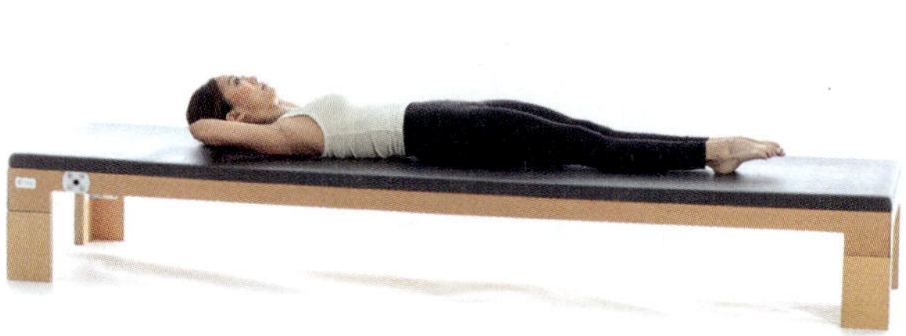

준비자세. 다리를 곧게 펴고 함께 누운 상태에서 발은 발바닥 굽힘합니다. 머리 뒤에서 손가락을 깍지끼고 팔꿈치를 넓게 유지합니다.

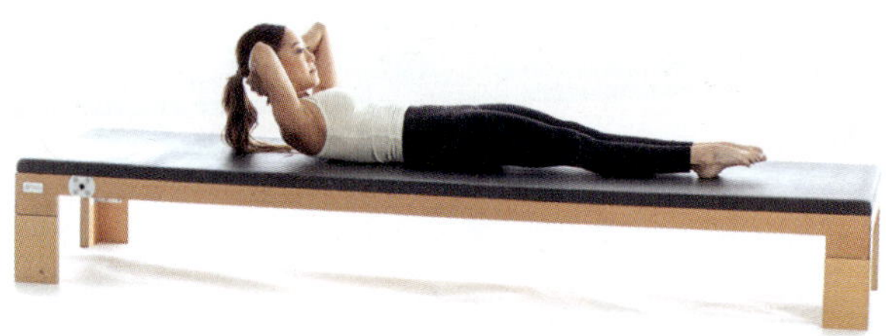

들이쉬기. 머리 꼭대기에서 시작하여 상부 척추와 어깨를 들어 올리고 허리뼈가 매트에 닿도록 합니다.

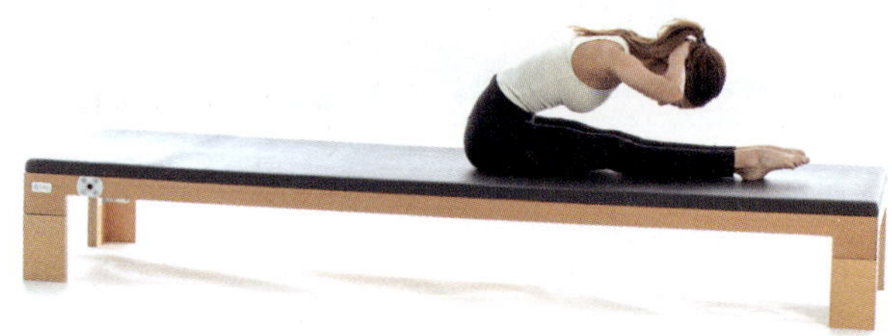

내쉬기. 몸통이 다리 위에 올 때까지 앞으로 움직이면서 롤업 합니다.

이미지화 하기

이 운동에서 원하는 부드럽고 구르는 동작은 카펫을 구르는 동작과 유사합니다. 두 번째 단계인 앞으로 구부린 상태에서 직립자세로, 움직임은 젊고 푸른 나무를 잡아당겼다가 천천히 뒤로 물러나게 하는 것과 같습니다. 제가 자주 사용하는 또 다른 이미지는 벽에 등을 대고 롤링하는 것입니다.

- 팔꿈치를 넓게 유지합니다.
- 롤업 단계에서 목을 당기거나 머리를 앞으로 밀지 않도록 합니다.
- 척추를 구부리며 내려오기 전에 곧고 안정적인 몸통으로 힌지하도록 합니다.

난이도 낮추기

원래 운동을 수행하기 위해 적절한 조절이 달성될 때까지 난이도를 낮춰 할 수 있습니다. 머리와 어깨가 매트에서 들어 올려지면 매트: 롤업(Mat: Roll up)에서처럼 팔을 발 쪽으로 앞으로 뻗습니다. 롤업하고 가슴이 다리 위에 있을 때 손을 머리 뒤에 둡니다. 바로 누운 자세로 돌아갈 때는 뒤로 젖히기 보다는 척추를 바르게 앉은 위치에서 천골에서부터 시작하여 척추마다 아래로 롤-다운 합니다.

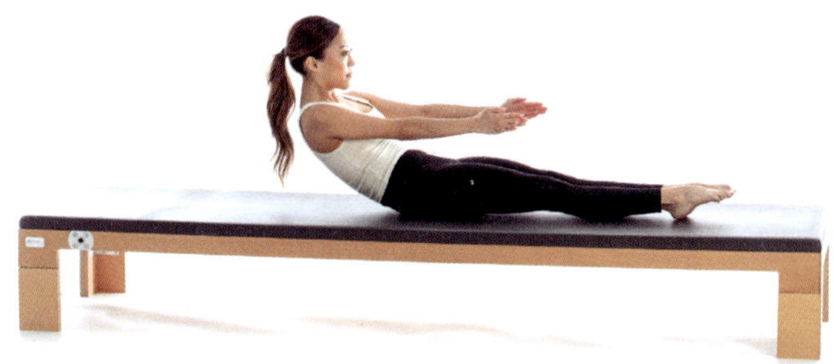

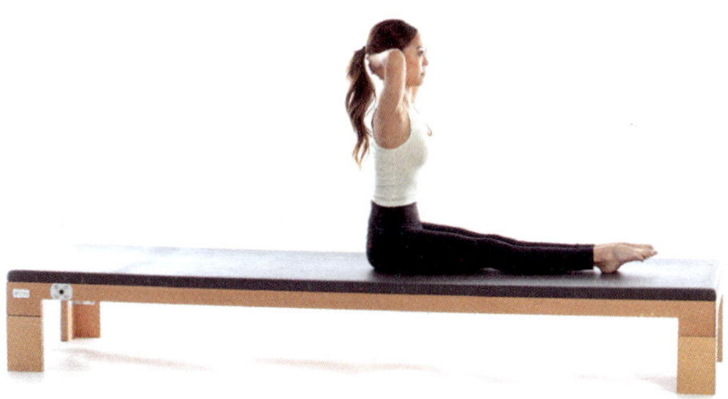

들이쉬기. 척추의 분절움직임으로 몸을 세우고, 각 척추를 세로 축에 연결하여 곧게 앉습니다.

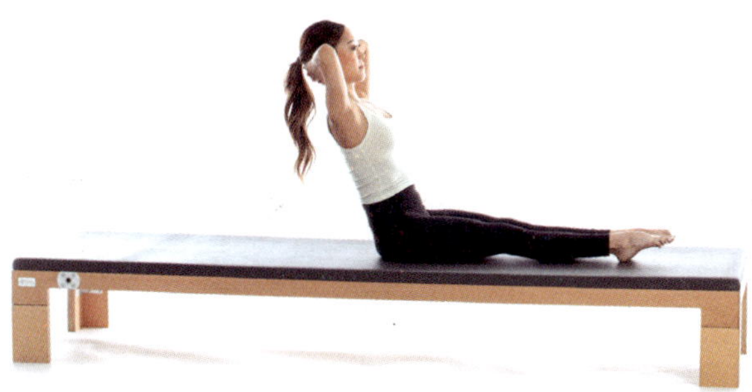

내쉬기. 몸통을 대각선에 바르게 유지하면서 뒤로 힌지 합니다.

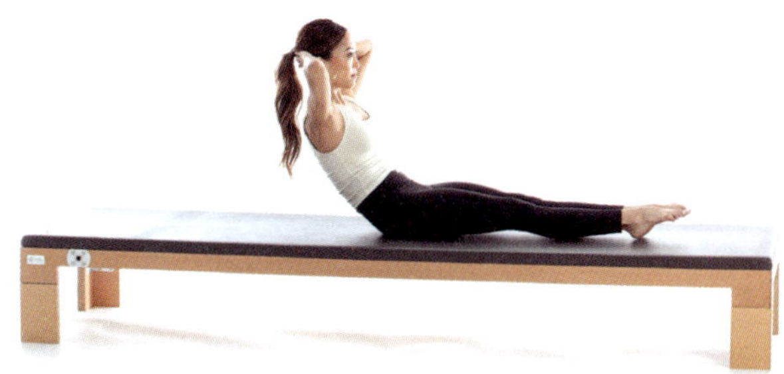

각 척추의 분절움직임을 통해 바로 누운 자세로 롤-다운 합니다. 시작 자세로 돌아갑니다. 5~10회 반복합니다.

매트운동

복부 운동 /Abdominal Work

중급 /INTERMEDIATE

근육 포커스

- Abdominals(배근)
- Hip flexors (엉덩관절 굽힘근)

목적

- 복부 근력 향상
- 엉덩관절 굽힘근 조절력 향상
- 허리-골반 안정성 발달

싱글 레그 스트레치 / Single-Leg Stretch

이 운동은 팔다리가 움직일 때 몸통과 골반이 안정되어야 한다는 의미하는 안정화 모드(등척성 수축)에서 비교적 복부의 힘을 크게 발달 시키는 운동그룹에 속합니다. 머리의 위치는 가능한 한 척추와 정렬을 유지할 수 있도록 주의를 기울어야 합니다. 복부의 활성화를 극대화하는 다리의 펌핑 작용은 골반, 몸통 또는 머리의 안정성에 영향을 미치지 않아야 합니다. 반복할 때마다 무릎 바로 아래의 정강이를 단단히 누르고 엉덩관절을 매트에 밀어넣는 것처럼 아래로 내립니다. 이것은 복부를 수축하는 데 도움이 될 뿐만 아니라 몸통을 들어 올리는 데 도움이 됩니다.

이 운동은 두 다리가 앞으로 곧게 펴지면서 두 팔이 머리 위로 뻗어 골반과 몸통의 안정화를 훨씬 더 어렵게 만드는 매트: 더블 레그 스트레치(Mat: Double-Leg Stretch) 동작을 하기 위한 훌륭한 준비입니다. 매트: 싱글 레그 스트레치(Mat: Single-Leg Stretch)의 경우 한 번에 한쪽 다리가 곧게 펴지는 동시에 다른 쪽 다리는 손이 잡고 있어 몸통을 지지합니다.

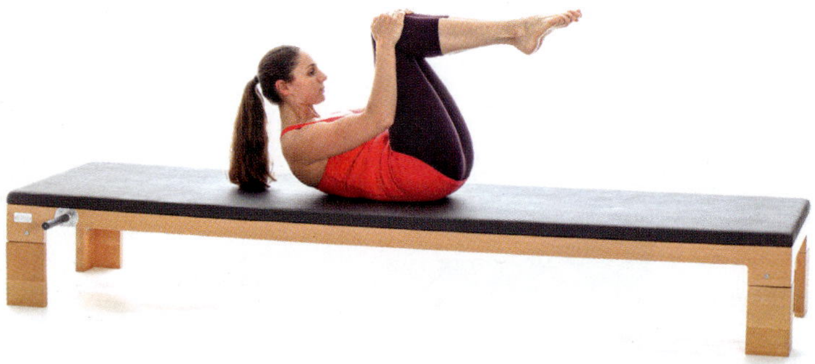

준비자세. 바르게 누워 무릎을 가슴 쪽으로 약 100° 정도 엉덩관절 굽힘(수직에서 10° 이상)하고 정강이는 바닥과 평행하게 당깁니다. 동시에 어깨뼈가 매트에서 떨어져 있는 상태에서 몸통을 앞으로 굽히도록 들어 올리고 허리뼈가 매트에 닿도록 합니다. 무릎 바로 아래의 정강이에 손을 놓습니다.

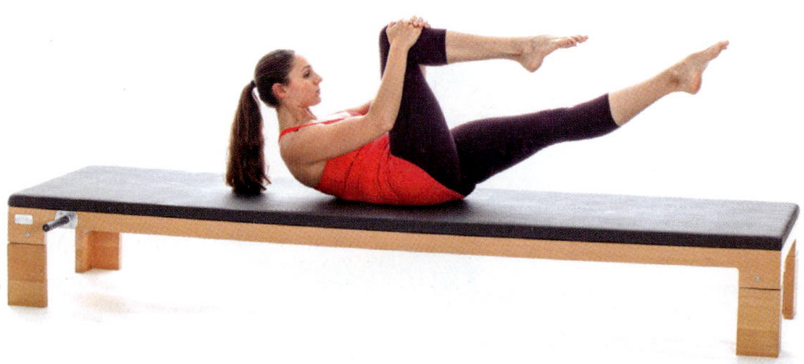

내쉬기. 한쪽 다리를 곧게 펴고 무릎 바로 아래 반대쪽 다리의 정강이에 손을 단단히 얹습니다. 일반적인 테이블탑 자세보다 구부린 무릎을 가슴에 약간 더 가깝게 잡습니다. 정강이는 바닥과 평행을 유지합니다.

이미지화 하기

다리를 안팎으로 아주 정확하게 움직이며, 이 움직임은 마치 엔진의 피스톤이 발사될 때의 이미지가 연상됩니다. 파워하우스는 피스톤을 작동하게 하는 엔진 연할을 합니다.

- 몸통은 안정성을 유지합니다.
- 양쪽 발을 번갈아 가며 눈높이를 유지합니다.
- 구부린 다리의 정강이가 바닥과 평행이 되도록 하고 무릎이 가슴에 너무 가까이 가지 않도록 합니다. (허벅지의 각도는 수직을 기준으로 약 10°가 되어야 합니다.)

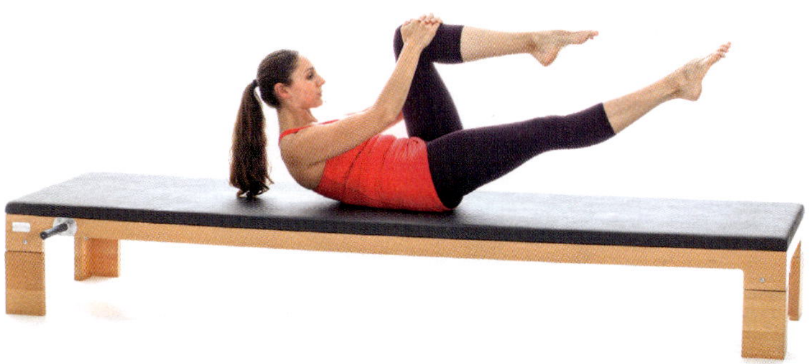

들이쉬기. 정강이를 놓고 동시에 다리를 바꾸면서 발을 같은 수평면에 유지하고 다리를 몸의 중심선에 가깝게 유지합니다.

내쉬기. 반대쪽 다리를 완전히 펴고 손을 구부러진 무릎으로 옮깁니다. 호흡주기(들이쉬기와 내쉬기)를 10회 반복합니다.

난이도 높이기

운동의 기본 버전을 마스터한 후에는 다른 팔 패턴을 사용하여 다리와 함께 움직일 수 있습니다. 무릎을 구부린 상태로 반대쪽 손으로 정강이 바로 아래에 놓고 아래로 누르며 복근을 더 활성화합니다. 다른 손은 구부러진 다리의 발끝치를 향해 손을 뻗거나 실제로 잡습니다(팔 길이에 따라 다를 수 있음). 이것은 몸통을 앞으로 구부리며 들어올린 상태로 유지하는것을 도와주며 협응력을 촉진시킵니다.

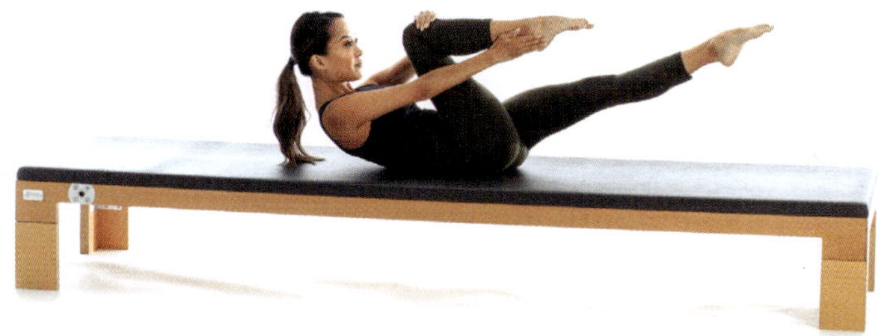

크리스-크로스 / Criss-Cross

근육 포커스

- Abdominal obliques (배빗근)
- Hip flexors (엉덩관절 굽힘근)

목적

- 사선 움직임을 강조하여 복부 근력 향상
- 엉덩관절 굽힘근 조절력 향상
- 골반 안정성 및 몸통 회전력 발달

이 운동에서 하체의 동작은 매트: 싱글 레그 스트레치(Mat: Single-Leg Stretch) 동작과 동일합니다. 양발을 같은 높이(수평선)로 유지하고 뻗은 다리의 무릎을 가슴 쪽으로 당길 때 엉덩관절 굽힘근(hip flexor)에 내부 저항감을 만드는 펌핑 동작입니다.

몸통의 회전은 배빗근(abdominal obliques)의 활성화를 이끌어내며 이것은 중요합니다. 회전하는 동안 몸통을 옆으로 구부리거나, 구부러진 다리 쪽의 갈비뼈를 내미는 보상작용을 보이며 실제로 회전되는 방향과 반대되는 회전 동작이 발생합니다. 구부린 무릎쪽 배속빗근(internal obliques)을 수축하고 아래 갈비뼈를 골반 능선 쪽으로 당기면 이를 방지할 수 있습니다. 또한 피로가 시작되면서 몸통의 높이가 때때로 낮아지기 시작하고 허리가 매트에서 과도한 앞굽이의 상태로 들어 올려지기 시작합니다. 이런 일이 발생하면 계속하기 보다 즉시 멈추고 올바른 자세를 다시 만들어야 합니다. 몸통 굽힘은 회전움직임을 위해 선행되어야 하는 기본적인 움직임입니다. 아무리 좋은 의도를 가지고 하더라도 잘못된 자세를 취하는 것은 습관적으로 부정적인 움직임 패턴과 신체적 질병을 얻는 역효과를 낳습니다. 따라서 보상작용이 나타나기 전에 동작을 멈추는 것이 좋습니다. 피로가 과도하다면 매트: 체스트 리프트 위드 로테이션(Mat: Chest Lift With Rotation)과 같이 비슷하지만 더 쉬운 운동을 선택하거나 복부 운동을 중단하고 다음 블록으로 이동합니다.

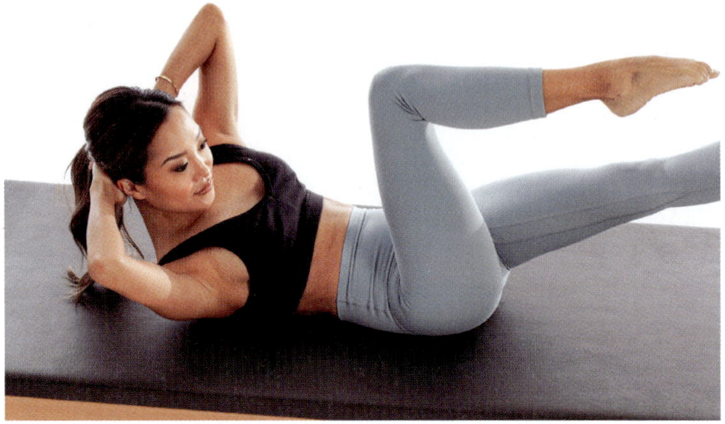

이 클로즈업은 몸통의 회전과 골반의 안정성을 보여주며 배빗근이 강하게 활성화됩니다.

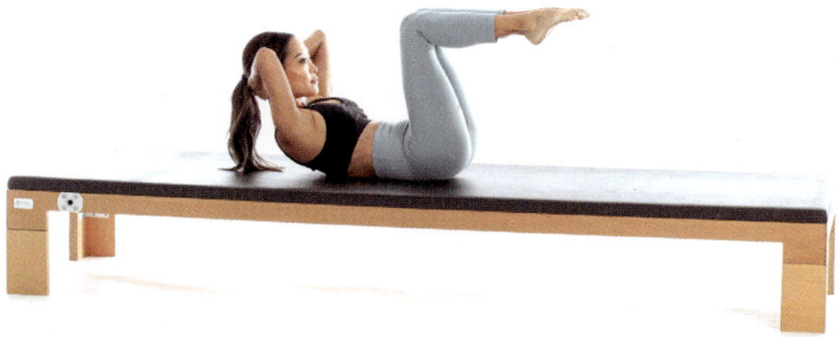

준비자세. 누운 자세에서 무릎을 가슴 쪽으로 당깁니다. 머리 뒤에서 손가락을 깍지 끼고 팔꿈치를 넓게 벌립니다. 몸통을 앞으로 구부리며 매트에서 어깨뼈를 들어올립니다. 이때, 허벅지는 약 100°의 엉덩관절 굽힘, 정강이는 바닥과 평행한 상태를 유지합니다.

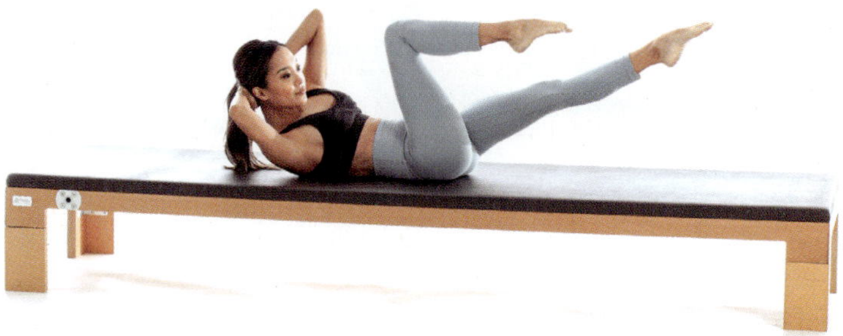

내쉬기. 무릎을 구부린 쪽으로 몸통을 회전하며, 반대쪽 다리는 곧게 뻗어냅니다.

또 다른 흔한 실수는 몸통의 회전을 최소화하거나 전혀 하지 않고 무릎에 닿기 위해 팔꿈치를 앞·뒤로 흔드는 것입니다. 이것은 완전히 역효과를 가져옵니다. 머리와 팔을 포함한 상체는 하나의 단위로 움직여야 합니다. 팔꿈치를 귀 반대쪽에 유지하는 것이 일반적으로 좋고 편안한 자세입니다.

이미지화 하기

매트: 싱글 레그 스트레치(Mat: Single-Leg Stretch)의 정확한 다리 움직임을 설명하는 피스톤 이미지가 여기에 적용됩니다. 허리의 느낌은 아래쪽(골반)이 절대적으로 안정적으로 유지되고 위쪽(몸통)이 축을 중심으로 회전하는 디스크와 같아야 합니다. 또 다른 이미지는 닭의 몸통을 가로질러 세로로 뻗은 꼬챙이가 돌아가는 것을 이미지화할 수 있습니다.

- 팔꿈치를 넓고 안정적으로 유지합니다.
- 허리에서 회전하면서 옆으로 구부러지지 않는 모습을 상상해 보세요.

난이도 낮추기

회전하는 동안 올바른 자세를 취하는 데 도움이 되도록 위쪽 손을 반대쪽 무릎에 놓고(오른쪽으로 회전할 때 왼쪽 손을 오른쪽 무릎에) 팔을 사용하여 몸통을 최적의 위치로 들어 올립니다. 반대쪽으로 전환하고 다리를 바꾸기 전에 손을 머리 뒤로 다시 배치하여 몸통의 위치를 안정적으로 유지합니다. 반대쪽도 똑같이 반복합니다.

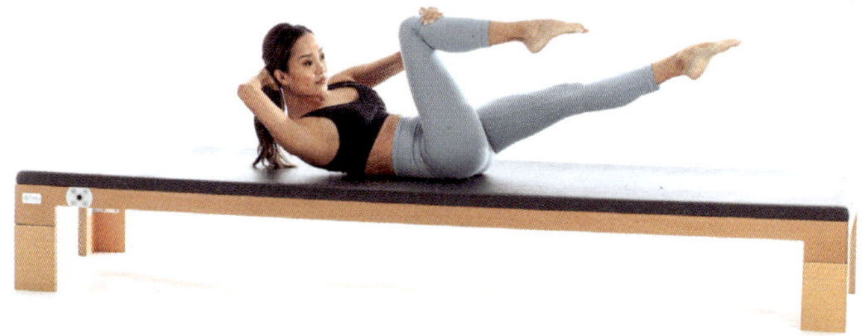

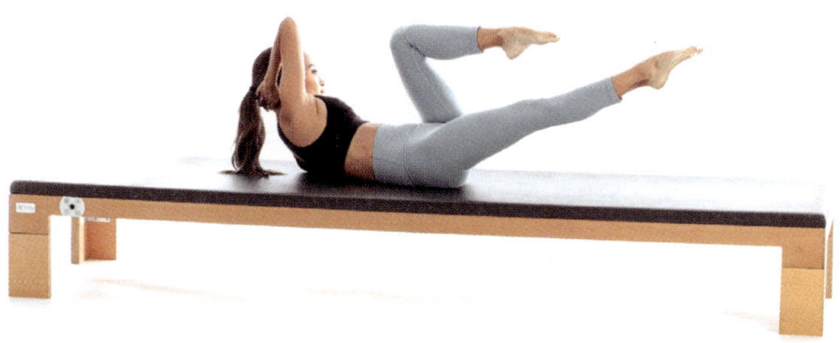

들이쉬기. 몸통이 반대쪽으로 회전하며 중앙으로 다시 회전하고, 동시에 다리를 바꾸며 곧은 다리를 구부리고 구부린 다리를 곧게 펴기 시작합니다.

내쉬기. 한쪽 다리를 곧게 펴고 다른 쪽 다리를 구부리면서 몸통을 반대쪽으로 완전히 회전시킵니다.

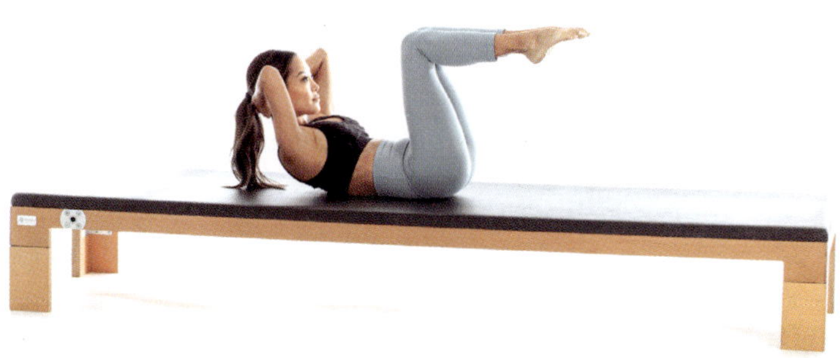

들이쉬기. 시작 자세로 돌아갑니다. 양쪽에 5~10회 반복합니다.

매트운동

복부 운동
/Abdominal Work

중급 /INTERMEDIATE

근육 포커스

- Abdominals(배근)
- Hip flexors
(엉덩관절 굽힘근)

목적

- 복부 근력 향상
- 엉덩관절 조절력 향상
- 허리-골반 및 몸통 안정성 발달

더블 레그 스트레치 / Double-Leg Stretch

매트: 더블 레그 스트레치(Mat: Double-Leg Stretch)는 허리골반과 몸통 안정화를 강조하며 매우 어려운 복부 운동입니다. 팔과 다리가 몸의 중심에서 멀어졌다가 다시 중심으로 가져올 때 허리는 매트에 단단히 고정된 상태를 유지합니다. 시선은 앞을 바라보며 머리를 안정적으로 유지하며 목과 어깨를 이완합니다. 팔로 원을 그리며 엉덩관절 굽힘근(hip flexor)을 활성화하여 다리를 가슴쪽으로 가져올때 복부는 안정성을 제공합니다. 엉덩관절이 약 100° 굽힘을 하고 정강이가 바닥과 평행이 되면 정강이에 손을 단단히 대고 아래로 눌러 복부 수축을 깊게 합니다. 어깨 굽힘근(shoulder flexor)이 활성화되며 팔을 머리 위로 뻗을 때 다리를 곧게 뻗어내며 이때, 엉덩관절 폄근(hip extensor)과 무릎 폄근(knee extensor)이 활성화 됩니다.

이미지화 하기

팔과 다리를 반대 방향으로 뻗었다가 다시 중앙으로 가져올 때, 고무 밴드를 양쪽에서 늘렸다가 다시 되돌아오는 것을 연상합니다. 이 반동은 운동의 본질인 역동성을 제공합니다.

- 머리 꼭대기에서 꼬리뼈까지 척추를 안정적으로 유지하고 허리를 매트에 임프린트 합니다.
- 손바닥이 천장을 향하며 엄지손가락이 서로 닿도록하여 팔을 머리위로 뻗으며 이때, 몸통이 낮아지거나 어깨를 올리지 않습니다.
- 발을 눈높이에 유지(복부힘이 허용되는 경우)하거나 등이 매트에서 들리기 시작하면 들어올립니다.
- 시선은 정면을 향하도록 합니다.

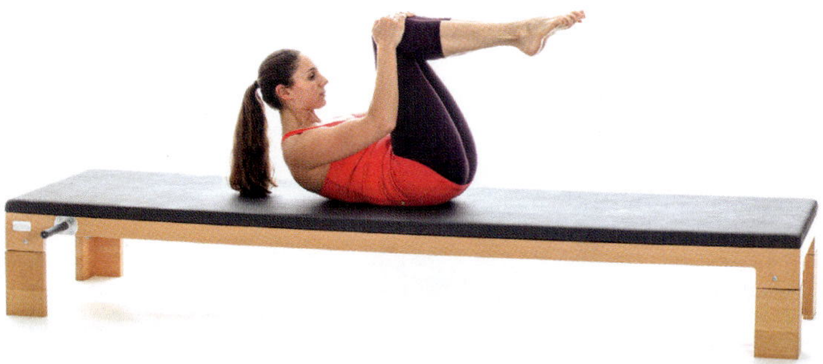

준비자세. 누운 상태에서 무릎을 가슴 쪽으로 당깁니다. 매트에서 몸통을 구부리며 매트에서 어깨뼈를 들어 올립니다. 허벅지는 약 100°의 엉덩관절 굽힘(수직을 넘어 10°)으로, 정강이는 바닥과 평행을 이룹니다. 무릎 바로 아래의 정강이에 손을 놓습니다.

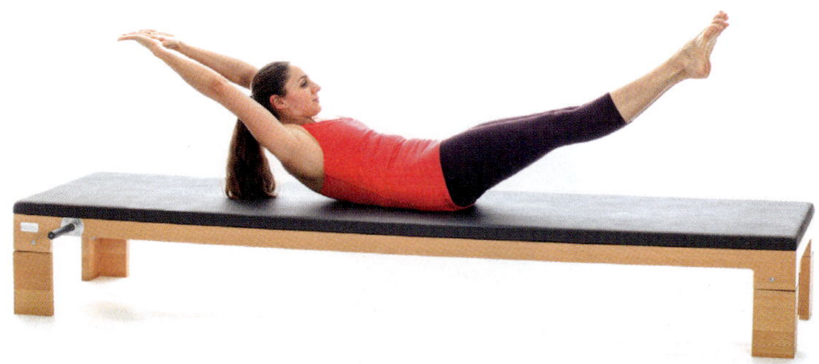

들이쉬기. 팔을 머리 위로 들어 올리고 동시에 다리를 반대 방향으로 곧게 펴서 몸통을 안정되게 유지하고 발을 눈높이에 유지합니다. 이 시점에서 복부를 활성화하고 등을 매트에 닿게하는 것이 중요합니다.

〈변형동작〉

이 변형은 고무밴드 또는 스프링이 늘어났다 돌아 오는 동적 특성을 바탕으로 신연(elongation)에 초점을 둡니다. 다리를 곧게 펴고 팔을 머리 위로 뻗는 초기 동작은 매트: 더블 레그 스트레치(Mat: double leg stretch)와 동일합니다. 그러나 손을 정강이에 다시 놓기 위해 팔은 원을 그리지 않고, 직선의 형태로 돌아옵니다. 이 변형은 팔로 원을 그리지 않기 때문에 공간의 제약없이 매트클래스에서 유용하게 사용가능합니다.

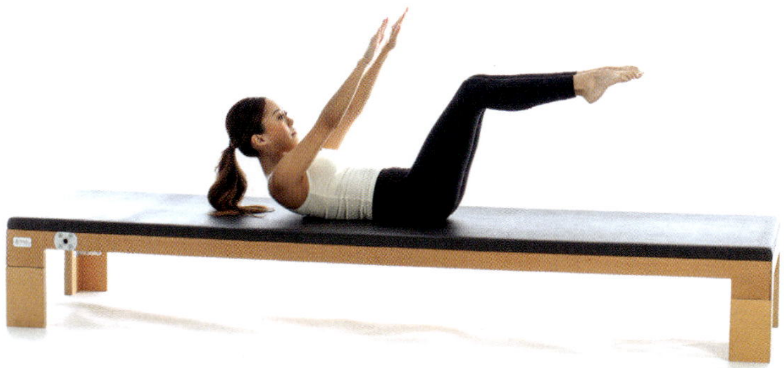

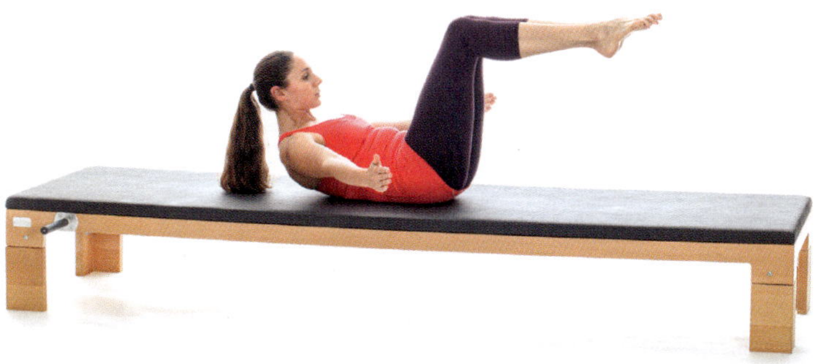

내쉬기. 안정된 몸통을 유지하면서 팔을 바깥쪽으로 돌립니다. 무릎을 가슴 쪽으로 당기기 시작합니다.

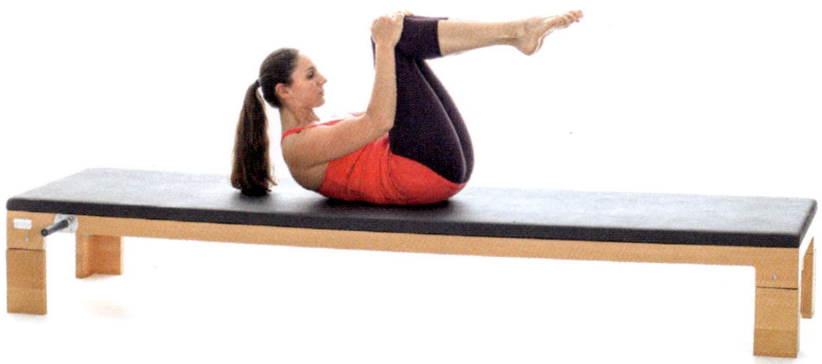

무릎을 가슴 쪽으로 당기고 손을 정강이에 세게 누릅니다. 시작 자세로 돌아갑니다. 10회 반복합니다.

매트운동

복부 운동
/Abdominal Work

중급 /INTERMEDIATE

근육 포커스

- Abdominals(배근)
- Hip flexors
  (엉덩관절 굽힘근)
- Hip extensors
  (엉덩관절 폄근)

목적

- 복부 근력 향상
- 엉덩관절 굽힘근 조절력 향상
- hamstring(뒤넙다리근)과 엉덩관절 굽힘근의 유연성 향상
- 허리-골반 안정성 발달

햄스트링 풀 / Hamstring Pull

매트: 햄스트링 풀(Mat: Hamstring pull)은 중급, 상급 및 마스터 수준 운동을 하기 위해 높은 수준의 허리골반 안정화 능력과 복부 근력을 향상시키기 위한 운동입니다. 다리의 반동이 가슴을 향할 때마다 이름처럼 뒤넙다리근을 당기는 것보다 배근(abdominals)과 엉덩관절 굽힘근(hip flexor), 특히 허리근(psoas)과 엉덩허리근(ilioppsoas)의 깊은 수축을 하는데 집중해야 합니다. 자세를 유지하기 위해 다리를 잡고 있는 것이 아니라 복부의 힘으로 견딥니다. 이 운동은 종종 아래쪽 다리를 매트 위로 6인치(15 cm) 정도 떠 있는 상태에서 수행 되기도 하지만, 아래쪽 다리를 매트에 고정하면 들어올린 다리의 뒤넙다리근과 낮게 있는 다리의 엉덩관절 굽힘근을 스트레칭하기 위한 안정적인 기반이 만들어집니다. 다리 움직임은 골반에서 분리되어야 하며 안정성에 영향을 미치지 않아야 합니다. 유연성과 골반의 조질력이 허용하는 만큼만 다리를 들어 올립니다.

이미지화 하기

이 움직임에 대한 멋진 이미지는 부채가 열리고 닫혔다가 다른 방향으로 열리는 것입니다. 다리가 너무 빨리 움직여서 흐릿한 움직임을 만듭니다.

- 다리를 바꿀 때 허리골반 안정화를 유지합니다.
- 몸통의 굽힘을 일정하게 유지합니다.
- 들어올린 다리의 종아리 뒤를 손으로 받칩니다.
  (유연성이 있는 경우)
- 어깨와 목은 편안하게 유지합니다.

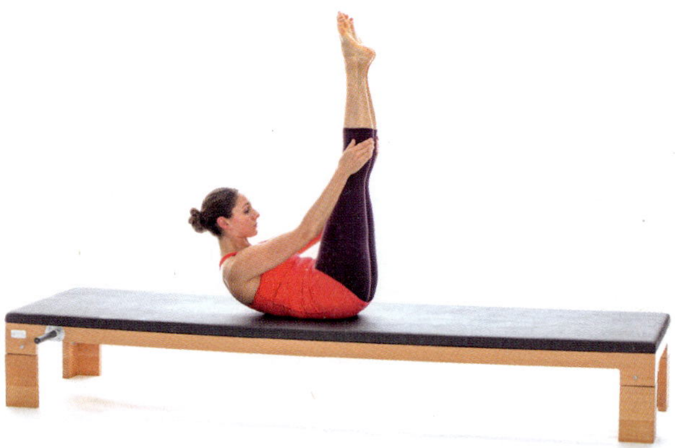

준비자세. 누운 상태에서 무릎을 가슴 쪽으로 당기면서 동시에 어깨뼈가 매트에서 떨어지도록 몸통을 앞으로 굽힙니다. 다리가 매트와 수직이 되도록 천장을 향해 곧게 폅니다.

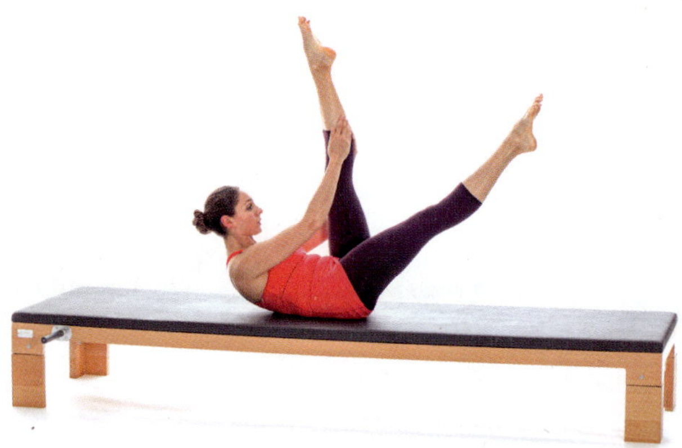

들이쉬기. 한쪽 다리의 종아리 뒤에 손을 놓고 다른 쪽 다리를 매트에 내려 놓고 유지합니다.

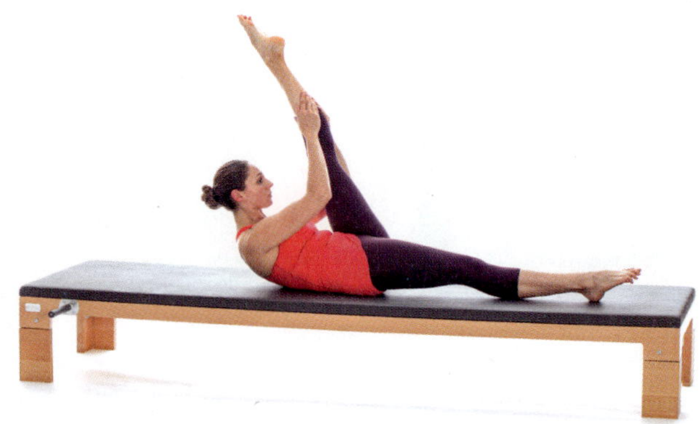

내쉬기. 들어 올린 다리를 가슴에 더 가까이 당겨 깊은 복부 수축을 하며 다리로 두 번의 작은 반동을 만듭니다. 퍼커시브 호흡(percussive breathing)을 사용하여 한 번의 반동에 한 번의 공기를 내쉽니다.

난이도 높이기

난이도를 높이기 위해 손가락을 깍지끼고 머리 뒤에 손을 놓습니다. 난이도를 더 높이려면 몸통을 들어 올린 다리 쪽으로 몸을 회전합니다. 세 가지 버전(일반, 머리 뒤로 손, 몸통 회전)은 각각 5~10회 반복(호흡주기)의 순서로 수행할 수 있습니다.

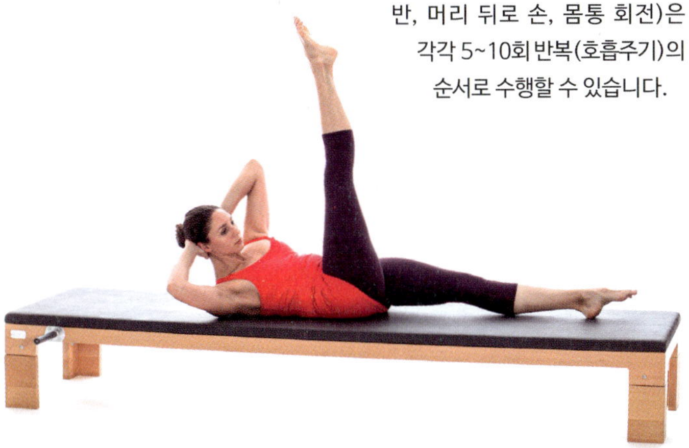

난이도 낮추기

다음은 다양한 상황에 대한 몇 가지 난이도 낮추기를 제안합니다. 뒤넙다리근이나 엉덩관절 굽힘근이 뻣뻣한 사람은 무릎을 약간 구부려 골반의 적절한 정렬과 위치를 잡을 수 있습니다. 복부가 약한 사람은 다리를 동시에 바꾸지 않고 한 번에 하나씩 할 수 있습니다. 다리의 수직 위치를 시작 자세로 사용합니다. 한쪽 다리를 잡고 다른 쪽 다리를 매트로 내리고 수직 위치로 다시 가져와 다른 쪽 다리를 내립니다. 운동이 숙련됨에 따라 동시에 교대하며 운동할 수 있습니다.

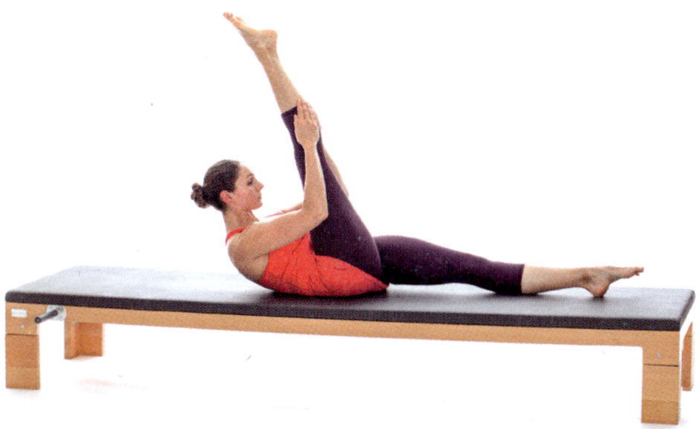

들이쉬기. 다리를 동시에 바꿔서 들어 올린 다리를 매트 쪽으로 내리고 다른 쪽 다리를 가슴 쪽으로 들어 올립니다. 스위치할 때는 골반과 몸통에 절대적인 안정성과 함께 신속해야 합니다. 반복할 때마다 다리를 번갈아가며 운동을 계속합니다. 호흡주기(들이쉬기와 내쉬기)를 10회 반복합니다.

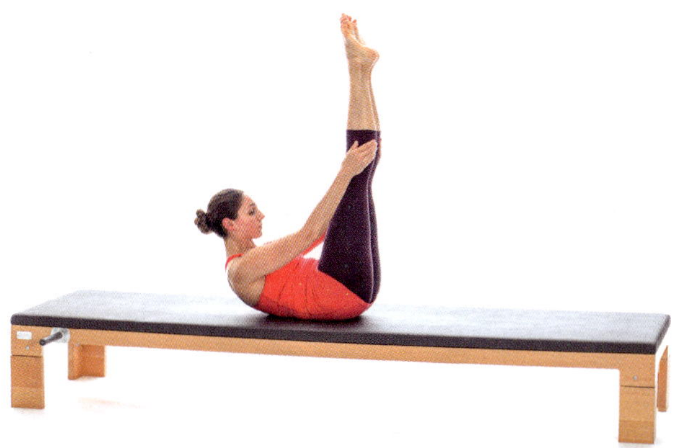

두 다리가 바닥과 수직이 되도록 시작 위치에서 운동을 마칩니다. 무릎을 구부리고 몸통을 내립니다. 시작 자세로 돌아갑니다.

중급 /INTERMEDIATE

근육 포커스

- Abdominals(배근)
- Back extensors(등 폄근)
- Hip flexors (엉덩관절 굽힘근)

목적

- 배근과 등 폄근의 근력 향상
- 엉덩관절 굽힘근 조절력 향상

티저 프렙 / Teaser Prep

이 운동은 상급 단계의 복부 운동, 특히 매트: 티저(Mat: Teaser) 및 전신통합 운동을 준비할 수 있습니다. 일반적으로 복부 운동으로 분류되지만 매트: 티저 프렙(Mat: Teaser Prep), 매트: 티저(Mat: Teaser) 및 다양한 변형은 복부 운동 블록과 전신통합 블록 모두에 알맞습니다. 복부 운동으로만 보는 것은 이 동작들 다면적인 특성을 놓치게 됩니다. 하지만, 이 책의 목적을 위해 이 운동을 복부 운동 블록에 배치하기로 결정했습니다. 매트: 티저 프렙(Mat: Teaser Prep)은 그 다음 단계인 매트: 티저와 같이 매트: 롤업(Mat: Roll-Up), 매트: 롤링 라이크 어 볼(Mat: Rolling Like a Ball) 및 매트: 오픈 레그 로커(Mat: Open-Leg Rocker)와 같은 몇 가지보다 기본적인 매트운동의 원칙을 통합합니다. 그러나 이 운동은 높은 수준의 조절력이 필요하고, 손의 지지와 반동 사용을 제한하기 때문에 더 어렵습니다. 배근(abdominal)에 의해 지지되는 등 폄근(back extensor)과 엉덩관절 굽힘근(hip flexor)을 사용하여 평형점을 찾아 안정적인 구조를 만듭니다. 다리는 바닥과 평행하게 유지하며 안정적이어야 합니다. 이전 운동과 마찬가지로 몸통을 폄에서 굽힘 또는 그 반대로 움직일 때 척추를 분절하는 움직임에 집중합니다.

이미지화 하기

롤 다운 할 때 낚싯줄이 풀리고 다시 롤업해서 올라올 때 휘감기는 이미지를 연상해보세요. 이는 마치 외부의 힘에 의해 제어되는 것처럼 연속적이고 매끄럽고 수월한 느낌을 주는데 도움이 됩니다.

- 몸통을 낮추거나 올릴 때 척추의 분절 움직임을 합니다.
- 정강이를 바닥과 평행하게 하여 다리를 안정되게 유지합니다.
- 동작의 완성 부분에서 등 폄근들을 활성화 합니다.

난이도 낮추기

팔을 앞으로 뻗는 대신 각 손을 허벅지 뒤로 감싸고 팔을 사용하여 지지합니다. 몸을 롤 다운할 때 팔이 곧게 펴지면서 몸을 지지해줍니다. 특히 마지막 단계에서 롤업을 돕기 위해 팔꿈치를 구부립니다. 팔은 우리가 원하는 편평한 등을 유지하는 도움이 될 것입니다.

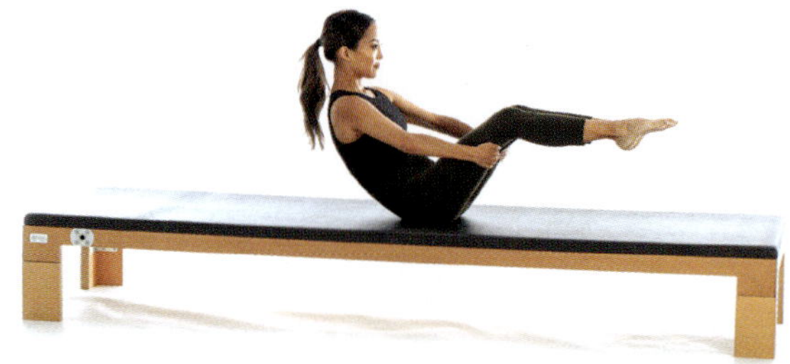

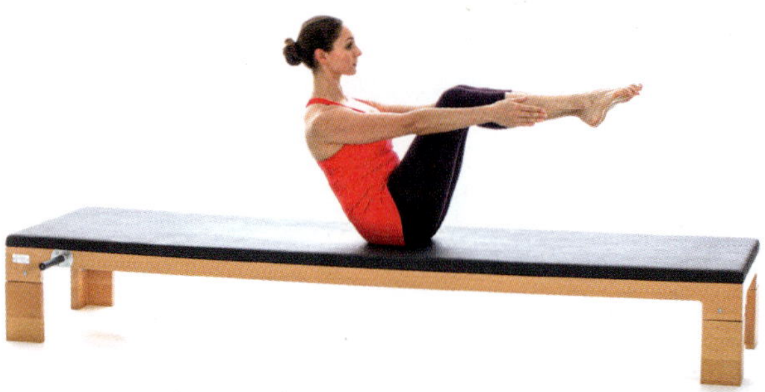

준비자세. 골반 기저부(좌골)에서 균형을 잡고 똑바로 앉고, 팔은 어깨 앞에서 앞으로 뻗습니다. 정강이가 바닥과 평행이 되도록 무릎을 구부립니다.

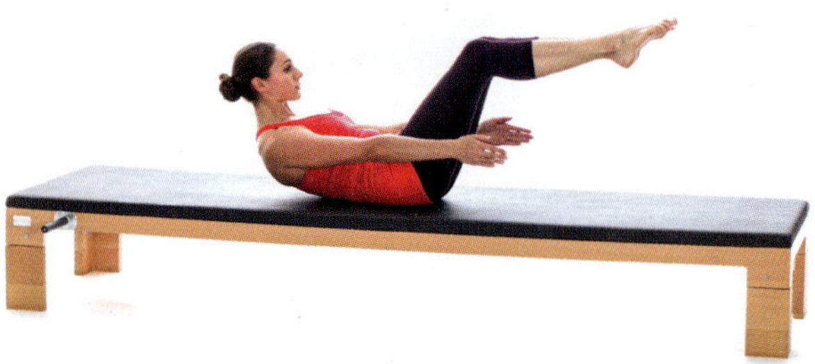

내쉬기. 허리를 둥글게 만들고 어깨뼈의 아래각 이상으로 척추를 바닥으로 내립니다. 완전한 조절을 유지할 수 있는 지점까지만 내려갑니다.

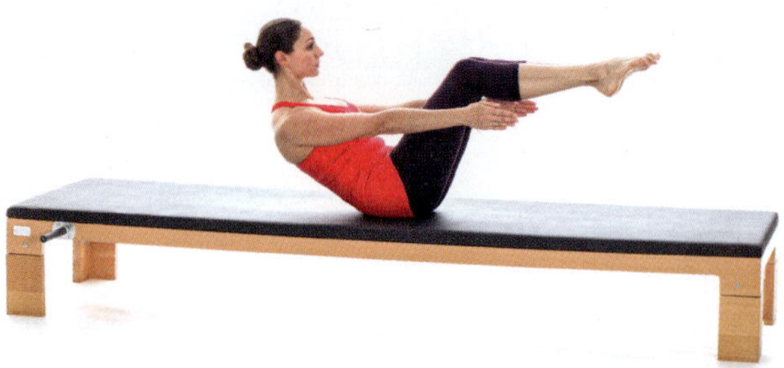

들이쉬기. 척추를 분절하며 롤 업 합니다. 등을 피면서 동작을 마무리 합니다. 시작 자세로 돌아갑니다. 5회 반복합니다.

티저 / Teaser

이 운동은 복부 운동들, 특히 매트: 티저 프렙(Mat: Teaser prep) 및 롤업(roll up)과 매트: 오픈 레그 로커(Mat: Open-Leg Rocker)와 같은 균형운동들의 조합입니다. 매트: 티저(Mat: Teaser)와 오픈 레그 로커(Open-Leg Rocker)의 시작 자세는 비슷하지만, 매트: 오픈 레그 로커(Mat: Open-Leg Rocker)에서는 다리가 분리되어 있고 손이 다리를 잡고 있는 반면, 매트: 티저(Mat: Teaser)에서는 팔이 머리 위에 있고 다리는 붙어 있습니다. 척추를 롤다운하며 팔을 머리 위로 뻗고 다리를 안정되게 유지합니다. 매트: 롤업(Mat: Roll up)에서와 같이 롤업합니다. 단, 이 운동에서의 동작은 다리가 공중에 있고 C 곡선이 아닌 척추가 펴진 상태에서 완료됩니다. 다리의 이 위치를 유지하려면 엉덩관절 굽힘근(hip flexor)의 조절력이 필요하며, 허리에 가해지는 스트레스와 과도한 앞굽이를 방지하기 위해 강력한 복부의 협응이 요구됩니다. 이 전신 운동은 배근(abdominals)에 큰 중점을 두지만 등 폄근(back extensor)과 엉덩관절 굽힘근의 근력을 간과해서는 안됩니다. 이 근육들은 이 운동의 성공에 중요한 역할을 합니다.

이미지화 하기

말의 고삐를 잡고 부드럽게 아래로 내려갔다가 매트에서 들어 올리는 모습을 상상해 봅니다. 또한 팽창된 타이어가 부드럽게 롤링되는 이미지(롤링 연습에 사용됨)는 움직임을 끊김 없이 부드럽게 만드는 데 도움이 됩니다.

- 몸통을 들어 올리고 내릴때 척추는 분절합니다.
- 다리를 일정한 각도로 유지합니다(적절한 각도).
- 등 폄근을 활성화하며 팔을 머리 위로 들어 올려 동작을 완성합니다.

근육 포커스

- Abdominals(배근)
- Back extensors(등 폄근)
- Hip flexors(엉덩관절 굽힘근)

목적

- 복부와 등 폄근의 근력 향상
- 엉덩관절 굽힘근 조절력 향상
- 몸통과 허리골반 안정성 발달

난이도 높이기

매트: 티저(Mat: Teaser)는 다양한 변형동작이 있는 대표적인 필라테스 운동입니다. 저는 위에 제시된 움직임 이후에 이어서 진행할 수 있는 두 가지를 제안할 것입니다. 첫 번째는 다리를 약 6인치(15cm) 낮추고 들어 올리는 동안 몸통과 팔을 가능한 안정적으로 유지하는 것입니다. 이 버전은 허리골반 및 몸통 안정화와 엉덩관절 굽힘근의 매우 조절되어진 활성화에 중점을 둡니다. 추가로 난이도를 높이기 위해 매트: 티저(Mat: Teaser)의 시작 위치에서 시작합니다. 몸통을 매트로 내리고 팔을 머리 위로 뻗습니다. 동시에 다리를 내립니다(매트를 건드리지 않고 복부 근력이 견딜 수 있는 만큼 낮게). 그런 다음 몸통, 팔, 다리를 들어 올려 시작 자세로 돌아갑니다. 설명된 각 버전을 5회 반복합니다.

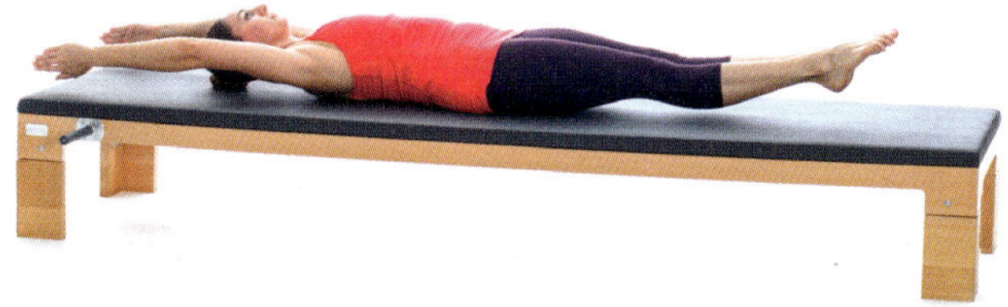

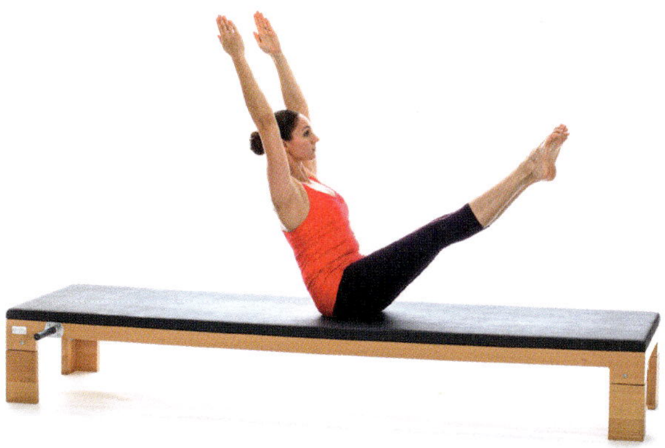

준비자세. 골반 기저부(궁둥뼈)에 균형을 잡고 똑바로 앉고 다리를 바닥과 약 60° 각도로 곧게 펴서 몸과 V자 자세를 만듭니다. 팔을 머리 위로 들어 올립니다.

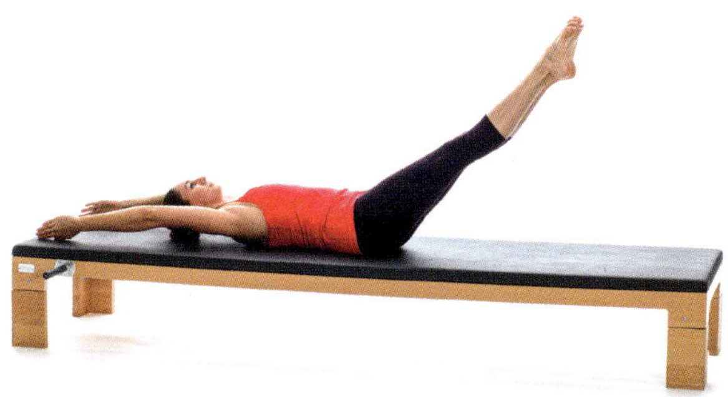

내쉬기. 아래로 구르면서 팔을 어깨 높이까지 내리고, 척추를 매트까지 굴린 후 머리위로 손을 뻗습니다. 다리를 안정적으로 유지합니다.

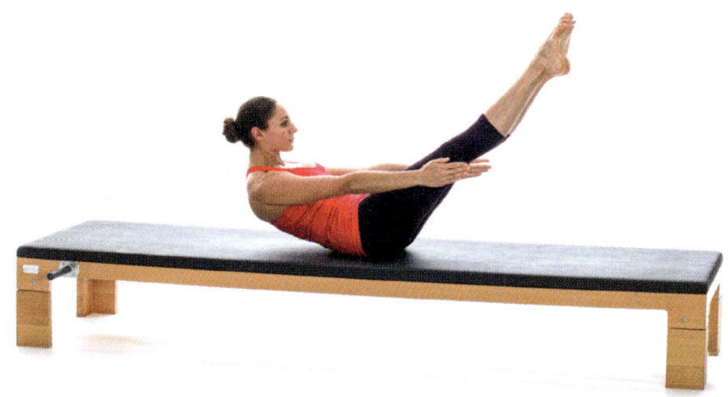

들이쉬기. 척추 분절을 통해 롤 업 합니다.

등을 피며 팔을 머리위로 올려 동작을 마무리 합니다. 시작 자세로 돌아갑니다. 5회 반복합니다.

척추분절 움직임
Spinal Articulation

척추는 전체가 함께 협응력있게 움직일 때 매우 유연하게 여러 방향과 운동 가동 범위로 움직일 수 있습니다. 하지만 각각의 척추 관절에서는 작은 움직임이 나타납니다. 척추 분절은 척추의 굳어진 움직임이나 "고정된" 움직임과 반대로 각 척추 사이 간의 미세하고 정확한 순차적인 움직임을 말합니다. Joseph Pilates는 이러한 순차적인 척추의 움직임을 매우 강조했습니다.

이 블록에서는 척추를 구부리는 동안 척추에서 나타나는 미세한 분절 움직임을 강조합니다. 사람들은 특히 척추를 구부리는 동안 허리가 매우 유연하지 않는 것이 일반적인데, 이는 원래 허리는 자연스러운 아치(굴곡의 반대) 즉, 앞굽이의 형태를 가지고 있기 때문입니다. 척추 굽힘과 척추분절 움직임은 이 부위를 늘어나게 함으로써 허리에 건강한 유연성을 회복하는데 매우 도움을 줍니다. 개인이 적절한 유연성을 가지고 있더라도 척추를 분절하는 움직임을 할 때 섬세하게 조절하지 못하는 경우가 많습니다.

복부는 척추의 굽힘근이기 때문에 척추분절 움직임의 중심의 역할을 합니다. 그러나 등 폄근(back extensor)을 무시해서는 안됩니다. 척추분절 움직임은 척추의 굽힘근과 폄근의 섬세한 상호 작용입니다. 사실 척추분절 움직임의 개념은 척추 폄에도 적용될 수 있으며, 이에 대해서는 이후 장에서 다뤄질 예정입니다.

이 장에는 과도한 척추 굽힘과 목과 어깨에 부하가 가해지는 운동이 포함되어 있습니다. 구부리는 움직임에서 체중부하는 잠재적인 위험이 있을 수 있기 때문에 유의해야 합니다. 따라서 각 케이스 별로 신중을 기하고 결정을 내려야 합니다. 의심스러운 경우 의료 전문가의 자문을 구해야 합니다.

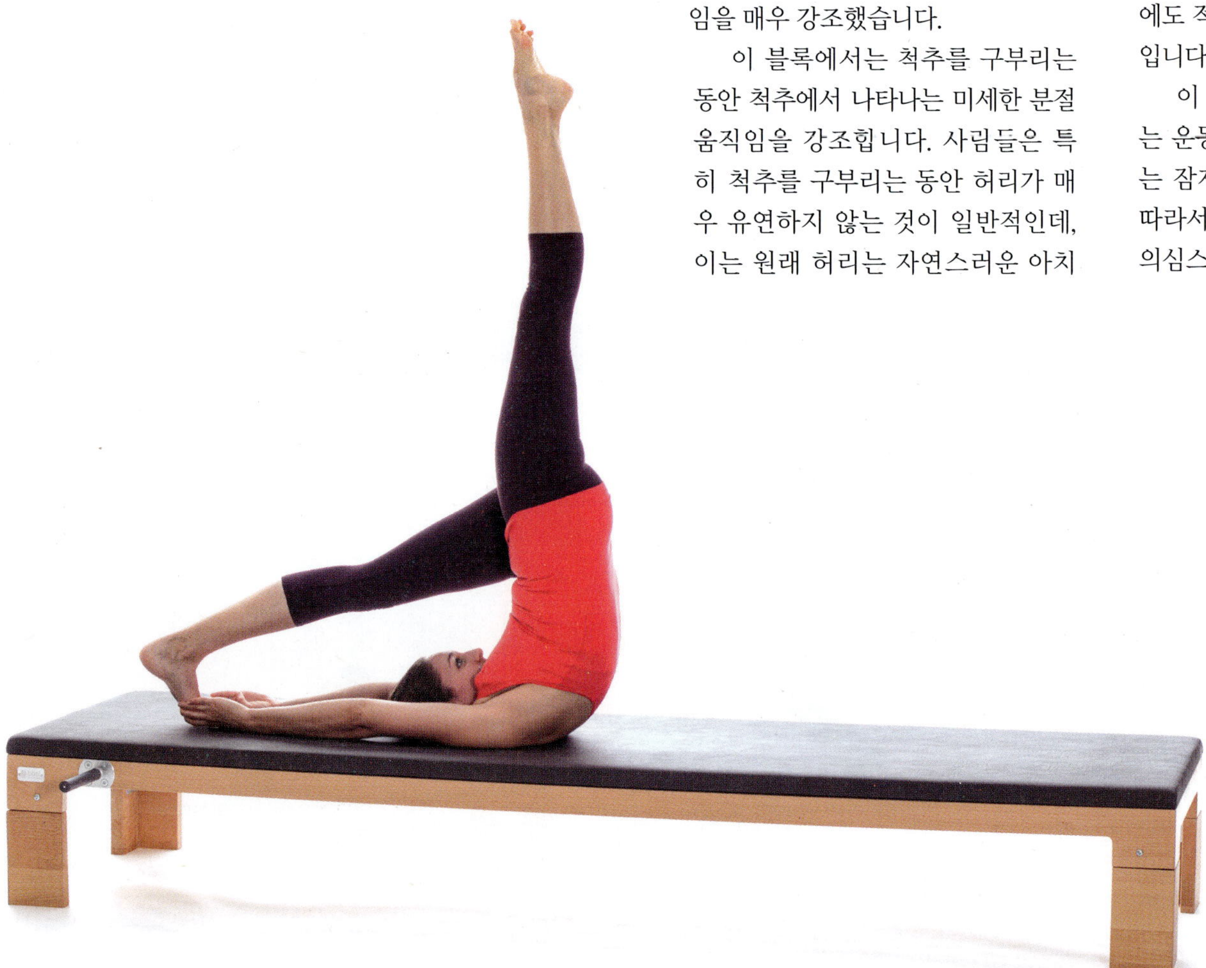

스파인 스트레치 / Spine Stretch

근육 포커스

- Abdominals(배근)
- Back extensors(등 폄근)

목적

- 척추분절 움직임 발달
- 몸통 안정성 발달
- 뒤넙다리근 유연성 향상

이 운동은 앉은 자세에서 척추의 분절 움직임을 가르칩니다. 몸통을 앞으로 구부릴 때 척추를 하나하나 분절하는 것을 강조합니다. 척추의 분절움직임을 통해 천골까지 움직이면 골반을 앞으로 기울여 뒤넙다리근(Hamstrings)에 스트레칭을 제공합니다. 그런 다음, 척추 분절 움직임을 통해 골반과 척추를 움직이며 수직 상태로 돌아옵니다. 롤다운과 롤업에는 두 가지 뚜렷한 단계가 있습니다. 척추의 분절 움직임과 골반을 앞·뒤로 기울이는 것입니다. 이 운동에서 척추 굽힘근(spine flexor)과 폄근(extensor) 사이의 상호 조절력을 통해 척추의 가동성과 안정성을 발달하고 코어 조절력을 향상시키는 데 도움이 됩니다. 또한 이 운동은 앉은 자세를 개선하는 데 크게 도움이 됩니다.

상체를 앞으로 구부렸다가 앉은 자세로 돌아올 때 골반을 안정적으로 유지하고 다리는 어깨너비보다 약간 넓게 벌리며 발은 발등 굽힘합니다. 이때 발가락이 천장을 향하도록 유지합니다. 이렇게 하면 다리가 안쪽 또는 바깥쪽으로 회전하지 않고 중립을 유지할 수 있습니다.

이미지화 하기

어린 녹색 나무가 꼭대기 가지에 의해 당겨졌다가 천천히 풀려 안정되고 직립한 위치를 찾는 움직임을 이미지화합니다.

- 앉은 자세에서 척추를 구부리거나 척추를 피며 다시 돌아올 때 척추의 분절을 최대한 이끌어 냅니다.
- 발을 발등굽힘 상태를 유지하고 발가락이 천장을 향하도록 합니다.
- 어깨를 편안하게 유지합니다.

난이도 높이기

이 난이도 높이기 동작은 기본 버전을 마스터한 후에 수행해야 합니다. 다리 방향으로 구부린 위치에 있을 때, 허리에서부터 몸통과 머리를 앞쪽,위쪽으로 뻗어 대각선을 만듭니다. 팔은 몸통과 일직선으로 만든 후 몸을 다시 구부리고 척추를 분절하여 골반 위에 척추를 쌓아 올리며 돌아옵니다.

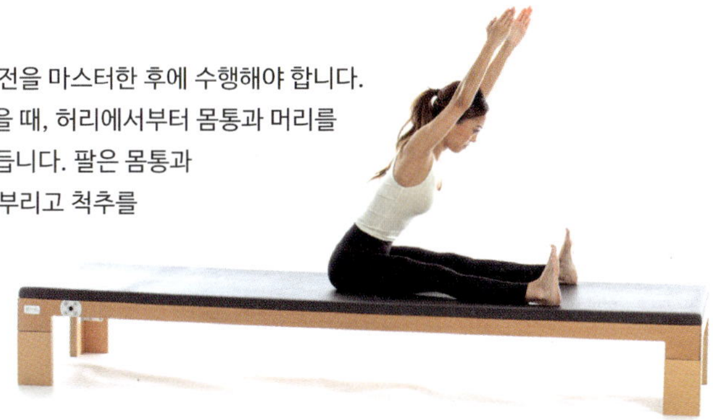

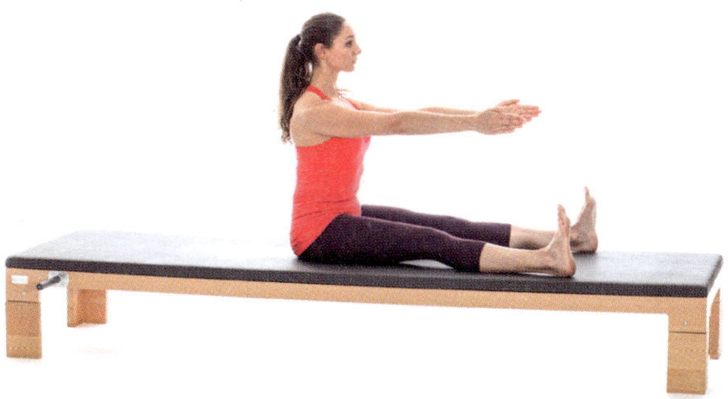

준비자세. 몸통을 똑바로 세우고 어깨 너비보다 약간 넓게 벌리고 곧게 편 상태로 앉습니다. 발을 발등굽힘하고 팔을 어깨너비로 벌리고 바닥과 평행하게 앞으로 뻗어 손바닥이 서로 마주 보게 합니다.

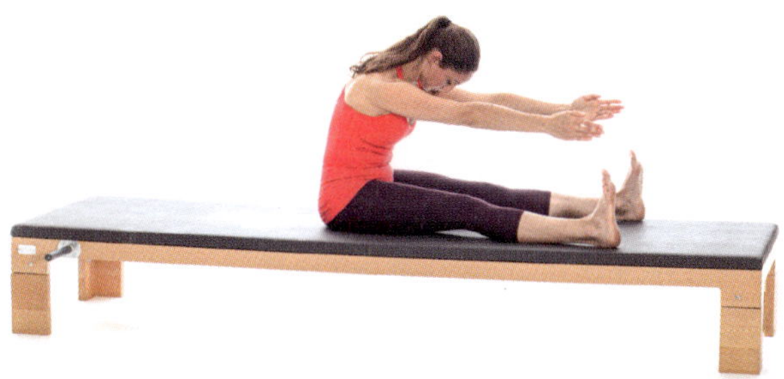

내쉬기. 머리에서 부터 척추를 분절하여 아래, 앞으로 구부립니다. 척추의 분절 움직임이 완성되면 골반을 앞으로 기울입니다.

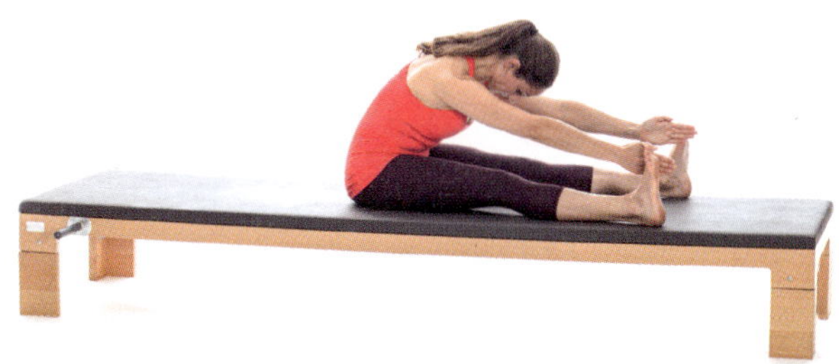

들이쉬기. 척추를 앞으로 구부리고, 뻗어서 허리 근육과 뒤넙다리근을 길게 스트레칭 합니다. 어깨를 편안하게 유지하고 목을 길게 유지합니다.

내쉬기. 골반 위로 척추를 분절하여 쌓아 올립니다. 시작 자세로 돌아갑니다. 5회 반복합니다.

매트운동

척추분절 움직임
/Spinal Articulation

초급 /FUNDAMENTAL

근육 포커스

- Abdominals(배근)
- Back extensors (등 폄근)

목적

- 몸통 안정성 발달
- 효율적인 에너지 사용 발달
- 균형감각 발달
- 척추 유연성과 복부 조절력 향상

롤링 라이크 어 볼 / Rolling Like a Ball

이 운동은 안정화 및 내부 에너지 흐름의 개념을 구현합니다. 이 운동에서는 자세가 안정적일수록 움직임이 더 부드러워 집니다. 이 운동은 필라테스에서 복부 운동을 성공적으로 수행하기 위해 필요한 등 근육(특히, 허리 근육)의 조절되어지는 편심성 수축과 배근(abdominals)의 깊은 결합 수축, 척추의 부드럽고 일관된 둥근 모습(C 커브)을 보여줍니다. 비록 초점이 복부에 맞춰져 있지만, 실제로 몸통의 C-커브를 통해 배근과 등 폄근(back extensor)의 조화로운 수축을 이끌어 내는데 집중해야 합니다. 일단 모양이 만들어지면 배근과 등 폄근 모두가 등척성 수축을 합니다. 이 운동은 궁둥뼈에서의 균형 잡는 것을 보여주는데, 이것은 난이도가 높아지는 여러 운동에서 반복되어지는 자세입니다. 이 운동의 성공의 열쇠는 가능한 몸을 공 모양으로 일관되고 안정적으로 유지하는 것입니다. 운동을 할 때 초점을 두는 부분은 아니지만 C 곡선 모양을 유지하는데 중요한 다른 근육은 위팔 두갈래근(biceps)입니다. 위팔 두갈래근은 최대한의 공 모양을 만들 수 있도록 하며, 세밀하게 자세를 유지하는데 도움이 되도록 활성화됩니다. 허벅지가 가슴을 누르고 정강이가 몸쪽으로 당겨지는 것이 이상적입니다.

이미지화 하기

팽창된 바퀴가 방해물 없이 쉽게 굴러가는 모습을 연상합니다. 바퀴에 바람이 찰수록 더 부드럽게 굴러갑니다. 보통 허리 주변 근육이 뻣뻣하거나 복부의 조절력이 부족한 경우 이 운동을 할 때 매끄러운 척추의 곡선을 유지하기 어려우며 마치 바람 빠진 바퀴처럼 롤링이 멈추게 됩니다.

- 몸통은 최대한 움직이지 않고 안정적으로 유지합니다.
- 머리부터 꼬리뼈까지 척추는 일정한 곡선을 유지합니다.
- 매 반복마다 머리가 매트에 닿지 않도록 하고, 궁둥뼈와 어깨에서는 잠시 멈춥니다.

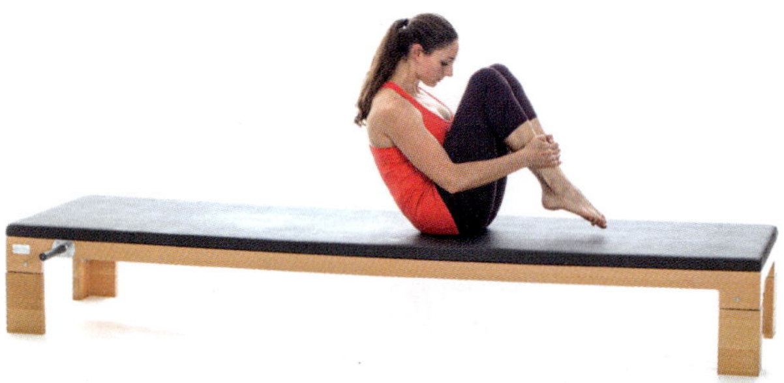

준비자세. 매트에 앉아 다리를 모은 상태로 발목 위를 잡습니다. 척추를 길게 C-커브를 만들며 발은 발바닥 굽힘하여 매트에서 약간 들어 올립니다. 궁둥뼈에서 균형을 유지하며 머리는 척추의 자연스러운 곡선에 맞춰 정렬합니다.(무릎 사이에 머리를 묻지 않습니다.) 다리를 잡으며 C-커브를 깊게 만들고 유지합니다. 발뒤꿈치를 허벅지 뒤쪽에 최대한 가깝게 유지합니다.

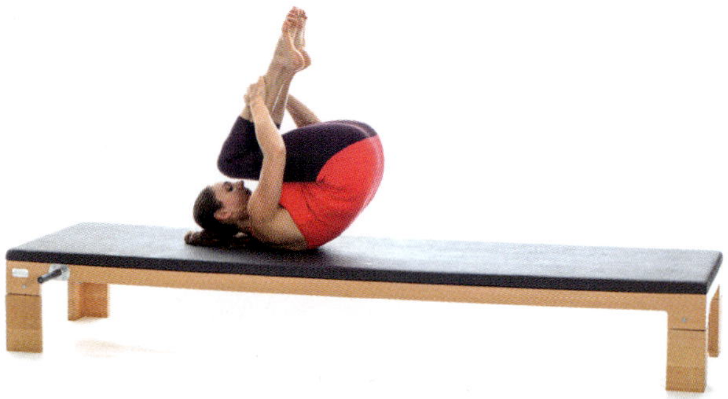

들이쉬기. 롤백, 몸 안에서 체중이 이동되도록 만들면서 뒤로 구르는데, 허리 부위를 더 둥글게 만듭니다. 어깨뼈까지만 구릅니다(목과 머리까지 구르는 것을 피해야 합니다).

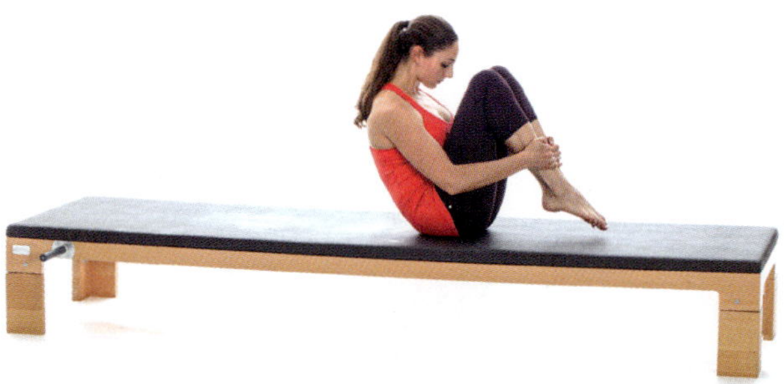

내쉬기. 일시정지(그러나 멈추지는 않음)하고 롤의 방향을 반대로 하여 무게중심을 앞으로 옮깁니다. 몸통을 안정된 C 커브 자세로 계속 잡고 손으로 다리를 잡아당겨 팔의 활성화를 약간 높입니다. 등뼈와 허리뼈를 통해 궁둥뼈 위를 앞으로 굴립니다. 시작 자세로 돌아갑니다.

다시 롤백하기 전에 궁둥뼈에서 잠시 멈춥니다. 이 역동적이고 균형잡힌 자세를 유지하고 내부 에너지의 흐름을 유지하기 위해 신체에서 발생하는 내부 에너지 흐름에 집중합니다. 5~10회 반복합니다.

씰 퍼피 / Seal Puppy

매트운동

척추분절 움직임
/Spinal Articulation

중급 /INTERMEDIATE

근육 포커스

- Abdominals(배근)
- Back extensors(등 폄근)

목적

- 몸통 안정성 발달
- 균형감각 발달
- 척추 유연성 및 복부 조절력 향상
- 엉덩관절 유연성 향상

매트: 씰 퍼피(Mat: Seal Puppy)는 스트레칭과 이완의 한 형태로 종종 매트 운동 루틴의 마지막 또는 거의 끝에서 진행됩니다. 저는 이전에 움직임을 통해 집중하며 노력해왔던 것을 이 동작을 통해 흐름과 균형을 이루어, 이 순간 절정에 이를 수 있도록 할 것을 추천합니다.

이 운동은 등, 어깨, 목 근육, 특히 위쪽 등세모근(upper trapezius)을 스트레칭하며, 엉덩관절도 스트레칭할 수 있습니다. 매트: 롤링 라이크 어 볼(Mat: Rolling Like a Ball) 및 오픈 레그 로커(Open-Leg Rocker)와 마찬가지로 내부 에너지 흐름과 균형에 집중해야 합니다. 궁둥뼈에서 균형을 잡을 때와 다리가 머리 위에 있을 때 박수를 치려면 신체내의 에너지 흐름을 완전히 멈추지는 않지만, 아주 잠시 멈춰야 합니다. 이 자세는 제가 이완과 내면 집중, 명상을 위해 자주 하는 자세입니다.

이미지화 하기

이 운동의 이미지화 하기는 매트: 롤링 라이크 어 볼(공처럼 굴리기)과 같은 여러 구르기 운동의 이미지화 하기와 동일합니다. 균형을 잡는 자세에서 저는 낭떠러지에서 균형을 잡거나 구름 위에 떠있는 것처럼 완전히 이완되고 긴장이 없는 상태를 상상하는 것을 좋아합니다.

- 척추의 C커브를 일정하게 유지합니다.
- 머리는 척추와 일직선이 되도록 유지하고 어깨는 이완합니다.
- 다리 안쪽을 가능한 한 팔 위로 높게(어깨에 가깝게) 둡니다.

난이도 낮추기

엉덩관절, 어깨 또는 등의 유연성 부족은 종종 이 운동을 제한하는 요인이 될 수 있습니다. 난이도 낮추기로, 발을 모으고 무릎이 바깥쪽을 향하게 하여 발목을 잡고 궁둥뼈에서 균형을 잡습니다(엉덩관절의 바깥돌림). 매트: 씰 퍼피(Mat: seal puppy)에 설명된 것과 같은 방식으로 앞 · 뒤로 굴리고 발로 박수를 칩니다. 이 난이도 낮추기 자세는 운동을 훨씬 더 쉽게 만들 것입니다.

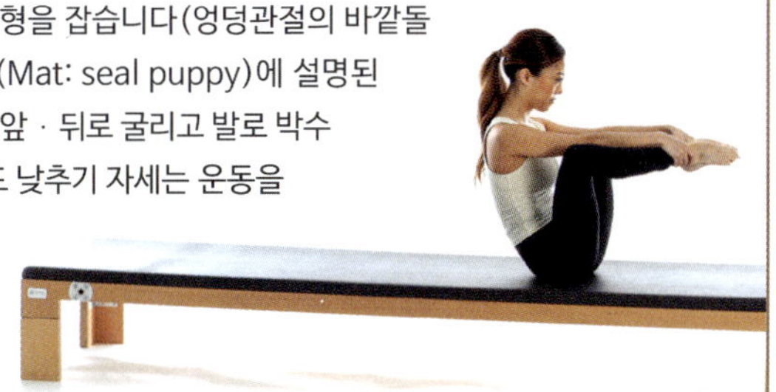

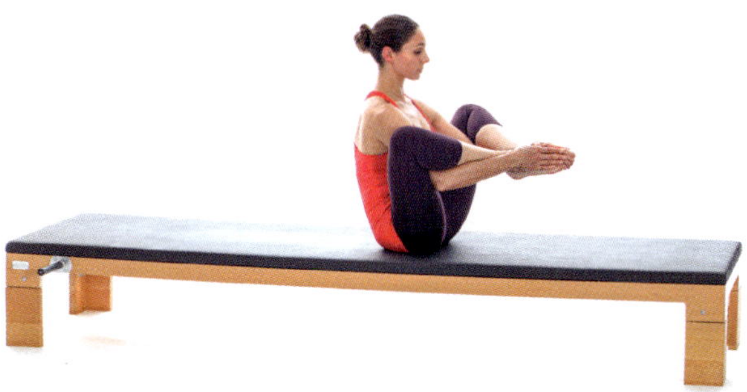

준비자세. 무릎을 벌리고 발을 모아 앉습니다. 한쪽 다리를 들어 어깨에 최대한 가깝게 같은 쪽 팔 위에 놓습니다. 팔을 다리 아래에 놓고 아래쪽 다리를 감싸고 손바닥이 발 위에 놓이도록 합니다. 궁둥뼈에서 균형을 잡는 동안 다른 쪽 다리와 팔도 똑같이 합니다. 이 자세에서 등을 둥글게 만들고 팔은 다리를 감싸고 손은 발 위에 올려 놓고 균형을 잡습니다. 허리뼈가 과도하게 둥글지 않도록 등 폄근(back extensor)을 적절히 활성화합니다. 어깨뼈가 이 위치에서 벌림되는 경향이 있기 때문에 어깨뼈를 약간 모음하는 것도 도움이 됩니다.

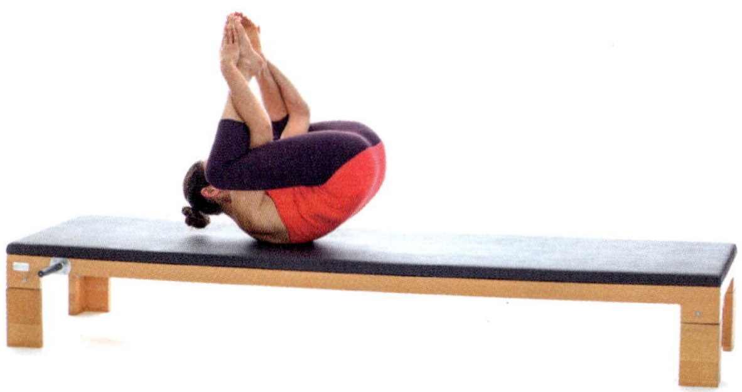

들이쉬기. 어깨로 뒤로 롤백하고(목과 머리까지 굴러가지 않도록) 다리를 엉덩관절에서 안팎으로 약간 움직여 발로 3번 박수를 칩니다. 발을 편안하게 유지합니다.

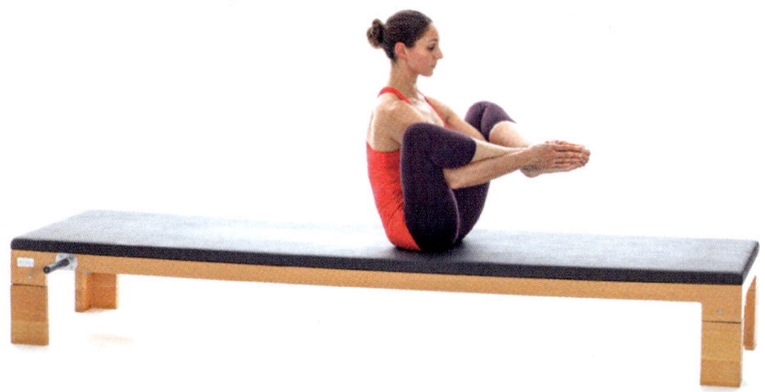

내쉬기. 롤업하여 궁둥뼈 위에서 균형을 유지하며 다시 발로 3번 박수를 칩니다. 5~10회 반복합니다.

마지막 반복 후, 다리와 팔을 풀고 척추를 바로 세운 위치로 굴리며 발목 바로 위의 다리를 잡고 팔을 사용해 몸통을 지지합니다. 이 방법은 매트 루틴을 완료하는 완벽한 방법입니다.

매트운동

척추분절 움직임 /Spinal Articulation

중급 /INTERMEDIATE

근육 포커스

- Abdominals(배근)
- Back extensors(등 폄근)

목적

- 몸통 안정성 발달
- 균형감각 발달
- 척추 유연성 및 복부 조절력 향상
- 뒤넙다리근 유연성 향상

오픈 레그 로커 / Open-Leg Rocker

이 운동은 필라테스의 동작 원리를 명확하고 심오하게 보여 주는 운동입니다. 바로 자각, 균형, 호흡, 조절력을 통합할 뿐만 아니라 집중, 중심화, 에너지의 효율적인 사용, 정확성, 움직임의 흐름, 그리고 궁극적으로 조화를 이룹니다. 이것은 배근(abdominal)과 등 폄근(back extensor)의 조화로운 활성화를 보여줍니다.

매트: 오픈 레그 로커(Mat: Open-Leg Rocker)를 마스터 하는 것은 매트: 티저(Mat: Teaser) 및 다양한 변형과 같은 상급의 전신 운동과 다른 기구의 유사한 운동들을 위한 훌륭한 준비입니다.

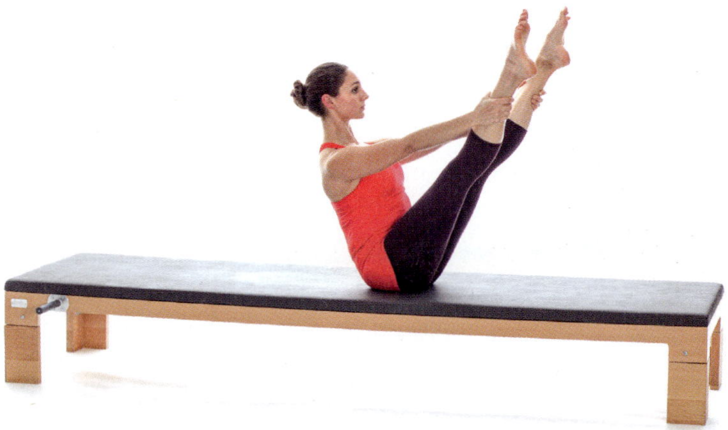

준비자세. 등과 다리가 곧게 펴진 V자세로 궁둥뼈에 균형을 맞춰 앉습니다. 손으로 발목(또는 바로 위)을 단단히 잡고 다리를 어깨너비로 벌리고 시선을 정면으로 향하도록 합니다.

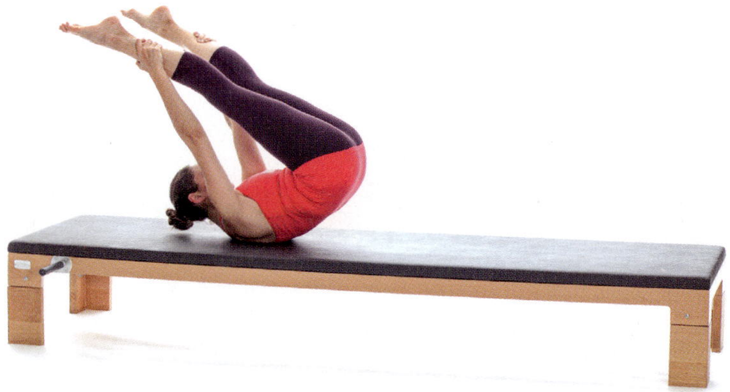

들이쉬기. 등을 둥글게 하여 허리뼈에서 움직임을 시작하고 어깨로 롤백(roll back)합니다(목과 머리로 구르는 것을 피합니다).

이미지화 하기

부풀어 오른 바퀴가 막힘없이 부드럽게 굴러가는 모습을 연상합니다. 앞·뒤로 굴릴 때 일관된 척추 곡선을 유지하면 바퀴가 부드럽게 움직이게 됩니다. 반대로 허리가 뻣뻣하거나 복부의 조절력이 부족하면 바퀴의 바람이 빠진 듯이 되어 구르는 것이 어려워지며 멈추게 됩니다. 균형점에서 V자 모양의 궁둥뼈에 앉은 것은 힘들이지 않아야 합니다. 이 정점은 몸과 마음과 정신이 하나로 합쳐지는 곳입니다. 이것은 모든 필라테스 원칙의 정점 즉, 조화의 지점입니다.

- 등 폄을 이용하여 동작을 완성합니다.
- 팔을 곧게 폅니다.
- 다리를 당기지 않고 단단히 잡습니다.

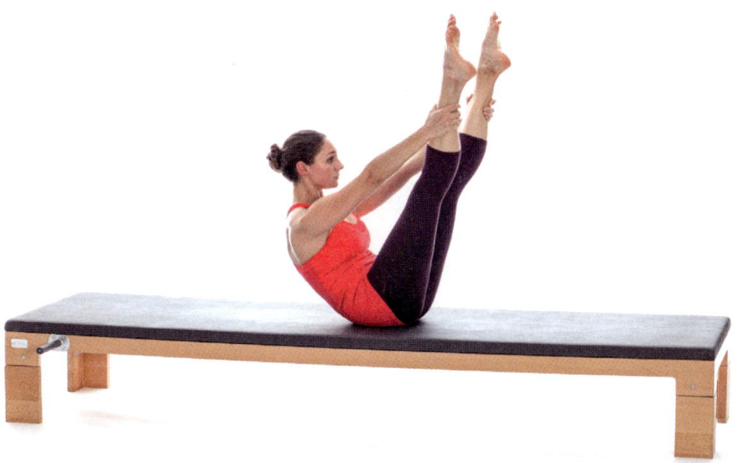

내쉬기. 롤업, 먼저 척추를 둥글게 유지한 다음 폅니다. 시작 자세로 돌아갑니다. 다시 롤백(roll back)하기 전에 궁둥뼈에서 잠시 균형을 잡습니다. 5~10회 반복합니다.

난이도 낮추기

다리를 구부리고 손으로 허벅지 뒤쪽을 잡고 운동을 수행합니다.
난이도 낮추기는 햄스트링이 뻣뻣한 사람들에게 적합합니다.

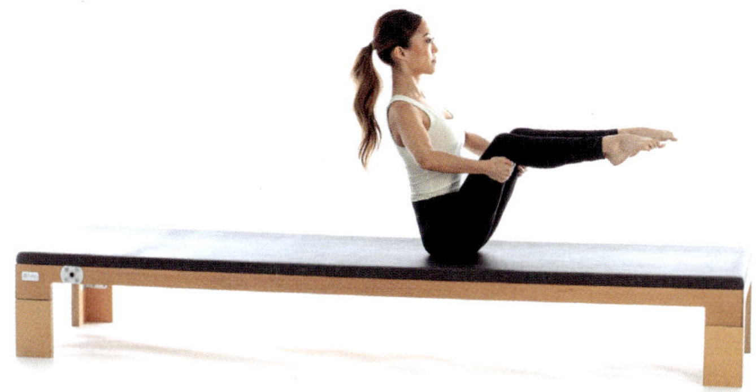

매트운동

척추분절 움직임
/Spinal Articulation

중급 /INTERMEDIATE

근육 포커스

- Abdominals(배근)
- Hip flexors(엉덩관절 굽힘근)
- Hamstrings(뒤넙다리근)

목적

- 척추분절 움직임 향상
- 복부 조절력 향상
- 허리, 뒤넙다리근 유연성 향상

롤-오버 / Roll-Over

이 운동은 효과적으로 원하는 목표를 달성하기 위해 특정 가이드라인을 따르는 것이 중요합니다. 매트: 롤-오버(Mat: Roll-over) 동작은 복부를 수축시킴으로써 척추, 특히 하부 척추의 굽힘에 의해 수행되어야 합니다. 다리의 움직임을 이용해 구르는 것을 피하는 것이 좋습니다. 다리가 초기 단계인 엉덩관절에서 90° 각도로 들어 올려지면, 이 각도를 유지하고 롤-오버(Roll-over) 단계 동안 척추를 분절 움직임으로 연결합니다. 이렇게 하면 복부 운동과 매트에서 순차적으로 척추가 굴러가는 효과를 극대화할 수 있습니다. 그리고 돌아오는 단계에서는 허벅지를 가슴에 밀착시켜 팽팽한 파이크 자세를 만들어 뒤넙다리근(hamstring)과 허리 스트레칭을 강조할 수 있습니다.

목에 문제가 있는 사람들은 이 운동을 할 때 아주 조심해야 합니다; 대부분의 체중이 목보다 어깨에 실려야 하는데, 일부 사람들은 (목뼈에 무게를 두는 다른 모든 필라테스 운동과 마찬가지로) 이러한 동작을 하지 않을 필요가 있습니다.

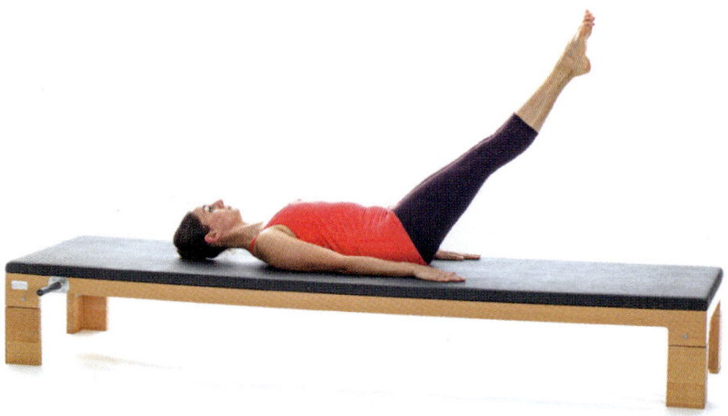

준비자세. 양팔을 옆구리에 두고 다리를 곧게 펴고 눕습니다. 무릎을 가슴 쪽으로 구부린 다음 매트에 대해 60° 각도로 곧게 펴고 다리를 모으고 발은 발바닥굽힘 합니다.

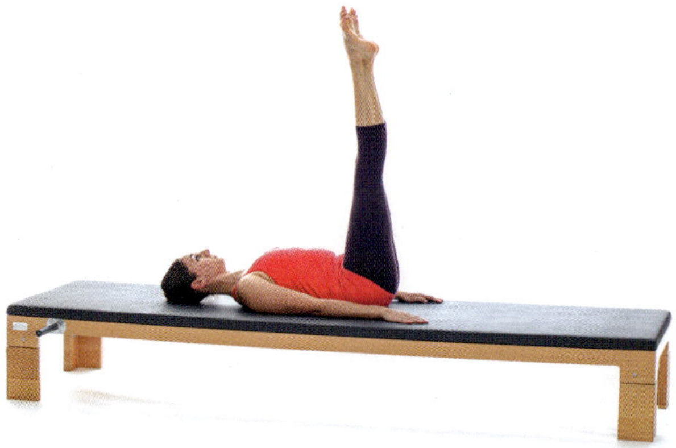

들이쉬기. 다리를 엉덩관절에서 90° 각도로 들어 올려 바닥과 수직이 되도록 합니다.

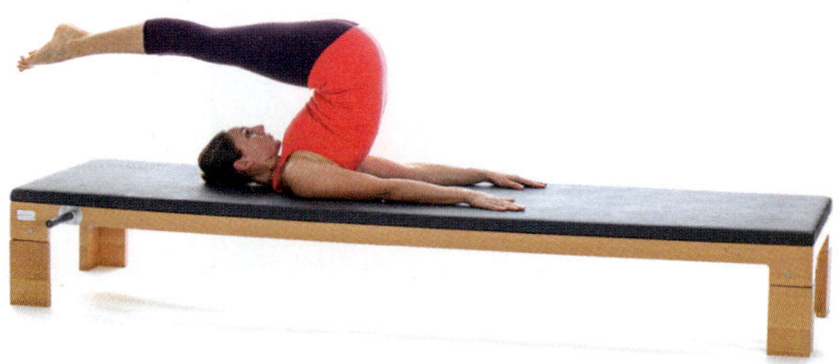

내쉬기. 몸통을 둥글게 말아서 매트에서 척추를 띄어내고 다리를 머리 위로 가져옵니다. 어깨에 무게를 놓고 다리를 매트와 평행하게 유지합니다.

이미지화 하기

롤-오버(Roll-over) 단계에서 다리를 머리 위로 가져갈 때 허리에서 공이 만들어지는 것을 이미지화합니다(매트: 롤링 라이크 어 볼[Mat: rolling like a ball] 참조). 돌아올 때의 느낌은 스프링 금속이 반으로 구부러졌다가 시작 자세로 펴지는 것과 같아야 합니다.

- 롤-오버 시에 반동을 사용하지 않습니다.
- 롤-오버 단계에서 엉덩관절을 90° 각도로 유지합니다.
- 많은 양의 허리뼈 굽힘을 위해 복부를 깊히 수축합니다.
- 롤-백 단계에서는 허벅지를 가슴 가까이 유지합니다.

〈변형동작〉

다리의 움직임을 반대로 할 수 있습니다. 다리를 골반너비만큼 벌리고, 90° 위치로 들어 올립니다. 다리를 서로 떨어뜨린 상태에서 롤-오버합니다. 발을 발등굽힘하고 매트와 평행할 때 발을 모읍니다. 바닥을 향해 다리를 낮추고 모은 다리를 가슴 가까이에서 롤-백 합니다. 다리가 매트와 수직이 되면 발을 발바닥굽힘시키고, 엉치뼈를 바닥에 고정하고 다리를 60° 각도로 내립니다.

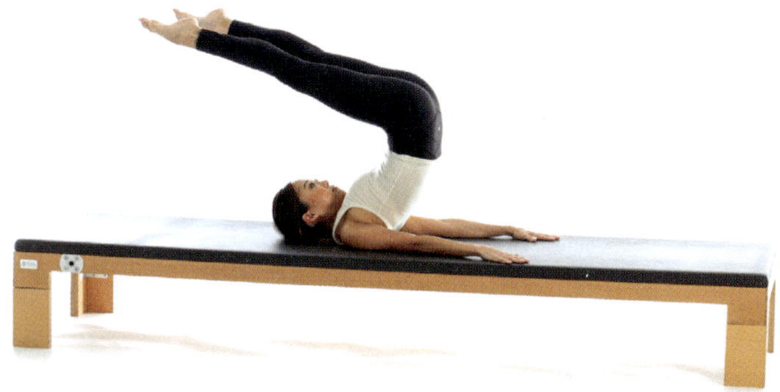

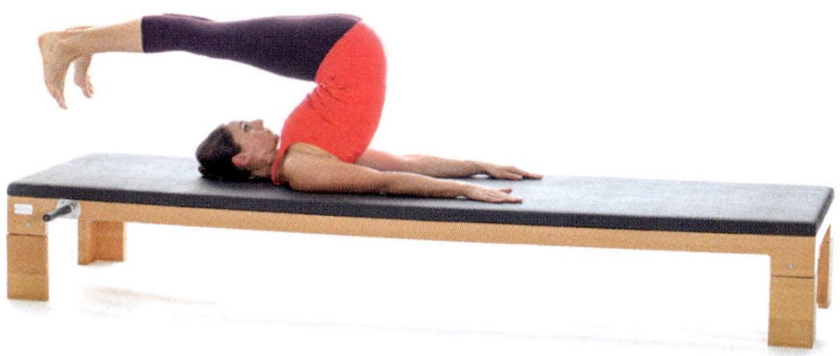

들이쉬기. 발을 발등굽힘하며 다리는 어깨너비로 벌립니다.

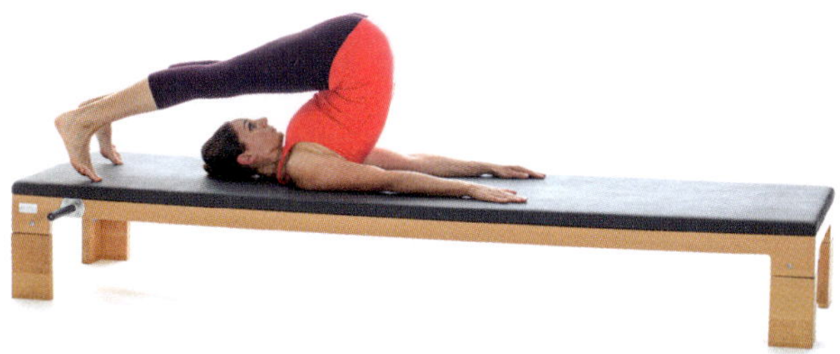

계속해서 숨을 들이쉬며, 발을 머리 위 바닥 쪽으로 내립니다. (유연성이 허용되는 경우 바닥에 닿음)

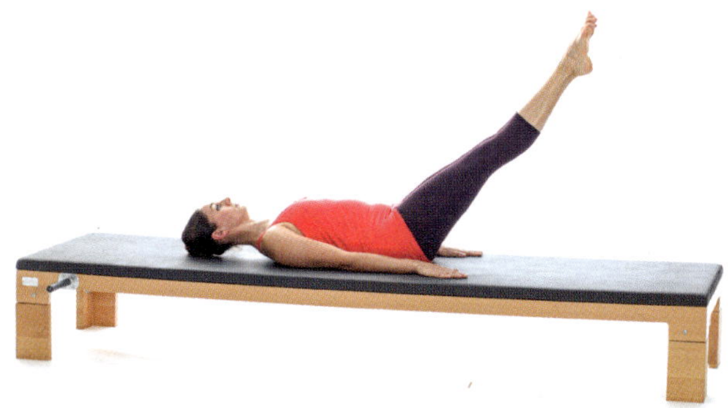

내쉬기. 다리를 가슴 가까이에 두고 척추를 매트 쪽으로 움직일 때 분절 움직임으로 연결합니다. 골반을 매트 위에 고정하고 다리를 들어 올립니다. 다리가 바닥과 수직일 때 발바닥굽힘 합니다. 다리가 60° 각도로 내려오면 다리를 붙입니다. 시작 자세로 돌아갑니다. 5번 반복합니다.

컨트롤 밸런스 / Control Balance

근육 포커스

- Hip extensors(엉덩관절 폄근)
- Hip flexors(엉덩관절 굽힘근)
- Abdominals(배근)
- Back extensors(등 폄근)

목적

- 엉덩관절 폄근 근력 향상
- 엉덩관절 굽힘근 유연성 향상
- 허리-골반 안정성 향상

이 동작은 많은 코어 컨트롤을 요구하는 것 외에도 엉덩굽힘근(hip flexor)의 유연성과 엉덩관절 폄근의 근력을 크게 요구합니다. 주로 엉덩관절과 등 폄근(back extensor)은 바닥에서 수직으로 다리를 들어올리는 것을 도와주며 몸통과 다리를 뻗어 직선을 만듭니다.

이 동작은 매트: 잭나이프(Mat: Jackknife)의 한쪽 다리 버전입니다. 많은 사람들이 매트: 잭나이프(Mat: Jackknife) 보다 매트: 컨트롤 밸런스(Mat: Control Balance)를 더 어렵다고 생각하지만, 이 운동은 매트: 잭나이프(Mat: Jackknife)를 위한 훌륭한 준비 역할을 할 수 있습니다. 두 운동 모두 목뼈에 큰 부하가 발생합니다. 그래서 저는 이 운동들을 수행할 때 주의할 것을 권고합니다. 목에 문제가 있는 사람, 특히 디스크 기능장애와 관련된 사람에게는 절대 금기입니다.

이미지화 하기

두 개의 에너지 선을 이미지화 합니다. 하나의 에너지는 어깨에서 몸통을 거쳐 직립한 다리를 거쳐 천장까지 뻗어지고, 다른 하나는 엉덩관절에서 아래쪽에 있는 다리를 거쳐 땅으로 뻗어 안정성을 만들어냅니다. 한 발이 땅에 단단히 고정되면, 다른 발은 천장을 향해 더 높이 닿을 수 있습니다.

- 체중심을 어깨 복합체에 유지합니다.
- 다리가 교차될 때에도 골반과 몸통을 안정적으로 유지합니다.
- 목뼈 부분에 체중심을 최소화합니다.

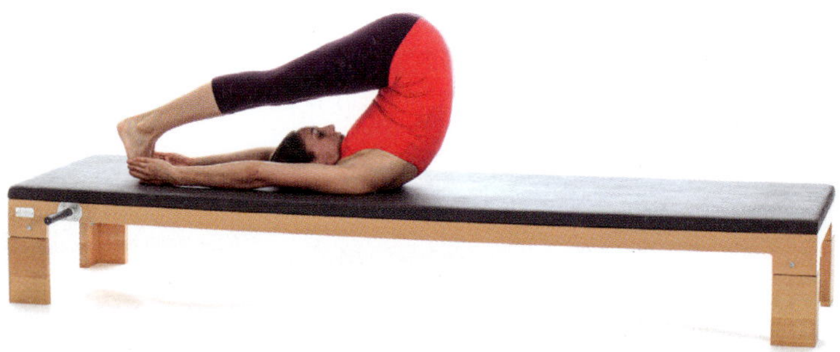

준비자세. 양팔을 옆구리에 두고 다리를 곧게 펴고 반듯이 눕습니다. 무릎을 가슴 쪽으로 구부린 다음 다리를 60˚ 각도로 폅니다.

들이쉬기. 다리를 엉덩관절에서 90˚ 각도로 들어 올려 바닥과 수직이 되도록 합니다.

내쉬기. 허리를 둥글게 한 다음 롤-오버합니다.

들이쉬기. 무게를 어깨복합체에 놓습니다. 발을 구부려 바닥에 고정시킵니다. 팔을 머리 위로 올려 발을 잡습니다.

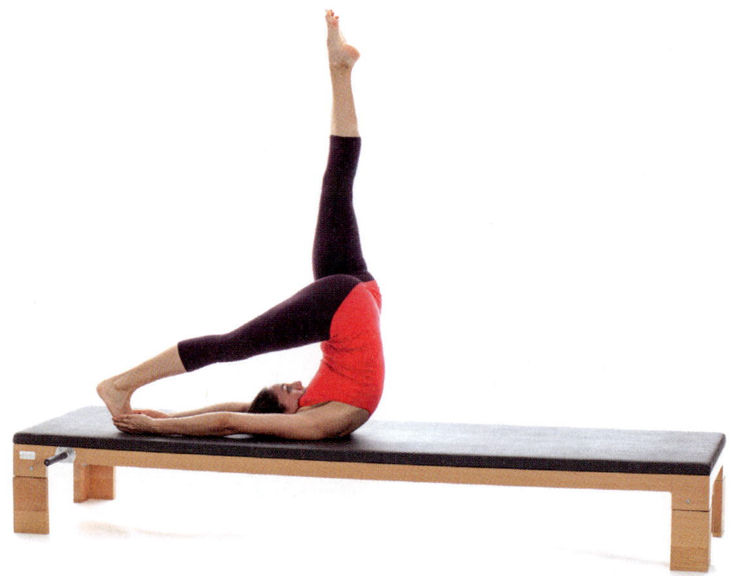

내쉬기. 한쪽 다리를 천장 쪽으로 뻗습니다. 최대 높이에 도달할 때 다리로 두 번의 반동을 사용합니다(각 펄스에 따라 엉덩 폄을 증가시키는 것을 목표로 합니다). 퍼커시브 호흡(percussive breathing)을 사용해서 각 반동에 훅 부는 입김을 내뱉습니다.

난이도 낮추기

목뼈에 더 적은 무게를 가하는 대안적인 방법은 동일한 움직임 패턴을 수행하지만, 어깨와 목이 아닌 상부 등과 어깨로 롤링(지지)하는 것입니다. 실제로 클래식 버전과 더 비슷한 이 버전에서는 다리가 교차되는 것은 동일하게 유지되지만, 들어 올리는 다리를 더 높이 천장 쪽으로 올리지하지 않습니다. 엉덩관절 폄근(hip extensor)과 엉덩관절 굽힘근(hip flexor)의 스트레칭은 많이 되어지지 않지만, 훌륭한 운동이며 목뼈에 과도한 부하가 실리는 잠재적 위험을 최소화합니다.

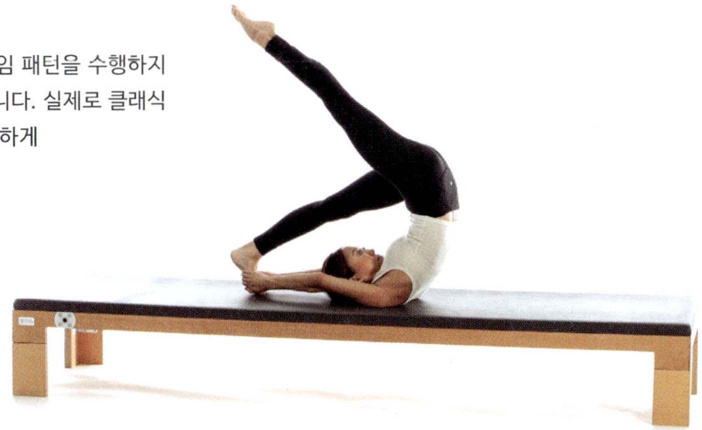

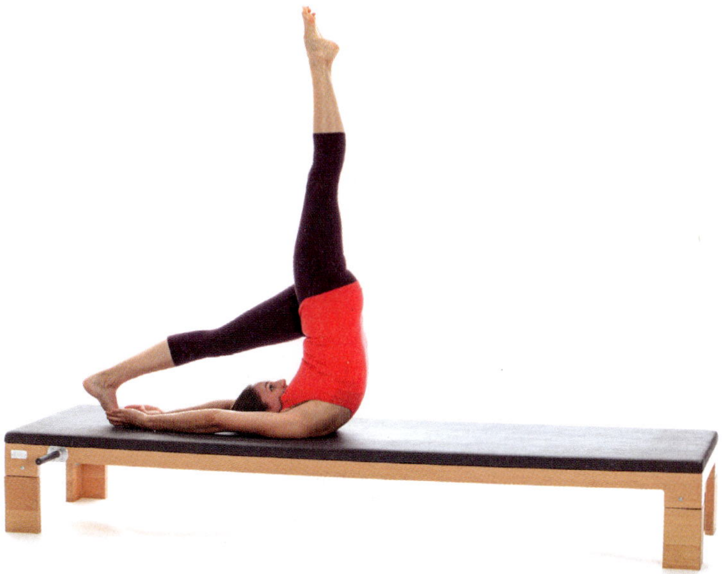

들이쉬기. 다리를 동시에 바꿔 골반과 몸통을 최대한 안정적으로 유지합니다. 각 다리에 5회 반복합니다.

마지막 반복 후, 위쪽 다리를 발등굽힘하며 바닥쪽에 있는 다리 옆의 위치하고, 허벅지를 가슴에 가깝게 유지하면서 롤-다운 합니다. 다리가 매트와 수직이 되면 엉치뼈를 고정시키고 발을 발바닥굽힘시키며 다리가 매트와 60° 각도에 도달할 때 무릎을 가슴 쪽으로 구부리고 발을 매트에 댄 다음 다리를 곧게 펴서 다시 시작 자세로 돌아갑니다.

근육 포커스

- Hip, back, and shoulder extensors (엉덩관절, 등, 어깨 폄근)
- Abdominals(배근)

목적

- 엉덩관절 폄근, 어깨 폄근의 근력 향상
- back extensor(등 폄근) 조절능력 향상
- 척추분절 움직임 증진
- 몸통 안정성 증진

잭나이프 / Jackknife

매트: 잭나이프(Mat: Jackknife)는 매트: 롤 오버(Mat: Roll-over)의 연장선이며 운동을 마스터할 때까지 시도해서는 안됩니다. 또한 매트: 컨트롤 밸런스(Mat: Control Balance)와도 밀접한 관련이 있으며 일부는 매트: 잭 나이프(Mat: Jackknife)를 준비하는 데 사용하고 다른 일부는 더 어렵다고 합니다. 처음에는 발이 머리 위로 닿고 바닥과 평행하게 한 다음 매트: 롤 오버(Mat: Roll-over)와 같이 발등굽힘하고 바닥으로 내려갑니다. 그러나, 이때 롤다운(Roll-down)하지 않고, 엉덩관절 폄근(hip extensor), 어깨 폄근(shoulder extensors), 척추 폄근(spine extensors)을 활성화하여 다리를 천장을 향해 재빠르게 뻗어냅니다.

바닥에서 어깨, 몸통, 엉덩이, 다리, 발. 어깨 폄근을 동원하는 것은 몸을 안정적이고, 바르게 유지하며, 목뼈의 압력을 완화하는데 중요한 역할을 합니다. 척추뼈 하나하나를 분절하여 내려오며 골반이 바닥에 닿을 때까지 발을 얼굴 위로 유지하며, 다리를 시작 위치로 내립니다.

이 운동은 목뼈에 가해지는 부하 때문에 목에 문제가 있는 사람들은 피해야 합니다. 부하가 어깨와 팔 사이에 분산되어 목뼈에 가해지는 압력을 최소화하지만, 목은 여전히 상당한 부하를 지탱해야 합니다.

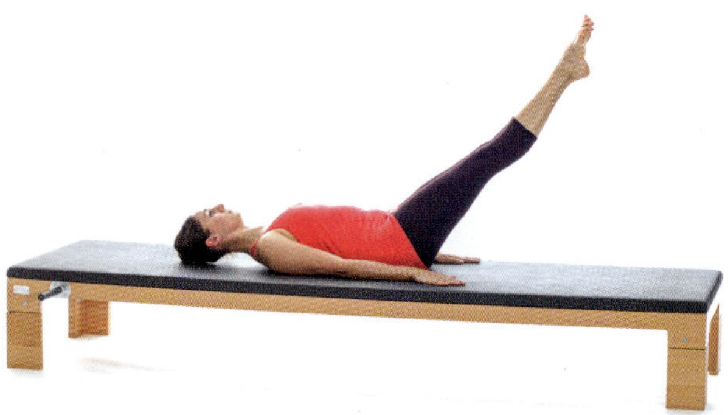

준비자세. 매트: 롤오버(Mat: Roll-Over)와 마찬가지로 팔을 몸 옆에 두고 다리를 바닥과 약 60° 각도로 똑바로 눕습니다.

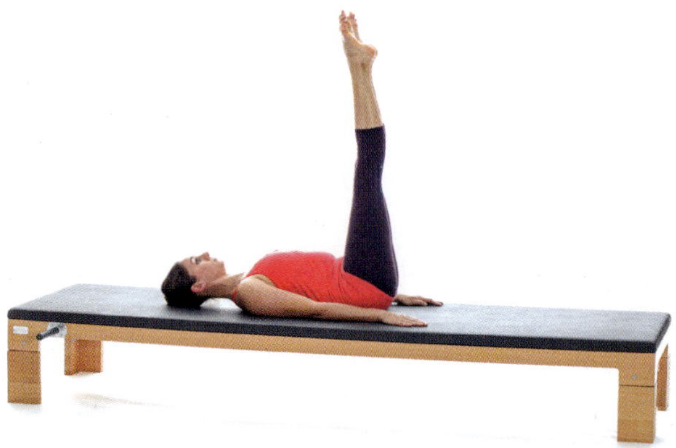

들이쉬기. 다리를 엉덩관절에서 90° 각도로 들어 올려 바닥과 수직이 되도록 합니다.

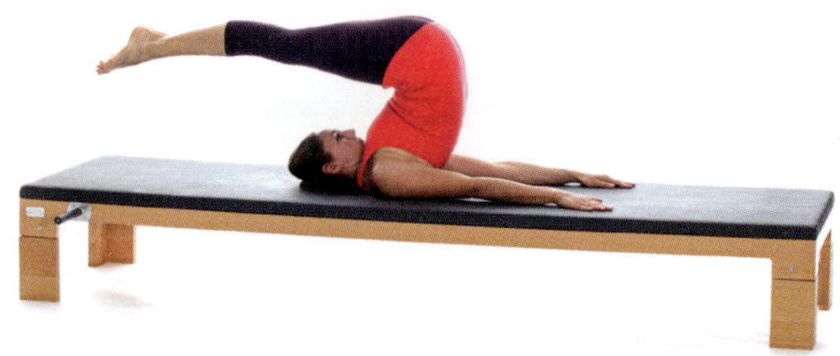

내쉬기. 허리 부위의 굽힘을 최대화하고 엉덩관절의 각도를 90°로 유지하며 롤-오버합니다. 다리를 바닥과 평행하게 하고 어깨에 무게를 싣는 상태에서 이 단계를 완성합니다.

이미지화 하기

이름에서 알 수 있듯이, 매트: 잭나이프(Mat: Jackknife)는 다리가 공중으로 빠르게 움직이면서 스프링이 달린 힌지 또는 나이프가 (엉덩관절에서) 닫혔다 열렸다 하는 느낌이어야 합니다.

- 롤-오버 단계에서 허리의 굽힘을 최대화합니다.
- 다리와 몸통이 높이 뻗어지려면 엉덩이, 어깨, 등 폄근을 사용합니다.
- 발은 엉덩관절에서 얼굴과 마주하게 접으며 롤-다운 합니다.

난이도 높이기

매트: 잭나이프는 매우 어려운 운동입니다. 따라서 난이도를 올리는 것은 본 동작이 마스터될 때까지 권장하지 않습니다. 일단 마스터가 된 후에 강도를 더하기 위해서, 엉덩관절에서 얼굴을 마주하게 접으며 롤-다운하기 보다, 골반이 매트에 닿을 때까지 척추가 롤-다운할 때 가능한 수직으로 다리를 유지하도록 노력합니다. 골반을 고정하고 다리를 60° 각도로 내립니다.

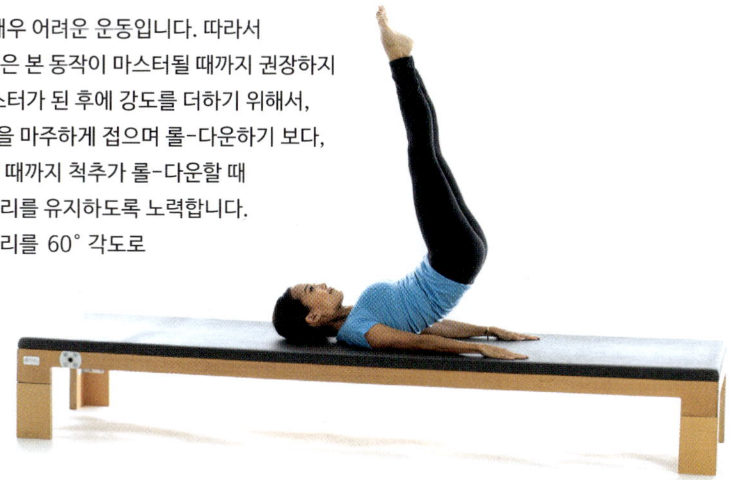

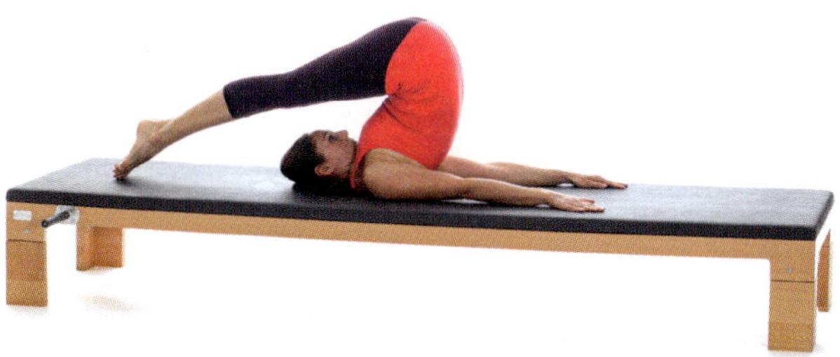

들이쉬기. 다리를 바닥으로 내립니다.

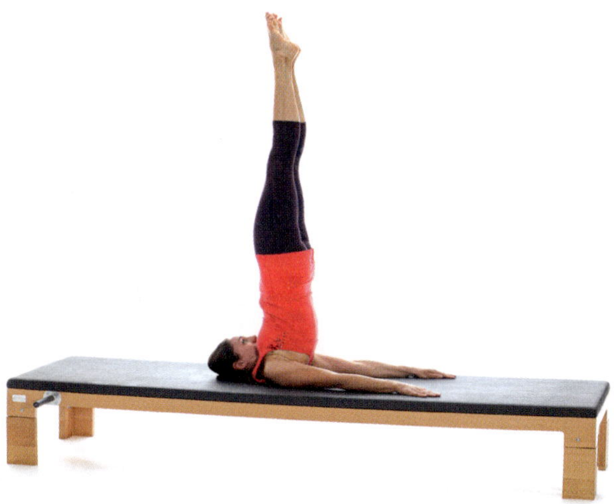

숨을 계속 들이 마시면서 다리를 천장 쪽으로 들어 올립니다. 골반을 앞으로 움직이고 팔은 매트를 누릅니다.

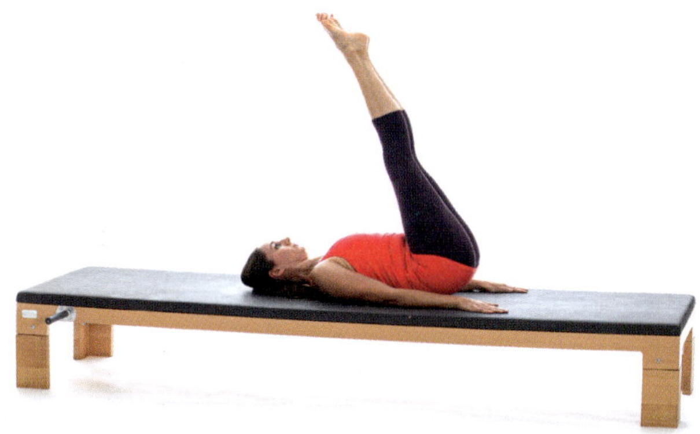

내쉬기. 천천히 척추를 분절하여 내려오며 발은 얼굴과 마주합니다. 다리가 매트와 수직인 상태로 되돌아 오며 엉치뼈를 매트에 고정한 상태에서 60° 각도로 내립니다. 시작자세로 돌아갑니다. 5회 반복합니다.

부메랑 / Boomerang

근육 포커스

- Abdominals(배근)
- Back extensors(등 폄근)
- Hip flexors(엉덩관절 굽힘근)

목적

- 배근과 등 폄근의 근력 향상
- 엉덩관절 굽힘근 조절력 향상
- 등뼈의 유연성 향상
- 균형력 증진

이 동작은 복잡하며 난이도가 높은 운동입니다. 또한 하나의 운동이 다른 운동의 기반이 될 수 있으며 단계를 높여가는 필라테스의 방법들을 볼 수 있습니다. 매트: 부메랑(Mat: Boomerang)은 힘, 유연성, 그리고 가장 중요한 조절력이 필요합니다. 매트: 롤-오버(Mat: Roll-over) 및 매트: 티져(Mat: Teaser)에서 이어지는 동작입니다. 이 동작을 시작하기 앞서 두 동작을 마스터해야 합니다. 또한 운동 패턴이 리포머: 로잉 백 1(Reformer: Rowing Back 1) 유사하며 필라테스 운동이 어떤 식으로든 관련되어 있음을 다시 보여줍니다. 이러한 연결과 관계를 이해하는 것은 필라테스의 가르침과 실행 모두에서 매우 중요합니다.

이미지화 하기

왜 이 운동이 매트: 부메랑(Mat: Boomerang)이라고 불리는지 이해하는 데는 시간이 좀 걸리지만, 일단 여러분이 정확한 위치와 흐름을 이해하고 나면, 이해할 수 있습니다. 다리가 머리 위로 올라가기 전에 몸이 허리 부분까지 굴러 내려오는 지점에서의 모양이 부메랑과 비슷합니다. 이 자세는 몸이 단단하게 느껴져야 하고, 다리와 몸통이 연결되어 있어 흔들의자 밑부분처럼 앞·뒤로 흔들 수 있어야 합니다. 사실, 저는 종종 이 어려운 자세에서 흔들기를 그 자체로 연습으로 사용합니다. 왜냐하면 이것은 엄청난 코어 힘과 조절력을 요구하기 때문입니다.

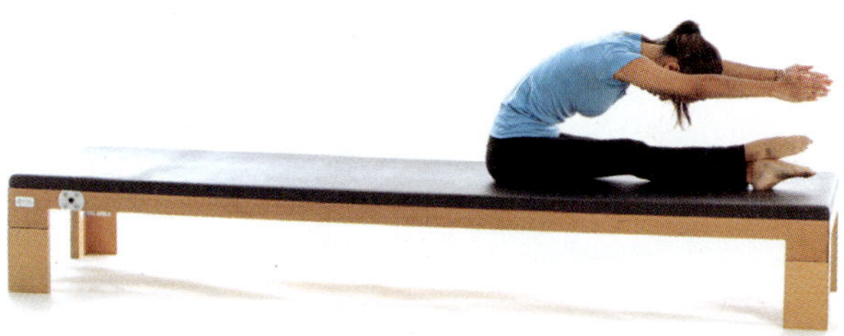

준비자세. 다리를 곧게 펴고 다리를 꼬고 앉고 발은 발바닥굽힘 합니다. 몸통을 다리 위로 접고 팔을 앞으로 뻗습니다.

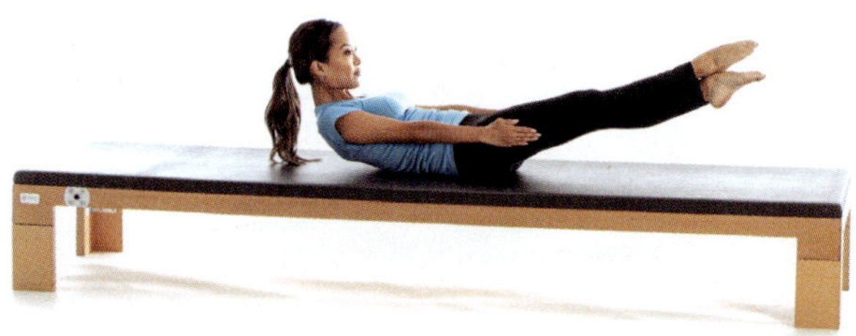

들이쉬기. 롤 다운하며 다리를 눈높이로 들어 올리고 허리 부분이 닿으면 멈춥니다. 몸통과 다리를 이 부메랑 위치에서 안정적으로 유지합니다.

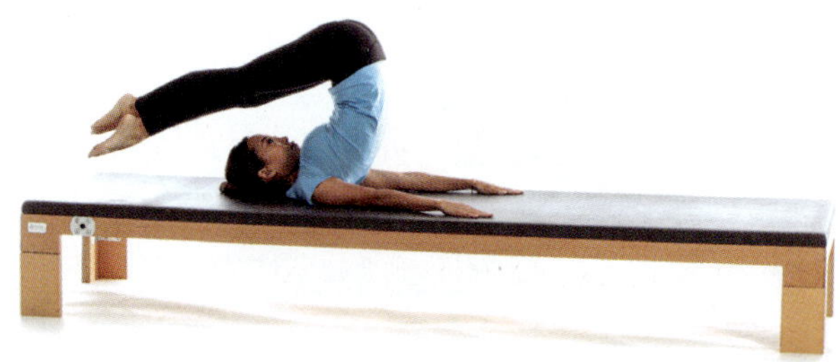

내쉬기. 가슴과 머리를 낮추고 다리를 들어 올려 바닥과 수직이 되도록 합니다. 허리를 더 둥글게 만들어 뒤로 넘어 구릅니다. 발을 발바닥굽힘 상태로 유지하면서 다리를 매트 쪽으로 내립니다.

다리 위치가 머리 위로 바뀌면 티저 위치로 들어 올리기 전에 몸이 부메랑 위치로 잠시 롤백 됩니다. 이것이 바로 파격적인 균형이 필요한 시점입니다. 이 균형 잡힌 자세로 몸을 안정적으로 잡고, 팔은 뒤로 뻗고, 손가락은 어깨와 가슴의 근육에 상당한 스트레칭을 제공하기 위해 서로 맞물립니다. 그리고 나서 다리는 내려지고 몸통은 스트레칭을 위해 다리 위로 뻗으면서 팔이 앞으로 돌아옵니다. 시작 자세로 돌아갑니다. 그러면 부메랑이 완성됩니다!

- 흐름을 유지하도록 합니다.
- 팔이 뒤로 뻗어지고 손가락이 맞물리면서 가슴과 어깨의 근육을 스트레칭합니다.
- 밸런스 단계에서 다리를 최대한 높게 유지하면서 몸통을 안정적이게 유지합니다.

난이도 낮추기

이 난이도 낮추기는 매트: 부메랑(Mat: Boomerang) 및 매트: 크랩(Mat: Crab)을 위한 준비로 사용할 수 있습니다. 매트: 부메랑과 같은 위치에서 시작합니다. 매트에 등을 대고 다리와 몸통을 들어 올린 부메랑 자세에서 다리를 꼬고 무릎을 구부립니다. 각 손으로 각 발을 잡습니다. 몸을 공 모양으로 만들고 어깨 위로 굴립니다. 이 위치에서 다리를 머리 위로 올려 다리를 곧게 펴고 바꿉니다. 무릎을 구부리고 공처럼 균형 잡힌 위치로 돌아갑니다. 발을 매트 위에 놓고 다리를 곧게 펴고 몸통을 다리 위로 접고 팔을 앞으로 뻗습니다.

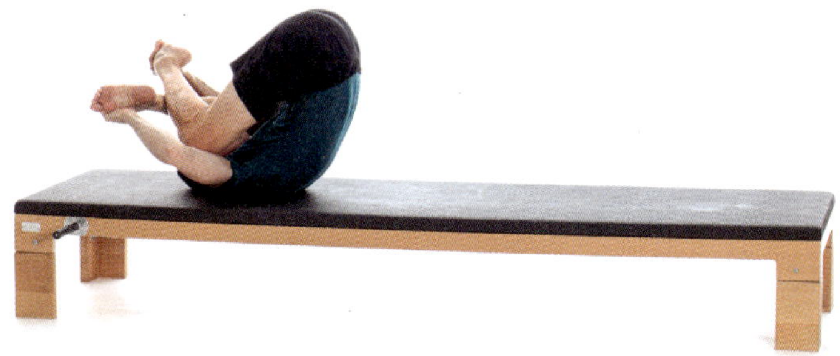

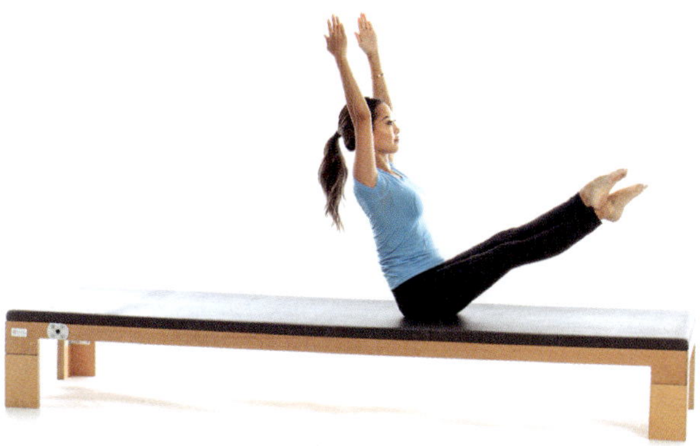

들이쉬기. 다리를 전환합니다.

내쉬기. 다리를 뒤로 젖혀 부메랑 자세로 돌아간 다음 티저 자세로 롤업합니다.

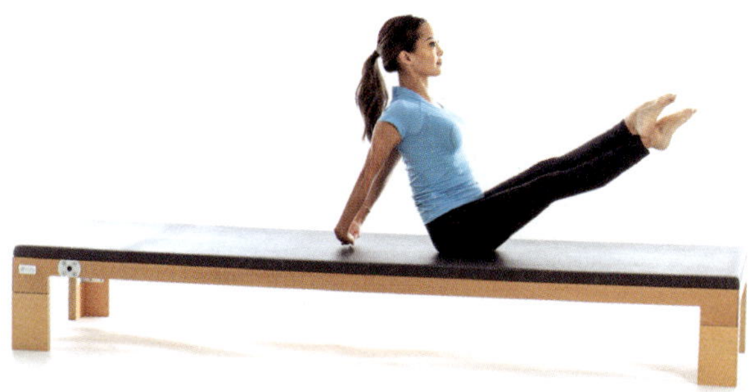

들이쉬기. 팔로 원을 그리며 등 뒤에서 손가락을 엇갈리게 하여 가슴을 들어올리고 몸통을 더 확장합니다.

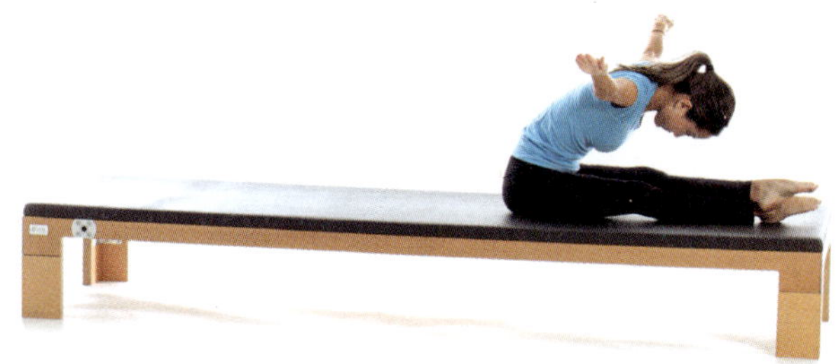

내쉬기. 다리를 내리고 손을 놓습니다. 팔을 앞으로 돌려서 몸을 다리 위로 앞으로 가져옵니다. 시작 자세로 돌아갑니다. 4~6회 반복합니다.

크랩 / Crab

근육 포커스

- Abdominals(배근)
- Triceps(위팔세갈래근)

목적

- 목과 허리의 유연성 향상
- 상체(upper body) 근력 향상
- 몸통 안정화 증진

이 운동은 머리를 앞쪽으로 기울이고 목에 체중을 싣는 것처럼 보이기 때문에 편해 보이지 않고 심지어 위험해 보일지라도 제대로 수행한다면 즐겁고 유익한 운동이 될 것입니다. 절대로 몸의 전체 체중을 목에 두지 않는 것이 중요합니다. 조심스럽게 조절하면서 체중심을 머리 쪽으로 옮기는데, 대부분의 체중심을 상체와 다리로 지지합니다. 머리까지 굴러가는 것을 제외하면, 이 운동은 조절력의 요소가 더해진 매트: 롤링 라이크 어 볼(Mat: Rolling lake a Ball), 매트: 씰(Mat: Seal), 매트: 부메랑(Mat: Boomerang)과 매우 비슷합니다.

게다가, 다리를 꼬는 자세에서 팔로 몸을 바짝 붙이기 때문에 다리를 곧게 펴면서 반동을 사용해 롤-오버(Roll over) 할 가능성도 줄어듭니다. 마지막 단계에서 접은 다리를 곧게 펼 때에 상체의 힘을 잘 사용해야 하는데, 특히 위팔세갈래근(triceps)를 잘 사용해야 합니다. 상체의 힘을 사용해야 합니다. 상체는 다리 위의 무게가 머리 위로 이동할 때 중요한 역할을 합니다.

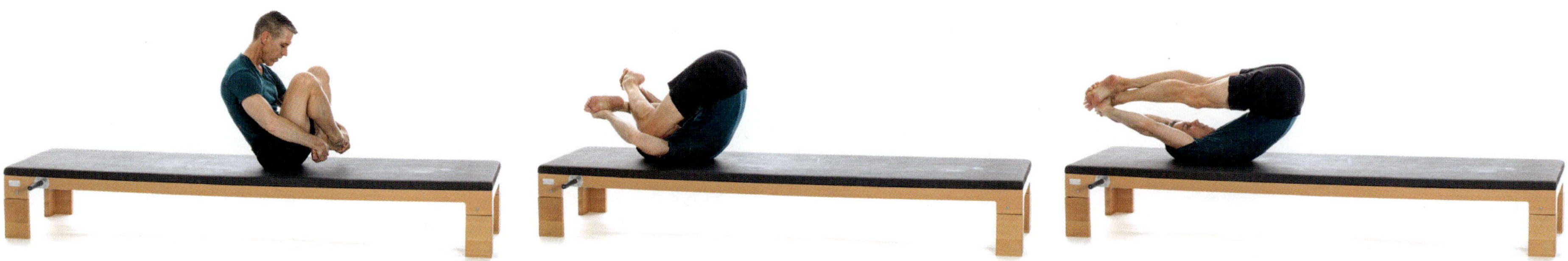

준비자세. 궁둥뼈(sit bones) 위에 균형 잡힌 자세로 앉아서 몸을 공 모양으로 만듭니다. 다리를 교차시키고 팔을 다리 바깥으로 뻗어서 엄지손가락은 발 아래에, 손가락은 발등 위에 얹은 상태로 잡습니다. 왼손은 오른발을 오른손은 왼발을 잡습니다.

들이쉬기. 어깨로 구릅니다.

내쉬기. 다리를 머리 위로 펴서 부메랑 동작처럼 바꿉니다. 무릎을 구부려서 발을 다시 잡고, 공 모양으로 다시 집어 넣습니다.

이미지화 하기

다리를 꼬고 앉는 자세가 게를 아래에서 바라본 모습과 비슷하긴 하지만, 저는 이 운동을 위해 해변을 가로질러 달리는 게를 관찰하는 데 몇 시간을 보냈음에도 불구하고 매트: 크랩(Mat: Crab)과 연관시킬 수 없었습니다. 저는 바퀴가 부드럽게 앞, 뒤로 부드럽게 굴러가는 이미지를 연상하는것이 훨씬 좋다는 것을 알았습니다.

- 무게를 머리로 조심스럽게 옮깁니다.
- 롤링 시 허리 굽힘을 극대화합니다.
- 구르면서 다리를 몸에 밀착시킵니다.
- 다리를 롤 오버할 때에 팔을 곧게 펴며 손으로 다리를 밀어줍니다.

〈변형동작〉

이 변형은 머리와 목에 어떠한 압력도 주지 못하거나 원하지 않는 사람을 위해서 만들었습니다. 다리 위로 굴렀다가 앞쪽으로 머리까지 구르는 대신에 똑바로 선 자세로 변형됩니다. 다리는 교차된 상태로 무릎을 꿇고, 팔은 머리 위로 뻗습니다. 이 변환에서 유지되는 깊은 척추 굽힘 이후 똑바로 선 자세는 좋은 변형입니다. 이 자세는 좋은 균형과 코어 힘을 요구합니다. 시작자세로 돌아가기 위해 골반을 뒤로 내리는 동안 많은 조절력이 필요합니다.

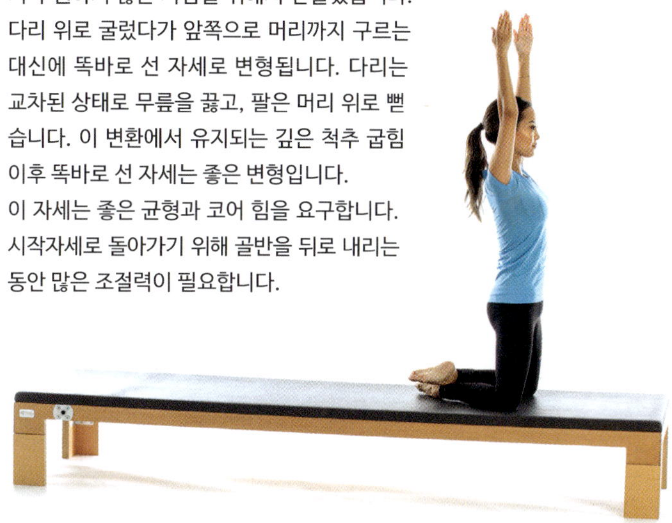

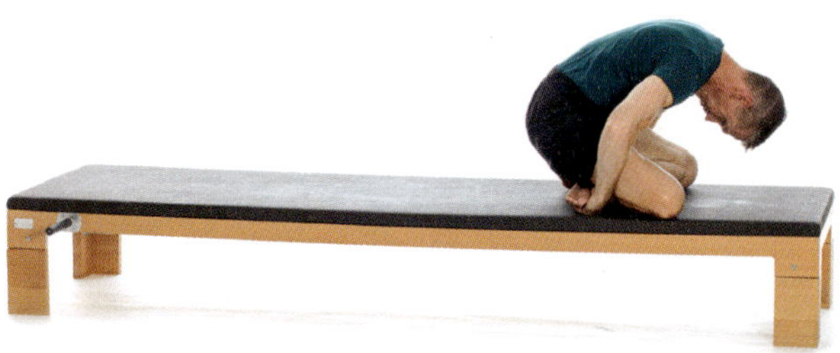

내쉬기. 앞으로 구르면서 다리에 체중을 옮깁니다. 다리 위로 구르는 것을 돕기 위해서 팔을 사용하여 손을 누르도록 합니다.

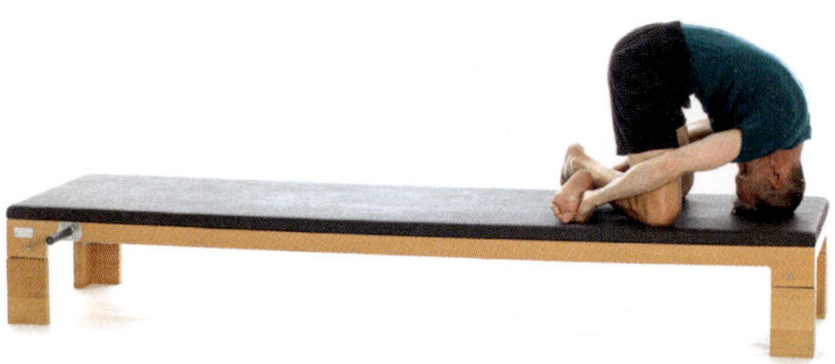

들이쉬기. 머리를 바닥에 놓고 천천히 머리 위로 굴리면서 조심스럽게 무게를 목 쪽으로 옮기고 목 폄근(neck extensor)을 스트레칭합니다. 골반은 매트로 되돌아오고 궁둥뼈에서 균형을 잡습니다. 준비 자세로 돌아갑니다. 4~6회 반복합니다.

브리징과 전신통합(FBI)
Bridging and Full Body Integration

매트 블록 시스템에서 이 블록은 특별합니다. ***"브리징"***이라는 용어는 다양한 의미로 사용될 수 있습니다. 여기에서의 브리징은 근육 기능이 아니라 주로 신체의 모양과 관련이 있습니다. 운동을 할 때 골반을 매트에서 들어 올리고 이를 팔다리가 지지하는 형태의 '다리(bridge) 모양'에서 파생되었습니다. 브리징(bridging)은 전신을 통합하는데 필요하며, 밀접한 관련이 있어 그것들을 같은 범주에 포함하였습니다. 척추를 안정화 하는데 복부의 힘과 조절력에 대한 중요성은 다른 블록에서도 언급했었습니다.

척추를 구부리며 진행하는 복부 운동 블록 및 척추 분절 블록 운동과는 달리, 브리징 운동은 골반과 척추를 중립위치 또는 중립과 매우 가까운 자세에서 실행됩니다. 이 자세로 근육을 발달시키는 것이 척추의 굽힘을 통해 발달시키는 것보다 더 효과적이라 생각되지만, 척추의 안정화를 위해서는 각각의 자세에서 모두 훈련하는 것이 필요합니다.

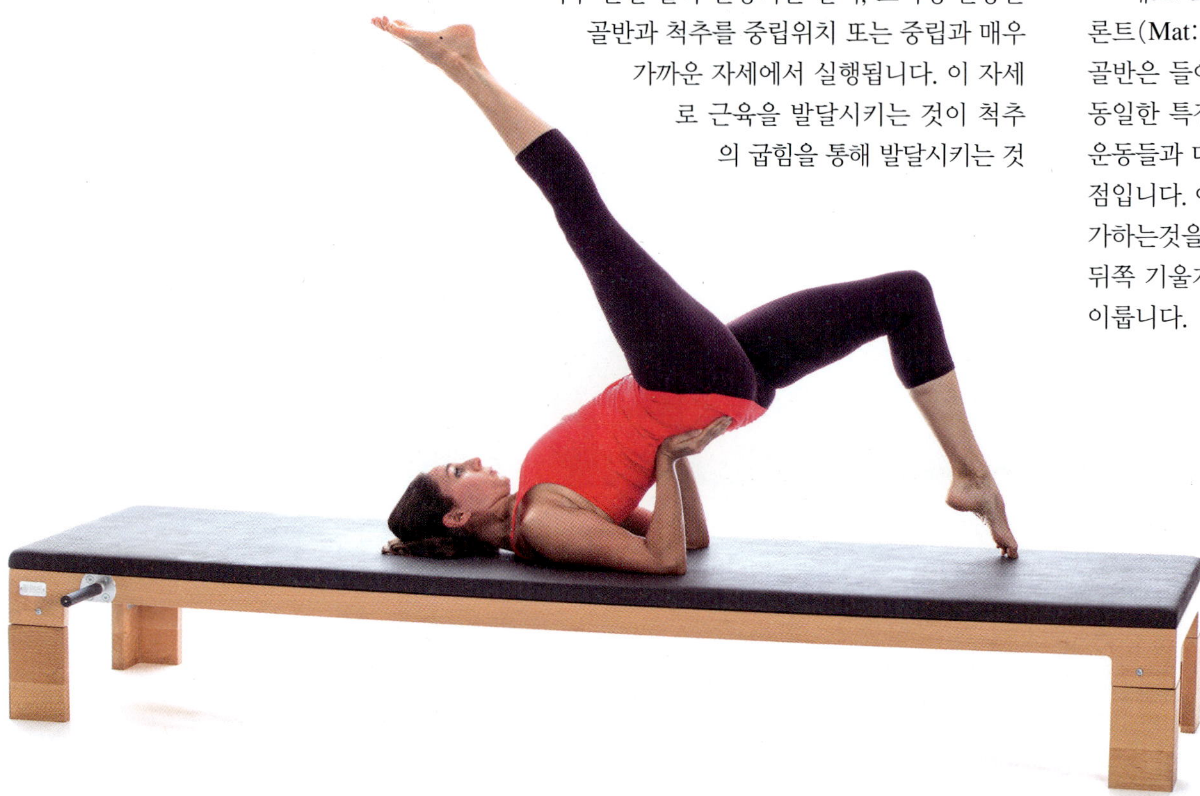

브레이싱(Bracing)이라는 용어는 골반과 척추를 안정화시키는 근육들의 작용을 설명하기 위해 사용됩니다. 이는 배근(abdominal) 및 척추분절 움직임 블록들 안에서 종종 즐겨 사용하는 배근의 ***스쿠핑***(scooping; 복부를 쑤욱 넣어서 배를 납작하게 만듬) 또는 ***할로윙***(hollowing) 동작과는 다릅니다. 일부에서는 브레이싱이 할로윙보다 척추를 안정화하고 보호하는데 더 효과적이라고 주장합니다. 저는 근육을 조절하는 모든 형태의 운동들이 우리가 즐겁고 안전한 일상생활을 할 수 있도록 도움을 준다고 믿습니다. 예외가 있을 수 있지만 일반적으로 척추 관절 움직임을 할 때는 ***스쿠핑***이나 ***할로윙***을 사용하고, 척추 안정화를 할 때는 ***브레이싱***을 사용하는 것이 좋습니다.

매트: 프론트 서포트(Mat: front support), 매트: 레그 풀 프론트(Mat: leg pull front) 및 매트: 푸쉬-업(Mat: push up)은 골반은 들어올리고 팔다리가 지지하는 형태의 다른 운동들과 동일한 특징을 가지고 있습니다. 그러나 이 운동이 다른 매트 운동들과 다른 점은 몸통이 위를 향하지 않고 아래를 향한다는 점입니다. 이 자세에서 배근들은 중력에 의해 허리의 아치가 증가하는것을 제한하기 위해 활성화 되어야 합니다. 골반의 약간 뒤쪽 기울기를 통해 배근을 활성화하며, 허리골반의 안정화를 이룹니다.

숄더 브리지 프렙 / Shoulder Bridge Prep

이 동작은 허리-골반 안정화와 엉덩관절 분리 움직임을 겸한 운동입니다. 이것은 난이도 있는 브리지 자세이며, 매트: 펠빅 컬(Pelvic curl)의 마지막 단계(골반을 들어올린 자세)에서 시작해서 한 다리 들어 올리기를 반복합니다. 지지하는 다리의 엉덩폄근(hip extensor)은 이 어려운 브리지 자세를 유지하는데 중요합니다. 그리고 등과 어깨 폄근도 중요한 지지 역할을 하게 되는 것을 잊어서는 안됩니다. 이 운동에서 골반 안정화는 주로 뒤넙다리근(hamstring)과 배근(abdominal)과 관련 있는데, 이 근육들은 골반의 뒤쪽 기울기를 안정적으로 유지합니다. 배근은 두덩결합을 위로 당기고, 뒤넙다리근은 궁둥결절을 아래로 당깁니다.

이미지화 하기

에너지 라인이 대각선으로 신체를 통과하고, 지지하는 무릎을 통해 바깥쪽과 위쪽으로, 무릎에서 몸통과 어깨를 통해 아래로 흐르는 것을 느껴보세요. 이 반대되는 힘의 감각을 사용하여 몸을 정렬하고 협력 수축하는 몸통 굽힘근(trunk flexor)과 몸통 폄근(trunk extensor)의 균형을 유지합니다. 안정된 자세는 다리가 자유롭게 떠있는 느낌으로 움직이는 다리를 쉽게 올리거나 내릴 수 있게 합니다. 다리의 안정성과 힘에 영향을 주지 않고 팔이 위·아래로 움직이는 현수교를 상상할 수도 있습니다.

- O 움직이는 다리의 무릎은 90°를 일관되게 유지합니다.
- O 엉덩관절에서 움직임을 시작합니다.
- O 안정된 골반과 함께 지지하는 다리에서 엉덩관절 폄을 유지합니다.

근육 포커스

- Abdominals(배근)
- Back extensors(등 폄근)
- Hamstrings(뒤넙다리근)
- Hip flexors(엉덩관절 굽힘근)

목적

- 엉덩관절 폄근 강화
- 등 폄근, 어깨 폄근의 조절력 향상
- 엉덩관절 굽힘근 조절력 향상
- 허리-골반 안정성 향상
- 엉덩관절 분리 움직임 증진

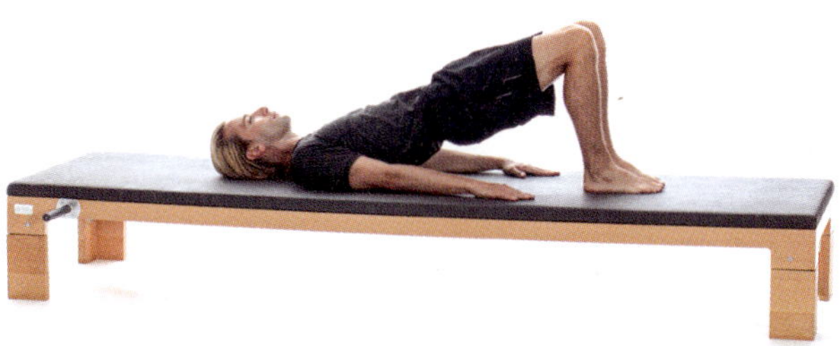

준비자세. 척추를 중립위치로 놓고 바로 누운 자세를 취합니다. 무릎을 굽히고 발을 골반너비로 벌립니다. 어깨뼈를 중립자세로 두고, 팔은 곧게 펴서 옆에 두고 손가락은 발 쪽으로 뻗습니다.

내쉬기. 복부를 당기고 골반을 뒤쪽으로 기울입니다. 척추를 하나씩 분절 움직임하여 매트에서 들어 올립니다. 이때, 엉덩굽힘근(Hip flexor)은 신장됩니다. 어깨부터 무릎까지 일직선을 만듭니다.

들이쉬기. 이 자세를 유지하면서 체중을 발에 고르게 분산시키고 다리를 바닥과 평행하게 유지합니다. 엉덩관절 굽힘근을 늘리면서 구조를 지지하고 중간 및 상부 등 운동을 강조하기 위해 어깨 폄근을 연결시킵니다.

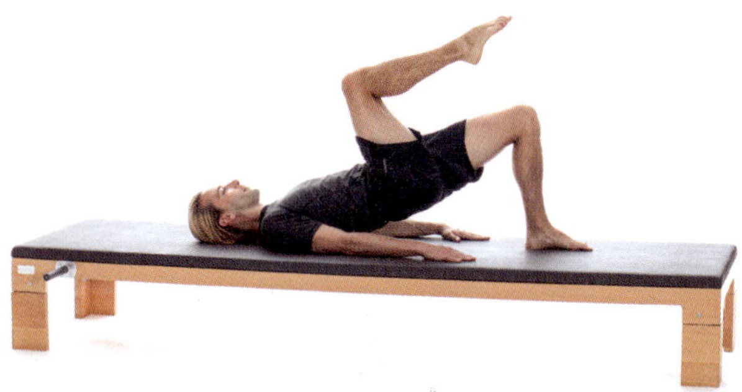

내쉬기. 무릎에서 90° 각도를 유지하면서 엉덩관절에서 한쪽 다리를 들어올리고 발을 발바닥굽힘 합니다.

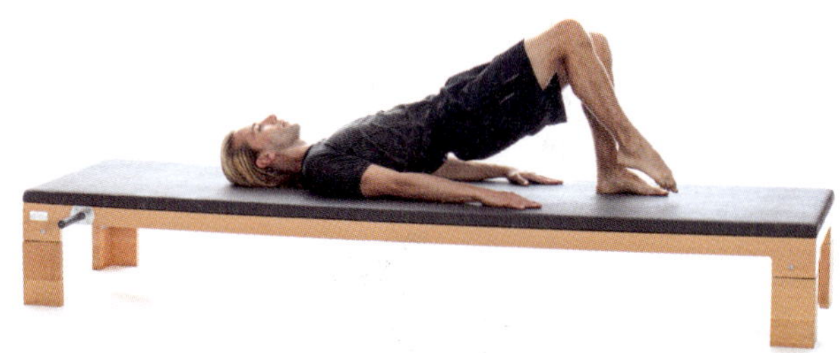

들이쉬기. 들어 올린 다리를 내리고 발가락으로 매트를 가볍게 터치합니다.

내쉬기. 그 다리를 들어 올립니다. 지지하는 다리의 엉덩관절 폄근(hip extensor) 사용하여 유지하고, 골반을 내리거나 기울이지 않도록 합니다. 5~10회 반복 후 발을 매트에 올려 놓고 다리를 바꾸는데, 체중이동을 최소화하고 반대쪽 다리도 반복합니다.

들이쉬기. 양발을 매트에 놓고 숨을 내쉬면서 척추 꼭대기부터 허리를 거쳐서 엉치뼈까지, 척추뼈 하나씩, 말아 내리면서 운동을 완료합니다.

숄더 브리지 / Shoulder Bridge

근육 포커스

- Abdominals(배근)
- Back extensors(등 폄근)
- Hamstrings(뒤넙다리근)
- Hip flexors(엉덩관절 굽힘근)

목적

- 엉덩관절 폄근 근력 및 유연성 향상
- 엉덩관절 굽힘근 조절력 및 유연성 향상
- 등 폄근과 어깨 폄근 조절력 향상
- 허리골반 안정성 발달

이 운동은 매트: 숄더 브리지 프렙(Mat: Shoulder Bridge Prep)을 기반으로 합니다. 핵심은 운동하는 동안 안정된 골반을 유지하는 것입니다. 다리가 아래로 내려갈 때 엉덩관절 굽힘근(hip flexor)이 늘어나는 것을 느끼고 다리가 위로 올라갈 때 뒤넙다리근(hamstring)이 늘어나는 것을 느껴보세요. 발등쪽 굽힘을 하게 되면 뒤넙다리근을 더욱 스트레치할 수 있습니다.

특히, 다리를 내릴 때 허리에 부하가 가해지거나 긴장도가 높아지는 것을 예방하기 위해 골반의 뒤쪽기울임을 유도합니다.

이미지화 하기

진자처럼 흔들리는 대들보 끝에 마차가 있는 놀이공원에서 놀이기구를 타는 모습을 상상해보세요. 다리는 아크 모양으로 흔들리는 대들보이고, 발은 마차입니다. 몸체는 흔들리는 대들보(girder)를 지지하는 안정적이고 견고한 구조입니다.

- 매트에서 골반의 높이를 일정하게 유지합니다.
- 골반이 한쪽으로 기울이지 않도록 합니다.
- 골반을 중립 또는 약간의 뒤쪽 기울기 상태로 유지합니다.
- 움직이는 다리를 곧게 유지합니다.

난이도 높이기

난이도 높이기의 목표는 지지하는 다리와 골반 안정화 및 엉덩관절 폄근(hip extensor) 조절에 도전하는 것입니다. 마지막 반복 후에는 발등굽힘을 유지하고 다리를 수직으로 유지합니다. 골반을 움직이지 않고 다리를 옆으로 빼서 중앙으로 돌아옵니다. 5회 반복합니다. 발바닥 굽힘을 하고 무릎을 구부린 다음, 발을 바닥에 내려 놓습니다. 반대쪽으로 전환합니다.

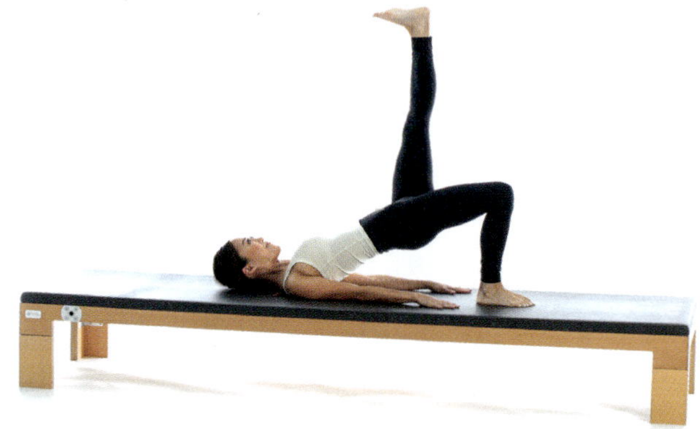

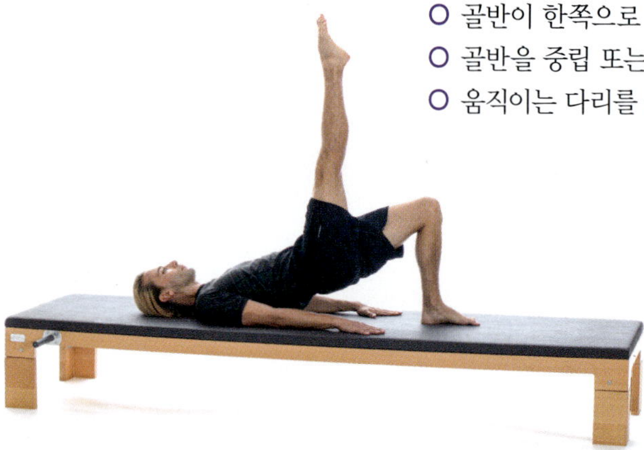

준비자세. 무릎을 구부리고 발을 땅에 단단히 놓은 상태에서 반듯이 눕습니다. 매트: 골반 컬(pelvic curl)을 수행하고 상단 위치(시작 위치)에서 일시 중지합니다. 한쪽 발을 바닥에서 들어 올려서, 무릎을 가슴 쪽으로 구부린 다음, 다리를 위로 곧게 펴고, 발바닥굽힘하여 발가락을 천장 쪽으로 바로 향하게 합니다.

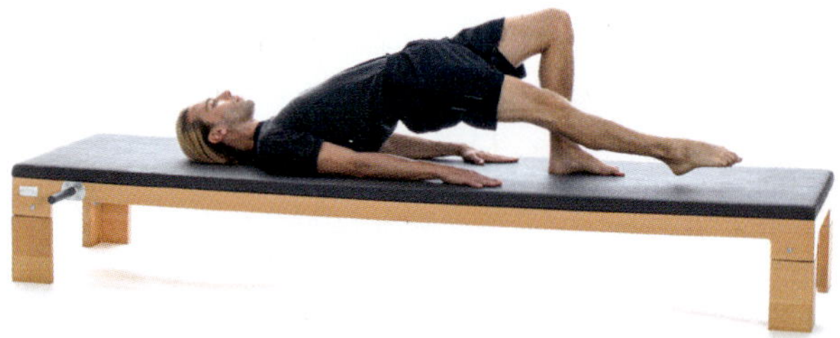

내쉬기. 발바닥굽힘 상태에서 뻗은 다리를 바닥 쪽으로 내립니다(가능한 경우 바닥에 닿음).

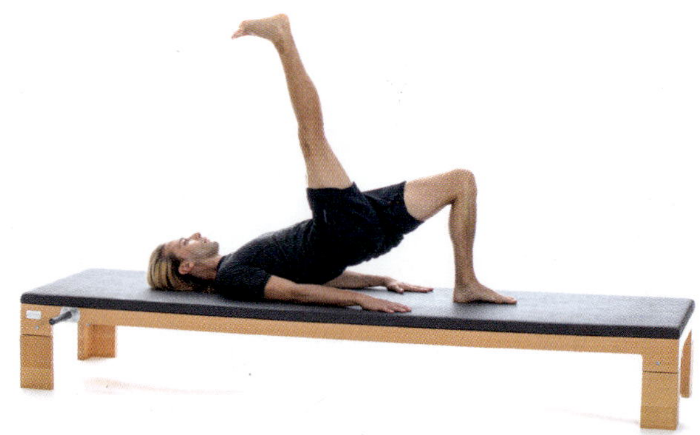

들이쉬기. 곧게 뻗은 다리를 위로 킥하며, 가능한 가슴 가까이에서 발등굽힘 합니다. 5~10회 반복 후, 다리를 천장 쪽으로 뻗은 상태에서 멈춘 후 발바닥굽힘 합니다. 무릎을 구부리고 발을 바닥에 놓습니다. 시작 자세로 돌아갑니다. 다리를 바꾸고 반대편에서도 반복합니다. 두 발을 매트 위에 올려놓고 매트 위로 척추를 분절하여 몸통을 내려놓습니다.

씨저 / Scissors

매트: 씨저(Mat: Scissors)는 난이도가 높은 운동이며, 허리가 아치 형태를 만들기 때문입니다. 이 자세는 위대롭게 느껴지며 높은 수준의 허리-골반 안정성을 요구합니다. 동일한 자세가 스텝 바렐: 씨저(Step Barrel: Scissors)에서 사용되는데, 이 동작에서는 팔이 바렐의 역할을 대신하므로 더 힘이 듭니다. 둥근 바렐에 의해서 지지되는 척추를 떠올리는 것이 도움이 됩니다. 다리가 번갈아 바닥과 수직인 중심선(출발점)을 지나가는 가위 동작을 하는 동안 골반은 안정되고 고정되어 있어야 합니다.

팔꿈치는 벌어지지 않고 골반 바로 아래에 있어야 합니다. 팔꿈치의 지지가 없다면, 골반은 가라 앉아 전체 구조가 무너지기 시작할 것입니다. 각각의 다리에서 동등한 각도의 벌어짐을 유지하는 것은 바람직한 V-자세를 만들고, 엉덩 굽힘근(hip flexor)과 뒤넙다리근(hamstring)의 비슷한 신장을 만듭니다.

이미지화 하기

둥근 바렐에 척추가 지지되는 것을 연상해 보세요. 손 부채처럼 다리가 크게 열리고 닫히는 것을 상상해 보세요. 또한, 골반을 손에 단단히 쥐고 있는 큰 그릇이라고 상상해 보세요.

- 척추의 아치 모양을 유지합니다.
- 팔꿈치를 서로 평행에 가깝게 유지합니다.
- 손으로 골반을 감싸줍니다.

근육 포커스

- Hip extensors(엉덩관절 폄근)
- Hip flexors(엉덩관절 굽힘근)
- Abdominals(배근)

목적

- 엉덩관절 굽힘근 조절력 및 유연성 향상
- 엉덩관절 폄근 조절력 및 유연성 향상
- 어깨 및 허리-골반 안정성 발달

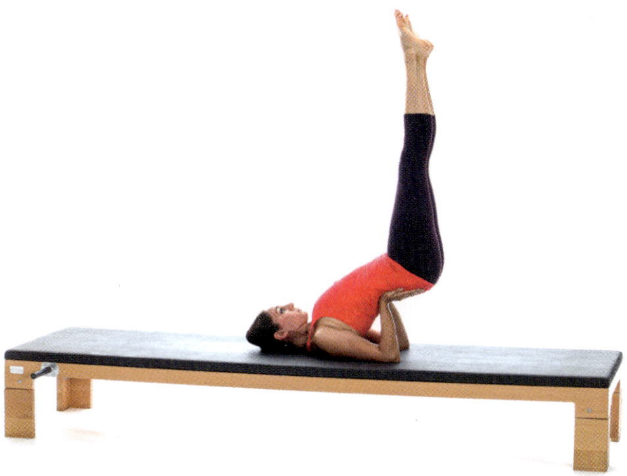

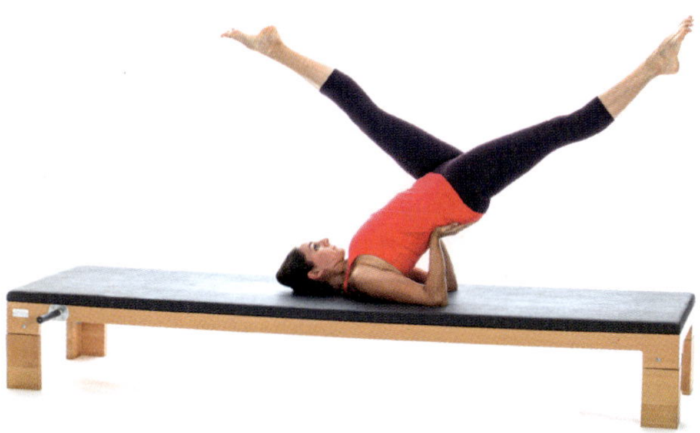

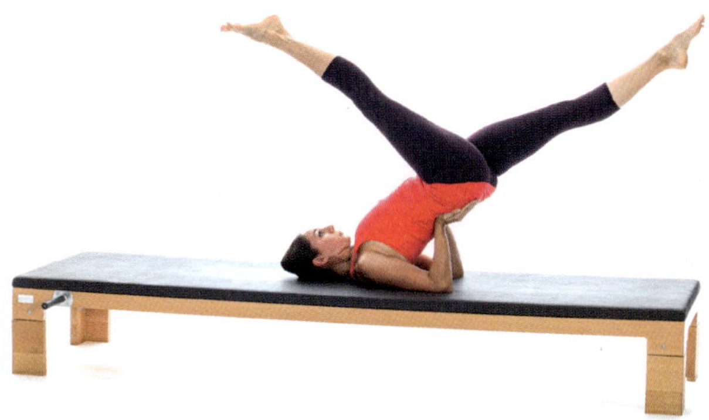

준비자세. 바로 누워서 무릎을 가슴 쪽으로 당깁니다. 몸으로 공처럼 말아서 견갑대 위로 구릅니다. 손을 골반 아래에 두고, 그릇을 감싸듯 감싸고, 몸통으로 아크 모양을 만듭니다. 이제 다리를 천장으로 향해서 위로 폅니다.

내쉬기. 다리를 벌려서 (하나는 앞쪽으로 하나는 뒤쪽으로 중심선에서 같은 거리로) 넓은 V-모양을 만듭니다. 열린 가위 자세에서 다리로 두 번의 반동을 만듭니다. 각 반동에 내쉽니다.

들이쉬기. 다리를 전환하고 준비자세(수직 방향)를 통과하여 반대편의 열린 V 위치에서 반동을 반복하고 각 반동에서 다시 숨을 내쉽니다. 전체 사이클을 6~10회 반복합니다(양쪽 다리)

매트운동

브리징 및 전신통합(FBI)

상급 /ADVANCED

바이시클 / Bicycle

근육 포커스

- Hip extensors(엉덩관절 폄근)
- Hip flexors(엉덩관절 굽힘근)
- Abdominals(배근)

목적

- 엉덩관절 굽힘근 조절력 및 유연성 향상
- 엉덩관절 폄근 조절력 및 유연성 향상
- 어깨 및 허리-골반 안정성 증진

매트: 바이시클(Mat: Bicycle)은 매트: 씨저(Mat: Scissors) 동작의 연결 동작이므로 씨저 동작을 능숙하게 할 수 있어야 합니다. 두 다리가 큰 싸이클링 동작을 수행하지만 (하나는 구부리고 다른 하나는 동시에 펴기), 싸이클을 타듯 움직이는 위치는 곧게 뻗은 씨저 동작의 정점이 기준이 됩니다. 그리고 무릎이 구부러질 때 뒷다리의 발가락은 바닥을 찍습니다.

이 자세는 고도의 척추 폄근(spine extensor)과 엉덩 굽힘근(hip flexor)의 유연성이 필요합니다. 그러나 허리-골반 안정화와 더 많은 범위를 달성하기 위해 허리를 과도하게 아치형으로 만드는데, 이것은 허리에 가해지는 압력을 증가시키고 잠재적으로 불편감과 부상을 유발할 수 있습니다. 허리를 보호하고 이 운동에 필요한 지지력을 높이려면 복부에 초짐을 맞춰야 합니다. 이 매우 어려운 운동을 수행하는데 매트: 씨저(Mat: Scissors) 동작이 도움이 될 것입니다.

이미지화 하기

크고 유동적인 다리의 원형 움직임은 페니 파딩(penny-farthing)(앞에 큰 바퀴 하나, 뒤에 작은 바퀴가 있는 구식 자전거)을 순환하는 이미지를 연상합니다.

- 척추의 아치 모양을 유지합니다.
- 최대한 길고 유연한 움직임을 합니다.
- 다리를 평행으로 유지하고, 엉덩관절의 바깥돌림되지 않도록 합니다. 특히 뻗고 있는 다리의 무릎을 굽힐 때 주의합니다.
- 팔꿈치를 서로 평행하게(또는 가능한 가깝게) 유지합니다.

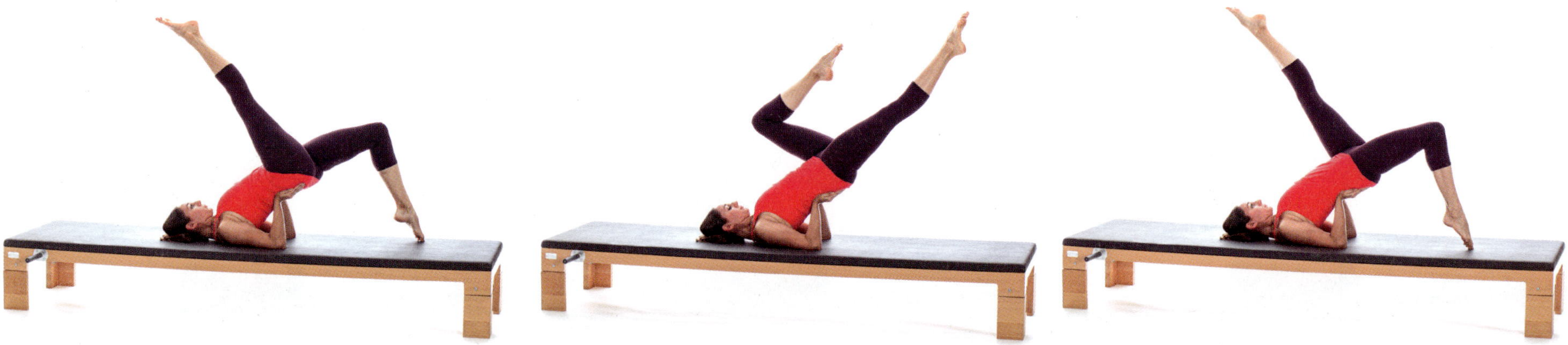

준비자세. 반듯이 누워서 무릎을 가슴 쪽으로 당깁니다. 몸통으로 공 모양을 만들어 어깨 위로 굴려주세요. 손을 골반 아래에 두고, 그릇을 감싸듯이, 그리고 몸통으로 아치 모양을 만듭니다. 이제 다리를 천장으로 향해 위로 폅니다. 다리를 벌려서 넓은 V-자세를 만듭니다.

내쉬기. 뒤쪽 다리를 바닥을 향해서 (얼굴에서 멀리) 폅니다. 무릎을 굽히고 발가락을 바닥에 찍습니다. (가급적 바닥과 가깝게).

들이쉬기. 엉덩관절을 구부리고 구부러져있는 다리는 가슴 방향으로 가져옵니다. 동시에, 길게 펴진 다리를 뻗으며 서로 교대합니다.

얼굴 앞쪽에서 구부러져있던 다리를 뻗어내며, 펴져 있던 다리는 구부려 바닥에 발가락을 터치합니다. 큰 자전거를 타듯 계속 움직입니다. 여러 번 반복한 다음, 사이클 방향을 바꿉니다. (반대 방향에서 발가락이 바닥에 닿을 필요는 없습니다.)

백 서포트 / Back Support

이 운동은 안정된 몸통을 만드는데 있어서 몸통 굽힘근(Trunk flexor)과 몸통 폄근(Trunk extensor)의 협력-수축을 강조합니다. 등과 어깨, 엉덩관절 폄근을 강화하며, 이 근육들의 길항근인 굽힘근들 특히, 어깨 굽힘근(Shoulder flexor)과 엉덩 굽힘근(Hip flexor)의 유연성과 조절력에 간접적인 도움을 줍니다.

일단 준비자세가 만들어졌다면, 첫 움직임은 어깨와 등 폄에 의해서 지지되는 엉덩관절의 폄입니다. 폄을 하는 동안, 뒤넙다리근(hamstring)과 엉덩이근(gluteal)들이 활성화 되어야 합니다. 이러한 근육의 동원이 적절히 이뤄지지 않으면(엉덩이근만 활성화되는 경우) 골반의 위치는 잘못되고 햄스트링은 활성화 되지 않을 수 있습니다.

마지막으로, 척추 하나씩 움직이는 "척추의 분절 움직임"이 필라테스에서 자주 사용되지만, 이 경우에서 척추를 안정되게 하고 중립자세로 유지합니다. 엉덩관절과 어깨관절을 힌지처럼 움직이고, 몸통을 하나의 견고한 단일체로 들어 올리는 것에 집중합니다.

이미지화 하기

골반을 들어 올릴 때 엉덩이가 열리고 골반이 내려갈 때 닫히는 문 측면의 경첩이라 상상해봅니다. 2개의 막대기를 상상합니다(또는 에너지 선): 첫 번째 에너지 선은 머리에서 몸통을 거쳐서 엉덩관절을 지나고, 두 번째 에너지 선은 발목에서 무릎을 거쳐 엉덩관절로 지나갑니다. 골반이 올라감에 따라, 2개의 막대기(에너지 선)는 연결되어 하나가 됩니다. 골반이 내려가면, 머리부터 발목까지 합쳐진 막대기는 두 개로 쪼개집니다.

- O 갈비뼈가 벌어지지 않게 합니다.
- O 등과 다리를 곧게 유지하면서 매달려 올라오듯 골반을 엉덩관절에서 들어 올립니다.
- O 머리와 척추가 일직선이 되도록 합니다.

근육 포커스

- Shoulder extensors (어깨 폄근)
- Hip extensors(엉덩관절 폄근)
- Back extensors(등 폄근)

목적

- 어깨 폄근과 엉덩관절 폄근의 근력 향상
- 등 폄근 조절력 향상
- 몸통과 어깨 안정성 증진

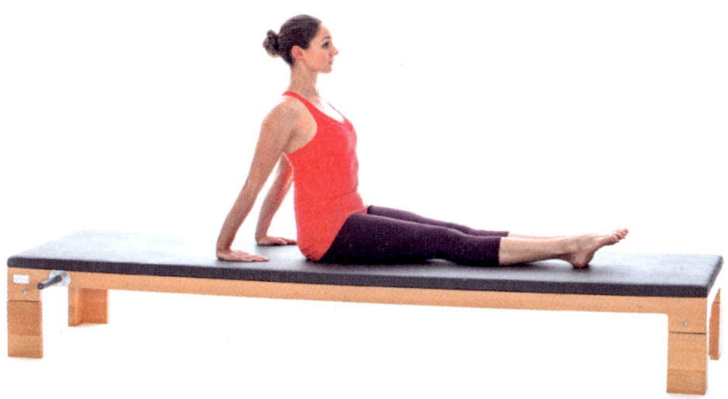

준비자세. 손을 골반 뒤쪽으로 약 12인치(30cm) 떨어진 곳에 놓고 손가락을 골반 쪽으로 향하게 합니다. 다리를 앞으로 쭉 펴고, 엉덩이 너비로 벌리며 발은 발바닥굽힘 합니다. 등 폄근과 어깨 안정근들을 활성화 합니다.

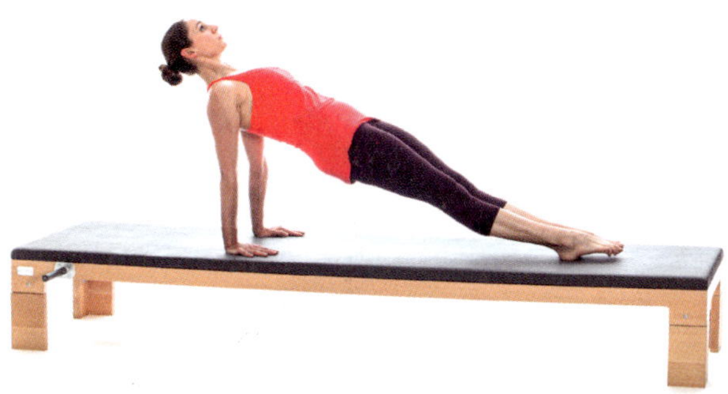

내쉬기. 몸이 일직선이 될 때까지 엉덩이와 어깨 관절을 매달아 골반을 매트에서 들어 올립니다.

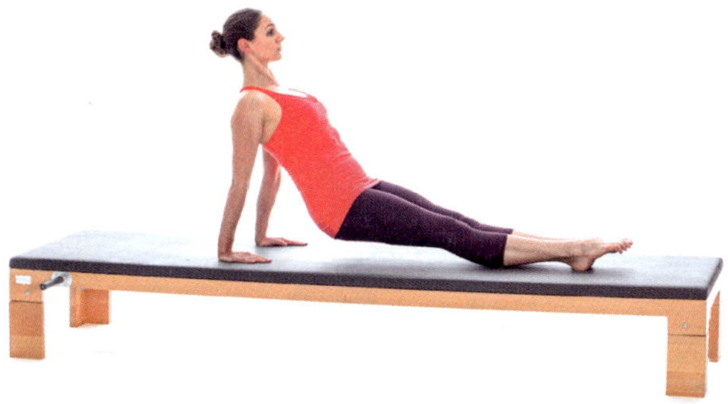

들이쉬기. 매트에 닿지 않도록 엉덩이와 어깨 관절을 내립니다. 5회 반복합니다. 마지막 반복 후 골반을 매트 위에 놓습니다. 시작위치로 돌아갑니다.

레그 풀 백 / Leg Pull Back

근육 포커스

- Hip, back, and shoulder extensors(엉덩관절, 등, 어깨폄근)
- Hip flexors(엉덩관절 굽힘근)

목적

- 엉덩관절 폄근, 어깨 폄근의 근력 향상
- 엉덩관절 굽힘근, 등 폄근의 조절력 향상
- 몸통과 어깨 안정성 증진

매트: 백 서포트 동작(Mat: Back support)을 잘 수행하는 것은 이 운동을 배우고 마스터하기 위해 필요합니다. 매트: 레그 풀 프런트(Mat: Leg Pull Front) 동작처럼, 이 운동은 지지하는 다리를 제외하고 반대쪽 다리를 올리고 내리는 동안 몸통을 안정적으로 유지하는 것이 중요합니다.

이 운동을 잘 수행하기 위해서는 유연성이 필요합니다. 유연성이 부족한 경우 움직임에 제한이 있을 수 있습니다. 매트: 백 서포트 동작(Mat: Back support)에서 어깨 유연성에 대한 부분을 다뤘습니다. 다리가 앞으로 위로 올라감에 따라, 엉덩 굽힘근(hip flexor)의 근력과 뒤넙다리근(hamstring)의 유연성은 중대한 역할을 합니다.

이미지화 하기

매트: 백 서포트(Mat: Back support) 동작에서 언급한 에너지 선의 개념을 사용합니다. 머리에서부터 발목까지의 선을 안정적으로 곧게 뻗어 유지합니다. 들어올리는 다리는 골반 옆에 붙어 있는 두 번째 에너지 선이라고 상상합니다. 다리가 위·아래로 움직일 때 크게 영향을 받지 않고, 몸의 중심선은 안정적으로 유지합니다.

- 다리를 들어 올리고 내릴 때 다리의 움직임을 분리합니다.
- 지지하는 다리의 엉덩관절 폄근, 어깨 폄근 및 등 폄근을 계속 유지합니다.
- 머리는 척추의 정렬과 맞춰 연결합니다.

난이도 낮추기

이 운동은 지지하는 다리를 구부린 상태에서 수행함으로 이 어려운 운동을 더 쉽게 해낼 수 있습니다. 특히 이 자세는 무릎의 과도한 폄이 있는 일부 사람들에게 지지하는 무릎 뒤쪽의 압력을 완화하는 데 도움이 됩니다. 이 버전은 원래 동작보다 어깨와 가슴의 앞쪽이 더 신장되기 때문에 어깨가 뻣뻣하거나 등의 후만이 증가된 사람에게는 더 어려울 수 있습니다. (그러나 매우 유익합니다). 운동을 시작할 때 두 다리를 구부리고 골반을 매트에서 들어 올립니다. 무릎에서 몸통, 어깨, 머리까지 연결되는 긴 선을 만들기 위해 노력합니다. 한쪽 다리를 발이 발바닥굽힘된 상태에서 앞쪽으로 곧게 뻗어 이 위치를 유지합니다. 다리를 천장을 향해 올리고 바닥에 닿도록 내립니다. 5회 반복한 후 무릎을 구부려 발을 매트에 올려놓고 시작자세로 돌아옵니다. 반대쪽으로 전환합니다.

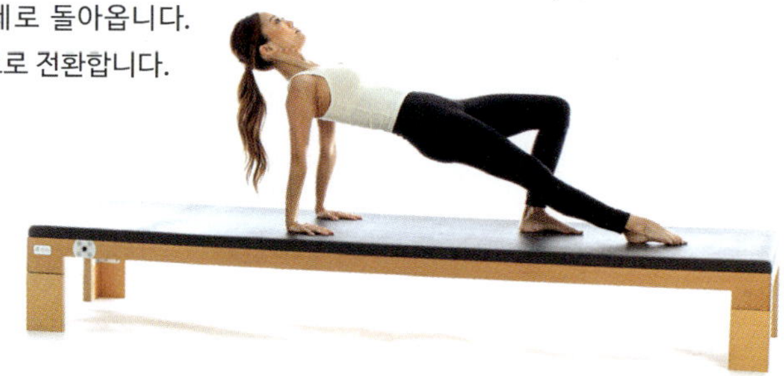

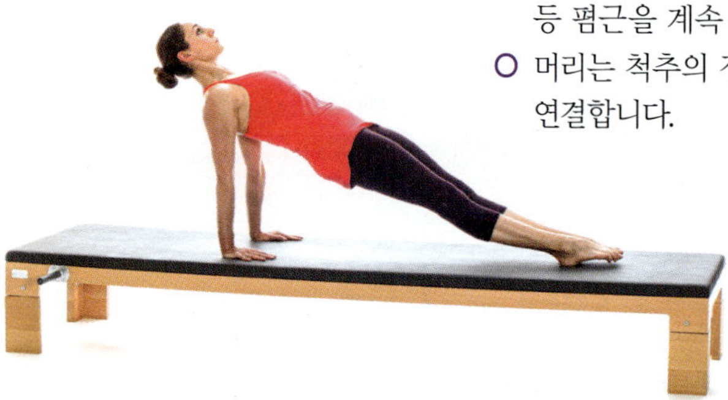

준비자세. 골반 뒤 약 12인치(30cm)에 손을 놓고 앉고 손가락은 골반을 향하게 합니다. 다리를 앞쪽으로 곧게 펴고 엉덩이 너비로 벌리고 발을 발바닥굽힘 합니다. 등 폄근과 어깨뼈 안정근을 연결합니다. 골반을 매트에서 들어 올리는데, 몸이 일직선이 될 때까지, 엉덩이와 어깨관절을 경첩처럼 움직입니다.

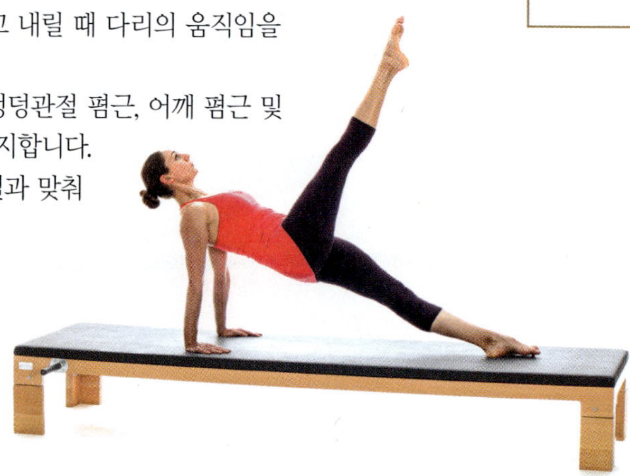

내쉬기. 엉덩관절 굽힘하여, 한 다리를 천장을 향해서 위로 들어 올립니다.

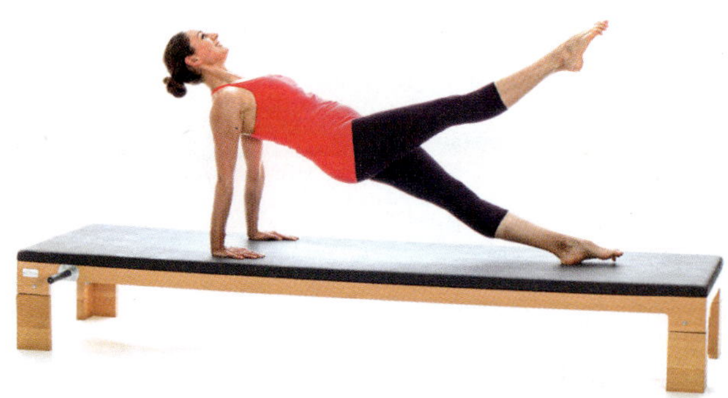

들이쉬기. 다리를 내리며 매트에 가볍게 대어줍니다. 반대쪽으로 전환하기 전에 5회 반복합니다. 시작 자세로 돌아갑니다.

캣 스트레치 / Cat Stretch

이 특별한 운동은 세 가지 중요한 목적이 있습니다: 네발기기 자세에서 척추를 구부릴 때는 복부에 중점, 척추를 펼 때는 등 폄근에 중점, 몸통을 안정적으로 유지할 때는 복부와 등 폄근의 협력수축에 중점을 둡니다. 앞서 나왔던 매트: 프런트 서포트(Mat: Front Support) 동작과 매트: 레그 풀 프런트(Mat: Leg Pull Front) 동작은 구부리는 동작에서 허리 근육들을 스트레칭하고 펴는 동작에서 허리-골반의 안정화를 이끌어내는데 도움이 됩니다. 매트: 캣 스트레치(Mat: Cat stretch) 동작은 복부에 가해지는 부하가 적기 때문에 특히 임신, 재활, 노인을 위한 운동으로 적절합니다.

종종 구부리는 동작에서 등 상부를 과도하게 둥글게 만들거나 척추를 펴는 동작에서 과도한 전만이 나오기도 합니다. 그러나 이 책에서는 허리의 굽힘과 중간/상부 등의 폄에 집중합니다. 또한 척추가 펴하는 동안 골반은 최대한 중립위치를 유지합니다.

이지미화 하기

척추 굽힘은 에너지 공이나 복부를 휘젓는 소용돌이의 이미지를 떠올려 단단하고 둥근 모양을 만듭니다. 척추 폄은 자랑스럽고 단호한 스핑크스(고대 그리스 신화의)의 독특한 모습을 만들기 위해 흉골을 들어 올리는 느낌을 갖습니다. 또한 이름이 의미하듯이, 잠에서 깨어난 고양이가 긴 스트레칭을 하는 모습은 이 운동의 역학에 필수적입니다. 고양이의 척추가 경이로운 가동성과 탄력성을 보이면서, 동그랗게 되고 만곡을 만드는 것을 떠올립니다.

- 무릎 위에 엉덩이가, 손목 위에 어깨가 위치하도록 유지합니다.
- 움직임은 엉덩관절과 어깨 관절 사이의 몸통에서 일어납니다.
- 첫 번째 단계에서는 허리의 굽힘을 최대화하고 두 번째 단계에서는 중간 및 상부 등의 폄을 최대화합니다.
- 첫 번째 단계 동안, 등 상부를 과도하게 둥글게 하거나, 사이에 머리를 너무 많이 떨어뜨리거나, 골반을 과도하게 밀어 넣는 것을 피합니다.

근육 포커스

- Abdominals(배근)
- Back extensors(등 폄근)
- Scapular stabilizers (어깨뼈 안정근)

목적

- 중간, 위쪽 등 폄근의 근력 향상
- 복부 조절력 향상
- 허리 유연성 향상
- 몸통과 어깨의 안정성 향상

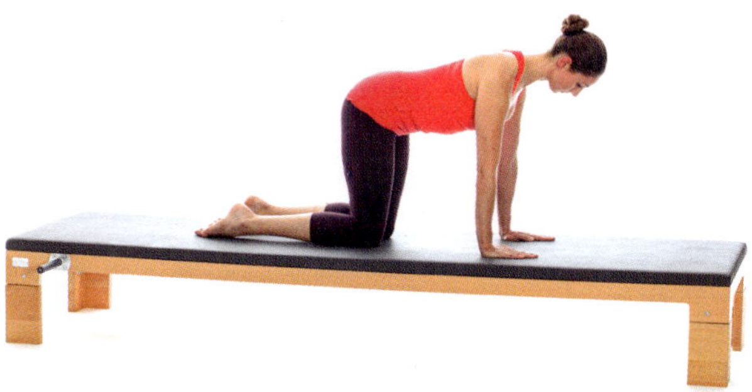

준비자세. 엉덩 관절 바로 아래 무릎을 위치하고, 엉덩이 너비로 벌립니다. 어깨 바로 아래에 손을 두고 어깨너비로 벌려 네발기기 자세를 합니다. 척추의 중립자세를 만들고, 체중을 상체와 하체 사이에 고르게 분배합니다. 꼬리뼈에서 머리 꼭대기까지 척추가 길어지는 신장력과 탄력을 느끼면서 내적 지지 시스템에 대한 인식을 이끌어냅니다.

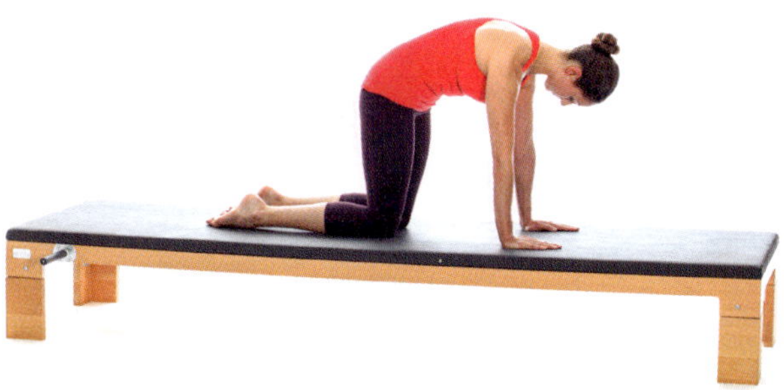

내쉬기. 복부의 힘으로부터 척추를 구부리며 허리 부분의 곡선을 강조하고, 머리와 골반은 척추의 자연스러운 선에 반응해서 따르도록 합니다.

들이쉬기. 척추의 중립 위치로 돌아갑니다. 이 단계 동안 복부나 등 근육의 긴장을 풀지 않습니다. 이는 안정적인 몸통을 만들기 위해 계속해서 협력수축을 유지합니다.

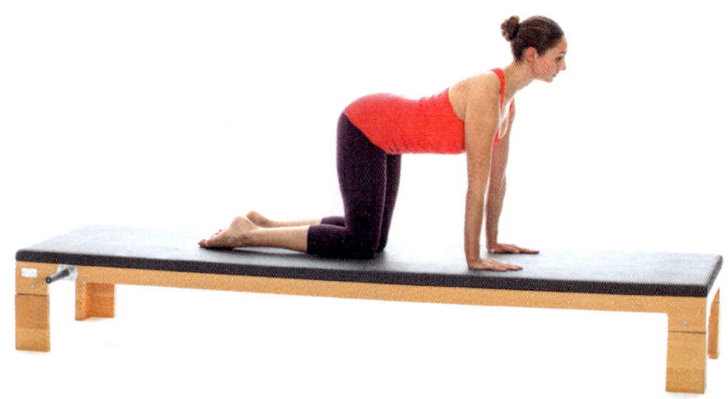

내쉬기. 허리골반 부위의 안정성을 유지하면서 등을 펴고 중부와 상부 척추의 만곡을 강조합니다. 어깨관절을 약간 외회전하는 것이 등 상부 폄을 용이하게 해줍니다.

들이쉬기. 길게 늘어난 척추 위치(중립척추)로 돌아가 복부와 등 폄근을 협력 수축하여 안정적인 몸통을 만듭니다. 전체 순환을 5회 반복합니다.

프런트 서포트 / Front Support

근육 포커스

- Abdominals(배근)
- Hip flexors(엉덩관절 굽힘근)
- Scapular stabilizers (어깨뼈 안정근)

목적

- 상지 근력 향상
- 허리-골반과 어깨의 안정성 증진

플랭크(plank) 또는 푸쉬업(push-up) 자세로도 알려진, 매트: 프런트 서포트(Mat: Front Support) 동작은 허리골반 부위와 어깨 관절이 안정성을 유지하는데 중요한 역할을 합니다. 이 부분을 강화하고 근육의 좋은 활성화를 만드는 것은 이후 기구에서 하는 더욱 어려운 동작을 수행할 때 효율적인 안정성을 제공합니다. 푸쉬업을 할 때 자세가 흐트러지기 쉽고, 준비자세나 움직임의 질 보다 횟수를 더 우선하는 경우가 많습니다. 좋은 정렬과 안정성이 부족하다면 몸통과 어깨 부분이 무너져 비효율적이고 좋지 않은 자세를 만들게 됩니다.

이미지화 하기

몸이 거대한 무게에서도 움직이지 않는 튼튼하고 단단한 다리 또는 경사로라고 상상해 봅니다.

- 몸을 머리부터 발끝까지 곧게 일직선으로 유지합니다.
- 허리골반 부위와 어깨 부분의 안정성을 유지합니다.
- 손목은 어깨 바로 아래에 위치합니다.

난이도 높이기

이 자세에서 난이도를 높이기 위해 내쉬면서 한 다리를 가슴을 향해서 구부립니다(필요한 경우, 무릎을 살짝 아래로 대어 줍니다). 숨을 들이 마시며, 그 다리를 뒤로 펴서 프런트 서포트 자세로 돌아갑니다. 내쉬면서, 반대편 다리를 구부립니다. 들이 마시고, 프런트 서포트 자세로 되돌아 갑니다.
다리를 번갈아가며 계속 진행합니다.

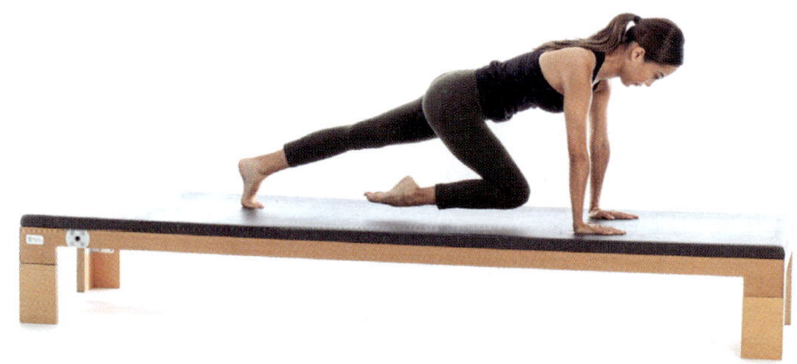

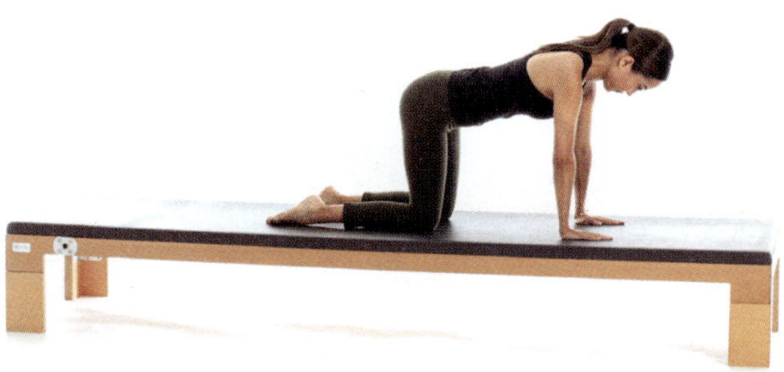

준비자세. 엉덩관절 바로 아래 무릎을 위치하고, 엉덩이너비로 벌립니다. 어깨 바로 아래에 손을 두고 어깨너비로 벌려 네발기기 자세를 합니다. 척추의 중립자세를 만들고, 체중을 상체와 하체 사이에 고르게 분배합니다.

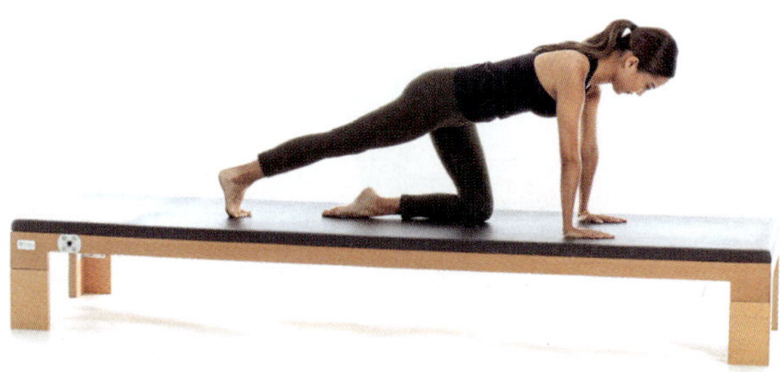

내쉬기. 체중 이동을 최소한으로 하면서 한 다리를 뒤로 뻗습니다. 어깨 부위를 더욱 안정시킵니다.

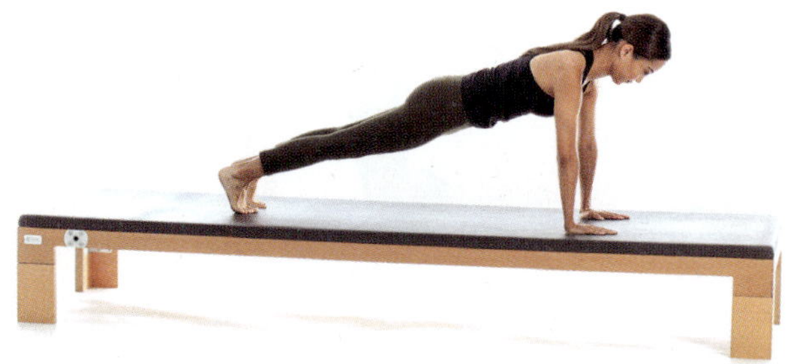

들이쉬기. 반대 다리를 뒤로 뻗어서 프런트 서포트 자세로 돌아가는데, 팔과 다리를 곧게 뻗고 발은 골반너비로 벌립니다. 이 자세를 30~60초 동안 유지하면서 내부 지지 시스템을 더욱 동원하여 몸 전체의 안정성을 유지합니다. 한쪽 무릎을 구부린 다음 다른 쪽 무릎을 구부려 시작자세로 돌아갑니다. 2~4회 반복합니다. 곧게 펴는 다리를 바꿉니다.

레그 풀 프런트 / Leg Pull Front

매트: 프런트 서포트(Mat: Front Support) 동작이 매트: 레그 풀 프런트(Mat: Leg Pull Front) 동작의 기초가 되는 동작이기 때문에 이 운동을 배우기 전에 매트: 프런트 서포트(Mat: Front Support) 동작을 마스터하는 것이 필요합니다.

이 운동의 요점은 다리를 들어 올리고 내릴 때 몸은 평온함을 유지하는 것입니다. 한 다리를 움직이는 동안 반대쪽 다리로만 지지하면, 안정성을 유지하기 더욱 어려워집니다. 다리를 들어 올릴 때 골반을 안정적으로 유지해야 합니다. 사실 다리를 들어 올릴 때 골반은 전방으로 기울어집니다. 하지만 앞으로 기울어지지 않도록 유지합니다. 댄서들은 아라베스크를 하고 싶어할 수도 있지만, 저는 여러분이 골반의 중립을 유지하고 다리를 최대로 들어 올리는 것을 권유합니다. 이를 통해 엉덩관절의 폄을 이끌어 냅니다. 그리고 나서, 골반을 앞으로 기울이고 회전하면, 다리를 그 어느 때보다 더 높이 올릴 수 있습니다(턴아웃은 무용 용어로서, 발끝이 몸 방향보다 바깥쪽을 향하도록 한 자세를 말합니다).

이미지화 하기

도개교를 상상합니다: 다리의 한 부분은 안정적으로 유지되고 다른 부분은 높은 배가 그 아래를 지나갈 수 있도록 들어 올립니다. 또 다른 좋은 이미지는 발에서 정수리까지 몸을 관통하는 에너지 선입니다. 두 번째 에너지 선은 안정적인 에너지 선에 방해하지 않고 자유롭게 흔들며 움직이는 다리를 나타냅니다.

- 운동 내내 몸을 플랭크 자세로 유지합니다.
- 골반은 약간 후방경사되며 중립자세를 유지합니다.
- 어깨뼈 안정을 유지합니다.

난이도 낮추기

네발기기 자세에서 시작합니다. 발을 발바닥굽힘하고 발가락이 매트에 닿은 상태로 한쪽 다리를 뒤로 곧게 뻗습니다. 발가락이 매트에 가볍게 닿도록 다리를 올렸다 내렸다 합니다. 엉덩관절 분리에 초점을 맞춰 몸통과 골반을 최대한 안정적으로 유지하고 다리를 들어 올리거나 내릴 때 움직이지 않도록 합니다. 반대쪽으로 전환하기 전에 5회 반복합니다.

근육 포커스

- Abdominals(배근)
- Hip flexors(엉덩관절 굽힘근)
- Hip extensors(엉덩관절 폄근)
- Scapular stabilizers (어깨뼈 안정근)

목적

- 상체 근력 향상
- 엉덩관절 폄근 조절력 향상
- 허리골반과 어깨의 안정성 향상

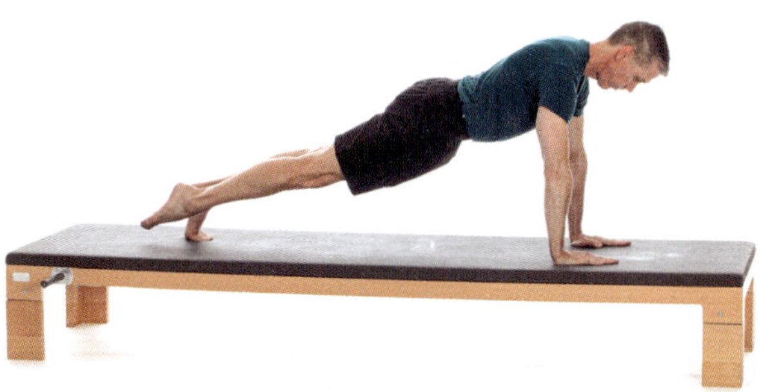

준비자세. 어깨 바로 아래에 손을 두고 어깨너비로 벌려 네발기기 자세를 합니다. 척추의 중립을 유지하며 상체와 하체에 체중을 고르게 분배합니다. 체중을 유지한 상태에서 한 다리를 뒤로 뻗고, 반대 다리도 뻗습니다. 팔과 다리는 곧게 편 상태에서 한 다리를 바닥에서 약간 들어 올리며, 발바닥굽힘 합니다.

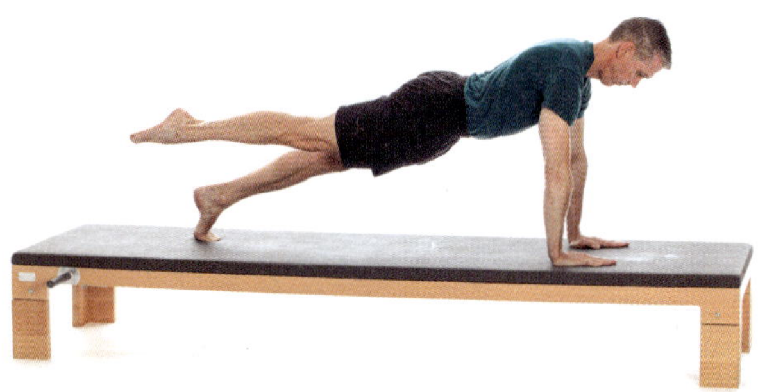

내쉬기. 엉덩이 폄을 하고, 다리를 더 높게 들어 올립니다.

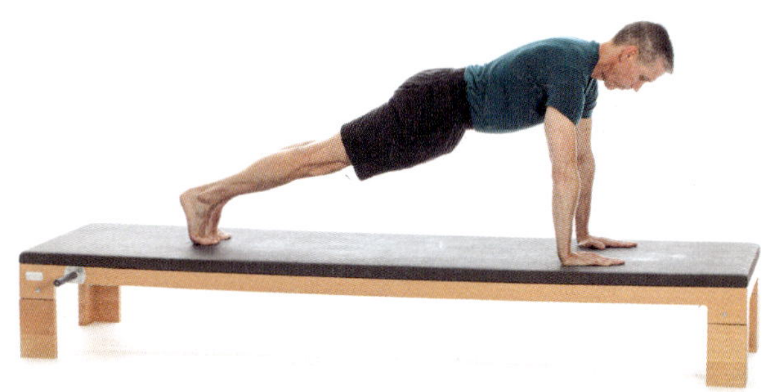

들이쉬기. 발바닥굽힘을 유지하면서 발가락이 매트에 가볍게 닿도록 다리를 내립니다. 반대쪽으로 전환하기 전에 5회 반복합니다. 마지막 반복에서, 발을 발등굽힘하여 매트에 두고, 프런트 서포트 자세로 되돌아갑니다.

푸쉬-업 / Push-Up

근육 포커스

- Elbow extensors (팔꿈치 폄근)
- Shoulder flexors (어깨 굽힘근)
- Scapular stabilizers (어깨뼈 안정근)
- Abdominals(배근)

목적

- 팔꿈치 폄근과 어깨의 굽힘근 근력 향상
- 허리골반과 어깨의 안정성 증진
- 척추분절 움직임 증진

일반적인 푸쉬-업(Push-up)과 달리, 필라테스 푸쉬-업은 매트: 프런트 서포트(Mat: Front support) 동작에서 다시 뒤로 이동하며 롤업을 거쳐 바르게 서는 전신 움직임을 포함하는 동작입니다. 이 순서 안에 실제 푸쉬-업이 있는데, 동작 시 팔꿈치를 몸 옆에 가깝게 유지하여 세갈래근(Triceps)을 활성화 합니다. 가장 중요한 것은 팔꿈치를 구부리고 몸이 내려갔다가 다시 올라올 때 어깨뼈를 안정적으로 유지하는 것입니다. 어깨뼈의 안정성을 잘 유지할 수 있는 만큼 팔꿈치를 구부립니다. 어깨뼈가 올라가거나 모아지기 시작하자마자, 몸을 다시 들어 올려 다시 반복하기 전에 자세를 재정비합니다. 운동을 하는 동안 허리골반 안정화를 유지하는 것이 매우 중요합니다.

처음에는 어깨뼈를 중립 위치에서 안정적으로 유지할 수 있는 사람이 거의 없습니다. 많은 "근육맨"이 어깨뼈를 안정적으로 유지하며 팔굽혀펴기를 하려고 하다가 무너졌습니다.

2003년 중국에서 열린 대규모 포럼에서 한 지원자에게 푸쉬업 10개를 정확하게 해달라고 요청했습니다(저는 몸통과 어깨뼈를 절대적으로 안정되게 하고 오직 팔만 움직이는 것을 "정확하게"라고 정의했습니다). 모든 곳이 부풀어 오른 근육을 가진 헐크 같은 남자가 나왔습니다. 저는 호적수를 만났고 제 실험은 실패할 것이라고 인정해야 할 것이라고 생각하고 있었습니다. 그가 최대한의 자신감으로 진행하는 동안 저는 그의 어깨뼈가 안쪽과 위쪽으로 움직이기 시작할 때마다 그를 멈췄습니다. 그는 얼마가지 않아, 그의 아래에 쌓인 땀 웅덩이로 우리가 모두 익사할까봐 걱정되어질 쯤 그는 쓰러졌고, 살짝 미소를 지으며 푸쉬업하는 법을 다시 배울 필요가 있다고 인정했습니다(20년간 하루에 500번을 하고 난 다음!). 우리는 아무런 말 없이 함께 포옹을 하며 서로가 느꼈던 이해, 동료애, 그리고 존경심을 표현했습니다.

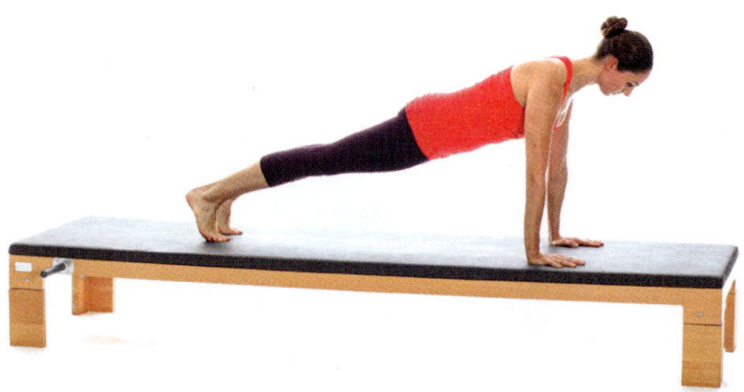

준비자세. 엉덩관절 바로 아래 무릎을 위치하고, 엉덩이너비로 벌립니다. 어깨 바로 아래에 손을 두고 어깨너비로 벌려 네 발기기 자세를 합니다. 척추의 중립자세를 만들고, 체중을 상체와 하체 사이에 고르게 분배합니다. 체중 이동을 최소화하면서 한 다리를 뒤로 뻗고, 그 다음 다른 다리를 프런트 서포트 동작이 되도록 뒤로 뻗고, 팔과 다리를 단단하고 곧게 폅니다.

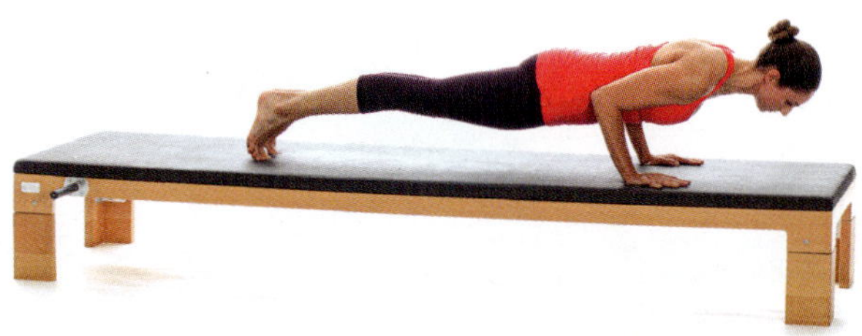

들이쉬기. 팔꿈치를 몸의 측면에 가깝게 유지하면서 팔꿈치를 구부립니다(푸쉬-업처럼).

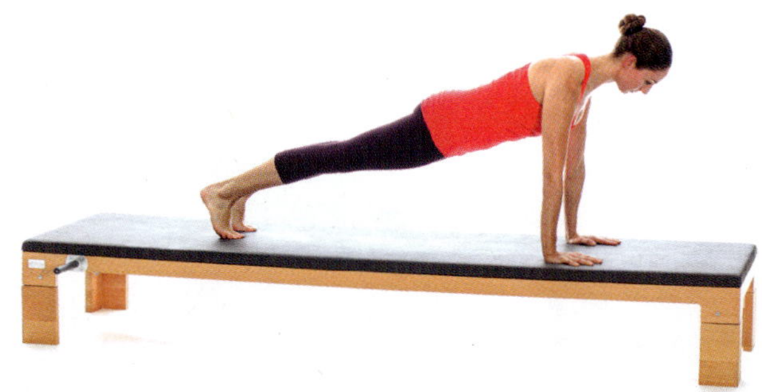

내쉬기. 팔꿈치를 곧게 펴서 몸의 측면에 가깝게 합니다. 푸쉬-업을 두 번 반복합니다.

이미지화 하기

몸을 거대한 무게에도 흔들리지 않는 강하고 단단한 다리라고 상상해 보세요. 골반을 들어 올리며 똑바로 선 자세를 만들기 전에, 꼬리뼈를 꼭대기 끝으로 하고 발과 손을 바닥으로 뻗어내며 몸을 피라미드라고 상상합니다. 롤업하여 들어 올릴 때, 몸의 중간부분 주변에 띠를 두르고 크레인과 같은 외부의 힘이 당신을 뒤에서 끌어올린 다음 똑바로 선 자세를 따라 다시 내려야 합니다. 움직임은 활기차면서도 부드러워야 합니다.

- 운동 내내 복부를 활성시킵니다.
- 특히 구부리거나 곧게 펼 때, 팔꿈치를 몸의 측면에 가깝게 유지합니다.

난이도 높이기

프런트 서포트 자세에서 일어서고, 다시 뒤로 이동하는 것을 마스터 했다면 점차 팔 걷기 횟수를 줄입니다. 각 방향으로 두 팔 걷기를 달성하는 것은 어렵지만 대부분의 사람들이 달성할 수 있습니다. 훌륭한 목표는 팔 걷기를 하지 않고 동작을 하려고 노력하는 것입니다. 단 한 번만 위로 올라온 다음 프런트 서포트 위치로 다시 다이빙합니다. 이것은 팔에서 밀어내는 동시에 골반을 공중으로 높이 들어 올려 무게를 발로 옮기고 척추를 통해 굴러 올라가야 합니다. 프런트 서포트 자세로 돌아가려면 이 순서를 반대로 합니다.

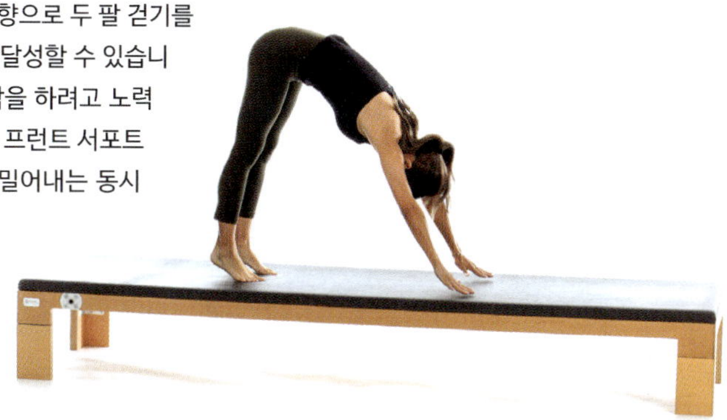

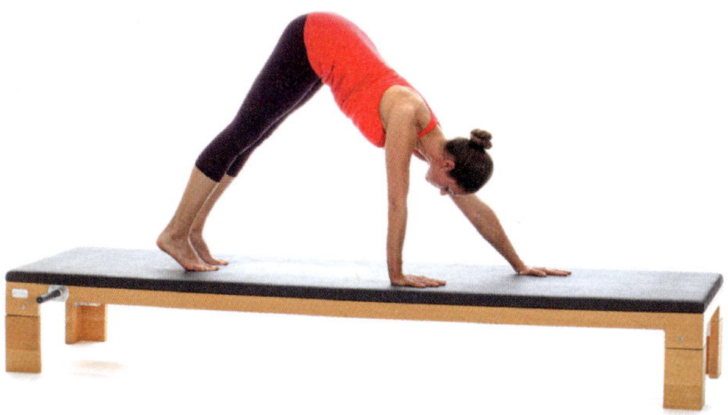

두 번 반복한 다음, 골반을 위쪽으로 들어 올리고 손으로 발 쪽으로 걸어가며 체중을 발로 옮깁니다. 손이 뒤로 걸어갈 때 팔꿈치는 바르게 유지합니다.

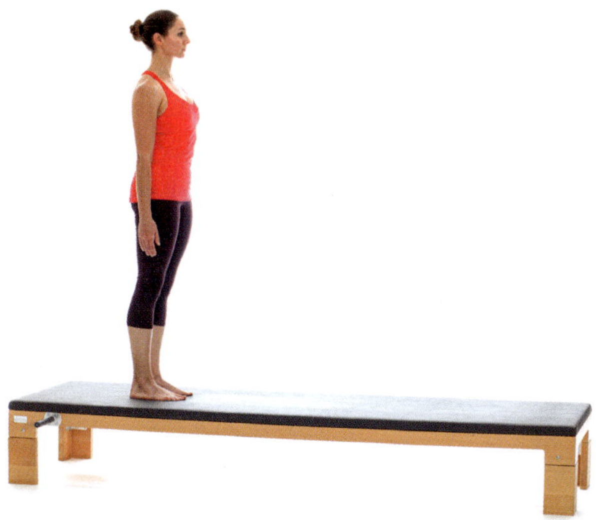

몸을 말아 올려 바르게 선 자세를 취합니다.

들이쉬기. 바르게 선 정렬을 만듭니다.

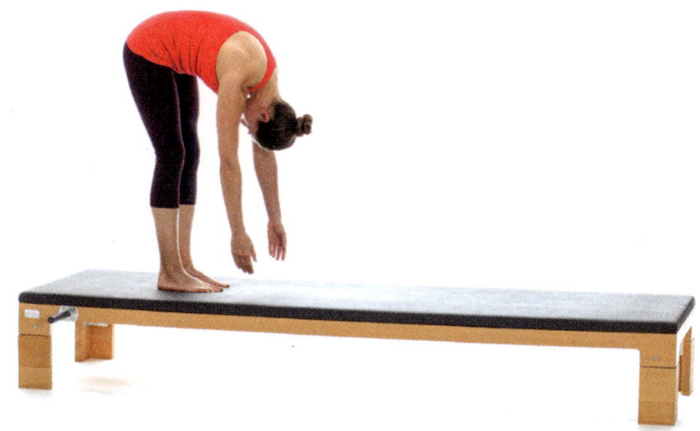

내쉬기. 몸을 말아 내려 손으로 앞쪽으로 걸어서 프런트 서포트 자세를 만듭니다. 손으로 앞으로 걸어갈 때 팔꿈치를 바르게 유지합니다. 전체 절차를 3~5회 반복합니다.

가쪽굽힘과 회전
Lateral Flexion and Rotation

이 블록(Block) 안에 있는 운동들은 척추의 가쪽굽힘과 회전을 포함하는 움직임에 초점을 두었습니다. 이 움직임들은 배곧은근(rectus abdominis)보다 배빗근(abdominal oblique)에 더욱 중점을 둡니다. 몸통의 측면에 있는 배빗근(abdominal obliques)들은, 특히 배속빗근(internal oblique)은 배가로근(transversus abdominis)과 함께 척추를 안정화시키고 허리를 부상으로부터 보호하는 일을 합니다. 배빗근은 수영, 카약, 골프, 던지기 스포츠, 테니스와 같은 많은 운동 및 레크레이션 활동에 광범위하게 사용됩니다. 따라서 배빗근의 강한 근력과 협응능력은 운동능력을 향상시킬 수 있습니다.

배빗근(abdominal obliques)들은 척추의 주요 가쪽 굽힘근(lateral flexor)들이지만, 허리 네모근(quadratus lumborum) 및 척추 폄근(spine extensor)들 또한 가쪽굽힘근입니다. 척추를 가쪽으로 굽힐 때 폄근이 적절하게 수축하지 못한다면 몸통은 둥글게 앞으로 구부러집니다. 반대로, 척추 폄근의 과도한 수축은 척추를 가쪽으로 굽힐 때 척추의 폄이 되게 만듭니다. 그러므로 올바른 가쪽 굽힘을 하기 위해서는 앞쪽 및 뒤쪽에 있는 근육의 적절한 수축이 필요합니다. 이렇게 측면에서 운동하는 것은 일상생활 중 골반과 척추의 정렬을 유지하는데 기반이 되며, 코어의 근육을 강화하는 것을 배우는 것은 일상생활동안 척추를 지지하고 보호 할 수 있도록 합니다.

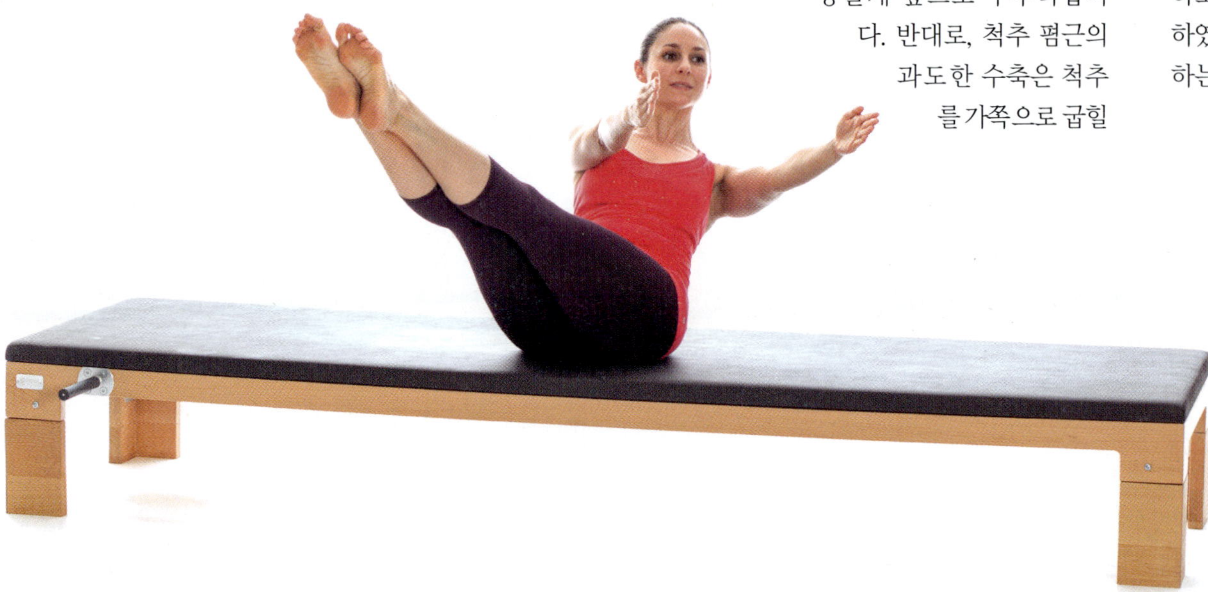

이 장의 특정 운동은 어떤 형태로든 척추 회전을 사용합니다. 매트: 스파인 트위스트(Mat: Spine Twist) 동작과 매트: 쏘우(Mat: Saw)동작처럼 일부는 앉은 자세에서, 매트: 콕스크류(Mat: Corkscrew) 동작에서와 같이 바로 누운 자세에서, 그리고 매트: 트위스트(Mat: Twist) 동작처럼 사이드 플랭크. 모든 운동들은 배빗근에 중점을 두지만, 각각의 척추 굽힘근들, 가쪽굽힘근들, 회전근들, 폄근들이 조화롭게 동원하는 패턴은 독특합니다. 이 블록의 이름은 가쪽굽힘근과 회전근 사이에 존재하는 밀접한 관계를 보여주며 많은 운동은 이 둘을 통합합니다. 그러나 명확성을 위해 이 블록을 두 개의 하위 블록으로 나누었습니다: 첫 번째는 가쪽굽힘에 초점을 맞춘 운동들을 포함하고, 두 번째는 회전을 강조한 운동입니다. 매트에서만 진행하였으며, 다른 모든 기구에서 가쪽굽힘, 회전 또는 둘 다를 사용하는 운동을 가쪽굽힘 및 회전 블록으로 분류했습니다.

사이드 레그 리프트 / Side Leg Lift

몸통의 가쪽 굽힘을 포함하는 운동은 균형잡힌 훌륭한 운동입니다. 매트: 사이드 레그 리프트(Mat: Side Leg Lift) 동작은 초급 운동으로 동작을 실행하고 가르치는 것이 비교적 간단하지만, 그 효과는 굉장합니다. 몸통 양쪽의 근력과 가동 범위의 불균형은 일반적이며 이러한 불균형은 양쪽을 각각 독립적으로 운동해야 하기 때문에 매트: 사이드 레그 리프트 동작이 도움을 줄 수 있습니다. 또한 이 운동은 허리골반 안정성을 향상시켜 줍니다.

이 운동에서 몸의 이상적인 정렬은 척추가 중립위치에 있고, 몸통 굽힘근(trunk flexor)과 몸통 폄근(trunk extensor)이 협력 수축하며, 양쪽의 가쪽 굽힘근(lateral flexion)이 활성화됩니다. 위쪽에 있는 가쪽 굽힘근들이 동심성 수축하여 짧아지면, 아래쪽에 있는 가쪽굽힘근들은 편심성 수축하고 길어집니다.

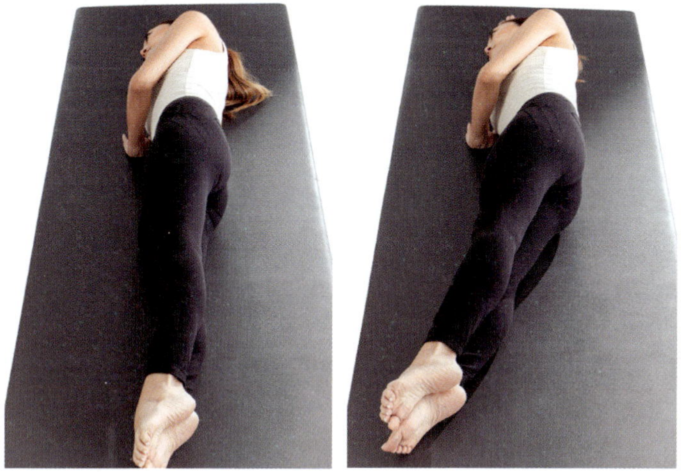

과도한 등 폄근 활성화로 인해 올바른 수직 정렬을 유지할 수 없는 경우, 다리를 중심선보다 약간 앞으로 이동하여 바나나 모양을 만듭니다. 다리가 너무 앞으로 움직이지 않도록 합니다. 만약 너무 앞으로 움직인다면, 원치 않게 엉덩관절이 굽힘될 수 있습니다.

근육 포커스

- Abdominal obliques (배빗근)

목적

- 가쪽굽힘근 근력 향상
- 엉덩 모음근 조절력 향상
- 허리골반 안정성 증진

이미지화 하기

머리 꼭대기에서 몸통, 다리, 발까지 이어지는 하나의 긴 에너지 선을 상상해 봅니다. 다리를 들어 올릴 때 몸은 길쭉한 활 모양을 만듭니다. 또 다른 유용한 이미지는 옆으로 누운 물고기의 꼬리가 위쪽으로 솟구치는 모습입니다.

- ○ 양쪽에서 배빗근을 계속해서 활성화 합니다.
- ○ 엉덩관절 모음근(hip adductor)을 계속 활성화하며, 다리와 골반이 하나인 것처럼 움직입니다.
- ○ 아래쪽 다리가 길어지는 느낌을 유지하고, 이것을 위쪽 다리와 나란히 유지합니다.

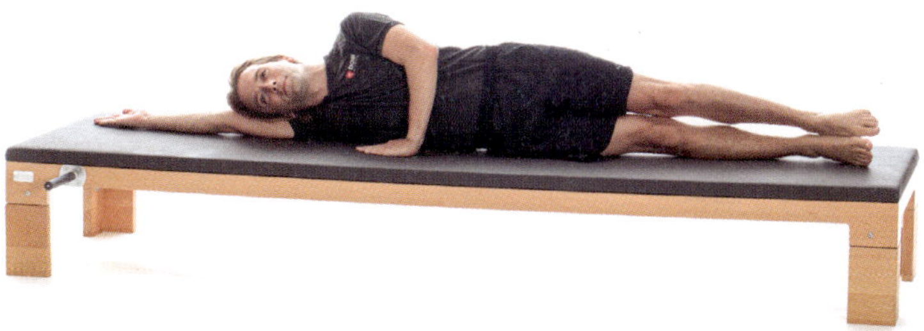

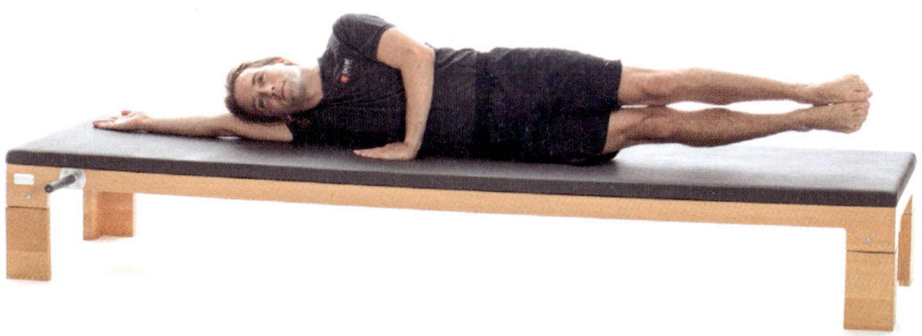

준비자세. 아래쪽 팔과 머리, 몸이 일직선이 되도록 한쪽으로 눕습니다. 골반은 매트로부터 수직으로 "쌓여져" 있고 다리는 서로 밀어냅니다. 위쪽 팔은 몸 앞쪽에서 손바닥을 매트 위에 올려두거나, 아니면 위쪽 허벅지에 곧게 펴서 올려둡니다(더 어려운 동작).

내쉬기. 몸통을 가쪽굽힘하여(골반 기울이기) 양 다리를 들어 올리고, 다리는 서로 모아 몸과 정렬을 맞춥니다.

들이쉬기. 발이 매트에 닿지 않을 정도까지 다리를 내립니다. 10회 반복합니다. 마지막 반복 후에 다리를 매트로 내립니다. 시작 자세로 돌아갑니다. 반대쪽으로 전환합니다.

중급 /INTERMEDIATE

사이드 킥 / Side Kick

근육 포커스

- Hip abductors, flexors, and extensors(엉덩 벌림근, 굽힘근, 폄근)
- Abdominals(배근)
- Back extensors(등 폄근)
- Scapular stabilizers (어깨뼈 안정근)

목적

- 엉덩관절 굽힘근과 엉덩관절 폄근 조절력 및 유연성 향상
- 엉덩 벌림근 조절력 향상
- 몸통과 허리골반 안정성 증진
- 엉덩관절 분리 증진

이 운동은 엉덩관절 분리와 함께 몸통과 골반을 안정화하는 것이 중요합니다. 옆으로 누운 자세는 바로 눕거나 엎드린 자세에서 하는 운동보다 훨씬 작고 좁은 지지면적에 의존해야 합니다. 결과적으로, 난이도가 높아지고 신체의 가쪽 안정근들은 훨씬 더 많이 활성화됩니다. 어깨뼈와 몸통 안정화에 초점을 둠으로써, 팔꿈치에 가해지는 압력을 최소화하고, 안정성을 극대화합니다. 다리를 앞·뒤로 흔드는 동안, 척추 굽힘근(spine flexor)과 척추 폄근(spine extensor)은 적절하게 협력 수축하며, 몸통과 골반을 안정적으로 유지합니다. 다리를 앞으로 찰 때, 척추의 폄근은 척추의 굽힘을 제한하며, 복부 근육은 다리를 뒤로 보낼 때 척추 과다폄을 제한합니다. 이러한 미세한 조절력은 눈에 보이지 않지만, 골반과 척추에는 많은 영향을 미칩니다.

이 운동은 몸이 무게중심의 변화에 어떻게 적응하는지 보여주는 훌륭한 예입니다. 다리를 앞·뒤로 흔드는 동안, 골반은 다리의 반대 방향으로 약간씩 이동하며 적응합니다. 이러한 골반의 작은 앞·뒤 움직임은 이 운동과 일상적인 움직임 모두에서 균형 잡힌 안정된 자세를 유지하는데 큰 도움이 됩니다. 그러나 이것은 골반의 뚜렷한 앞쪽 기울기 또는 뒤쪽 기울기와 구별되어져야 하며, 이는 바람직하지 않은 보상 작용으로 간주됩니다.

이미지화 하기

진자가 옆으로 흔들리는 것을 상상해 봅니다. 다리의 움직임은 자유롭고 수월하게 흔들리는 하나의 진자처럼 느껴져야 합니다.

- 다리를 앞·뒤로 흔들 때 몸통의 흔들림을 최소화합니다.
- 다리의 움직임 범위를 앞·뒤로 최대화합니다. (골반의 앞쪽 기울기, 뒤쪽 기울기 없이)
- 특히 아래쪽 어깨에 집중하며 어깨뼈의 안정성을 유지합니다.
- 몸통의 아래쪽을 들어 올린 상태를 유지하고, 갈비뼈가 벌어지지 않도록 합니다.

난이도 낮추기

거의 지지하지 않아 자세를 불안정하게 만드는 아래쪽 팔꿈치 대신에, 손가락이 앞쪽을 향하도록 하여 아래팔 전체를 바닥에 내려줍니다. 이 위치는 더 많은 안정성을 제공합니다. 나머지 연습은 설명된 것과 동일합니다.

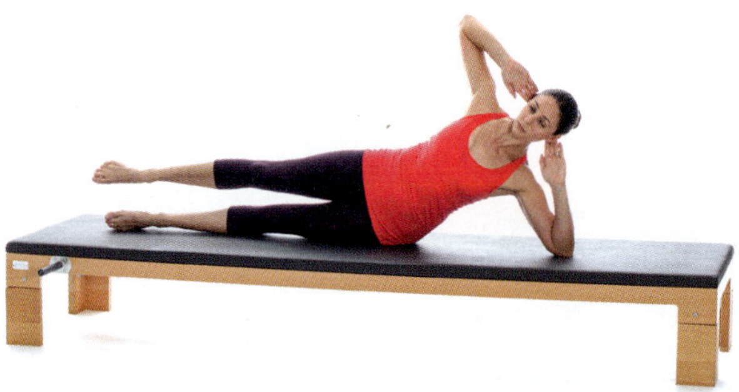

준비자세. 한쪽 옆으로 누워, 아래 팔의 팔꿈치로 기대고 손은 머리 뒤에 둡니다. 배빗근과 아래쪽 어깨뼈의 안정근을 활성화하여 몸통을 지지합니다. 바닥에 아래쪽 다리를 고정하고 위쪽 다리를 엉덩이 높이로 유지하여, 엉덩관절 벌림근(hip adductor)을 활성합니다.

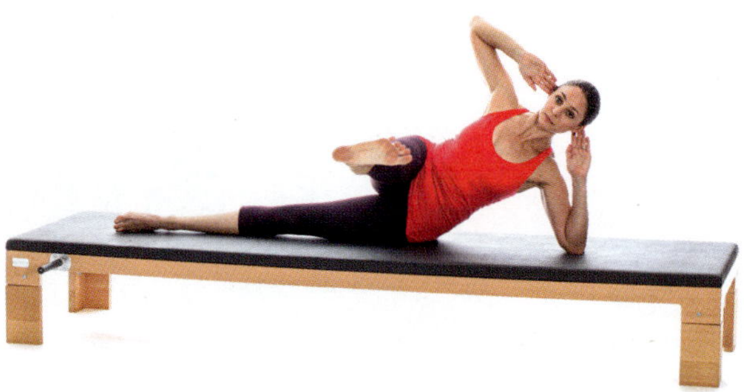

내쉬기. 위쪽 다리를 최대한 앞으로 멀리 보내며, 발은 발등 굽힘합니다. 다리가 최대로 구부려졌을 때 두 번 반동하며 각 리듬마다 숨을 내쉽니다. 골반이 뒤쪽으로 기울어지지 않도록 중립위치를 유지합니다.

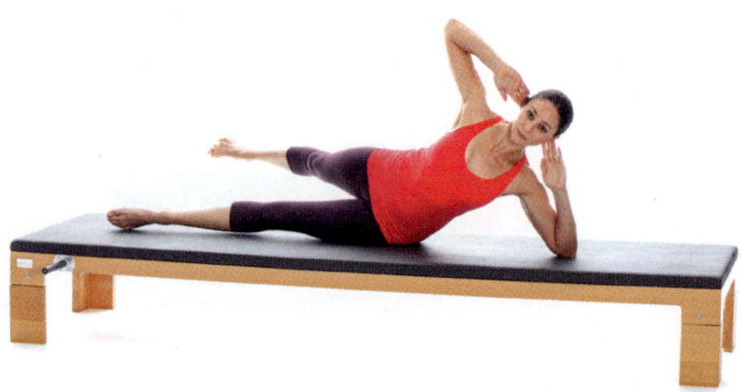

들이쉬기. 위쪽 다리를 최대한 뒤로 멀리 보내며, 발은 발바닥 굽힘합니다. 다리가 최대로 뻗어졌을 때 두번 반동하며 각 리듬마다 숨을 들이마십니다. 허리를 과다폄하거나 골반이 앞쪽으로 기울어지지 않도록 중립위치를 유지합니다. 사이클을 10회 반복하고 다리가 뒤쪽에 있는 상태에서 마무리를 합니다. 반대쪽으로 전환합니다.

사이드 킥—닐링 / Side Kick—Kneeling

이 운동은 매트: 사이드 킥(Mat: Side kick) 동작의 연장선으로, 지지면적을 한 손과 아래쪽 다리로 줄여 동작을 더욱 어렵게 만들었습니다. 이 동작의 주된 목적은 허리골반 안정화와 엉덩관절 굽힘 및 폄에 둡니다. 앞·뒤로 다리를 움직이는동안 다리는 가능한 높게 올려 일정한 높이를 유지합니다. 이것은 엉덩관절 벌림근(hip adductor)을 활성화하며 운동을 하는 동안 머리를 척추와 같은 선상을 유지합니다. 이를 통해 목의 긴장을 낮출 수 있습니다.

효율적인 어깨와 몸통 안정화는 이 운동의 기본이자 손목에 가해지는 체중 부하를 조절하는 데 도움이 됩니다.

이미지화 하기

매트: 사이드 킥(Mat: Side kick) 동작에서 설명된 측면에서의 진자 이미지를 사용합니다. 여기에 교각처럼 떠있는 느낌을 더해 봅니다.

- 다리가 앞·뒤로 흔들릴 때 몸통의 흔들림을 최소화합니다.
- 다리를 엉덩이 높이 또는 그 이상(최대한 높게)으로 유지하면서 다리의 앞·뒤 움직임 범위를 최대화합니다.
- 특히 어깨 아래쪽에 주의하면서 팔 지지와 어깨뼈 안정화를 유지합니다.
- 몸통의 아래쪽을 들어 올린 상태를 유지하고 갈비뼈가 벌어지지 않도록 합니다.

〈변형동작〉

한쪽 또는 양쪽 손목이 신체의 무게를 지탱하는 운동에 대한 가장 일반적인 어려움 중 하나는 손목의 불편함과 통증입니다. 손목에 가해지는 압력을 줄이려면 지지하는 손으로 주먹을 쥔 후 매트 위에 올려놓습니다. 이 위치는 손목의 중립위치를 용이하게 하여 손목의 과도한 폄을 줄입니다.

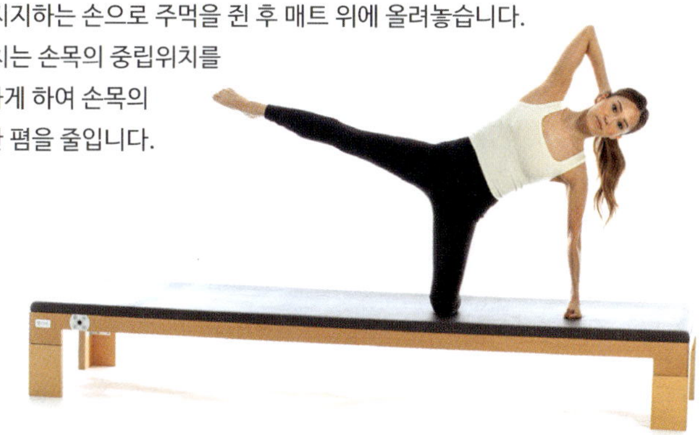

근육 포커스

- Hip abductors, flexors, and extensors(엉덩 벌림근, 굽힘근, 폄근)
- Abdominals(배근)
- Back extensors(등 폄근)
- Scapular stabilizers (어깨뼈 안정근)

목적

- 엉덩관절 굽힘근과 엉덩관절 폄근의 조절력 및 유연성 향상
- 엉덩 벌림근 근력 향상
- 몸통 및 허리골반 안정성 증진
- 엉덩관절 굽힘근 분리 증진

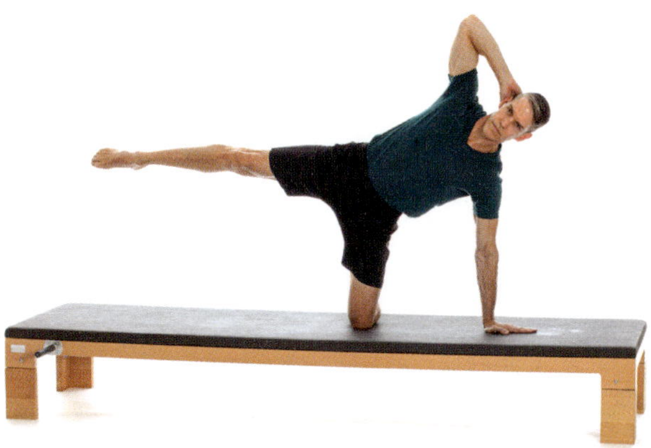

준비자세. 무릎을 꿇어 체중을 한쪽 무릎으로 옮기고 아래쪽 다리는 바로 뒤로 뻗습니다. 지지하는 손은 체중을 두고 있는 무릎과 같은 선상에 두고 손목은 어깨 바로 아래에 놓습니다. 다른 쪽 다리는 곧게 펴고, 발은 발바닥굽힘 상태입니다. 가능하면 다리를 엉덩이 높이 이상으로 들어 올립니다. 남은 손은 머리 뒤에 놓습니다.

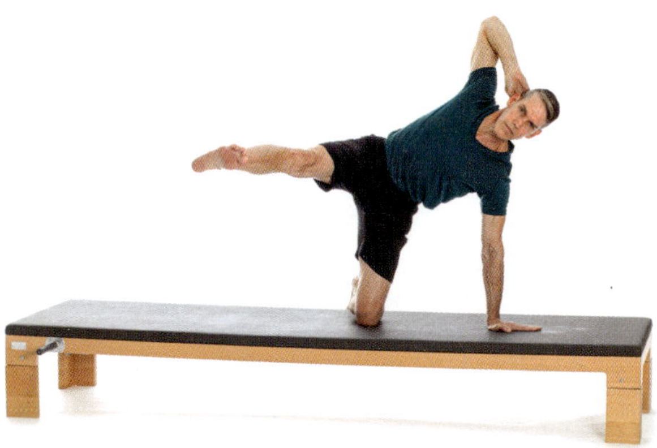

내쉬기. 위쪽 다리를 가능한 앞쪽으로 멀리 보내 발등굽힘하며 이때, 골반이 뒤로 기울어지지 않도록 합니다. 다리가 끝범위에 도달하면 두번 반동하며 각 리듬마다 숨을 내쉽니다.

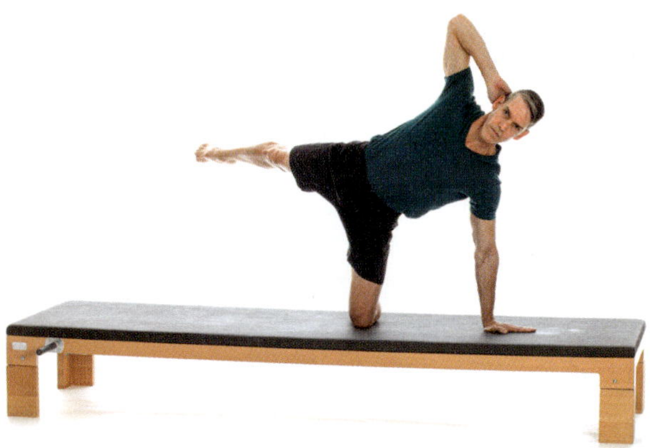

들이쉬기. 다리를 가능한 뒤쪽으로 멀리 보내며 발은 발바닥굽힘 합니다. 허리를 과다폄하거나 골반이 앞쪽으로 기울어지지 않도록 중립위치를 유지합니다. 다리가 끝범위에 도달하면 다시 앞으로 이동하기 전에 두번 반동하며 각 리듬마다 숨을 들이마십니다. 다리를 뒤로 뻗은 상태에서 운동을 마칩니다. 사이클을 10회 반복하고, 반대쪽으로 전환합니다.

사이드 벤드 / Side Bend

근육 포커스

- Abdominal obliques(배빗근)
- Scapular stabilizers (어깨뼈 안정근)

목적

- 배빗근 근력 및 유연성 향상
- 어깨 근력 향상
- 어깨 및 몸통의 안정성 발달

상급 단계 운동으로 갈수록, 대부분 지지하는 면적이 점점 작아지며 불안정해집니다. 매트: 사이드 벤드(Mat: Side Bend) 동작은 주로 몸통, 어깨의 힘과 안정성에 의존합니다. 이 운동에서 움직임이 일어나는 대부분의 중심점은 어깨관절이며, 특성상 불안정하고 움직이기 쉬운 관절입니다. 따라서 어깨의 올바른 기능에 특히 주의를 기울여야 합니다. 몸이 위쪽에서 호를 그리므로 골반을 최대한 높이 들어올려야 하고, 팔은 몸통을 지나 호 모양을 만들어야 합니다. 머리를 들어 위쪽을 쳐다보는 것은 목의 긴장도를 높일 수 있기 때문에 머리와 척추는 정렬을 유지하며 시선은 바닥에 있는 손을 바라봅니다.

동작을 반복하며 근육들은 긴장도를 유지해야 합니다. 즉, 계속해서 움직이는 느낌을 유지합니다. 몸이 아래로 내려가는 휴식자세에서도 골반과 매드 사이에 종이 한 장이 지나갈 만큼의 공간이 있어야 합니다. 몸통의 측면인 아래쪽에서 엄청난 지지가 필요합니다. 배빗근(oblique abdominal)은 이 운동의 수행에 매우 중요한 역할을 합니다.

이미지화 하기

몸을 들어올리고 아치 형태로 만드는데 도움이 되기 위한 멋진 이미지는 물 밖으로 뛰어오르는 돌고래의 이미지입니다. 이 움직임은 옆으로 움직이지만, 움직임과 우아한 동작이라는 부분이 비슷합니다. 두 개의 유리판 사이에서 움직임을 실행한다고 상상해 봅니다. 이것은 이 운동의 2차원적인 부분을 강조합니다.

- 다리를 사용해 몸통을 들어올리기보다 배빗근을 활성화하는데 집중합니다.
- 계속해서 복부를 활성화합니다.
- 계속해서 어깨뼈 안정근(scapular stabilzers)을 활성합니다.

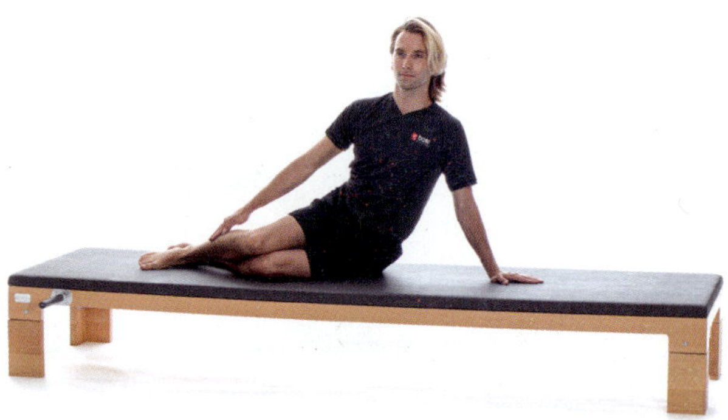

준비자세. 옆으로 앉아서 한쪽 골반에 체중을 싣습니다. 다리를 구부려 위쪽 발을 아래쪽 발 앞에 놓습니다. 어깨뼈의 안정화를 유지하고 배빗근을 활성화하며 상체의 무게는 지지하는 팔에 둡니다. 다른 팔은 다리 옆에 놓습니다.

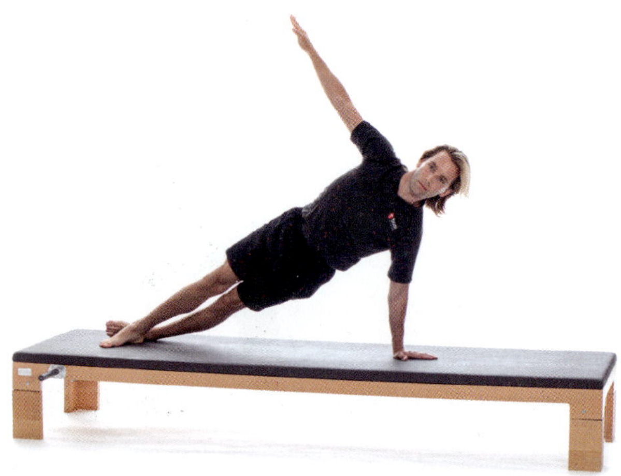

들이쉬기. 다리를 곧게 뻗으면서 바닥에서 골반을 들어 올려 몸과 직선을 이루는 대각선을 만듭니다. 위팔을 어깨높이로 들어올려 팔과 몸통 사이에 90° 각도를 만들고 손가락은 대각선으로 천장을 향하게 합니다.

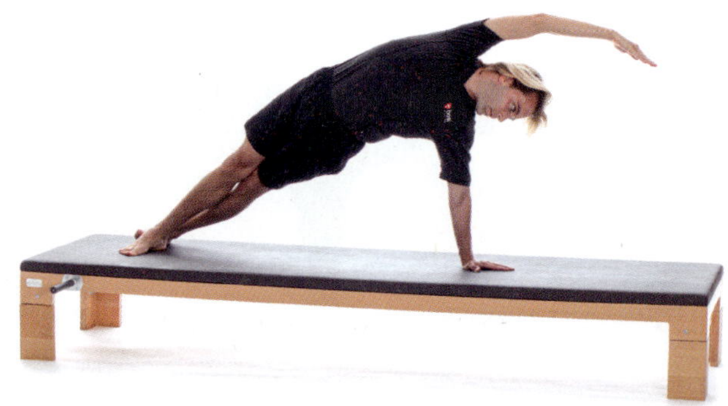

내쉬기. 몸통 아래쪽의 가쪽 근육을 당겨 천장을 향해서 골반을 더 높이 들어올리고, 위쪽 팔을 머리 위로 뻗어낼 때 몸으로 아치 모양을 만듭니다.

〈변형동작〉

동일하게 움직이지만, 손목대신 팔꿈치로 지지합니다. 팔꿈치가 어깨 아래에 있고 손가락이 정면을 향하도록 하여 아래팔을 매트 위에 놓습니다. 이 자세에서는 다리는 직선으로 유지합니다.

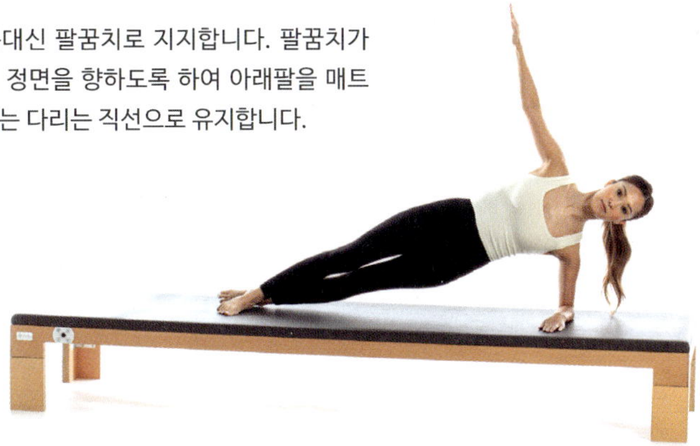

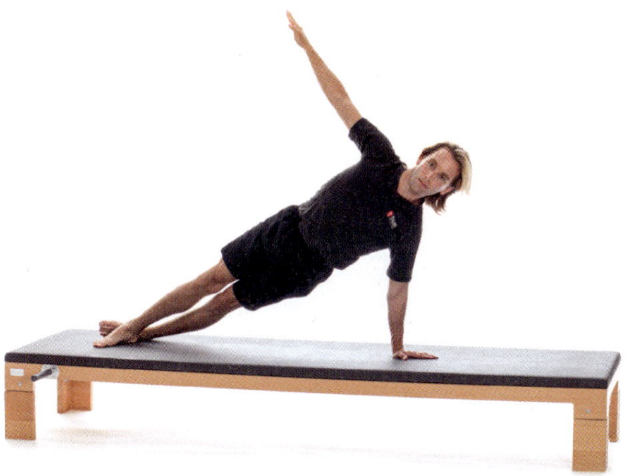

들이쉬기. 몸을 대각선으로 곧게 만들고 위팔을 어깨와 정렬하여 이전 위치로 돌아갑니다.

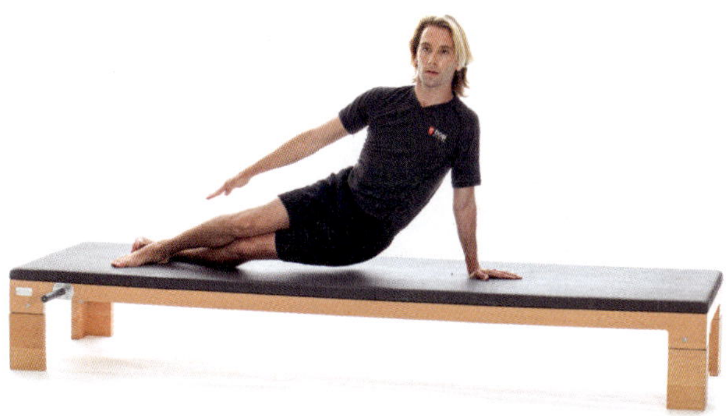

내쉬기. 무릎을 구부려 시작자세로 내려옵니다. 골반은 가능한 경우 매트 위로 약간 들어올리고 있거나, 어려운 경우 매트 위에 가볍게 올려놓습니다. 3~5회 반복한 후, 반대쪽으로 전환합니다.

매트운동

회전 /Rotation

중급 /INTERMEDIATE

스파인 트위스트—싯팅 / Spine Twist—Sitting

근육 포커스

- Abdominal obliques (배빗근)
- Back extensors(등 폄근)

목적

- 배빗근, 등 폄근의 근력 향상
- 몸통의 안정성, 회전력 증진

이 운동은 세로축을 중심으로 척추의 유기적인 회전에 초점을 둡니다. 등 폄근(back extensor)의 지지와 함께 배빗근(abdominal oblique)의 적절한 활성화는 바로 앉은 자세에서 척추의 정확한 회전을 할 수 있도록 합니다. 청소, 정원가꾸기와 같이 회전이 필요한 일상 활동이나 골프, 배구, 테니스와 같은 여가 활동에서의 움직임이 바르지 않다면 허리통증이나 더 심각한 부상으로 이어질 수 있습니다. 사람들은 회전을 할 때 몸통의 근육을 사용하여 척추를 회전하는 대신 어깨와 팔을 과하게 사용하곤 합니다.

주로 몸통의 가동성이나 근력, 인지력이 부족한 경우 어깨와 팔을 과하게 사용하는 보상작용이 나타납니다. 팔과 어깨에 의존하지 않고 파워하우스를 사용하며 몸통의 회전을 최대화하면 동작 수행능력이 크게 향상될 수 있습니다.

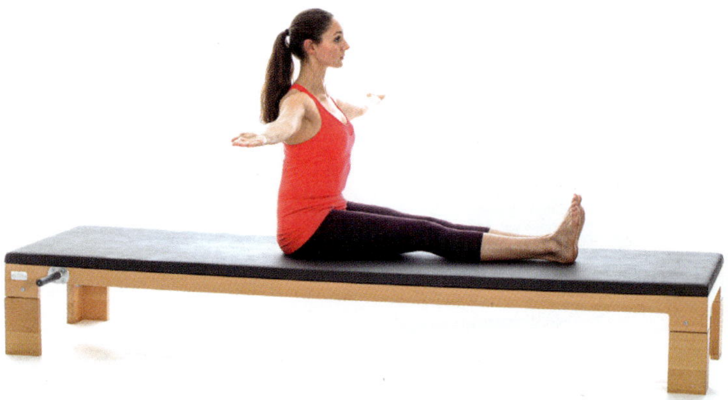

준비자세. 바로 앉아서 다리를 곧게 펴서 붙이고 발등굽힘하여 발뒤꿈치는 매트 위에 놓습니다. 팔은 T자 자세로 뻗어내고, 어깨를 외회전하여 손바닥이 위를 향합니다.

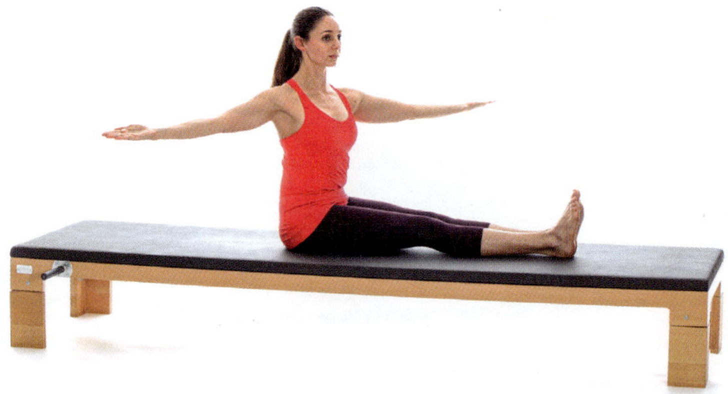

내쉬기. 몸통을 한쪽으로 회전하고 몸통이 최대 범위에 도달하면 각 반동마다 숨을 내쉬며 2번 반동합니다.

이미지화 하기

두 개의 막대기 또는 에너지 선을 상상해봅니다: 하나는 등 위·아래로 움직이는 수직선이고, 다른 하나는 한 손의 손가락 끝에서 다른 손의 손가락 끝까지 어깨를 가로지르는 수평선입니다. 수평 막대기인 팔은 수직으로 앉아 있는 몸통을 중심으로 회전하며, 두 막대기는 각각의 운동면에서 움직입니다.

- 골반과 다리를 안정적으로 유지합니다.
- 어깨나 팔이 아닌 몸통에서 움직임을 시작합니다.
- 머리, 어깨, 몸통을 하나의 단위로 움직입니다.

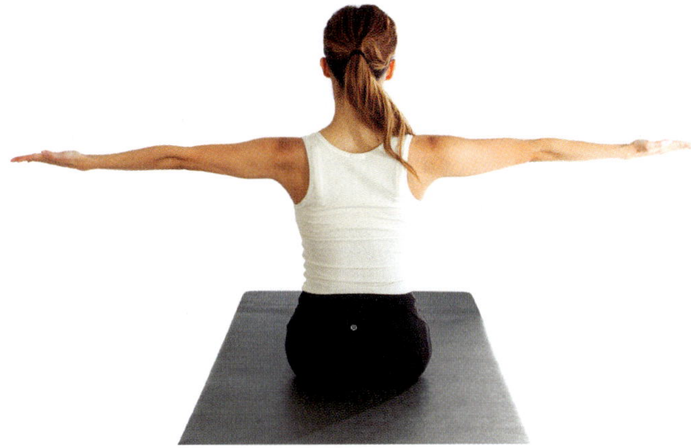

팔은 양옆으로 곧게 뻗습니다.

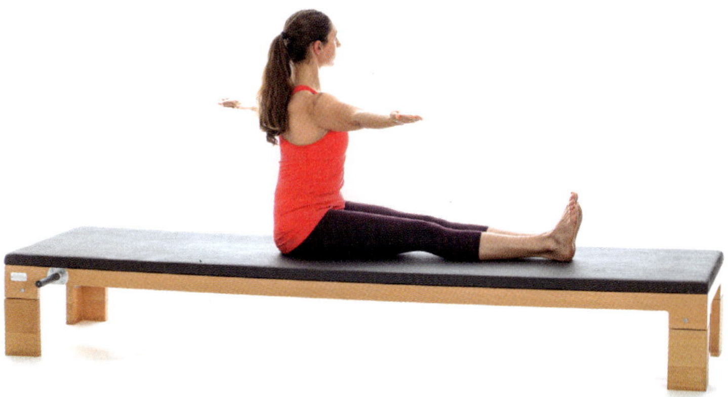

들이쉬기. 중앙을 지나 반대쪽으로 동작을 반복합니다. 시작자세로 돌아가서 운동을 종료합니다. 양쪽으로 5회 반복합니다.

매트운동

회전 /Rotation

중급 /INTERMEDIATE

쏘우 / Saw

근육 포커스

- Hamstrings(뒤넙다리근)
- Adductors(모음근)
- Abdominal obliques (배빗근)
- Back extensors(등 폄근)

목적

- 뒤넙다리근과 엉덩 모음근의 유연성 향상
- 배빗근과 등 폄근의 조절력 향상

매트: 쏘우(Mat: Saw) 동작은 몸통을 길게 뻗어내며 회전하고 뒤넙다리근(hamstring)과 엉덩모음근(hip adduction)을 스트레칭하는 복잡한 연결성을 가진 동작입니다. 스트레치 전 초기 단계에서 세로축을 중심으로 회전하면서 몸통을 바르게 유지합니다. 스트레치 후에 올바른 직립 자세로 돌아갑니다. 똑바로 앉은 후 다시 회전해야 합니다. 정면을 향하든 회전하든 똑바로 앉을 때, 안정적인 골반 위로 척추를 길게 유지합니다.

스트레치 단계에서 몸통과 팔을 앞쪽 다리 위로 뻗을 때 등 폄근(back extensor)을 활성화하여 등을 최대한 편평하게 유지합니다. 이 운동은 때때로 복부를 더 많이 활성화하거나 등을 스트레칭하기 위해 몸통의 굽힘을 유도합니다. 그러나 복부에 큰 힘이 들어갈만큼 충분하지 않으며 등 근육의 깊은 스트레칭을 이끌어 내기에 어려움이 있습니다. 즉, 두 가지 목적을 이끌어내기에 비효율적입니다. 유일하게 늘어나는 부분은 허리의 중간부분과 위쪽부위인데, 이 부분은 거의 스트레칭을 할 필요가 없는 부분입니다.

팔을 다리 위 앞쪽으로 뻗을 때, 몸통은 골반과 함께 하나의 단위로 앞으로 기울어지며 엉덩이 관절에서는 힌지(hinge)됩니다. 특히, 뒤넙다리근(hamstring)이 짧아져 있는 경우 골반이 앞으로 기울어지는 정도가 매우 작을 수 있습니다. 척추는 다리 위쪽으로 위치하며, 머리는 척추에 정렬을 맞춰 시선이 자연스럽게 다리쪽을 내려다 봅니다. 일부 강사는 이 위치에서 몸통을 회전하고 팔 뒤쪽을 볼 것을 권장합니다. 이 어려운 자세에서 회전을 추가하면 종종 심각한 보상작용과 잘못된 정렬이 발생합니다. 이 동작이 숙련된 경우에는 시선이 팔 뒤쪽을 보는 회전을 추가할 수 있습니다.

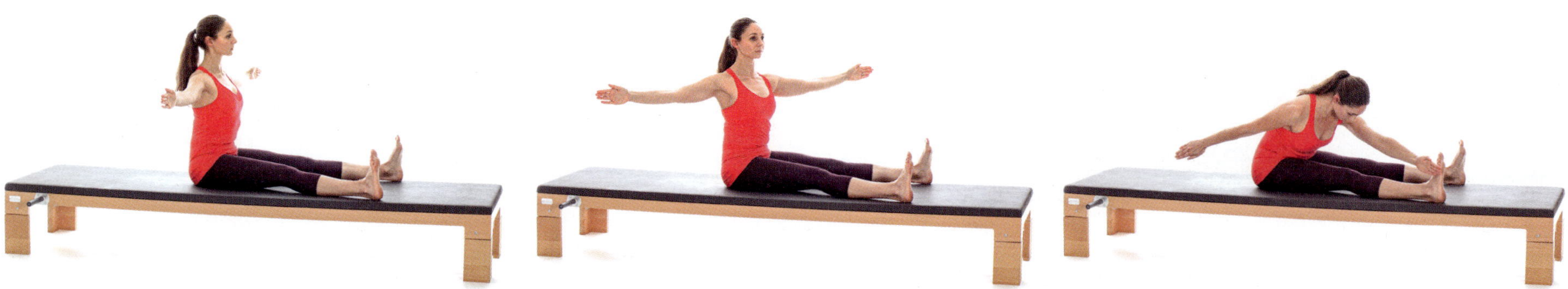

준비자세. 다리를 곧게 펴고 어깨너비보다 약간 벌리고 똑바로 앉아 발은 발등굽힘 합니다. 팔을 T자세로 잡고 손바닥이 앞을 향하도록 하여 가능한 한 양 옆으로 멀리 뻗습니다.

들이쉬기. 세로축을 중심으로 몸통을 회전시킵니다. 골반을 고정한 상태로 팔과 머리를 몸통과 함께 움직입니다.

내쉬기. 몸통을 다리 위 앞쪽으로 뻗습니다. 앞쪽에 위치한 팔은 다리를 가로질러 손이 새끼 발가락을 지나가도록 뻗어냅니다. 뒤팔은 손바닥이 몸을 향하도록 뒤로 뻗습니다. 서로 팔이 반대 방향으로 멀어지는 것을 느껴봅니다.

이미지화 하기

양 옆으로 뻗은 팔을 마치 등에 묶인 막대기라 상상해봅니다. 몸통을 바로 세워 이를 중심으로 회전합니다. 몸통을 다리 위로 구부릴 때 엉덩관절에서 힌지하며, 척추의 폄을 최대화하기 위해 마치 장대가 등에 묶인 느낌을 유지합니다.

- 앞으로 뻗을 때 등 폄근들을 활성시킵니다.
- 발가락은 천장을 향하게 하고 발뒤꿈치는 매트 위에 놓은 상태에서 발을 발등굽힘 합니다.
- 골반을 고정하고 궁둥뼈에 체중을 고르게 분산시킵니다.

〈변형동작〉

스트레치 단계를 돕기 위해 몸통이 다리 위에 있을 때 뒤쪽 손을 지면에 대고 뒤쪽 팔과 함께 앞으로 밀어 늘립니다. 이것은 몸통을 위한 지지를 제공하고 스트레치를 늘려 줍니다.

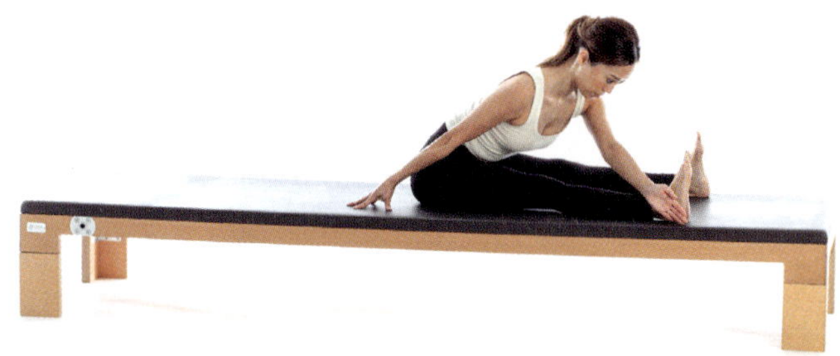

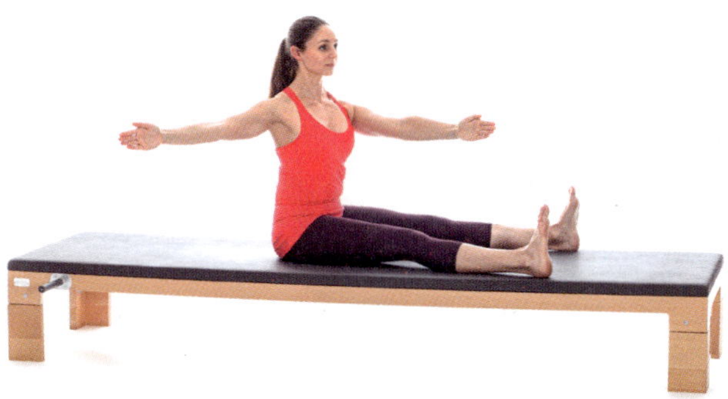

들이쉬기. 회전된 상태에서 몸을 수직 위치로 들어 올리면서 척추를 더 펴내어 뒤넙다리근 스트레칭을 강조합니다. 팔은 T자세로 돌아가기 전에 잠시 L 모양을 형성합니다.

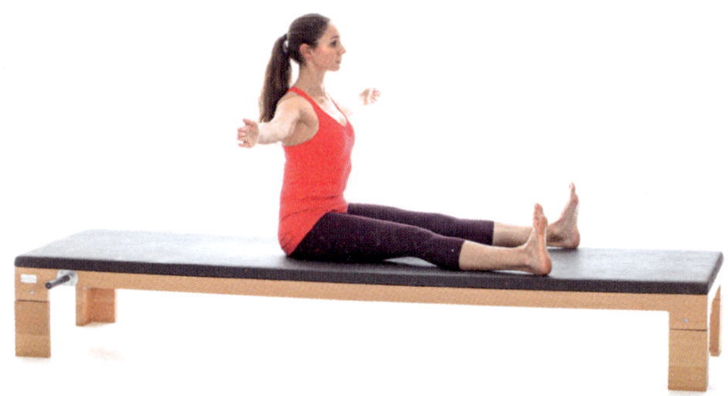

내쉬기. 다른 쪽으로 회전하기 전에 중앙 시작자세로 다시 회전합니다. 양쪽에 3~5회 반복합니다.

매트운동

회전 /Rotation

중급 /INTERMEDIATE

코르크스크루 / Corkscrew

근육 포커스

- Abdominals(배근)
- Hip flexors(엉덩관절 굽힘근)

목적

- 배근 근력 향상
- 엉덩관절 굽힘근 조절력 향상
- 허리골반 안정성 증진

이 운동은 매트: 스파인 트위스트-수파인(Mat: Spine Twist-Supine) 동작의 원리를 기반으로 하지만, 더 긴 지렛대가 되는 다리를 이용하여 엉덩 굽힘근(hip flexor)과 배근(abdominals) 특히, 배빗근(abdominal oblique)을 강화합니다. 다리의 진자 움직임과 원을 그리는 것은 척추의 어려운 조절력과 복부와 엉덩관절 굽힘근의 협응을 요구하는데, 이것은 이 운동의 다양한 지점에서 작용근 및 안정근으로 번갈아 작용합니다. 골반이 다리의 움직임과 함께 좌·우로 흔들리는 것을 주목해야 하는데, 다리가 반대 쪽으로 이동할 때 골반의 한쪽이 매트에서 잠시 들어 올려집니다. 그러나 그 골반은 곧 중앙으로 바로 돌아가며, 다리는 반대쪽으로 호를 그리며 계속 이어집니다. 다리가 중앙을 통과해서 지나가는 동안 허리로 매트를 지그시 눌러내며, 다리가 중앙으로 되돌아가기 전에 다른 쪽으로 가는 동안 허리는 매트에서 잠시 떨어져야 합니다.

이미지화 하기

다리가 한 방향으로, 그리고 그 반대 방향으로 원을 그리면서 천장에 큰 원을 그리는 것을 이미지화 합니다.

- O 다리와 발을 일직선으로 유지합니다.
- O 어깨와 목, 머리는 움직임을 최소화하여 편안하게 유지합니다.
- O 허리부분의 움직임에 집중합니다.
- O 원의 크기를 적당히 유지합니다.

난이도 낮추기

이 동작은 매트: 스파인 트위스트-수파인 동작의 변형된 동작이지만 다리를 테이블탑 위치가 아니라 천장을 향해 곧게 뻗어냅니다. 원을 그리지 않고 다리를 좌 · 우로 움직입니다. 이 진자 운동은 매트: 코르크스크루(Mat: Corkscrew) 동작보다 엉덩 굽힘근(hip flexor)에 부담을 덜 주게 됩니다. 척추의 회전과 같은 움직임의 주요 초점은 배빗근(abdominal oblique)입니다. 매트: 코르크스크루와 이 변형에서 엉덩 굽힘근(hip flexor)과 허리에 가해지는 부하를 줄이기 위해 짧은 뒤넙다리근(hamstring)을 가진 경우 다리를 약간 구부려 변형할 수 있습니다.

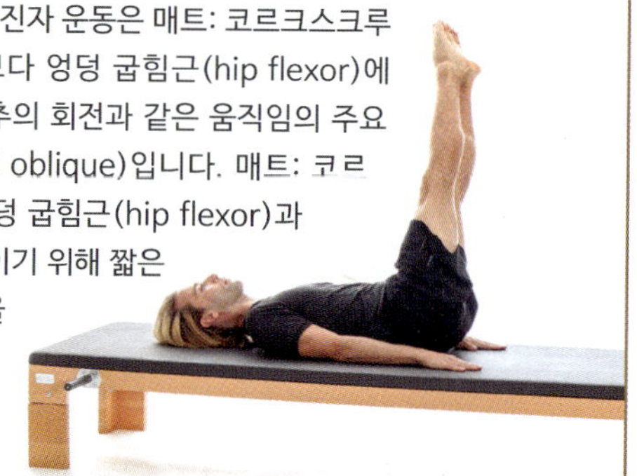

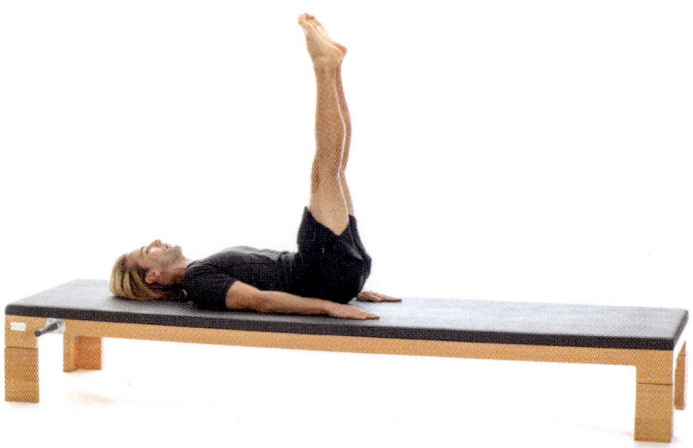

준비자세. 누운 상태에서 팔을 T자세를 취하거나 몸의 양 옆에 둡니다. 팔을 몸 옆에 둘 경우 안정성이 떨어지기 때문에 더 어렵습니다. 임프린트하여 허리로 매트를 지그시 눌러냅니다.

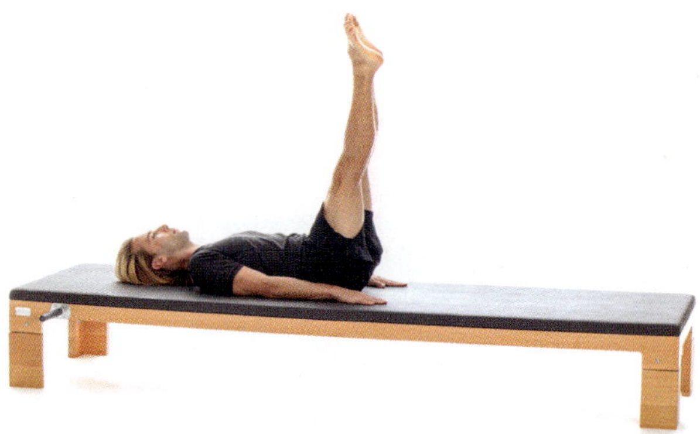

들이쉬기. 골반과 두 다리를 한쪽방향으로 뻗어내고 이때 어깨는 안정적으로 이완된 상태를 유지합니다. 다리는 하나의 단위로 움직입니다. 때로는 위쪽 다리를 아래쪽 다리와 함께 유지하기 위해 더 멀리 뻗어내려 합니다. 그러나 이 움직임은 섬세해야 하며 과도한 움직임은 허리 폄근(lower back extensor)의 과도한 앞굽이로 인해 긴장이 높아질 수 있습니다.

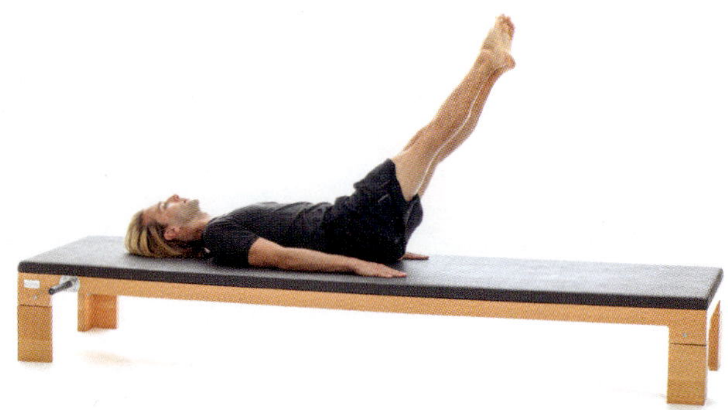

내쉬기. 다리를 중심을 지나 반대쪽으로 원호를 그리며 아래쪽으로 원을 그립니다. 다리가 중앙을 지나갈 때 임프린트하여 허리 쪽을 매트에 지그시 눌러냅니다.

다리가 호의 반대쪽에 도달하면 시작 자세로 다시 가져와 잠시 멈춥니다. 방향을 바꿉니다. 수직선상의 시작점이 움직임의 기준이 되어집니다. 각 방향으로 5회 반복합니다.

힙 서클 프렙 / Hip Circle Prep

매트: 코르크스크루(Mat: Corkscrew) 동작의 일부 요소들이 이 운동에 적용됩니다. 그러나 앉아서 V자세는 높은 수준의 안정화, 근력 및 조절력이 필요합니다. 어깨는 안정적인 상태를 유지해야 하며 다리가 한쪽으로 뻗었다가 아래로 원을 그리며 다른 쪽으로 돌았다가 중앙으로 돌아올 때 허리뼈에 가해지는 스트레스를 줄여주기 위해 배근(abdominal)을 활성화하며 지지합니다.

척추 회전과 이에 필요한 힘은 파워하우스의 조절력을 향상시키고 운동 능력을 향상시킬 수 있습니다.

이미지화 하기

골반이 정점에 있고 발이 크고 둥근 모서리를 따라가는 원뿔 모양을 그리는 것을 상상해 보세요. 원뿔이 클수록 많은 지지력과 안정성이 필요합니다.

- 다리가 원을 그릴 때 허리뼈가 과도한 앞굽이가 되지 않도록 합니다.
- 어깨뼈를 안정적으로 유지하고 등 중간 및 상부 폄근을 활성화합니다.
- 다리가 큰 원을 그릴 때 골반을 좌·우로 움직입니다.
- 골반을 하나의 단위로 움직일 때 다리를 함께 붙여서 유지합니다.

난이도 높이기

이 운동의 난이도 높이기 단계에서는 팔과 머리, 상체를 한 단위로 움직이고, 다리와 골반이 한 단위가 되어 서로 반대 방향으로 움직입니다. 준비자세는 팔과 다리를 함께 앞으로 뻗습니다. 몸통이 한쪽으로 움직일 때 팔은 위 · 아래로 원을 그리며 반대쪽으로 돌렸다가 다시 중앙으로 돌아옵니다. 동시에 다리는 팔과 반대쪽에 도달하고, 아래로 원을 그리며 반대쪽으로 돌고 팔과 중앙에서 다시 만납니다. 팔은 하나의 원뿔을 만들고 다리는 반대쪽에서 다른 하나의 원뿔을 만듭니다. 하나는 시계 방향이면, 다른 하나는 시계 반대 방향입니다. 한 방향으로 5회 반복한 다음 반대 방향으로 반복합니다.

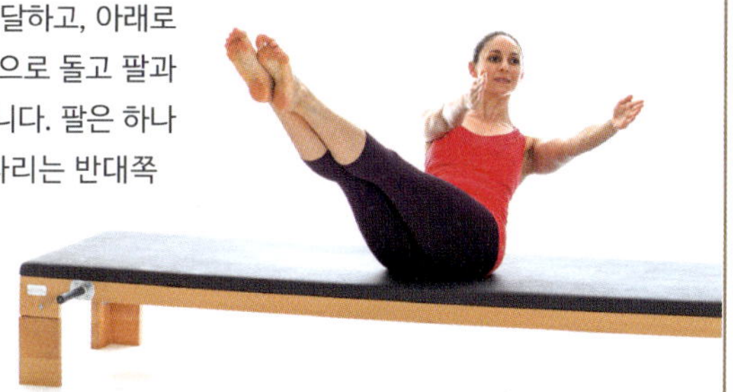

근육 포커스

- Abdominals(배근)
- Hip flexors(엉덩관절 굽힘근)
- Back extensors(등 폄근)

목적

- 배빗근 근력 향상
- 엉덩관절 굽힘근 조절력 향상
- 허리골반과 어깨의 안정성 발달
- 몸통 회전 발달

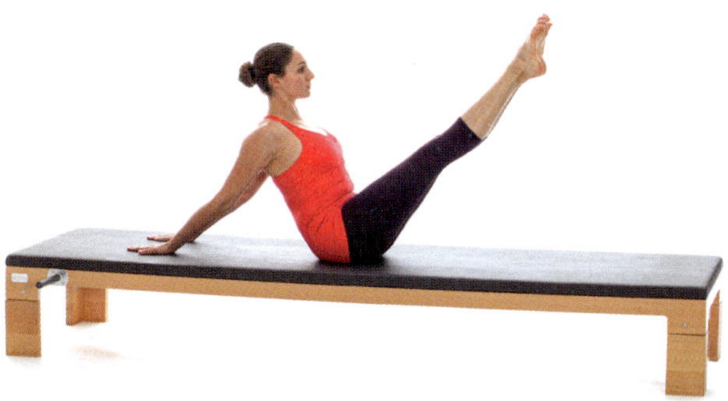

준비자세. 다리는 곧게 뻗고, 팔은 몸통 뒤쪽에 위치하여 손을 매트에 얹고 손가락은 몸 반대쪽을 향하게 놓습니다. 팔은 자전거의 바퀴처럼 몸을 가볍게 지지해야 합니다. 무릎을 가슴쪽으로 향하게 하여 구부리고 다리를 바닥과 약 60° 각도로 곧게 펴고 함께 유지합니다.

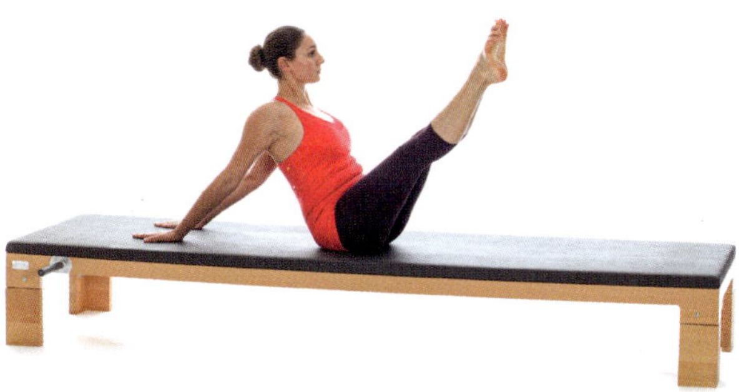

들이쉬기. 골반과 다리를 하나의 단위로 한쪽으로 움직입니다.

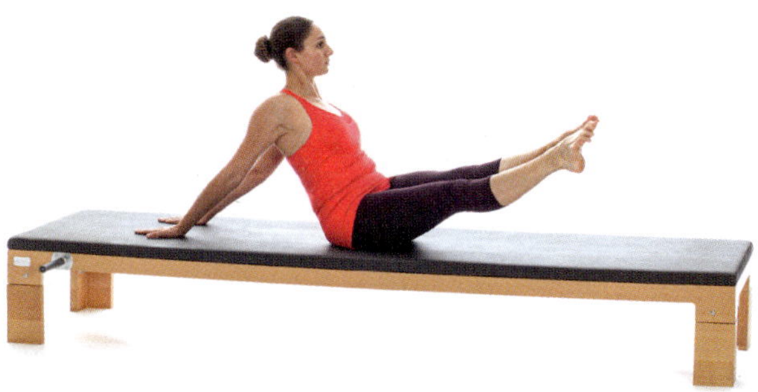

내쉬기. 골반이 중심을 지나 반대쪽으로 원을 그리고 다시 중심으로 이동할 때 다리는 아래쪽으로 원을 그립니다. 준비자세로 돌아갑니다. 흐름을 느끼며 한 방향으로 5회 반복한 다음 반대 방향으로 반복합니다.

트위스트 / Twist

근육 포커스

- Abdominal obliques (배빗근)
- Scapular stabilizers (어깨뼈 안정근)
- Back extensors(등 폄근)

목적

- 배빗근 유연성 향상
- 등 폄근 조절력 향상
- 어깨 근력 향상
- 어깨 안정성 발달

이 운동은 매트: 사이드 벤드(Mat: Side Bend) 동작에 회전 요소를 추가하여 움직임을 3차원적으로 만듭니다. 회전에는 몸통뿐만 아니라 매우 중요한 어깨도 포함됩니다. 한쪽 어깨는 몸을 들어 올린 상태에서 몸의 무게를 지지하고 회전합니다. 이처럼 대부분의 움직임이 어깨 관절에서 나타납니다. 이는 상대적으로 작은 관절이며, 불안정하고 주로 근육에 의존하는 관절인 어깨관절에게는 어려운 부분입니다. 저는 매트: 트위스트(Mat: Twist) 동작을 가르치기 전에 매트: 사이드 벤드(Mat: Side Bend) 동작을 가르치는 것을 선호합니다. 일단, 두 동작을 모두 배운 후에 하나를 3회 반복한 다음 다른 하나를 3회 반복하는 방법을 사용하기도 합니다. 이것은 안정화와 모든 운동 평면에서의 움직임 및 복잡한 조절력을 포함하는 복잡한 운동입니다.

이미지화 하기

이 동작에서는 여러 이미지를 사용합니다. 트위스트의 꼭대기 위치에 대해 제공하는 시각적 요소는 피라미드입니다. 몸통과 팔이 하나의 단위로 피라미드의 한 면과 다리는 다른 면을 만듭니다. 팔이 몸 아래에 닿을 때 움직임은 마치 바늘에 실을 꿰는 것과 비슷하며 에너지는 나선형이어야 합니다. 대각선 위치로 돌아가면 잘 정돈된 선이 만들어집니다. 이 위치에서 몸을 관통하는 강력한 사선 에너지 라인과 레이저 빔처럼 팔을 관통하여 위쪽 팔에서 발사되는 두 번째 선을 느껴보세요.

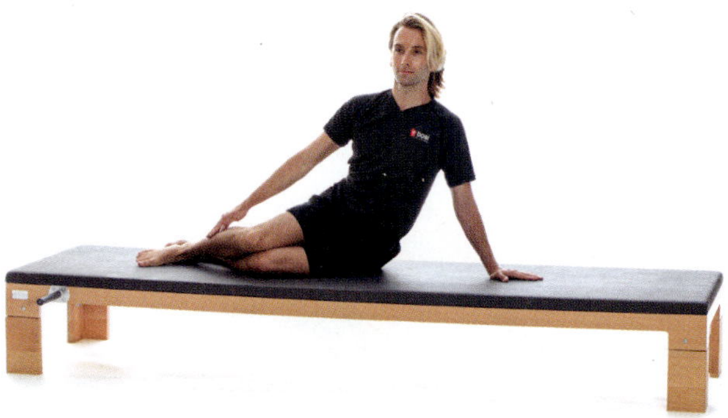

준비자세. 체중을 한쪽 골반에 두고 옆으로 앉습니다. 다리를 구부리고 위쪽 발은 아래쪽 발 앞에 놓습니다. 강한 어깨뼈 안정화를 유지하고 배빗근을 동원하면서 상체의 무게는 지지하는 팔에 둡니다. 다른 팔은 다리 옆에 놓습니다.

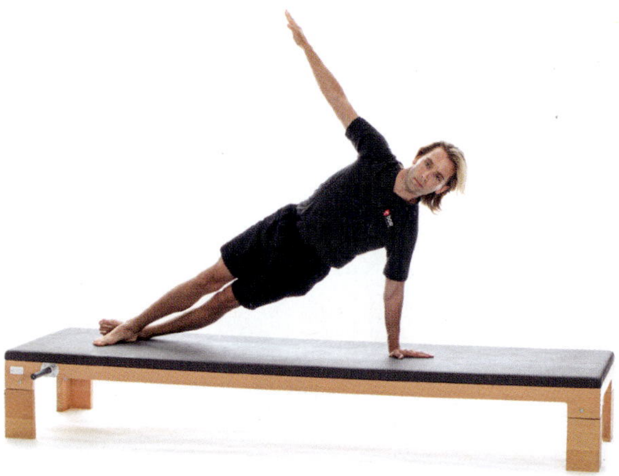

들이쉬기. 다리를 곧게 펴면서 바닥에서 골반을 들어 올려 몸과 직선을 이루는 대각선을 만듭니다. 위쪽 팔은 어깨 높이까지 들어올려 팔과 몸통 사이에 90° 각도를 만들고 손가락은 대각선으로 천장을 향하게 합니다.

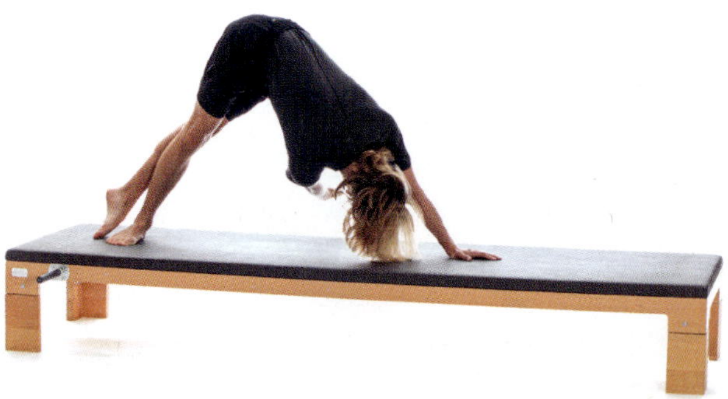

내쉬기. 골반을 최대한 높이 들어올리고 위쪽에 있는 팔을 몸 아래쪽으로 향하게 할 때 몸통을 회전시킵니다. 바닥을 짚고 있는 손과 앞발 사이에 무게를 분산시킵니다.

난이도가 높고 멋진 이 운동에서 선은 모든 것입니다. 이는 보기에 아름답고 하는 것도 즐거운 운동입니다.

- 다리 사용을 최소화하며, 몸통의 가쪽 굽힘근(lateral flexor)과 돌림근(rotator)은 최대로 활성화 됩니다.
- 어깨위팔관절을 중심으로 회전하면서 어깨뼈를 안정적으로 유지합니다.
- 머리는 자연스럽게 척추의 선을 따라갑니다.

난이도 높이기

이 동작은 난이도가 매우 높습니다. 잘 수행하면 나선형의 움직임으로 아름다운 모양을 만들 수 있습니다. 근력과 유연성 면에서 훨씬 더 힘들게 하려면 운동의 마지막 단계에서 설명한 대로 골반을 바닥에 닿지 않은 상태로 최대한 매트에 가깝게 낮추고, 다리는 곧게 펴서 유지합니다. 이것은 하지에 있는 몸통의 가쪽굽힘근에 엄청난 스트레치를 제공하고 지지하는 팔의 어깨뼈와 어깨 관절의 높은 수준의 안정성과 조절력이 필요합니다. 위쪽에 있는 팔은 바닥과 평행한 어깨 높이로 낮추고 시선은 이 팔의 손 너머로 향합니다. 골반을 다시 들어 올려 몸과 대각선이 되도록 하려면 아래쪽 가쪽굽힘근에 초점을 맞춰야 합니다. 반대쪽으로 전환하기 전에 3-5회 반복합니다.

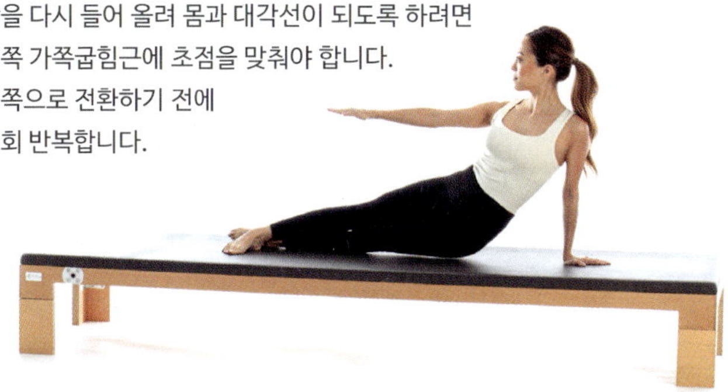

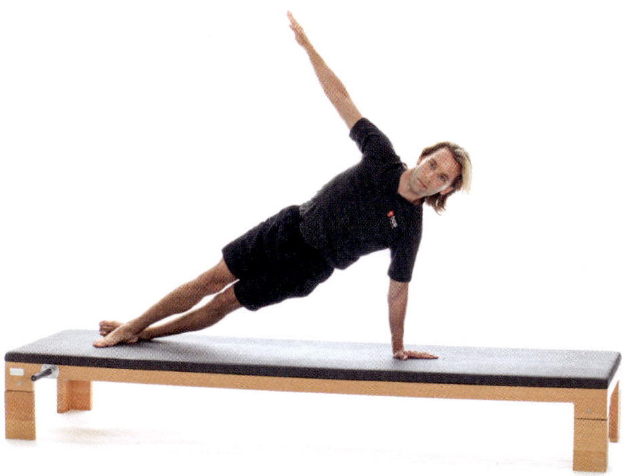

들이쉬기. 몸은 대각선을 유지하고, 위쪽 팔은 어깨 높이로 들어 올려 팔과 몸통 사이에 90° 각도를 만드는 이전 위치로 돌아갑니다.

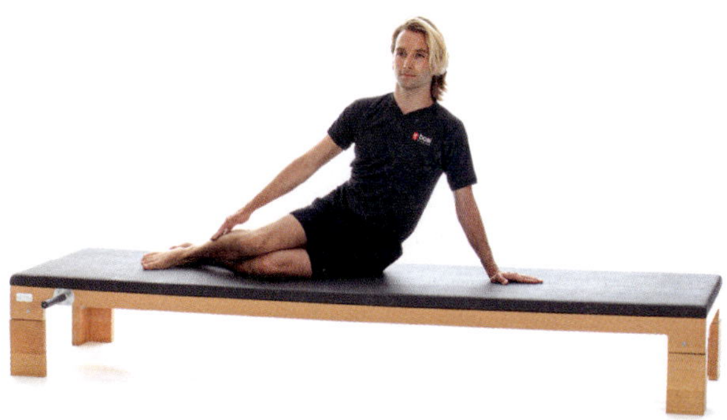

내쉬기. 무릎을 구부리고 몸을 시작 자세로 내립니다. 골반은 가능하다면 매트에서 약간 떨어지게 유지하거나, 매트 위에 가볍게 놓습니다. 반대쪽으로 전환하기 전에 3~5회 반복합니다.

등 펴기
Back Extension

이 블럭은 여러번 강조해도 부족할만큼 중요합니다. 뒤에 나오는 운동은 등 폄근의 기능; 근력, 근지구력, 조절력을 향상시키는데 중점을 둡니다. 척추 폄근은 척추를 펌하거나 유지하는데 사용되며 이때 배근은 척추 전체에 가해지는 부하를 분산시키며 안정성을 유지하도록 합니다. 많은 필라테스 운동이 척추 굽힘을 강조하기 때문에 필라테스 프로그램에 척추의 폄을 포함하는 것은 근육 균형을 유지하는 데 매우 중요합니다. 또한 책상에서 일하는 것, 키보드 작업, 스마트폰 및 태블릿 사용, 운전과 같은 현대 생활의 많은 일상 활동은 많은 여가 활동과 마찬가지로 척추를 앞으로 구부리고 있는 시간이 많아졌습니다. 또한 노화나 인체에 가해지는 중력의 영향으로 척추 폄근의 근력과 지구력을 향상시키는 것은 매우 중요합니다. 또한 근육을 적절히 조절하는 운동을 통해 골다공증과 허리 부상의 위험도 줄일 수 있습니다.

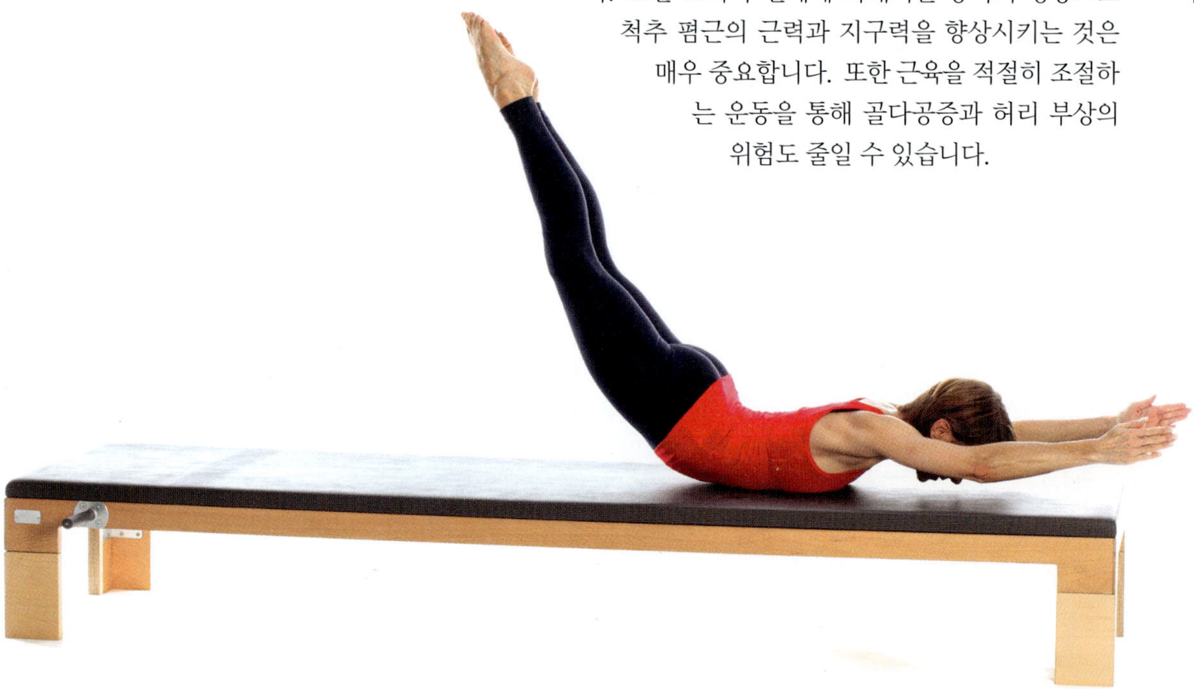

그러나 척추 폄은 등, 특히 허리에 손상을 유발할 수 있는 점을 유의해야 합니다. 위험 부담을 줄이면서 이로운 효과를 위해서는 안전하고 잘 짜여진 단계별 프로그램을 진행해야 합니다. 폄근들을 단순히 하나의 단위로 생각하기 보다는, 부위를 나누어 운동을 수행하는 것이 좋습니다. 처음에는 허리쪽을 안정적으로 유지한 상태에서, 등 중간 및 위쪽에 초점을 맞춘 후 허리의 폄근을 포함한 보다 큰 범위로 나아가는 것이 좋습니다. 이 블록에 제시된 상급 동작은 기본적인 동작들이 숙달된 후에 실행해야 합니다. 불편함을 느끼거나 등을 펌하는 것이 금기인 상태가 있는 경우, 주의하여 진행하고 의료 전문가의 조언을 구하도록 합니다.

백 익스텐션 / Back Extension

이 운동은 뒤에 이어지는 매트 운동의 등 폄 운동에 좋은 기초와 기반을 제공합니다. 적절한 배근(abdominal)의 활성화는 이 운동을 하는 동안 등을 지지하고 올바른 정렬을 유지하는데 중요한 역할을 합니다. 배근의 활성화는 부하를 척추 전체에 분산시키고 각 척추사이 관절들에서 움직임이 일어나 허리 아래쪽에서 폄 움직임이 집중될 때 척추에 가해지는 전단력을 예방하는데 도움이 됩니다.

복부의 근육이 허리뼈의 안정을 돕는 것처럼 어깨뼈의 안정근이 등뼈의 안정화에 도움이 됩니다. 특히 아래 등세모근(lower trapezius)은 중간등을 폄 할 수 있는 근육으로 사용됩니다. 허리 폄 운동에서는 이러한 형태의 근육 상호작용을 이용해야 합니다. 등과 어깨의 좋은 정렬을 유지하는것, 움직임의 역학, 기능을 익히기 위해 연습을 해야 합니다. 또한 척추가 자유롭게 움직일 수 있도록 골반을 안정적으로 유지할 수 있도록 합니다.

이미지화 하기

지면 바로 위에 떠 있는 비행기의 이미지를 사용하여 (과도하게 아치형이 아닌) 가볍고 거침이 없는 길쭉하게 뻗은 비행감을 느낄 수 있습니다.

- O 복부 활성화를 유지합니다.
- O 어깨뼈의 안정화를 유지합니다.
- O 머리는 척추와 일직선이 되도록 유지합니다.
- O 양팔로 몸의 양 옆을 누르고 손가락을 발 쪽으로 뻗습니다.

난이도 높이기

이 운동에 도전적인 부분을 추가하는 것은 매우 효과적인 일입니다. T-자세에서 등이 펴되고 팔을 옆으로 뻗은 상태로 엄지손가락이 천장을 향하도록 하여 어깨를 더 바깥쪽으로 회전시킵니다. 어깨뼈를 모음하면서 팔을 천장 쪽으로 들어 올립니다. 팔을 약간 낮추고 어깨뼈을 벌림하면서 등을 폄시킵니다. 팔의 움직임과 어깨뼈의 움직임은 별개의 움직임이어야 합니다. 팔과 어깨뼈의 움직임을 5회 반복하고 어깨를 회전시켜 손바닥이 바닥을 향하도록 합니다. 어깨를 안쪽으로 돌리고 팔은 몸 옆으로 되돌아가며, 몸통을 내립니다. 전체 시퀀스를 3~5회 반복합니다.

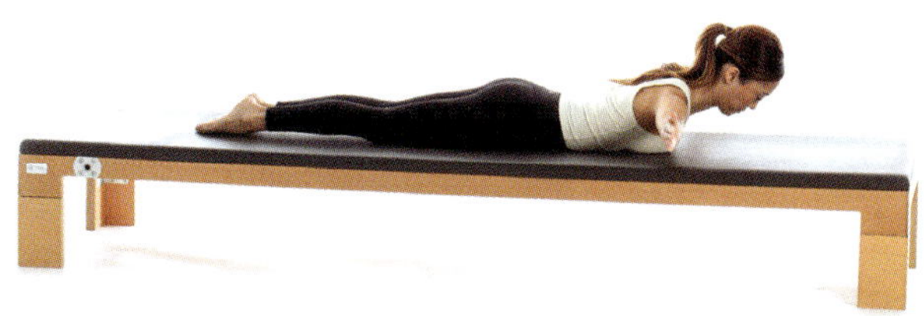

근육 포커스

- Back extensors(등 폄근)
- Abdominals(배근)

목적

- 등 폄근 근력 향상
- 배근 조절력 향상
- 어깨 안정성 발달

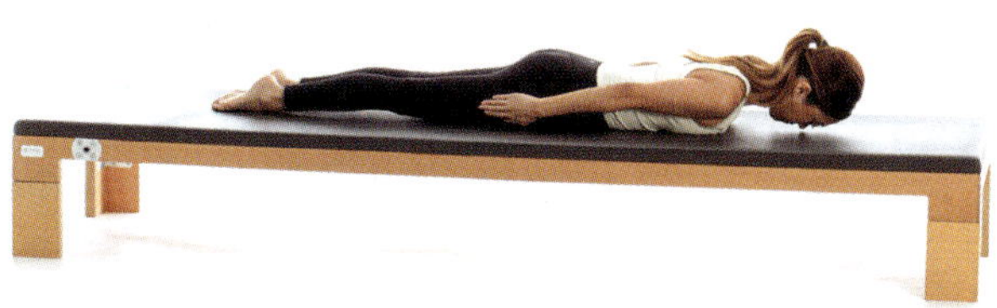

준비자세. 이마가 바닥보다 약간 높은 상태로 엎드려 눕습니다.(머리와 척추의 올바른 정렬을 유지하기 위해 필요한 경우 이마 아래에 수건을 말아서 놓습니다). 팔은 몸통 옆에 두어 손바닥으로 다리를 지그시 누릅니다. 다리를 모으고 발은 발바닥 굽힘 상태를 유지합니다.

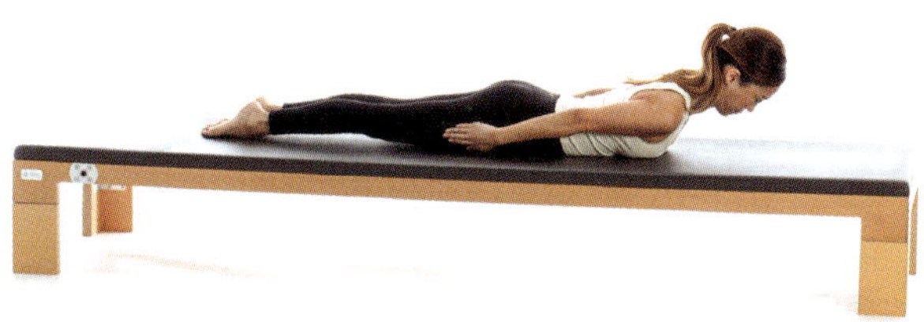

들이쉬기. 머리, 어깨, 가슴을 매트에서 들어 올립니다. 다리를 안정적으로 함께 유지하며 치골 결합부를 매트에 부드럽게 눌러 복부와 둔부를 연결하며 활성화합니다.

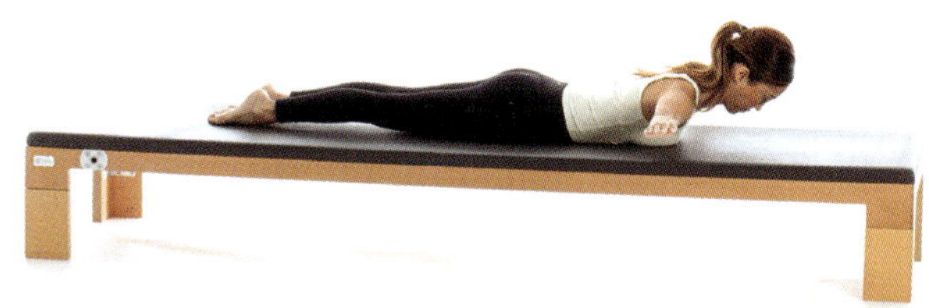

내쉬기. 팔을 T자 자세로 옆으로 뻗어 어깨를 바깥쪽으로 돌리고 손바닥이 바닥을 향하게 합니다.

들이쉬기. 팔을 몸 옆으로 다시 움직이고 어깨를 안쪽으로 돌려 손바닥이 몸을 향하게 하고 몸통을 안정되게 유지합니다.

내쉬기. 등 폄근, 복부 및 둔부가 활성화된 상태로 상체를 낮춥니다(완전히 아님). 마지막 반복 후 몸을 시작 자세로 내립니다. 5~10회 반복합니다.

싱글 레그 킥 / Single-Leg Kick

근육 포커스

- Back extensors(등 폄근)
- Abdominals(배근)
- Hamstrings(뒤넙다리근)
- Scapular stabilizers (어깨뼈 안정근)

목적

- 등 중간, 상부 폄근의 근력 향상
- 엉덩관절 폄근과 무릎 굽힘근의 조절력 향상
- 몸통과 어깨의 안정성 발달

이 운동에서 준비자세는 매우 중요합니다. 정렬이 바르지 않거나 적절하게 지지하지 못할 경우 허리에 과도한 압력이 전해질 수 있습니다. 등 폄근(back extensor) 운동은 등 중간 및 상부에 집중해야 하며 배근(abdominals)은 허리를 지지해주어야 합니다. 매트에 팔을 지지하여 적절한 어깨뼈의 안정화를 유지합니다. 팔꿈치는 어깨 바로 아래에 있어야 하고 아래팔은 손가락을 엇갈리게 하거나 손바닥을 아래로 하여 서로 평행한 삼각형 모양으로 위치해야 합니다. 두 경우 모두 어깨뼈는 중립위치에서 안정적으로 있어야 합니다.

이미지화 하기

몸의 형태는 스핑크스와 같아야 합니다. 몸의 안정된 자세에서 다리가 분리되어 움직이며, 아래 다리를 구부리고 펴는 동작은 손부채를(측면에서 보았을 때) 접었다 폈다 하는 것과 같습니다.

- O 어깨뼈의 안정성을 유지합니다.
- O 두덩결합을 복장뼈를 향해서 위로 기울입니다.
- O 아래쪽 다리를 매트에서 들어올린 상태를 유지합니다.
- O 엉덩 폄을 유지합니다.

〈변형동작〉

허리가 불편하거나 과도한 압력이 가해지는 경우, 손을 포개어 이마를 손 위에 얹고 엎드린 자세에서 수행할 수 있습니다. 이렇게 하면 허리에 가해지는 압력이 즉시 감소하지만, 등 상부 폄근과 뒤넙다리근(hamstring)은 동일하게 사용됩니다.

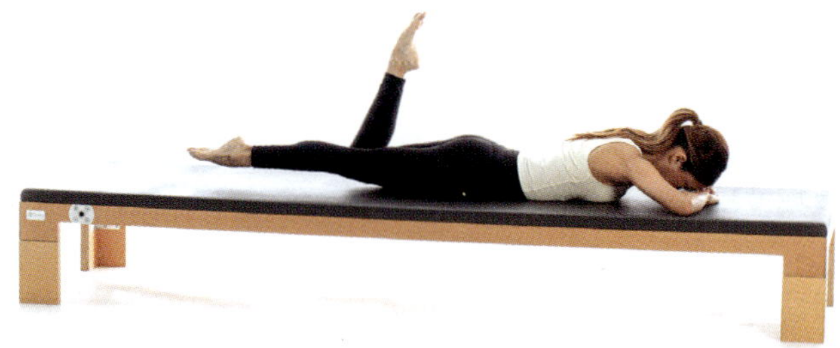

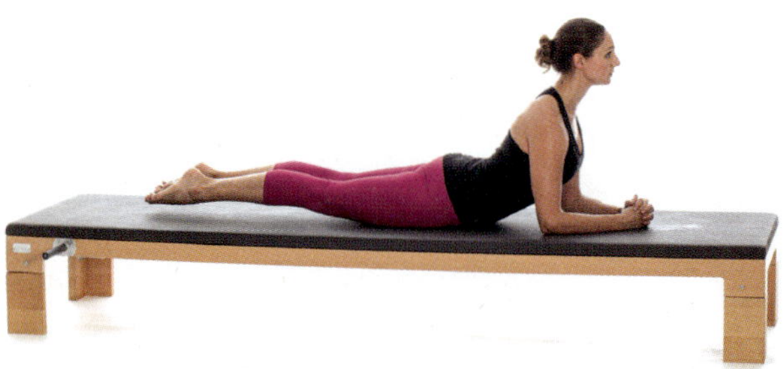

준비자세. 엎드려서 팔꿈치를 어깨 아래에 놓고 복부에 힘을 주어 가슴을 들어 올리고 등을 폅니다. 팔뚝은 손가락을 엇갈려 잡거나 서로 평행하게 삼각형 모양으로 배치합니다. 다리를 똑바로 유지하고 매트에서 약간 들어 들어 올립니다.

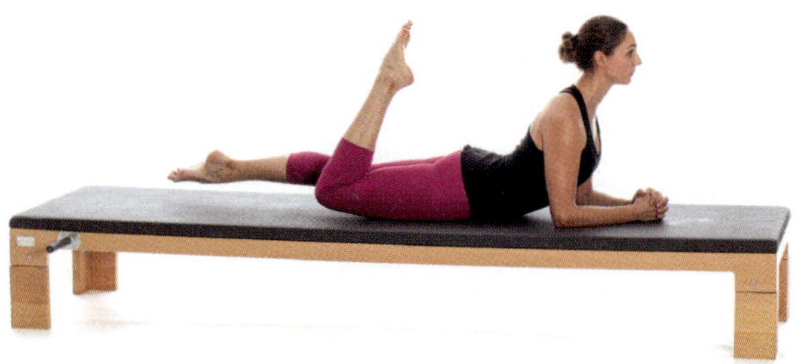

내쉬기. 다리를 구부려 무릎을 최대한 굽힌 상태에서 두 번 반동한 다음, 곧게 펴고 동시에 다른 쪽 다리를 구부리며 두 번 반동합니다.

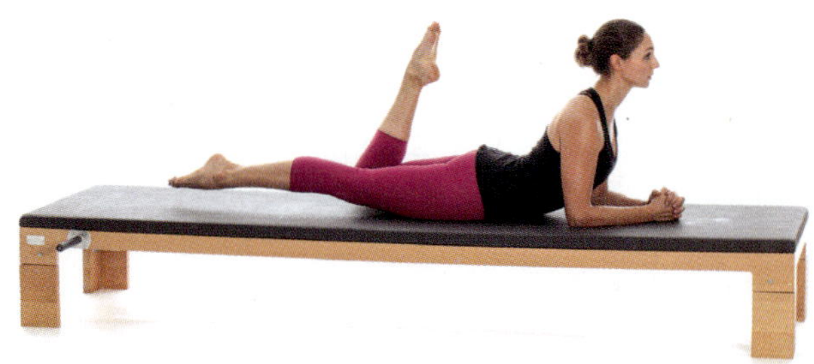

들이쉬기. 다리를 구부려 무릎을 최대한 굽힌 상태에서 두 번 반동한 다음, 곧게 펴고 동시에 다른 쪽 다리를 구부리며 두 번 반동합니다.

한쪽 다리를 구부렸다가 다른 쪽 다리를 곧게 펴는 동일한 패턴을 반복하고, 숨을 내쉴 때 한 사이클(양 다리)을, 숨을 들이쉴 때 한 사이클(양 다리)을 수행합니다. 몸의 위치에는 변화가 없습니다. 호흡주기(내쉬기와 들이쉬기)를 10회 반복합니다.

더블 레그 킥 / Double-Leg Kick

이 동작은 등 폄근(back extensor)을 강화하며 그 외에도 여러 장점이 있는 등 폄 운동입니다. 첫째, 팔은 등 폄에 도움을 주며, 등에 가해지는 부하를 적절하게 만들어 줍니다. 이 운동을 통해 뒤넙다리근(hamstring)을 단련할 수 있으며 매트: 락킹(Mat: Rocking) 동작을 하기 위한 선행동작입니다. 허리에 집중하며 높은 아치를 만드는 자세와는 다르게 몸을 길게 뻗는 자세는 등 중간 및 상부의 활성화를 만듭니다.

이미지화 하기

몸은 활이고 팔은 마치 시위인 것처럼 궁수의 활을 상상해 봅니다. 이러한 연상은 이 운동에서 원하는 적절한 신연을 나타나게 합니다.

- 엉덩 폄근(hip extensor)과 엉덩 모음근(hip adductor)의 활성을 유지합니다.
- 시작자세로 돌아 올 때 팔꿈치를 이완하며 손을 등 위에 올려 놓습니다.
- 몸을 들어올리며 등 폄을 할 때에 머리의 올바른 정렬을 유지합니다.
- 등을 펴는 동안 팔을 완전히 곧게 펴고, 어깨뼈는 서로 멀어지도록 합니다.

〈변형동작〉

어깨와 가슴 근육이 뻣뻣한 사람들은 등 뒤에서 손을 깍지낄 때 관절 가동 범위가 나오지 않을 수 있습니다. 작은 수건을 들고 있으면 어깨에 과도한 부담을 주지 않고 이 운동의 이점을 얻을 수 있습니다.

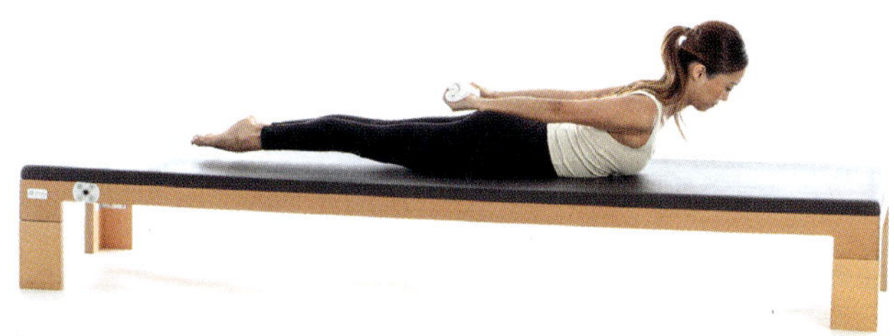

근육 포커스

- Back extensors(등 폄근)
- Abdominals(배근)
- Hip extensors(엉덩관절 폄근)
- Triceps(위팔세갈래근)
- Scapular stabilizers (어깨뼈 안정근)

목적

- 등 폄근 근력 향상
- 엉덩관절 폄근, 팔꿈치 폄근, 무릎 굽힘근의 조절력 향상
- 등뼈 유연성 향상

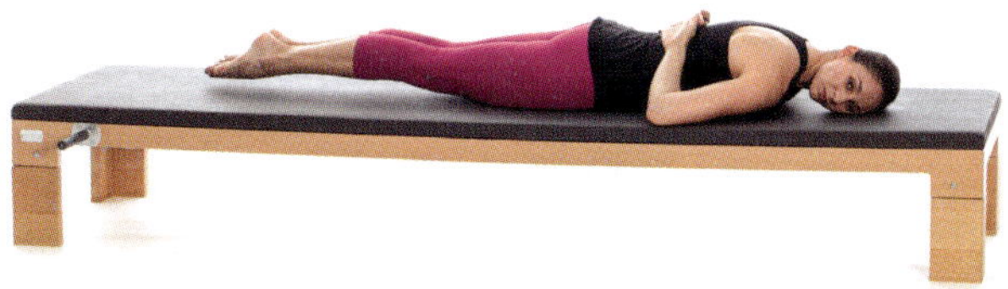

준비자세. 등 뒤에서 손가락을 깍지 끼고 엎드린 상태에서 팔꿈치가 바닥에 떨어지도록 합니다. 머리를 한쪽을 돌려 뺨을 바닥에 대어줍니다. 다리는 곧게 펴고 매트에서 약간 들어올려 유지합니다.

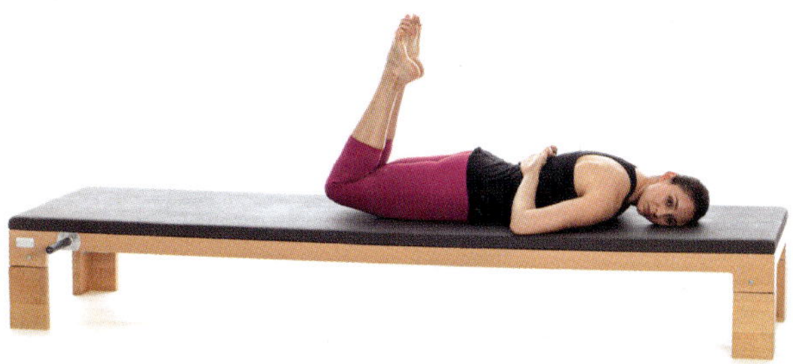

내쉬기. 무릎을 최대한 굽힐 때 두 다리를 함께 구부리면서 3회 반동을 주며, 허벅지 아래쪽은 들어 올린 상태를 유지합니다.

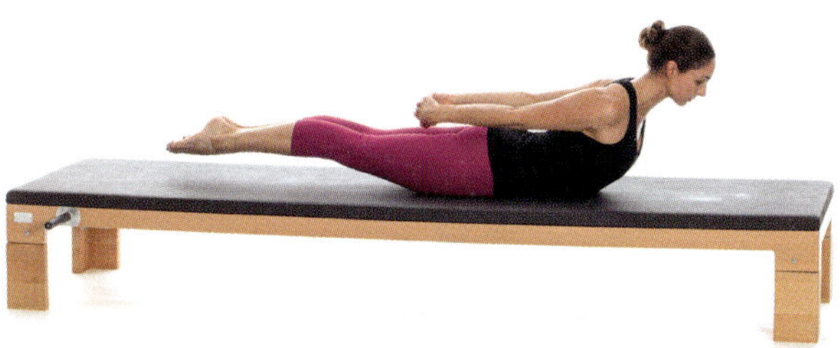

들이쉬기. 등을 펴고 매트에서 가슴을 들어 올립니다. 팔과 다리를 동시에 곧게 펴고 머리를 중앙으로 가져옵니다.

내쉬기. 시작자세로 돌아오며, 손등을 등 위에 올리고 팔꿈치는 매트에 내려놓으며 반대쪽 뺨을 바닥에 대어줍니다. 동작을 반복할 때마다 뺨을 교체합니다. 10회 반복합니다.

스위밍 / Swimming

근육 포커스

- Back extensors(등 폄근)
- Hip extensors(엉덩관절 폄근)
- Shoulder flexors (어깨 굽힘근)

목적

- 등 폄근의 근력 향상
- 어깨 굽힘근과 엉덩관절 폄근의 조절력 향상
- 몸통 안정성 발달
- 교차 패턴의 협응력 발달

이 운동은 등 폄근(back extensor), 어깨 굽힘근(shoulder flexors) 및 엉덩 폄근(hip extensors)의 근력과 교차 패턴 조절력을 발달시키는데 매우 중요합니다. 등의 오른쪽과 오른쪽 어깨가 움직이면 왼쪽 엉덩관절 폄근이 활성화되고 그 반대의 경우도 마찬가지입니다. 이 패턴은 일상적인 움직임과 여가 활동에 자주 사용되며, 가장 일반적으로는 정상적인 보행 주기(걷기)에 사용됩니다. 오른쪽 다리로 앞으로 걸을 때 왼쪽 다리는 뒤로 가고 몸통은 약간 오른쪽으로 회전하므로 이 운동의 패턴과 같은 움직임이 발생하게 됩니다.

이 운동은 매트: 헌드레드(Mat: Hundred)와 동일한 호흡 패턴을 사용합니다. 숨을 들이쉴 때 5카운트, 숨을 내쉴 때 5카운트, 멈추지 않고 작고 민첩하게 날개짓하듯 팔다리를 작은 범위로 움직이며 수행입니다. [매트: 스위밍(Mat: Swimming) 동작을 후면을 위한 헌드레드(Hundred) 버전이라고 부릅니다.]

이미지화 하기

마치 수영 영법 중 하나인 크롤 스트로크를 한다고 상상해 보세요. 팔과 다리로 작은 팔다리차기를 하되 반대방향으로 합니다. 머리부터 골반까지 몸통은 단단한 판자와 같으며 팔과 다리가 작고 독립적으로 축 주위에서 분리된 움직임을 하는 동안 몸통은 안정적으로 유지합니다.

- 몸통과 골반의 안정성을 유지합니다.
- 어깨를 올리지 않도록 합니다.
- 팔과 다리의 작은 움직임을 유지합니다.

난이도 낮추기

초급자는 반대쪽으로 전환하기 전에 중립위치에서 잠시 멈추어 이 운동을 더 쉽게 할 수 있습니다. 더 난이도를 낮추려면 들어 올리지 않은 팔과 다리를 매트 위에 내려놓습니다. 이것은 팔과 다리가 들어 올려지지 않을 때 약간의 지지와 회복 시간을 제공합니다.

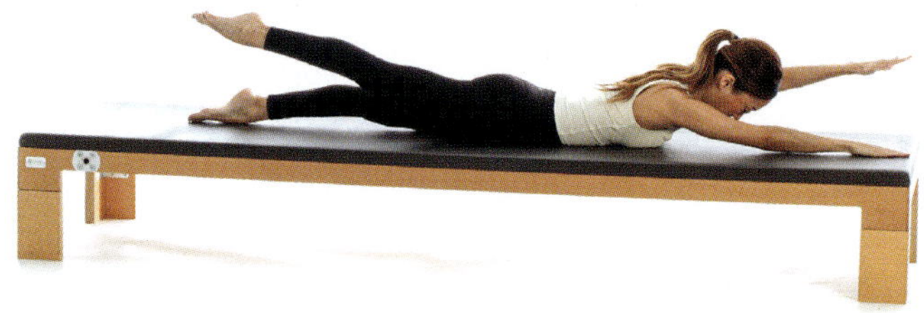

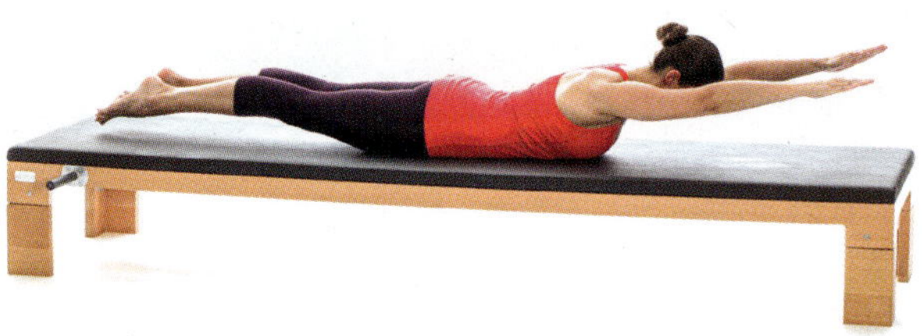

준비자세. 팔을 앞으로 뻗고 다리를 모은 상태로 엎드려 눕습니다. 가슴, 팔, 다리를 매트에서 약간 들어 올립니다.

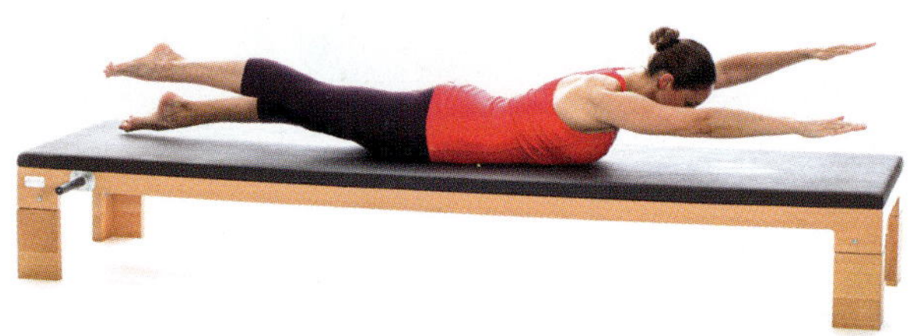

들이쉬기. 왼쪽 팔과 오른쪽 다리를 동시에 들어 올립니다. 오른쪽 팔과 왼쪽 다리를 동시에 들어 올리도록 전환합니다. 천천히 시작해서 움직임 속도를 올리고, 팔과 다리를 바꾸며, 움직임을 연속적으로 만듭니다. 5회 숨을 들이쉬면서 동작을 진행합니다.

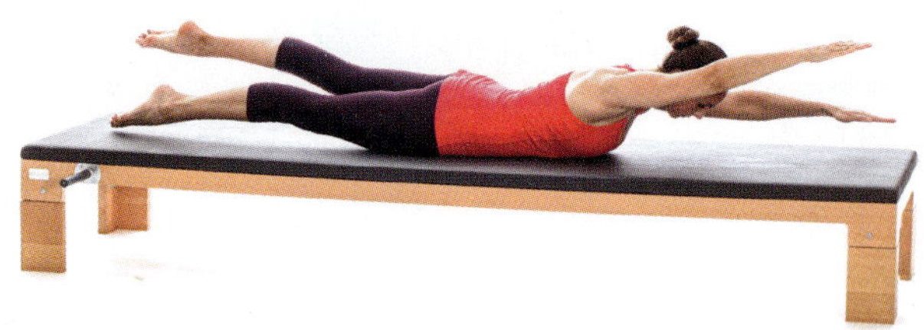

내쉬기. 숨을 내쉬면서 팔과 다리의 움직임을 5회 반복합니다. 이 패턴을 5~10번의 호흡 주기(들이쉬기와 내쉬기) 동안 계속합니다.

다리와 상체를 매트에 내리기 전에 잠시 몸을 들어 올린 후 운동을 완료합니다.

락킹 / Rocking

매트: 락킹(Mat: Rocking) 동작은 몸의 모양을 안정적으로 유지한 상태에서 "공을 굴리듯이" 체중심이 이동됩니다. 이 과정은 신체 내부에서 일어나며 시각적으로 명확하게 보이지 않기 때문에 어떻게 이 움직임이 발생하는지 명확하게 설명하기는 어렵습니다. 일단 모양이 만들어지면 무게중심을 약간 앞으로 이동하며 앞·뒤로 흔듭니다! 움직임을 시작하면 자세를 계속 유지하며 추진력을 활용합니다. 이때 엉덩관절 폄을 유지하는 것이 매우 중요합니다. 무릎 폄근(knee extensors)을 사용하며 다리를 곧게 펴 마치 발이 천장에 닿는 듯 뻗어 내고, 등을 폄합니다. 손으로 발목을 잡고 있기 때문에 다리는 천장 방향을 향해 더 높이 올라가고 몸통은 호 모양으로 더 높아집니다. 흔들기를 시작하려면 엉덩 폄근(hip extensor)을 사용하여 다리를 더 높이 들어 올리고 발이 천장에 닿도록 뻗습니다. 이렇게 하면 몸이 앞으로 기울게 됩니다. 일단 앞으로 기울어지면 등 폄근(back extensor)을 사용하여 다시 들어 올립니다. 추진력을 유지하기 위해 다리를 더 높이 들어 올리는것과 몸통을 더 높이 들어올리는 것을 교대합니다. 매트: 스완 다이브(Mat: Swan dive) 동작처럼 이 운동은 유연성이나 근력보다는 안정성과 복잡한 근육의 협응에 의해 조절됩니다.

이미지화 하기

매트: 더블 레그 킥(Mat: Double-Leg Kick) 동작과 같이 몸은 궁수의 활 모양이고, 팔은 줄입니다. 그러나 이 동작에서는 활을 쏠 준비를 위해 활이 팽팽해진 것처럼 더 활모양을 합니다. 또 다른 좋은 이미지는 파도 위를 항해 할 때 앞·뒤로 흔들리는 보트를 연상합니다.

- 머리를 안정적으로 유지하고 척추와 같은 선상에 있도록 합니다.
- 팔을 곧게 편 상태에서 어깨뼈의 안정화를 유지합니다.
- 골반과 허리에 가해지는 부하를 줄이기 위해 필요한 만큼 다리를 벌린 상태로 유지합니다.

난이도 낮추기

이 운동을 위한 좋은 준비는 흔들기 자세로 들어 올린 다음 바닥으로 내리는 것입니다. 유연성, 근력, 그리고 협응력을 향상하기 위해서 흔들지 않고 이 동작을 여러 번 반복합니다.

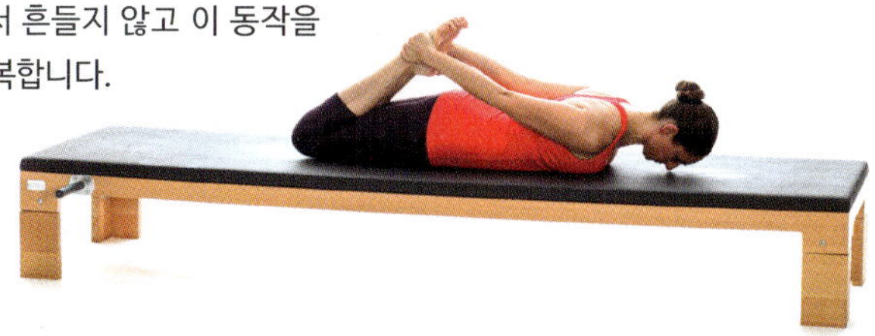

근육 포커스

- Back extensors(등 폄근)
- Abdominals(배근)
- Hip extensors(엉덩관절 폄근)
- Knee extensors (무릎 폄근)

목적

- 등 폄근과 엉덩관절 폄근의 근력 향상
- 무릎 폄근 조절력 향상
- 엉덩관절 굽힘근과 등뼈의 유연성 향상
- 몸통 안정성 발달

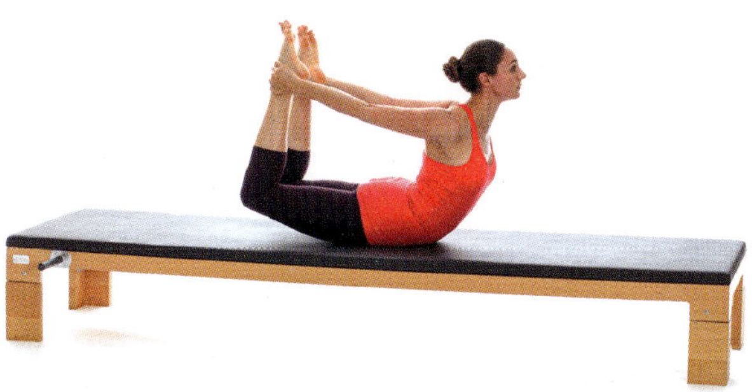

준비자세. 엎드려 눕습니다. 무릎을 구부리고 팔을 뒤로 뻗어 발목 바로 위의 다리를 잡습니다. 몸통과 다리를 아치로 들어 올립니다.

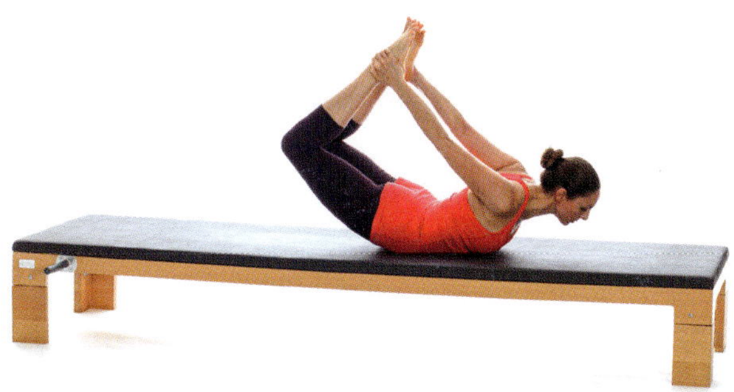

내쉬기. 앞쪽으로 흔듭니다.

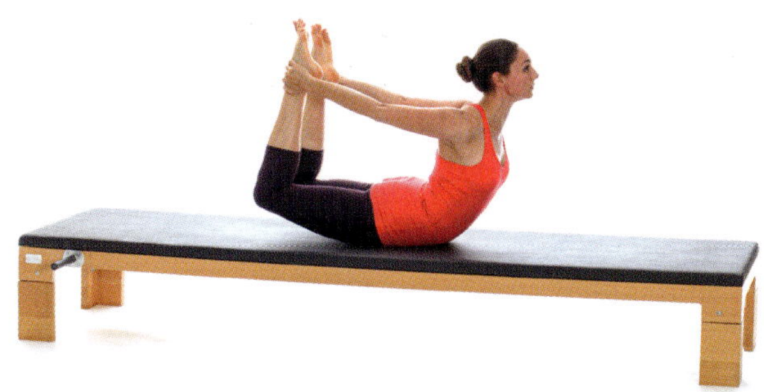

들이쉬기. 뒤쪽으로 흔듭니다. 5회 반복합니다.

스완 다이브 / Swan Dive

근육 포커스

- Back extensors(등 폄근)
- Hip extensors(엉덩관절 폄근)
- Abdominals(배근)
- Shoulder flexors (어깨 굽힘근)

목적

- 등 폄근과 엉덩관절 폄근의 근력 향상
- 몸통 안정성 향상
- 등 폄근과 엉덩관절 폄근의 조화로운 상호 협응력 발달

매트: 스완 다이브(Mat:Swan Dive) 동작은 보기에 아름다운 동작이지만 매우 어려운 동작입니다. 그리고 특히 필라테스의 많은 원리 중 흐름에 집중합니다. 따라서 이 운동은 에너지를 사용하며 계속 움직입니다. 유연성에 의해 척추의 폄을 하는 것처럼 보이지만, 운동을 잘 하기 위해서는 적절한 순서와 타이밍을 바탕으로 몸통의 안정성과 올바른 근육의 활성화를 하는 것이 중요합니다.

몸통을 잘 유지하기 위해 등 폄근(back extensor)과 엉덩 폄근(hip extensors)을 사용하며 배근(abdominals)이 지지되어야 합니다. 허리의 힘으로 폄을 하기보다 모든 척추 관절에서 폄이 나타날 때 배근이 지지해주며 부하를 줄이는데 도움을 줍니다.

저는 고무처럼 유연한 척추를 가진 젊은 댄서들이 이 운동을 잘하기 위해 고군분투하는 것을 많이 보았습니다. 저는 70세에 가까워지고 있고 그들처럼 유연하지 않지만, 여전히 좋은 흐름을 가지고 높은 높이를 만들 수 있으며 때로 젊고 유연한 운동선수들보다 낫습니다. 그들은 주로 척추의 과도한 움직임으로 동작을 하려합니다. 하지만 이 동작을 잘 수행하기 위해서는 운동사슬(엉덩관절, 척추, 어깨)이 중요시되며, 가장 중요한 것은 몸이 앞으로 다이빙할 때 사용할 수 있는 에너지를 얻기 위해 수년간 연습해왔습니다. 이 추진력을 유지하는 것이 중요합니다. 몸을 안정적으로 유지하고 필요한 모든 근육을 활성해야 합니다. 몸통을 높이 들어 올리려면, 등 폄근과 어깨 굽힘근에 집중하고 다리를 높이 들어 올리려면 엉덩관절 폄근에 집중해야 합니다.

이미지화 하기

공기가 잘 통하는 큰 타이어가 앞·뒤로 굴러가는 모습을 이미지화 합니다. 완전히 팽창되지 않으면 불안정한 움직임을 만들어 특정 지점에서 서게 됩니다. 몸통도 마찬가지입니다. 몸통이 아치 모양으로 단단히 고정되어 있지 않으면 등 폄근과 엉덩관절 폄근이 결합되어 있어도, 섰다가 출발하게 됩니다.

- 배근을 활성화 합니다.
- 움직임의 운동량과 부드러움을 극대화 합니다.
- 몸의 아치 모양을 유지합니다.

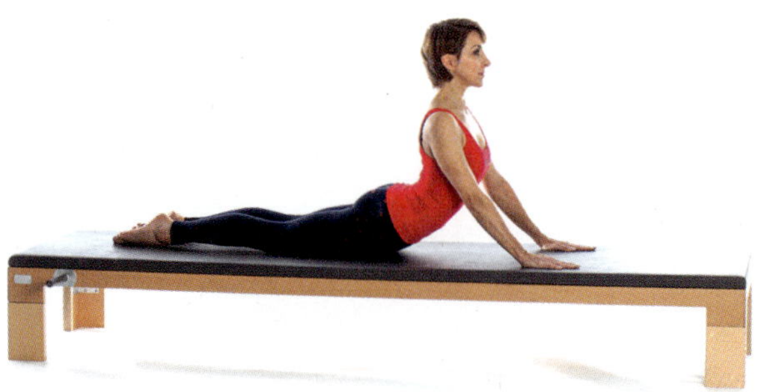

준비자세. 엎드린 자세에서 손은 어깨 밑에, 아래팔은 매트 위에 얹습니다. 배근을 수축시키고 등은 펴낸 상태로, 정수리에서 시작하여 목, 가슴, 허리를 따라 순차적으로 내려갑니다. 팔꿈치를 옆으로 유지하고 아래팔과 매트 사이의 접촉을 가능한 오래 유지합니다. 어깨뼈를 올리지 않고 팔을 곧게 펴내며 몸통은 아치를 만들며 들어 올립니다. 팔을 펴는 범위는 어깨뼈가 올라가지 않는 범위 내에서 수행합니다.

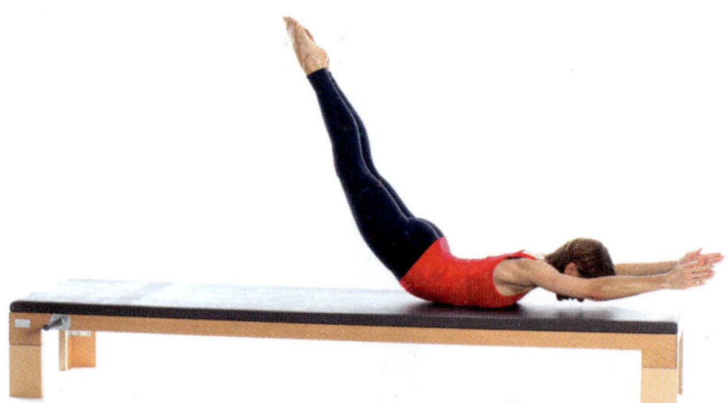

내쉬기. 팔에 힘을 풀며 몸은 매트 방향으로 내려갑니다. 이때, 팔을 머리 위로 뻗어 귀와 일직선이 되도록 하고 다리를 천장 쪽으로 뻗습니다.

앞쪽으로 첫 번째 떨어질 때, 팔을 구부려서 이마에 손을 대고 다음 단계에서 뒤로 흔들 때 천장을 향해 팔을 곧게 펴는 것이 도움이 됩니다. 이 시점부터 팔은 머리 위로 곧게 펴서 유지합니다.

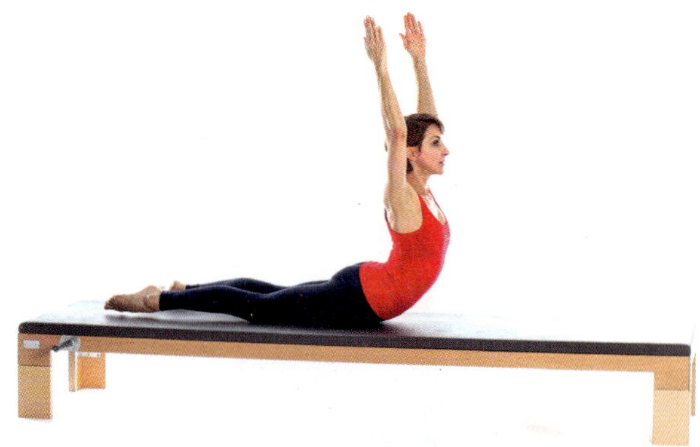

들이쉬기. 몸을 들어 올리며 아치모양을 만들고 팔은 천장방향으로 뻗고, 다리는 매트 방향으로 내립니다. 추진력을 유지하면서 계속 흔들고, 각 반복 때마다 다리와 팔의 높이를 높입니다. 5회 반복합니다.

마지막 반복에서, 손으로 매트를 지지하며 몸통은 아치 자세로 돌아옵니다. 팔을 구부리며 몸을 엎드린 자세로 몸을 내립니다.

레스트 포지션 / Rest Position

이 운동을 기초 블록의 일부로 분류하지만 일반적으로 등 펴기 운동 후에 제공됩니다. 이러한 이유로 책의 가장 뒷장에 배치했습니다. 매트: 레스트 포지션(Mat: Rest position)은 다양한 용도로 사용될 수 있으며 매트 운동 루틴의 다양한 지점에 나타날 수 있습니다. 잠시의 휴식일 수도 있고, 다른 운동으로의 전환일 수도 있고, 언급한 바와 같이 등 펴기 운동 후의 스트레칭과 이완일 수도 있습니다. 무릎을 꿇은 자세에서 몸통을 허벅지 위에 놓고 팔을 앞으로 뻗습니다. 골반이 발뒤꿈치 쪽으로 가라 앉도록 하여 목, 어깨 및 허리 근육을 풀어줍니다.

이미지화 하기

등과 골반, 어깨가 허벅지 위에 걸쳐 있다고 상상해보세요. 숨을 쉴 때마다 등이 옆으로 확장되고 이완이 깊어져 다리 위로 몸이 녹아내리는 느낌이 들게 합니다.

- 자연스럽고 깊게 호흡합니다.
- 골반이 발뒤꿈치 쪽으로 내려가고 어깨를 이완합니다.
- 편안하다면 눈을 감습니다.

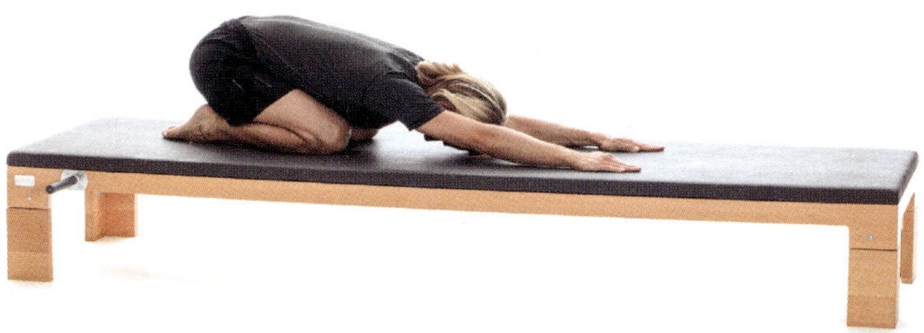

무릎을 꿇어서 허벅지에 가슴을 대고 골반을 발뒤꿈치에 올려 놓습니다. 이마를 바닥에 대고(필요한 경우, 수건을 말아둡니다) 팔을 앞쪽 또는 몸의 측면 중 더욱 편안한 쪽으로 뻗습니다. 편안함이 핵심입니다.

〈변형동작〉

무릎 질환이 있는 경우에는 골반과 다리 사이에 쿠션을 놓아 무릎의 굽힘이 너무 심하지 않게 하여 무릎에 가해지는 압력을 줄여줍니다. 허리에 문제가 있거나 다른 제한 사항이 있는 경우, 큰 공 위에 엎드린 자세로 덮을 수 있습니다. 이렇게 하면 몸통을 지지하고 무릎, 엉덩이 및 등에 가해지는 스트레스를 줄일 수 있습니다.

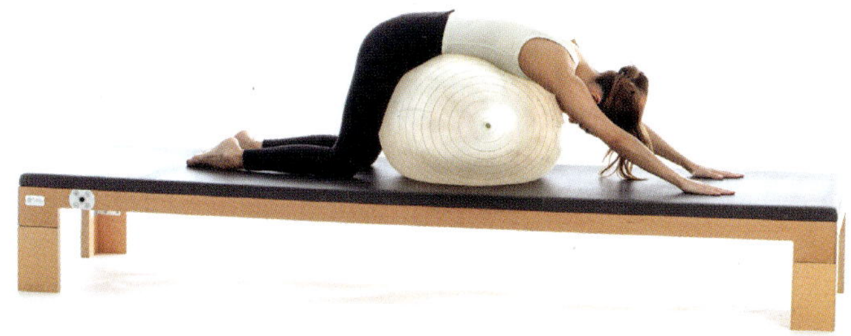

근육 포커스

- Lower back extensors (허리 폄근)
- Shoulder extensors (어깨 폄근)

목적

- 등과 어깨의 이완
- 등 펴기 운동 후 몸의 휴식
- 등 폄근의 유연성 향상 (특히, 허리 부분)

5

제 5 장 리포머
Reformer

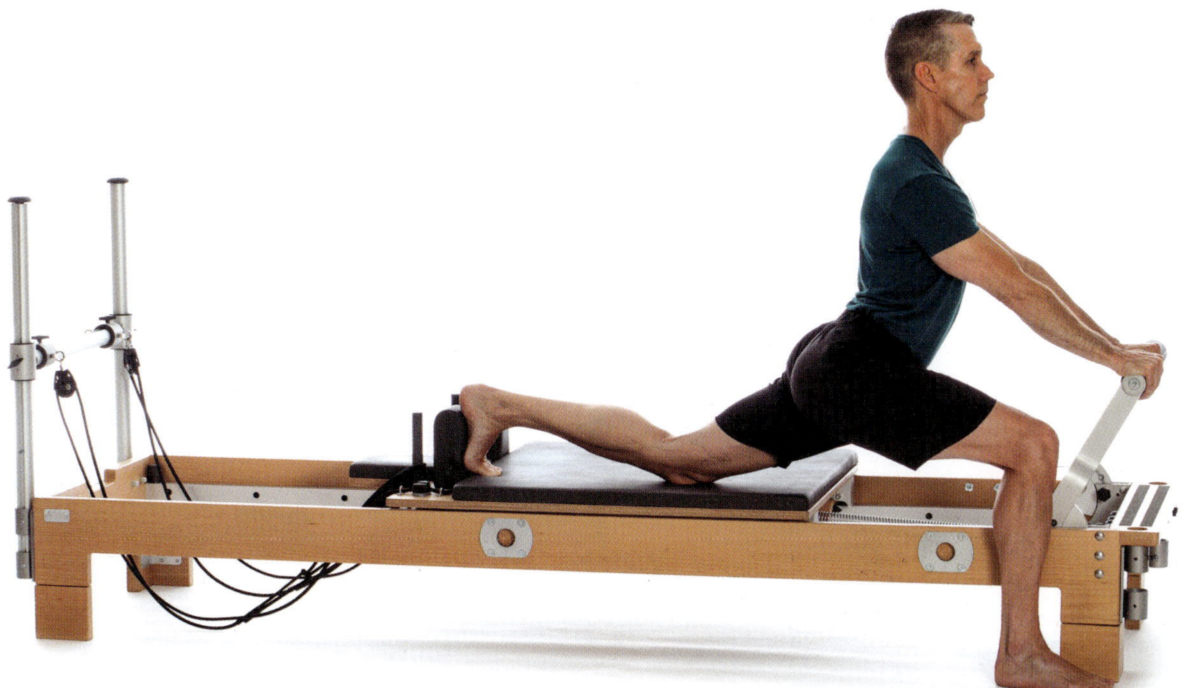

유니버설 리포머는, 일반적으로 리포머로 알려져 있고, 요즘 필라테스 스튜디오에서 가장 많이 사용하는 기구입니다. 리포머의 사용범위는 굉장히 광범위하지만, 우리의 상상력과 신체 능력이 부족하다면 이를 충분히 사용하지 못할 것입니다. 리포머는 시대를 앞서간 인체의 천재라 불리는 남자가 만든 훌륭한 창의적인 기구입니다. 리포머에서는 초급부터 상급까지 다양한 자세에서 다양한 움직임이 가능하기 때문에, 모든 목적을 위해 사용할 수 있습니다.

필라테스는 각 기구마다 장점이 있으며 독특한 특징을 지니고 있습니다. 좋은 목수가 필요한 장비를 정확히 선택하는 것처럼 우리의 목적에 맞게 적절한 필라테스 기구를 선택해야 합니다. 예를 들어, 리포머는 발 운동을 하는데 가장 사용하기 쉬운 기구일 수 있습니다. 몸은 편안하고 무게를 싣지 않은 상태에서 균형 잡힌 근육동원을 가능하게 합니다. 리포머에서 하는 발 운동은 캐딜락 또는 운다 체어에서 하는 운동보다 쉽습니다. 또한 골반과 몸통의 안정화는 늘 중요하게 다뤄지지만 리포머에서 가장 쉽게 만들 수 있습니다. 지도자는 리포머에서 정렬과 근육의 작용을 관찰하고 교정하는데 좋은 위치에서 회원들을 지도할 수 있습니다.

리포머에서 할 수 있는 상체 운동은 다른 기구보다 더 포괄적이고 다양성을 포함하고 있습니다. 또한, 엉덩 굽힘근(hip flexor), 뒤넙다리근(hamstring), 엉덩 모음근(hip adductor) 스트레치는 다른 기구보다 리포머에서 훨씬 효과적으로 할 수 있습니다. 이처럼 리포머는 다양한 자세와 저항을 사용하여 신체의 가동범위를 충분히 사용할 수 있도록 합니다.

리포머에서는 '풋 플래폼'이라고 부르는 점프 보드에 누워 트램펄린에서 하는 점프같은 독특한 방식의 운동도 할 수 있습니다. 운동선수, 무용수와 운동 마니아에게 점프 보드를 사용한 운동을 통해 점핑기술을 향상시킬 수 있습니다. 저항을 무겁게 하거나 점프 동작을 복잡하게 하면서 난이도를 올리기도 합니다. 반대로 풋바에 발을 올리기 힘든 신체적인 제약이 있는 사람들에게도 사용할 수 있습니다.

발 운동
Foot Work

발 운동은 필라테스의 기본운동입니다. 리포머, 캐딜락과 운다 체어에서 할 수 있습니다. 많이 알려져 있지 않지만 저항 매커니즘을 사용하는 F2 스파인 코렉터와 F2 체어에서도 할 수 있습니다. 일관성을 위해 저는 각각의 기구에서 동일한 순서로 발 운동을 회원들에게 가르칩니다. 포괄적인 블록 시스템에서 발 운동은 주로 웜업 다음에 진행합니다. 저는 발 운동을 웜업

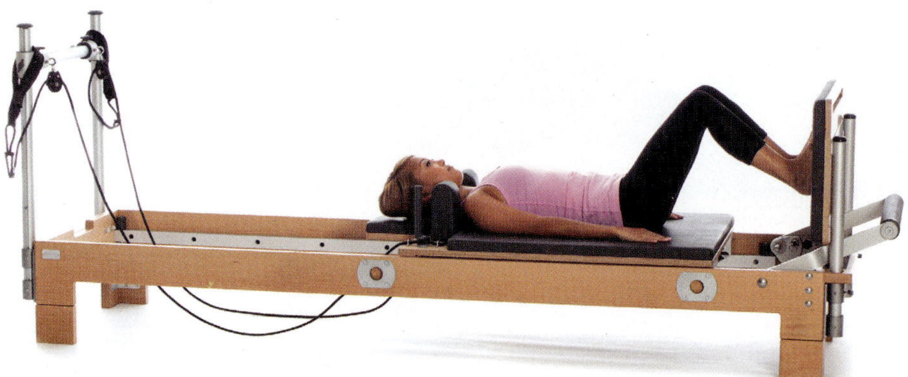

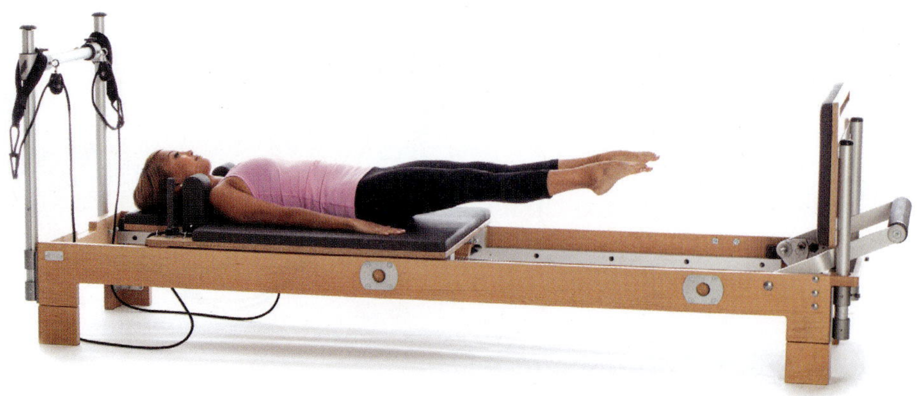

의 연장선으로 보며 발 운동은 본 운동으로 이어질 수 있게 합니다. ***발 운동***이라 이름을 부르지만 다리 전체를 운동하기 때문에, 사실은 전신운동입니다.

운동을 할 때 골반과 척추의 정렬을 맞추는데 집중을 합니다. 이것이 운동의 기반을 만들기 때문입니다. 저는 골반과 척추를 중립으로 정렬을 맞춰 운동을 하는 것을 추천합니다. 그러나 이런 이상적인 자세를 모든 사람이 할 수 있는 것은 아닙니다. 예를 들어, 허리뼈의 과도한 앞굽이 체형이거나 허리근육이 뻣뻣하다면 골반과 척추를 중립자세에서 다른 자세로 변형하는 것이 가장 좋은 방법일 수 있습니다. 이 경우, 특히 허리에 가해지는 과도한 긴장을 방지하며 올바른 근육동원을 위해 골반을 약간 뒤쪽 기울기로 만들고 그에 따라 자연스럽게 이어지는 척추의 정렬로 조정해서 운동할 수 있습니다. 정상적인 움직임 패턴으로 운동을 할 수 있게 되면 골반과 척추의 중립자세를 만들어야 합니다.

골반과 몸통의 위치는 발 운동 전반에 걸쳐 기본적으로 동일합니다. 코어를 일정하게 유지하면서 발과 다리의 위치를 조금씩 다르게 취하기 때문에 하체의 근조직을 각각 다양한 방식으로 사용하게 됩니다. 발 운동 블록에서는 엉덩 폄근(hip extensors)과 무릎 폄근(knee extensors) 특히 뒤넙다리근(hamstring)의 활성화가 중요한데 이는 길항근인 넙다리네갈래근(quadriceps)이 일반적으로 더 강하고, 뒤넙다리근보다 더 많이 활성화되기 때문입니다. 넙다리네갈래근은 저항이 클수록 과도하게 활성화됩니다. 저는 엉덩 폄근이기도 한 엉덩근(gluteus)들을 이완한 상태로 운동을 하는 것을 선호합니다. 엉덩이 근육의 이완은 엉덩관절을 부드럽고 막힘 없이 움직일 수 있게 하고 골반을 중립 위치로 유지할 수 있는 확률을 높힙니다.

다리를 펴고 구부리는 동안 동심성 수축과 편심성 수축에 집중해야 합니다. 종종 다리를 구부리는 편심성 수축 구간이 간과되어집니다. 동심성 수축과 편심성 수축에 모두 집중하는 것은 필라테스를 기능적인 훈련에 매우 적합하게 만드는 요소 중 하나입니다. 두 가지 수축은 우리의 일상생활과 스포츠 활동에서 지속적으로 사용되어지기 때문입니다.

발 운동을 하는 동안 다리를 완전히 펴는 것을 추천합니다. 무릎이 잠길까 봐 다리를 완전히 펴지 못하고 멈추는 경향이 있습니다. 그러나, 다리를 완전히 펴지 못하면 근육과 근신경 문제로 이어질 수 있습니다. 다리가 펴지는 마지막 범위에서 강화될 수 있는 근육이 강화되지 않기도 하지만 다리를 완전히 펴는 감각은 기억속에서 사리지고 다리가 완전히 펴지지 않았음에도 ***완전히 편 것처럼*** 느끼기 시작합니다. 무릎관절은 완전히 폄을 할 수 있는 구조를 가지고 있으며 따라서 관절이 지닌 모든 가동범위를 사용해야 합니다.

때로는 지도자가 복부운동을 할 때 다리를 곧게 펴거나 반대로 다리를 구부리는 것(당기기)에 대해 이야기합니다. 해부학적으로 배근과 다리 사이에는 근육이 연결되어 있지 않기 때문에 정확하지 않은 설명입니다. 그러나, 개념적으로 보면 다리의 움직임은 파워하우스에서부터 시작됩니다. 본질적으로 내부지지 시스템(ISS)의 근육을 사용하면서 골반의 깊은 곳에서부터 다리를 밖으로 밀어내거나 안으로 가져오는 생각은 안정적인 기반과 부드럽고 유연한 움직임을 만듭니다. 저는 ISS는 스팀 엔진이고 다리는 엔진의 힘으로 움직이는 크랭크로 상상하길 좋아합니다. 이 이미지는 올바르게 움직일 수 있도록 도와주기도 하고 웜업의 감각도 느낄 수 있도록 합니다.

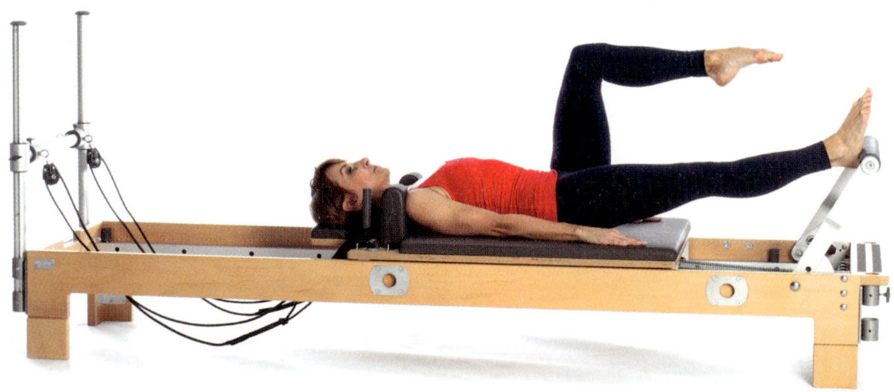

발 운동은 지도자와 학생에게 근력, 유연성, 안정성, 정렬, 비대칭 및 움직임 습관에 관한 많은 정보를 제공합니다. 여러 면에서 발 운동은 보행 주기와 유사하므로 사람이 걷고 달리는 방식에 대한 통찰력을 제공합니다. 이는 흥미로운 연구 분야이므로 다양한 각도에서 주의 깊게 살펴보아야 합니다.

패럴렐 힐 / Parallel Heels

리포머

발 운동 /Foot Work

초급 /FUNDAMENTAL

근육 포커스

- Hamstrings (뒤넙다리근)
- Quadriceps (넙다리네갈래근)

목적

- 엉덩관절 폄근과 무릎 폄근의 강화
- 허리-골반 안정화 발달

저항
RESISTANCE

약 중 강

뒤꿈치를 지지하는 자세는 두 가지 주요 이점이 있습니다. 첫 번째는 발의 복잡한 메커니즘에서 약간 벗어나지만 다리의 정렬을 유지할 수 있습니다. 움직임을 만드는 기초인 발이 고정되어 있어서 발목, 무릎, 엉덩 관절에서 움직임이 나타납니다. 뒤꿈치에 체중을 실어서 얻는 두 번째 이점은 다리를 곧게 펼 때 뒤넙다리근(Hamsrring)을 더 쉽게 연결하여 사용할 수 있다는 것입니다.

다양한 발뒤꿈치 자세에서 발은 마치 발 아래에 바닥이 있는 것처럼 고정되어 있어야 합니다. 이 운동에서 발은 무릎을 접은 상태에서 만들 수 있는 최대 발등굽힘을 만든 다음, 다리를 펴고 구부릴 때에도 발등굽힘의 범위를 유지할 수 있는 위치로 결정됩니다. 중심점은 발목관절입니다. 대조적으로 운동하는 동안 발이 완전히 발등굽힘된 상태라면 발목과 발은 같은 각도로 유지되고 발은 발뒤꿈치에서 앞·뒤로 흔들리게 됩니다.

이미지화 하기

뒤꿈치에서 궁둥뼈까지 연결된 고무밴드가 있다고 상상합니다. 다리를 펼 때 뒤꿈치와 궁둥뼈 사이가 멀어지면서 밴드에 강한 당김이 발생합니다. 다리를 곧게 펴서 똑바로 유지하려는 노력에도 불구하고 밴드가 근육 조직의 힘을 이기면서 발뒤꿈치쪽으로 골반을 당긴다고 상상해 보십시오. 내부 저항을 생성하는 이러한 과정은 편심 수축을 증폭시킵니다.

- 뒤넙다리근(hamstrings)을 사용해서 움직이기 시작합니다.
- 바닥에 서 있는 것처럼 발을 고정합니다.
- 발목을 움직임의 중심축으로 사용합니다.
- 허리-골반 안정성을 유지합니다.

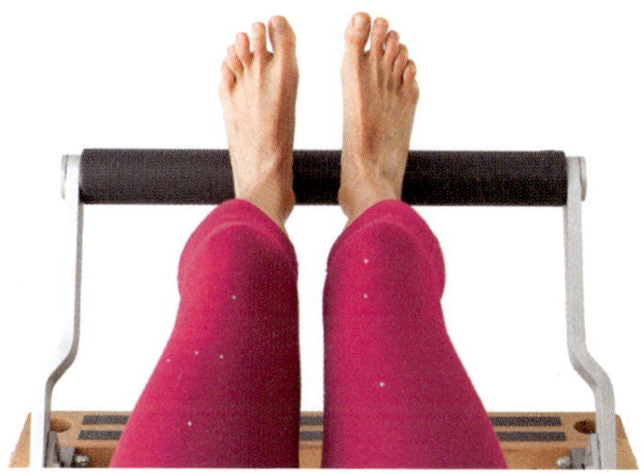

뒤꿈치 평행자세는 발목, 무릎 및 엉덩관절을 충분히 사용할 수 있게 한다.

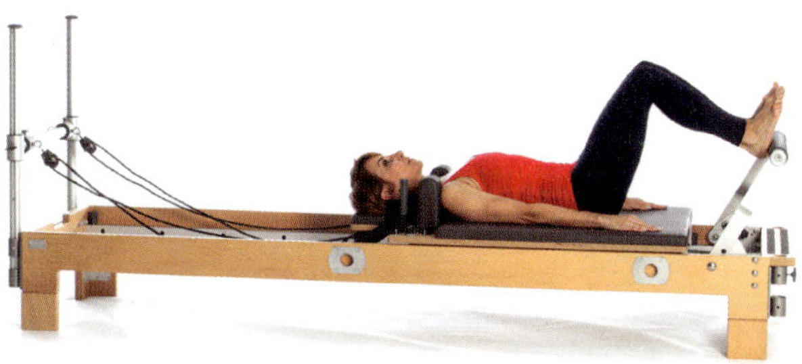

준비자세. 척추 중립자세로 천장을 바라보고 누워 준비합니다. 뒤꿈치는 2~4인치(5~10cm) 간격으로 다리를 평행하게 풋바에 올립니다. 일반적으로 이 위치를 엉덩이 너비라고 부릅니다. 이 위치를 골반의 폭으로 오해해서는 안되며 오히려 절구, 즉 엉덩관절의 소켓 사이의 거리로 이해해야 합니다. 좋은 너비는 궁둥뼈 결절 또는 좌골과 일직선이 되도록 발을 두는 것입니다. 팔을 편안한 상태로 몸 옆에 두고 어깨는 숄더 레스트에 안정적으로 고정합니다. 머리는 헤드레스트에 위치합니다.(긴장되지 않은 최적의 척추 정렬을 만들도록 조정합니다)

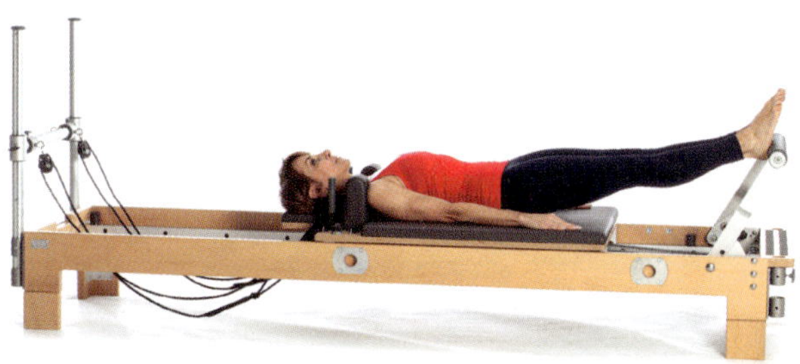

내쉬기. 다리를 완전히 뻗습니다. 골반과 몸통의 안정성을 유지하면서 엉덩관절과 무릎을 폅니다.

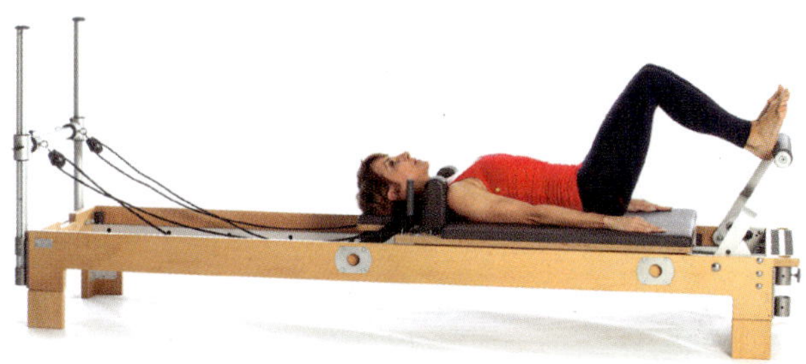

들이쉬기. 무릎을 구부리고 엉덩관절을 굽힘하면서 스토퍼를 향해 돌아옵니다. 스토퍼에 닿거나 동작을 멈추지 않습니다. 발과 풋바 사이에 일정한 각도를 유지합니다. 10회 반복합니다.

리포머

발 운동 /Foot Work

초급 /FUNDAMENTAL

패럴렐 토우 / Parallel Toes

근육 포커스

- Hamstrings(뒤넙다리근)
- Quadriceps (넙다리네갈래근)
- Ankle-foot plantarflexors(발목-발의 발바닥굽힘근)

목적

- 엉덩관절 폄근과 무릎 폄근의 강화
- 발목-발의 발바닥굽힘근 조절력 향상
- 허리-골반 안정화 발달

저항
RESISTANCE
약 중 강

리포머, 캐딜락과 운다체어에서 발가락을 지지하고 발 운동을 하는 동안, 발은 풋바 사이에서 일정한 각도를 유지해야합니다. 각도는 무릎을 완전히 폈을 때 최대로 만들 수 있는 발바닥굽힘으로 이뤄집니다. 무릎을 구부릴 때에도 이 각도를 유지하며 뒤꿈치를 고정한 상태에서 발목관절(발허리-발가락 관절이 아닌)의 움직임이 나타납니다. 특히 무용수들이 동작을 하는 내내 가장 큰 범위의 발바닥굽힘을 유지하려고 합니다. 이로 인해 발 볼이 앞뒤로 흔들리고 중심점으로서의 발목 기능을 잃게 됩니다.

발볼과 발가락으로 밀 때 압력이 발 앞쪽 전체에 고르게 분산되어야 하고, 발가락으로는 풋바를 부드럽게 감쌉니다.

발가락으로 지지하는 자세는 뒤꿈치로 지지하는 것보다 더 어렵습니다. 더 많은 관절이 관련되어 더 복잡할 뿐만 아니라 발의 높이가 높아져 더 큰 저항을 생성하기 때문입니다. 이 동작을 할 때 다리를 곧게 펴면서 발뒤꿈치를 떨어뜨려 저항을 풀고, 다리를 구부리면서 발뒤꿈치를 들어 올려 발목에서 발바닥 굴곡을 완전히 시키는 경향이 있습니다. 이는 일반적으로 힘이 부족하고 저항이 너무 높을 때 발생합니다. 저항을 낮추고 발뒤꿈치를 움직이지 않게 고정하고 발의 정렬을 좋게 유지하는 데 집중하세요. 발의 올바른 위치를 유지하기 위해 적은 저항으로 수행하는 것이 무게를 싣고 자세를 망가뜨리는 것보다 낫습니다.

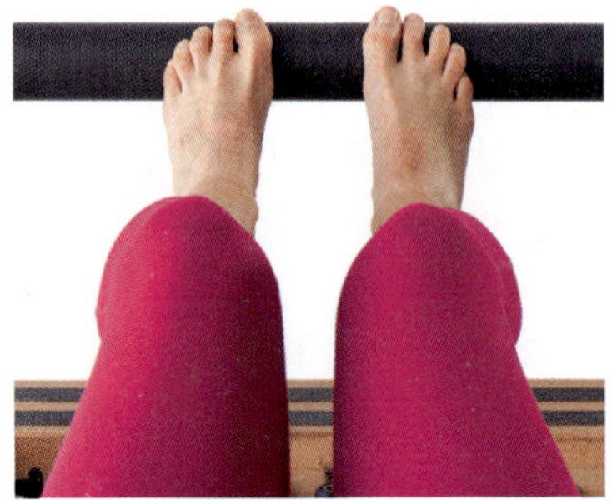

발을 밖으로 돌리는 경우도 있습니다(뒤침/회외); 이런 움직임이 발생하면 발의 안쪽에 더 많은 무게가 실리도록 목말밑 관절을 조정하고, 종아리근(peroneal muscles)의 활성화를 더 증가시킵니다. 경험상 드물게 발이 안쪽으로 돌아가기도 합니다(엎침/회내); 움직임을 교정하기 위해 발의 바깥쪽에 더 많은 무게를 싣고, 뒤정강근(tibialis posterior) 활성화를 증가시킵니다.

이미지화 하기

뒤꿈치와 궁둥뼈를 연결하는 고무밴드를 상상하는 것은 모든 발 운동 자세에 적합합니다. 발가락으로 밀어낼 때 스프링보드를 밀어내는 것처럼 위로 올라가는 느낌을 느껴봅니다.

- 뒤넙다리근(hamstrings)을 사용해서 움직이기 시작합니다.
- 뒤꿈치는 고정하고 발과 풋바 사이의 각도를 유지합니다.
- 허리-골반 안정성을 유지합니다.

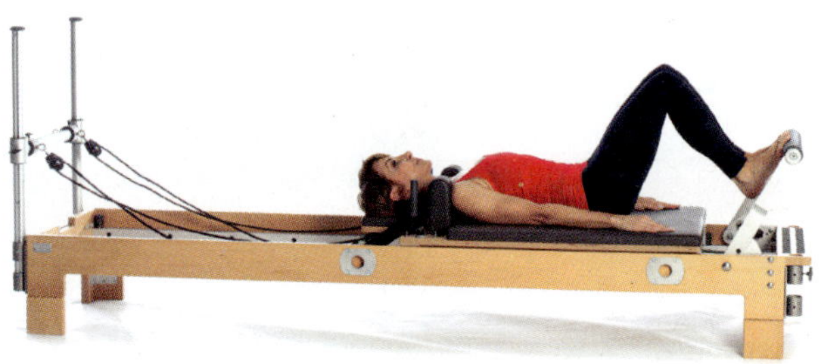

준비자세. 척추 중립자세로 천장을 바라보고 누워 발볼을 통해 무게가 고르게 분배하며 발가락으로 풋바를 부드럽게 감싸줍니다. 다리는 평행하고 발을 2~4인치(5~10cm) 간격으로 만듭니다. 팔을 편안한 상태로 몸 옆에 두고 어깨는 숄더 레스트에 안정적으로 고정합니다. 머리는 헤드레스트에 위치합니다.(긴장되지 않은 최적의 척추 정렬을 만들도록 조정합니다)

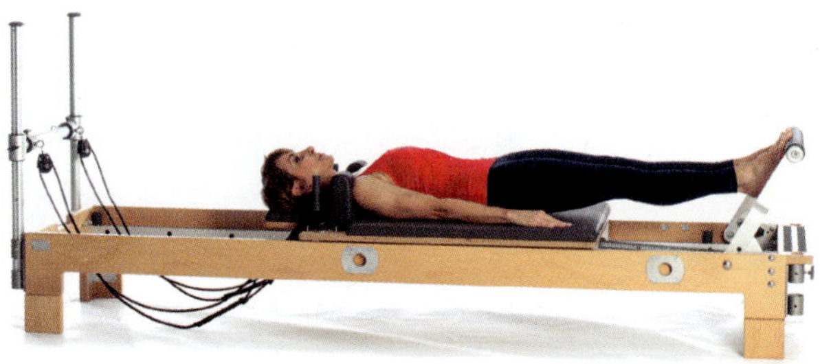

내쉬기. 다리를 완전히 뻗습니다. 골반과 몸통의 안정성을 유지하면서 엉덩관절과 무릎을 폅니다.

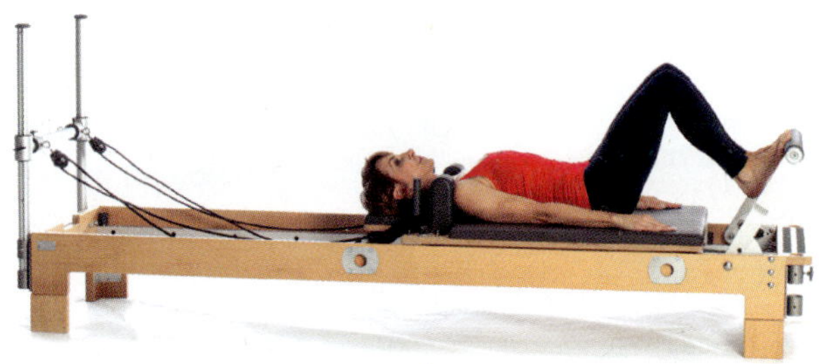

들이쉬기. 무릎을 구부리고 엉덩관절을 굽힘하면서 스토퍼를 향해 돌아옵니다. 스토퍼에 닿거나 동작이 멈추지 않습니다. 10회 반복합니다.

브이 포지션 토우 / V Position Toes

이 운동에서 엉덩관절의 가쪽돌림 범위는 두 엉덩관절 사이에서 약 30° 정도이지만 개인에 따라 다소 차이가 있습니다. 훨씬 더 큰 엉덩관절 가쪽회전(턴아웃)으로 운동하는데 익숙한 무용수는 발레의 첫 번째 자세가 아니므로 이 자세를 발레의 첫 번째 자세와 비교하면 안됩니다. 브이 포지션 토우(발가락 V 자세)는 클래식 필라테스 자세로서 더 정확하게 말하자면 군인이 서 있는 자세와 비교할 수 있습니다. (무용수들은 특히 턴아웃을 더 만들어내서 운동할 수 있지만 이는 맞지 않습니다.)

리포머: 패럴렐 토우(Reformer: Parallel Toes)에서 발 간격을 조정하지 않고 간단히 뒤꿈치를 모아 자세를 취할 수 있습니다. V 자세는 주로 발가락만 이용해 수행되므로 자세를 원활히 전환할 수 있습니다.

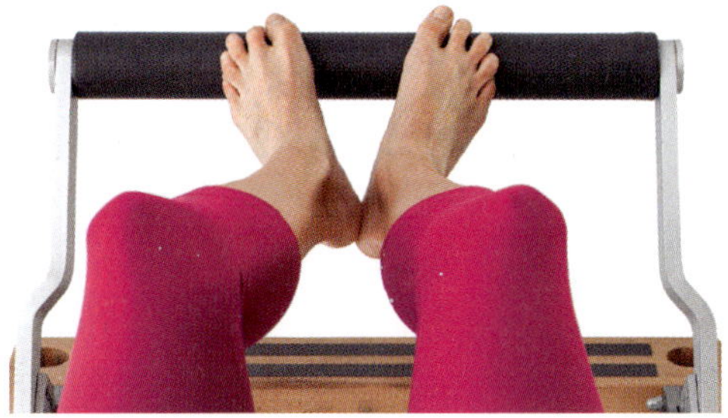

V 포지션은 엉덩관절 가쪽돌림을 크게 만들기 보다는 적당한 범위로 조절한다.

이미지화 하기

다리를 곧게 펴면서 동시에 다리 사이에 있는 큰 공이나 풍선을 두 다리로 누르는 상상을 합니다.

- 뒤넙다리근(hamstring)을 사용해서 움직이기 시작합니다.
- 뒤꿈치 사이가 벌어지지 않도록 다리는 서로 눌러내는 힘을 유지합니다.
- 다리를 완전히 폅니다.
- 허리-골반 안정성을 유지합니다.

근육 포커스

- Hamstrings(뒤넙다리근)
- Quadriceps (넙다리네갈래근)
- Hip adductors (엉덩관절 모음근)
- Ankle-foot plantarflexors (발목-발의 발바닥굽힘근)

목적

- 엉덩관절 폄근과 무릎 폄근의 강화
- 엉덩관절 모음근 조절력 향상
- 발목-발의 발바닥굽힘근 조절력 향상

저항 RESISTANCE
약 중 강

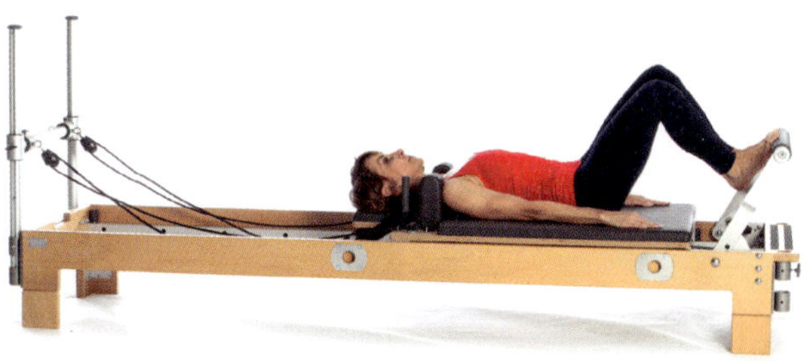

준비자세. 척추 중립자세로 천장을 바라보고 누워 발가락을 풋바에 2~4 인치(5~10cm) 간격으로 두고 뒤꿈치를 모아 V자세를 만듭니다. 팔을 편안한 상태로 몸 옆에 두고 어깨는 숄더 레스트에 안정적으로 고정합니다. 머리는 헤드레스트에 위치합니다.(긴장되지 않은 최적의 척추 정렬을 만들도록 조정합니다)

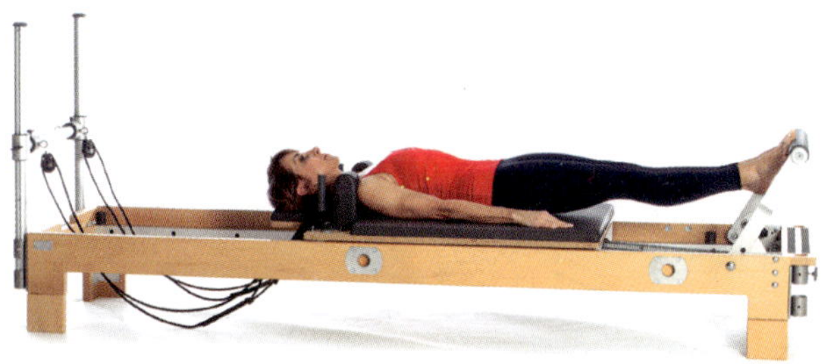

내쉬기. 다리를 완전히 뻗습니다. 골반과 몸통의 안정성을 유지하면서 엉덩관절과 무릎을 폅니다.

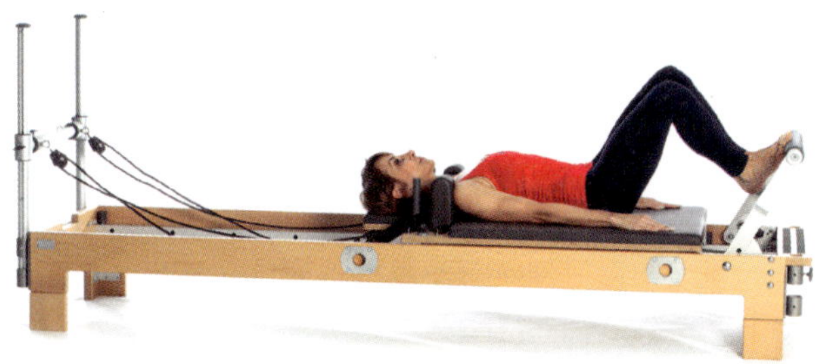

들이쉬기. 무릎을 구부리고 엉덩관절을 굽힘하면서 스토퍼를 향해 돌아옵니다. 스토퍼에 닿거나 동작이 멈추지 않습니다. 엉덩관절 가쪽돌림과 발과 풋바 사이의 일정한 각도를 유지합니다. 10회 반복합니다.

리포머

발 운동 /Foot Work

초급 /FUNDAMENTAL

오픈 브이 포지션 힐 / Open V Position Heels

근육 포커스

- Hamstrings(뒤넙다리근)
- Quadriceps (넙다리네갈래근)
- Hip adductors (엉덩관절 모음근)

목적

- 엉덩관절 폄근과 무릎 폄근의 근력 강화
- 엉덩관절 모음근 조절력 증진
- 엉덩관절 유연성 향상

저항 RESISTANCE

약 중 강

뒤꿈치와 발가락 모두 벌린 V 자세들은 클래식 필라테스 동작은 아니지만, 이 자세들로 도움을 받을 수 있습니다. 엉덩관절의 벌림과 가쪽돌림 측면에서 보면 대부분의 사람들이 사용하는 익숙한 범위보다 엉덩관절을 더 넓게 벌리고 더 어려운 범위에서 움직이게 됩니다. 엉덩관절의 가장 좋은 기능을 만들고 유지하기 위한 방법으로 이 범위에서 운동할 것을 권장합니다. 오픈 브이 포지션을 통해 무용수들과 이와 유사한 움직임을 사용하는 다른 운동선수들은 이 범위에서 기술을 수정하고 힘을 키울 수 있습니다.

이미지화 하기

리포머: 브이 포지션 토우(Reformer:V Position Toes)와 같이 다리를 곧게 펴는 동시에 다리 사이에 있는 공이나 풍선을 누르는 상상을 합니다. 엉덩관절 모음근의 사용을 강조하면서 다리를 펴고 구부립니다. 무릎을 구부릴 때 대각선의 에너지 선을 따라 두 무릎을 몸의 측면으로 뻗어냅니다.

- O 엉덩관절 굽힘근 사용에 집중합니다.
- O 바닥에 서있는 것처럼 발을 고정합니다.
- O 엉덩이, 무릎, 발의 정렬을 맞춰 다리의 올바른 주행 경로를 유지합니다.
- O 허리-골반 안정성을 유지합니다.

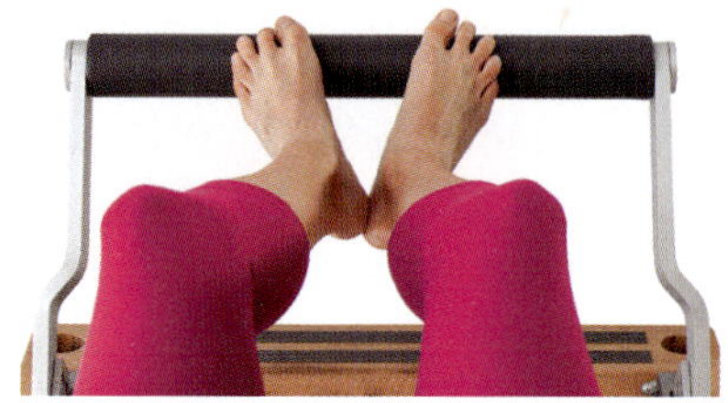

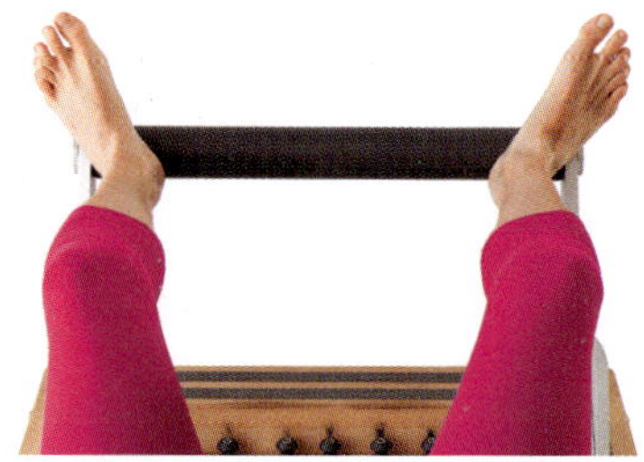

리포머: 브이 포지션 토우 (일정한 엉덩관절 가쪽돌림)의 형태를 유지한 다음, 다리를 더 넓게 벌리고 발을 풋바 바깥쪽으로 배치하여 자세 잡기를 추천합니다.

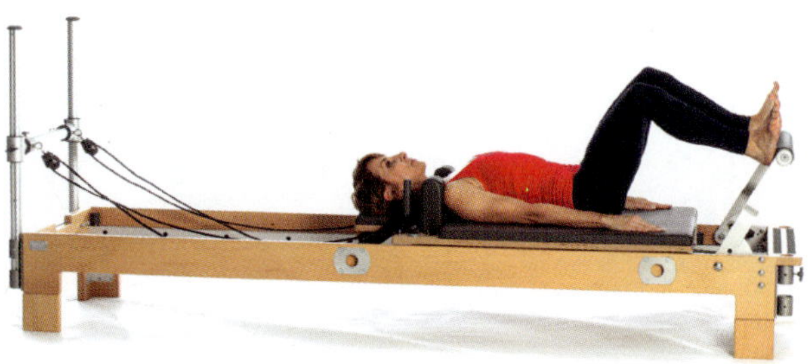

준비자세. 척추 중립자세로 천장을 바라보고 누워 뒤꿈치를 풋바의 끝쪽에 올린 후 엉덩관절을 가쪽돌림하여 V 자세를 만듭니다. 팔을 편안한 상태로 몸 옆에 두고 어깨는 숄더 레스트에 안정적으로 고정합니다. 머리는 헤드레스트에 위치합니다. (긴장되지 않은 최적의 척추 정렬을 만들도록 조정합니다)

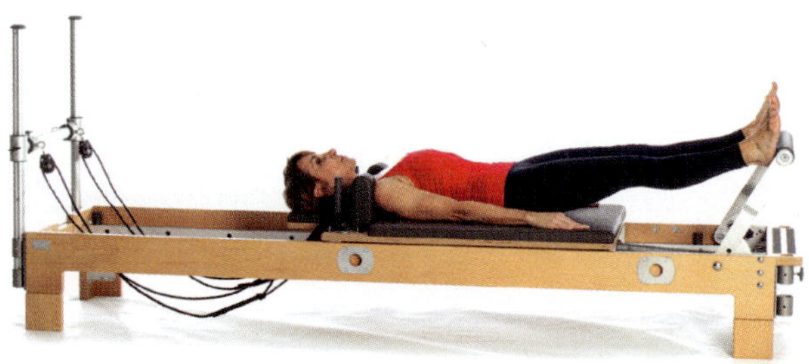

내쉬기. 다리를 완전히 뻗습니다. 골반과 몸통의 안정성을 유지하면서 엉덩관절과 무릎을 펍니다.

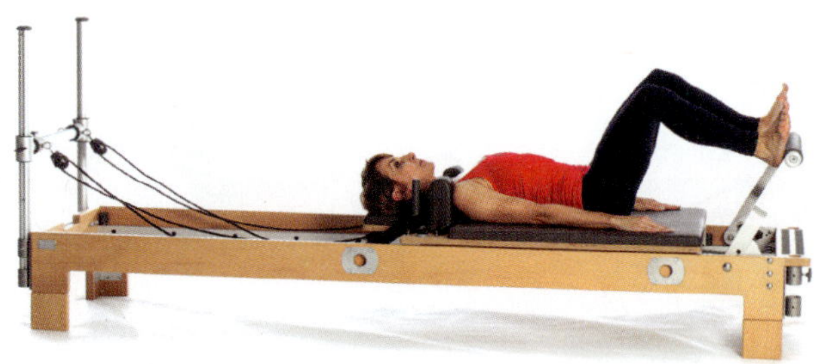

들이쉬기. 무릎을 구부리고 엉덩관절을 굽힘하면서 스토퍼를 향해 돌아옵니다. 스토퍼에 닿거나 동작이 멈추지 않습니다. 엉덩관절 가쪽 돌림과 발과 풋바 사이의 일정한 각도를 유지합니다. 10회 반복합니다.

오픈 브이 포지션 토우 / Open V Position Toes

오픈 브이 포지션 토우는 발 운동 블록에서 가장 복잡한 자세일 수 있습니다. 운동을 수행하기 위해 엉덩관절, 무릎관절 및 발의 많은 조절력이 필요하기 때문입니다. 게다가, 이 동작은 엉덩관절이 가장 많이 스트레치되고 넙다리뒤근육과 넙다리네갈래근을 사용함에 있어 더 어려운 각도를 만듭니다. 무용수들은 이 자세가 특히 익숙하고 도움이 된다는 것을 알게 될 것이고, 무용수가 아닌 많은 사람들도 엉덩관절 벌림을 통해 다양한 이점을 얻을 수 있습니다.

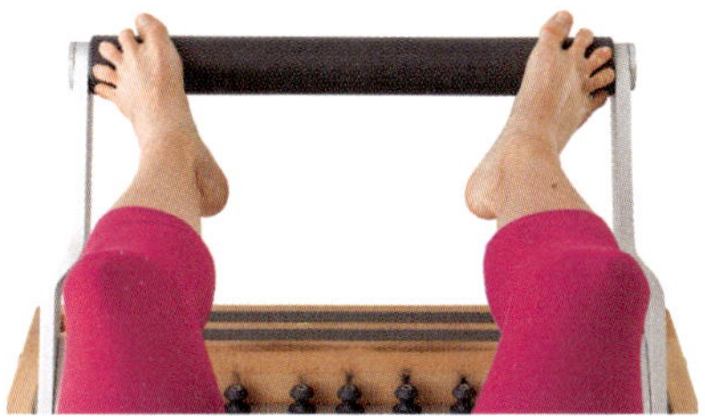

운동을 하는 동안 종종 무릎을 교정하는 목표가 되는 안쪽넓은근을 명확히 느끼고 강화할 수 있다.

이미지화 하기

이전 발운동에서 사용된 고무밴드, 스프링보드, 다리를 펼 때 공이나 풍선을 다리 사이에 두고 서로 누르듯한 이미지 등을 적용합니다. 오픈 레그 스쿼트 자세도 엉덩관절의 긴장을 풀어주고 골반이 열리고 이완되는 감각을 느끼는데 도움이 될 수 있습니다.

- 다리를 완전히 폅니다.
- 뒤꿈치를 고정합니다.
- 엉덩관절, 무릎과 발의 정렬을 맞춰 다리의 올바른 주행 경로를 유지합니다.
- 허리-골반 안정성을 유지합니다.

근육 포커스

- Hamstrings(뒤넙다리근)
- Quadriceps (넙다리네갈래근)
- Hip adductors (엉덩관절 모음근)
- Ankle-foot plantarflexors (발목-발의 발바닥굽힘근)

목적

- 엉덩관절 폄근과 무릎 폄근의 강화
- 엉덩관절 모음근 조절력 증진
- 발목-발의 발바닥굽힘근 조절력 증진
- 엉덩관절 유연성 향상

저항
RESISTANCE
약 중 강

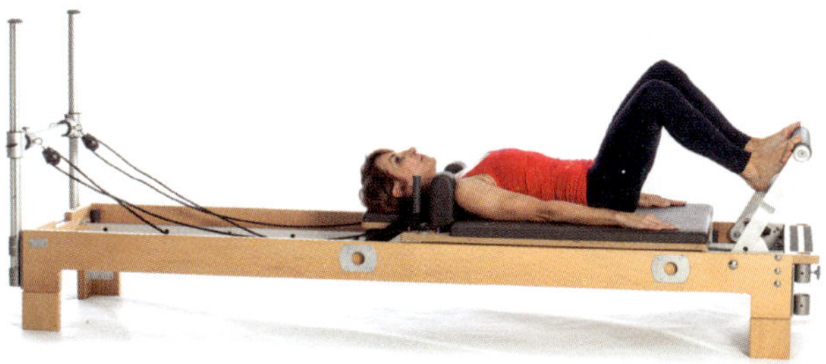

준비자세. 척추 중립자세로 천장을 바라보고 누워 뒤꿈치를 풋바의 끝 쪽에 올린 후 엉덩관절을 가쪽 돌림하여 다리로 V 자세를 만듭니다. 팔을 편안한 상태로 몸 옆에 두고 어깨는 숄더 레스트에 안정적으로 고정합니다. 머리는 헤드레스트에 위치합니다. (긴장되지 않은 최적의 척추 정렬을 만들도록 조정합니다)

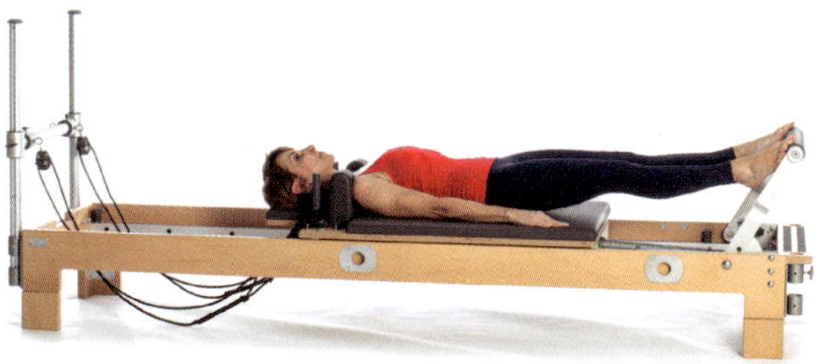

내쉬기. 다리를 완전히 뻗습니다. 골반과 몸통의 안정성을 유지하면서 엉덩관절과 무릎을 폅니다.

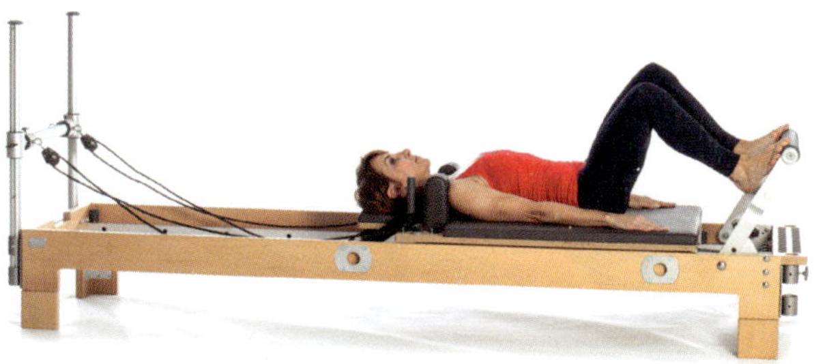

들이쉬기. 무릎을 구부리고 엉덩관절을 굽힘하면서 스토퍼를 향해 돌아옵니다. 스토퍼에 닿거나 동작이 멈추지 않습니다. 엉덩관절 가쪽 돌림, 발과 풋바 사이의 일정한 각도를 유지합니다. 10회 반복합니다.

리포머

발 운동 /Foot Work

초급 /FUNDAMENTAL

근육 포커스

- Ankle-foot plantarflexors(발목-발의 발바닥굽힘근)

목적

- 발목-발의 발바닥굽힘근 강화 및 유연성 향상
- 발의 조절력 증진 및 정렬 개선

저항
RESISTANCE

약 중 강

카프 레이즈 / Calf Raises

이 동작은 발과 발목 움직임을 만드는 많은 근육과 관절을 포함하기 때문에 발과 발목 복합체의 움직임 범위를 향상하고 힘을 키우는데 뛰어납니다. 또한 걷기, 달리기 및 기타 일상생활에서 일어나는 움직임과 운동 중에 사용하는 많은 동작에서 매우 중요한 발의 정렬을 교정하는데 중점을 두고 있습니다. 마라톤 선수의 정확하고 효율적인 발의 정렬이 지닌 중요성을 상상해봅니다. 마라톤 선수는 훈련을 하는 동안 셀 수 없이 많은 반복을 하고 하나의 경기에서 수천 번 같은 움직임 패턴을 반복합니다.

이 운동은 뒤꿈치를 내릴 때 편심성 수축에 특히 주의를 기울입니다. 뒤꿈치를 내릴 때 스프링이 당기는 힘에 의해 딸려가지 않도록 합니다. 대신 스프링이 당기는 힘에 저항하면서 끝 범위에서 발을 능동적으로 발등굽힘 합니다. 발등굽힘의 최대 범위에서 발이 안쪽이나 바깥쪽으로 돌아가려고 하는 움직임을 피합니다. 발가락을 통해 균일하게 체중을 분배하고 발목관절이 움직일 수 있는 범위내에서 올바른 정렬을 유지합니다. 이렇게 하는 것이 높이 올리기 위해 중심선에서 벗어나는 것보다 더 적합합니다.

이미지화 하기

풋바를 몸에서부터 멀리 밀어내는 이미지는 발바닥굽힘을 원하는 만큼 만들 수 있도록 도와줍니다. 몸이 안정적일수록 특히 골반이 안정적일수록 미는 힘은 더 강해집니다. 발가락 크기에 따라 50%의 무게가 엄지발가락에 실리고, 나머지 50%의 무게는 4개의 발가락에 골고루 분배됩니다. 대략적인 수치이기는 하지만 이는 움직임에 좋은 이미지를 제공합니다.

- O 발목의 가동범위를 모두 사용합니다.
- O 발을 올바르게 정렬하고 목말밑관절(subtalar joint)에 초점을 맞춥니다.
- O 발을 내릴 때 능동적으로 발등굽힘을 합니다.
- O 허리-골반의 안정성을 유지합니다.

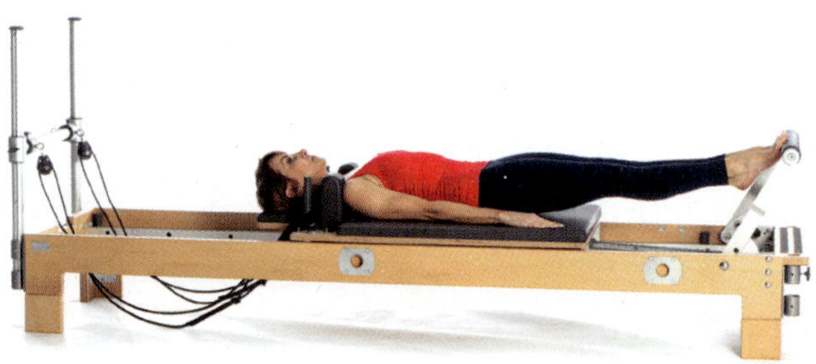

준비자세. 척추 중립자세로 천장을 바라보고 누워 발은 발바닥굽힘을 하고 발볼을 통해 무게를 고르게 분배하며 발가락으로 풋바를 부드럽게 감쌉니다. 발을 2~4인치(5~10cm) 간격으로 두고 다리를 평행으로 곧게 뻗습니다. 팔을 편안한 상태로 몸 옆에 두고 어깨는 숄더 레스트에 안정적으로 고정합니다. 머리는 헤드레스트에 위치합니다.
(긴장되지 않은 최적의 척추 정렬을 만들도록 조정합니다)

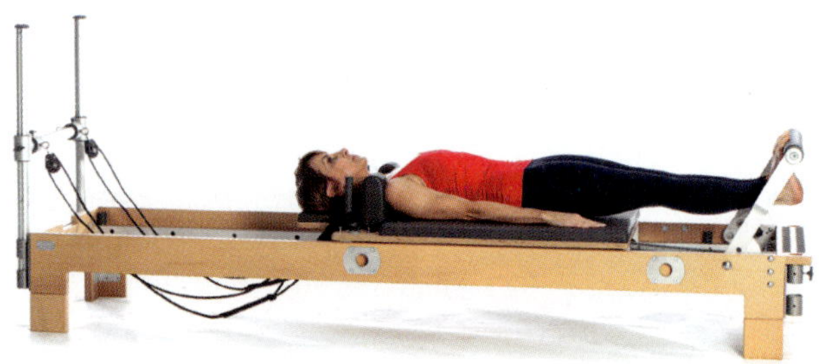

내쉬기. 발을 발등굽힘하면서 뒤꿈치를 풋바 아래로 내립니다.

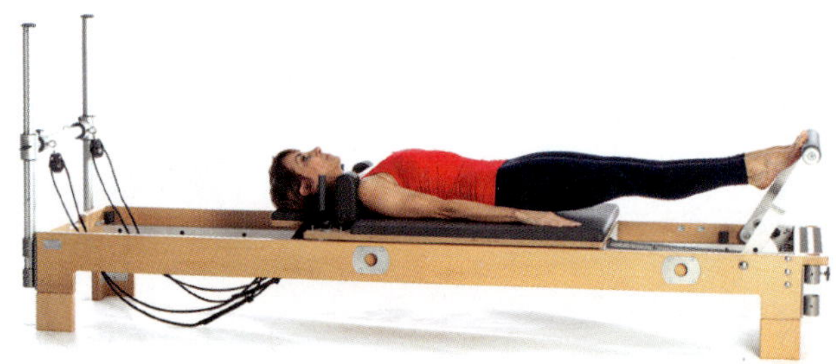

들이쉬기. 발바닥굽힘을 합니다. 10~20회 반복합니다.

프랜스 / Prances

리포머: 카프 레이즈(Reformer: Calf Raises)와 마찬가지로 이 동작은 다리를 곧게 펴고 최대한 발을 발바닥굽힘 한 상태에서 시작합니다. 한 발이 발등굽힘을 하는 동안 다른 발은 발바닥굽힘을 합니다. 두 발 모두 시작자세로 돌아와 발을 반대로 움직입니다. 한 번의 주기마다 높아지고 길어지는 감각을 느끼기 위해 두 다리가 완전히 펴지고 두 발을 최대로 발바닥굽힘으로 만들어 시작자세를 거치는 것이 중요합니다. 이 동작에서 골반을 안정적으로 유지하며 발이 만들어내는 깊고 강렬한 움직임을 통해 유연하게 흐르며 떠오르고 가벼운 듯한 좋은 감각을 느낄 수 있습니다. 호흡패턴을 통해서도 좋은 흐름을 만들 수 있습니다.

이미지화 하기

말이 앞발을 들어 올려 뛰어오르는 이미지는 무용수 훈련에서 주로 사용됩니다. 땅에 거의 닿지 않는 아름다운 무용수나 말의 우아함과 흐름, 자랑스럽고 꼿꼿한 느낌을 목표로 합니다. 또 다른 이미지는 풋바를 트램펄린으로 생각하여 동작에 높게 올라가고 떠오르는 감각을 추가하여 힘차게 위쪽을 향해 움직입니다.

- ○ 한 발은 발바닥 굽힘을, 다른 발은 발등굽힘을 하면서 뒤꿈치를 아래로 밀어내면서 두 발이 전체 가동범위를 사용하여 움직이도록 합니다.
- ○ 허리-골반 안정성을 유지합니다.

난이도 높이기

프랜스는 독특한 리듬을 이용하여 움직입니다. 리듬을 더 복잡하게 하고 종아리 근육들을 더 많이 사용하려면 각 발로 이중반동을 만듭니다. 이중반동은 특히 발등굽힘하는 발에서 느낄 수 있지만 발바닥굽힘하는 발의 이중반동에도 집중합니다. 더 탄력적으로 올라오는 느낌을 받으며 움직일 수 있습니다. 호흡 패턴은 기존 운동과 동일하게 유지합니다. 이중반동을 이용해 움직이면 호흡을 호흡을 길게해야 하기 때문에 이 자체로도 훌륭한 호흡 운동이 됩니다.

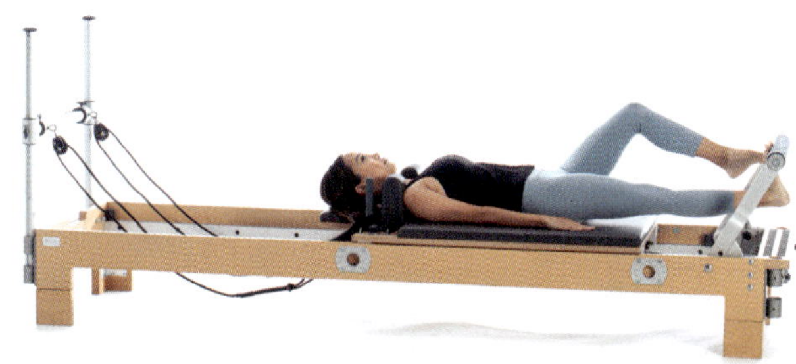

근육 포커스

- Ankle–foot plantarflexors (발목–발의 발바닥굽힘근)

목적

- 발목–발의 발바닥굽힘근 강화 및 유연성 향상
- 발의 조절력 증진 및 정렬 개선
- 허리–골반 안정화 발달

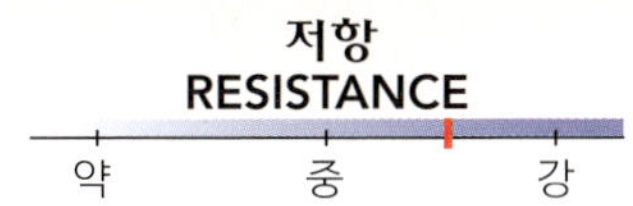

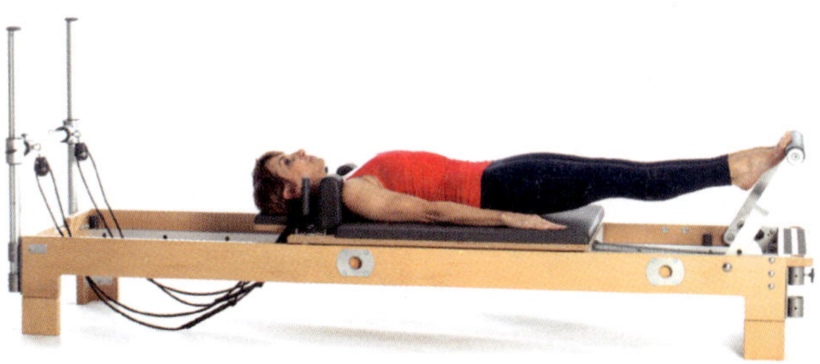

준비자세. 척추 중립자세로 천장을 바라보고 누워 발은 발바닥 굽힘을 하고 발볼을 통해 무게를 고르게 분배하며 발가락으로 풋바를 부드럽게 감쌉니다. 발을 2~4인치(5~10cm) 간격으로 두고 다리를 평행으로 곧게 뻗습니다. 팔을 편안한 상태로 몸 옆에 두고 어깨는 숄더 레스트에 안정적으로 고정합니다. 머리는 헤드레스트에 위치합니다.(긴장되지 않은 최적의 척추 정렬을 만들도록 조정합니다)

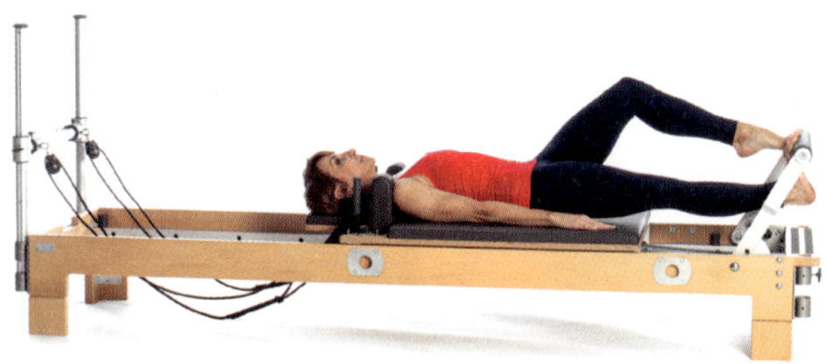

내쉬기. 한 발은 발등굽힘하고 다른 발은 발바닥굽힘을 합니다.

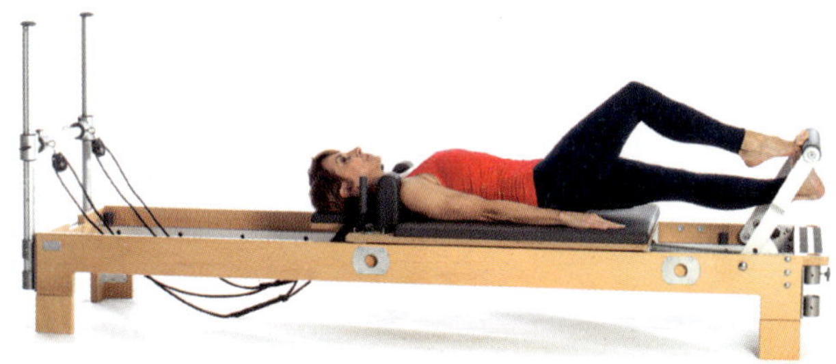

들이쉬기. 각 발의 발바닥굽힘과 발등굽힘을 하는 하나의 주기를 반복합니다. 10회 주기를 반복합니다. (발바닥굽힘과 발등굽힘이 각 발에 10회씩)

중급 /INTERMEDIATE

근육 포커스

- Hamstrings(뒤넙다리근)
- Quadriceps (넙다리네갈래근)

목적

- 발과 발목-발의 발바닥 굽힘근의 유연성 향상
- 엉덩관절 폄근 및 무릎 폄근의 강화
- 허리-골반 안정화 발달

저항 RESISTANCE

약 — 중 — 강

프리헨서블 / Prehensile

클래식 필라테스 동작 중 하나로 발을 독특한 자세로 두며 상대적으로 복잡한 움직임 패턴을 갖기 때문에 수행하기 어려운 동작입니다. 그래서 저는 훈련 초반에 학생들에게 반드시 연습하라고 권장하지는 않습니다. 이 자세를 제대로 수행하고 적절하게 사용한다면 발의 근막 및 내재근(intrinsic muscle)과 발목-발의 발바닥굽힘근(ankle-foot plantarflexor)을 효과적으로 스트레치하는데 매우 도움이 되는 자세입니다.

이미지화 하기

새가 발톱으로 나뭇가지를 감싸서 단단히 잡고 있는 이미지가 가장 효과적입니다.

- 종아리 스트레치를 최대화하기 위해 뒤꿈치를 풋바 아래로 밀어냅니다.
- 앞발로 풋바를 감싸 발등을 스트레치합니다.
- 발가락을 모아 꽉 쥐기보다는 펼쳐서 풋바 위에 올립니다.
- 허리-골반 안정성을 유지합니다.

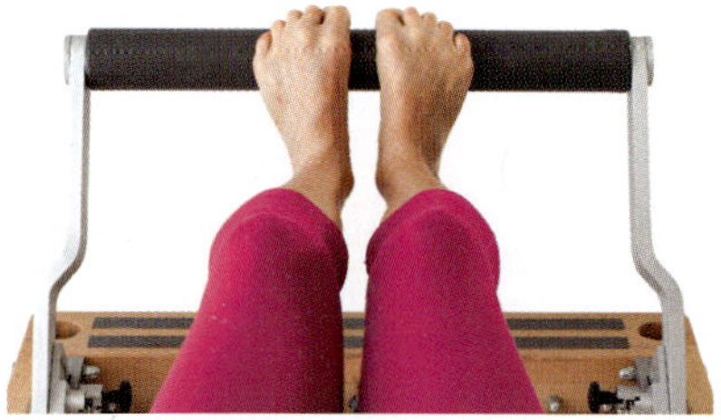

흥미롭게도, 프리헨서블 자세는 반사요법의 압력점과 관련된 발 부위에 압력을 가하고 발과 종아리 근육에 탁월한 스트레칭 효과를 느낄 수 있습니다.

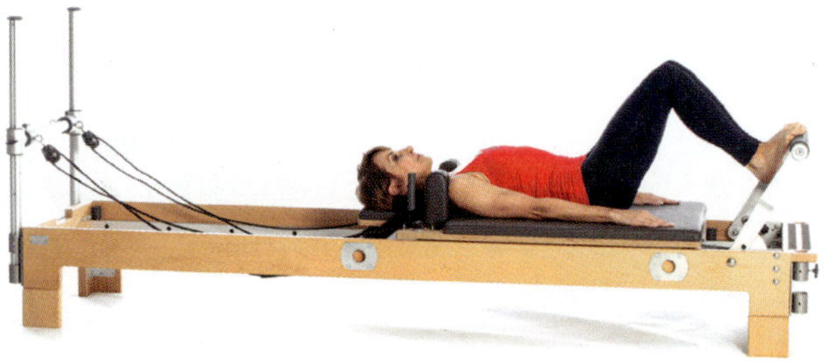

준비자세. 척추 중립자세로 천장을 바라보고 누워 앞발로 풋바를 부드럽게 감싸쥡니다. 다리를 평행하게 하고 발을 2~4인치(5~10cm) 간격으로 둡니다. 팔을 편안한 상태로 몸 옆에 두고 어깨는 숄더 레스트에 안정적으로 고정합니다. 머리는 헤드레스트에 위치합니다. (긴장되지 않은 최적의 척추 정렬을 만들도록 조정합니다)

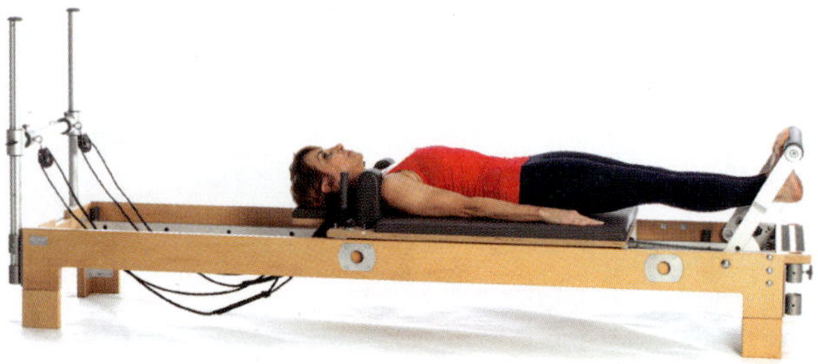

내쉬기. 다리를 곧게 뻗어 엉덩관절과 무릎을 펴고 뒤꿈치를 풋바 아래로 밀어냅니다. 골반과 몸통을 안정적으로 유지합니다.

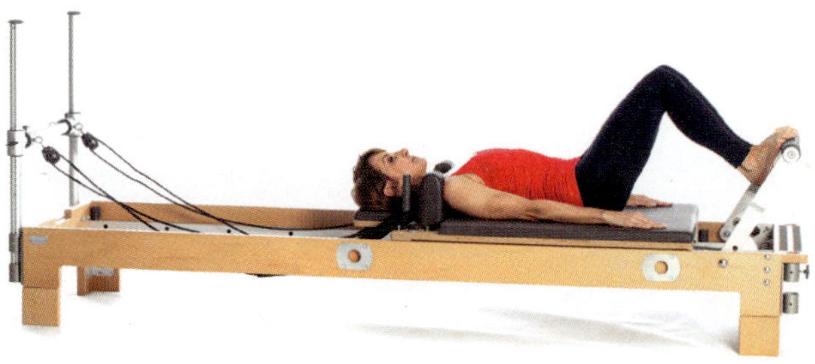

들이쉬기. 무릎을 구부리고 엉덩관절을 굽힘하면서 스토퍼를 향해 돌아옵니다. 스토퍼에 닿거나 동작이 멈추지 않습니다. 골반과 상체를 안정적으로 유지합니다. 10회 반복합니다.

싱글 레그 힐 / Single-Leg Heel

싱글 레그 운동은 여러 가지 이유로 매우 중요합니다. 첫째, 하나의 다리가 다른 다리에 의존하지 않고 독립적으로 운동할 수 있습니다. 어느 한쪽 다리가 더 많은 힘을 써서 우세해질 때 반대쪽 다리는 약해집니다. 하지만 그로 인해 우세한 다리는 더 강해집니다. 이런 현상은 부상이나 수술 후에 특히 흔합니다. 일반적으로 더 약한 쪽부터 시작하는 편측 운동은 균형을 만들기 위해 약한 다리를 강화시킬 것입니다. 편측 운동을 통해 또한 보상과 부정렬을 평소보다 더 잘 만들어 낼 수 있기 때문에 보상과 부정렬을 더 쉽게 찾을 수 있습니다.

마지막으로, 싱글 레그 운동은 골반을 안정적으로 유지하기 위해 더 노력해야 합니다. 가능하다면 싱글 레그 운동 시리즈는 프로그램으로 진행되어야 합니다. 두 발을 모두 풋바에 올려 좋은 정렬을 만들고 난 후 한쪽 발을 들어올릴 때 다른 쪽 발이나 골반 또는 몸통이 다시 조절될 필요없이 준비된 자세가 만들어지기를 추천합니다.

이미지화 하기

두 다리가 모두 풋바에 있고 두 다리로 풋바를 밀어내고 있다고 상상해 봅니다. 닿아 있지 않은 다리의 움직임을 연상하는 것은 보다 안정적이고 균형있게 유지하는데 도움이 됩니다.

- O 바닥에 서있는 것처럼 풋바에 있는 발을 발등굽힘으로 유지합니다.
- O 지지하는 다리를 테이블탑 자세로 안정적으로 유지합니다.
- O 허리-골반 안정성을 유지합니다.

〈변형동작〉

싱글 레그를 사용하는 매우 좋은 변형 동작들이 많습니다. 리포머: 싱글 레그 힐을 위한 좋은 변형은 운동하는 다리를 펴면서 지지하는 다리를 가능한 수직에 가깝게 천장을 향해 곧게 펴는 것입니다. 다리를 곧게 폄과 동시에 구부립니다. 두 발을 발등굽힘으로 유지합니다.

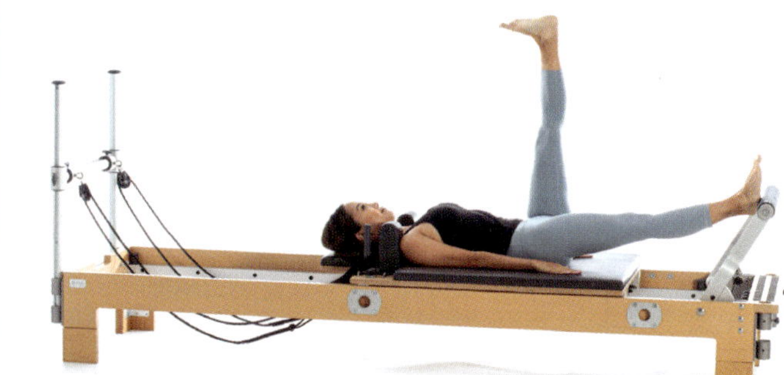

근육 포커스

- Hamstrings(뒤넙다리근)
- Quadriceps (넙다리네갈래근)

목적

- 엉덩관절 폄근 및 무릎 폄근의 강화
- 허리-골반 안정화 발달

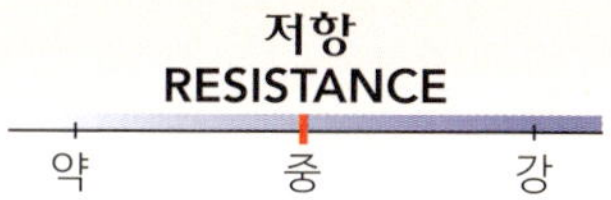

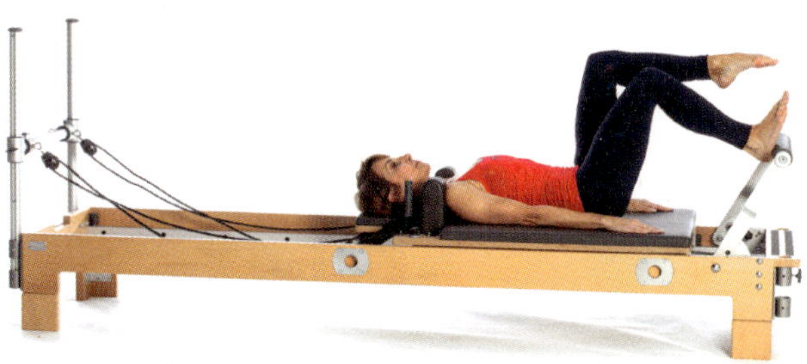

준비자세. 척추 중립자세로 천장을 바라보고 누워 뒤꿈치를 풋바 위에 올립니다. 발을 2~4인치(5~10cm) 간격으로 벌려 다리를 평행으로 둡니다. 팔을 편안한 상태로 몸 옆에 두고 어깨는 숄더 레스트에 안정적으로 고정합니다. 머리는 헤드레스트에 위치합니다.(긴장되지 않은 최적의 척추 정렬을 만들도록 조정합니다) 한 다리를 들어 올려 테이블탑 자세로 만듭니다.

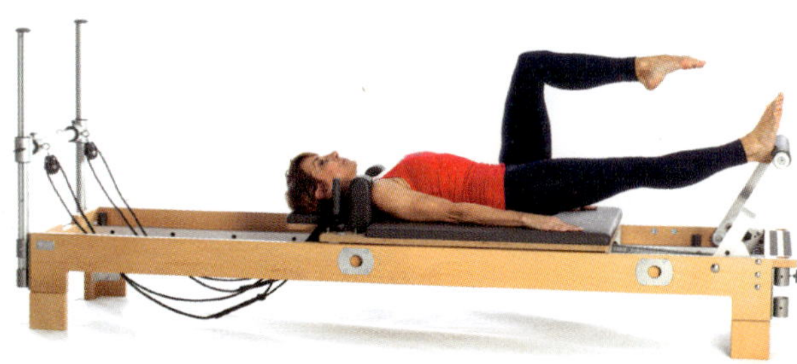

내쉬기. 골반과 몸통을 안정적으로 유지하면서 풋바에 있는 다리를 완전히 뻗어 엉덩관절과 무릎을 폅니다.

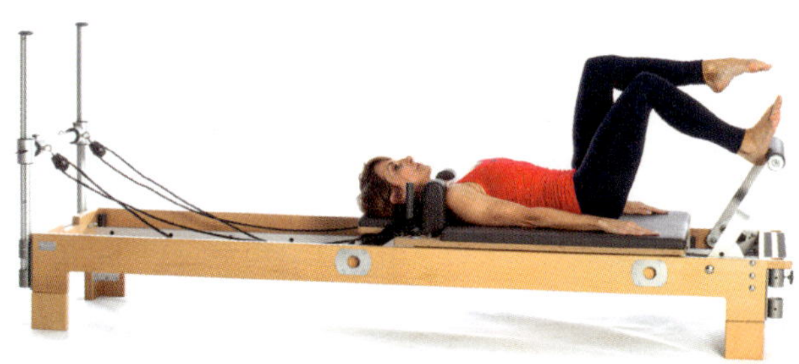

들이쉬기. 무릎을 구부리고 엉덩관절을 굽힘하면서 스토퍼를 향해 돌아옵니다. 스토퍼에 닿거나 동작이 멈추지 않습니다. 10회 반복 후 다리를 바꿔 진행합니다.

싱글 레그 토우 / Single-Leg Toes

근육 포커스
- Hamstrings(뒤넙다리근)
- Quadriceps (넙다리네갈래근)
- Ankle-foot plantarflexors (발목-발의 발바닥굽힘근)

목적
- 엉덩관절 폄근 및 무릎 폄근의 강화
- 발목-발의 발바닥굽힘근 조절력 증진
- 허리-골반 안정화 발달

저항
RESISTANCE
약 중 강

싱글 레그 토우는 발가락으로 풋바를 부드럽게 감싸 발과 다리를 평행으로 두고 시작합니다. 하중을 중점으로 이 자세를 살펴보면 싱글 레그 토우는 발 운동 중에 가장 어려운 자세입니다. 좋은 정렬을 망가뜨리며 운동하는 것보다, 가벼운 하중과 올바른 정렬로 운동을 하는 것이 더 바람직하다는 것을 기억하세요. 하지만 좋은 자세와 조절력을 갖게 되었다면 발의 근육 조직에 더 많은 과제를 주고 힘을 키우기 위해 부하를 증가시키는 것이 도움이 될 수 있습니다.

이미지화 하기

움직이는 동안 신장되는 것처럼 느껴지는 감각은 싱글 레그 힐 보다 이 동작에서 더 쉽게 느낄 수 있습니다(리포머: 싱글 레그 힐 참조).

- 운동하는 발의 뒤꿈치를 고정합니다.
- 반복할 때마다 운동하는 다리를 완전히 폅니다.
- 지지하는 다리는 테이블탑으로 안정적으로 유지합니다.
- 허리-골반 안정성을 유지합니다.

〈변형동작〉

리포머: 싱글 레그 토우 동작을 위한 좋은 변형동작은 풋바에 놓여 있는 다리가(운동하는 다리) 펴지면서 테이블탑 자세로 있던 반대쪽 다리를 들어올려 바닥과 수직이 되도록 합니다. 이 자세에서 두 발 모두 발등굽힘과 발바닥굽힘을 한 후, 운동하는 다리를 구부리고 들었던 다리를 내립니다.

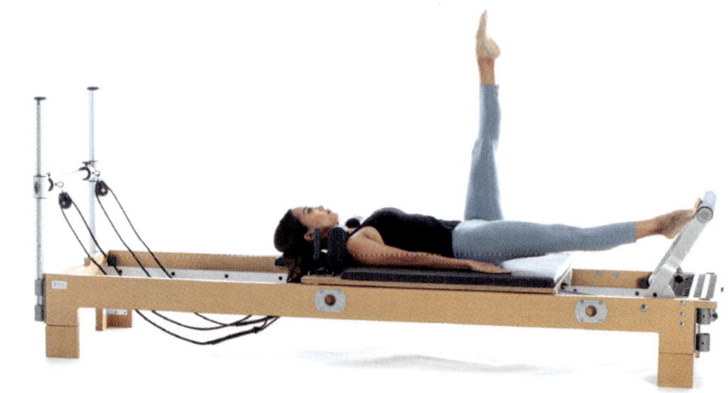

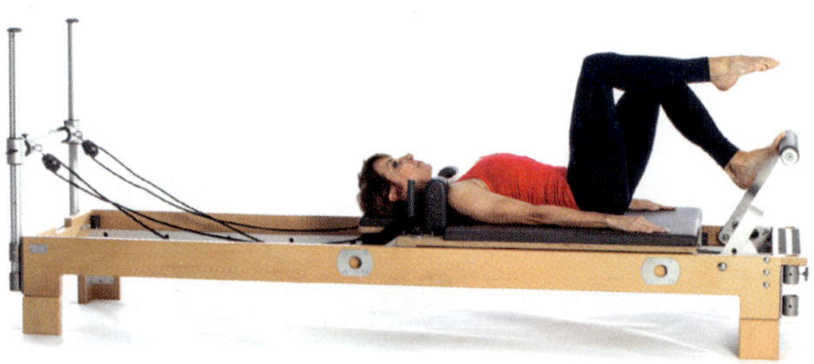

준비자세. 척추 중립자세로 천장을 바라보고 누워 발은 발바닥굽힘을 하고 발볼을 통해 무게를 고르게 분배하며 발가락으로 풋바를 부드럽게 감쌉니다. 발을 2~4인치(5~10cm) 간격으로 벌리고 다리를 평행으로 둡니다. 팔을 편안한 상태로 몸옆에 두고 어깨는 숄더 레스트에 안정적으로 고정합니다. 머리는 헤드레스트에 위치합니다.(긴장되지 않은 최적의 척추 정렬을 만들도록 조정합니다) 한 다리를 들어올려 테이블탑 자세로 만듭니다.

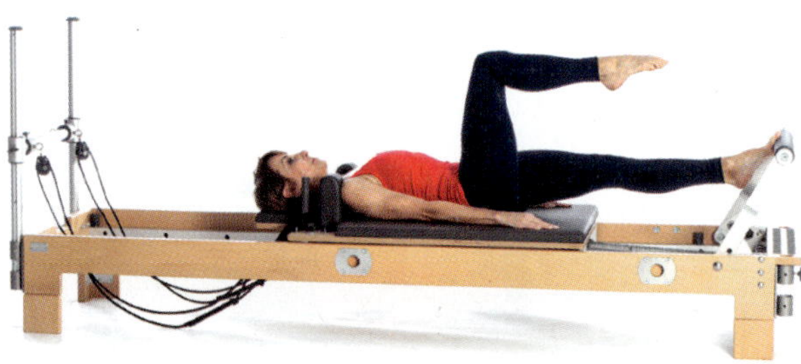

내쉬기. 골반과 몸통을 안정적으로 유지하면서 풋바에 있는 다리를 완전히 뻗어 엉덩관절과 무릎을 폅니다.

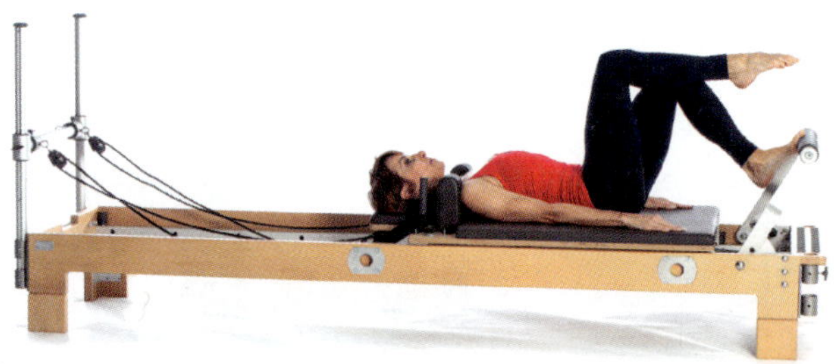

들이쉬기. 무릎을 구부리고 엉덩관절을 굽힘하면서 스토퍼를 향해 돌아옵니다. 스토퍼에 닿거나 동작이 멈추지 않습니다. 무릎을 구부리는 동안 발과 풋바 사이에 일정한 각도를 유지합니다. 10회 반복 후 다리를 바꿔 진행합니다.

복부 운동
Abdominal Work

필라테스에서 복부운동은 아무리 강조해도 부족하지 않습니다. 파워하우스의 일부로서 배근(abdominal)은 내부지지 시스템(ISS)이 건강하게 기능하는데 중요한 역할을 합니다. 하지만 배근은 일부분일 뿐이며 하나의 전체적인 그림은 아닙니다. 사람들은 복부 운동과 복부의 힘이 강한 코어를 만들기 때문에 필라테스 수련의 핵심이자 최종 목표로 보는 경향이 있습니다. 그렇지 않습니다! 불행하게도 이러한 왜곡된 시선은 코어 트레이닝의 인기와 함께 증가했을 뿐입니다. 내부지지 시스템(ISS)을 구성하는 다른 근육에 비해 과도하게 강하고 뻣뻣한 배근(abdominal)은 부정렬을 포함한 여러 문제를 일으킬 수 있습니다. 인체를 구성하는 근육의(특히, ISS를 이루고 있는 근육) 건강한 균형을 잡는 것이 목표이므로 처음부터 몇 가지 지침을 만드는 것이 중요합니다.

배근(Abdominal)은 배곧은근(rectus abdominis), 배바깥빗근(external oblique), 배속빗근(internal oblique)과 가장 깊은 층에 있는 배가로근(TA: transversus abdominis)으로 이루어진 4개의 층이 있습니다. TA는 모든 필라테스 동작에 꼭 필요한 파워하우스 개념을 이루는 기본 구성요소입니다. TA는 척추 안정화와 보호에 핵심 역할을 하며 필라테스 수업 내내 활성화되어야 합니다. TA의 활성화는 복부 운동에서 올바른 효과를 만들고 바르게 움직이기 위한 전제 조건이 됩니다.

예를 들어, 많은 피트니스 영역에서 사용하는 전형적인 복부 크런치 운동을 매트: 체스트 리프트(Mat: Chest Lift) 동작과 비교하는 것은 매우 재밌습니다. 둘은 언뜻 보기에는 비슷해 보이지만 중점을 두는 부분과 움직임의 질 또는 두 운동을 통해 나타나는 결과는 다르다고 볼 수 있습니다. 그 이유는 가슴이 올라온(chest lift) 위치에서 배가로근의 활성화를 매우 강조하기 때문입니다. 배가로근을 지나치게 강조하여 다른 배근육들이 지닌 중요성을 흐리게 해선 안 됩니다. 다른 배근육들이 합쳐진 집합체로서 함께 작용할 때 몸통을 안정적으로 단단히 지지하고 몸통의 강한 움직임을 만듭니다. 솔직히 말해서 정교하고 조화롭게 모든 배근을 사용하며 운동하는 것은 어렵습니다. 저는 복부 크런치 운동을 수백 번 반복하는데 익숙했던 강인하고 경험이 많은 운동선수들이 매트: 체스트 리프트(Mat: Chest Lift) 동작을 10회를 한 후 매우 힘들어 하는 모습을 보았습니다.

필라테스 수업에서 복부 운동 항목을 구성할 때 균형을 유지할 수 있도록 주의합니다. 등척성 운동과 등장성 운동 모두 사용합니다. 근육을 수축하는 각각의 유형마다 근육을 다르게 발달시키고 최적의 기능을 만드는 역할도 다르기 때문입니다. 그리고 근력을 강화하는 시퀀스와 근지구력에 집중된 시퀀스를 통합합니다. 배근육의 동원은 앞쪽 굽힘에서 뿐만 아니라 척추를 펴는 동작을 포함한 모든 범위에서 움직이는 동안에도 중요하다는 것을 기억해야 합니다.

배근(abdominal)을 올바르게 동원하기 위해 필라테스에서 흔히 사용하는 이미지는 인체의 중간부 특히 복강의 "Hollowing"입니다. "Hollowing"은 배가로근 동원을 촉진시키기 위해 배꼽을 척추 방향으로 끌어당기는 것입니다. 저는 움푹하고 깊게 속을 판 둥근 나무 그릇으로 상상하는 것을 좋아합니다. 둥근 그릇은 견고하고 안정적이며 그 안에 많은 에너지와 생명력을 담을 수 있습니다. 동시에 코르셋 같은 효과를 갖는 "Bracing" 개념도 중요합니다. "Bracing"을 상상할 수 있는 훌륭한 이미지는 나무의 몸통입니다. 몸통의 한 부분이 움푹 파이거나 얇아지면 그 부분이 약해질 것이고 몸통이 넓고 둥그렇다면 강하고 안정적일 것입니다. 저는 두 가지 접근방식이 우리가 사용하는 움직임을 표현하는 단어이며 모두 똑같이 중요하다고 믿습니다. 우리의 몸통은 안정적이고 지지력을 가지고 있음과 동시에 이동이 가능하고 기능적이며 움직임의 기초를 형성합니다.

마지막으로, 우리는 척추 안정화가 갖는 중요성과 복부의 역할에 대해 많이 말합니다. 하지만 안정화는 역동적이며 끊임없이 상황에 적응한다는 점을 명심해야 합니다. 복부는 강하면서도 유연해야 합니다. 동적 안정화는 신체 활동을 하는 동안 효율적이고, 자연스런 호흡을 촉진하여 척추를 지지합니다.

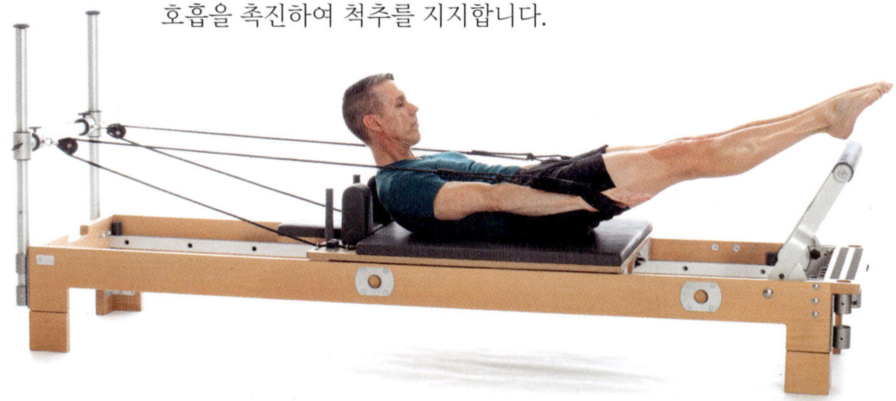

리포머

복부 운동 /Abdominal Work

초급 /FUNDAMENTAL

헌드레드 프렙 / Hundred Prep

근육 포커스

- Abdominals(배근)
- Shoulder extensors (어깨 폄근)
- Hip flexors (엉덩관절 굽힘근)

목적

- 배근 강화
- 어깨 폄근과 엉덩관절 굽힘근의 조절력 증진
- 허리-골반 안정화 발달

저항 RESISTANCE

약 중 강

배근(abdominals) 사용을 즉각적으로 느낄 수 있으며, 몸통 굽힘근(trunk flexor)과 어깨 폄근(shoulder extensors) 사이에서 함께 만들어지는 운동 효과를 느낄 수 있습니다. 초급자에서부터 상급자까지 모든 사람들을 위한 운동이며, 다양한 목표에 맞게 변형할 수 있습니다. 더 어려운 운동인 리포머: 헌드레드(Reformer: Hundred) 동작과 리포머: 코디네이션(Reformer: Coordination) 동작을 하기 위한 필요한 요소들을 포함하고 있어 훌륭한 준비동작으로써도 사용할 수 있습니다. 리포머: 헌드레드 프렙(Reformer: Hundred Prep)은 역동적인(등장성) 운동이며, 다양한 등척성 복부운동을 보완합니다.

이미지화 하기

운동하는 동안 상체와 팔의 움직임을 시소에 비유할 수 있으며 하나의 단위로 교대로 올라오고 내려갑니다. 뒤에 나오는 많은 복부 운동에서 반복적으로 언급되기 때문에 복부 운동 초기에 배근과 팔 사이에서 만들어지는 힘을 느끼는 것이 중요합니다.

- 허리-골반 안정성을 유지합니다.
- 배근을 수축한 후 움직이고 운동을 하는 동안 복부를 활성화합니다.
- 배근 부위의 과도한 전만이나 복부가 블룩히 나오는 형태를 피합니다.
- 머리는 척추와 정렬을 이룹니다.

난이도 높이기

운동의 첫 번째 부분(내쉬기)은 동일하게 유지합니다. 그러나, 두 번째 부분(들숨)에서 몸을 내리면서 팔을 올리지 않고, 팔을 어깨관절에서 90°로 들어올릴 때, 몸통을 최대한 들어 올려 안정적으로 유지합니다.(몸통 굽힘을 한 높이에 따라 다르지만 10° 정도 바닥과 수직) 상체와 팔을 하나의 단위로 내립니다. 근육의 활성화와 스트랩에 미세한 장력을 유지합니다. 5~10회 반복합니다.

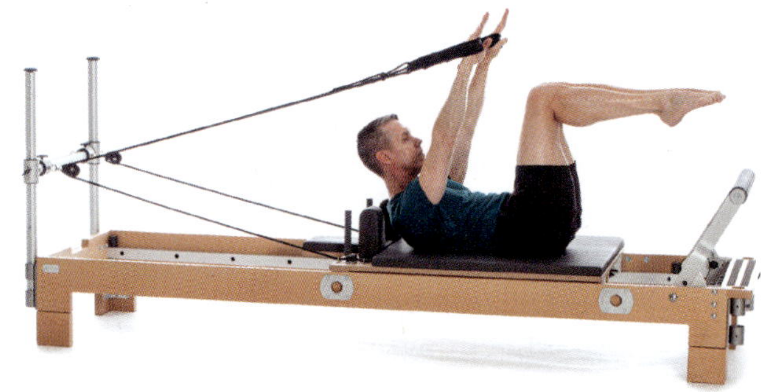

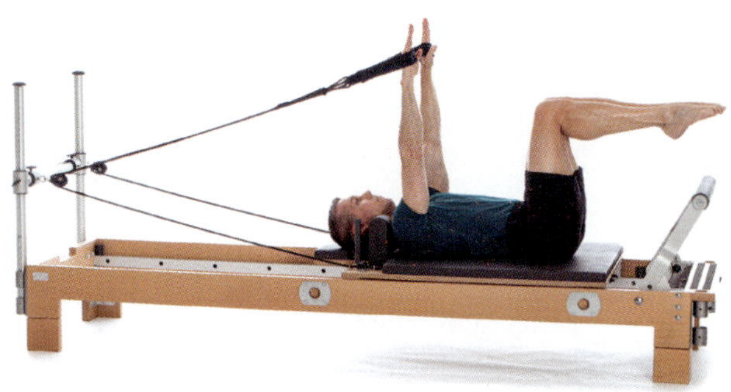

준비자세. 척추 중립자세로 천장을 바라보고 누워 다리를 테이블탑 자세(엉덩관절과 무릎 90°)로 만듭니다. 스트랩을 손에 끼우고 팔을 몸과 직각으로 만들어 스트랩에 약간의 장력을 유지합니다.

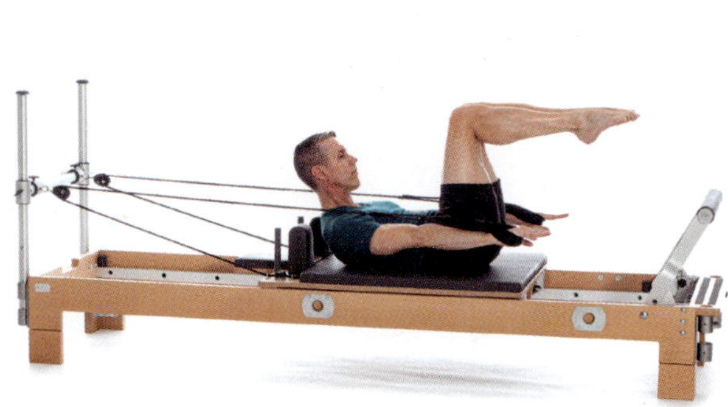

내쉬기. 팔을 몸 옆에 오도록 누르고 다리를 테이블탑 자세로 유지하면서 머리와 가슴을 들어 올립니다.

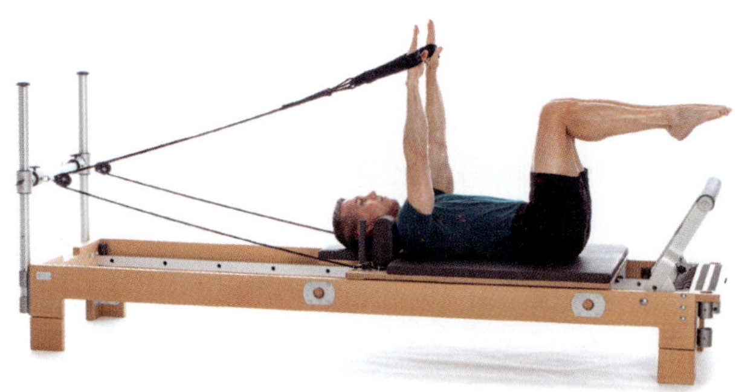

들이쉬기. 하나의 단위로 동시에 팔을 들어올리고 상체를 내립니다. 근육의 활성화와 스트랩에 약간의 장력을 유지합니다. 시작자세로 돌아갑니다. 5~10회 반복합니다.

헌드레드 / Hundred

헌드레드(Hundred)는 클래식 필라테스 동작 중 대표적인 운동입니다. 리포머: 헌드레드 프렙(Reformer: Hundred Prep) 동작과 마찬가지로 배근(abdominals)과 어깨 폄근(shoulder extensors)의 통합을 강조합니다. 팔을 약간 위·아래로 흔드는 동작은 배근의 등척성 활동에 움직임을 더해주고 순환과 깊은 호흡을 촉진합니다.

다소 어려운 이 운동은 높은 수준의 인지력과 조절력, 복부 근력과 내부지지 시스템(ISS)의 개념에 대한 이해가 필요합니다. 다른 운동들은 배근을 등척성 수축하고 동일한 위치에서 몸통을 안정적으로 유지하도록 합니다. 따라서, 균형 잡힌 복부 컨디셔닝 프로그램을 만드는데 동적인(등장성) 운동을 보충하는 것이 중요합니다.

이미지화 하기

팔의 펌핑 동작을 복부에서부터 시작되어 몸 전체를 통해 분출되는 에너지를 생성하는 발전기로 상상합니다. 앞서 언급한 움푹파인 그릇 이미지 역시 몸통의 자세를 강화하는데 도움이 됩니다.

- O 허리로 매트를 지그시 누릅니다(imprint).
- O 머리는 척추와 정렬을 맞추고 시선은 정면을 향합니다.
- O 작고 차분하게 팔을 위·아래 펌핑하는 동안 캐리지를 가능한 움직이지 않도록 합니다.

난이도 낮추기

헌드레에서 배근을 더 쉽게 사용하고 허리에 가해질 수 있는 부담을 줄이기 위해 다리를 테이블탑 자세로 유지합니다.

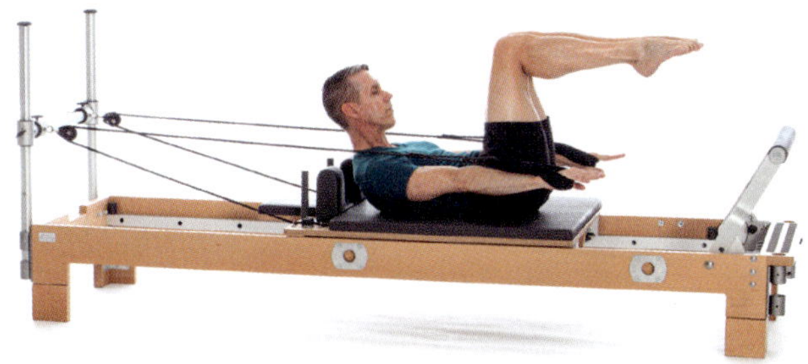

근육 포커스

- Abdominals(배근)
- Shoulder extensors (어깨 폄근)
- Hip flexors (엉덩관절 굽힘근)

목적

- 배근 강화
- 어깨 폄근과 엉덩관절 굽힘근의 조절력 증진
- 허리-골반 안정화 발달

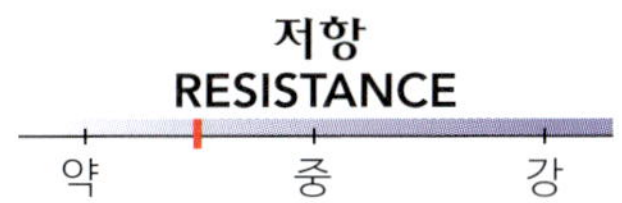

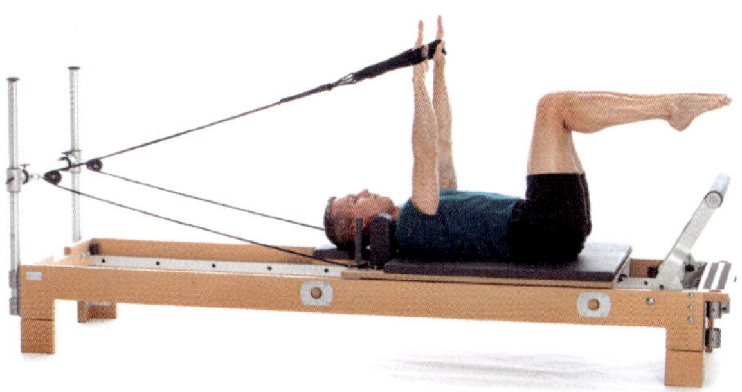

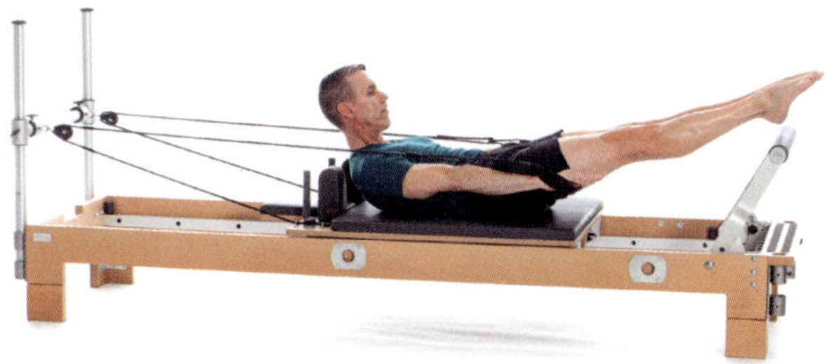

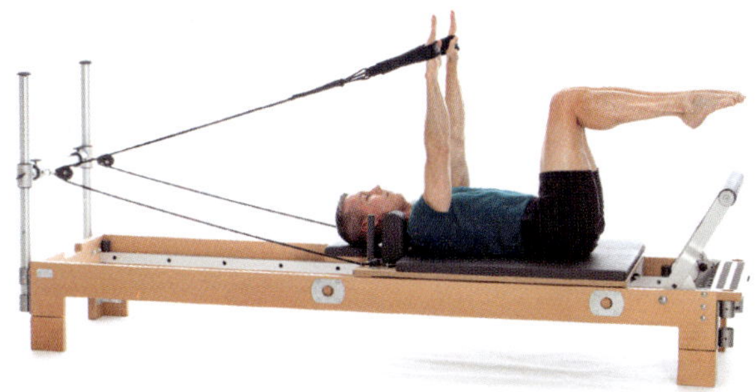

준비자세. 척추 중립자세로 천장을 바라보고 누워 다리를 테이블탑 자세(엉덩관절과 무릎을 90˚)로 만듭니다. 스트랩을 손에 끼우고 팔을 몸과 직각으로 만들어 스트랩에 약간의 장력을 유지합니다.

내쉬기. 팔을 몸 옆에 오도록 밑으로 누르고 다리를 곧게 펴면서 머리와 가슴을 들어 올립니다. 배근의 힘과 조절력이 다리의 높이와 엉덩관절의 각도를 결정합니다. 전통적인 자세는 발을 눈높이에 맞춰 유지합니다. 하지만 이 동작이 어려워서 자세를 유지할 수 없다면 다리를 수직방향으로 더 높게 들어 올려 운동을 더 쉽게 만드는 것도 좋은 방법입니다.

들이쉬기. 잠시 멈춰서 복부를 더 깊게 수축합니다.

내쉬기. 팔을 위 · 아래로 작고 리듬감 있게 5회 펌핑합니다.

들이쉬기. 팔을 위 · 아래로 5회 펌핑합니다. 10회 호흡 주기를 반복해서 총 100회 호흡과 펌핑을 합니다(운동 이름이 헌드레드인 이유). 앞쪽굽힘을 유지하면서 몸통과 골반의 안정성에 초점을 맞춥니다.

마지막 숨을 들이마신 후 다리를 테이블탑 자세로 구부립니다. 팔을 어깨관절의 90˚로(몸통을 굽힘한 각도에 따라 다르지만 10˚ 정도 바닥과 수직) 들어올린 후 상체를 내립니다. 복부의 활성을 지속적으로 유지하며 스트랩의 장력 또한 유지합니다. 시작자세로 돌아갑니다.

리포머

복부 운동
/Abdominal Work

중급 /INTERMEDIATE

근육 포커스

- Abdominals(배근)
- Shoulder extensors (어깨 폄근)
- Hip flexors (엉덩관절 굽힘근)

목적

- 배근 강화
- 엉덩관절 굽힘근과 어깨 폄근의 조절 증진
- 허리-골반 안정화 발달
- 협응력 발달

저항
RESISTANCE
약 중 강

코디네이션 / Coordination

코디네이션이라는 이름은 이 운동이 가진 다양하고 복잡한 면들을 보여주고 있습니다. 특히 호흡과 움직임이 조화롭게 이뤄지는 동작임을 의미하며 무엇보다 난이도가 높은 운동입니다. 네 번의 동작과 네 번의 명확한 호흡을 효율적으로 함께 사용하는 것은 동작이 간단하게 보일 수 있고 보다 직관적으로 동작을 이해할 수 있지만 저는 네 번의 동작을 하는 동안 두 번 호흡하는 것을 좋아합니다. 네 번의 동작과 두 번의 호흡은 움직임에 더 좋은 흐름을 만들어내고 호흡근들을 더 능동적으로 사용하면서 더욱 깊은 호흡을 할 수 있게 합니다. 또한 난이도를 더 어렵게 만듭니다.

몸통 굽힘근(Trunk flexors)과 함께 사용되어 어깨 폄근(shoulder extensor)이 만들어내는 조화로운 움직임 패턴은 리포머: 헌드레드 프렙과 헌드레드(Reformer: Hundres Prep and Hundred)에서 일어나는 움직임과 유사합니다. 몸통 굽힘근과 어깨 폄근이 함께 만들어 내는 강력한 효과는 이 운동을 구성하는 기초입니다. 동작의 순서와 근육 동원이 가장 중요한 부분입니다.

이미지화 하기

이 운동은 배를 문지르는 동안 머리를 끄덕이는 유형의 행동이 필요합니다. 반복적으로 동일한 순서로 움직이며 작동하는 장난감을 그려봅니다. 그러나 여러분들이 너무 기계적으로 움직이게 되면 운동이 가진 역동성과 움직임의 흐름을 잃게 됩니다. 동작은 부드러워야 하며 다리를 뻗고 구부리면서 몸을 들어 올리고 내리는 것보다 다리를 벌리고 모으는 동작이 조금 더 예리하게 역동적으로 움직여야 합니다.

- 다리를 곧게 뻗은 상태에서 발을 눈높이에 맞춰 유지합니다.
- 몸통을 굽힘할 때 허리로 매트를 지그시 누릅니다(imprint).
- 시작자세로 돌아올 때에 무릎을 가슴 쪽으로 당긴 후 팔을 들어 올리고 몸통과 머리를 내립니다.

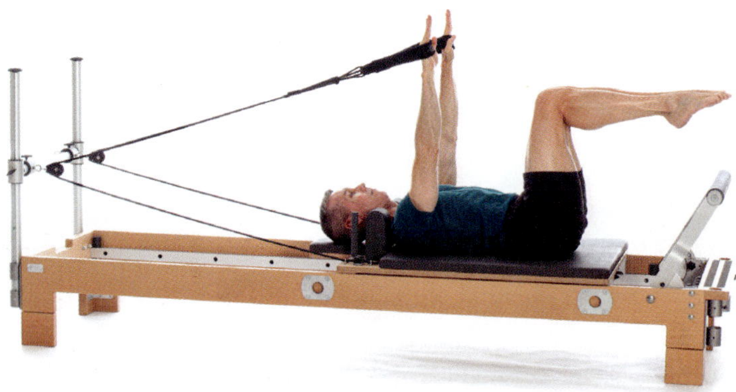

준비자세. 척추 중립자세로 천장을 바라보며 누워 다리를 테이블탑 자세로 만듭니다. 손을 스트랩에 끼우고 팔을 몸과 직각으로 만들어 스트랩에 약간의 장력을 유지합니다.

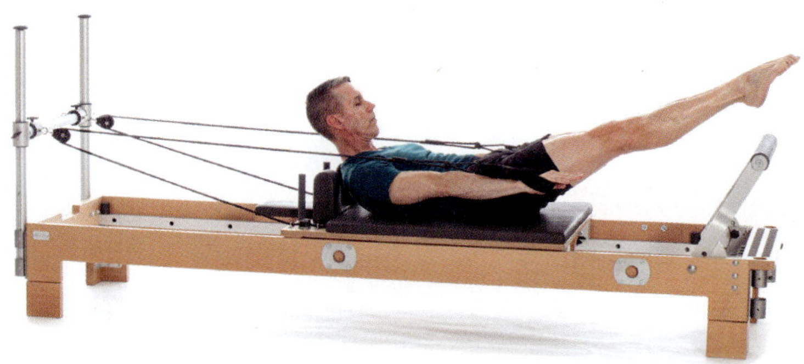

내쉬기. 팔을 몸 옆에 오도록 아래로 누르며 머리와 가슴을 들어 올립니다. 다리를 곧게 뻗어 발을 눈높이에 맞춰 유지합니다.

〈변형동작〉

동작을 반복한 후 몸통을 내립니다(등장성 수축). 리포머: 헌드레드(Reformer: Hundred)와 연결해서 진행하면 만족스러운 운동의 균형을 이룰 수 있습니다. 그러나 리포머: 코디네이션(Reformer: Coordination)은 다리를 당기고 팔을 올리는 동작을 반복하지만, 몸통은 낮추지 않으면서 등척성 운동으로도 수행할 수 있습니다. 두 가지 방법에는 각각 좋은 점이 있습니다. 그러나 어떤 버전을 선택하든 머리는 몸통과 함께 움직여야 합니다. 등장성 수축 운동을 할 때는 머리와 몸통을 함께 들어 올리고 내리며 등척성 운동을 할 때 몸통과 머리는 모두 들어 올린 상태를 유지합니다. 머리와 몸통은 제가 위험 구역이라 부르는 중간 지점에서 오르내리지 않습니다. 이 자세는 목의 과도한 긴장과 불편함을 만들 수 밖에 없기 때문입니다.

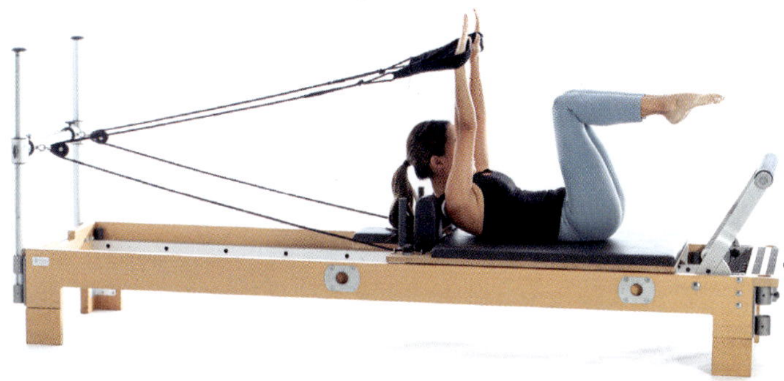

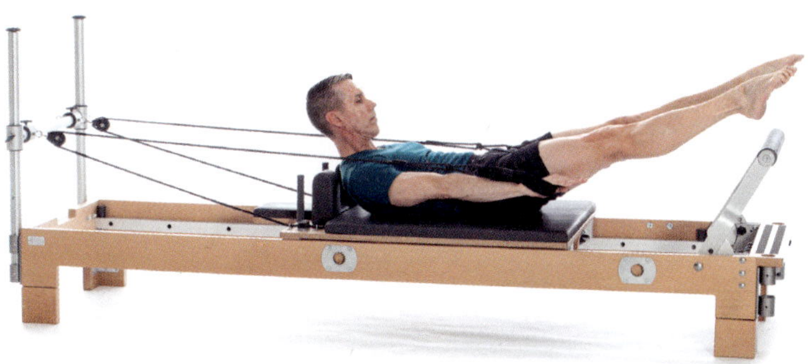

숨을 계속 내쉬며 빠르게 다리를 벌리고 모읍니다.(풋바보다 넓지 않게 진행합니다)

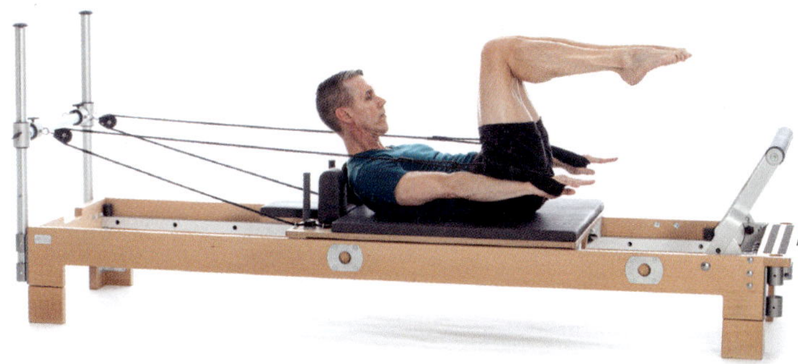

들이쉬기. 무릎을 가슴 쪽으로 당겨 다리를 테이블탑 자세보다 더 구부려 접습니다. 팔을 어깨관절에서 90° 각도(몸통을 앞쪽으로 굽힘 한 높이에 따라 바닥에서 약 10° 정도)로 들어 올린 후 상체와 팔을 내립니다. 복부의 힘과 스트랩에 약간의 장력을 유지합니다. 준비자세로 돌아갑니다. 5~10회 반복합니다.

숏박스—라운드 백 / Short Box—Round Back

근육 포커스

- Abdominals(배근)
- Hip flexors (엉덩관절 굽힘근)
- Back extensors (등 폄근)

목적

- 배근 강화
- 등 폄근과 엉덩관절 굽힘근의 조절 증진
- 몸통 안정화 발달

저항
RESISTANCE
약 중 강

리포머: 숏박스-라운드 백(Reformer: Short Box—Round Back) 운동은 숏박스 시리즈 중 하나입니다. 6가지 운동으로 구성된 숏박스 시리즈는 필라테스 박스를 리포머 캐리지에 가로로 둡니다. 전반적인 운동 시리즈는 몸통 근육, 특히 배근(abdominal)에 더 집중하고 있지만 각각의 운동은 몸통의 근육을 조금씩 다른 방식으로 사용합니다. 시리즈에 있는 특정 운동들은 한 개 이상 블록에 어색함 없이 잘 어울립니다. 하나의 운동이 한 개 이상의 블록에 포함되기 때문에 수업의 구성에 따라 다른 블록들을 사용할 수 있습니다. 예를 들어, 배근을 이용하지만 복부의 사선 근육들을 집중적으로 사용하기 때문에 가쪽굽힘과 회전 블록에서도 볼 수 있습니다.

라운드 백은 뚜렷이 구별할 수 있는 두 개의 자세로 구성됩니다. 시작은 몸통을 바르게 세운 자세로 시작하여 라운드 백 C-커브 자세로 이어집니다.

C-커브를 만들기 위해 허리 부위에 척추를 굽히는 동작에 집중하여 배근을 활성화 합니다. 등뼈와 골반은 허리의 움직임에 맞춰 움직이며 골반 위에 어깨가 오도록 합니다. 등 폄근(back extensors)는 편심성으로 수축하여 신장된 C-커브(대문자 C를 생각합니다)를 만들기 위해 배근과 함께 사용됩니다. 여러분들이 신장된 C-커브를 만들면(이렇게 했을 때만) 엉덩관절에서 중심축이 생성이 되어 몸통을 뒤로 보내게 되고 이상적인 자세로 허리가 박스에 닿게 됩니다. 허리가 박스에 닿은 다음 C-커브를 유지하여 몸통을 다시 들어 올리고 어깨가 골반 위에 있는 자세로 돌아갑니다. 그리고 이 위치에서 몸통을 바로 세워줍니다. 몸통에서 만들어지는 두 가지 자세를 몸이 기억할 수 있도록 하는 것이 중요합니다. 필라테스에서 하는 많은 복부운동의 기초이기 때문입니다.

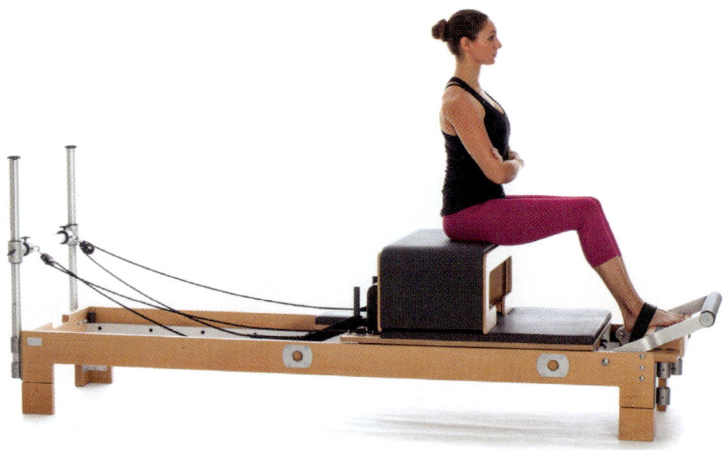

준비자세. 풋바를 낮은 위치에 놓습니다. 박스 앞쪽에 몸통을 세우고 앉아 발을 엉덩이 너비로 풋 스트랩 아래에 넣습니다. 몸 앞쪽으로 팔을 교차합니다. 골반과 몸통의 위치를 변경하여 고관절에서 움직임이 발생하도록 다리를 구부리고 발을 고정합니다. 모든 시리즈를 운동하는 동안 캐리지가 움직이지 않도록 모든 스프링을 걸어 둡니다.

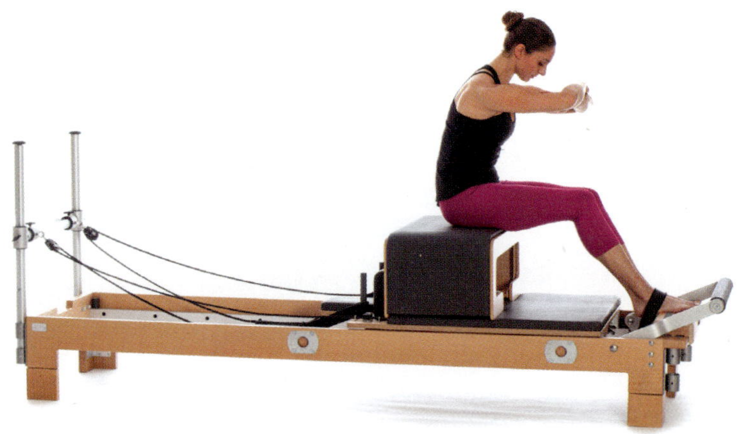

내쉬기. 몸통을 둥글게 만들어 C-커브 자세일 때 어깨는 엉덩관절 위에 있습니다. 동시에 팔을 어깨 높이까지 들어 올립니다(바닥과 평행).

호흡을 내쉬면서 팔은 바닥과 평행하게 유지하고 몸통을 둥근 자세로 만들어 허리가 박스에 닿을 때까지 또는 최대한 박스에 가깝게 몸을 뒤로 내립니다.

이미지화 하기

앉은 자세에서 어깨는 엉덩이 위에 위치합니다. 몸통이 둥근 모양이 되면서 척추가 고무줄처럼 뒤에서 늘어나 C-커브 형태로 변하는 과정을 느끼게 됩니다. 하지만 어깨를 엉덩이 위에 두는 것이 중요합니다. 어깨가 엉덩이 위에 있는 정렬은 척추가 둥근 형태가 되어도 변하지 않습니다. 허리가 박스에 닿을 때까지 척추를 뒤로 구른 다음 다시 올라와 어깨가 엉덩이 위에 오도록 합니다. 이 자세가 되었을 때에만 고무줄이 느슨해지면서 몸이 수직위치로 돌아옵니다. 둥근 자세에서 척추뼈들의 공간이 벌어지는 모습을 상상하면 척추가 더 길게 느껴질 수 있고 무너지지 않게 도와줄 수 있을 것입니다. 오히려 더 올라가고 키가 커진듯한 느낌은 몸통을 편 자세에서 보다 둥근 자세에서 느끼게 됩니다.
둥근 자세로 뒤로 구르는 동작은 찻주전자에서 차를 따르는 모습과 비슷합니다.

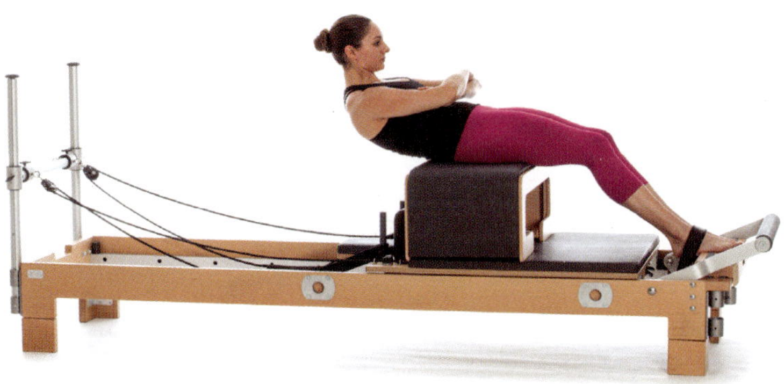

들이쉬기. 이 자세에서 잠시 멈춥니다.

내쉬기. 몸통의 C-커브를 유지하면서 어깨가 엉덩이 위에 위치할 때까지 올라옵니다. 몸통을 따라 팔을 바닥과 평행하게 움직입니다.

들이쉬기. 몸통을 펴고 바르게 앉아서 팔을 내립니다. 시작자세로 돌아갑니다. 5회 반복합니다.

- 둥근 등 자세를 만든 후 뒤로 구릅니다.
- 몸통이 뒤로 구르고 다시 올라올 때 몸통을 안정적이고 둥근 자세로 유지합니다.
- 어깨가 엉덩이 위에 위치하면 몸통을 곧게 펴서 운동을 마무리합니다.

난이도 높이기

몸통을 뒤로 구른 후 몸통의 위치를 변경하지 않고 안정적으로 유지합니다. 팔을 머리 위에 올리고 가슴 쪽으로 다시 돌아옵니다. C-커브를 유지하며 앉은 자세로 돌아갑니다. 원래 동작처럼 똑바로 앉은 자세에서 동작을 마무리합니다. 복부 근력이 많이 필요하고 몸통 안정화를 위해 난이도를 높인 훌륭한 동작입니다.

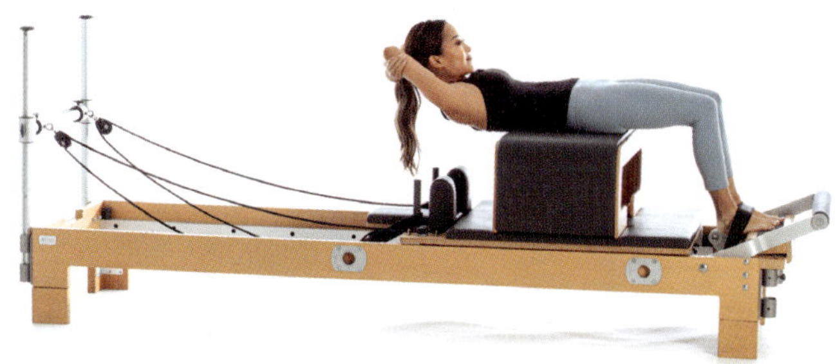

숏박스—플랫 백 / Short Box—Flat Back

근육 포커스

- Abdominals(배근)
- Back extensors (등 폄근)
- Hip flexors (엉덩관절 굽힘근)

목적

- 배근과 엉덩관절 굽힘근의 강화
- 등 폄근 조절력 증진
- 몸통 안정화 증진

저항 RESISTANCE

약 중 강

숏박스-플랫 백 운동은 배근(Abdominal)의 역할과 엉덩관절이 움직임을 만드는 축이라는 점에서 리포머: 숏박스-라운드 백(Short Box—Round Back) 운동과 비슷합니다. 두 운동 모두 배근을 사용하고 몸을 뒤로 내리고 다시 올리는 동안 몸통을 안정적으로 유지하는 시상면 운동입니다. 리포머: 숏박스-라운드 백(Reformer: Short Box—Round Back) 운동에서 배근은 몸이 뒤로 내려가고 다시 올라오는 동안 주로 C-커브 자세를 유지하기 위해 활성화되며, 등폄근(Back extensor)은 배근을 도와 C-커브를 만들고 유지하도록 돕습니다. 하지만 리포머: 숏박스-플랫 백(Reformer: Short Box—Flat Back) 운동에서는 배근과 등 폄근이 동시 수축해서 몸통을 뒤로 내리고 다시 올라올 때 척추 중립자세로 유지됩니다.

두 운동에서 엉덩 굽힘근(Hip flexor)은 몸이 뒤로 내려갈 때 편심성 수축을 하고 다시 수직 자세로 돌아올 때 단축성 수축을 하는 중요한 역할을 하는데, 플랫 백 운동에서는 긴 지렛대 때문에 더 큰 부하를 받게 됩니다.

몸통을 앞-뒤로 움직이는 동작은 상대적으로 제한되며 뒤쪽으로 움직 일 때(hinging back) 45°를 넘어서는 안됩니다. 45°를 넘어서면 등과 허리가 과도하게 펴질 위험이 높습니다. 등과 허리가 과도하게 펴지는 것을 피하기 위해 엉덩관절에서 앞-뒤로 기울일 때(hinging) 골반과 몸통은 반드시 하나로 움직여야 합니다. 골반이 움직이지 않고 상체가 뒤로 움직이게 되면 과도한 허리 앞굽음이 발생되어 허리에 큰 압력이 가해집니다.

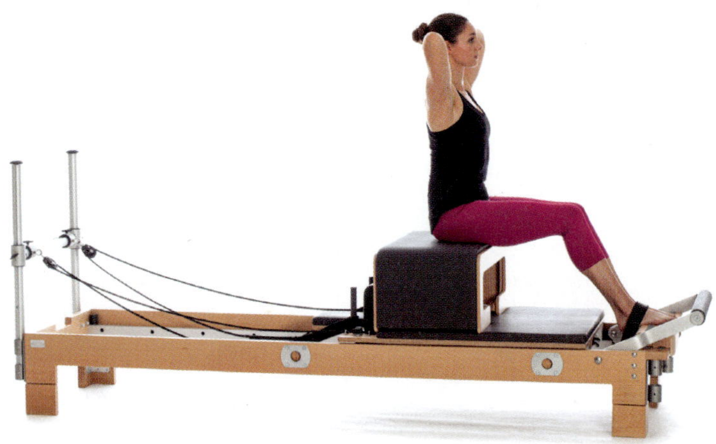

준비자세. 풋바를 낮은 위치에 놓습니다. 박스 앞쪽에 몸통을 세우고 앉아 발을 엉덩이 너비로 풋 스트랩 아래에 넣습니다. 손은 뒤통수에 둡니다. 다리를 구부려 안정적으로 유지합니다. 운동을 하면서 하체를 사용하지 않도록 노력해야 합니다.

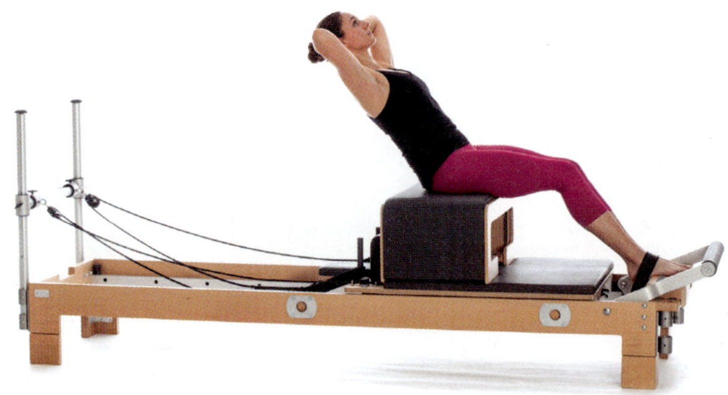

들이쉬기. 몸통과 골반을 함께 움직여 뒤로 기울입니다.

이미지화 하기

문이 살짝 열렸다가 다시 닫히는 이미지를 연상해 보세요. 이는 올바르게 움직이는 자세를 만드는데 도움이 됩니다.

- 배근과 등 폄근을 동시에 협력-수축합니다.
- 골반과 몸통을 하나처럼 함께 움직여 엉덩관절에서 앞·뒤로 기울어 집니다.
- 머리를 척추 정렬에 맞춥니다.

난이도 높이기

막대기를 잡고 팔을 머리 위로 올린 자세로 리포머: 숏박스-플랫 백(Reformer: Short Box-Flat Back)을 할 수 있습니다. 이 자세는 지렛대가 굉장히 길어져 난이도가 더 높습니다.

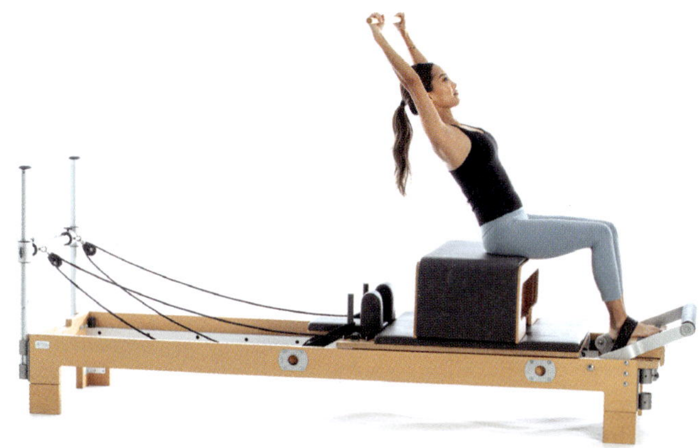

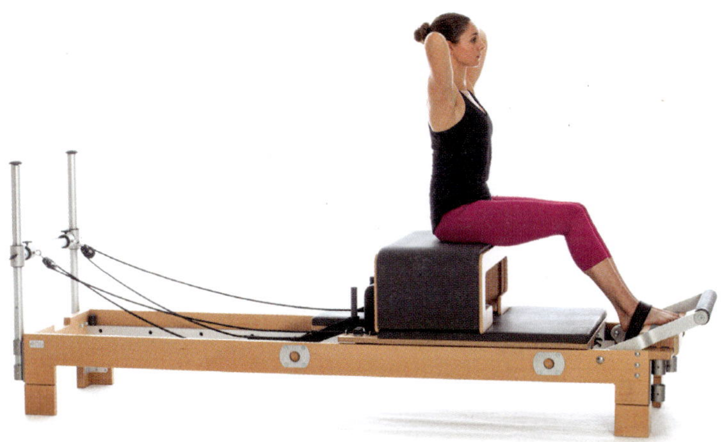

내쉬기. 몸통을 일으켜 세워 시작자세로 돌아갑니다. 5회 반복합니다.

리포머

복부 운동
/Abdominal Work

중급 /INTERMEDIATE

롱박스—클라임 어 트리 / Long Box—Climb-a-Tree

근육 포커스

- Abdominals(배근)
- Back extensors (등 폄근)
- Hip flexors (엉덩관절 굽힘근)

목적

- Abdominals(배근) 강화
- 등 폄근과 엉덩관절 굽힘근의 조절 증진
- 뒤넙다리근과 등뼈 유연성 향상

저항
RESISTANCE

약 중 강

기존 형태의 클라임 어 트리 동작은 숏박스에서 이루어지지만, 저는 롱박스에서 진행하길 추천합니다. 롱박스(박스를 캐리지에 세로로 둡니다)를 통해 허리에 더 많은 지지를 받을 수 있고 등 부위에 더 좋은 스트레치를 만들 수 있습니다. 롱박스에서는 더 많은 사람들이 운동할 수 있고 허리에 가해지는 과도한 압력을 만들어 내지 않으며 동작이 지니고 있는 이점을 더 크게 만들 수 있습니다. 숏박스에서 동작을 하면 힌지 포인트(척추와 박스 사이에서 만들어지는 움직임의 지점)가 허리의 중앙에 위치하고 허리뼈에 전단력을 일으킬 수 있습니다. 그러므로 저는 롱박스에서 움직임을 익숙하게 만들고 숏박스에서 시도하는 것을 추천합니다.

다리를 뻗을 때 등 폄근(back extensors)을 활성화하여 몸통을 가능한 똑바로 세우고 뒤넙다리근(hamstrings)이 최대한 늘어날 수 있도록 합니다. 허리에 가해지는 과도한 압박을 줄이기 위해 운동하는 동안 지속적으로 복부 수축이 일어나야 합니다. 특히 팔로 원을 그리는 단계에서 중요합니다. "나무" (다리)를 타고 오르 내릴 때 복부를 활성화하면서 몸통을 깊게 굽히기 위해 노력합니다. 오르내리는 구간에서 움직이는 동안 박스와 수직이 되도록 다리를 곧게 뻗으려고 하는 것이 중요합니다. 다리가 충분히 높게 뻗고 있지 않으면 허리에 과도한 부하를 가할 수 있으며 과도한 허리 앞굽음이 일어날 수 있습니다. 다리를 적절히 뻗지 못하는 현상은 주로 뒤넙다리근이 뻣뻣할 때 발생하며, 엉덩 굽힘근(hip flexors)이 약하고 복부의 지지력이 부족한 경우가 함께 동반될 수 있습니다. 이와 반대로 다리를 수직선상을 넘어 뻗게 되면 다리에 매달리게 됩니다. 이런 현상은 뒤넙다리근이 매우 유연할 때 발생합니다.

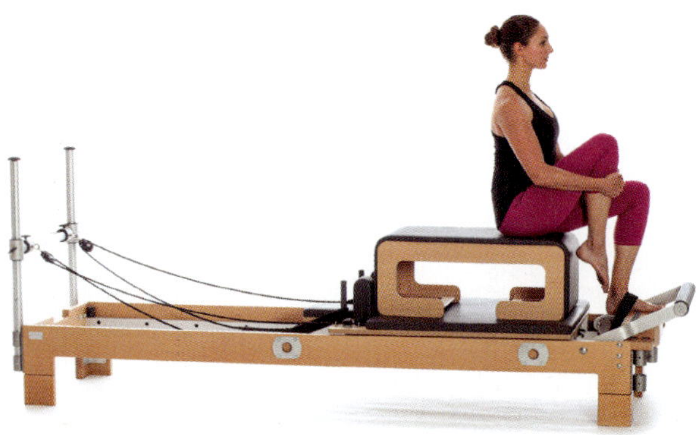

준비자세. 풋바를 낮은 위치에 놓습니다. 박스 앞쪽에 몸통을 세우고 앉아 발을 엉덩이 너비로 풋 스트랩 아래에 넣습니다. 한 발을 풋 스트랩에서 빼내어 다리를 구부려 무릎 아래를 잡고 허벅지를 가슴 쪽으로 당깁니다.

내쉬기. 허벅지를 가슴 쪽으로 3번 pulse를 합니다. Pulse를 할 때마다 등을 길게 만들어 몸통을 세웁니다.

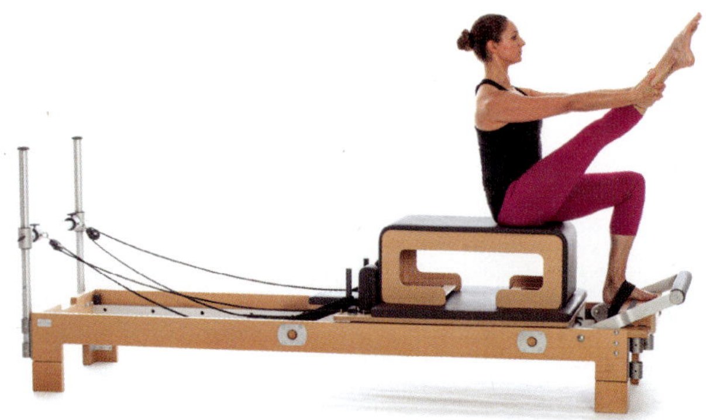

들이쉬기. 발목을 잡고 등을 가능한 곧게 유지하면서 다리를 뻗습니다.

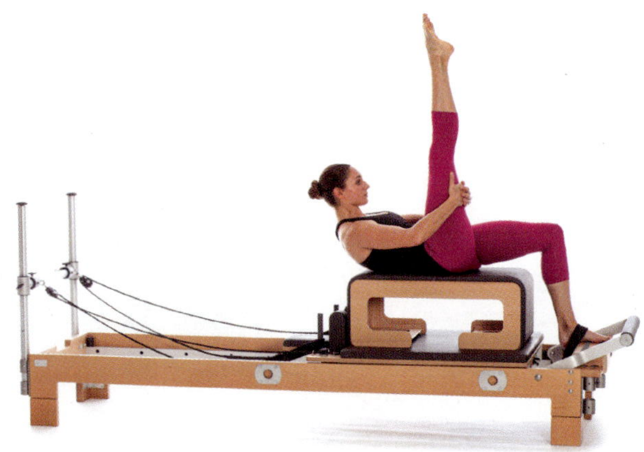

내쉬기. 손을 집으면서(손을 3번 집습니다) 다리를 타고 내려갈 때 몸통을 둥글게 만들어 박스를 향해 낮아집니다. 위로 뻗은 다리는 박스에서 수직 위치로 만들어 안정적으로 유지합니다.

이미지화 하기

나무를 타고 오르내리는 모습을 상상합니다. 가능한 깊고 큰 몸통 굽힘을 만들어 다리와 몸통을 가깝게 유지합니다. 이때 다리는 천장을 향해 뻗어 진 상태로 견고하고 안정적이어야 합니다.

- 등 폄근을 활성화해서 등을 펴고 앉아 움직이기 시작합니다.
- 다리를 타고 내리는 "climbing" 구간에서 몸통 굽힘에 집중합니다.
- 배근을 지속적으로 활성화합니다. 특히, 팔로 원을 그리는 구간에서 갈비뼈가 앞으로 튀어나오지 않게 하기 위해 집중합니다.

난이도 낮추기

운동의 첫 부분은 기존 운동과 동일합니다. 몸통을 박스로 낮춘 후 박스 위로 등을 아치 모양을 만들어 숨을 마시는 동안 팔로 원을 그리는 동작 대신에 허리를 박스로 지그시 눌러(imprint)서 몸통을 안정적으로 유지하며 팔을 바닥과 평행하게 앞으로 뻗습니다. 손은 다리 뒤를 잡은 후 다리를 타고 올라오며 기존 운동처럼 운동을 마무리합니다.

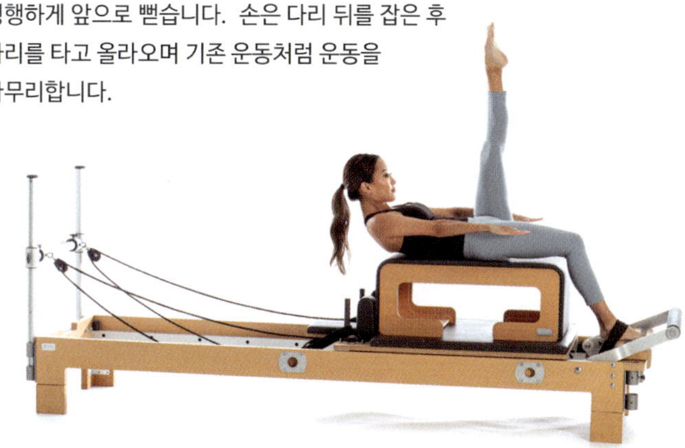

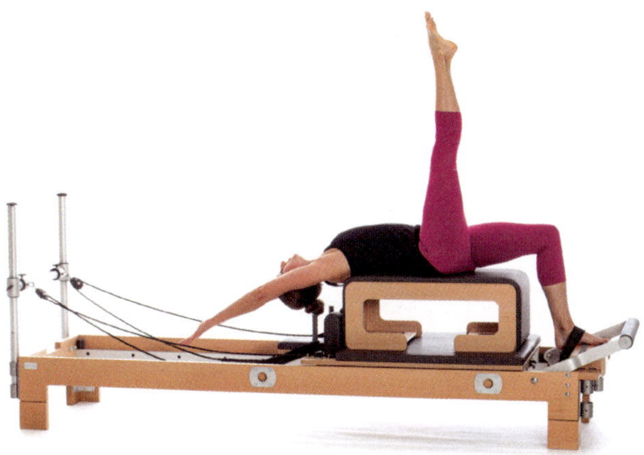

들이쉬기. 팔을 머리 위로 뻗어 중간-상부 등이 박스 뒤로 아치를 그리며 넘어간 후 팔은 몸의 측면쪽으로 큰 원을 그립니다.

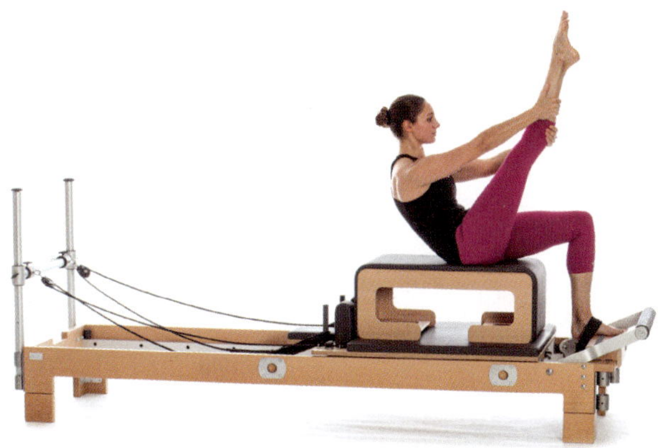

내쉬기. 몸통 굽힘을 만들고 손을 다리 뒤로 잡습니다. 몸통 굽힘을 유지하며 다리를 타고 올라갑니다(손으로 3회 집는다).

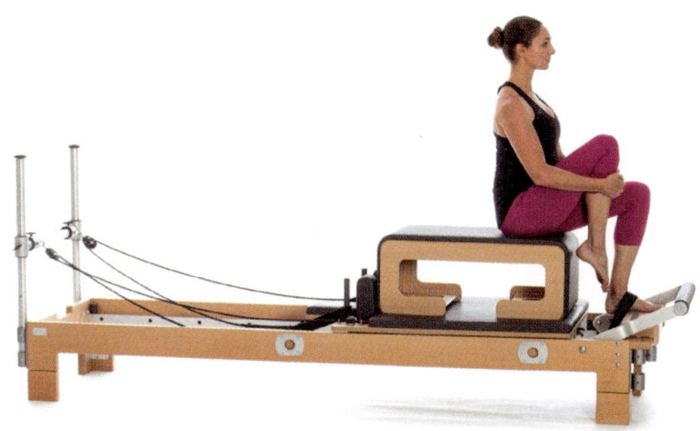

들이쉬기. 다리가 곧게 뻗어진 상태에서 척추를 폅니다.

숨을 들이쉬면서 다리를 구부리고 몸통을 세워 앉습니다. 시작자세로 돌아갑니다. 5~6회 반복 후 다리를 바꿔 진행합니다.

백스트로크 / Backstroke

근육 포커스

- Abdominals(배근)

목적

- 배근 강화
- 허리-골반 안정화 발달
- 어깨관절과 엉덩관절 가동성 발달

저항
RESISTANCE
약 중 강

리포머: 백스트로크(Reformer: Backstroke) 운동은 높은 협응력과 강한 힘이 필요한 복잡하고 난이도가 높은 동작입니다. 박스에 누워 있는 자세와 스트랩의 저항으로 인해 배근(abdominals)이 많은 일을 합니다. 복부 근력이 부족하면 허리에 스트레스를 가할 수 있으며 머리 정렬이 정상 위치에서 벗어나면 목에 부담이 될 수 있습니다. 팔과 다리를 각각 움직일 때 몸통이 안정적이고 가장 좋은 위치에 머리를 정렬하는 것이 이 운동을 성공적으로 수행하는 데 가장 중요한 요소입니다. 매트 또는 스트랩 없이 박스에서 먼저하는 것이 도움이 됩니다. 저항은 협응력이 좋고, 근육을 적절히 동원하며 충분한 힘이 있을 때 추가합니다. 시선은 운동을 하는 동안 앞쪽을 향하며 팔이 천장을 향해 펴진 후 원을 그리는 동안 팔을 따라가지 않습니다. 잘못된 시선처리는 매우 흔히 하는 실수입니다.

이미지화 하기

몸통이 견고하고 안정적인 로잉 보트라고 상상합니다. 다리와 팔은 몸통에서 독립적으로 원을 그리며 움직이는 배의 노 모습으로 생각합니다. 원을 그린 다음 잠시 멈춰서 다리를 모아 팔의 위치와 함께 몸을 유선형 자세로 만듭니다. 이 순간이 힘차게 노를 젓고 난 뒤에 물 위를 가로질러 미끄러지는 보트처럼 느껴지는 지점이 됩니다.

- 시선은 항상 정면을 향합니다.
- 머리는 척추와 정렬을 맞춰 몸통을 가장 깊고 크게 굽힘을 만들어 유지합니다.
- 팔과 다리를 같은 속도로 움직입니다.

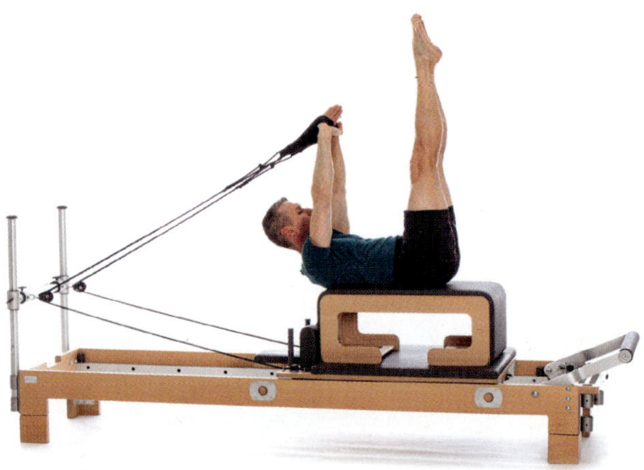

준비자세. 풋바를 바라보며 롱 박스 위에 어깨뼈의 아랫부분이 박스의 가장자리에 닿도록 눕습니다. 몸통을 들어 올려 척추를 최대한 굽히고 다리는 테이블탑 자세로 만듭니다. 양손으로 주먹을 쥐거나 손가락을 펴서 스트랩을 하나씩 잡고 손바닥은 천장을 향하며 팔꿈치는 바깥쪽으로 향합니다. 양손은 복장뼈 위에 위치하고 시선은 앞쪽을 향합니다.

들이쉬기. 팔과 다리를 천장을 향해 곧게 뻗습니다(박스에서 수직).

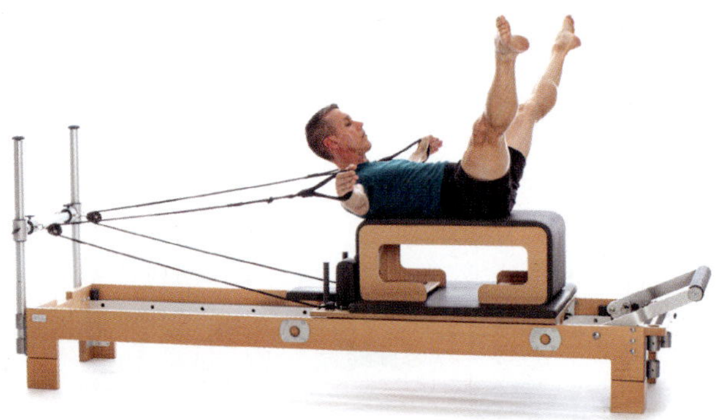

숨을 마시면서 팔과 다리를 옆으로 벌립니다.

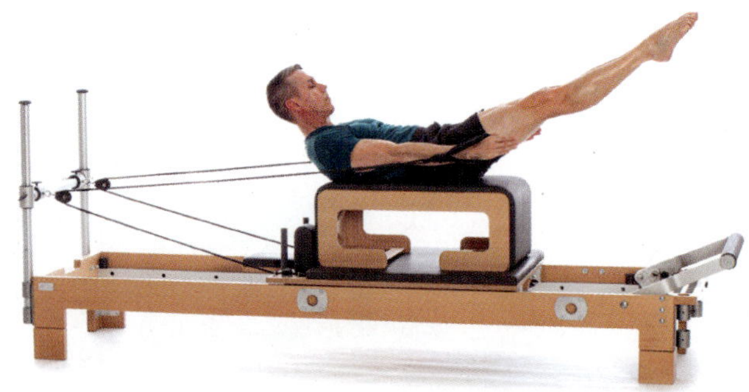

내쉬기. 다리를 모으고 팔을 몸 옆으로 가져옵니다. 이 자세에서 잠시 멈춘 후 다리를 평행하게 회전하고 팔과 다리를 동시에 구부립니다. 시작 자세로 돌아갑니다. 5회 반복합니다.

앱도미널 위드 레그 인 스트랩 / Abdominals With Legs in Straps

리포머

복부 운동
/Abdominal Work

중급 /INTERMEDIATE

근육 포커스

- Abdominals(배근)
- Hip flexors
(엉덩관절 굽힘근)

목적

- 배근과 엉덩관절 굽힘근의 강화
- 허리-골반 안정화 발달

저항
RESISTANCE

약 중 강

몸통을 안정화하고 엉덩관절을 분리해서 사용하는 개념에 대한 이해는 운동을 적절히 수행하는 데 미리 알고 있어야 하는 중요한 조건입니다. 챕터 후반에 있는 리포머: 스쿠터(Reformer: Scooter)와 니 스트레치-라운드 백(Knee Stretch—Round Back) 운동을 아직 배우지 않았다면 두 개의 운동을 해볼 것을 추천합니다. 두 동작에서 숙지한 움직임 패턴을 적용할 수 있습니다. 이 동작은 본질적으로 니 스트레치-라운드 백(Knee Stretch—Round Back)을 누운 자세에서 수행하는 것입니다.

엉덩 굽힘근(Hip flexor)에 상당히 큰 부하가 가해지기 때문에 이 운동은 척추에 위험한 스트레스를 줄 수 있습니다. 특히, 배근(Abdominals)이 중요한 역할을 하는 허리-골반 안정화가 부족하다면 매우 어려운 동작이 됩니다. 엉덩관절 굽힘근과 배근의 적절한 근력 비율을 만드는 것이 매우 중요합니다. 만약 엉덩관절 굽힘근이 배근보다 더 큰힘을 가지고 있다면, 허리에 과도한 부하를 일으킬 수 있습니다.

엉덩 굽힘근 중 다관절 근육인 넙다리곧은근(Rectus femoris)과 단관절 근육인 허리근(psoas)과 엉덩허리근(iliopsoas)을 명확히 구분해야만 합니다. 운동의 목적은 허리근과 엉덩허리근에 중점을 두어야 하는데 넙다리곧은근이 더 많이 사용되곤 합니다. 허리근과 엉덩허리근을 사용하기 위해서 움직임은 다리가 아니라 골반그릇의 깊은 곳에서 시작된다고 느낍니다. 다리에 무게가 거의 없고 배근이 다리를 안으로 당긴다는 상상이 도움이 되기도 합니다(실제로는 배근은 안정화를 만들 뿐이며 움직임을 만드는 역할은 엉덩관절 굽힘근입니다).

이미지화 하기

두 개의 이미지를 함께 상상합니다: 깊고 움푹 파인 그릇의 형태를 만들고 있는 배근(abdominals)은 캐리지에 고정되어 있고 다리는 안과 밖(몸을 향해 "안"으로 들어오는 구간에 더 집중합니다)으로 펌핑하는 피스톤 같이 움직입니다. 양발은 눈높이로 유지하고 수평선을 따라 움직입니다.

- 무릎을 이마 쪽으로 당깁니다
- 발은 수평선상으로 움직이며 발을 아래로 내리거나 무릎을 과하게 구부리지 않도록 합니다.
- 허리로 캐리지를 지그시 누르며(imprint) 허리-골반을 안정적으로 유지합니다.

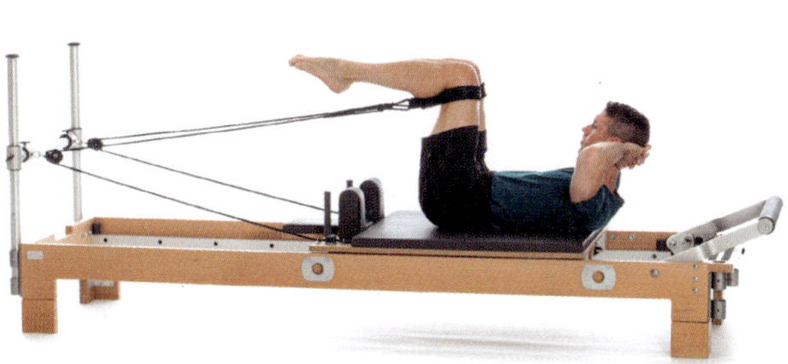

준비자세. 풋바를 낮은 위치에 놓습니다. 뒤통수가 풋바를 향하며 매트: 체스트 리프트(Mat: Chest Lift) 자세로 바로 눕습니다. 골반이 숄더 레스트에서 얼마나 떨어져 있어야 하는지 결정하려면 팔을 숄더 레스트를 향해 뻗어 손가락 끝으로 숄더 레스트를 만져봅니다. 스트랩에 다리를 끼워 무릎 위쪽에 걸고 다리를 테이블탑 자세로 만듭니다. 몸통을 앞으로 굽힌 상태로 유지하고 양손은 뒤통수에 둡니다.

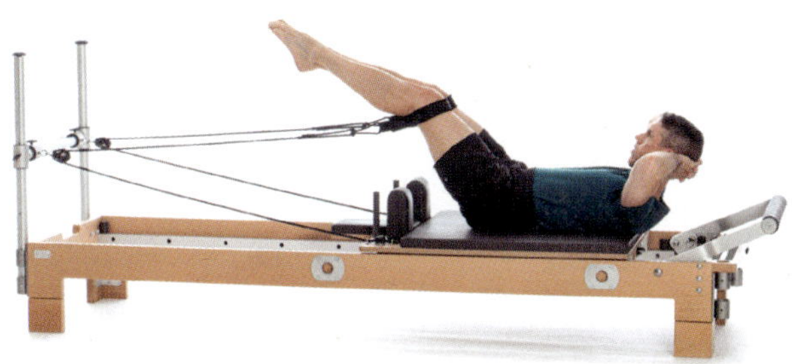

들이쉬기. 스트랩은 약간의 장력을 유지한 상태로 다리를 최대한 곧게 뻗습니다. 허리-골반을 안정적으로 유지하며 수평선을 따라 발이 미끄러집니다.

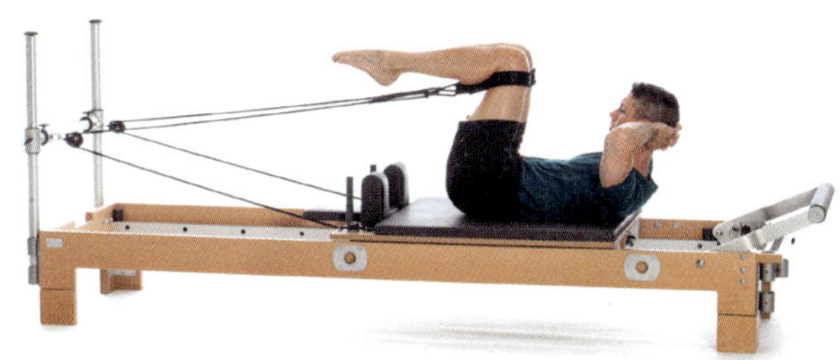

내쉬기. 허벅지를 테이블탑 위치를 넘어(엉덩관절 약100° 정도)가슴 쪽으로 당깁니다. 5~10회 반복합니다.

중급 /INTERMEDIATE

근육 포커스

- Abdominal obliques (배빗근)
- Hip flexors (엉덩관절 굽힘근)

목적

- 배빗근과 엉덩관절 굽힘근의 강화
- 허리-골반 안정화 발달

서항
RESISTANCE
약 중 강

앱도미널 위드 레그 인 스트랩 위드 로테이션 / Abdominals With Legs in Straps With Rotation

리포머: 앱도미널 위드 레그 인 스트랩(Reformer: Abdominal With Legs in Straps) 동작과 비슷하지만 몸통 회전이 추가되었습니다. 회전 요소는 골반을 안정적으로 유지하는 것을 더 어렵게 만들고, 배빗근(Abdo-minal Oblique)을 더 많이 사용하게 합니다. 상체는 하나가 되어 움직여야 하며 팔꿈치는 단단히 안정되어 밖으로 향합니다. 척추뼈들의 회전은 주로 등뼈에서 일어나지만 상체가 하나로 함께 움직이는 동안 하체는 안정적이기 때문에 움직임이 허리 부분에서 나타나는 감각을 느낍니다. 몸을 디스크로 생각해 봅니다. 하부 디스크(골반)는 안정적이며 상부 디스크(몸통)는 중심 주변에서 회전합니다. 매트: 체스트 리프트 위드 로테이션(Mat: Chest Lift With Rotation)과 크리스 크로스(Mat: Criss-Cross) 동작을 먼저 숙지한 후 동작을 연습하는 것을 추천합니다.

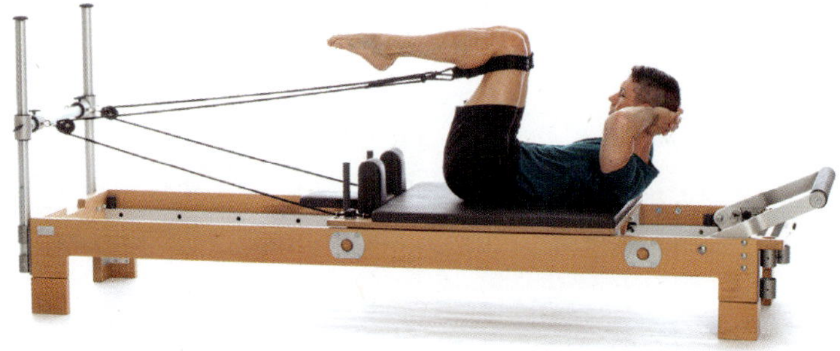

준비자세. 풋바를 낮은 위치에 놓습니다. 뒤통수가 풋바를 향하며 매트: 체스트 리프트 자세로 바로 눕습니다. 골반이 숄더 레스트에서 얼마나 떨어져 있어야 하는지 결정하려면 팔을 숄더 레스트를 향해 뻗어 손가락 끝으로 숄더 레스트를 만져봅니다. 스트랩에 다리를 끼워 무릎 위쪽으로 걸고 다리를 테이블탑 자세로 만듭니다. 몸통을 앞으로 굽힌 상태로 유지하고 양손을 뒤통수에 둡니다.

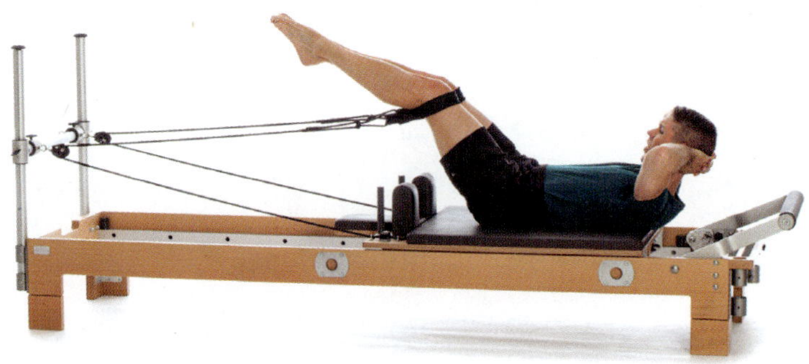

들이쉬기. 스트랩에 약간의 장력을 유지한 상태로 다리를 최대한 곧게 뻗습니다. 허리-골반을 안정적으로 유지하며 수평선을 따라 발이 미끄러집니다.

이미지화 하기

리포머: 앱도미널 위드 레그 인 스트랩(Reformer: Abdominal With Legs in Straps)과 마찬가지로 깊고 움푹 파인 그릇의 형태를 만들고 있는 복부와 엔진의 피스톤처럼 움직이는 다리를 생각합니다. 다리가 몸을 향해 "안"으로 들어오는 움직임에 집중합니다.

- 몸통을 가쪽 굽힘시키는 것이 아니라, 몸통을 회전합니다.
- 몸통을 좌·우로 회전할 때 몸통은 최대로 굽힌 상태를 유지합니다.
- 회전하는 동안 어깨뼈 아래쪽을 캐리지에 닿지 않게 합니다.
- 팔꿈치를 넓고 안정적으로 유지하며 어깨의 긴장을 풉니다.
- 허리-골반의 안정성을 유지합니다.

난이도 낮추기

일반적으로 과도한 회전을 만들려고 할 때 회전보다는 가쪽 굽힘을 더 많이 하게 됩니다. 또한 허리가 캐리지에서 떨어지기 시작하고 등 근육은 과도하게 활성화되고 배근의 활성화는 저하됩니다. 가장 좋은 움직임을 일으키는 자세를 만들기 위해서 팔을 사용하는 것을 추천합니다. 손을 허벅지 뒤에 둡니다. 다리를 안으로 당기며 상체를 회전하고 팔을 구부려 몸통을 무릎 쪽으로 당깁니다. 손은 어깨 높이에 맞춰 정렬이 이뤄지기 때문에 회전을 하는 동안 하나의 손은 다른 손보다 높게 있게 됩니다. 다리가 펴지고 몸통이 중앙으로 돌아올 때 손을 허벅지 뒤에 두고 팔의 도움을 받아 몸통을 일정한 높이로 유지합니다. 번갈아가며 진행합니다.

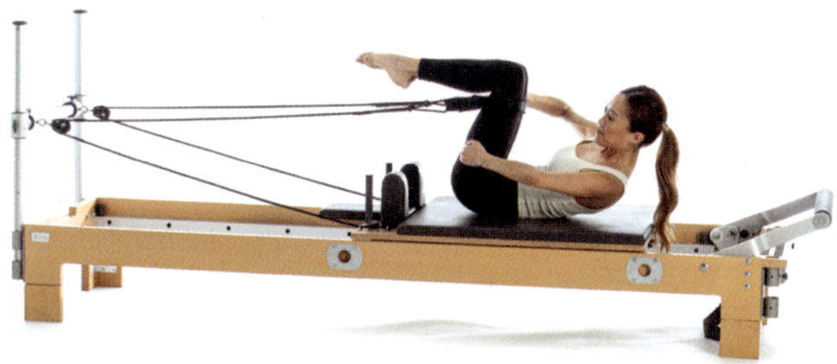

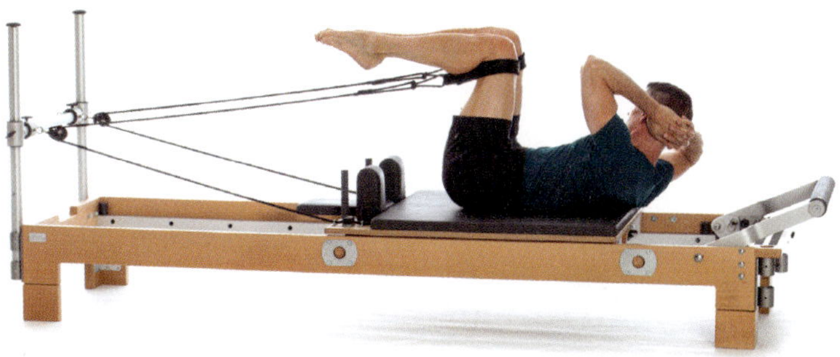

내쉬기. 허벅지를 테이블탑 위치를 넘어(엉덩관절 약 100° 정도) 가슴 쪽으로 당김과 동시에 몸통을 한쪽으로 회전하여 위쪽 어깨를 무릎 쪽으로 가져옵니다.

들이쉬기. 다리를 펴면서 몸통이 중앙으로 돌아올 때 수평선을 따라 발이 미끄러지듯이 움직이면서 반대쪽 회전을 준비합니다.

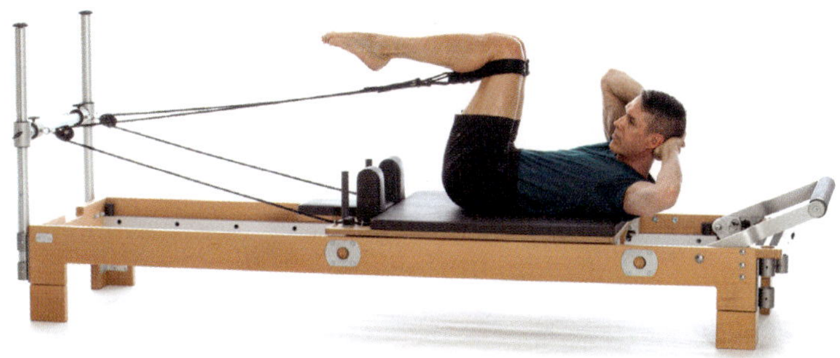

내쉬기. 허벅지를 가슴 쪽으로 당기는 동시에 몸통을 반대쪽으로 회전하여 위쪽 어깨를 무릎 쪽으로 가져옵니다. 양쪽을 번갈아 가면서 진행하고, 다리를 뻗어 상체를 중앙으로 가져온 후 회전을 합니다. 5~10회 반복합니다.

엉덩관절 운동
Hip Work

엉덩관절은 특별하게 다뤄져야 하기 때문에 따로 분리하여 블록을 만들었습니다. 엉덩관절은 골반과 가까운 곳에 위치하고 있으며 위 · 아래 운동 사슬 전반에 걸쳐 전신에 영향을 미칩니다. 또한 골반이 움직이는데 상당한 영향을 미칩니다. 엉덩관절은 보행할 때, 계단을 오르내리고, 의자에 앉거나, 일어서는 등 많은 일상 생활에 걸쳐 중요한 역할을 합니다. 수많은 근육 그룹들이 엉덩관절에 움직임을 일으키고 영향을 미치기 때문에 불균형이 발생되기 쉽습니다.

예를 들어, 엉덩관절을 지지하고 골반 정렬에 매우 핵심적인 역할을 하는 중간볼기근(gluteus medius)은 다른 볼기근(gluteal muscles)에 비해 상대적으로 약해지기 쉽습니다. 대부분의 사람들이 하루에 많은 시간을 앉아서 생활하는 현대적인 생활방식으로 인해 엉덩관절 굽힘근(hip flexors)은 짧아지는 반면, 엉덩관절 폄근(hip extensor)이 상대적으로 약해지기 쉽습니다. 이 부위의 근육 불균형은 사이클링, 달리기 등 고도로 반복적인 동작이 포함된 활동과 고관절이 대부분 외회전 되어 움직이는 댄스(특히 클래식 발레)로 인해 더욱 악화됩니다.

엉덩관절 운동 블록에서 강조되는 개념은 ***엉덩관절 분리(hip disassociation)***입니다. 엉덩관절 분리란 골반 주변은 완전히 안정적인 상태에서 엉덩관절이 부드럽고 자연스럽게 이어지는 움직임을 수행하는 것입니다. 분리가 의미하는 개념을 이해하는 것은 엉덩관절뿐만 아니라, 어깨관절과 같은 몸의 다른 부분에서도 중요합니다.

엉덩관절은 냄비 안에 있는 큰 수저로 볼 수 있습니다. 원을 그리며 수저로 냄비를 둥글게 젓는 모습은 엉덩관절을 동원해서 움직일 때 나타나는 부드러운 움직임과 비슷합니다. 근육의 균형은 매우 중요하기 때문에 이미지를 잘 선택하면 다양한 근육 그룹을 움직이고 안정화시키는 복잡한 과정을 마스터하는 데 도움이 될 수 있습니다.

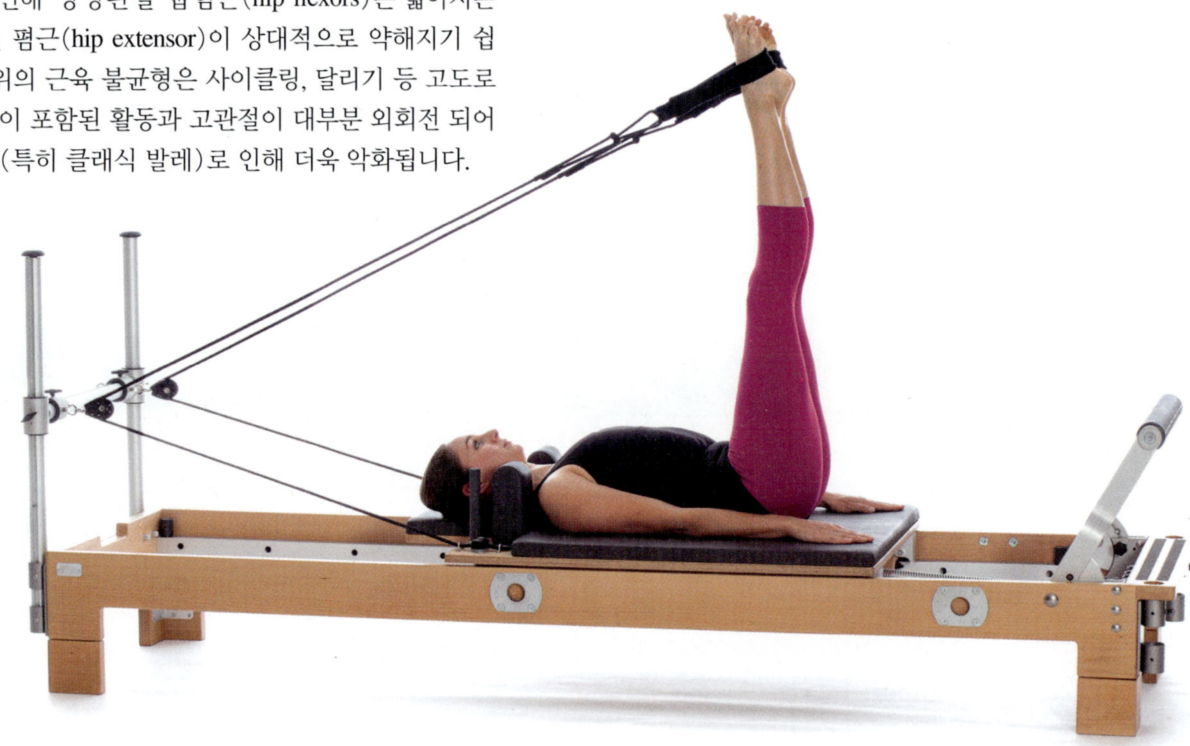

프로그 / Frog

리포머: 프로그(Reformer: Frog) 운동은 리포머: 토우(Toes) 자세와 비슷합니다. 다리에서 처음 보여지는 기본 동작과 몸통 및 골반 안정화와 정렬은 두 동작 모두 똑같습니다. 그러나 리포머: 프로그(Reformer: Frog) 동작에서 중점을 두는 부분은 엉덩관절 모음근(Hip adductors)과 더불어 무릎 폄근(Knee extensor)과 엉덩관절 폄근(Hip extensors)입니다. 엉덩관절 운동 블록에 있는 모든 운동들과 마찬가지로 리포머: 프로그(Frog)는 발이 안정적인 풋바 대신에 스트랩에 있기 때문에 골반 안정화를 하는데 높은 수준의 능력이 필요합니다. 가벼운 저항은 근력을 키우는 목적이 아니라 안정화를 위한 목적으로 선택할 수 있습니다. 저항이 가벼울수록 동작을 더 많이 반복할 수 있기 때문에 엉덩관절 모음근과 엉덩관절 폄근과 같은 약해지기 쉬운 근육 그룹들을 더 쉽게 사용할 수 있게 합니다. 저항이 높게 되면 일반적으로 더 크고 강한 넙다리네갈래근이 움직임을 만들고 허리-골반의 안정성을 만드는 근육들은 근활성도가 낮아지게 됩니다.

이미지화 하기

운동에서 나타나는 역동성은 상대적으로 느리지만 점프하는 개구리 이미지가 잘 어울립니다. 다리 사이에 풍선을 잡고 있다고 생각하며 무릎을 펼 때 다리를 모아 풍선을 누르는 동작에 중점을 둡니다. 풍선을 누르는 동작은 엉덩관절 모음근의 활성화와 무릎 폄근이 과활성화되는 것을 막아줍니다.

- 허리-골반 안정성을 유지합니다.
- 골반의 뒤쪽 기울기를 만들거나 꼬리뼈가 바닥에서 떨어지지 않도록 무릎을 90°까지만 구부립니다.
- 다리를 완전히 뻗지 못하더라도 움직이는 동안 뒤꿈치를 서로 누릅니다.
- 수평선을 따라 뒤꿈치를 움직입니다.

근육 포커스

- Hip adductors (엉덩관절 모음근)
- Hamstrings(뒤넙다리근)
- Quadriceps (넙다리네갈래근)

목적

- 엉덩관절 모음근과 엉덩관절 폄근 및 무릎 폄근의 조절 증진
- 허리-골반 안정화 발달

저항
RESISTANCE
약 중 강

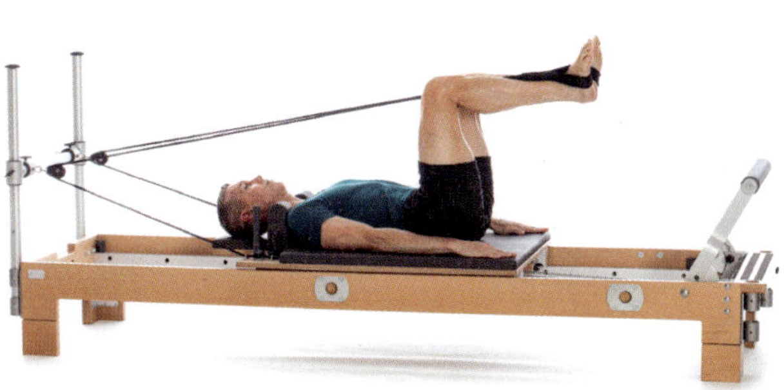

준비자세. 척추를 중립자세로 만들어 천장을 바라보며 눕습니다. 발을 스트랩에 끼우고 엉덩관절을 가쪽돌림하여 무릎을 90°까지 구부립니다. 발을 발등굽힘하고 뒤꿈치를 모아 준비합니다.

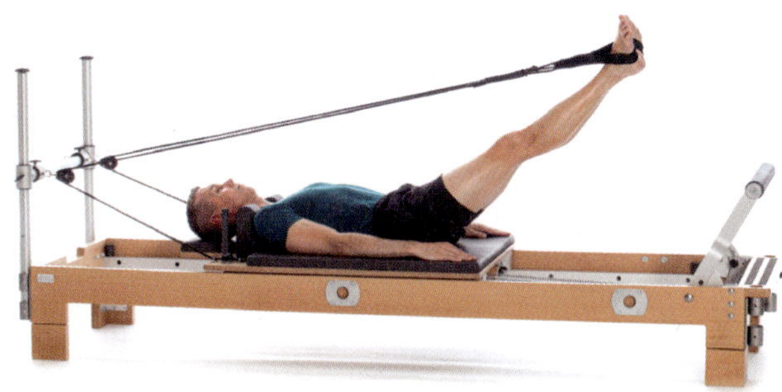

내쉬기. 뒤꿈치를 수평선에 따라 움직이며 바닥과 평행하게 다리를 뻗습니다. 다리는 캐리지에서 약 45° 정도 높이의 대각선상에 놓습니다.

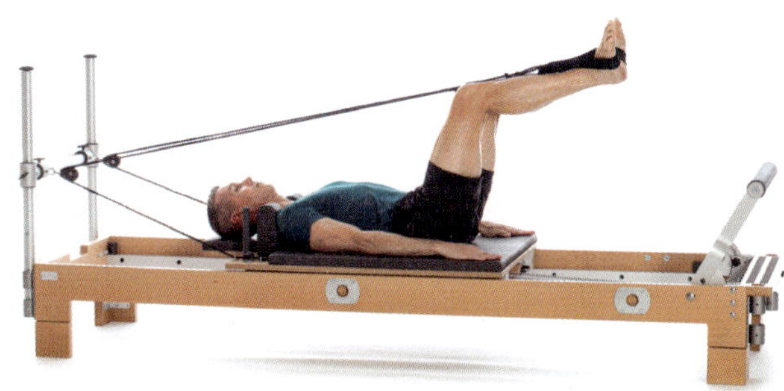

들이쉬기. 무릎을 구부립니다. 시작자세로 돌아옵니다. 10회 반복합니다.

힙 서클 다운 / Hip Circle Down

근육 포커스

- Hip adductors (엉덩관절 모음근)
- Hamstrings(뒤넙다리근)

목적

- 엉덩관절 모음근과 엉덩관절 폄근의 조절 증진
- 엉덩관절 가동성 발달
- 허리-골반 안정화 발달

저항
RESISTANCE
약 중 강

리포머: 힙 서클 다운(Reformer: Hip Circle Down) 운동은 엉덩관절 분리를 강조하며 상당한 기술을 필요로 합니다. 또한 엉덩관절 모음근(Hip adductors)을 더 많이 활성화해서 움직임을 조절하고 정확하게 수행할 수 있도록 집중합니다. 무릎을 살짝 구부리면 넙다리네갈래근(quadriceps)의 사용을 줄일 수 있으며 엉덩관절 모음근과 뒤넙다리근을 더 사용하는데 도움이 될 수 있습니다. 운동 중에 특정한 지점에서 뒤넙다리근이 엉덩관절 모음근보다 더 큰 힘을 발휘하게 되는데 움직임에서 나타나는 자연스러운 현상이기도 하고, 대부분의 사람들이 뒤넙다리근을 더 익숙하게 사용해서 뒤넙다리근이 더 발달되어 있기 때문이기도 합니다. 골반을 안정적으로 유지하며 중립자세에서 엉덩관절 모음근과 뒤넙다리근의 균형 잡힌 근육 활성화를 만듭니다. 가벼운 스프링(1-1.5 스프링) 사용을 추천합니다. 가벼운 스프링은 허리-골반 안정화와 고관절 분리를 더 강화할 것입니다. 그러나 좋은 조절력을 갖추게 된 후에는 저항을 증가시켜 근육 조절력에서 근력 강화로 목표를 이동시킬 수 있습니다. 또한 운동 범위도 증가시킬 수가 있는데, 이는 운동을 더 어렵게 만듭니다. 매우 유연한 사람들은 움직임의 범위를 제한하는 것이 도움이 될 수 있습니다. 같은 개념이 리포머: 힙 서클 업 앤 오프닝(Reformer: Hip Circle Up and Opening)에 적용됩니다.

이미지화 하기

공중에서 발로 이상적인 원 모양(두 개의 완전한 원이 아닌 서로 가까운 위치에 놓여 있는 두 개의 반원)을 그리는 모습을 상상합니다. 다리를 중앙선에 맞춰 끌어내린 다음 다리가 벌어지며 반원을 그립니다. 수직선상에서 다리를 다시 모읍니다. 원의 크기는 움직임을 조절할 수 있는 능력이 더 좋을수록 크게 그릴 수 있습니다. 움직임은 자연스럽고 유연하게 흐르는 듯해야 하며 다리로 그리는 선들은 부드럽게 이어져야 합니다.

- 엉덩관절 모음근을 최대한 사용합니다.
- 운동 속도를 일정하게 유지하며 움직임은 부드럽고 제한되지 않습니다.
- 허리-골반 안정성을 유지합니다.

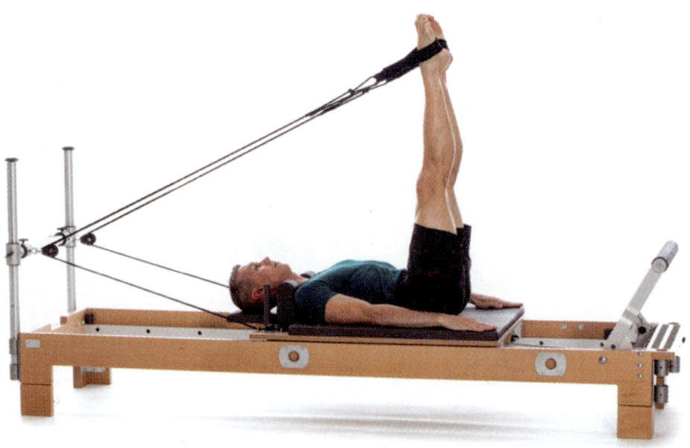

준비자세. 척추 중립자세로 천장을 바라보고 눕습니다. 발을 스트랩에 끼우고 골반을 기울이지 않은 상태로 다리는 수직자세(가능한 만큼)로 천장을 향해 뻗습니다. 엉덩관절을 바깥돌림하고 발은 발바닥굽힘을 합니다.

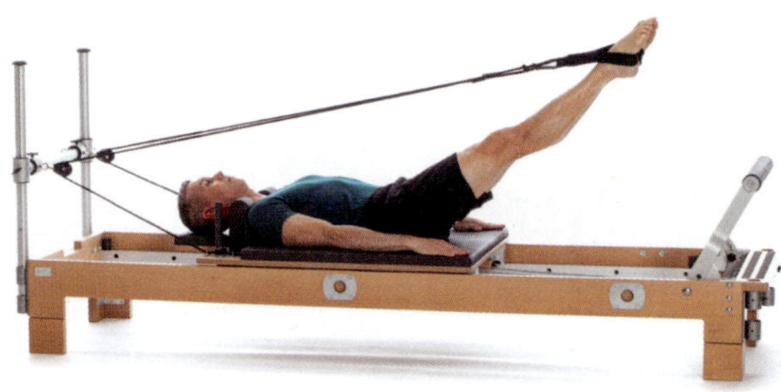

내쉬기. 다리를 중앙으로 곧게 내립니다.

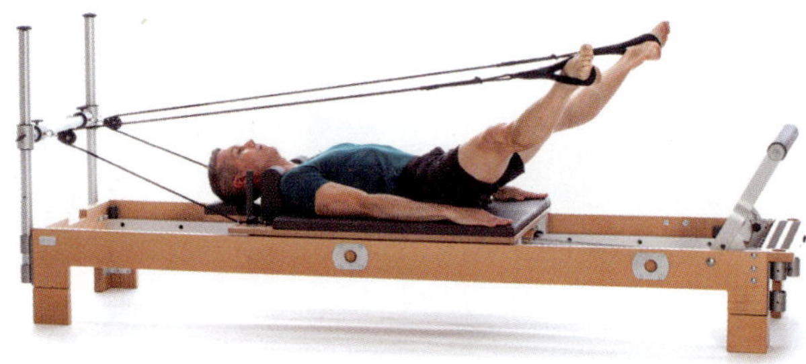

들이쉬기. 다리를 벌려 원을 그리고 수직 자세로 올립니다. 시작자세로 돌아옵니다. 10회 반복합니다.

힙 서클 업 / Hip Circle Up

리포머: 힙 서클 업(Reformer: Hip Circle Up) 운동은 리포머: 힙 서클 다운(Reformer: Hip Circle Down) 운동보다 모음근이 사용되는 느낌을 더 잘 느낄 수 있습니다. 모음근에 실리는 부하는 원을 그리며 다리를 모으는 동심성 수축이 일어나는 구간에서 명확히 느껴집니다. 리포머: 힙 서클 다운(Reformer: Hip Circle Down)에서는 다리를 벌려 원을 그리는 동안 스프링이 당기는 힘에 저항하면서 모음근이 편심성으로 작용합니다. 두 개의 운동에서 다리를 서로 모아 누르며 중앙선을 따라 위·아래로 움직일 때 모음근은 등척성으로 작용합니다.

이미지화 하기

발을 움직여 이상적인 원 모양(두 개의 완전한 원이 아닌 서로 가까운 위치에 놓여 있는 두 개의 반원)을 그리는 모습을 상상합니다. 더불어 넙다리뼈와 넙다리뼈 머리가 수저가 되어 엉덩관절이 끈적한 시럽이나 죽을 젓고 있는 큰 수저로 느껴보는 것도 도움이 될 수 있습니다. 큰 수저 이미지는 부드럽고 우아한 동작을 만들며 엉덩관절의 움직임을 자주 제한시킬 수 있는 긴장을 완화시켜줍니다. 엉덩관절의 움직임이 제한되어 있다면 이를 보상하기 위해 골반을 움직일 수 있다는 것을 주의합니다.

- 엉덩관절 모음근(Hip adductor)을 최대한 사용합니다.
- 운동 속도를 일정하게 유지하며 움직임은 부드럽고 제한되지 않습니다.
- 허리-골반 안정성을 유지합니다.

근육 포커스

- Hip adductors (엉덩관절 모음근)
- Hamstrings(뒤넙다리근)

목적

- 엉덩관절 모음근과 엉덩관절 폄근의 조절 증진
- 허리-골반 안정화 발달

저항 RESISTANCE

약 중 강

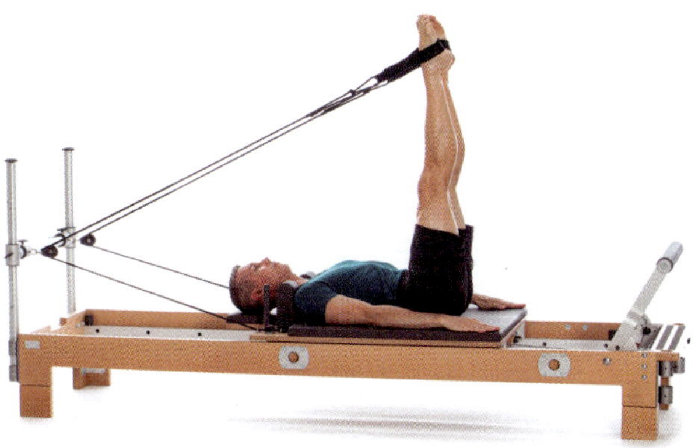

준비자세. 척추 중립자세로 천장을 바라보고 눕습니다. 발을 스트랩에 끼우고 골반을 기울이지 않은 상태로 다리는 수직자세(가능한 만큼)로 천장을 향해 뻗습니다. 엉덩관절을 바깥돌림하고 발은 발바닥굽힘을 합니다.

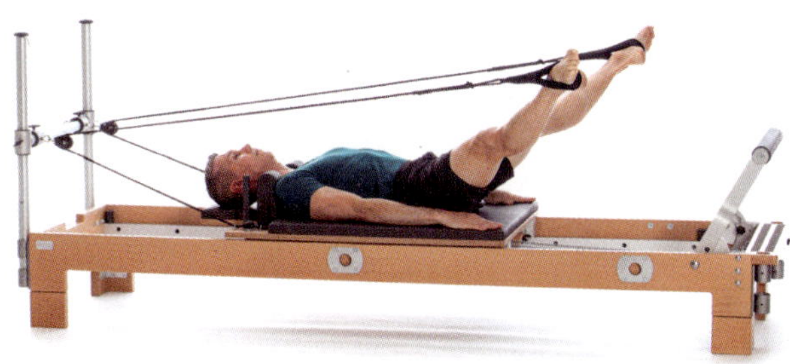

내쉬기. 다리를 옆으로 뻗어 원을 그리고 아래쪽 중앙에서 만납니다.

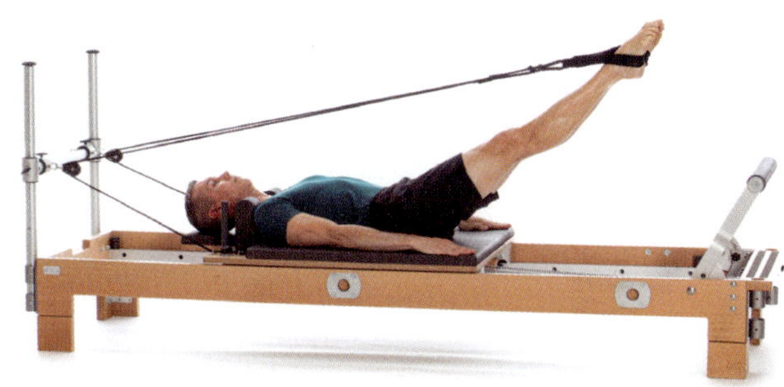

들이쉬기. 다리를 함께 붙이고 중앙선을 따라 수직으로 올립니다(가능한 만큼). 시작자세로 돌아갑니다. 10회 반복합니다.

리포머

엉덩관절 운동 /Hip Work

중급 /INTERMEDIATE

근육 포커스

- Hip adductor
  (엉덩관절 모음근)

목적

- 엉덩관절 모음근
  근력과 유연성 증진
- 허리-골반 안정화 발달

저항
RESISTANCE

약 중 강

오프닝 / Opening

이 운동은 고관절의 기능적 운동 범위(골반과 척추의 안정성 그리고 정렬을 온전하게 유지하면서 달성할 수 있는 최대 운동 범위)를 탐색하기 위한 최적의 위치에 신체를 배치하기 때문에 고관절 운동 시리즈에서 특히 중요한 부분입니다. 이 운동은 최대 범위에서 조절력을 키우고 근력을 강화할 수 있는데 이것은 춤, 피겨 스케이팅과 체조와 같은 활동에 특히 중요합니다. 최대 범위에서 움직이는 운동선수들은 주로 뛰어난 유연성을 지니고 있지만, 큰 운동 범위를 지지하기 위한 근력이 부족하기도 합니다. 이런 경우, 부상으로 이어질 수 있습니다. 운동 시 발이 수평 경로를 따라 움직여 바닥과 평행하게 반원을 그리고 다리를 벌릴 때 다리가 아래로 떨어지지 않는 것이 중요합니다. 조절력이 향상되면 근력을 강화하기 위한 목표로 근육 조직에 부하를 추가해서 저항과 움직임의 범위를 점진적으로 증가시킬 수 있습니다.

이미지화 하기

다리 사이에 큰 풍선을 두고 다리로 풍선을 누르는 상상을 합니다. 또한 수영장 바닥 물속에 누워 발이 물 표면에 닿은 상태에서 다리를 벌리고 모으는 상상도 발을 일정한 높이로 유지하는데 도움이 됩니다.

- 발을 바닥에서 일정한 높이로 유지합니다.
- 엉덩관절 모음근(Hip adductor) 운동 범위와 활성화를 최대화합니다.
- 허리-골반 안정성을 유지합니다.

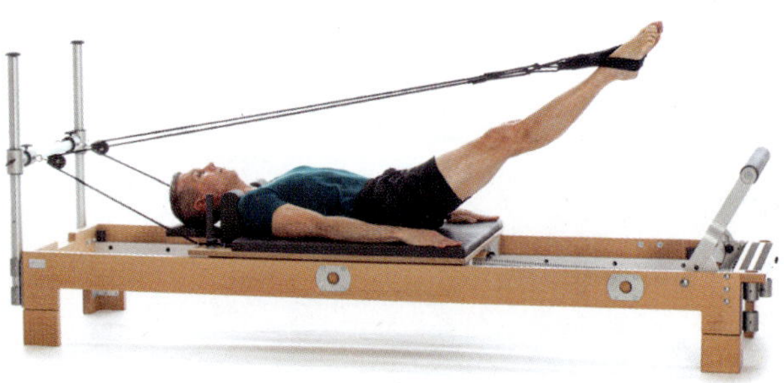

준비자세. 척추는 중립자세로 천장을 바라보고 눕습니다. 발을 스트랩에 끼우고 골반을 기울이지 않고 다리를 45° 선상으로 뻗습니다. 엉덩관절을 가쪽돌림하고 발을 발바닥 굽힘을 합니다.

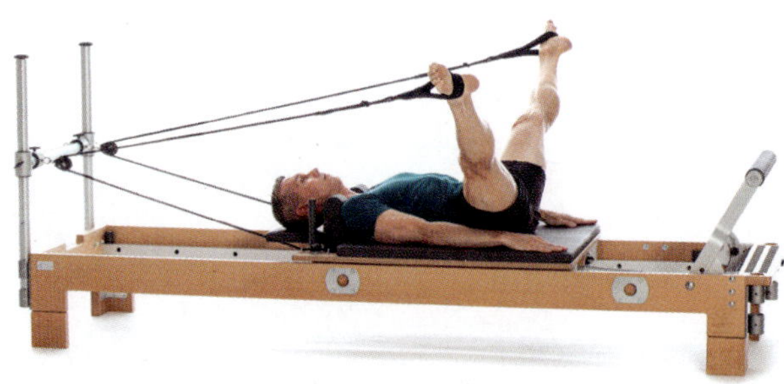

들이쉬기. 다리를 넓게 벌립니다.

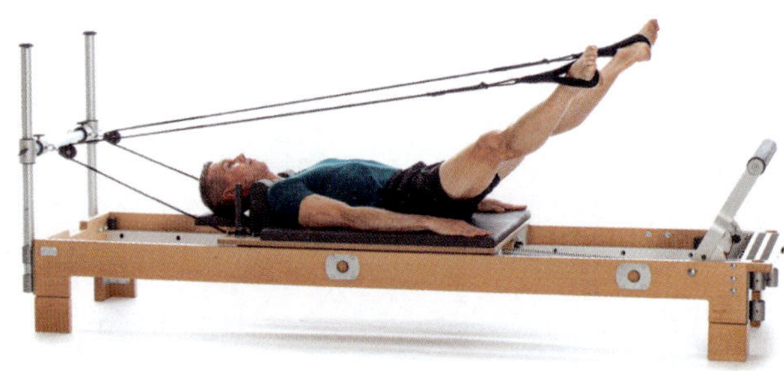

내쉬기. 무릎을 살짝 구부린 상태에서 다리를 모읍니다. 시작자세로 돌아갑니다. 10회 반복합니다.

프로그—익스탠디드 / Frog—Extended

상급 /ADVANCED

리포머: 프로그-익스탠디드(Reformer: Frog—Extended) 운동은 리포머: 프로그(Reformer: Frog)와 리포머: 오프닝(Reformer: Opening)을 합친 동작이지만 조절력과 협응력이 더 많이 필요합니다. 마지막 구간에서 뒤넙다리근(hamstrings)을 사용하여 캐리지를 고정해 다리가 벌어진 자세에서 개구리 자세로 다리를 구부릴 때 스트랩의 장력을 유지합니다. 저는 움직임을 선의 형태로 생각하기보다는 엉덩관절에서부터 그려지는 원의 형태로 생각합니다. 골반의 위치와 안정성은 매우 중요하며 운동의 기초가 되어 움직일 때 몸을 안정적으로 유지하는 역할을 하면서 스트레치를 할 수 있도록 합니다.

이미지화 하기

죽이 들어 있는 큰 냄비를 발과 다리를 이용해 큰 원형의 모양으로 젓고 있는 모습을 상상합니다.

- 다리가 벌어진 자세에서 개구리 자세로 구부릴 때 캐리지는 움직이지 않습니다.
- 다리를 구부리는 동안 엉덩관절 폄근(Hip extensors)을 개입하여 다리가 가슴으로 너무 가까이 움직여 골반을 기울이지 않도록 합니다.
- 허리-골반 안정성을 유지합니다.

근육 포커스

- Hip adductors (엉덩관절 모음근)
- Quadriceps (넙다리네갈래근)

목적

- 엉덩관절 모음근 근력과 유연성 증진
- 무릎 폄근 조절 증진
- 허리-골반 안정화 발달

저항 RESISTANCE

약 중 강

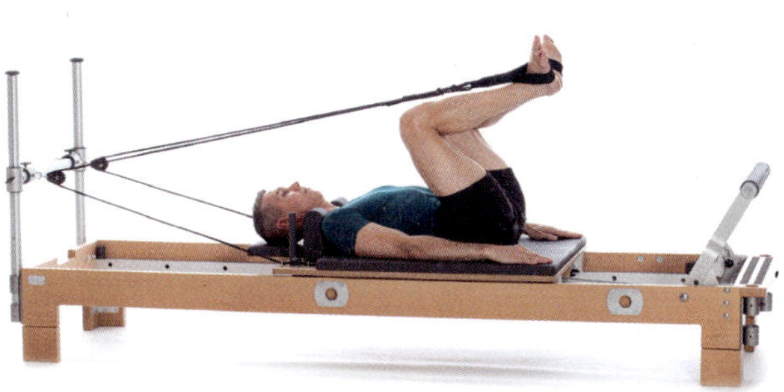

준비자세. 척추 중립자세로 천장을 바라보고 눕습니다. 발을 스트랩에 끼우고 엉덩관절을 가쪽돌림하여 무릎을 구부립니다(90° 이상). 발은 발등굽힘을 만들고 뒤꿈치를 함께 밀어냅니다.

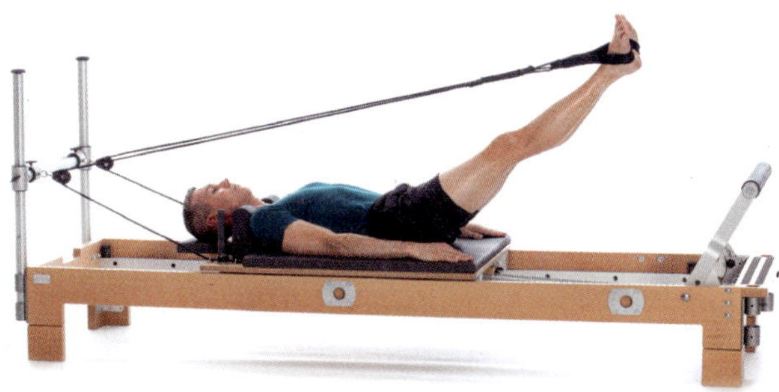

내쉬기. 뒤꿈치를 수평선에 따라 움직이며 바닥과 평행하게 다리를 뻗습니다. 다리는 캐리지에서 약 45° 정도 높이로 대각선상에 놓입니다.

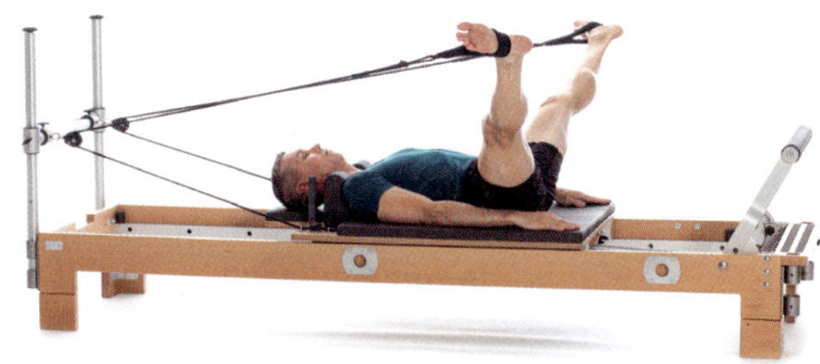

들이쉬기. 오프닝 동작처럼 다리를 넓게 벌립니다.

내쉬기. 무릎을 구부리고, 뒤꿈치를 서로 모아 개구리 자세로 만들며 스트랩의 장력을 유지합니다.

들이쉬기. 개구리 자세에서 잠시 멈추어 다리를 뻗을 준비를 합니다. 5회 반복합니다.

프로그—익스텐디드 리벌스 / Frog—Extended Reverse

근육 포커스

- Hip adductors (엉덩관절 모음근)
- Quadriceps (넙다리네갈래근)

목적

- 엉덩관절 모음근 근력과 유연성 증진
- 무릎 폄근 조절 증진
- 허리-골반 안정화 발달

저항 RESISTANCE

약 중 강

리포머: 프로그-익스텐디드(Reformer: Frog—Extended)와 형제자매로 보일 만큼 비슷하지만, 리포머: 프로그-익스텐디드 리벌스(Frog—Extended Reverse)을 통해 다른 느낌을 받을 수 있습니다. 이 운동은 리포머: 프로그-익스텐디드(Reformer: Frog—Extended)에 비해 다리를 측면으로 뻗는 동작에서 모음근들이 더 많이 스트레치 되고, 다리를 모으는 동작에서는 모음근의 수축이 더 어려운 자세가 됩니다. 다리를 개구리 자세에서 벌어진 자세로 뻗을 때 스트랩의 장력을 유지하여 캐리지를 움직이지 않게 고정하는 것이 중요합니다. 뒤넙다리근(Hamstrings)이 활성화 되는 것은 스트랩의 장력을 유지하는데 도움이 됩니다. 엉덩관절에서 일어나는 원을 그리는 듯한 동작에 집중합니다. 골반의 위치와 안정성은 계속 유지되어야 하며 골반이 기울어진다면 모음근을 정확하게 스트레칭할 수 있는 기회를 잃게 될 것입니다.

이미지화 하기

죽이 들어 있는 큰 냄비를 발과 다리를 이용해 큰 원형으로 움직여 한 방향으로 젓다가 반대로 방향을 바꾸어 젓는 것처럼 느껴봅니다.

- 다리를 옆으로 뻗는 동안 캐리지는 움직이지 않도록 고정합니다.
- 다리를 모을 때 무릎을 미세하게 구부려 엉덩관절 모음근(hip adductors) 사용에 집중합니다.
- 허리-골반 안정성을 유지합니다.

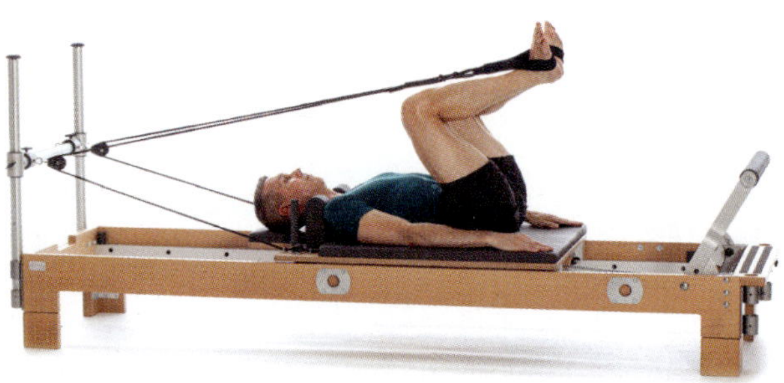

준비자세. 척추 중립자세에서 천장을 바라보고 눕습니다. 발을 스트랩에 끼우고 엉덩관절을 가쪽돌림하여 무릎을 구부립니다(90° 이상). 발은 발등굽힘을 만들고 뒤꿈치를 함께 밀어냅니다.

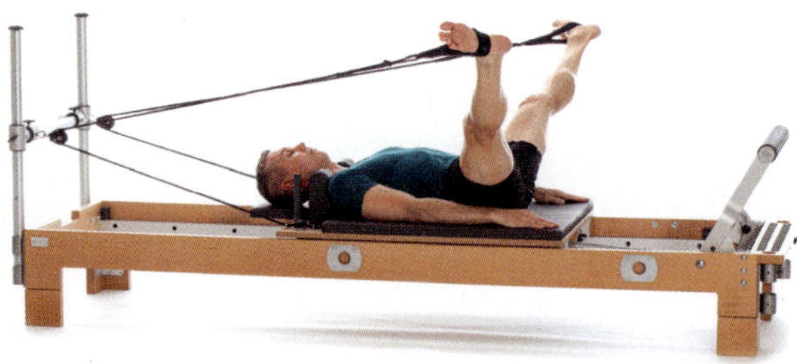

내쉬기. 캐리지를 움직이지 않으며 다리를 측면으로 뻗어 벌린 자세로 만듭니다.

들이쉬기. 벌린 자세에서 잠시 멈추고 다리를 모을 준비를 합니다.

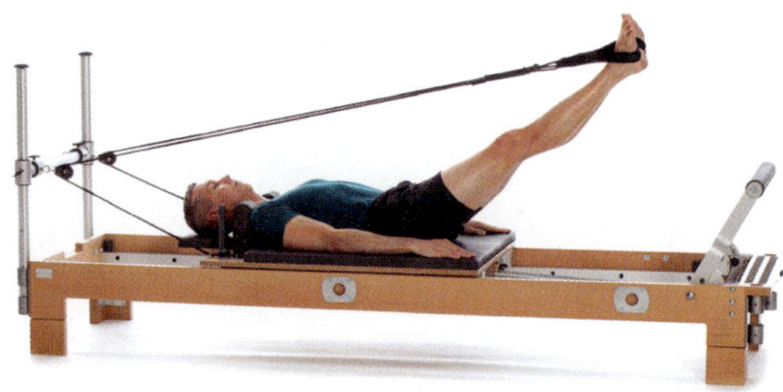

내쉬기. 무릎을 미세하게 구부려 다리를 모으고 뒤꿈치를 하나로 붙여 모아줍니다.

들이쉬기. 무릎을 구부립니다. 시작자세로 돌아갑니다. 5회 반복합니다.

척추분절 움직임
Spinal Articulation

척추분절 움직임 블록은 필라테스 원칙을 하나로 통합하고 필라테스의 기초가 되는 근육 그룹에 영향을 미치는 운동들로 구성됩니다. 척추는 몸의 중심 기둥입니다. 뼈 구조뿐만 아니라 근조직을 지지하는 역할을 하기도 하며 신경학적인 측면에서 삶을 건강하고 만족스러운 상태로 나아갈 수 있도록 합니다. Joseph Pilates는 ***<조절학을 통한 삶의로의 회귀>***에서 "30세에 척추가 뻣뻣하면 당신은 늙은 것이고, 60세에 척추가 완벽하게 유연하다면 당신은 젊은 것이다"라는 글을 썼습니다. 척추에서 일어나는 복잡한 척추분절 사이의 움직임에 대한 인지력과 조절력을 높이고 향상시키는 것은 평생에 걸쳐 일어나는 과정입니다. Joseph Pilates는 ***<조절학을 통한 삶의로의 회귀>***에서 특히 척추가 지닌 척추의 분절 사이의 움직임에 대해 다루며 "구르기"와 "펴기" 움직임이 "점차적으로, 그러나 확실하게 척추를 회복시킨다"라고 말했습니다

원활한 척추 분절 움직임을 달성하기 위해서는 작은 척추 사이 근육들을 예리하게 인식하고 이를 조절할 수 있어야 합니다. 호흡은 또한 척추 관절의 중요한 구성 요소입니다. 뿐만 아니라 호흡은 움직임에 리듬을 제공할 뿐만 아니라 주요 근육의 동원을 일으킵니다. 또한, 척추 관절은 스펀지처럼 폐를 "짜내서" 호흡 과정을 향상시킬 수 있으며, 이런 호흡과정은 폐가 지닌 최대 용량을 완전히 사용할 수 있게 합니다.

대부분의 척추분절 운동은 척추 굽힘을 통해 움직이며 주로 우리가 사용하는 척추분절은 척추 굽힘의 가동 범위입니다. 때로는 척추를 펼 때에도 척추분절을 상상하면 도움이 될 수 있습니다. 하지만 처음부터 이해하기는 어려운 개념이기 때문에, 움직임을 구현하는 것은 더 어렵습니다. 등을 펴는 모든 운동에서 사용하는 것을 추천하지는 않지만 적절히 사용하면 유용한 결과를 만드는 티칭 방법이 될 수 있습니다.

배근(Abdominal)은 척추 굽힘이나 척추 폄을 하는 동안 척추분절을 만드는 중요한 역할을 합니다. 좋은 복부 조절력은 척추분절을 하기 위한 하나의 필수요소이며, 특히, 배가로근(TA)은 효율적인 척추분절을 하는데 중요한 역할을 합니다. 그래서 척추분절을 필라테스 운동의 모든 단계에서 연습하고 숙지해야 합니다.

파도가 일렁이는 이미지는 척추분절의 모습을 특히 잘 보여줍니다. 파도가 조금씩 굽이치는 동작뿐만 아니라 끊임없이 넘실거리는 모습을 떠올리게 합니다. 바다를 사랑하는 사람으로서 물과 관련된 이미지는 무엇이든 저에게 영감을 불러일으킵니다. 바다를 보기만 했지 느껴보지 못한 사람이라도 파도의 부드럽고 자연스러우며 율동적인 힘을 알아볼 수 있습니다!

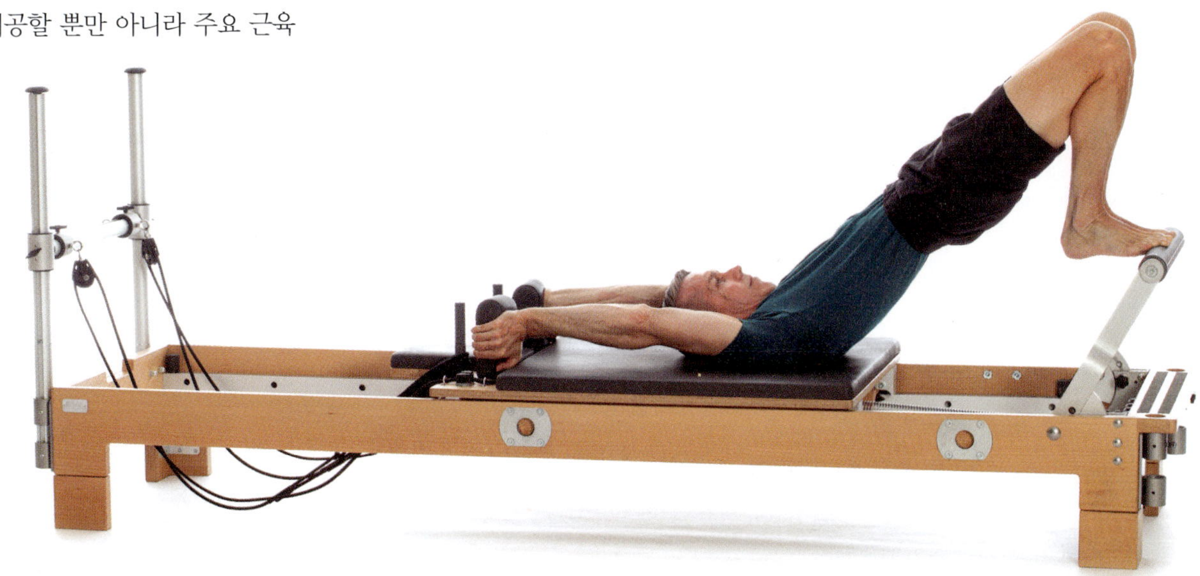

근육 포커스

- Abdominals(배근)
- Hamstrings(뒤넙다리근)

목적

- 척추분절 움직임 발달
- Abdominals(배근)과 엉덩관절 폄근의 조절 증진

저항
RESISTANCE
약 중 강

버텀 리프트 / Bottom Lift

척추분절 움직임 블록의 입문 동작인 버텀 리프트는 본질적으로 매트 운동을 구성하는 첫 번째 운동인 매트: 펠빅 컬(Mat: Pelvic Curl)의 특성을 가진 리포머 운동입니다. 그러나 움직이는 캐리지로 인한 불안정한 요소는 이 동작을 더 어렵게 만듭니다. 또한 발을 풋바에 두면 다리가 바닥에 있을 때보다 더 높은 위치에 있게 때문에 운동 범위가 커집니다. 매트에서 먼저 골반의 안정성과 척추분절이 능숙해진 후 리포머: 버텀 리프트(Reformer: Bottom Lift)를 진행합니다.

골반을 올리고 내리는데 중요한 뒤넙다리근(hamstrings)은 이 운동에서 훨씬 더 중요한 역할을 합니다. 뒤넙다리근은 엉덩관절 폄근(Hip extensors)의 역할뿐만 아니라 캐리지를 고정하기 위해 무릎 굽힘근(knee flexor)의 역할도 합니다. 캐리지는 안정적인 상태로 스토퍼에 가능한 가깝게 유지하도록 하면서 움직이는 범위가 적어야 합니다. 스프링의 장력이 낮을수록 난이도가 더 높아지는데 이는 캐리지를 움직이지 않고 스토퍼에 가깝게 유지해야 하기 때문입니다. 스프링의 장력이 감소될수록 뒤넙다리근이 훨씬 더 많은 일을 하게 됩니다. 편안하게 움직일 수 있는 스프링을 설정하고 동작이 점점 능숙해지면 장력을 낮춥니다. 발볼에 무게가 실리기 때문에 발의 안정성과 좋은 정렬을 유지하기 위해 발목과 목말밑관절이 높은 수준의 조절력을 지니고 있어야 한다는 점을 주의합니다. 대부분 몸을 들어올리기 위해 뒤꿈치를 높이 들어 발바닥 굽힘을 한 상태에서 동작을 하려고 합니다. 하지만 뒤꿈치를 올바른 위치에 두어 움직이지 않도록 한 후 척추를 위·아래로 분절하도록 합니다. 발아래 바닥이 있는 것처럼 느끼며 움직여야 합니다.

이미지화 하기

바나나 껍질이 과육에서 벗겨지는 이미지를 사용합니다. 올라갈 때는 마치 척추가 리포머에서 벗겨져 나오고, 척추가 아래로 내려오는 동안 바나나 껍질 안으로 되돌아오는 듯한 이미지입니다.

- 캐리지를 최소한으로 움직입니다.
- 리포머: 패럴렐 토우(Reformer: Parallel Toes)동작처럼 발을 정렬하고 뒤꿈치를 안정적으로 유지합니다. 다리는 평행하게 두어 엉덩관절 모음근(Hip adductors)을 활성화합니다.

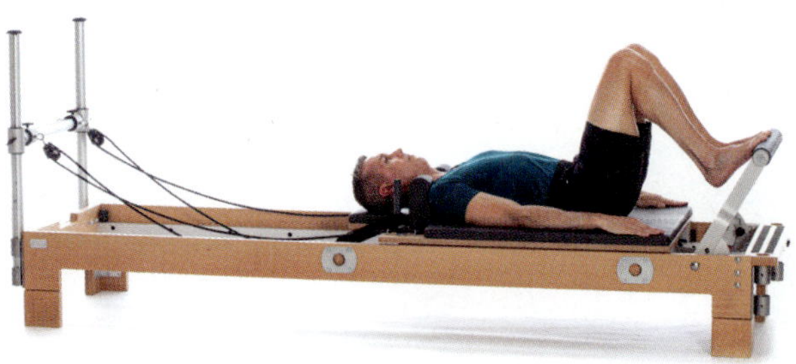

준비자세. 헤드레스트를 내리고(편평) 척추 중립자세로 천장을 바라보고 눕습니다. 다리는 평행하게 두고 무릎을 구부려 발가락을 풋바에 올립니다.

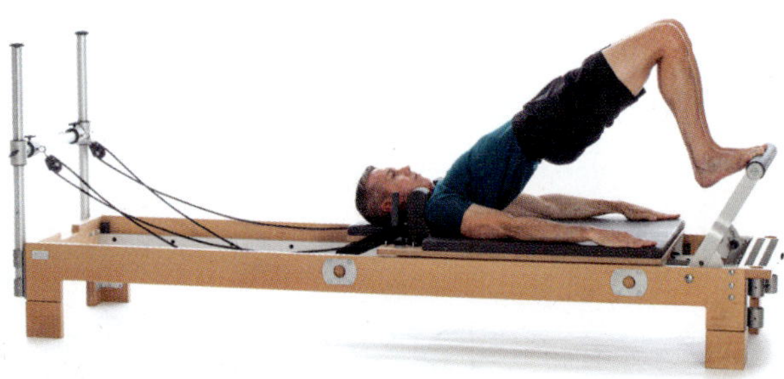

내쉬기. 배근을 배꼽 쪽으로 당겨 골반을 뒤쪽 방향으로 기울입니다. 척추를 한번에 하나씩 위로 분절하여 엉덩관절(무릎 제외)이 펴지고 팔이음뼈로 지지합니다. 과도한 척추 앞굽음(hyperlordosis)을 피하며 어깨에서부터 엉덩관절을 지나 무릎까지 직선을 만듭니다.

들이쉬기. 잠시 멈추어, 이 자세를 유지합니다.

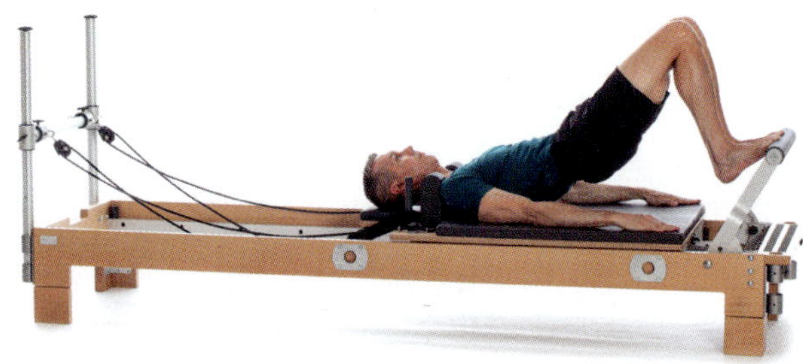

내쉬기. 척추를 분절하며 아래로 내려옵니다. 시작자세로 돌아갑니다. 5~10회 반복합니다.

버텀 리프트 위드 익스텐션 / Bottom Lift With Extension

중급 /INTERMEDIATE

몸이 올라온 자세에서 무릎을 펴는 동작을 추가하는 것은 운동에서 엉덩관절 폄근(Hip extensors)의 역할을 증가시키고 뛰어난 허리-골반 안정성을 필요로 합니다. 엉덩관절 폄근과 무릎 폄근(knee extensor)을 활성화하면 다리를 쉽게 뻗을 수 있고 긴 브리지 자세를 만듭니다. 자세를 유지하기 위해 볼기근(gluteals)이 활성화 되지만 가장 중요한 것은 아닙니다. 볼기근은 뒤넙다리근(hamstrings)의 역할을 대신하고 골반의 정렬을 방해하기 쉽습니다. 따라서 엉덩관절을 펴는 동안 뒤넙다리근을 활성화한 후 볼기근을 사용하도록 노력해야 합니다.

허리에 과도한 부담을 줄 수 있기 때문에 다리를 완전히 뻗지 않습니다. 스토퍼로 돌아올 때 어깨를 지나 엉덩관절에서 무릎까지 강한 에너지 선을 유지합니다. 강한 에너지 선은 골반을 떨어뜨리고 엉덩관절을 구부리려고 하는 움직임이 일어나지 않도록 하는데 도움이 됩니다.

이미지화 하기

어깨부터 무릎까지 편 자세는 현수교와 비슷합니다. 발에서부터 어깨까지 몸을 연결하는 선의 균형이 무너짐 없이 잘 지지되고 안정되어 있습니다.

- 뒤꿈치를 안정적으로 유지합니다.
- 다리를 뻗을 때 무릎을 완전히 펴지 않고 약간 구부립니다.
- 골반을 들어 올리고 엉덩관절을 편 상태로 캐리지를 스토퍼 쪽으로 가져옵니다.

〈변형동작〉

이 운동은 리포머: V 포지션 토우(Reformer: V position toes)처럼 발을 작은 V 자세로 두며 엉덩관절을 가쪽돌림한 자세로 수행할 수 있습니다. 이 자세는 리포머: 세미-서클(Reformer: semi-circle)을 위한 좋은 준비운동이 됩니다.

근육 포커스

- Abdominals(배근)
- Hamstrings(뒤넙다리근)
- Quadriceps (넙다리네갈래근)

목적

- 척추분절 움직임 발달
- 배근, 엉덩관절 폄근, 무릎 폄근의 조절 증진

저항
RESISTANCE
약 중 강

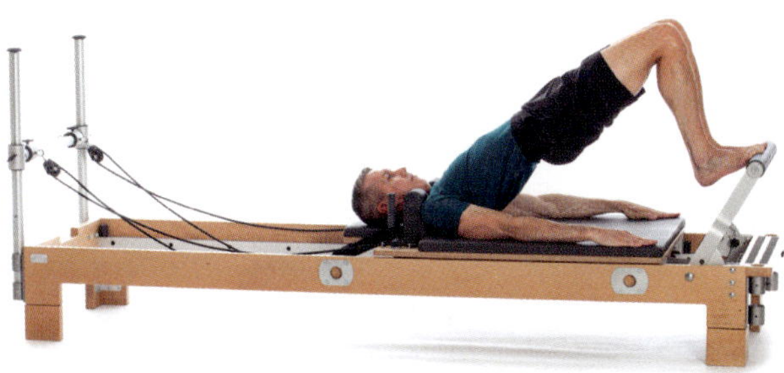

준비자세. 헤드레스트를 내리고(편평) 척추를 중립자세로 만들어 눕습니다. 다리는 평행한 상태로 무릎을 구부려 발가락을 풋바에 올립니다.

내쉬기. 배근을 배꼽 쪽으로 당겨 골반을 뒤쪽으로 기울입니다. 척추를 한 번에 하나씩 위로 분절하여 엉덩관절(무릎 제외)이 펴지고 견갑대로 지지합니다. 과도한 척추 앞굽음을 피하며 어깨에서부터 엉덩관절을 지나 무릎까지 직선을 만듭니다.

들이쉬기. 잠시 멈춰 자세를 유지합니다.

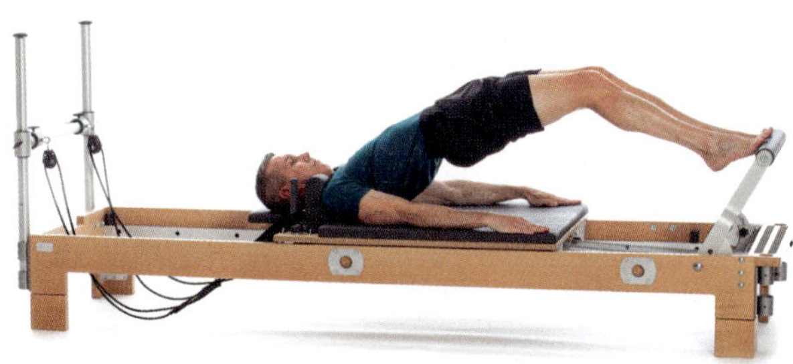

내쉬기. 무릎을 완전히 펴지 않고 골반의 높이를 유지하며 엉덩관절을 폅니다.

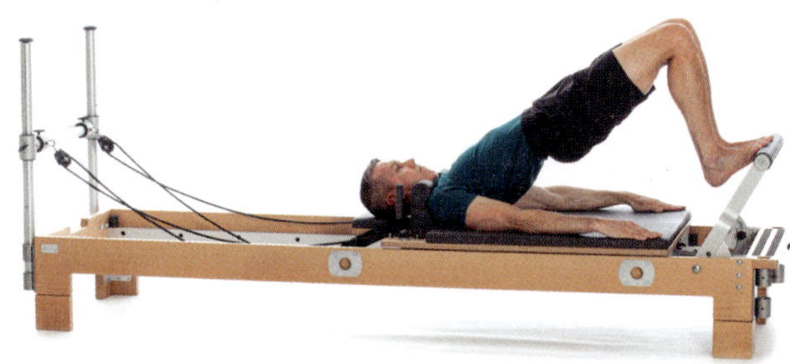

들이쉬기. 골반의 높이를 유지하고 다리를 평행한 상태에 두고 뒤꿈치는 안정적으로 지지하며 무릎을 구부립니다. 5~10회 반복합니다.

내쉬기. 척추를 분절하여 아래로 내려옵니다. 시작자세로 돌아갑니다.

리포머

척추분절 움직임
/Spinal Articulation

중급 /INTERMEDIATE

근육 포커스

- Abdominals(배근)
- Hamstrings(뒤넙다리근)
- Triceps(위팔세갈래근)

목적

- 척추분절 움직임 발달
- 어깨뼈 안정화 발달
- 엉덩관절 폄근과 팔꿈치 폄근의 조절 증진

저항
RESISTANCE

약 중 강

세미-서클 / Semi-Circle

리포머: 세미-서클(Reformer: Semi-Circle)은 운동을 수행하기 위한 자세가 더 어려우며 가동범위가 더 크기 때문에 리포머: 버텀 리프트 위드 익스텐션(Bottom Lift With Extension)에서 한 단계 나아간 운동입니다. 더 많은 조절력과 근육 그룹을 추가적으로 동원해야 합니다. 골반을 올린 자세와 발의 V 자세는 골반을 중립자세(또는 가능한 중립자세에 가깝게)로 유지하고, 엉덩관절 굽힘근(hip flexors)을 늘리고 다리를 올바르게 정렬하기 위해 복부와 엉덩관절 모음근(hip adductor)과 엉덩관절 폄근(hip extensor)의 많은 조절을 요구합니다. (뻣뻣한 엉덩관절 굽힘근과 볼기근의 과도한 사용으로 다리가 벌어지기 쉽습니다). 캐리지가 스토퍼로 돌아올 때 골반을 올린 상태로 발은 적당한 V 자세로 두어 엉덩관절 굽힘근을 효과적으로 늘릴 수 있도록 합니다. 리포머: V 포지션 토우(Reformer: V Position Toes)처럼 뒤꿈치를 안정적으로 유지하는 것이 중요합니다. 캐리지가 스토퍼와 가까워질 때 골반을 들어 올리기 위해 뒤꿈치를 올리기 쉽습니다. 골반의 높이를 유지하기 위해 발목-발바닥굽힘근(ankle-foot plantar flexors)이 아닌 엉덩관절 폄근을 사용해야 합니다.

이 운동은 척추와 골반을 중립자세에서 멈추지 않고 척추를 크게 펴는 동작을 반복하기 때문에 척추의 가동성을 만들기 위한 좋은 기회로 사용할 수 있습니다. 증가된 범위는 하부 척추뿐 아니라 상체에도 좋습니다. 어깨뼈의 안정성과 유연성, 등뼈의 폄도 강조합니다. 등 부위의 스트레치는 뭉친 어깨와 가슴 근육을 가진 사람들과 둥근 어깨 자세인 사람들에게도 특히 효과적입니다.

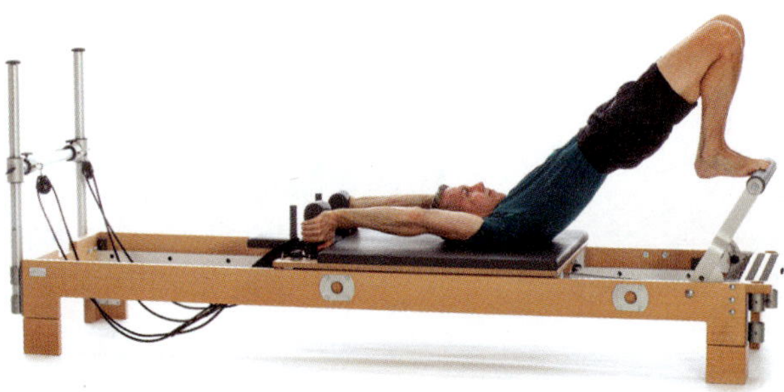

준비자세. 발을 V 자세로 발가락을 풋바에 두고 뒤꿈치를 모은 상태로 천장을 바라보며 캐리지에 눕습니다. 골반을 올려 엉덩관절을 완전히 펴 팔이음뼈로 지탱합니다. 골반을 올린 상태로 손으로 숄더 레스트를 밀어 팔을 뻗습니다.

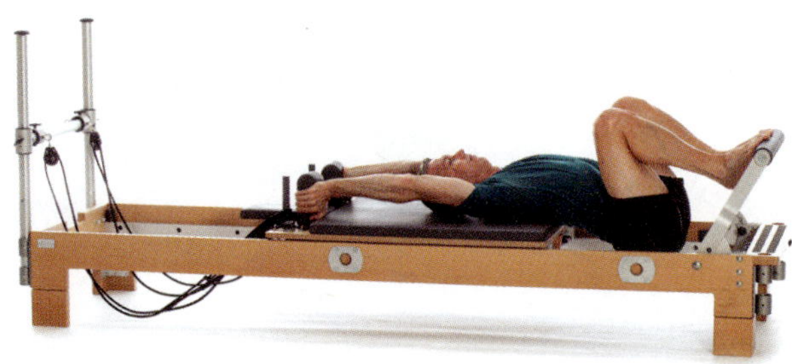

내쉬기. 척추를 등뼈의 윗부분에서부터 시작해서 한 번에 하나씩 분절하며 골반이 스프링에 닿을 때까지 내립니다. 척추는 과도한 폄이 만들어진 상태입니다. 이 구간에서 캐리지는 가능한 움직이지 않고 고정된 상태로 유지합니다.

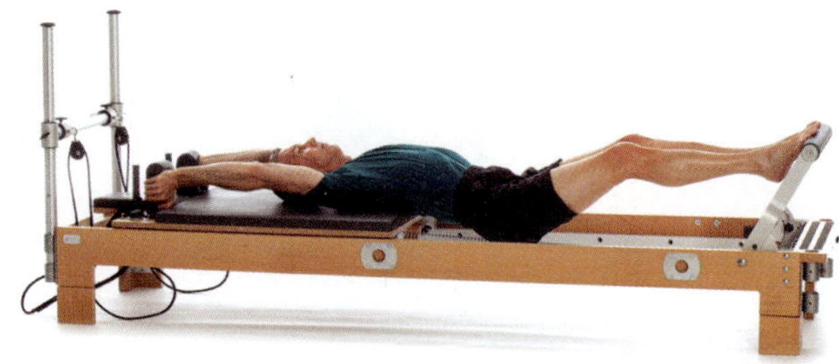

들이쉬기. 다리를 완전히 폅니다(5~10° 정도 다리를 덜 편다). 골반은 스프링 바로 위에 있으며 척추는 과도한 폄 상태로 유지합니다.

이미지화 하기

리포머: 세미-서클(Reformer: Semi-Circle)에서 나타나는 움직임을 시작과 끝이 없이 일렁이는 파도처럼 느껴야 합니다. 부드럽게 이어지는 감각은 굉장히 깊고 강렬합니다. 이 운동은 보기에도, 시행하기에도 매우 아름다운 운동입니다.

- 척추를 위아래로 분절할 때 캐리지의 움직임을 최소화합니다.
- 발을 V 자세로 유지하며 뒤꿈치를 모아 서로 누릅니다.
- 팔을 곧게 폅니다.

〈변형동작〉

동작을 반대 방향으로 할 수 있습니다. 준비 자세에서 무릎을 펴는데 다리를 완전히 뻗지는 않습니다. 척추를 분절하며 내려와 골반이 스프링에 가까이 위치할 때 가능한 캐리지를 고정합니다. 무릎을 구부려 캐리지를 스토퍼 쪽으로 가져옵니다. 더 이상 캐리지를 움직일 수 없을 때 척추를 분절하여 위로 올려 준비 자세로 돌아옵니다. 캐리지는 계속해서 가능한 움직이지 않게 고정합니다.

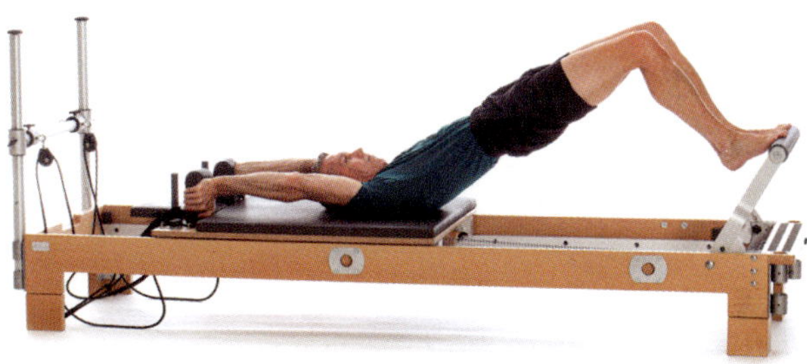

내쉬기. 복부를 끌어당기고, 골반을 뒤쪽으로 기울인 상태로 척추를 한 번에 하나씩 위쪽으로 분절하여 어깨이음구조(Shoulder girdle) 위로 들어 올리고 엉덩관절을 완전히 폅니다. 이 구간에서 캐리지를 가능한 움직이지 않고 고정합니다.

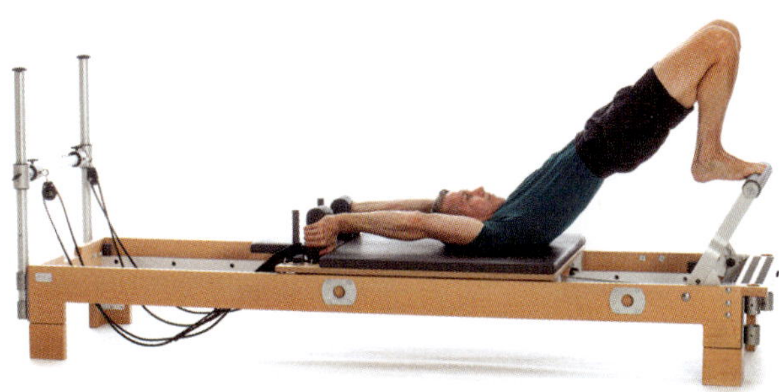

들이쉬기. 발뒤꿈치를 안정적으로 유지하고 무릎을 구부려 엉덩관절을 펴고, 골반 들어 올립니다. 시작자세로 돌아옵니다. 5회 반복합니다.

숏 스파인 / Short Spine

근육 포커스

- Abdominals(배근)
- Back extensors(등 폄근)
- Hamstrings (뒤넙다리근)

목적

- 척추분절 움직임 발달
- 허리와 뒤넙다리근의 유연성 증진

저항
RESISTANCE

약 중 강

지금 설명하는 리포머: 숏 스파인(Reformer: Short Spine)은 Joseph Pilates가 만든 기존의 운동 방식과 약간 다릅니다. 클래식 방식은 캐리지를 스토퍼쪽으로 움직이면서 척추를 어깨까지 말아 올립니다. 하지만 이 운동에서는 캐리지가 멈춰서 스토퍼에 완전히 자리잡은 후에 척추를 말아 올립니다. 척추를 말아 올리는 동안 스프링이나 스트랩을 이용하지 않으려면 많은 복부의 조절과 등 폄근의 유연성이 필요합니다. 또한 캐리지를 먼저 완전히 스토퍼 쪽으로 두면 다리를 머리 위로 가져가는 동안 더 효과적인 뒤넙다리근(hamstrings) 스트레치를 할 수 있습니다. 이 구간에서 골반은 가능한 안정적으로 유지하고 엉치뼈를 캐리지에 최대한 가까이 둡니다. 다리가 머리 위로 올라갈 때 대부분의 사람들은 중립 골반 자세나 중립자세에 가깝게 유지하는 것이 불가능하다는 것을 알게 됩니다. 그러나 엉치뼈를 캐리지에 고정하고 적극적으로 캐리지 방향으로 닿게 만드는 것은 골반을 안정적으로 만들고 뒤넙다리근에 상당히 많은 스트레칭을 할 수 있도록 도와줍니다.

다리가 머리 위에 있고, 몸통이 안정적인 상태로 팔이음 구조(Shoulder girdle) 위에 놓이게 되면, 스트랩에 장력이 유지된 채로 몸통이 무너지지 않게 주의하면서 무릎을 구부립니다. 그리고 척추뼈 하나하나를 분절해서 캐리지로 굴러 내릴 때 발은 얼굴 위에 위치하고 다리는 다이아몬드 모양으로 유지합니다. 척추를 굴러 내리는 동안 무릎을 살짝 펴서 척추가 캐리지에 "녹아내리듯" 내려올 수 있도록 합니다. 허리에 매우 좋은 스트레치가 될 수 있습니다. 골반이 더 이상 움직일 수 없다면 발을 발등굽힘하고 무릎을 더 구부리지 않고 엉덩관절을 펴서 다이아몬드 모양을 유지하면서 몸을 가로질러 다리를 내립니다. 마지막으로 골반을 캐리지에 중립자세로 두고 시작자세로 돌아갑니다.

척추의 과도한 굽힘과 목뼈에 가해지는 무게로 인해 특히 디스크와 관련된 허리와 목에 문제가 있는 사람들은 이 운동을 하시 못한다는 점을 주의합니다.

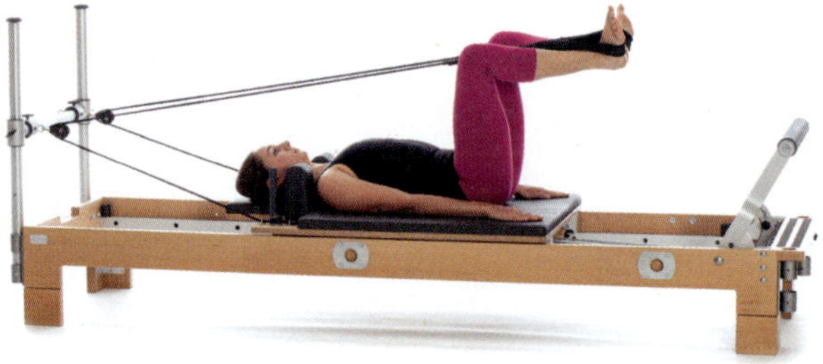

준비자세. 천장을 바라보고 누워 발을 스트랩에 끼우고 엉덩관절을 가쪽돌림합니다. 무릎은 구부리고 뒤꿈치는 서로 모은 상태로 발을 발등굽힘하여 리포머: 프로그-익스텐디드(Frog-Extended) 시작자세로 준비합니다. 헤드레스트는 반드시 아래에 편평하게 내립니다.

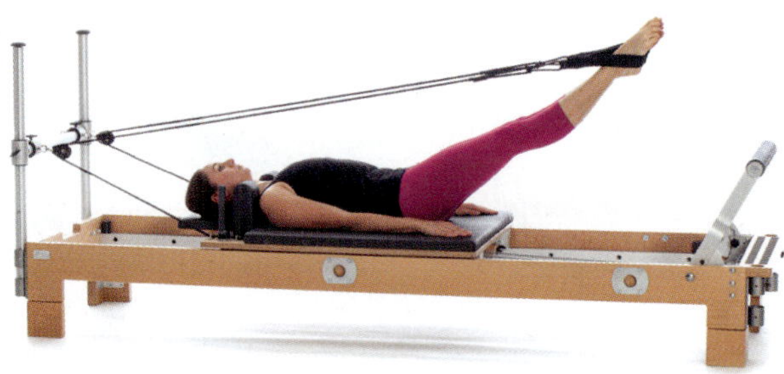

내쉬기. 다리를 뻗고 발은 발바닥굽힘으로 만듭니다.

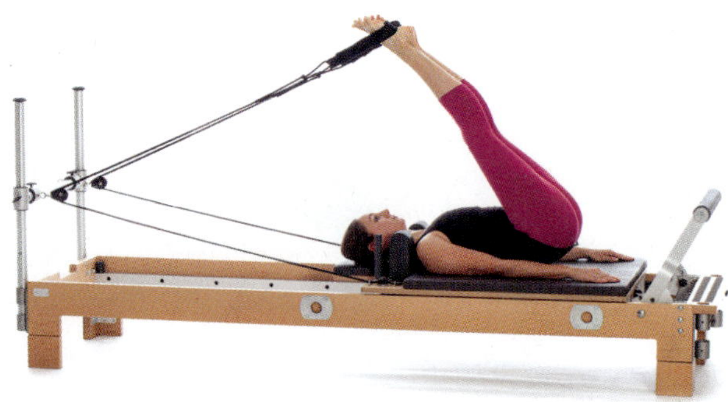

들이쉬기. 다리를 머리 위로 가져오면서 캐리지를 스토퍼 쪽으로 움직입니다.

이미지화 하기

넘실대는 파도와 같은 운동의 움직임을 즐기세요. 에너지가 순환되며 끊임없이 이어지듯 느껴집니다. 느껴지는 감각은 리포머: 세미서클(Reformer: Semi-Circle)과 비슷합니다.

- 캐리지를 스토퍼까지 움직인 후 척추를 분절하여 올립니다.
- 척추를 분절하여 어깨까지 올라갔을 때 스트랩의 텐션을 유지하고 다리를 다이아몬드 모양으로 구부립니다.
- 어깨로 지지하고 있을 때 등 폄근에 활성화를 유지하고 척추를 보호하기 위해 무릎을 구립니다.
- 다리를 다이아몬드 모양으로 만든 다음 척추를 분절하며 내려올 때 발은 눈과 멀리 위치하고 무릎으로 가슴의 측면을 감싸듯이 약간 펴면서 내려옵니다.
- 마지막 단계에서는 무릎을 더이상 구부리지 않고 다이아몬드 모양을 유지한 상태로 엉덩관절 폄을 합니다.

〈변형동작〉

클래식 방식과 유사한 변형 동작입니다. 다리가 몸을 넘어갈 때 엉치뼈를 캐리지에 고정하기보단 골반을 들어 올립니다. 어깨까지 척추를 분절해서 올라갈 때 캐리지가 스토퍼 쪽으로 완전히 움직입니다. 캐리지가 스토퍼에 닿으면 엉덩관절을 펴서 어깨 위로 엉덩이를 최대한 높이 올립니다. 다음 동작은 리포머: 숏 스파인(Reformer: Short Spine)과 동일합니다.

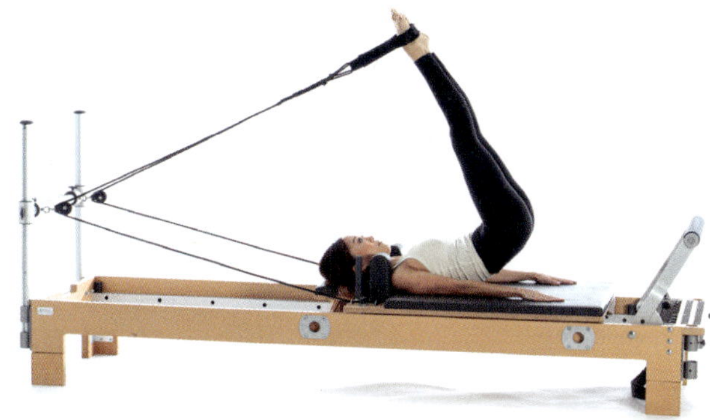

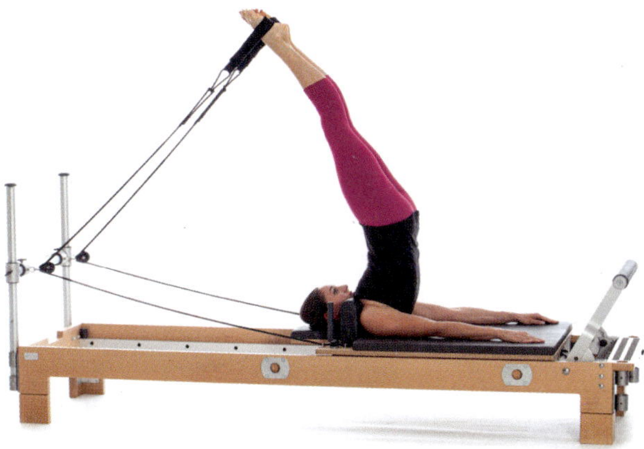

내쉬기. 척추를 분절하여 어깨까지 올라갑니다.

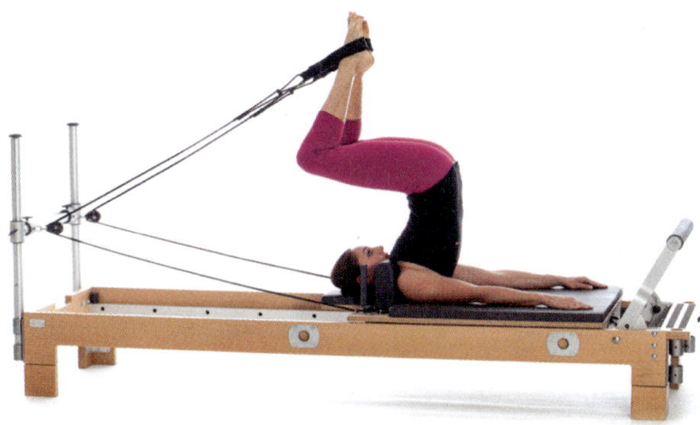

들이쉬기. 무릎을 구부려 다리로 다이아몬드 모양을 만듭니다.

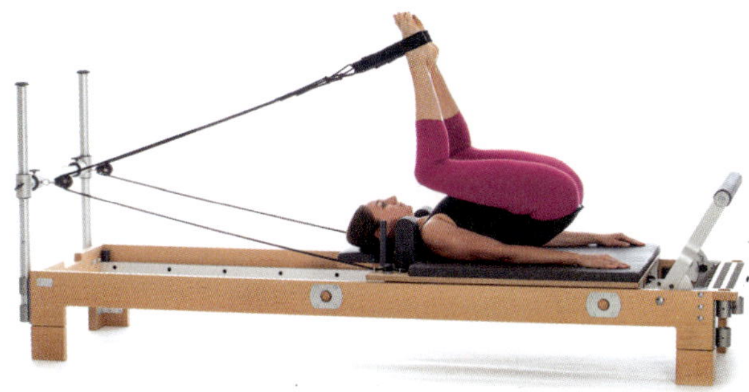

내쉬기. 발은 눈 위에 있으며 무릎을 조금씩 펴고 가슴의 측면을 감싸 분절해서 내려올 수 있도록 합니다.

들이쉬기. 발을 발등굽힘하고 엉덩관절을 펴서 다리가 몸을 가로질러 내려와 골반이 캐리지에 닿습니다. 시작자세로 돌아갑니다. 5회 반복합니다.

중급 /INTERMEDIATE

롱 스파인 / Long Spine

근육 포커스

- Abdominals(배근)
- Hamstrings(뒤넙다리근)

목적

- 척추분절 향상
- 배근과 엉덩관절 폄근의 조절력 증진

저항
RESISTANCE

약 중 강

지금 설명하는 리포머: 롱 스파인(Reformer: Long Spine)은 어깨 위로 롤업하는 동안 캐리지가 스토퍼에 대해 고정되어 있고 그에 맞게 스트랩이 길어지는 클래식 필라테스 운동과는 다릅니다. 이 버전에서는 롤업 및 롤다운 단계의 균형과 안정화에 중점을 둡니다. 캐리지는 움직이지 않지만 스토퍼에는 닿지 않고 스프링이 장력을 받고 있는 상태입니다. 이러한 방식으로 운동을 수행하려면 등 폄근(back extensors)과 어깨 폄근(shoulder extensors)이 이 동작을 도와주고, ISS 근육과 엉덩관절 폄근(hip extensor)의 조절력이 많이 필요합니다.

다리를 바닥과 수직 상태로 곧게 편 자세를 유지하려면 올라갈 때는 물론 내려올 때도 많은 조절력이 필요합니다. 내려오는 구간에서 엉덩관절 폄근과 등 폄근이 편심성 수축을 하여 캐리지를 움직이지 않으면서 부드러운 척추의 분절을 만들 수 있게 합니다.

중간 저항으로 먼저 운동을 시작해 보길 추천합니다. 동작이 능숙해지면 저항을 낮춰 난이도를 더 높게 만듭니다. 난이도가 낮은 척추분절 운동에서 능숙하게 움직일 수 있어야만 리포머: 롱 스파인(Reformer: Long Spine)을 제대로 할 수 있습니다. 운동이 지닌 위험성을 인지하고 있는 것은 중요합니다. 어깨 위로 척추를 분절해서 올리는 동안 조절력을 잃게 되면 스프링이 여러분을 목으로 잡아당겨 목뼈에 큰 스트레스를 가하고 부상으로 이어질 수 있습니다. 목뼈에 가해지게 되는 하중으로 인해 특히 디스크와 관련된 허리 문제와 목에 문제가 있는 사람들은 이 운동을 하지 못한다는 점을 주의합니다.

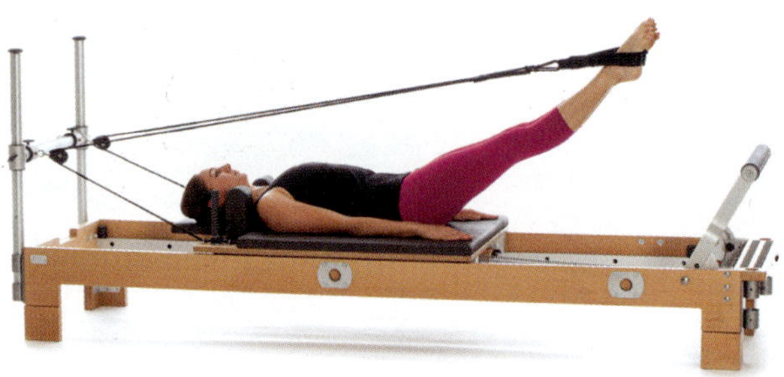

준비자세. 천장을 바라보고 캐리지에 누워 발을 스트랩에 걸어 다리를 모아 캐리지에서 약 45° 대각선으로 곧게 폅니다. 헤드레스트는 아래로 내립니다(편평).

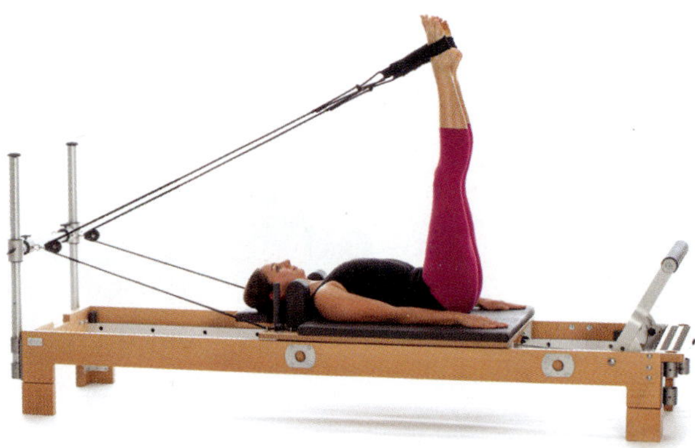

들이쉬기. 엉치뼈를 캐리지에 고정한 상태로 다리를 수직 위치로 올립니다.

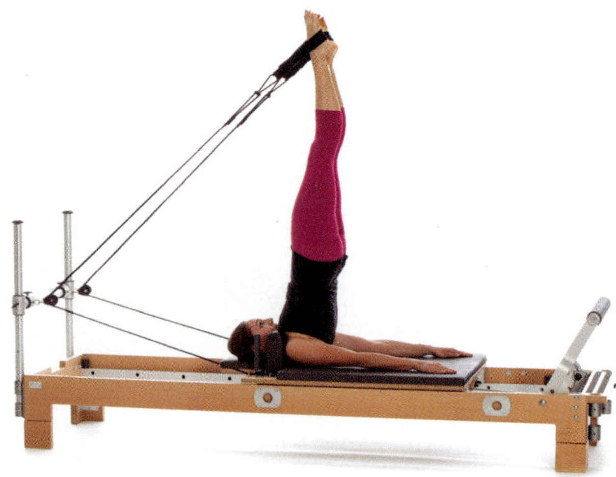

내쉬기. 척추를 분절하면서 어깨 위로 올라갑니다. 움직이는 동안 캐리지는 고정되어 있습니다.

이미지화 하기

돛이 보트의 돛대에서 위로 당겨지는 것처럼 다리가 천장을 향해 당겨져 있다고 상상합니다. 제일 높은 곳까지 다리를 뻗었다면 몸을 돛대처럼 곧게 펴서 유지합니다. 몸이 다시 내려올 때는 돛이 돛대에서 낮아지는 것처럼 상상합니다.

- 척추의 분절을 만들어 위·아래로 움직이는 동안 캐리지는 고정되고 몸은 완벽하게 균형을 잡습니다.
- 척추를 분절해서 내려오는 구간은 엉덩관절 폄근(Hip extensors)이 편심성 수축으로 사용됩니다.
- 골반을 안정적으로 내려놓고 엉치뼈를 캐리지에 고정한 후 시작자세로 돌아갑니다.

〈변형동작〉

다리를 약간 벌려(벌림) 시작하면서 반대로 움직입니다. 다리를 수직으로 올려 팔이음 구조(shoulder girdle) 위로 분절해서 올라갑니다. 가장 높은 지점에서 다리를 모으고 다시 척추를 분절해서 엉치뼈까지 내려갑니다. 골반이 고정되면 다리를 45° 선상으로 내립니다. 기존 동작과 변형 동작을 할 때 3회씩 반복합니다.

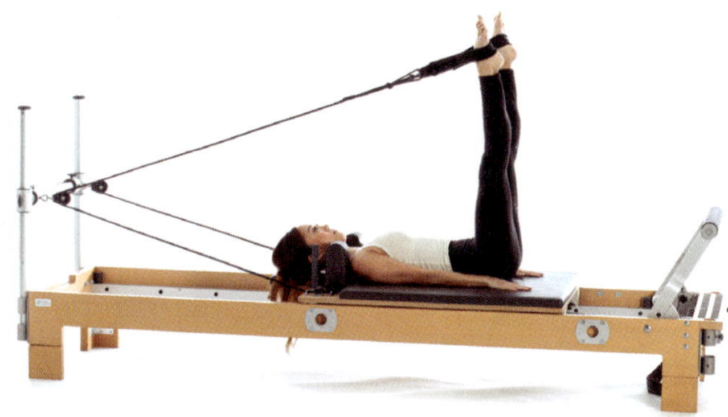

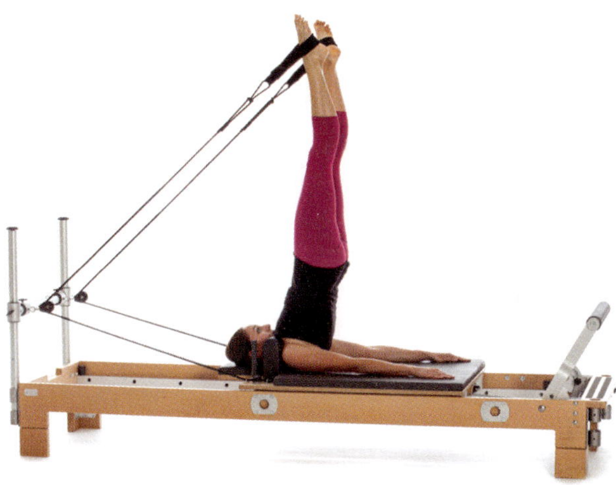

들이쉬기. 다리를 어깨너비로 벌리고 몸을 수직 자세로 유지합니다.

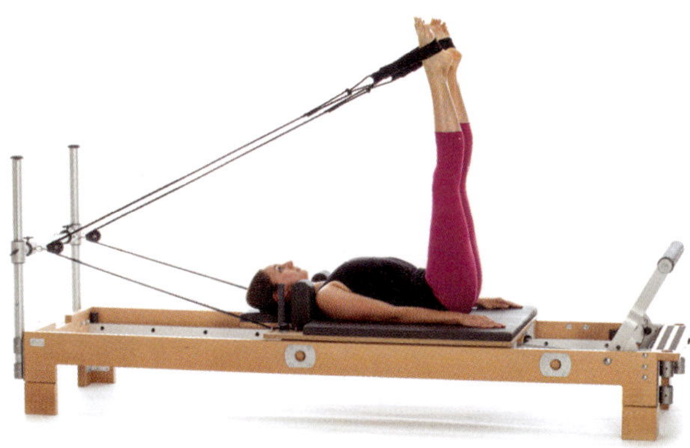

내쉬기. 척추를 분절해서 캐리지로 내려옵니다. 움직이는 동안 캐리지는 고정됩니다.

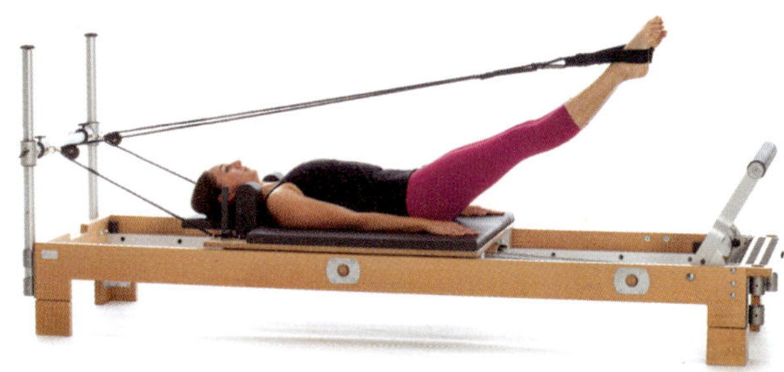

엉치뼈를 캐리지에 고정하고 다리를 모아 45°로 내립니다. 시작자세로 돌아갑니다. 5회 반복합니다.

스트레칭
Stretches

유연성(flexibility)은 어떤 피트니스와 컨디셔닝 요법에서든 중요한 부분입니다. 따라서 이 블록(block)은 균형 잡힌 수업을 위해 항상 포함되어야 합니다. 유연성을 몸의 어느 부분에 집중할지는 여러분이 결정해야 하지만, 엉덩관절 굽힘근(hip flexors)과 뒤넙다리근(hamstrings) 스트레치를 포함하길 추천합니다. 많은 사람들이 두 근육 그룹이 뻣뻣해지기 쉬우며 골반의 정렬과 기능에 영향을 미쳐 결국엔 보행과 일상생활의 기능에 많은 영향을 미칩니다. 따라서 골반 부위가 좋은 균형을 유지하는 것은 중요합니다. 매우 유연한 사람도 뒤넙다리근과 엉덩관절 굽힘근에 불균형이 생기기 쉬운데, 이 경우에는 유연성보다는 조절력 향상에 초점을 맞추어야 합니다.

물론 척추 유연성을 향상시키기 위한 동작들은 척추분절 블록에서 다루고 있습니다. 일반적으로 유연성은 나이가 들면서 감소하기 때문에 피트니스에서 반드시 다뤄야 하는 부분입니다. 모든 활동에서 이뤄지는 최적의 기능을 위해서는 유연성과 기능적인 운동 범위가 핵심입니다.

스트레치는 안정성이 필요한 부분은 안정적으로 유지하면서 근육이나 근육 그룹이 긴장을 풀 수 있고 몸이 전반적으로 이완될 수 있도록 상대적으로 긴 시간 동안 이뤄질 필요가 있습니다. 스트레치는 근육이 늘어날 수 있는 고정점이 있는지 확인하는 것이 중요합니다. 만약 근육의 부착 지점이 안정적이지 않으면 근육은 효과적으로 늘어날 수 없습니다. 스트레칭을 하는 최적의 지속시간은 논란의 여지가 있지만 저는 일반적으로 3~5회 호흡 주기가 이뤄지는 동안 유지하도록 합니다. 근육이 탄성밴드처럼 길어지는 이미지를 사용하는 것이 도움이 될 수 있습니다. 또한 길고 깊은 호흡에 집중하는 것은 근육을 이완하고 깊게 스트레치하는 감각을 느끼는데 매우 중요합니다.

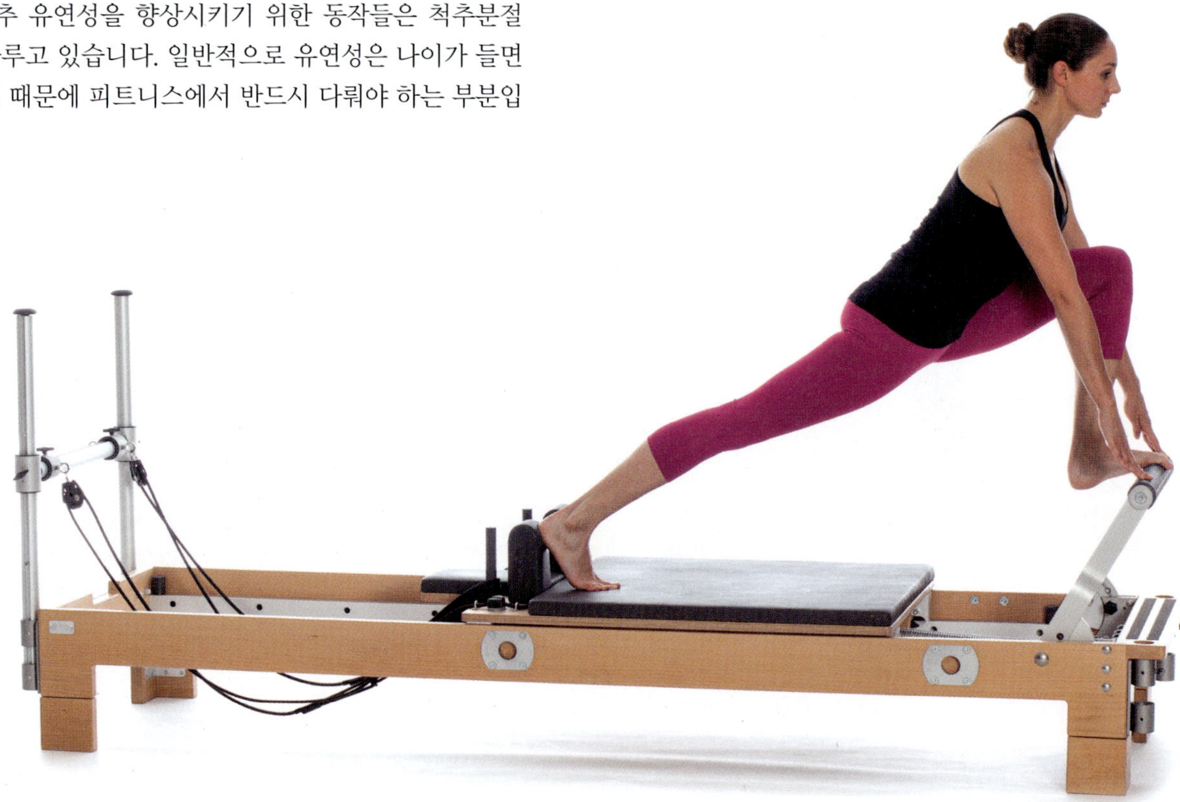

런지—스탠딩 / Lunge—Standing

런지-스탠딩은 엉덩관절 굽힘근(hip flexors)-뒤넙다리근(hamstrings) 스트레치 시리즈 중 첫 번째 동작입니다. 이 운동에서 매우 중요한 점은 유연성이며 엉덩관절 굽힘근과 뒤넙다리근을 스트레치 할 수 있는 명확한 두 개의 동작이 됩니다. 두 근육 그룹의 협응은 균형 잡힌 골반 정렬과 기능을 만드는 데 도움이 됩니다.

모든 스트레치의 기본은 안정적인 고정점입니다. 엉덩관절 굽힘근과 뒤넙다리근의 고정점은 골반이며 스트레치 범위를 늘리기 위해 스트레치되는 반대되는 위치에 고정됩니다. 엉덩관절 굽힘근을 스트레치하는 동안 치골결합을 위로 올리는 배근(abdominals)과 좌골결절을 아래로 내리는 뒤넙다리근(hamstring)을 수축하여 골반을 뒤쪽으로 기울입니다. 골반의 뒤 기울임은 엉덩관절 굽힘근을 더 많이 스트레치 할 수 있고 허리에 가해지는 압력을 줄여줄 수 있습니다.

뒤넙다리근을 스트레치하는 동안 등 폄근의 수축을 유지하여 골반의 앞 기울임을 만들어 뒤넙다리근을 더 깊게 스트레치 합니다. 이 자세는 등 근육을 활성화하고 강화할 수 있는데 특히 건강한 자세를 유지하는데 매우 중요하지만, 자주 간과되는 중간 등 근육에 많은 영향을 미칩니다. 런지 스트레치 시리즈 내내 엉덩관절 굽힘근을 스트레치하는 자세에서 앞쪽 다리의 무릎은 절대 발목을 넘어서면 안 된다는 점과 앞쪽 다리가 펴지며 뒤넙다리근이 스트레치 되는 동안 골반이 낮아지거나 높아지지 않고 수평선을 따라 움직여야 한다는 점을 주의합니다.

이미지화 하기

엉덩관절 굽힘근을 스트레치하는 경우, 강한 힘이 골반을 몸 앞쪽으로 끌어당겨 몸통이 아치 모양이 되는 느낌을 상상합니다. 뒤넙다리근을 스트레치하는 경우, 골반 뒤에서 직선의 에너지 선이 척추를 따라 위로 발산되어 정수리 밖으로 뻗어 나가 등을 편평하게 합니다.

- 엉덩관절 굽힘근을 스트레치하는 동안 골반을 뒤로 기울이고 상부 등을 폅니다.
- 뒤넙다리근을 스트레칭하기 위해 앞쪽 다리를 펼 때 골반은 수평선을 따라 움직입니다.
- 뒤넙다리근을 스트레칭하는 동안 골반을 전방으로 기울이고 등을 편평하게 유지하며 머리는 척추를 따라 정렬을 맞춥니다.

리포머

스트레칭 /Stretches

초급 /FUNDAMENTAL

근육 포커스

- Hip flexors (엉덩관절 굽힘근)
- Hamstrings(뒤넙다리근)

목적

- 엉덩관절 굽힘근과 뒤넙다리근의 유연성 향상
- 엉덩관절 굽힘근, 뒤넙다리근과 등 폄근의 조절력 증진
- 허리-골반 안정화 발달

저항
RESISTANCE

약 중 강

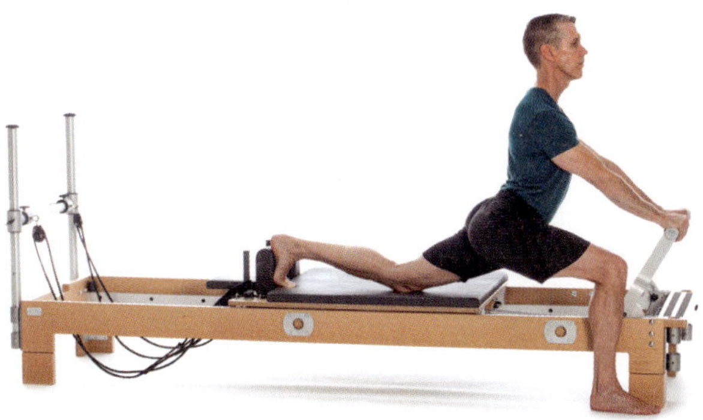

리포머 옆에 서서 팔을 곧게 펴 풋바를 잡습니다. 바깥쪽 발을 풋바와 평행하게 바닥에 놓고 반대 다리는 캐리지에 올려 발이 숄더 레스트를 누르며 무릎은 캐리지에 닿습니다. 서 있는 다리의 무릎을 구부려 발목 바로 위에 오도록 하고 몸통은 직립자세를 유지합니다. 캐리지 위에 무릎을 구부린 다리의 엉덩관절 굽힘근 스트레치에 집중하고, 3~5회의 호흡 주기 동안 자세를 유지합니다.

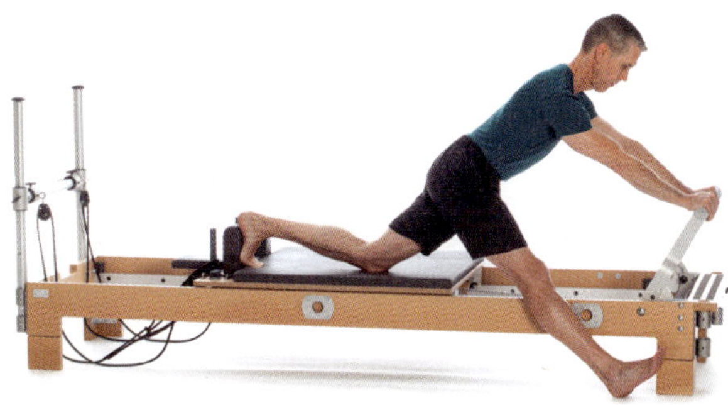

서 있는 다리의 발을 발등굽힘하고 뒤꿈치로 바닥을 밀어냅니다. 무릎을 곧게 펴 골반이 뒤로 이동하는 동안 골반이 동일하게 수평선을 있게 하고 몸통을 앞쪽으로 기울입니다(힌지). 등을 최대한 편평하게 유지하고 등 폄근을 활성화합니다. 뒤넙다리근 스트레치에 집중하고 3~5회 호흡 주기 동안 자세를 유지합니다.

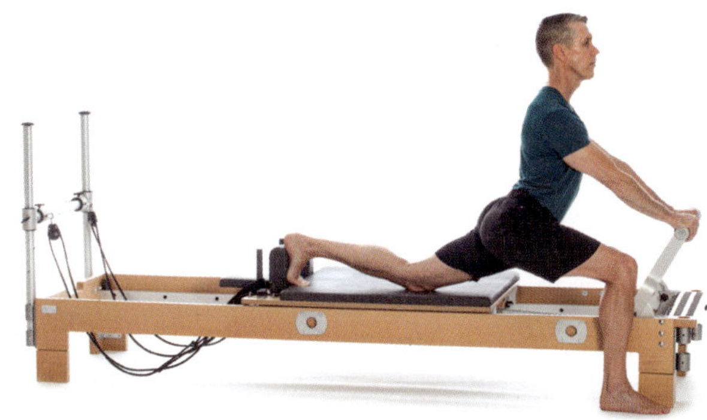

앞쪽 무릎을 구부리며 몸통을 들어 올려 골반은 수평선을 따라 앞쪽으로 이동합니다. 시작자세로 돌아갑니다. 반복 후 다리를 바꿔 진행합니다.

런지—닐링 / Lunge—Kneeling

근육 포커스

- Hip flexors (엉덩관절 굽힘근)
- Hamstrings(뒤넙다리근)

목적

- 엉덩관절 굽힘근, 뒤넙다리근의 유연성 증진
- 엉덩관절 굽힘근, 뒤넙다리근, 등 폄근의 조절 증진
- 허리-골반 안정화 발달

저항
RESISTANCE
약 중 강

시리즈 전반에 걸쳐 엉덩관절 굽힘근(hip flexors)-뒤넙다리근(hamstrings) 스트레치의 핵심 원리는 동일합니다. 엉덩관절 굽힘근의 스트레치 범위를 늘리기 위해 배근(abdominals) 활성화에 집중하여 골반을 뒤쪽으로 기울입니다. 그리고 상부 등 폄근을 활성화시켜 등뼈를 펴고 무릎 위에서 허벅지, 골반, 몸통까지 아치 모양을 만듭니다. 뒤넙다리근의 스트레치 범위를 늘리기 위해 허리 폄근의 활성화에 집중하여 골반을 앞쪽으로 기울이고 골반과 몸통을 같은 선상에서 유지합니다. 중심선을 따라 척추의 정렬을 유지하는 것이 중요합니다. 왜냐하면 곧게 뻗은 다리 위에 척추의 정렬을 유지하려고 하면 몸통 측면 만곡이 만들어져서 역효과가 발생합니다.

동작 초반 자세에서 앞쪽 무릎은 발목 바로 위에 놓이며 이 시리즈의 모든 변형 동작에서도 동일하게 적용됩니다. 몸이 뒤넙다리근 스트레치를 위한 자세로 바뀌는 동안에도 골반은 같은 높이의 수평선을 따라 이동하고 캐리지 쪽으로 떨어지지 않습니다. 동시에 캐리지에 무릎이 닿아 있는 다리와 캐리지 사이의 각도도 일관되게 유지됩니다. 무릎을 꿇고 시행하는 런지 자세는 서서 하는 런지 자세보다 더 많은 골반 안정성과 유연성이 필요합니다. 정렬이 맞지 않거나 불안정한 골반은 고정점이 되기 어려우며 이는 충분한 스트레치를 하는데 어려움이 있습니다.

이미지화 하기

엉덩관절 굽힘근이나 뒤넙다리근을 스트레치를 하는 것에 상관없이 골반은 스트레치를 이뤄지게 하는 고정점입니다. 골반 정렬을 맞춰 스트레치 범위를 늘리고 근육이 당겨지면서 고무밴드처럼 늘어난다고 상상합니다.

- 엉덩관절 굽힘근 스트레칭을 하는 동안 골반을 뒤쪽으로 기울이고 상부 등을 폅니다.
- 앞쪽 다리를 펼 때 골반은 수평선을 따라 이동합니다.
- 뒤넙다리근을 스트레칭하는 동안 골반을 앞쪽으로 기울이고 등 폄근을 활성화해 등을 편평하게(또는 최대한 편평하게) 만듭니다.
- 척추를 중앙에 유지하고 머리는 척추를 따라서 정렬을 맞춥니다.

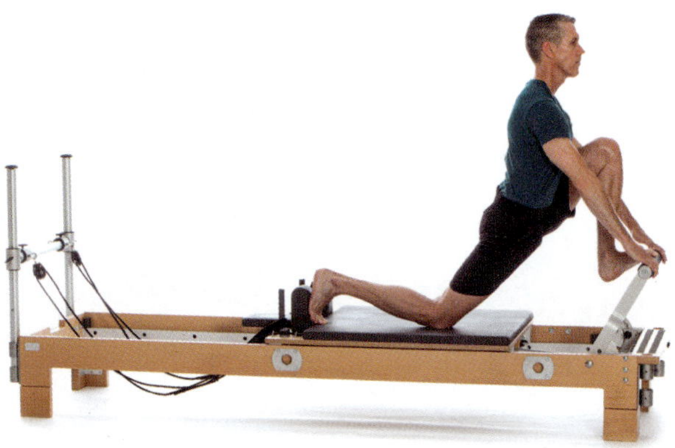

한쪽 발을 숄더 레스트에 대고 발가락은 폄한 상태로 캐리지에 무릎을 꿇습니다. 다른 발은 풋바에 올리고 발목 위에 무릎이 위치하도록 합니다. 양손을 어깨너비로 벌려 풋바를 잡고 몸통은 곧게 세운 자세를 유지합니다. 캐리지에 닿아 있는 다리의 엉덩관절 굽힘근 스트레치에 집중하고 3~5회 호흡 주기 동안 자세를 유지합니다.

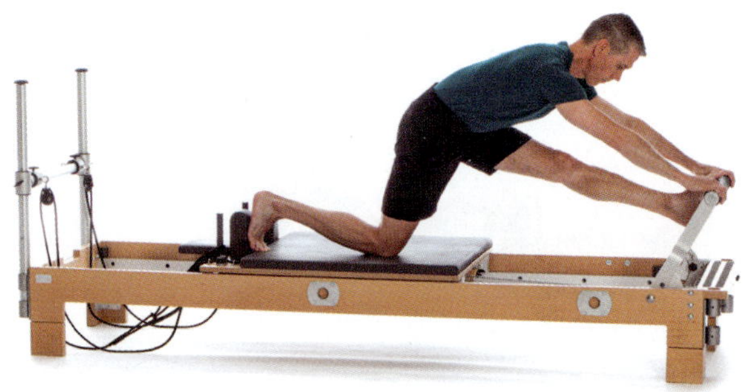

풋바 위에 있는 다리가 곧게 펴질 때 골반은 같은 높이의 수평선을 따라 움직입니다. 몸통을 앞으로 기울여(힌지) 뒤쪽 다리와 골반 사이에 "주름"을 만듭니다. 뒤쪽 다리의 각도는 캐리지에서 일정하게 유지됩니다. 등 폄근을 지속적으로 활성화하여 뒤넙다리근 스트레치에 집중하고 3~5회 호흡 주기 동안 자세를 유지합니다.

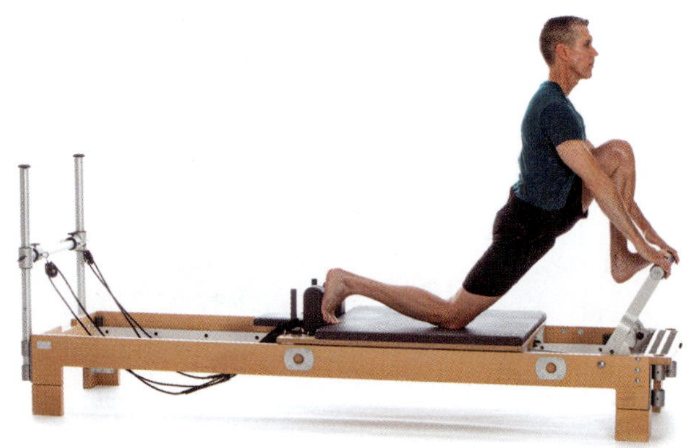

골반이 수평선을 따라 앞쪽으로 이동하면서 앞쪽 무릎을 구부리고 몸통을 들어 올립니다. 시작자세로 돌아갑니다. 반복 후 다리를 바꿔 진행합니다.

런지—포워드 / Lunge—Forward

스트레치 시리즈의 세 번째 동작인 런지-포워드 동작은 스트레치를 하는 것 이외에도 균형, 조절력 등 많은 필요한 요소들을 포함하고 있기 때문에 매우 어렵습니다. 리포머 런지-닐링(Reformer: Lunge-kneeling) 동작처럼 앞쪽 무릎은 발목 위에 놓이게 되지만 뒤쪽 다리는 캐리지에 지지되지 않고 완전히 펴진 상태입니다. 뒤쪽 다리의 발가락(앞발)이 숄더 레스트에서 앞쪽으로 이동된 상태에서 뒤꿈치는 숄더 레스트를 누릅니다. 몸이 엉덩관절 굽힘근(hip flexors) 스트레칭에서 뒤넙다리근(hamstrings) 스트레칭을 하기 위한 자세로 바뀔 때 골반은 같은 높이의 수평선을 따라 움직입니다. 유연하지 않은 사람과 매우 유연한 사람 모두 동작을 하는데 어려움을 겪습니다. 리포머: 런지-포워드(Reformer: Lunge—Forward)는 근력과 유연성을 동시에 향상시키고 둘 사이에서 건강한 균형을 이룰 수 있게 합니다.

엉덩관절 굽힘근을 스트레치하는 동안 배근(Abdominals)을 활성화 하고 골반을 뒤쪽으로 기울여 스트레치 범위를 늘리고 허리를 보호합니다. 뒤넙다리근을 스트레치하는 동안 등 폄근을 활성화하는데 집중하고 스트레치 범위를 늘리기 위해 골반을 앞쪽으로 기울입니다.

난이도를 높인 추가된 동작을 통해 조절력을 향상시키고, 코어에 대한 인식력을 높여서, 뒤넙다리근과 엉덩관절 굽힘근의 기능적인 근력과 유연성은 물론 균형을 증진시킵니다.

이미지화 하기

자세는 우리 몸에 큰 영향을 미치는데 몸통을 수직으로 세우고 런지 자세에서 균형을 잡고 있을 때 특히 그렇습니다. 저는 이 자세를 요가의 전사자세와 연결해서 생각하는 걸 좋아합니다. 동작 자체는 전사자세와 약간 다르더라도 동작을 위한 근력과 힘을 사용하는 감각은 꽤 비슷합니다. 모든 필라테스 동작과 마찬가지로 파워하우스가 중요하지만 다리에서부터 나오는 매우 강한 근력도 중요합니다.

- 뒤쪽으로 뻗은 다리의 발가락(앞발)이 숄더 레스트에서 앞쪽으로 이동된 상태에서 뒤꿈치로 숄더 레스트를 누릅니다.
- 뒤쪽 다리의 무릎을 곧게 폅니다.
- 풋바에 놓여 있는 발은 같은 쪽의 엉덩관절과 정렬합니다.

난이도 높이기

난이도를 높이기 위해 양팔을 옆으로 뻗고 몸을 수직으로 세운 자세에서 균형을 잡으며 더 어려운 준비 자세를 취합니다. 균형을 잡은 자세에서 앞쪽 다리를 3~5회 펴고 구부린 후 손으로 다시 풋바를 잡고 뒤넙다리근 스트레칭을 진행합니다.

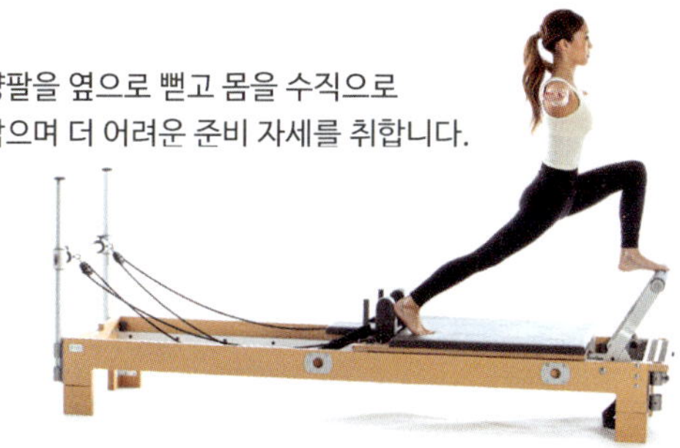

리포머

스트레칭 /Stretches

중급 /INTERMEDIATE

근육 포커스

- Hamstrings(뒤넙다리근)
- Hip flexors (엉덩관절 굽힘근)

목적

- 엉덩관절 굽힘근, 뒤넙다리근의 유연성 증진
- 엉덩관절 굽힘근, 뒤넙다리근, 등 폄근의 조절 증진
- 허리-골반 안정화 발달

저항 RESISTANCE

약 중 강

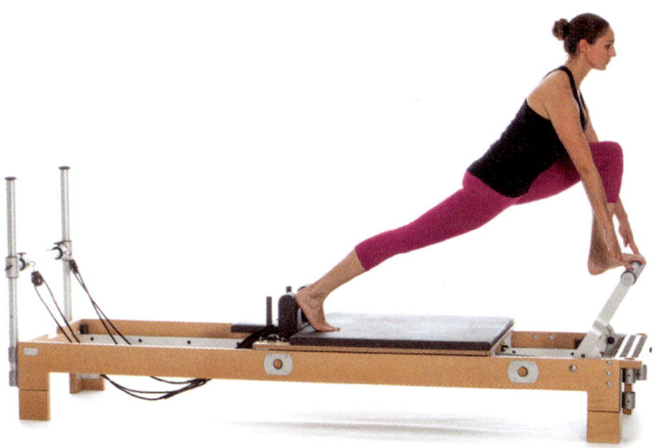

캐리지에 서서 손을 어깨너비로 벌려 풋바 위에 올립니다. 뒤쪽으로 뻗은 발은 발가락을 숄더 레스트의 앞에 두고 뒤꿈치로 숄더 레스트를 누릅니다. 다른 쪽 발의 발가락을 풋바 위에 올립니다. 발목 바로 위에 무릎이 위치하도록 합니다. 뒤쪽 다리를 곧게 뻗어 엉덩관절 굽힘근 스트레치에 집중합니다. 3~5회 호흡 주기 동안 유지합니다.

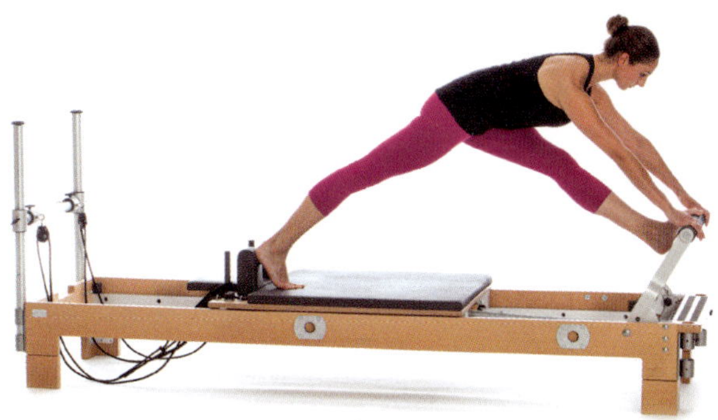

앞쪽 다리를 곧게 뻗어 몸통을 앞으로 기울입니다(힌지). 골반을 앞쪽으로 기울이며 등 폄근의 활성화를 유지합니다. 머리는 몸의 중심에 있는 척추와 정렬을 맞추고 뒤넙다리근의 스트레치에 집중합니다. 3~5회 호흡 주기 동안 유지합니다.

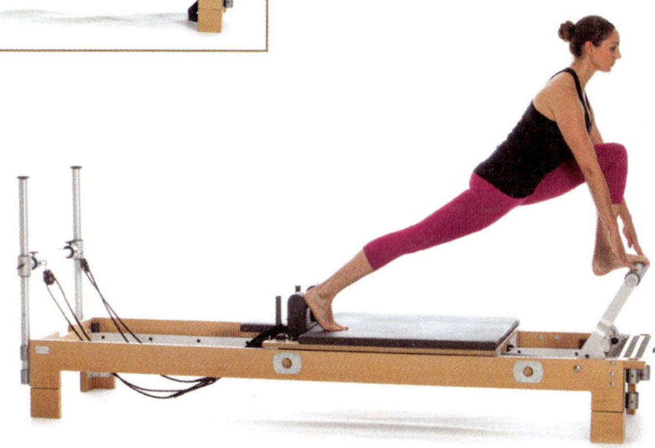

앞쪽 무릎을 구부리고 몸통을 들어 올립니다. 골반은 수평선을 따라 앞으로 이동합니다. 시작자세로 돌아갑니다. 반복 후 다리를 바꿔 진행합니다.

전신통합
Full Body Integration(FBI)

전신통합 블록은 다른 어떤 블록보다 필라테스의 철학을 잘 보여줍니다. 이것은 통합되어져서, 부드럽게 움직이고, 잘 조율된 신체 움직임에 관한 블록입니다. 본질적으로 모든 필라테스 운동은 조화를 이뤄 움직이는 신체 움직임입니다. 그러나, 이 블록의 운동들은 신체를 나누어 구분하지 않습니다. 동작을 수행하고 본래 지닌 목적을 달성하기 위해 완전히 전신을 통합해서 움직여야 합니다.

이 블록의 많은 운동들은 난이도와 복잡성에 따라 세밀하게 구분되어 있습니다. 전신통합 I은 초급에서부터 중급 수준의 운동을 포함합니다. 전신통합 II는 상급부터 마스터 수준의 운동으로 이뤄져 있습니다. 전신통합 I의 모든 운동을 마스터 한 후 더 높은 수준의 운동으로 구성된 전신통합 II를 진행합니다. 사실 전신통합 II의 많은 운동들이 전신통합 I에서 배운 운동들을 한 단계 더 높인 수준입니다. 그러나, 필라테스는 난이도가 높은 운동을 배우고 난 후 다시 난이도가 낮은 운동을 하지 않는 것이 아니라는 점을 명심합니다. 수업은 개개인에게 적합한 모든 난이도로 이뤄진 다양한 범위의 운동을 포함해야 합니다. 전신통합 I, II를 구성하는 모든 운동은 높은 신체 인지력이 필요합니다. 움직임을 잘 이해할 수록 더 깊고 심오한 결과를 만들어냅니다.

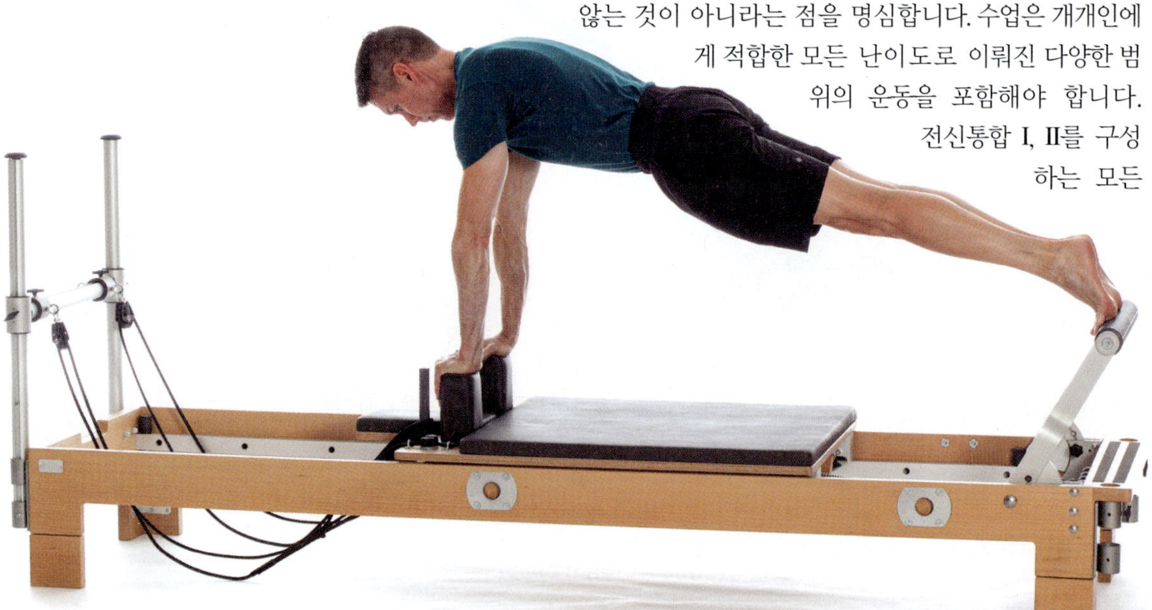

리포머: 스쿠터(Scooter), 니 스트레치-라운드 백(Knee Stretch—Round Back), 니 스트레치-플랫 백(Knee Stretch—Flat Back), 엘리펀트(Elephant)와 업 스트레치(Up Stretch)와 같은 일부 전신통합 운동들은 안(앞)으로 움직이는 동작을 강조합니다. 안으로 움직이는 동작은 스프링이 짧아지고 저항이 감소하면서 일어나게 됩니다. 그러나 호흡 패턴은 주로 저항이 증가해서 큰 힘을 쓸 때 사용하는 날숨을 이용합니다. 이 경우, 저는 뒤로 움직이는 다리를 하나의 ***태엽처럼*** 생각하며 다리를 다시 탄력적으로 앞으로 가져오기 위해 움직입니다. 중간 강도의 저항으로 운동하면 다리가 앞쪽으로 움직일 때 (엉덩관절 굽힘) 스프링이 당기는 힘에 저항하고, 엉덩관절 폄근(Hip extensors)은 편심성 수축으로 작용합니다. 스프링의 저항이 가벼우면 엉덩관절 굽힘근(Hip flexors)은 다리를 안으로 당기기 위해 동심성 수축을 하면서 중요한 역할을 합니다. 그러나 스프링 저항의 강도와는 상관없이 역동적인 운동의 움직임은 일관되게 유지합니다. 숨을 내쉬는 동안 움직임의 힘을 강조해서 다리를 앞으로 가져오고 숨을 마시며 더 느린 속도로 다리를 뒤로 움직여 다시 힘차게 다리를 앞으로 가져올 준비를 합니다. 리포머: 니 스트레치-리벌스(Reformer: Knee Stretch-Reverse)와 같은 일부 운동에서는 숨을 내쉬는 동안 다리가 몸통 쪽으로 움직이고 엉덩관절 굽힘근이 동심성 수축으로작용하면서 저항이 증가합니다. 배근(Abdominals)과 등 폄근(Back extensors)은 몸통과 골반을 안정화하는 작용을 하기 때문에 엉덩관절을 분리해 사용할 수 있도록 하여 다리가 효율적으로 움직일 수 있게 합니다.

스프링의 저항은 강도나 안정성 중 어느 것을 강조하든 운동의 목적과 일치해야 합니다. 스프링 저항의 크기는 서로 다른 결과를 만듭니다. 만약, 스프링 장력이 커지면 더 많은 지지력을 만들고 동시에 사지의 근육조직의 힘을 키우는데 초점을 맞춰지는 반면, 스프링의 장력이 약해지면 골반과 몸통의 안정성이 강조됩니다. 저는 여러분이 안정성에 중점을 두고 상대적으로 가벼운 저항을 이용해 운동을 시작하길 추천합니다.

스쿠터 / Scooter

리포머: 스쿠터(Reformer: Scooter)는 신체의 한 부분이 안정적으로 유지되고, 다른 한 부분은 움직임이 유발되는 분리의 개념을 강조합니다. 이 운동에서는 몸통과 지지하고 있는 다리와 골반은 안정적으로 유지하며 반대쪽 다리는 앞·뒤로 움직입니다. 이때 움직이는 다리는 골반의 안정성을 유지한 상태로 할 수 있는 만큼 엉덩관절 폄을 만드는 것입니다. 골반이 뒤쪽 기울기를 만들게 되면 엉덩관절 굽힘근의 유연성에 따라 무릎이 완전히 펴지지 않을 수도 있습니다.

몸통 자세를 만들기 위한 첫 번째 단계는 배근(Abdominals)을 안으로 당겨 등을 둥글게 만드는 것입니다. 분명히 척추 전체가 굽힘된 상태이지만 허리 뼈의 굽힘을 만드는데 집중합니다. 허리뼈 부위에서 굽힘을 시작하여 골반, 상부 등과 머리가 허리 뼈의 굽힘을 따라 움직이면 바람직한 모양(큰 C-커브)을 만들고 올바른 근육 활성화를 이끌어냅니다.

이 동작에서 흔히 하는 실수는 볼기근(Gluteals)을 동원해서 움직이려고 합니다. 볼기근의 동원은 종종 골반의 과도한 뒤쪽 기울기를 만들게 하고 엉덩관절의 부드러운 움직임을 억제합니다. 또한 상부 등을 과하게 둥글게 만들기도 하는데 이는 등뼈의 자연스러운 만곡 방향 때문입니다. 하지만 상부 등의 굽힘은 피해야 합니다. 이러한 패턴은 배근의 활성화와 허리뼈 부위의 스트레치를 감소시키고 어깨를 상승시키곤 합니다. 게다가, 원치 않는 과도한 둥근어깨 자세를 만들게 됩니다.

이미지화 하기

자세는 출발 전 스타팅블록을 밀어내고 있는 단거리 육상 선수와 비슷해야 합니다. 이 자세는 힘을 분출하기 전 모습을 보여줍니다. 다리가 앞으로 나올 때 힘이 급증합니다.

- 머리를 포함해서 척추의 일정한 C커브 각도를 유지합니다.
- 어깨가 올라가지 않도록 합니다.
- 엉덩관절 분리와 허리-골반 안정화에 주의를 기울입니다.
- 손목은 중립을 유지하고 엄지손가락과 다른 손가락을 모아 일직선을 만들어 견고하게 지지합니다. (또는 풋바를 가볍게 감싸쥡니다)

리포머

전신통합(FBI) I /Full Body Integration

초급 /FUNDAMENTAL

근육 포커스

- Abdominals(배근)
- Back extensors(등 폄근)
- Hip extensors(엉덩관절 폄근)
- Knee extensors(무릎 폄근)

목적

- 허리-골반 및 몸통의 안정화 증진
- 엉덩관절 분리 발달
- 엉덩관절 폄근과 무릎 폄근의 조절 향상
- 엉덩관절 폄근과 무릎 폄근의 근력 향상 (중간-무거운 저항 사용)

저항 RESISTANCE

약 중 강

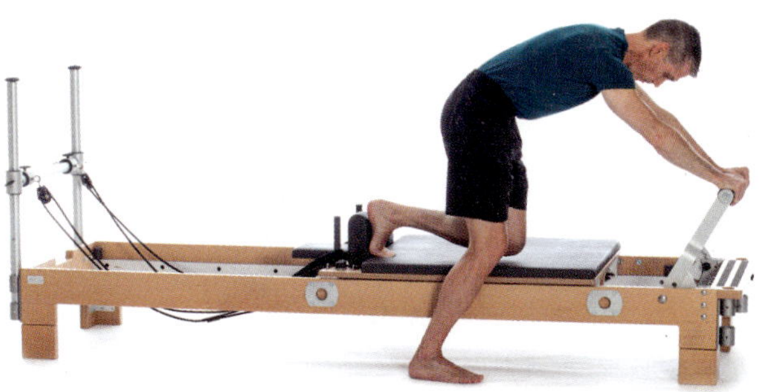

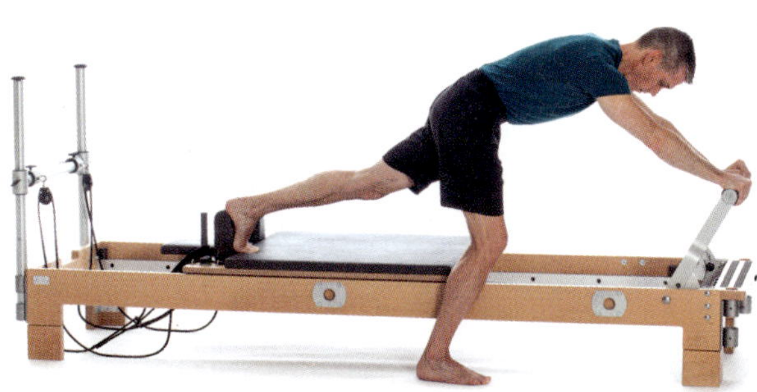

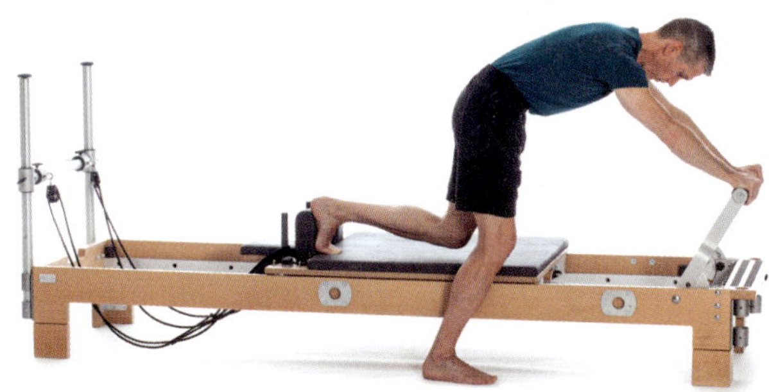

준비자세. 팔을 곧게 펴고 손은 풋바 위에 놓습니다. 안쪽 손은 안쪽 어깨의 앞에 위치하지만, 바깥쪽 손이 풋바 위에 위치하기 위해서는 바깥쪽 어깨의 앞에서 조금 안쪽으로 위치합니다. 한쪽 발로 숄더 레스트를 누르고 무릎을 캐리지에서 살짝 올립니다. 다른 쪽 발은 리포머 옆에 나란히 두고 바닥을 딛습니다. 서 있는 다리의 무릎을 구부립니다. 배근을 안으로 당겨 몸통을 둥글게 만듭니다.

들이쉬기. 캐리지에 올린 다리를 펴서 캐리지를 스토퍼에서 멀어지게 밀어냅니다. 골반이 앞쪽 기울기로 움직이려는 지점에서 멈춥니다.

내쉬기. 다리를 앞으로 당겨 캐리지를 스토퍼 쪽으로 가져옵니다. 어깨, 몸통과 골반을 안정적으로 유지하며 안쪽으로 당겨오는 움직임을 강조합니다. 골반이 뒤쪽 기울기로 움직이려는 지점에서 멈춥니다. 10회 반복 후 다리를 바꿔 진행합니다.

니 스트레치—라운드 백 / Knee Stretch—Round Back

중급 /INTERMEDIATE

근육 포커스

- Abdominals(배근)
- Back extensors(등 폄근)
- Hip extensors (엉덩관절 폄근)
- Knee extensors(무릎 폄근)

목적

- 허리-골반과 몸통의 안정화 발달
- 엉덩관절 분리 발달
- 엉덩관절 폄근과 무릎 폄근의 조절 향상
- 엉덩관절 폄근과 무릎 폄근의 근력 향상 (중간-무거운 저항 사용)

저항
RESISTANCE
약 중 강

니 스트레치-라운드 백(Knee Stretch—Round Back) 역시 엉덩관절 분리 개념을 사용합니다. 몸통은 리포머: 스쿠터(Reformer: Scooter)와 같은 위치에 있지만 캐리지 위에 두 무릎을 구부리고 앉아 두 다리를 함께 움직입니다. 훨씬 더 불안정한 자세를 만들기 때문에 운동의 난이도를 상당히 증가시킵니다. 다리를 움직일 때 골반을 포함해서 몸통을 안정적으로 유지하는 것이 중요합니다. 이 동작에서 다리를 펴는 범위는 리포머: 스쿠터(Reformer: Scooter)에서 펼 수 있는 범위보다 더 작다는 점을 주의해야 합니다.

척추의 올바른 정렬을 만들기 위해서는 허리 뼈를 둥글게(굽힘) 하고 등 상부와 골반이 허리 뼈가 둥글게 된 상태에 따라 굽혀지면 머리를 포함해서 척추 전체에 부드러운 커브 형태를 만들게 됩니다. 골반을 뒤쪽으로 조여 말거나, 볼기근(gluteals)을 과도하게 수축하지 않도록 합니다. 이렇게 되면 엉덩관절의 움직임이 매우 제한되고 움직임을 일으키는 중심축이 엉덩관절에서 허리뼈로 이동됩니다.

이미지화 하기

비스듬히 사선으로 놓여 있는 흔들리는 추처럼 다리가 앞·뒤로 흔들리는 것을 상상합니다. 흔들리는 추가 중력에 맞서 흔들리면 움직임은 살짝 느려지고 반대로 중력의 도움을 받으면 더 역동적으로 움직이게 됩니다.

- 머리를 포함해서 일정한 각도로 척추의 C 커브를 유지합니다.
- 안으로 움직이는 구간에 집중합니다.
- 골반을 뒤로 기울여 조이지 않고 엉덩관절을 굽혀 가능한 스토퍼에 가깝도록 캐리지를 앞으로 당깁니다.
- 손목은 중립을 유지하고 엄지손가락과 다른 손가락을 모아 일직선을 만들어 견고하게 지지합니다. (또는 풋바를 가볍게 감싸쥡니다)

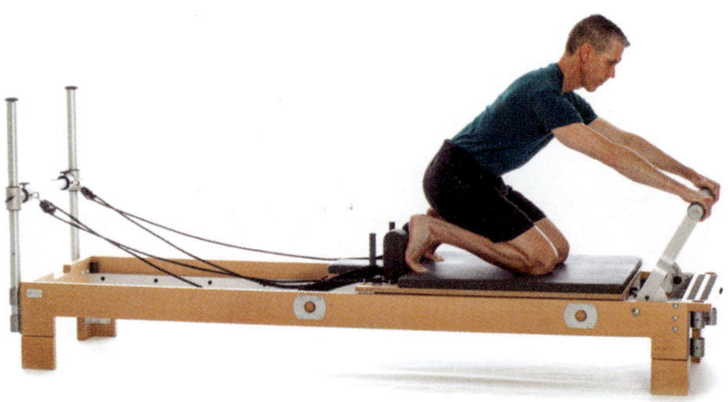

준비자세. 캐리지에 무릎을 꿇고, 발은 숄더 레스트에 위치한 후 뒤꿈치 위에 앉습니다. 손을 어깨너비로 벌려 풋바 위에 올리고 팔을 곧게 폅니다. 배근을 안으로 당기며 몸통을 둥글게 만들어 골반을 뒤꿈치에서 들어 올립니다.

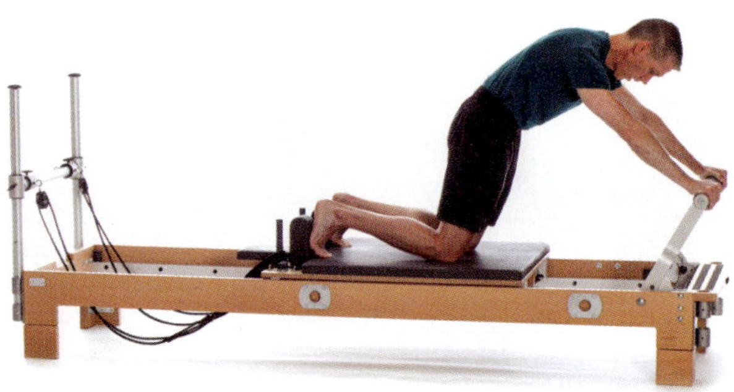

들이쉬기. 엉덩관절을 펴면서 캐리지를 스토퍼에서 멀리 밀어내면서 팔과 몸통은 안정적으로 유지합니다.

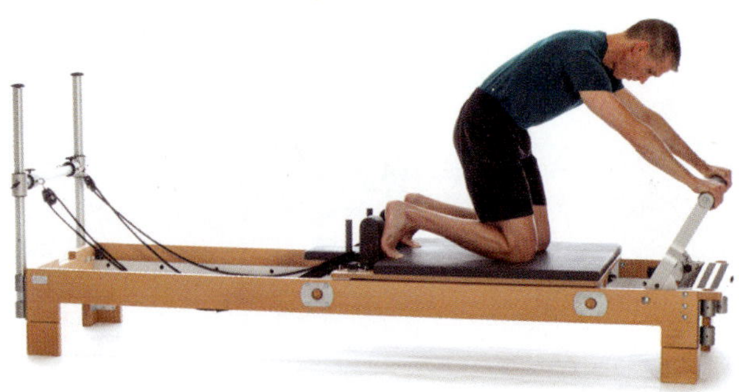

내쉬기. 엉덩관절을 굽히면서 다리를 앞으로 당겨오고 캐리지는 스토퍼 쪽으로 다가갑니다. 안으로 당겨오는 구간에 집중하고 어깨, 몸통과 골반을 안정적으로 유지합니다.
10회 반복합니다.

니 스트레치—플랫 백 / Knee Stretch—Flat Back

리포머: 숏박스–플랫 백(Reformer: Short Box—Flat Back) 운동처럼 이 운동에서 ***편평한 등***은 척추의 정상적인 만곡이 사라진 진짜 편평 등이 아니라 척추의 중립 위치를 의미합니다. 배근(abdominals)과 등 폄근(back extensors)의 균형 잡힌 동시 수축은 척추를 중립자세로 유지하게 합니다. 사실, 리포머: 니 스트레치–라운드 백(Reformer: Knee Stretch—Round Back)에서도 배근과 등 폄근의 동시 수축이 발생합니다. 많은 필라테스 운동에서 볼 수 있는 완만한 C 커브는 등 폄근을 미묘하게 사용하면서 만들어집니다. 척추의 모양을 제외한 다른 모든 요소들은 두 개의 니 스트레치 운동과 동일하며 특히 상체 안정화와 엉덩관절 분리를 강조합니다. 꼬리뼈부터 몸통을 지나 머리로 이어지는 강한 에너지 선은 척추를 안정적으로 유지하고 정렬을 이루는 데 도움이 됩니다.

이미지화 하기

당나귀가 앞다리로 균형을 잡으며 뒷다리를 차고 있는 모습을 상상합니다. 상체는 고정되어 있고 다시 다리를 차기 위해 다리를 힘차게 안으로 당깁니다.

- 척추를 중립자세로 유지합니다.
- 엉덩관절에서 일어나는 다리를 접는 움직임(hinging action)을 강조합니다.
- 손목은 중립을 유지하고 엄지손가락과 다른 손가락을 모아 일직선을 만들어 견고하게 지지합니다. (또는 풋바를 가볍게 감싸쥡니다.)

난이도 높이기

팔이음구조(Shoulder girdle)의 안정성, 등 폄근의 조절력, 엉덩관절 분리를 위한 난이도 상향을 위해 몸통은 낮추어 바닥과 평행(팔도 평행이 되어야 함)이 되게 합니다. 이 자세는 다리의 더 큰 운동 범위를 만듭니다.

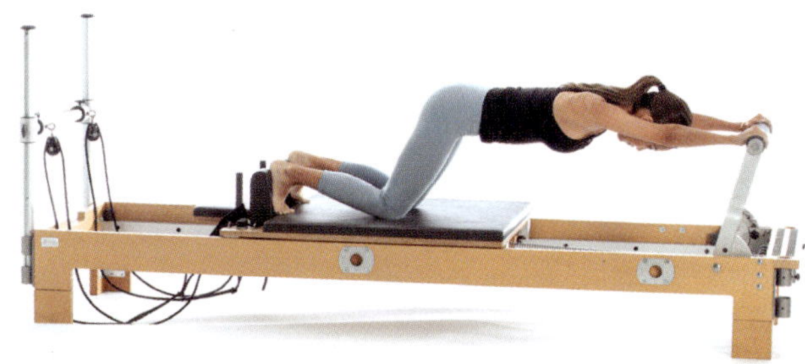

리포머

전신통합(FBI) I /Full Body Integration

중급 /INTERMEDIATE

근육 포커스

- Abdominals(배근)
- Back extensors(등 폄근)
- Hip extensors (엉덩관절 폄근)
- Knee extensors(무릎 폄근)

목적

- 허리–골반과 몸통 안정화 발달
- 엉덩관절 분리 발달
- 엉덩관절 폄근, 무릎 폄근의 조절 향상
- 엉덩관절 폄근, 무릎 폄근의 근력 향상 (중간–무거운 저항 사용)

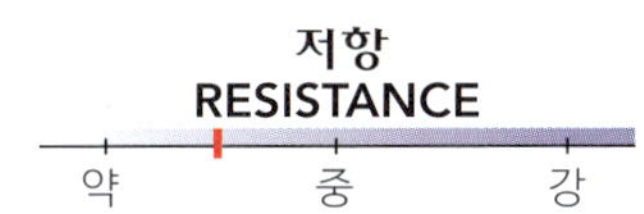

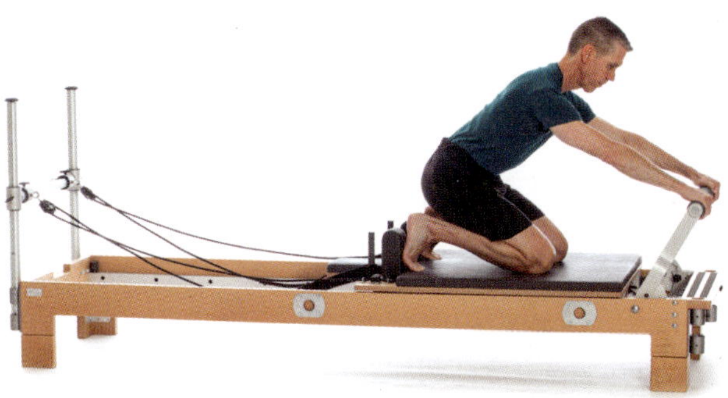

준비자세. 캐리지에 무릎을 꿇고, 발은 숄더 레스트에 위치한 후 뒤꿈치 위에 앉습니다. 곧게 편 양팔을 어깨너비로 벌려 풋바에 올립니다. 어깨를 안정화하고 척추 중립을 유지하면서 골반을 뒤꿈치에서 들어 올립니다.

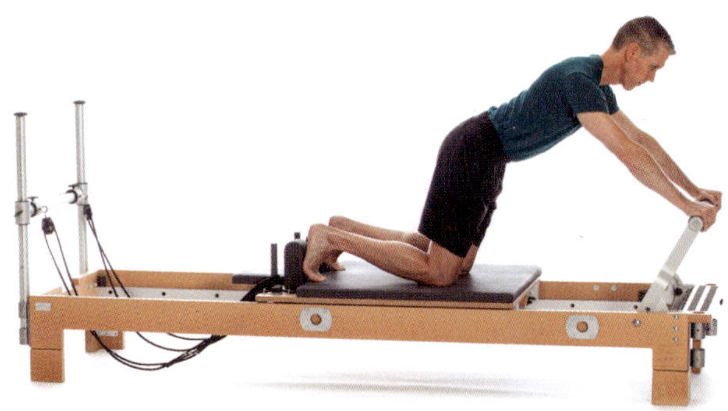

들이쉬기. 엉덩관절을 펴면서 캐리지가 스토퍼에서 멀어지고 팔과 몸통을 안정적으로 유지합니다.

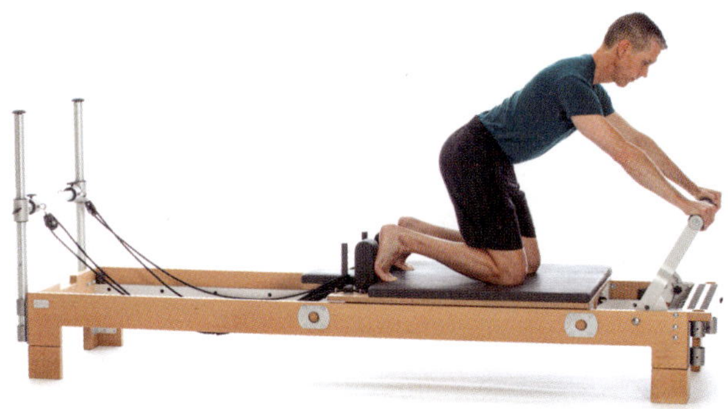

내쉬기. 다리를 앞으로 당겨 엉덩관절을 굽히면 캐리지가 스토퍼 쪽으로 움직입니다. 안으로 당기는 움직임에 집중하면서 어깨, 몸통과 골반을 안정적으로 유지합니다. 10회 반복합니다.

중급 /INTERMEDIATE

근육 포커스

- Abdominals(배근)
- Hip flexors
(엉덩관절 굽힘근)
- Shoulder extensors
(어깨 폄근)

목적

- 허리-골반, 어깨 안정화 발달
- 배근과 엉덩관절 굽힘근의 근력 강화

저항
RESISTANCE

약 중 강

니 스트레치—리벌스 / Knee Stretch—Reverse

이 운동은 허리-골반 안정화, 어깨뼈 안정화와 엉덩관절 분리라는 3가지 핵심 원리에 중점을 둡니다. 골반과 몸통을 안정적으로 유지하면서 허리에 과도한 부하(및 허리에 가해질 수 있는 긴장)를 막기 위해선 복부 지지가 중요합니다. 상체와 골반이 고정되어 있는 동안 다리가 앞뒤로 움직이는 것은 효과적인 고관절 분리를 촉진합니다. 대부분의 필라테스 운동과 마찬가지로 이 운동도 등척성 수축을 통해 한 영역은 안정화 시키고, 동심 및 편심 수축을 사용하여 다른 영역은 움직임을 만드는 것으로 나눌 수 있습니다.

엉덩관절 굽힘근의 동심성 수축(다리가 가슴을 향해 앞으로 나오는) 동안 좋은 자세를 유지하는 것이 편심성 수축(다리가 뒤로 움직이고 고관절 굴곡근이 늘어나는 단계)보다 더 쉽습니다. 두 구간 모두 엉덩관절 굽힘근이 당기는 힘에 적절히 대응하면서 허리-골반 안정성을 유지하기 위한 복부의 강한 지지가 필요합니다. 그러나 편심성 수축 단계에서는 엉덩관절 굽힘근이 신장되지 않고 등척성 수축 상태로 유지되는 경향도 있습니다. 이 경우, 특히 복부가 엉덩관절 굽힘근의 당김에 대응할 만큼 강하지 않은 경우 다리가 뒤로 움직일 때 등이 아치 형태가 되기 시작합니다.

이 운동을 수행할 때 엉덩관절 굽힘근은 저항으로 인해 부하를 받게 되는데 이런 경우 허리에 긴장을 발생시킬 수 있으므로 주의합니다. 이런 이유로 저는 이 운동을 할 때 척추를 중립자세로 두기보다는 척추 굽힘을 만들어서 하는 것을 선호합니다. 척추 굽힘 상태로 운동을 하면 척추를 보호할 수 있는 배근에 역학적인 이점을 만들게 됩니다.

이미지화 하기

다리는 엔진의 피스톤처럼 앞·뒤로 움직입니다. 다리를 가슴 쪽으로 가져오는 동작이 움직임을 이끌고 되돌아갈 때는 이를 조절합니다. 엔진의 연료는 몸의 핵심인 파워하우스이며, 움직임은 여기에서부터 시작됩니다.

- 척추 굽힘과 어깨뼈 안정성을 유지합니다.
- 어깨가 손보다 앞으로 나오도록 하고 팔을 살짝 사선으로 둡니다.
- 어깨 폄근을 사용해서 엉덩관절 굽힘근의 당기는 힘에 대응합니다.

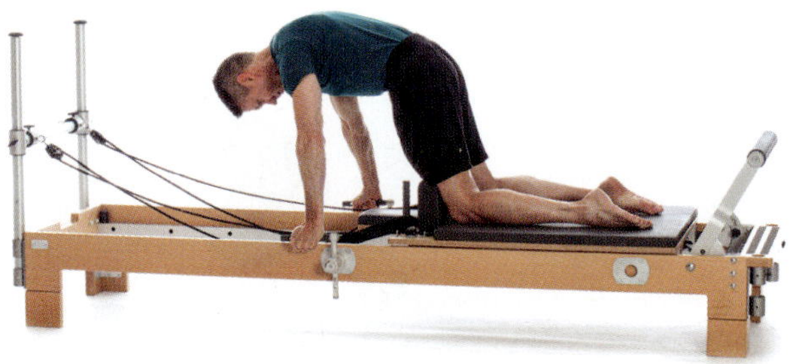

준비자세. 무릎을 숄더 레스트에서 약간 뒤로 두고 네발 기기 자세로 만듭니다. 아래쪽 허벅지는 숄더레스트를 누르고, 손으로 리포머 프레임을 잡습니다(손가락은 레일 바깥쪽으로 위치)(바시 시스템 리포머의 F2 핸들 사용). 어깨는 손보다 약간 앞에 위치합니다. 팔이음뼈를 안정적으로 유지하며 몸통을 둥글게 만듭니다.

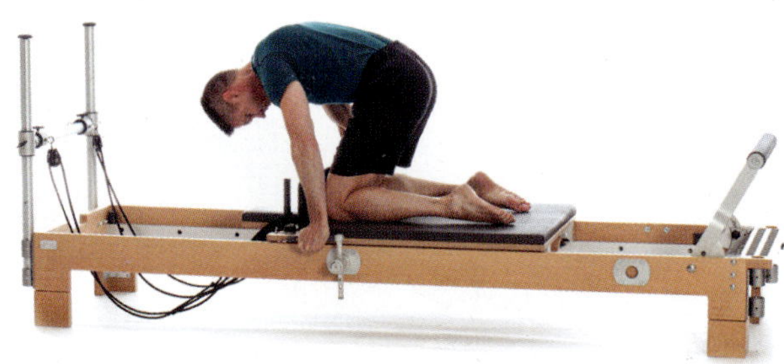

내쉬기. 엉덩관절을 구부려 무릎을 가슴 쪽으로 당깁니다. 골반을 안정적으로 만들고 몸통의 C 커브를 유지합니다.

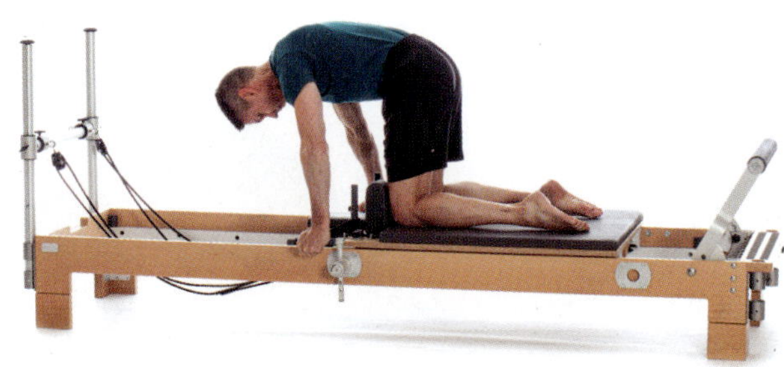

들이쉬기. 척추나 골반 위치의 변화 없이 엉덩관절을 폅니다. 시작자세로 돌아옵니다. 10회 반복합니다.

스토먹 마사지—라운드 백 / Stomach Massage—Round Back

이 운동은 몸통이 안정된 상태에 있는 동안 힘차고 강렬하게 발과 다리를 운동하는 것이 특징입니다. 발 운동에서 사용하는 누운 자세와는 다르게 앉은 자세는 몸통 근육 특히, 등 폄근(back extensors)이 많은 작용을 하게 만들어 운동의 난이도를 급격하게 증가시킵니다. 몸통이 누워 있을 때보다 직립 위치일 때, 운동은 더 기능적이게 됩니다. 몸통이 직립 위치이면, 근육을 일상적인 움직임과 유사하게 사용할 수 있으며, 자세 유지 근육을 발달을 위해서도 사용할 수 있습니다. 의자에 앉고, 걷고, 뛰는 것과 같은 일상적인 움직임은 올바른 근육 활성화와 근육의 지지에 대해 적절하게 주의를 기울이지 않은 채로 자주 이뤄져 몸통의 부정렬과 근육의 불균형 및 긴장을 만듭니다. 이 운동을 적절히 수행하면 몸통의 안정화를 담당하는 근육들을 발달시키고 올바른 척추 정렬을 인지하는 능력을 만들 수 있습니다.

이미지화 하기

마치 무거운 박스를 멀리 밀어내거나 누운 상태에서 다리로 무거운 짐을 공중으로 던지듯이 풋바를 밀어냅니다.

- O 손을 캐리지 앞쪽에 두고 누릅니다.
- O 머리가 척추를 따라 정렬을 맞춰 몸통의 C 커브를 유지합니다.
- O 엉덩이 위에 어깨가 오도록 유지합니다.

난이도 낮추기

이 운동의 가장 어려운 점은 몸통을 안정적으로 유지하는 것입니다. 몸통을 안정적으로 유지하기 위해 리포머 박스나 큰 공을 뒤에 둡니다. 공으로 좋은 지지를 받을 수 있으며 둥근 등 자세로 운동을 하기 때문에 척추에 더 편합니다. 박스로 더 견고한 지지를 받지만 공만큼 편하지 않을 수 있습니다. 그렇지만 공과 박스 모두 좋은 방법입니다.

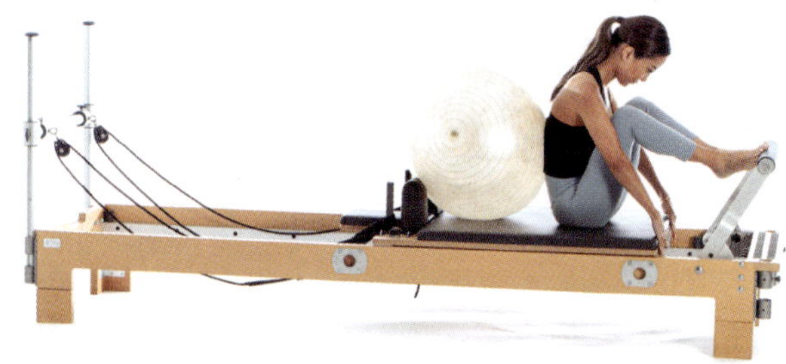

리포머

전신통합(FBI) I /Full Body Integration

중급 /INTERMEDIATE

근육 포커스

- Abdominals(배근)
- Back extensors(등 폄근)
- Knee extensors (무릎 폄근)
- Ankle-foot plantarflexors (발목-발바닥 굽힘근)

목적

- 몸통 안정화 발달
- 무릎 폄근과 발목-발바닥 굽힘근의 근력 강화

저항 RESISTANCE

약 중 강

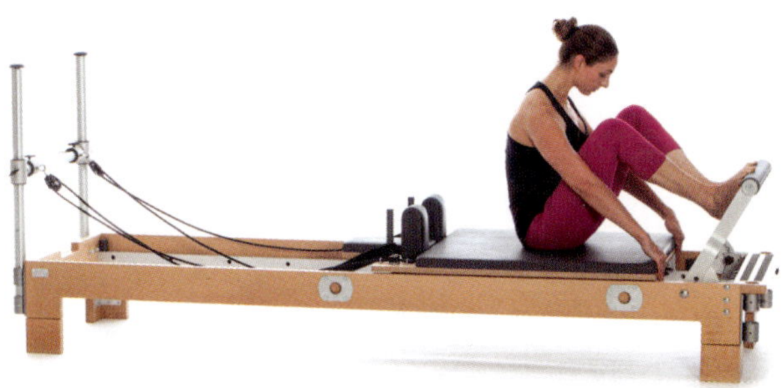

준비자세. 풋바를 마주보고 캐리지 중앙에 궁둥뼈를 두고 앉습니다. 뒤꿈치를 붙여 발을 V 자세로 만들고 발가락을 풋바에 올립니다. 손으로 캐리지 앞쪽을 누르며 몸통을 둥글게 만듭니다. 어깨가 엉덩이 바로 위에 위치합니다. 팔이 짧다면 손으로 캐리지 앞쪽을 누를 수 있게 풋바에 더 가까이 이동합니다.

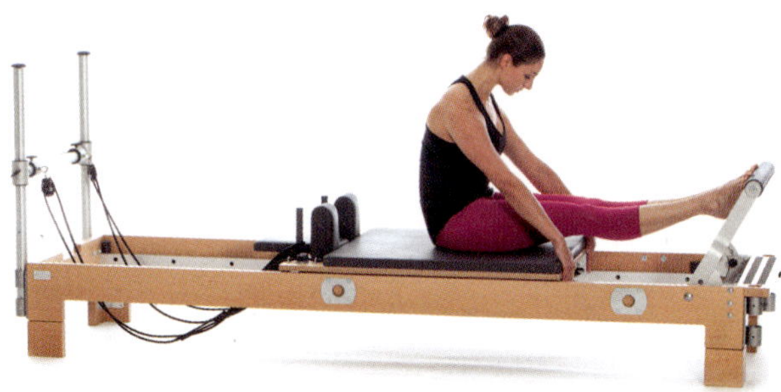

내쉬기. 다리를 완전히 뻗습니다. 발을 발등굽힘을 한 다음 발바닥굽힘을 합니다.

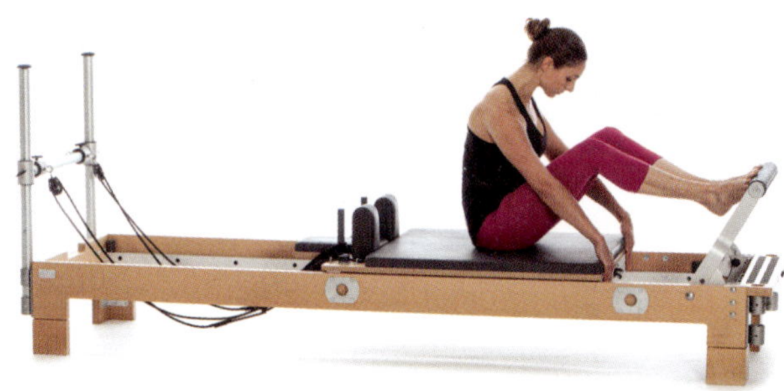

들이쉬기. 무릎을 구부립니다. 시작자세로 돌아옵니다. 10회 반복합니다.

스토먹 마사지—플랫 백 / Stomach Massage—Flat Back

중급 /INTERMEDIATE

근육 포커스
- Abdominals(배근)
- Back extensors(등 폄근)
- Knee extensors(무릎 폄근)
- Ankle-foot plantarflexors (발목-발바닥 굽힘근)

목적
- 몸통 안정화 개발
- 무릎 폄근과 발목-발바닥 굽힘근의 근력 강화
- 등뼈 유연성 향상

저항
RESISTANCE
약 중 강

스토먹 마사지-플랫 백 동작 순서는 리포머: 스토먹 마사지-라운드 백(Reformer: Stomach Massage—Round Back)의 동작 순서와 동일합니다. 몸통을 편평한 자세(문맥상 척추 중립자세 또는 가능한 최대로)로 만들어서 움직인다는 점이 가장 다른 점입니다. 몸통은 근육에 의해 잘 지지되어야 합니다. 팔의 위치는 가볍게 몸을 지지하기 위한 프레임을 만들고 가슴 앞쪽을 스트레치 시킵니다. 팔꿈치는 뒤를 향하게 하고 서로 평행한 상태로 약간 구부립니다.

이미지화 하기

리포머: 스토먹 마사지-라운드 백(Stomach Massage—Round Back)과 비슷한 움직임으로 벽에 기대에 큰 짐을 밀어내거나 바닥에 누워서 다리로 무거운 짐을 공중으로 던지는 듯한 이미지로 비유할 수 있습니다.

- 등 폄근과 배근의 동시 수축을 최대화합니다.
- 팔꿈치를 평행하게 유지하고 약간 구부려 뒤쪽을 향합니다.
- 몸통을 안정적으로 곧게 펴 유지합니다.

난이도 높이기

설명한 대로 동작을 하되 손을 숄더 레스트에 두기보다는 위쪽 사선을 향해 뻗습니다. 팔은 어깨너비보다 약간 넓게 벌립니다. 팔로 어떠한 지지도 할 수 없기 때문에 난이도가 증가했으며 몸통 안정근들은 더 많이 쓰이게 됩니다.

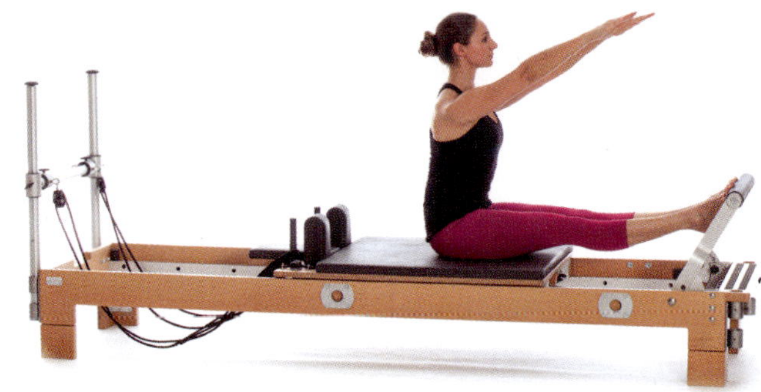

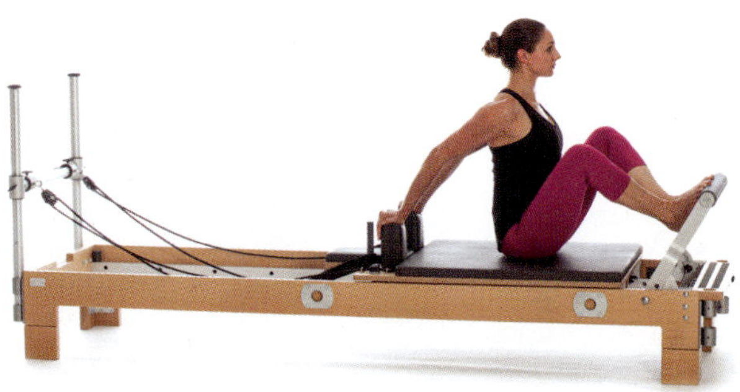

준비자세. 풋바를 마주보고 캐리지 중앙에 궁둥뼈를 두고 앉습니다. 뒤꿈치를 붙여 발을 V 자세로 만들고 발가락을 풋바에 올립니다. 필요한 경우 손을 숄더 레스트에 올리고 손가락은 뒤를 향하게 한 후 팔꿈치를 약간 구부려 몸통을 척추 중립자세로 앉습니다(가능한 가깝게). 팔과 다리가 짧은 사람의 경우, 자세를 취하기 위해 숄더 레스트 앞에 작은 박스를 둘 필요가 있습니다.

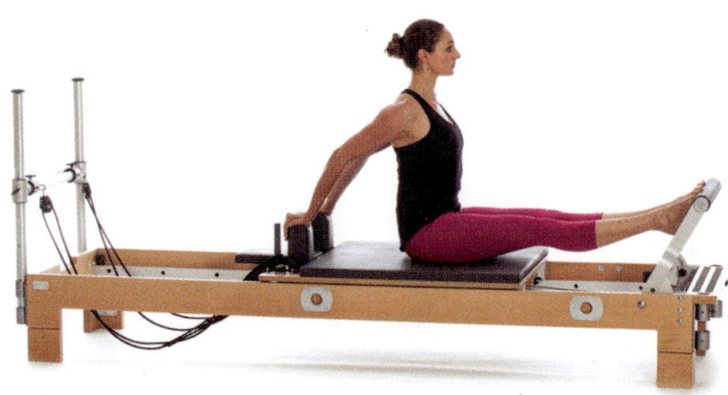

내쉬기. 다리를 완전히 뻗습니다. 발등굽힘을 한 후 발바닥굽힘을 합니다.

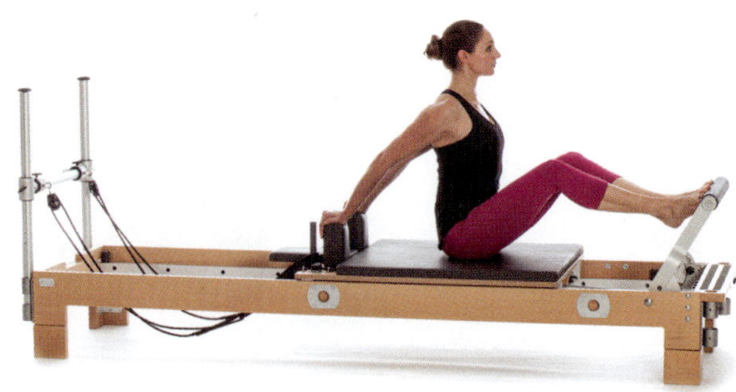

들이쉬기. 무릎을 구부립니다. 시작자세로 돌아갑니다. 10회 반복합니다.

다운 스트레치 / Down Stretch

중급 /INTERMEDIATE

다운 스트레치(Down Stretch)는 상대적으로 간단해 보이지만 상당한 조절력과 힘이 필요합니다. 몸통, 허리-골반, 어깨뼈와 같은 여러 핵심 영역에서 동시에 만들어지는 안정화의 개념을 강조합니다. 등뼈는 엉덩관절처럼 폄 상태입니다. 두덩결합을 위로 끌어당기는 배근(Abdominals)은 궁둥뼈결절을 아래로 당기는 뒤넙다리근(hamstrings)과 함께 작용하여 골반을 뒤쪽으로 기울여 안정적으로 만듭니다. 강한 복부의 힘을 이용해 만들어지는 골반의 안정적인 위치는 허리뼈를 과도한 압박으로부터 보호하고 엉덩관절 굽힘근의 스트레치를 증가시킵니다.

어깨 관절은 움직임의 중심점 역할을 합니다. 어깨 굽힘근(Shoulder flexor)은 중력을 이용해서 캐리지를 뒤로 이동시킵니다. 어깨 폄근(shoulder extensors)은 몸이 아래쪽으로 내려간 구간에서 스프링의 도움을 받아 몸을 다시 스토퍼 쪽으로 몸을 들어 올립니다. 저항이 가벼울수록 운동의 난이도가 높아지게 됩니다.

이미지화 하기

제가 이 운동을 위해 수년 동안 사용해 온 이미지는 옛날 목조 선박의 앞에 놓여있는 선수상입니다. 선박이 바다의 거대한 파도를 타고 넘으며 위·아래로 넘실대는 모습을 상상합니다. 몸이 위로 올라오는 구간에서 복장뼈에 연결된 낚싯줄을 상상하기도 합니다. 위에서부터 감겨지는 낚싯줄은 몸을 특히 가슴을 들어 올리는 데 도움이 됩니다.

- 몸을 완만한 아치 형태로 유지합니다.
- 골반을 뒤쪽 기울기로 유도합니다.
- 운동을 하는 동안 등, 엉덩이와 어깨 폄근을 사용합니다.
- 뒤꿈치로 숄더 레스트를 누르며 다리를 평행하게 유지합니다.

근육 포커스

- Abdominals(배근)
- Back extensors(등 폄근)
- Shoulder extensors (어깨 폄근)

목적

- 몸통과 어깨 안정화 발달
- 어깨 폄근과 상부 등 폄근의 조절 증진

저항
RESISTANCE
약 중 강

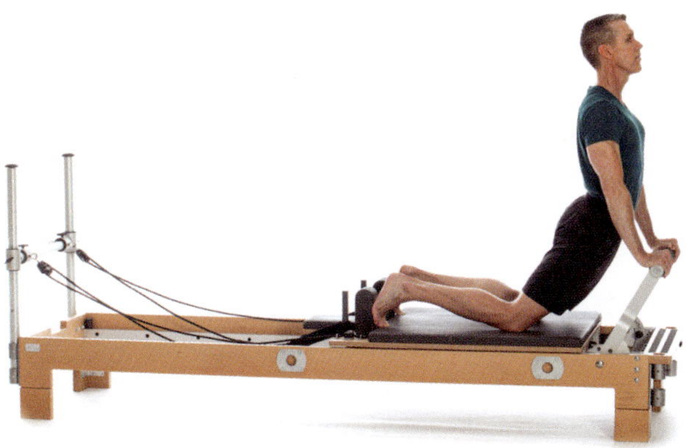

준비자세. 풋바를 마주 보고 캐리지에 무릎을 꿇어앉습니다. 양손을 어깨너비로 벌리고 팔을 펴서 풋바를 잡습니다. 발을 숄더 레스트에 대고 다리는 평행하게 둡니다. 무릎에서부터 허벅지, 엉덩이, 몸통과 어깨를 타고 정수리로 뻗어나가는 선을 그립니다.

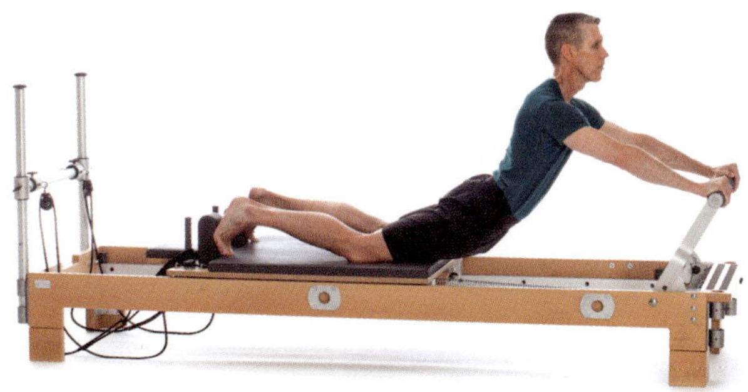

내쉬기. 어깨에서 축을 만들어 캐리지를 뒤로 밀어냅니다. 이때 몸은 아치 형태를 유지합니다.

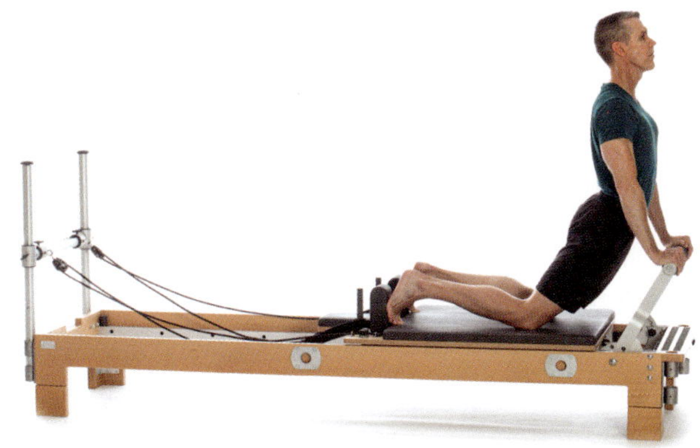

들이쉬기. 어깨를 펴서 풋바를 아래로 누르고 몸을 다시 위로 가져와 시작자세로 돌아옵니다. 캐리지를 스토퍼에 대고 잠시 멈춘 후 다시 뒤로 밀어냅니다. 10회 반복합니다.

엘리펀트 / Elephant

중급 /INTERMEDIATE

근육 포커스

- Abdominals(배근)
- Back extensors(등 폄근)
- Hip flexors (엉덩관절 굽힘근)
- Scapular stabilizers (어깨뼈 안정근)

목적

- 몸통과 어깨뼈 안징화 개발
- 뒤넙다리근과 어깨의 유연성 향상
- 엉덩관절 굽힘근의 조절 개발
- 코어 근력 향상

저항
RESISTANCE
약 중 강

리포머: 엘리펀트(Reformer: Elephant)와 리포머: 업 스트레치(Up Stretch)는 리포머: 엘리펀트(Reformer: Up Stretch)가 발을 편 상태로 운동한다는 점만 제외하면 거의 비슷합니다. 발을 편 상태는 다리의 뒤쪽의 스트레치를 증가시키고 발가락을 들어 올리면서 더 많은 스트레치를 할 수 있습니다. 이 운동은 둥근 등으로도 수행되지만, 저는 등을 편평하게 유지해서 엉덩관절에서부터 몸통, 어깨, 팔과 손으로 이어지는 하나의 기다란 선을 그려 운동하는 것을 선호합니다. 이는 등 폄근(Back extensors)을 강하게 쓸 수 있게 하고(배근과 함께 수축하면서) 특히 등의 중간과 위쪽에서 많은 일을 하게 합니다. 그리고 등 폄근을 활성화하면서 골반을 앞쪽으로 당겨 뒤넙다리근(hamstrings) 스트레칭을 강조합니다.

엉덩관절에서 중심축이 생성되어 다리가 유연하게 앞, 뒤로 움직여야 하며 안쪽으로 움직이는 구간을 강조해야 합니다. 스프링과 엉덩관절 굽힘근(hip flexors)들이 저항에 따라 다른 강도로 다리를 당깁니다. 중간 강도의 저항일 때는 스프링이 캐리지를 안으로 당기면서 엉덩관절 굽힘근들은 작용을 하지 않고, 길항근인 엉덩관절 폄근이 편심성으로 수축하며 움직임을 조절하고 스프링의 당기는 힘에 저항합니다. 가벼운 저항일 경우에는 안정화에 초점을 맞춥니다. 이런 경우, 엉덩관절 굽힘근은 캐리지를 안으로 당기는데 작용할 것입니다. 저항이 가벼울수록 엉덩관절 굽힘근이 더 많은 일을 하게 됩니다. 움직임의 운동 범위와 캐리지가 이동하는 거리는 상대적으로 작습니다.

이미지화 하기

다리가 마치 엉덩관절에서 움직이는 추처럼 흔들립니다. 다리 움직임은 골반과 몸통에서부터 분리되어야 합니다. 물론 생리학적으로 배근은 다리를 안으로 당기지 않지만 배근을 사용해서 다리를 안으로 당기는 이미지는 복부를 더 깊게 쓰이게 합니다. 두 개의 에너지 선이 운동을 하는 동안 유지됩니다. 엉덩이에서부터 몸통, 어깨와 팔을 통과하는 하나의 신과 엉덩이에서부터 다리를 통과해서 뒤꿈치를 따라 내려오는 또 하나의 선입니다. 두 개의 선이 꼬리뼈가 꼭대기가 되는 피라미드 형태를 만듭니다. 캐리지는 피라미드의 견고한 바닥입니다.

- 팔, 어깨와 몸통의 안정성을 유지합니다.
- 머리는 척추와 정렬을 맞추고 피라미드 모양을 유지합니다.
- 뒤꿈치에 체중을 실어 다리 뒤쪽 스트레치를 최대화합니다.
- 상체와 다리 사이에서 체중으로 고르게 분배합니다.

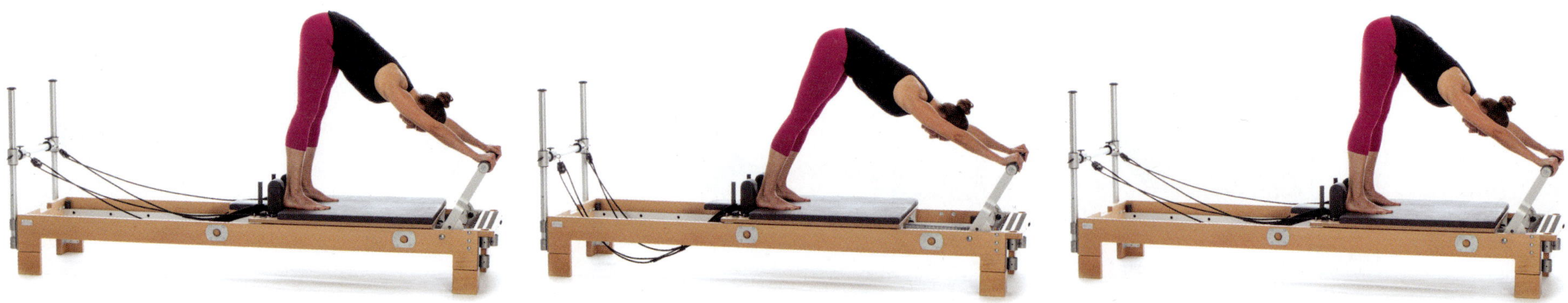

준비자세. 캐리지 위에 섭니다. 손을 어깨너비로 벌리고 풋바에 대고 손목을 중립으로 안정적으로 유지하고 엄지손가락과 다른 손가락들을 함께 곧게 펴거나 부드럽게 풋바를 감싸 쥡니다. 발은 캐리지 위에 편 상태로 뒤꿈치가 숄더 레스트에 닿아 있습니다.(선택: 발가락을 약간 들어 올립니다) 골반은 공중에서 높게 위치하고 몸과 함께 피라미드 모양을 만듭니다.

들이쉬기. 엉덩관절이 축이 되어 펴지면서 캐리지를 뒤로 움직입니다.

내쉬기. 엉덩관절을 굽힘하여 캐리지를 스토퍼 쪽으로 움직입니다. 시작자세로 돌아갑니다. 10회 반복합니다.

이 운동과 리포머 업 스트레치는 캐리지가 스토퍼에 실제로 닿지 않아도 된다는 점을 기억합니다. 유연성과 조절력이 충분하다면 캐리지가 스토퍼에 닿아도 되지만 목표는 완벽한 정렬을 유지하면서 캐리지를 가능한 스토퍼에 가깝게 가져오는 것입니다.

업 스트레치 / Up Stretch

피라미드 자세를 기반으로 하는 업 스트레치(Up Stretch)와 다른 운동들은 전신으로 이어지는 직선을 만들고 특정 관절에서 중심축을 이루는 것이 가장 중요합니다. 몸을 연결하는 선은 엉덩이에서부터 몸통을 타고 어깨, 팔과 손으로 이어집니다. 이렇게 이어지는 선은 견고한 기반을 제공하고 다리는 두 번째 직선을 만들면서 움직이는 추처럼 안과 밖으로만 움직입니다. 몸통의 안정화와 코어의 힘은 이 운동의 본질이며, 캐리지가 뒤로 움직일 때 허리의 과도한 앞굽음을 방지하는 배근(abdominals)과 캐리지가 스토퍼 쪽으로 돌아올 때 척추 굽힘을 방지하는 등 폄근(back extensors)의 조화로운 수축을 이용합니다. 어깨는 견고하고 안정적으로 유지되어 몸통과 강한 연결을 만들어야 합니다. 리포머: 업 스트레치(Reformer: Up Stretch)를 변형한 동작들이 있습니다. 변형 동작들은 더 복잡하고 어려운 방식으로 진행됩니다.

많은 전신 통합 운동과 마찬가지로 낮은 저항을 사용하면 난이도가 높아지는데, 특히 신체의 코어 힘과 안정화를 높이는데 도움이 됩니다.

이미지화 하기

리포머: 엘리펀트(Reformer: Elephant)처럼 배근을 이용해서 다리를 당기는 감각을 상상합니다. 배근이 안정적으로 유지되면서 다리의 움직임에는 전혀 관여하지 않는 상태로 동작의 반복이 이루어지는 것이 중요합니다. 저는 꼬리뼈가 가장 윗부분이고 다리와 손은 기저면 역할을 하는 피라미드 형상으로 시각화하는 것을 좋아합니다. 기저면의 크기는 다리가 앞·뒤로 움직이면서 변하지만, 꼬리뼈가 하늘을 향해 뻗어나가는 피라미드 형태는 유지됩니다.

- 팔, 어깨와 몸통을 안정적으로 유지합니다.
- 머리는 척추와 정렬을 이룹니다.
- 뒤꿈치로 숄더 레스트를 누릅니다.

리포머

전신통합(FBI) I
/Full Body Integration

중급 /INTERMEDIATE

근육 포커스

- Abdominals(배근)
- Back extensors(등 폄근)
- Hip flexors
(엉덩관절 굽힘근)
- Scapular stabilizers
(어깨뼈 안정근)

목적

- 몸통과 어깨뼈 안정성 발달
- 어깨와 뒤넙다리근 유연성 증진
- 엉덩관절 굽힘근 조절력 증진
- 코어 강화

저항
RESISTANCE
약 중 강

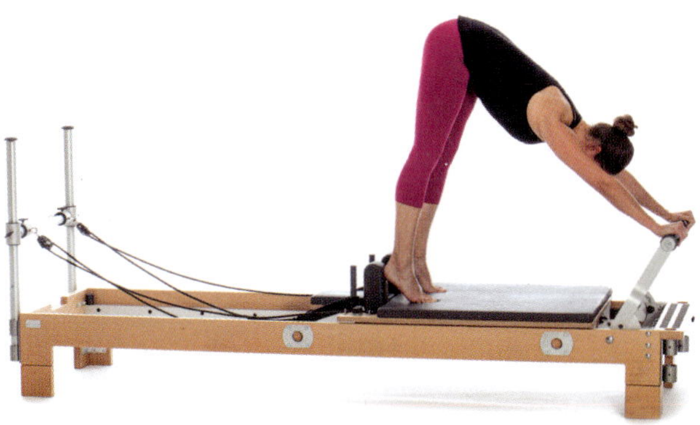

준비자세. 캐리지 위에 섭니다. 손을 어깨너비로 벌려 풋바에 대고 손목은 중립이 되도록 안정적으로 유지하면서 엄지손가락과 다른 손가락들을 함께 곧게 펴거나 부드럽게 풋바를 감싸 잡니다. 뒤꿈치를 반쯤 올려서 숄더 레스트를 누릅니다. 골반은 공중에 높게 위치하고 몸을 이용해 피라미드 모양을 만듭니다.

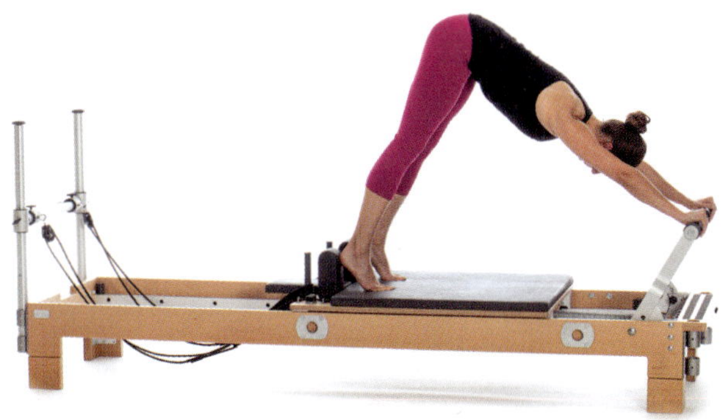

들이쉬기. 엉덩관절을 접었다 펴는 동안(hinging), 몸통과 어깨를 안정적으로 유지하면서 캐리지를 뒤로 움직입니다.

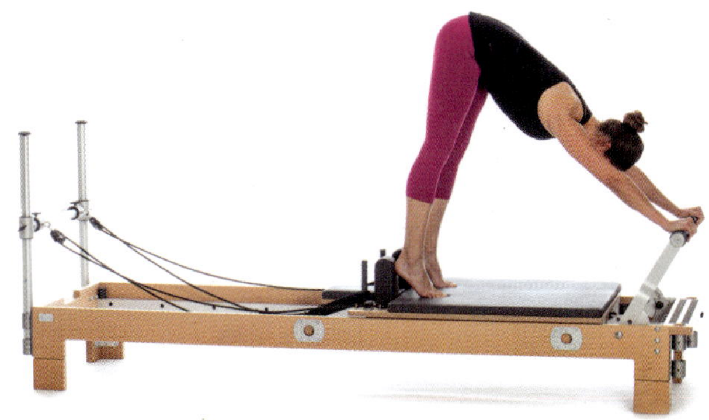

내쉬기. 엉덩관절을 구부려 캐리지를 스토퍼 쪽으로 움직입니다. 준비자세로 돌아갑니다. 10회 반복합니다.

롱 스트레치 / Long Stretch

근육 포커스

- Abdominal(배근)
- Scapular stabilizer
(어깨뼈 안정근)
- Shoulder flexor
(어깨 굽힘근)

목적

- 몸통과 어깨뼈 안정성 발달
- 어깨 굽힘근과 코어 강화

저항
RESISTANCE
약 중 강

리포머: 롱 스트레치(Reformer: Long Stretch)는 리포머: 업 스트레치(Reformer: Up Stretch) 자세로 시작합니다. 골반은 높은 지점에서 일반적으로 푸쉬업 자세로 알려진 매트: 프런트 서포트(front support) 자세로 내려갑니다. 이 자세는 팔을 안정적으로 유지하고 어깨와 엉덩관절에서 중심축을 만들며 완성됩니다. 그런 다음 몸의 위치는 그대로 유지하고 팔로 움직임을 조절하는데 손목 위에 어깨가 올 때까지 캐리지가 스토퍼 쪽으로(가능하다면 스토퍼에 닿는다) 미끄러져 들어옵니다. 팔을 풋바에서 밀어내며 시작 자세로 돌아갑니다.

수백 번 푸쉬 업을 하며 성장한 피트니스 매니아들은 이 운동이 일반적인 푸쉬 업에서 완전히 새롭게 난이도가 높아진 동작이라는 것을 곧 알게 될 것입니다. 리포머: 롱 스트레치(Long Stretch)에서 이뤄진 정확성 및 조절력과 코어힘은 매트를 포함한 다양한 기구에서 하는 모든 푸쉬 업 형태의 운동에 적용시킬 수 있습니다. 정확성과 조절력, 코어힘을 이용해서 운동을 하면 정렬을 온전하게 유지할 수 있고 운동 강도를 높일 수 있습니다.

이미지화 하기

대포가 발사되는 상상을 합니다. 강렬한 이미지는 처음에는 무섭게 느껴질 수 있습니다. 하지만 강하고 안정적인 몸의 플랫폼을 유지한다면 자신감은 높아지고 어려운 동작을 수행하면서 느끼는 즐거움은 계속 늘어날 것입니다. 신체 구조와 길이 때문에 실제로 수행하지 못하더라도 캐리지가 스토퍼에 닿는 모습을 상상합니다.

- O 몸통과 어깨를 안정적으로 유지합니다.
- O 어깨뼈를 올리고 모으지 않습니다.
- O 머리는 척추와 정렬을 이룹니다.
- O 골반은 뒤쪽 기울임을 살짝 유도하여 배근(Abdominals)의 활성화를 촉진합니다. 배근의 활성화는 허리를 보호하고 골반이 내려가지 않게 합니다.

〈변형동작〉

피라미드 자세에서 푸쉬 업 자세로 갔다가 다시 삼각형 모양의 피라미드 형태로 되돌아가는 리포머: 롱 스트레치의 첫 단계를 반복합니다. 우리는 본질적으로 새로운 운동을 만들어 냅니다. 어깨와 엉덩관절에서 움직이며 팔은 완벽히 안정적으로 유지해야 합니다. 오르내리는 시소처럼 느껴집니다.

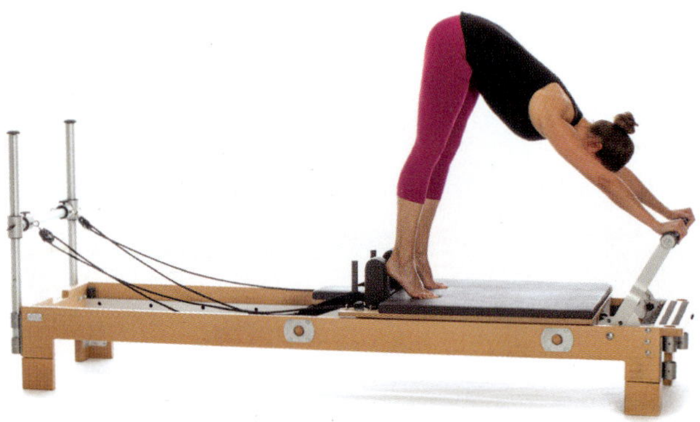

준비자세. 캐리지 위에 섭니다. 손을 어깨너비로 벌려 풋바를 잡습니다. 골반을 공중으로 높게 유지하고 뒤꿈치를 반쯤 올려 숄더 레스트를 누릅니다.

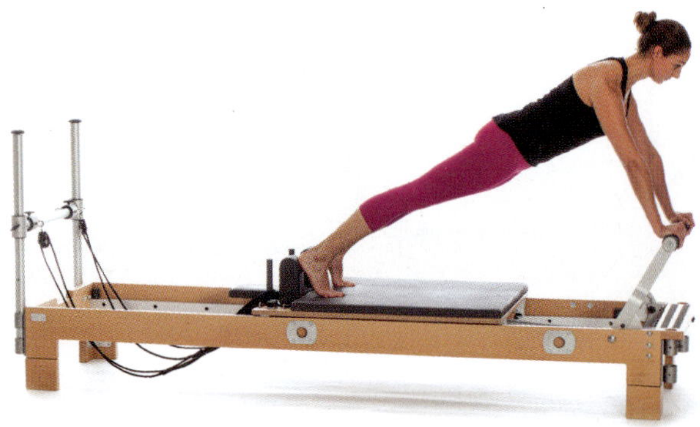

팔의 각도가 변하거나 어깨가 움직이지 않게 하면서 몸을 푸쉬 업 자세로 낮춥니다. 어깨관절은 90°를 유지합니다.

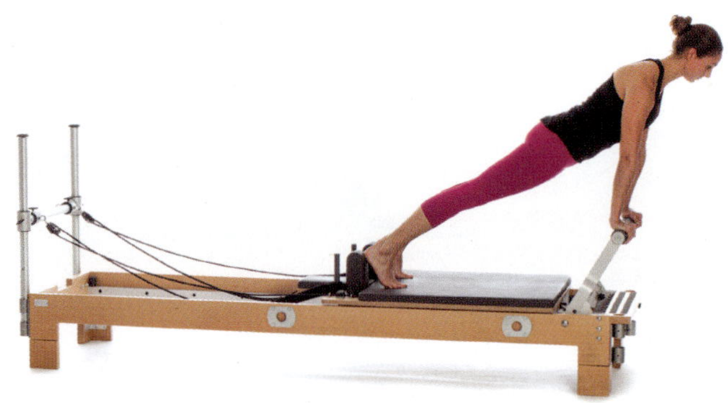

들이쉬기. 캐리지가 스토퍼에 닿고(가능한 가깝게) 어깨가 손목 위에 있으며 팔이 풋바와 수직을 이룰 때까지 몸이 풋바 위로 미끄러집니다.

내쉬기. 어깨관절이 90°가 될 때까지 캐리지를 뒤로 밀어냅니다. 5~10회 반복합니다.

밸런스 컨트롤 프론트 / Balance Control Front

밸런스 컨트롤 프론트는 전형적인 푸쉬업 자세를 연상시키며 리포머: 롱 스트레치(long stretch)와 비슷합니다. 하지만, 이 동작은 몸을 더 불안정하고 다소 위태로운 위치에 놓이게 되어 난이도가 상당히 높습니다. 배근(Abdominals)과 등 폄근(Back extensors)의 동시 수축은 몸통과 골반에 필요한 안정성과 움직임을 지지하고 코어근력이 필요한 동작임을 보여줍니다. 또한 운동을 적절한 형태로 수행하려면 어깨뼈의 안정성과 어깨의 완벽한 조절력이 필요합니다.

저는 골반을 뒤쪽으로 기울이는 것을 권장하는데, 이렇게 할 경우 배근이 활성화되고 골반이 가라앉는 것을 방지하는데 도움이 됩니다. 골반이 가라앉으면 불안정성이 높아져 허리에 부하가 전해질 수 있고 부상의 위험이 있습니다. 마찬가지로, 어깨뼈의 내림과 벌림을 유도하면 팔이음뼈의 안정성을 강화합니다. 팔이음뼈의 안정성이 무너지게 되면 염좌나 부상이 생길 수 있습니다. 저는 운동을 하는 자세에 발의 발바닥굽힘을 추가했는데, 기존에는 발을 중립자세 또는 발등굽힘을 하고 운동을 수행했습니다. 발바닥굽힘 자세는 동작에 아름다운 선을 더할 뿐만 아니라, 난이도가 더 높아지게 됩니다. 안정화를 만드는 대부분의 운동과 마찬가지로 저항이 가벼울수록 운동은 더 어려워집니다.

이미지화 하기

몸이 둘로 나눠져 열리는 다리(도개교)처럼 매달려 있다고 상상합니다. 다리가 열리는 부분처럼 팔은 몸통과 분리되어 움직입니다. 떠 있는 감각을 느낄 것입니다. 편안해 질수록 더 좋습니다. 발가락 끝에서부터 정수리까지 타고 흐르는 강한 첫 번째 에너지 선과 어깨에서 팔을 타고 손과 손가락으로 흐르는 두 번째 선을 상상합니다.

- 몸통과 어깨뼈를 안정적으로 유지합니다.
- 어깨뼈를 올리거나 모으지 않습니다.
- 머리는 척추와 정렬을 이룹니다.
- 골반을 살짝 뒤쪽으로 기울이고 배근의 활성화를 촉진합니다. 배근의 활성화는 허리를 보호하고 골반이 가라앉지 않게 합니다.
- 발바닥굽힘을 유지합니다.

리포머

전신통합(FBI) II
/Full Body Integration

상급 /ADVANCED

근육 포커스

- Abdominals(배근)
- Scapular stabilizers (어깨뼈 안정근)
- Shoulder flexors (어깨 굽힘근)

목적

- 몸통과 어깨뼈 안정성 증진
- 어깨 굽힘근과 코어 강화

저항
RESISTANCE

약 중 강

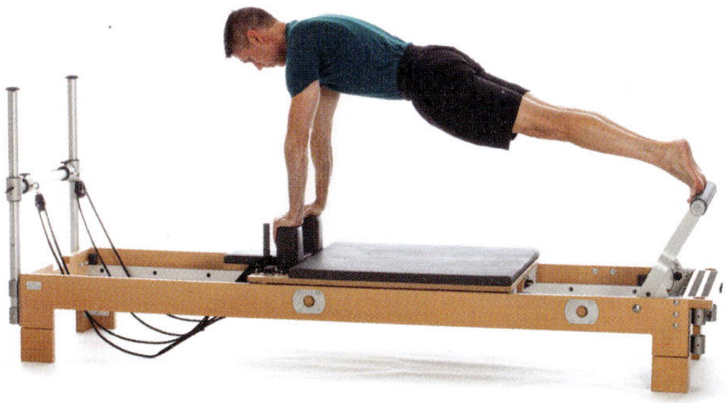

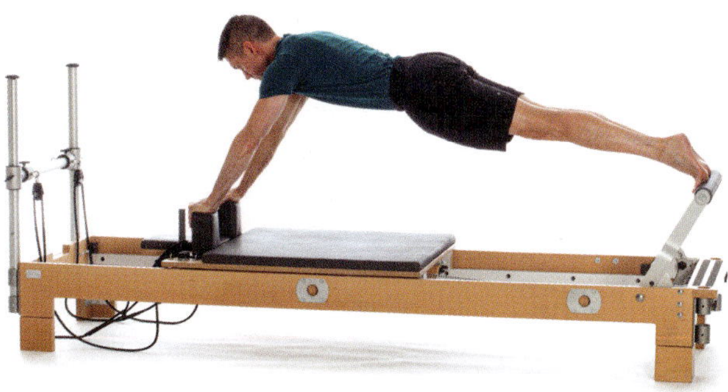

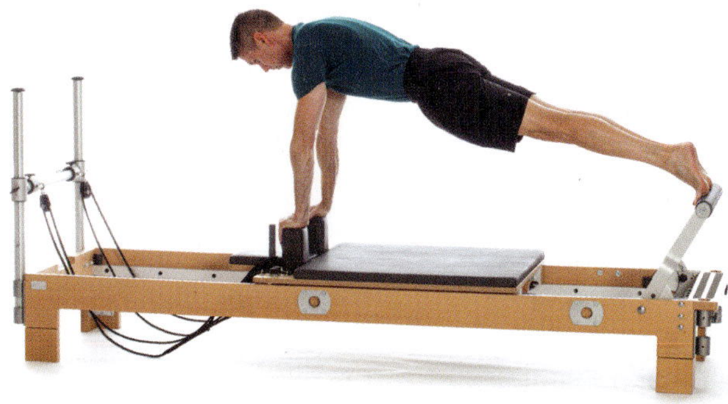

준비자세. 리포머 뒤쪽을 바라보고 캐리지 위에 섭니다. 손은 숄더 레스트에 두고 어깨는 손목 바로 위로 정렬을 맞춥니다. 한 발은 발바닥굽힘을 해서 풋바에 올리고 다리를 뻗어 안정성과 지지력을 만들며 플랭크 자세로 몸을 낮춥니다. 무게중심의 이동을 최소화하고 반대쪽 다리를 들어 발바닥굽힘을 해서 풋바 위에 올립니다. 몸이 하나의 곧은 선을 이루도록 합니다.

내쉬기. 어깨를 굽힘하여 캐리지를 리포머의 뒤쪽으로 밀어내고몸은 플랭크자세를 만들어 안정적으로 유지합니다. 어깨관절 움직임(hinging)으로 동작이 일어나게 됩니다.

들이쉬기. 어깨를 폄하고 캐리지를 풋바 방향쪽으로 조절하면서 움직입니다. 준비자세로 돌아갑니다. 5회 반복합니다.

밸런스 컨트롤 백 프랩 / Balance Control Back Prep

근육 포커스

- Shoulder extensor (어깨 폄근)
- Triceps(위팔세갈래근)
- Hamstring(뒤넙다리근)
- Back extensor(등 폄근)

목적

- 몸통과 어깨뼈 안정성 발달
- 어깨 폄근과 팔꿈치 폄근의 강화
- 엉덩관절 폄근 조절력 향상

저항
RESISTANCE
약 중 강

이 운동은 기능적인 측면에서 신체를 크게 윗부분인 몸통과 아랫부분인 다리로 구분하여 두 부분으로 나눕니다. 엉덩관절과 어깨관절에서 힌지 움직임이 일어납니다. 움직임은 비교적 작고, 주로 몸통과 다리에 의해 형성되는 L 형태를 유지하는데 초점이 맞춰져 있습니다. L 형태는 어깨를 펴서 캐리지를 뒤로 보낼 때 약간 열렸다가 캐리지가 스토퍼 쪽으로 움직일 때 닫힙니다.

배근(Abdominals)의 지지로 강해진 등 폄근(Back extensors)과 안정적인 어깨는 상체를 지탱합니다. 엉덩관절 폄근(Hip extensors)은 운동을 하는 동안 활성화되어 하체를 지탱하고 몸을 높게 유지하는데 중요한 역할을 합니다. 어깨 폄근(Shoulder extensors)을 사용하면서 움직임이 시작됩니다. 일반적으로 특히 가슴근(Pectoralis)이 긴장되어 있을 때, 어께외 상부 등이 둥글게 만들어지는데 이는 L 형태와 몸통을 수직자세로 유지하지 못하게 합니다. 움직이는 범위가 줄어들더라도 등과 어깨가 둥글게 말리는 자세를 피합니다.

이미지화 하기

대문자 L은 시작자세를 묘사하는 좋은 이미지입니다. 어깨관절과 엉덩관절을 두 개의 스프링 경첩으로 상상해봅니다. 두 개의 경첩은 약간 열렸다가 탄력적으로 다시 되돌아옵니다.

- 척추 중립자세를 유지합니다.
- 등 폄근들의 활성화를 유지합니다.
- 어깨뼈의 내림과 벌림을 유도하며 어깨뼈를 안정적으로 유지합니다.

난이도 높이기

더 나아가 리포머에서 매트: 백 서포트(back support) 자세로 운동할 수 있습니다. 이 동작은 매우 어렵고 난이도가 높은 필라테스 운동으로, 흔히 밸런스 컨트롤 백(balance control back)이라고 부릅니다. 설명된 대로 어깨, 엉덩이 및 등 폄근들을 사용해서 움직임을 시작합니다. 곧바로 L 형태로 되돌아가지 않고 몸이 다리처럼 들어올려져 긴 직선이 될 때까지 움직입니다. 어깨가 더 많이 움직일 수 있도록 손바닥을 안으로 향하게 해서 손으로 숄더 레스트의 옆을 잡고 어깨를 더 열린 중립자세로 유지합니다. 특히 가슴근육이 긴장되어 있는 사람들에게 도움이 됩니다.

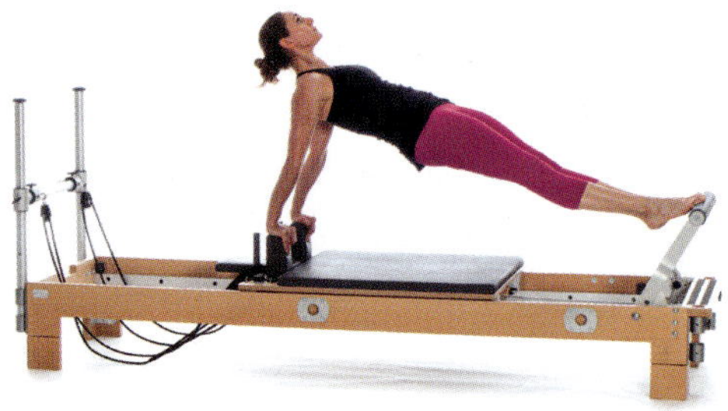

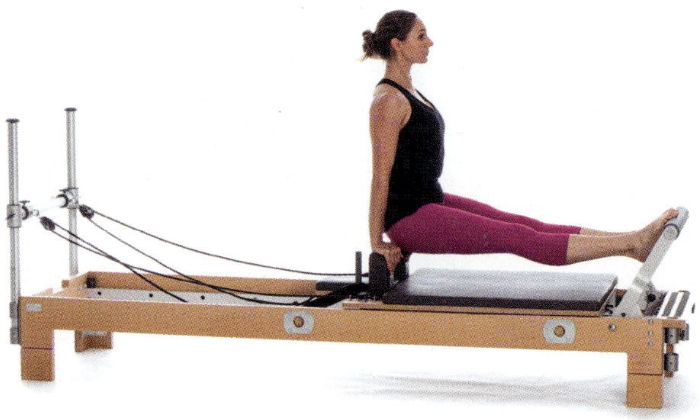

준비자세. 풋바를 마주보고 캐리지 위에 앉습니다. 손바닥이 뒤를 향하게 해서 숄더 레스트를 잡습니다. 발가락을 풋바에 올려 발바닥굽힘을 하고 다리는 곧게 펴서 골반너비로 벌리고 평행하게 둡니다. 팔은 곧게 펴서 몸을 위로 들어 올리고 다리와 몸통을 L 형태로 만듭니다.

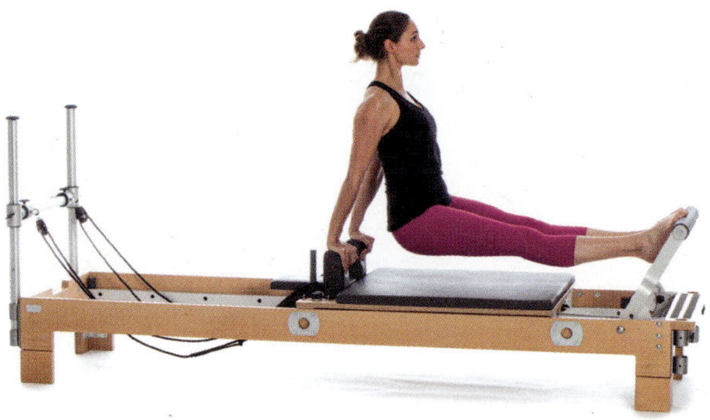

내쉬기. 어깨를 펴 캐리지를 뒤로 밀고, 등은 곧게 유지합니다.

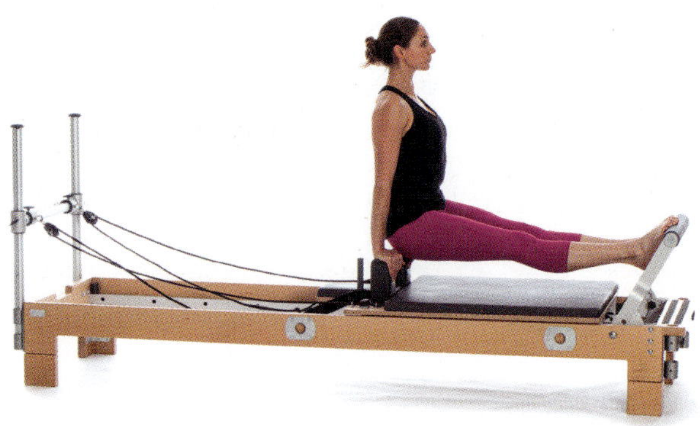

들이쉬기. 어깨를 굽히며 캐리지를 조절해 풋바를 향해 앞으로 가져옵니다. 준비자세로 돌아갑니다.
5회 반복합니다.

팔 운동
Arm Work

필라테스에는 수많은 상체 운동이 있으며, 팔의 특정 움직임을 통해 운동이 시작되거나 수행됩니다. 수업의 구성을 간결하게 하기 위해 많은 팔 운동들을 시리즈 또는 그룹으로 배열해 두었습니다. 운동 시리즈나 운동 그룹은 하나의 운동에서 다음 운동으로 차례차례 진행할 때 가장 자연스러운 흐름을 만들고 운동의 효과가 높아집니다. 운동을 하나하나 따로 선택하기 보다, 전체 시리즈를 선택할 수 있습니다. 각 시리즈는 균형 잡힌 상체 운동으로 구성되어 있고 다양한 방법과 여러 방식으로 운동에 대한 난이도를 높일 수 있습니다.

팔 운동에서 중요한 요소는 분명히 어깨관절입니다. 어깨는 놀라울 정도로 가동성이 있는 관절이지만, 동시에 매우 불안정하기도 합니다. 골격 구조나 힘줄, 인대와는 달리 주로 근조직에 의존하기 때문에 ***근육-의존관절***이라고 불리기도 합니다. 팔 운동을 통해 좋은 결과를 얻으려면 어깨 매커니즘이 지닌 완벽한 조절력이 필요합니다. 상급자 또는 마스터 레벨 목록과 동작으로 갈수록 더 어렵고 복잡해집니다. 이럴 때 어깨 매커니즘의 조절력이 더 필요하다는 사실은 더 중요해집니다.

올바른 어깨 매커니즘은 위팔뼈와 어깨뼈가 조화롭게 연결된 ***어깨위팔뼈 리듬***이라 부르는 움직임을 포함합니다. 팔을 움직이는 동작의 상당수는 올바르지 않은 움직임을 막기 위해 어깨뼈 근육들이 미세하게 조화를 이뤄 움직여야 합니다. 어깨뼈는 팔이 안정적으로 움직일 수 있는 기반이 됩니다. 또한, 팔을 들어올릴 때 돌림근띠(Rotator cuff)의 조화로운 사용은 위팔뼈 머리가 위쪽 구조물과 충돌되지 않게 합니다. 어깨를 바르게 움직이지 않는다면 언젠가 어깨와 목 또는 등까지 문제가 발생할 가능성이 높아집니다.

어깨뼈는 팔을 지지하는 기저면이며 팔의 움직임에 따라 이동해야 합니다. 그러나 움직이는 범위와 방향은 비례적이며 조절되어야 합니다. 엉덩관절 움직임에서 죽이나 시럽이 든 냄비를 젓는 숟가락의 이미지를 어깨관절에서도 사용할 수 있습니다. 팔은 부드럽게 움직이고 제한된 범위가 없어야 하며 어깨뼈는 이 움직임을 위해 미세하고 복잡한 변화를 만듭니다. 스트랩이나 핸들을 사용할 때 손은 가볍게 주먹을 쥐거나 손가락을 곧게 펴 오픈-핸드 자세를 취할 수 있습니다. 어느 자세든 양손은 긴장되지 않고 손목은 중립위치에 있어야 합니다.

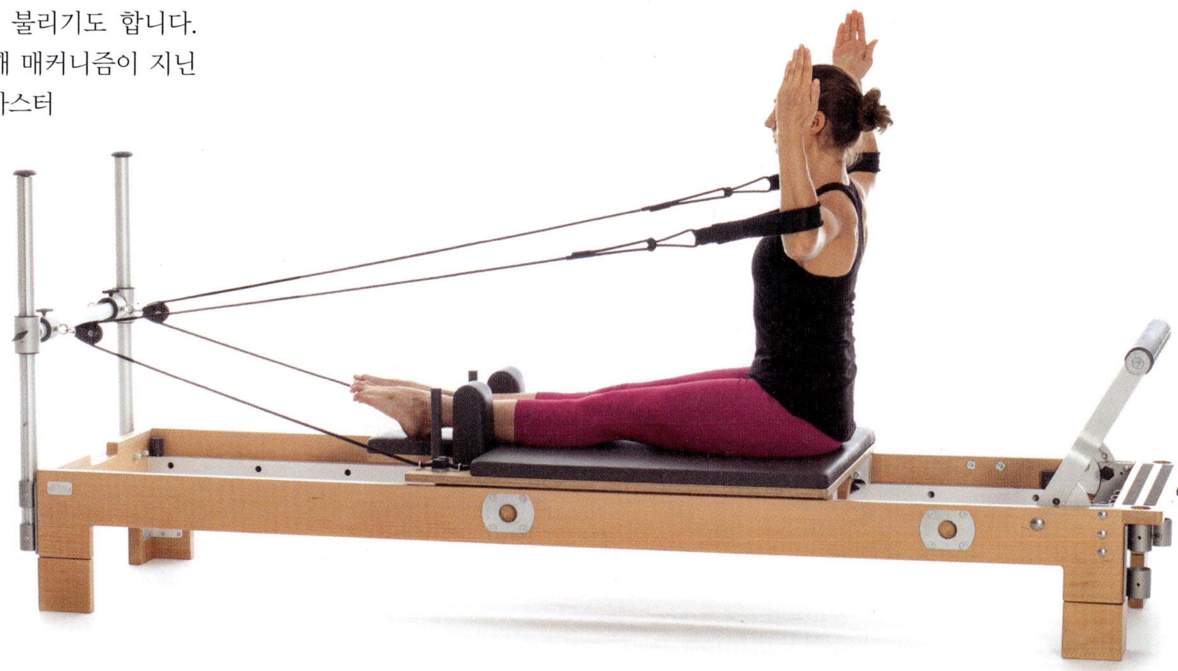

리포머

팔 운동 /Arm Work

초급 /FUNDAMENTAL

숄더 익스텐션—수파인 / Shoulder Extension—Supine

근육 포커스

- Shoulder extensor (어깨 폄근)
- Abdominal(배근)
- Hip flexor (엉덩관절 굽힘근)

목적

- 어깨 폄근 강화
- 엉덩관절 굽힘근 조절력 향상
- 몸통과 어깨뼈 인정화 발달

저항 RESISTANCE

약 중 강

척추를 중립자세로 두고 수행합니다. 누워서 하는 팔 운동 시리즈는 코어 안정근들을 매우 많이 사용해야 합니다. 팔을 움직이는 근육인 넓은등근(Latissimus dorsi)과 함께 어깨뼈 안정근인 아래등세모근(Lower trapezius)과 앞톱니근(Serratus anterior)을 사용해서 규칙적인 패턴으로 조화롭게 발달시키는데 중점을 두고 있습니다. 건강한 상태에 있는 어깨 위팔뼈 리듬은 팔을 움직이는 동안 어깨뼈의 과도한 올림과 모음을 막으며 부드럽고 가벼운 움직임을 만듭니다.

누워서 하는 시리즈는 체중을 싣지 않는 자세로 몸을 안전하고 편안하게 두어 몸통 안정화와 함께 팔과 어깨의 힘을 강화하기 때문에 특히 유용합니다. 모든 움직임은 어깨 높이보다 아래에서 일어나는데, 어깨충돌과 같은 통증이 있는 사람들에게 도움이 되고, 팔을 어깨보다 높게 들어 올리는 것은 피해야 합니다.

이미지화 하기

등을 대고 수영을 하고 있으며 팔은 큰 지느러미처럼 움직이고 있다고 상상합니다. 큰 물갈퀴 같은 팔은 움직일 때마다 물을 가로질러 몸을 앞으로 나아가게 합니다. 몸을 안정적으로 유지하면서 부드럽고 조화롭게 움직입니다. 저는 항상 학생들에게 "몸이 안정적일수록 가동성이 향상된다" 말합니다. 기본적으로, 안정적인 기저면에서 움직이게 되면 더 효과적인 결과를 얻을 수 있을 것입니다. 이 운동에서는 위팔뼈 관절에서 움직임이 일어나고 몸통와 어깨뼈는 안정적인 상태를 유지하는 것에 중점을 둡니다.

- 허리-골반과 어깨뼈의 안정성을 유지합니다.
- 팔을 움직이는 동심성 수축과 편심성 수축 구간에서 부드럽고 일정한 리듬을 사용합니다.
- 팔꿈치에 과도한 힘을 가하지 않으며 팔을 곧게 유지합니다.

난이도 낮추기

이 운동에서 가장 어려운 요소 중 하나는 오랜 시간 동안 다리를 테이블탑 자세로 유지하는 것입니다. 넙다리네갈래근(Quadriceps)과 엉덩관절 굽힘근(Hip flexors)은 배근(Abdominals)과 마찬가지로 피로하고 허리에 압력을 가할 수 있으며 팔 운동에서 확실히 비효율적입니다. 가장 간단한 해결책은 다리를 꼬는 것입니다. 이 자세는 테이블탑 자세보다 편안한 위치이며, 엉덩관절 굽힘근과 등에 가해지는 부하가 줄어듭니다. 시리즈에 있는 다른 운동을 할 때마다 다리를 바꿔야 합니다.

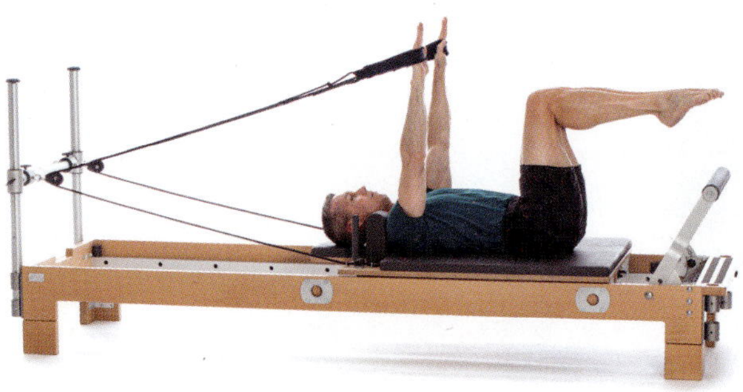

준비자세. 척추 중립자세로 천장을 바라보며 리포머에 누워 무릎과 엉덩관절을 테이블탑 자세로 만듭니다. 팔은 캐리지에 수직으로 두고 어깨는 안정적으로 유지해서 손으로 스트랩을 잡습니다. 손바닥은 무릎을 향하고 스트랩에 약간의 장력을 유지합니다.

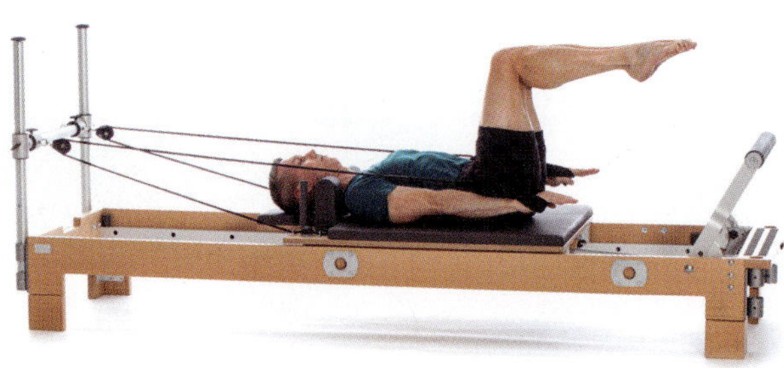

내쉬기. 어깨를 펴하여 팔을 캐리지 쪽으로 내립니다. 팔이 어깨와 일직선이 되고 캐리지와 평행하게 몸의 측면까지 내려오면 멈춥니다.

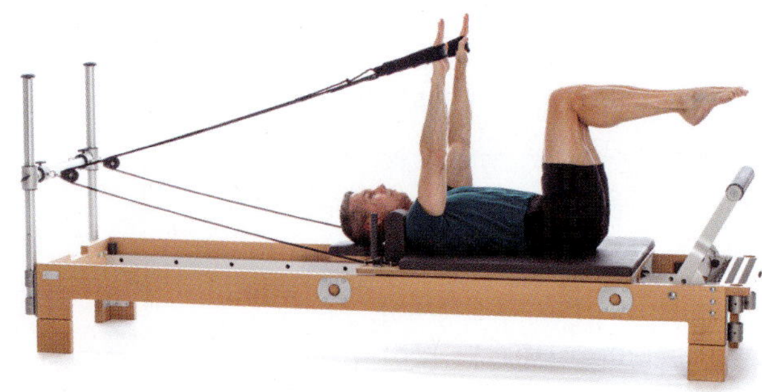

들이쉬기. 어깨를 굽힘하여 팔을 들어 올립니다. 준비자세로 돌아갑니다. 10회 반복합니다.

숄더 어덕션—수파인 / Shoulder Adduction—Supine

리포머: 숄더 어덕션-수파인(Reformer: Shoulder Adduction-Supine)은 어깨를 모음하며 팔을 몸통 측면으로 움직이는 점을 제외하면 리포머: 숄더 익스텐션—수파인(Reformer: Shoulder Extension—Supine)과 비슷합니다. 이전 운동과 동일한 부분을 강조하는데 팔과 어깨뼈를 규칙적으로 움직이는 협응, 척추의 중립, 몸통의 안정성 그리고 어깨뼈의 안정성이 포함됩니다. 이 운동에서, 어깨뼈는 자연스럽게 모아지거나 조여집니다. 누워 있는 자세로 있으면 어깨뼈가 캐리지에 맞닿아 있는 느낌을 느끼고 어깨뼈를 동적으로 안정시킬 수 있습니다.

이미지화 하기

이전 운동에서 묘사한 등을 대고 수영하는 이미지를 사용합니다. 팔이 커다란 물갈퀴처럼 몸을 향해서 움직일 때, 몸은 물이나 부드러운 젤을 가로질러 앞으로 나아갑니다.

- 허리-골반과 어깨뼈의 안정성을 유지합니다.
- 어깨뼈의 올림과 모음을 피합니다.
- 팔을 곧게 유지하고, 위팔두갈래근(Biceps brachii)을 활성화하여, 팔꿈치에 과한 힘이 들어가지 않도록 합니다. (팔꿈치를 약간 구부린 상태로 유지합니다)

난이도 높이기

이 운동에서 사용할 수 있는 효과적으로 난이도를 높이는 방법은 리포머: 숄더 익스텐션-수파인(Reformer: Shoulder Extension-Supine)에서 어깨를 폄할 때 머리와 팔이음뼈를 앞으로 굽힘하는 것입니다(지금 동작에서는 어깨를 모음합니다). 팔이 시작위치로 돌아갈 때 몸을 다시 내립니다. 이 방법은 더 많은 움직임과 협응을 운동에 추가하고 배근을 더 사용할 수 있도록 합니다. 기본 동작에서 배근은 몸을 안정적으로 유지하기 위해 활성화되지만 난이도를 높인 동작에서는 움직임을 만들면서 몸을 안정적으로 유지하게 합니다.

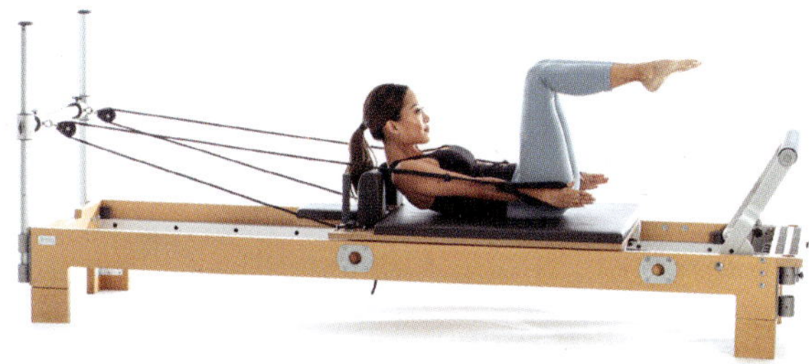

근육 포커스

- Shoulder adductor (어깨 모음근)
- Abdominal(배근)
- Hip flexor (엉덩관절 굽힘근)

목적

- 어깨 모음근 강화
- 엉덩관절 굽힘근 조절력 향상
- 몸통과 어깨뼈 안정성 발달

저항
RESISTANCE
약 중 강

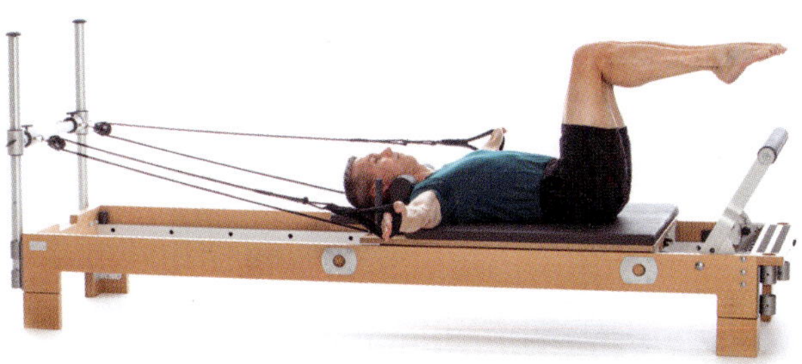

준비자세. 척추 중립자세로 천장을 바라보고 리포머에 누워 무릎과 엉덩관절을 테이블탑 자세로 만듭니다. 어깨를 안정적으로 유지하고 손으로 스트랩을 잡아 팔을 양 옆으로 벌려 T자세로 만듭니다. 손바닥은 앞쪽을 향하고 스트랩에 약간의 장력을 유지합니다.

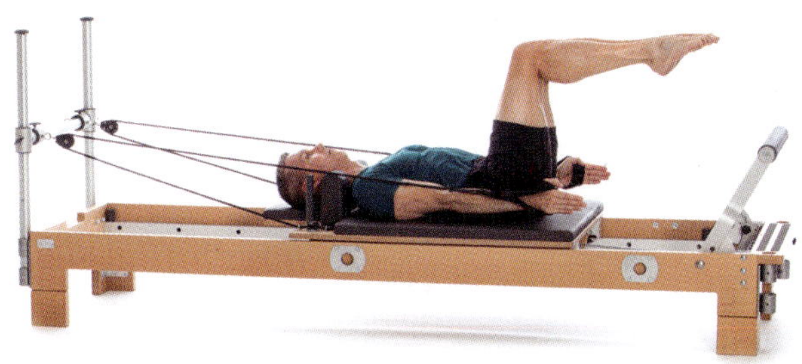

내쉬기. 어깨 모음을 하고 팔로 몸의 측면을 누릅니다.

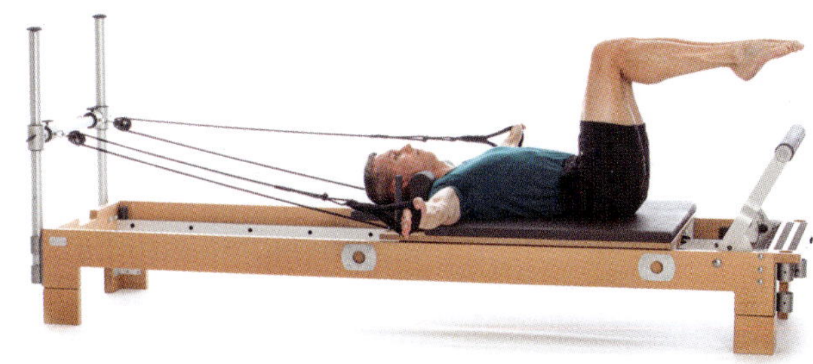

들이쉬기. 어깨 벌림을 하며 팔을 옆으로 뻗습니다. 준비자세로 돌아갑니다. 10회 반복합니다.

리포머

팔 운동 /Arm Work

초급 /FUNDAMENTAL

암 써클 업—수파인 / Arm Circle Up—Supine

근육 포커스

- Shoulder adductor (어깨 모음근)
- Shoulder extensors (어깨 폄근)
- Abdominal(배근)
- Hip flexor(엉덩관절 굽힘근)

목적

- 어깨 모음근과 어깨 폄근의 강화
- 어깨 가동성 증진
- 엉덩관절 굽힘근 조절력 향상
- 몸통과 어깨뼈 안정성 발달 저항

저항
RESISTANCE

약 중 강

리포머: 암 써클 업-수파인(Reformer: Arm Circle Up-Supine)은 앞에 나온 두 가지 운동을 합친 것입니다. 이름이 오해의 소지가 있을 수 있습니다. 완전한 원을 그리기 보다는 팔로 두 개의 반원을 그리는데, 몸 옆으로 직선을 그린 후 반대방향으로 반원을 그립니다. 팔은 가능한 부드럽고 크게 움직이며 반원을 그리는 각 지점을 향해 뻗어내고 어깨는 이에 맞춰 회전해야 합니다.

이미지화 하기

저항감을 느끼며 끈적한 젤을 가로질러 나아가는 느낌입니다. 동심성수축과 편심성수축 사이에서 느껴지는 감각이나 보여지는 모습에 차이가 없어야 합니다. 역동적인 움직임이 부드러우며 한결같이 만들어집니다.

- 팔을 어깨 높이보다 위로 올리지 않습니다.
- 흐르는 듯한 부드러운 움직임을 유지합니다.
- 팔이 회전을 하기 위해 몸의 측면에서 잠시 멈추고 팔이 바닥과 수직이 되면 다시 잠시 멈춥니다.

〈변형동작〉

반대방향으로도 수행합니다. 리포머: 숄더 익스텐션-수파인(Reformer: Shoulder Extension-Supine) 자세로 시작하며 팔을 눌러 캐리지 방향으로 내립니다. 팔이 몸통과 나란히 위치하고 캐리지와 평행하면 어깨를 바깥쪽 회전해서 손바닥이 몸쪽으로 향합니다. 팔을 T자세로 뻗고, 그 다음 팔을 수직으로 올려 준비자세로 돌아갑니다. 숄더 익스텐션과 숄더 어덕션 운동에서 사용된 어깨의 운동 범위를 늘리는 동일한 원리와 움직임 패턴을 사용하면서 움직입니다.

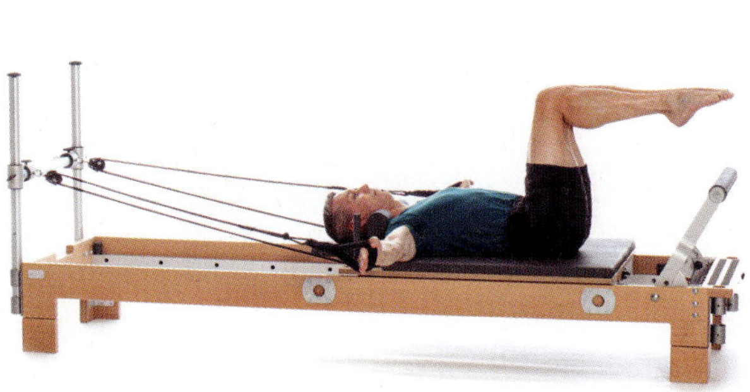

준비자세. 척추 중립자세로 천장을 바라보고 리포머에 누워 다리를 테이블탑 자세로 만듭니다. 어깨를 안정적으로 유지하고 손으로 스트랩을 잡아 팔을 양 옆으로 벌려 T 자세로 만듭니다. 손바닥은 앞쪽을 향하고 스트랩에 약간의 장력을 유지합니다.

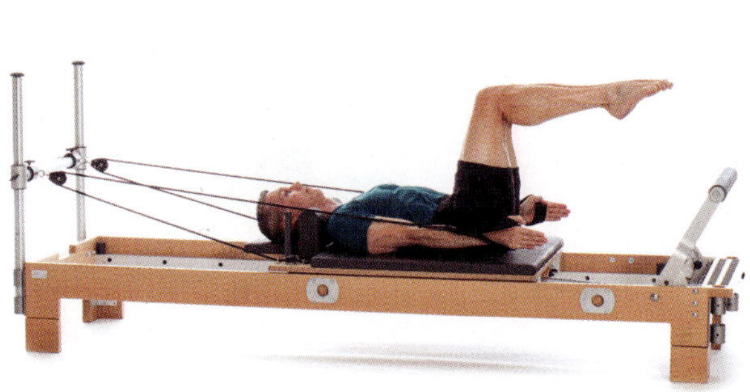

내쉬기. 어깨 모음을 하고 팔로 몸의 측면을 누릅니다. 어깨를 안쪽돌림을 해서 손바닥이 캐리지를 향합니다.

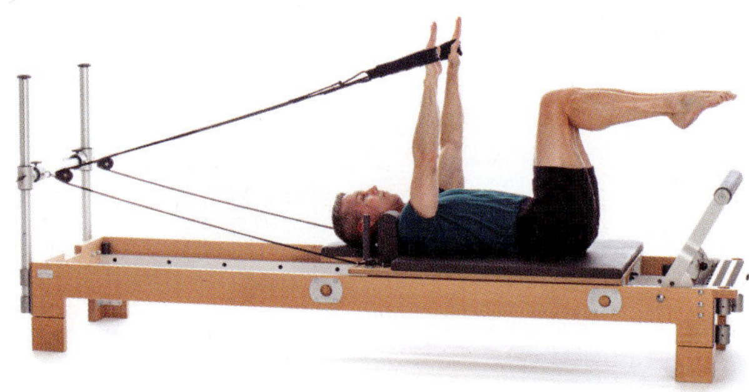

들이쉬기. 어깨 굽힘을 하며 팔을 수직자세로 들어 올립니다. 팔을 옆으로 뻗어 T 자세를 만듭니다. 준비자세로 돌아갑니다. 10회 반복합니다.

트라이셉스—수파인 / Triceps—Supine

트라이셉스-수파인에서 일어나는 움직임은 팔꿈치를 고정시킨 상태로 움직여 위팔세갈래근(Triceps)을 단독적으로 사용하는데 초점을 맞춥니다. 손목은 곧게 뻗어 견고하게 유지되어야 하고 팔꿈치에서 손을 통과해 손가락까지 이어지는 선을 그립니다. 위팔은 캐리지와 평행하고, 어깨에 맞춰 정렬을 이룹니다. 위팔로 몸통 측면을 눌러 안정적으로 만들고 올바른 정렬을 유지할 수 있도록 합니다. 팔꿈치를 90° 각도로 만들고 손가락(또는 주먹)이 천장 쪽을 가리키면서 움직임을 시작합니다. 움직임은 팔꿈치를 180°로 펴고 팔이 어깨에서 손가락까지 일직선을 이룰 때 끝납니다. 위팔은 운동을 하는 동안 캐리지와 평행하게 유지되며 캐리지를 누르지 않습니다(흔히 하는 실수로 팔꿈치를 캐리지 쪽으로 누르면 어깨뼈 모음과 올림이 일어나고 갈비뼈를 앞으로 내밀게 됩니다).

이미지화 하기

뒤집어서 하는 개헤엄처럼, 아래팔만을 사용해서 물을 밀고 나아가는 것을 상상합니다.

- 위팔을 캐리지와 평행하게 유지합니다.
- 위팔로 몸통 측면을 눌러 안정적으로 유지합니다.
- 손목은 중립자세로 유지합니다.

난이도 높이기

리포머: 숄더 익스텐션-수파인(Reformer: Shoulder Extension—Supine)과 숄더 어덕션-수파인(Shoulder Adduction—Supine)과 동일하게 난이도를 높이는 동작을 사용할 수 있습니다. 팔을 뻗을 때 몸을 앞으로 들어올려 구부리고 팔을 구부릴 때는 몸을 아래로 내립니다. 몸통의 움직임을 추가해서 배근에 힘이 더 많이 들어가지만 팔 운동은 온전한 상태로 유지하면서 수행해야 합니다.

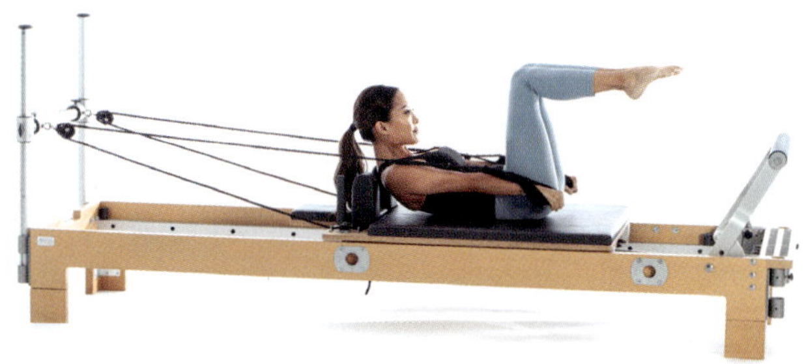

근육 포커스

- Triceps(위팔세갈래근)
- Abdominals(배근)
- Hip flexors (엉덩관절 굽힘근)

목적

- 팔꿈치 폄근 강화
- 엉덩관절 굽힘근 조절력 향상
- 몸통과 어깨뼈 안정성 발달

저항
RESISTANCE

약 중 강

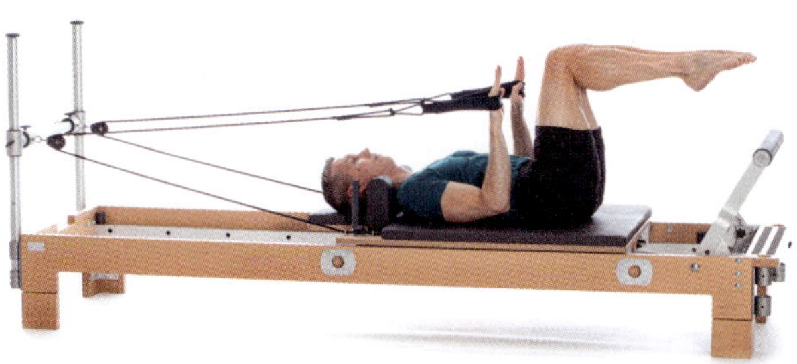

준비자세. 척추 중립자세로 천장을 바라보고 리포머에 누워 다리를 테이블탑 자세로 만듭니다. 손으로 스트랩을 잡고 팔꿈치를 90°로 만들어 팔을 몸의 측면에 둡니다. 손바닥은 풋바를 향하고 스트랩에 약간의 장력을 유지합니다.

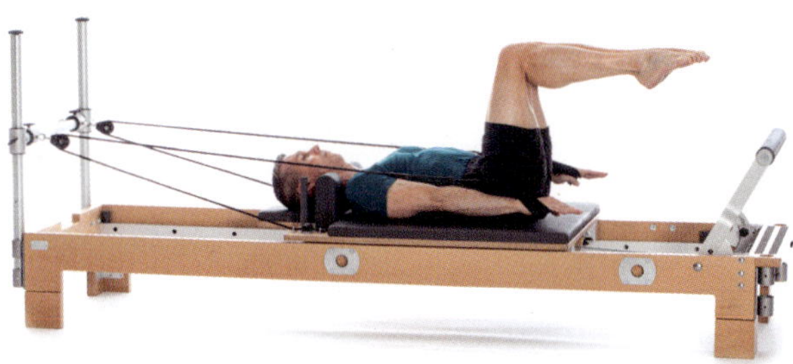

내쉬기. 팔꿈치를 펴하면서 팔을 곧게 뻗어 손을 캐리지 방향으로 누릅니다. 팔이 일직선이 되어 캐리지와 평행할 때 잠시 멈춥니다.

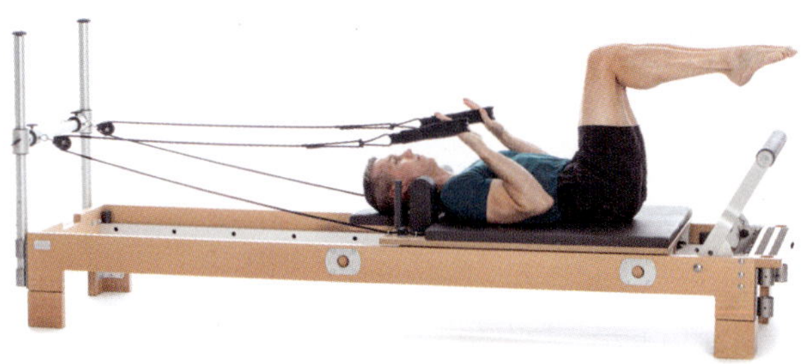

들이쉬기. 팔꿈치를 굽혀 팔을 90° 이상으로 구부리고 팔꿈치의 완전한 가동범위를 만듭니다. 10회 반복합니다.

체스트 익스팬션—싯티드 / Chest Expansion—Seated

근육 포커스

- Shoulder extensors (어깨 폄근)
- Triceps(위팔세갈래근)
- Back extensors(등 폄근)

목적

- 어깨 폄근과 팔꿈치 폄근의 강화
- 몸통과 어깨뼈의 안정성 발달

저항 RESISTANCE
약 중 강

이 시리즈의 핵심이자 논란의 여지가 있는 가장 어려운 부분은 몸통을 곧게 세워 가능한 중립 정렬에 가깝게 유지하는 것입니다. 시리즈에 있는 운동을 하는 동안 이 자세를 유지하기 위해 배근(Abdominal)과 등 폄근(Back extensor)의 동시수축이 필요합니다. 상체를 둥글게 하거나 반대로 갈비뼈를 앞으로 밀어내는 보상작용이 나타나지 않도록 주의합니다. 팔이 풋바 쪽으로 움직이고 몸통의 중심선 뒤로 넘어 어깨를 폄합니다. 중심선으로부터 어깨를 얼마나 뻗어 낼 수 있는지는 힘, 유연성과 올바른 몸통 정렬을 유지하는 능력에 따라 결정됩니다. 정렬이 유지되지 못하면 어깨의 기능적인 운동 범위보다 과하게 움직이게 됩니다. 어깨를 더 많이 뒤로 뻗게 되면 어깨뼈 올림, 둥근어깨, 부정확한 근육 동원과 같은 보상이 발생할 수 있습니다.

이미지화 하기

많은 사람들이 팔을 수평으로 앞·뒤로 움직이는 것을 상상합니다. 저는 손가락 끝을 아래로 뻗어서 바닥을 따라 선을 그리는 동안 머리는 천장을 향해 위로 뻗는 모습을 그리는 것을 선호합니다. 이 이미지는 수직으로 앉는 느낌을 더 많이 받을 수 있습니다.

- 몸통을 곧게 세우고 안정적으로 유지합니다.
- 팔을 곧게 폅니다.
- 손가락끝(또는 주먹)을 바닥쪽으로 뻗습니다.
- 갈비뼈가 앞으로 밀려나오지 않도록 합니다.

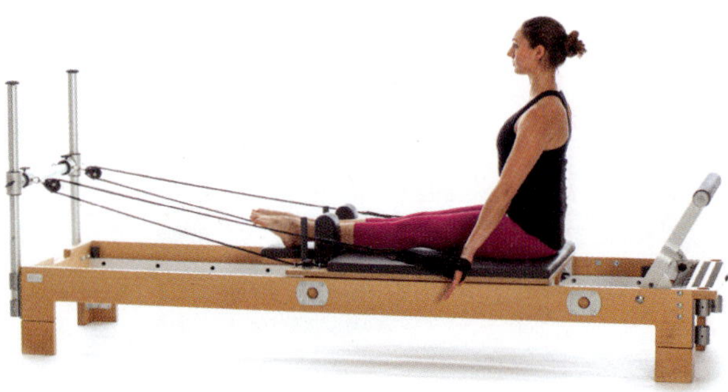

준비자세. 리포머 뒤쪽을 바라보고 풋바와 가까운 캐리지 가장 자리에 몸을 곧게 펴서 앉습니다. 다리는 곧게 펴서 숄더 레스트 사이에 둡니다. 손바닥이 뒤를 향하게 스트랩을 잡고 손가락 끝(또는 주먹)을 바닥 방향으로 뻗습니다. 팔은 몸 측면에 가깝게 유지하고 수직선에서 약 20° 정도 앞에 있습니다.

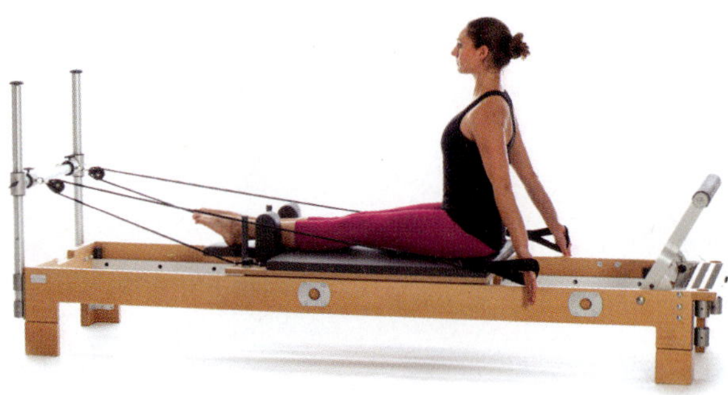

내쉬기. 곧게 세운 몸통의 정렬을 유지하며 어깨를 최대한 폄 합니다(수직선에서 10–20° 뒤).

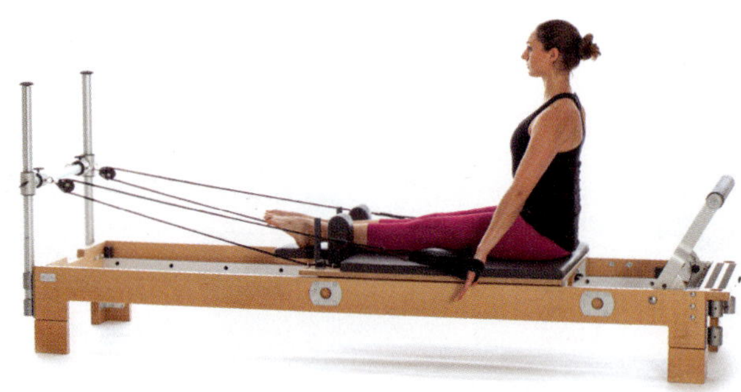

들이쉬기. 어깨를 굽힘해서 팔을 앞으로 가지고 옵니다. 준비자세로 돌아옵니다. 10회 반복합니다.

바이셉스—싯티드 / Biceps—Seated

리포머: 체스트 익스팬션-싯티드(Reformer: Chest Expansion-Seated)와 같이, 가능한 척추를 중립자세에 가까워지도록 강하고 균형 잡힌 몸통의 곧은 정렬을 유지합니다. 모든 몸통의 안정근들이 작용하는 것을 느껴봅니다. 운동에서 흔히 하는 실수인 몸이 뒤로 기울어지는 것을 주의합니다.

위팔은 리포머: 바이셉스-싯티드(Reformer: Biceps-Seated)를 적절히 수행하기 위한 중요한 역할을 합니다. 위팔은 아래팔이 움직일 때 고정되어 있는 안정적인 토대가 됩니다. 양팔을 나란히 어깨 높이에서 앞쪽으로 곧게 펴고 캐리지와 평행한 상태에서 안정적으로 유지합니다. 팔을 굽히고 펼 때 떨어지거나 올라가지 않도록 합니다. 정확하지 않은 움직임은 부적절한 근육동원과 올바르지 않은 어깨뼈의 올림이 나타날 수 있고 팔꿈치의 분리된 움직임이 나오지 않아 위팔두갈래근(Biceps brachii)의 수축이 어려워집니다. 손을 펴기보다는 주먹을 쥐어 스트랩이나 핸들을 편하게 잡습니다. 특히 이 운동에서 손을 펴는 자세는 동작을 더 어렵게 할 수 있습니다.

이미지화 하기

아래팔이 움직일 수 있도록 몸통과 위팔로 안정적인 지지대를 만들어야 합니다. 위팔을 테이블 위에 두고 있는 것처럼 느껴봅니다. 위팔과 완전히 분리해서 아래팔을 움직입니다. 이 이미지는 팔꿈치의 올바른 굽힘 움직임을 유도하기보다는 팔을 들어 올려 어깨 굽힘을 만들려고 하는 움직임을 방지합니다.

- 위팔은 서로 나란히 뻗고 캐리지와 평행으로 유지합니다.
- 동작을 반복할 때마다 팔꿈치를 완전히 폅니다.
- 곧게 편 몸통의 정렬을 유지합니다.

리포머

팔 운동 /Arm Work

중급 /INTERMEDIATE

근육 포커스

- Biceps brachii (위팔두갈래근)
- Shoulder flexor (어깨 굽힘근)
- Back extensor(등 폄근)

목적

- 팔꿈치 굽힘근 강화
- 어깨 굽힘근 조절력 향상
- 몸통 안정화 발달

저항
RESISTANCE

약 중 강

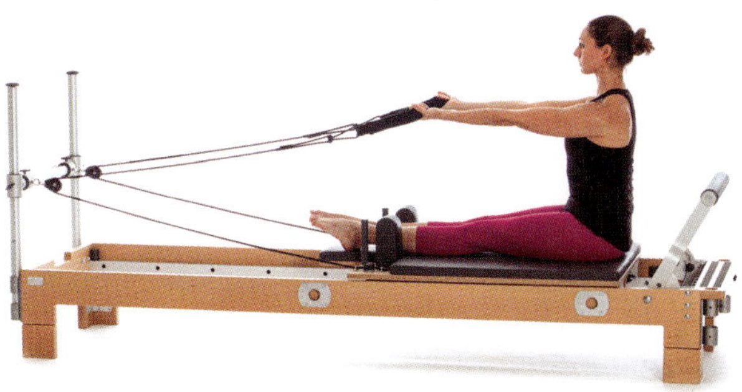

준비자세. 리포머 뒤쪽을 바라보며 풋바와 가까운 캐리지 가장자리에 몸을 곧게 펴서 앉습니다. 다리는 곧게 펴서 숄더 레스트 사이에 둡니다. 손바닥이 위로 향하도록 스트랩을 잡고 팔을 어깨높이에서 앞으로 뻗어 캐리지와 평행을 이룹니다.

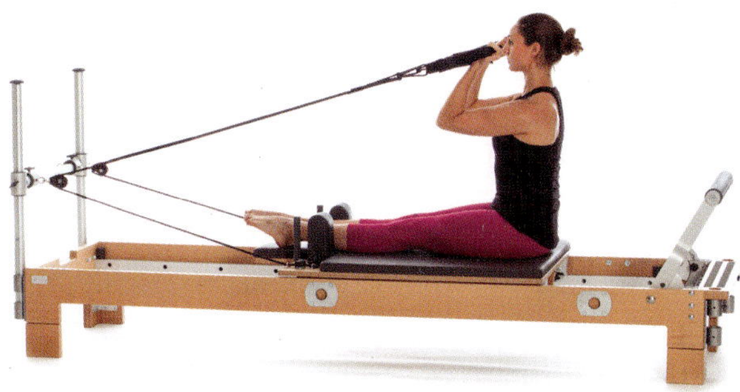

들이쉬기. 팔꿈치를 90° 이상으로 구부려 팔꿈치의 전체 관절 운동범위를 사용해서 움직입니다. 위팔을 안정적으로 유지합니다.

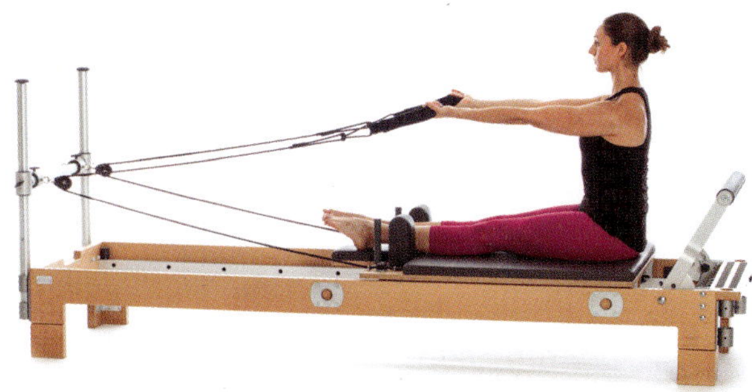

내쉬기. 팔꿈치를 펴면서 팔을 완전히 뻗습니다. 준비자세로 돌아갑니다. 10회 반복합니다.

롬보이드—싯티드 / Rhomboids—Seated

근육 포커스

- Deltoid(어깨세모근)
- Rhomboids(마름근)
- Back extensor(등 폄근)

목적

- 어깨 수평 벌림근 강화
- 어깨뼈 모음근 강화
- 몸통 안정화 발달

저항
RESISTANCE
약 중 강

운동 이름에 마름근(Rhomboids)이 들어갔지만 처음에는 어깨뼈의 안정과 어깨의 수평벌림에 중점을 둡니다. 리포머: 바이셉스-싯티드(Reformer: Biceps—Seated)와 같이, 위팔을 나란히 해서 몸통과 직각으로 두고 캐리지와 평행하게 유지하며 팔꿈치는 90°로 고정합니다. 어깨뼈를 완전히 모음하는 것이 아니라 모음이 되기 직전까지만 어깨를 수평으로 벌림하고 다시 팔을 앞으로 가져와 준비자세로 돌아갑니다. 어깨뼈 사이에 위치한 마름근을 인지하고 에너지를 집중합니다.

이미지화 하기

손바닥은 얼굴을 향해 빛나는 두 개의 조명과 같습니다. 팔의 위치가 안정적일수록 오목위팔관절을 더 분리해서 움직일 수 있게 될 것입니다.

- 안쪽돌림을 피하기 위해 어깨를 약간 가쪽돌림합니다.
- 팔꿈치를 90°로 유지합니다.
- 위팔을 바닥과 평행하게 유지합니다.
- 어깨를 올리지 않도록 합니다.

난이도 높이기

좋은 자세를 이루고 조절력이 향상되면 어깨뼈 모음을 추가할 수 있습니다. 어깨뼈의 모음은 어깨의 수평벌림의 끝범위에서 일어납니다. 팔을 뒤로 보내면서 어깨뼈를 모읍니다. 어깨뼈와 팔을 함께 잠그는 것과 같습니다. 이렇게 하면 마름근에 저항이 실리게 될 것입니다. 어깨뼈 모음을 하고 난 후 어깨뼈는 다시 벌어지고 안정화된 후에 팔이 준비자세로 돌아옵니다.

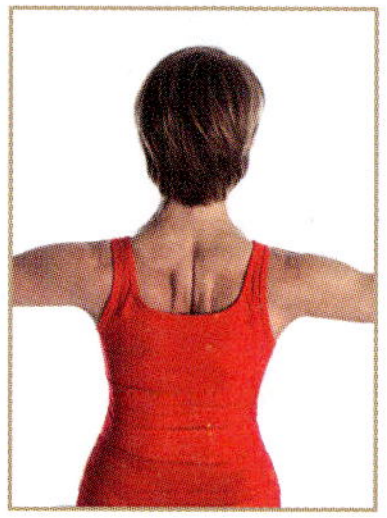

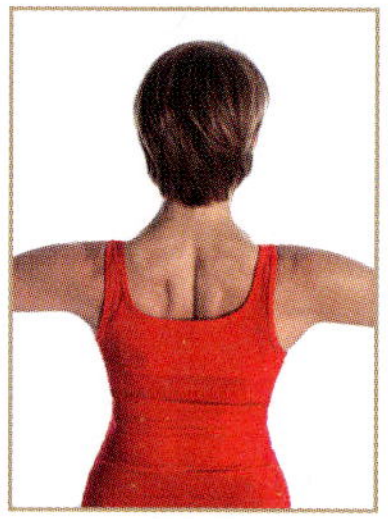

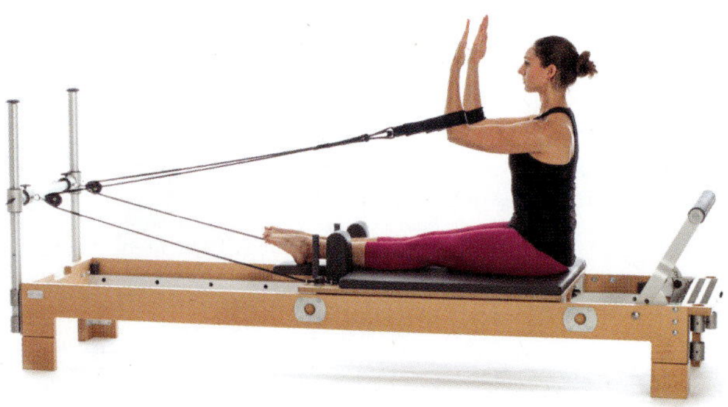

준비자세. 리포머 뒤쪽을 바라보며 풋바와 가까운 캐리지 가장 자리에 몸을 곧게 펴서 앉습니다. 다리를 뻗어 숄더 레스트 사이에 둡니다. 팔을 스트랩에 걸고 팔꿈치를 90°로 구부린 다음 스트랩을 팔꿈치와 가까운 아래팔에 둡니다. 위팔을 어깨 높이에서 나란히 두고 캐리지와 평행합니다. 손바닥이 몸을 향하도록 합니다.

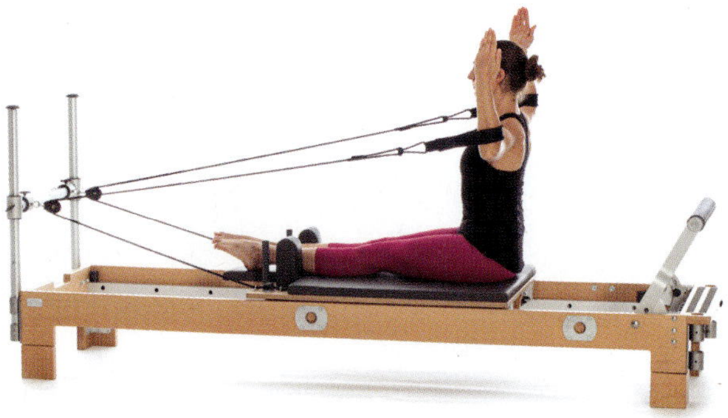

내쉬기. 위팔을 일정한 위치에서 수평면으로 유지하여 어깨를 수평으로 벌림하고, 팔꿈치를 90°로 유지합니다.

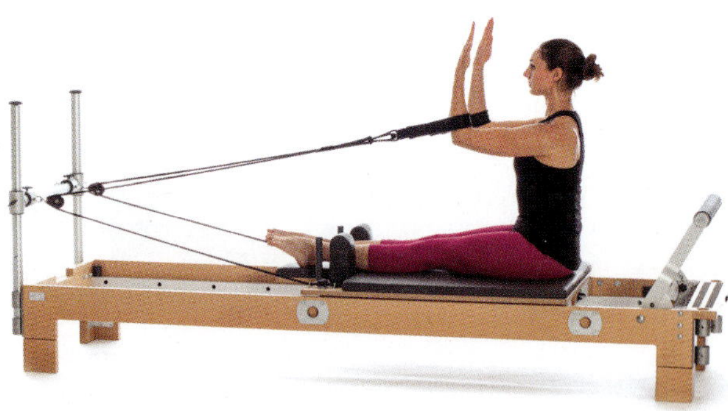

들이쉬기. 팔을 앞으로 가져와 어깨를 수평모음하고 준비자세로 돌아옵니다. 10회 반복합니다.

허그 어 트리—싯티드 / Hug-a-Tree—Seated

리포머

팔 운동 /Arm Work

중급 /INTERMEDIATE

나무를 껴안는 이미지는 운동의 목표와 달리 팔과 어깨를 과도하게 둥글게 만들기도 합니다. 어깨가 수평으로 모음될 때 상부 등의 폄과 어깨뼈 안정화에 집중하는 것을 권합니다. 상부 등 폄과 어깨뼈 안정화는 위쪽 등뼈 굽힘 및 둥글게 말리는 움직임과 어깨뼈의 벌림을 방지하는 데 도움이 됩니다. 팔을 둥글게 만드는 것보다 옆으로 길게 뻗어내면 올바른 근육수축을 동원하고 운동을 하는 내내 저항을 유지하게 되며 긴 지렛대 팔을 만들어 운동을 수행하는 데 필요한 더 많은 이점을 만듭니다. 튼튼하고 곧은 자세와 안정적인 몸통을 유지하는 것은 매우 중요합니다. 팔이 아니라 가슴에 초점을 두고 팔을 옆으로 열면서 가슴에서 일어나는 매우 좋은 스트레치를 느껴봅니다.

이미지화 하기

큰 날개를 가진 독수리처럼 날개를 펼친다고 상상합니다. 몸통을 강하고 견고한 나무처럼 느껴봅니다.

- 등과 어깨를 넓히고 어깨뼈를 안정적으로 유지합니다.
- 팔꿈치를 미세하게 구부려 팔을 뻗고 팔을 벌릴 때 손은 주변 시야 안에서 움직입니다.
- 어깨를 약간 가쪽돌림으로 유지하고 새끼손가락으로 움직임을 주도합니다.

난이도 높이기

리포머: 허그 어 트리-싯티드(Reformer: Hug a Tree-Seated) 운동을 충분히 이해하면 난이도를 높이기 위해 이 과정을 추가합니다. 어깨는 가쪽돌림을 유도하여 어깨뼈가 좋은 위치를 찾을 수 있도록 합니다. 이 과정을 통해 높은 수준의 협응을 처음으로 배우게 됩니다. 손바닥이 위를 향하면서 팔을 T자세로 만들어 운동을 시작합니다. 팔을 앞으로 나란히 가져와 어깨와 일직선을 이루고 캐리지와 평행합니다. 팔꿈치를 약간 구부려 뒤로 가져가 손이 몸통 옆에 있으며 손바닥은 계속 위를 향합니다. 양팔을 어깨와 멀어지도록 뻗어 T자세로 벌립니다.

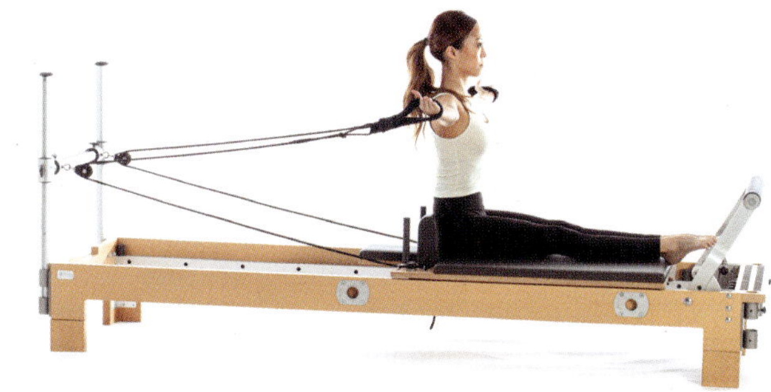

근육 포커스

- Pectorals(가슴근)
- Back extensors (등 폄근)

목적

- 어깨 수평 모음근 강화
- 몸통과 어깨뼈 안정성 발달

저항 RESISTANCE

약 — 중 — 강

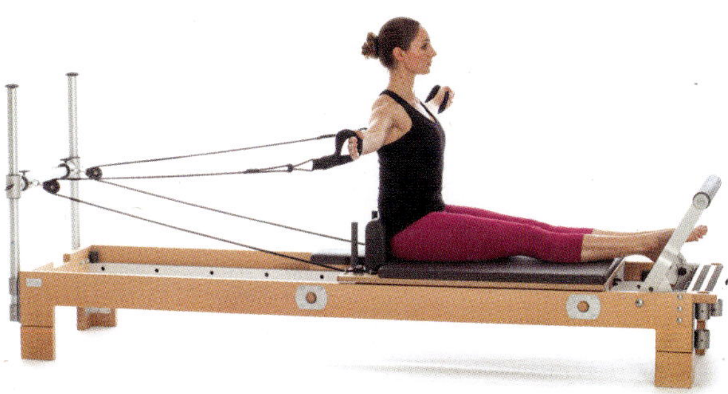

준비자세. 리포머의 앞쪽(풋바)을 바라보며 몸을 곧게 펴서 앉습니다. 골반의 뒤쪽을 숄더 레스트에 대고 다리는 앞으로 뻗습니다. 팔을 측면으로 뻗어 바닥과 평행하게 T 자세를 만들고 팔꿈치를 약간 구부려 팔을 길게 신장된 상태로 유지합니다.

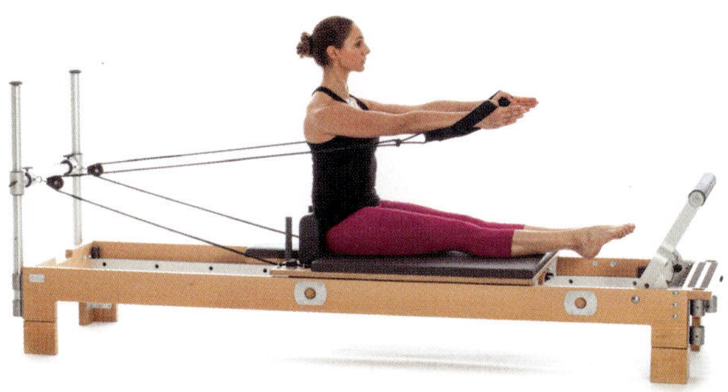

내쉬기. 팔이 서로 평행하고 어깨와 일직선이 될 때까지 수평선을 따라 움직여 어깨를 수평으로 모음합니다.

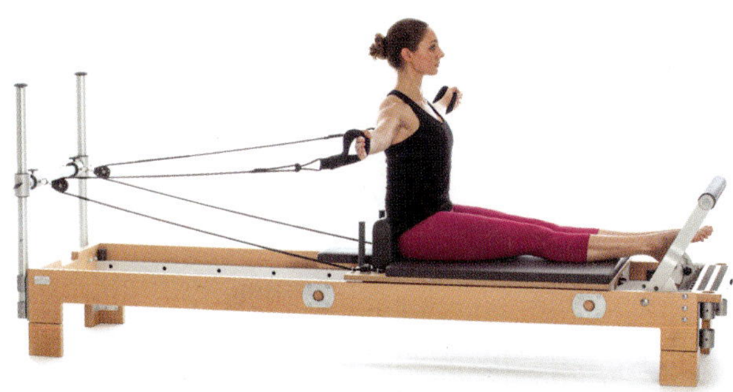

들이쉬기. 어깨를 수평으로 벌려 가슴에 있는 근육들의 편심성 수축을 크게 만듭니다. 어깨뼈를 움직이지 않고 T자세로 뻗습니다. 준비자세로 돌아옵니다. 10회 반복합니다.

살루트—싯티드 / Salute—Seated

근육 포커스

- Triceps (위팔세갈래근)
- Deltoid(어깨세모근)
- Back extensor(등 폄근)

목적

- 팔꿈치 폄근과 어깨 수평 모음근의 강화
- 몸통과 어깨뼈의 안정성 발달

저항
RESISTANCE

약 중 강

살루트-싯티드 운동은 위팔세갈래근(Triceps)에 중점을 두고 있지만 앉아서 하는 모든 팔 운동 시리즈는 몸통 안정성과 어깨뼈의 올바른 위치를 유지하는 것이 중요합니다. 특히 이 운동에서는 상체를 둥글게 만들고 어깨를 올리기 쉽습니다. 팔의 올바른 높이를 보여주는 좋은 준비자세는 손이 관자놀이 옆에 있고 로프가 어깨에 닿지 않도록 약간 위에 있는 모습입니다. 손을 앞으로 향하게 해서 팔이 대각선으로 움직이도록 도와줍니다.

이미지화 하기

팔이 수평선보다 약간 위에 있는 경사로를 따라 미끄러지는 모습을 상상합니다. 지평선을 상상하면 길고 끝없이 이어져 있는 선을 그릴 수 있습니다.

- O 어깨뼈의 안정성을 유지합니다.
- O 팔꿈치를 들어올리고 옆으로 뻗으면서 구부립니다.
- O 움직이는 선을 따라서 손가락(주먹)이 향합니다.

난이도 높이기

난이도를 높이기 위해서 몸통을 앞으로 기울입니다. 이 자세는 등 폄근(Back extensor)의 활성도가 매우 높아지게 되며 위팔세갈래근을 사용하고 어깨를 움직이는데 더 많은 노력이 필요합니다. 손은 관자놀이 옆에서 시작하지만, 대각선으로 뻗으면서 더 높아집니다. 팔꿈치를 펴서 팔을 위로 뻗어 앞쪽으로 향하고, 몸통과 팔로 긴 선을 만듭니다.

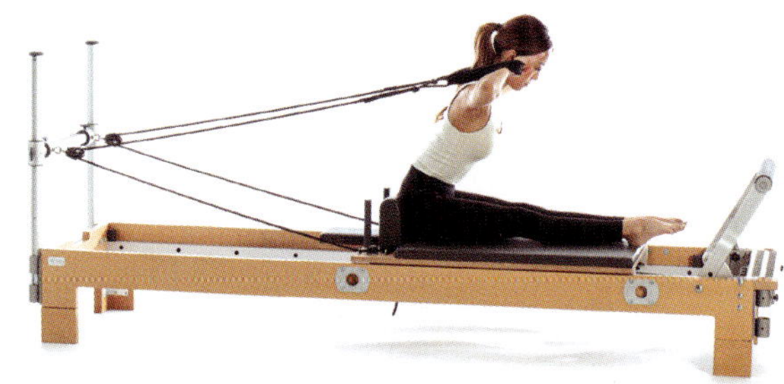

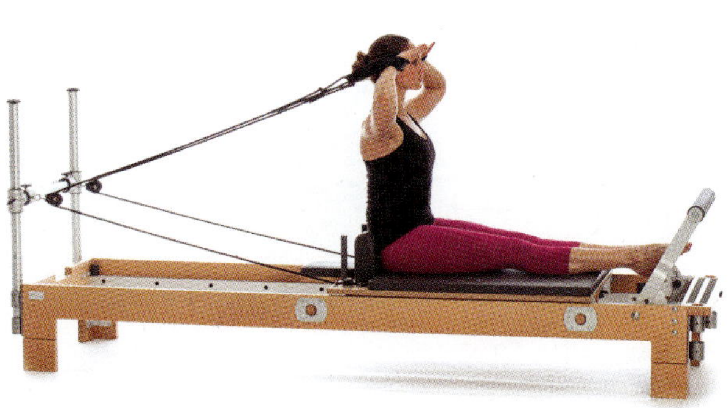

준비자세. 리포머의 앞쪽(풋바)을 바라보며 몸을 곧게 펴서 앉습니다. 골반의 뒤쪽을 숄더 레스트에 대고 다리는 앞으로 뻗습니다. 손으로 스트랩을 잡아 관자놀이 옆에 두고 팔꿈치는 옆으로 벌립니다. 움직이는 방향에 맞춰 손가락은 얼굴의 앞쪽과 약간 위쪽으로 향하게 합니다.

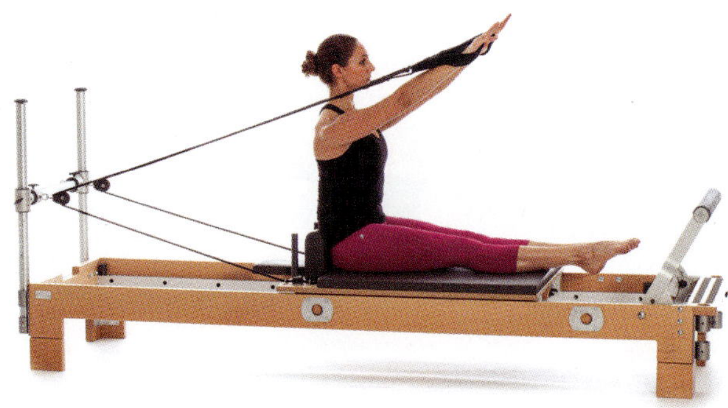

내쉬기. 팔꿈치를 폄 하여 팔을 수평에서 20-30° 위쪽 대각선 방향으로 뻗습니다.

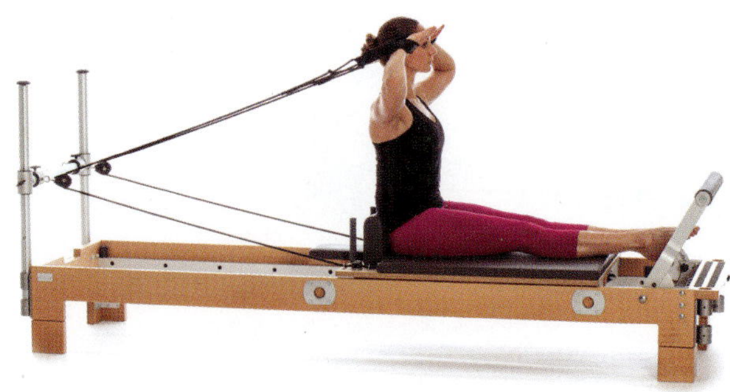

들이쉬기. 팔꿈치를 옆으로 벌리며 구부립니다. 손가락은 계속해서 앞쪽을 향합니다(움직이는 방향). 준비자세로 돌아옵니다. 10회 반복합니다.

체스트 익스팬션—닐링 / Chest Expansion—Kneeling

근육 포커스

- Shoulder extensor (어깨 폄근)
- Triceps(위팔세갈래근)
- Abdominal(배근)
- Back extensor(등 폄근)

목적

- 어깨 폄근과 팔꿈치 폄근의 강화
- 몸통 안정화 발달

저항
RESISTANCE
약 중 강

체스트 익스팬션—닐링은 리포머에 앉아서 하는 운동이나 캐딜락에서 서서 하는 운동과 F2 체어에 앉아서 하는 운동보다 불안정한 형태의 운동이며 따라서 더 어렵습니다. 닐링 자세는 매우 높은 수준의 몸통 안정성과 균형, 조절 및 집중이 필요합니다. 특히, 팔이 편심성수축을 하며 준비자세로 돌아가는 동안 더 많은 조절력이 필요합니다. 너무 빨리 준비자세로 돌아가면 캐리지는 스토퍼 쪽으로 빠르게 뒤로 미끄러지고 몸이 앞으로 넘어질 수 있습니다.

몸이 정렬에서 벗어나거나 팔이 너무 빠르게 준비 자세로 돌아가게 되면 자세가 지니고 있는 불안정성을 통해 편심성수축이 사용되지 않고 있음을 나타내는 즉각적인 피드백을 받을 수 있습니다.

중립척추를 이루는 것이 가장 좋지만 저는 배근(Abdominals)과 뒤넙다리근(Hamstring)의 활성화를 유도하는 골반의 미세한 뒤쪽 기울임을 추천하기도 합니다. 골반의 미세한 뒤쪽 기울임은 엉덩관절을 굽히고 골반을 앞쪽으로 기울이거나 갈비뼈를 앞으로 내밀고, 등을 과도하게 펴는 자세들을 방지합니다.

많은 사람들 특히 뻣뻣한 뒤넙다리근을 가진 사람들은 리포머: 체스트 익스팬션-싯티드보다 무릎을 꿇은 자세에서 좋은 정렬을 유지하고 올바른 형태를 만드는 일이 더 편하다고 느낍니다.

이미지화 하기

몸통을 크고 곧은 나무의 몸통이라고 느껴봅니다. 몸통은 팔을 앞·뒤로 움직일 때 발생하는 미묘한 변화에도 흔들림없이 유지할 수 있어야 합니다. 리포머: 체스트 익스팬션—싯티드처럼 머리를 천장을 향해 길게 뻗는 동안 손은 바닥으로 뻗습니다.

- 몸통을 똑바로 세우고 안정적으로 유지합니다.
- 배근과 등 폄근의 동시수축을 유지합니다.
- 엉덩관절 굽힘근을 길게 유지하고 허벅지 앞쪽의 스트레치를 느낍니다.
- 갈비뼈를 앞으로 내밀지 않습니다.

난이도 높이기

어깨가 완전히 펴진 지점에서 머리 회전을 추가합니다. 머리를 좌 · 우로 한 번씩 회전을 한 후 머리를 중앙으로 다시 돌리고 팔을 뻗어 준비자세로 돌아갑니다. 머리를 좌 · 우 교대로 회전할 때 팔의 움직임과 몸통의 안정화가 숙지된 후에 머리회전을 추가하면 어깨나 목을 긴장하지 않고 운동할 수 있습니다.

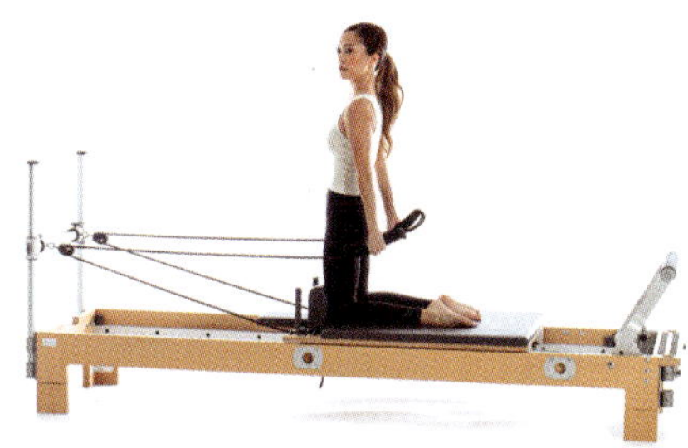

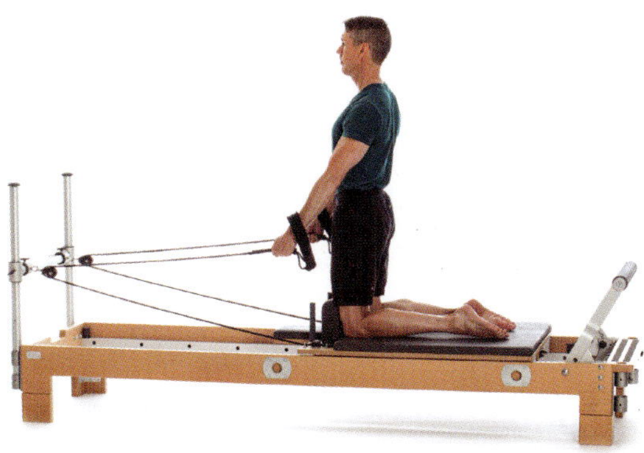

준비자세. 무릎은 리포머의 뒤쪽을 향해 숄더 레스트에 대고 몸을 바로 세워 앉습니다. 스트랩 바로 위의 로프를 손바닥이 서로 마주보도록 잡습니다(또는 스트랩을 로프 위로 접습니다). 팔을 수직선에서 약 20° 정도 몸의 앞쪽에 둡니다.

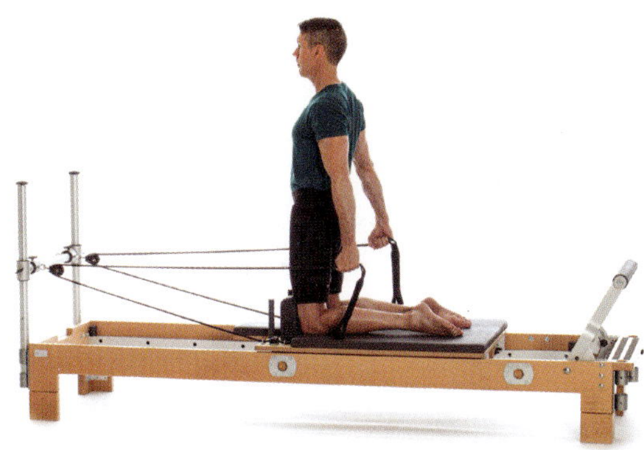

내쉬기. 어깨를 펴면서 몸통의 바른 정렬을 유지하고 팔을 가능한 만큼 뒤로 당깁니다(수평선에서 10–20° 뒤).

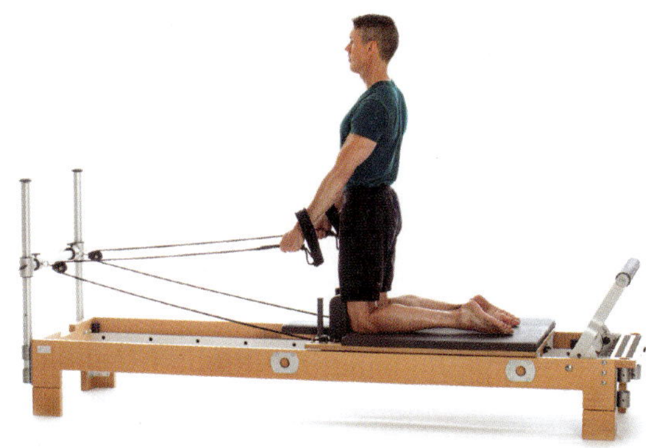

들이쉬기. 어깨를 굽힘하며, 팔을 앞으로 가져옵니다. 준비 자세로 돌아갑니다. 10회 반복합니다.

리포머

팔 운동 /Arm Work

중급 /INTERMEDIATE

암 써클 업—닐링 / Arm Circle Up—Kneeling

근육 포커스

- Deltoid(어깨세모근)
- Abdominal(배근)
- Back extensor(등 폄근)

목적

- 어깨 굽힘근, 어깨 벌림근의 강화
- 몸통과 어깨뼈 안정성 발달

저항 RESISTANCE

약 중 강

무릎을 꿇고 하는 팔 운동 시리즈만큼 상체와 몸통을 유지하는데 어려움이 있는 동작은 거의 없습니다. 다양한 종목의 운동선수들이 무릎을 꿇고 하는 팔 운동이 난이도가 높고 운동능력을 향상시키는데 상당히 도움이 된다고 느낍니다. 특히 수영선수들에게 도움이 될 수 있는데 무릎을 꿇은 자세는 수영을 하는데 사용되는 기본적인 근육 패턴을 다루기 때문입니다.

넙다리네갈래근(Quadriceps)을 과하게 사용하기 쉬워 팔보다 다리가 더 피로해집니다. 코어 근육을 사용하는 법을 배울수록 몸통을 더 안정적으로 유지하게 되고 다리에 의존하는 움직임이 줄어들게 됩니다.

리포머: 체스트 익스팬션-닐링(Reformer: Chest Expansion-Kneeling)에서처럼 미세한 골반 뒤쪽 기울임을 유지하고, 엉덩관절 굽힘근(Hip flexors)과 허벅지를 스트레치하는데 집중합니다. 어깨뼈의 올림과 목의 긴장을 만들 수 있기 때문에 어깨의 운동범위보다 팔을 높게 들지 않습니다. 하지만 팔을 머리 위로 완전히 뻗는 것을 목표로 하여 어깨의 관절 운동범위를 최대화합니다.

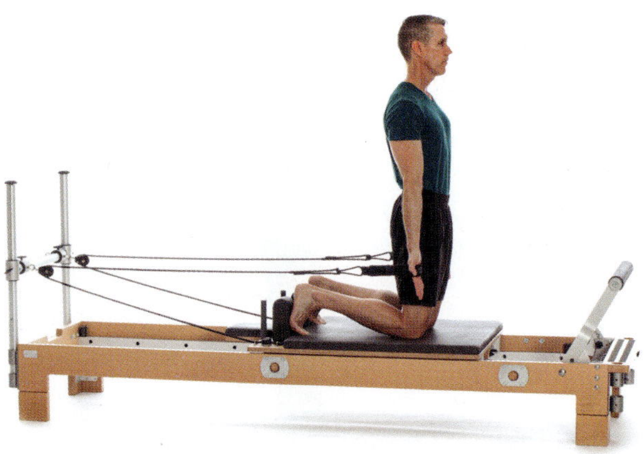

준비자세. 리포머 앞쪽을 향해 발을 숄더 레스트에 대고 몸통을 곧게 펴서 무릎을 꿇고 앉습니다. 손바닥이 앞으로 향하도록 스트랩을 잡아 팔을 몸의 측면에 둡니다.

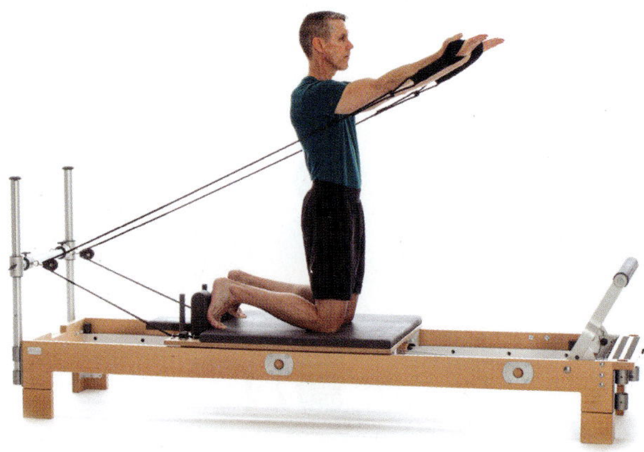

내쉬기. 어깨를 굽힘 하여 팔을 앞쪽과 위쪽으로 뻗고, 손바닥은 천장을 향합니다.

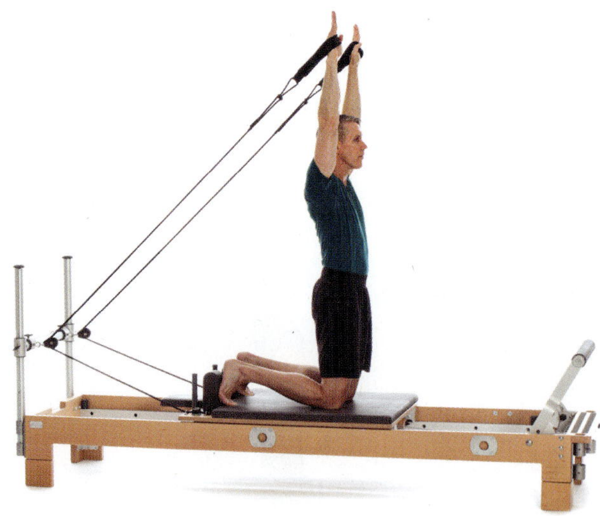

들이쉬기. 팔을 위로 뻗으며 회전해서 손바닥을 앞쪽으로 향하게 합니다.

이미지화 하기

저는 움직임을 막 시작한 구간에서 양손에 있는 크고 가벼운 비치볼을 공중으로 높이 던지는 듯한 모습을 상상하는 것을 좋아합니다. 이 이미지는 팔이 가볍고 힘이 들어가지 않는 듯한 느낌을 줍니다. 그런 다음, 팔을 몸의 측면으로 부드럽게 내려 공을 다시 공중으로 가볍게 던지는 움직임을 반복합니다.

- 어깨 굽힘을 하는 동안 손바닥이 앞과 위쪽을 향하게 합니다.
- 어깨를 가장 높은 지점(머리 위)에서 회전해서 손바닥이 앞쪽을 향하며 새끼손가락이 움직임을 이끌면서 팔이 몸의 측면으로 내려옵니다.
- 팔로 원을 그릴 때 팔이 주변 시야에 있도록 유지합니다.
- 팔이 어깨보다 높이 올라갈 때 어깨뼈를 올리지 않도록 합니다.

난이도 높이기

동작을 반대 방향으로 할 수 있습니다. 어깨 벌림을 해서 팔을 옆으로 뻗었다가 머리 위로 올릴 때 손바닥은 앞쪽을 향합니다. 팔이 머리 위에 있을 때, 어깨를 회전해서 손바닥이 천장을 향한 다음 팔을 몸의 측면으로 내립니다. 어깨 관절 운동범위를 최대화합니다. 반대 방향은 어깨뼈 안정화와 어깨 벌림근(Shoulder abductor)이 더 많이 사용되야 한다는 점에서 더 어렵습니다.
필요하다면 저항을 낮춰서 합니다.

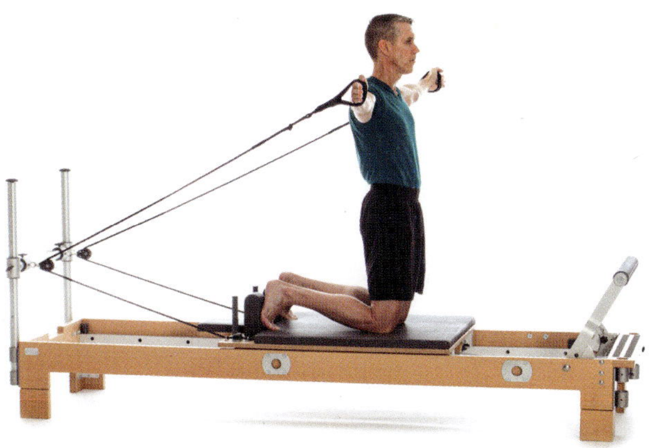

숨을 마시며 팔로 원을 그리며 옆으로 뻗습니다.

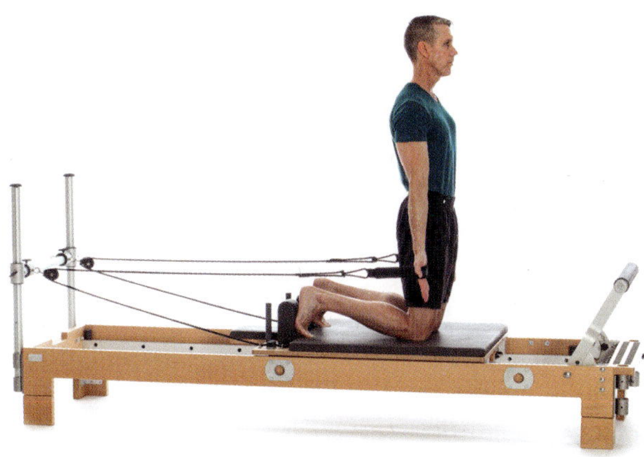

숨을 마시며 팔을 몸의 측면으로 내립니다. 준비자세로 돌아갑니다.
10회 반복합니다.

트라이셉스—닐링 / Triceps—Kneeling

근육 포커스

- Triceps(위팔세갈래근)
- Deltoid(어깨세모근)
- Abdominal(배근)
- Back extensor(등 폄근)

목적

- 팔꿈치 폄근과 어깨 벌림근의 강화
- 몸통과 어깨뼈 안정성 발달

저항
RESISTANCE
약 중 강

트라이셉스-닐링은 위팔세갈래근(Triceps)을 활성화 하는데 목적을 두며 리포머: 살루트-시티드(Reformer: Salute-Seated)와 체어: 살루트(Chair: Salute)와 비슷합니다. 그러나 불안정한 위치와 높은 무게중심, 그리고 손을 앞쪽보다 위쪽으로 움직인다는 점을 고려하면 동작에 난이도가 높아집니다. 일반적으로 상체를 둥글게 만들어 어깨를 올리고 손을 위쪽보다 앞쪽으로 뻗으려고 하는 모습을 보이게 되는데, 이러한 모든 자세들을 하지 않아야 합니다. 필요하다면 저항을 낮춰 운동을 진행합니다.

운동을 하는 동안 위로 쭉 뻗은 느낌을 받아야 합니다. 무릎에서부터 몸통을 통해 마지막으로 곧게 편 팔을 지나 손가락들까지 천장을 향해 뻗어나가는 에너지 선이 있습니다.

이미지화 하기

팔을 펴고 접을 때 손으로 뒤통수를 면도하는 상상을 해봅니다. 손가락으로 만드는 삼각형 모양이 팔을 뻗어내는 동작을 이끄는 창끝이라고 생각합니다.

- 몸통과 어깨뼈의 안정성을 유지합니다.
- 팔꿈치는 바깥쪽을 향합니다.
- 움직임이 일어나는 선을 따라 손가락을 위로 향하게 합니다.

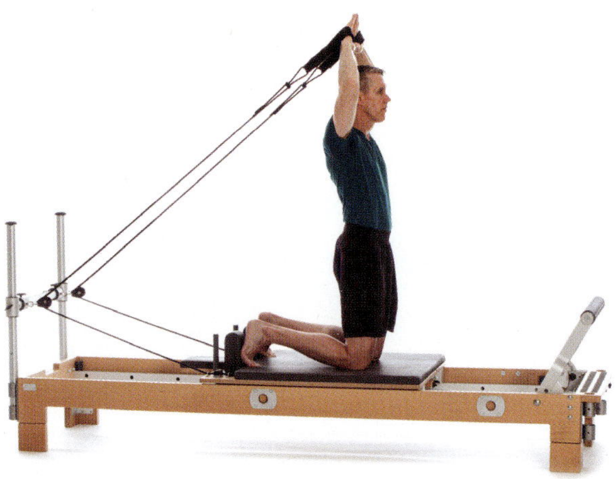

준비자세. 리포머 앞쪽을 향해 발을 숄더 레스트에 대고 몸통을 곧게 펴서 무릎을 꿇고 앉습니다. 스트랩을 잡아 머리 뒤에서 양손의 엄지를 서로 누르고 집게손가락을 모아 삼각형을 만듭니다. 팔꿈치는 넓게 바깥쪽으로 뻗습니다.

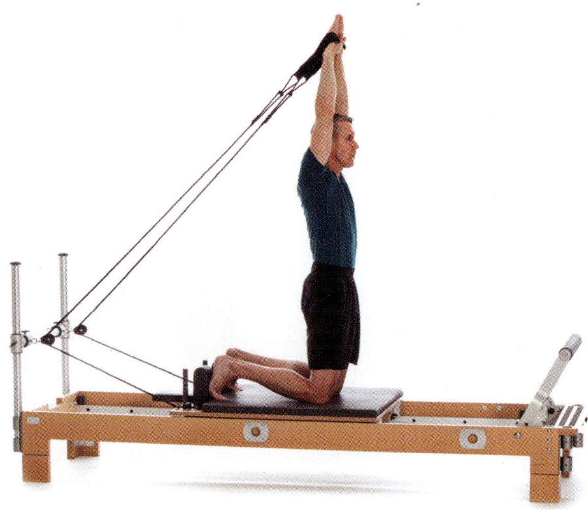

내쉬기. 팔꿈치를 펴서 팔을 뻗고 어깨 모음을 합니다. 천장으로 팔을 뻗는 동안 손가락은 서로 맞닿아 있습니다.

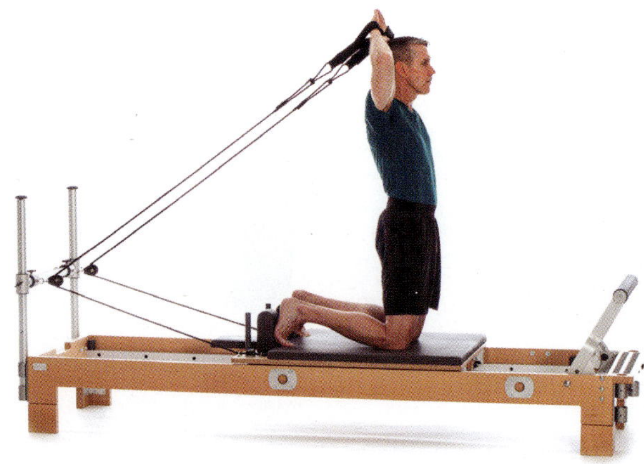

들이쉬기. 팔꿈치를 굽혀 팔을 접습니다. 준비자세로 돌아갑니다. 10회 반복합니다.

바이셉스—닐링 / Biceps—Kneeling

중급 /INTERMEDIATE

Joseph Pilates가 만든 기존에 있던 팔 운동에 추가된 운동입니다. 위팔두갈래근(Biceps brachii)이 완전히 스트레칭 된 자세는 다른 운동에서는 거의 찾아볼 수 없는데, 어깨와 가슴 부위, 특히 위팔두갈래근을 강화하고 유연성이 높아지는데 매우 효과적입니다. 특히 남성들은 위팔두갈래근과 가슴 부위가 짧은 경우가 있는데 이런 경우 어깨의 운동 범위가 줄어들고 정상적인 기능을 하지 못하게 됩니다.

이미지화 하기

몸을 장엄하고 오래된 나무배의 앞쪽 머리라고 상상합니다. 팔을 구부릴 때마다 가슴은 앞쪽으로 더 열려야 합니다. 아래쪽 갈비뼈를 앞으로 내밀거나 허리를 과하게 펴지 않게 유지하면서 가슴이 열릴 수 있도록 배근(Abdominals)을 지속적으로 활성화하는 것이 중요합니다.

- 위팔을 안정적으로 유지합니다.
- 양팔을 가능한 만큼 서로 나란히 유지합니다.
- 어깨뼈의 안정화를 유지하며 모음을 하지 않습니다.

근육 포커스

- Biceps brachii (위팔두갈래근)
- Abdominal(배근)
- Back extensor(등 폄근)

목적

- Elbow flexor (팔꿈치 굽힘근) 강화
- 가슴과 어깨 유연성 증진
- 몸통과 어깨뼈 안정성 발달

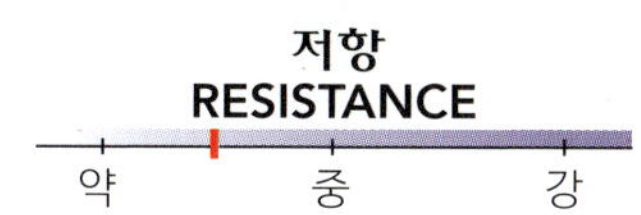

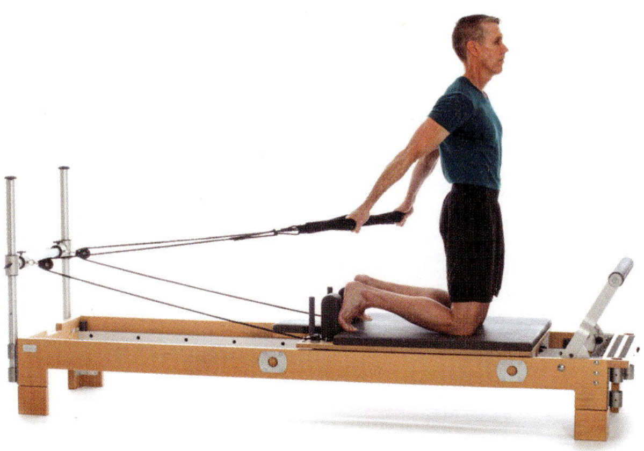

준비자세. 리포머 앞쪽을 향해(풋바) 발을 숄더 레스트에 대고 몸통을 곧게 펴서 무릎을 꿇고 앉습니다. 팔을 뒤로 뻗어 어깨를 펴고 스트랩을 잡습니다.

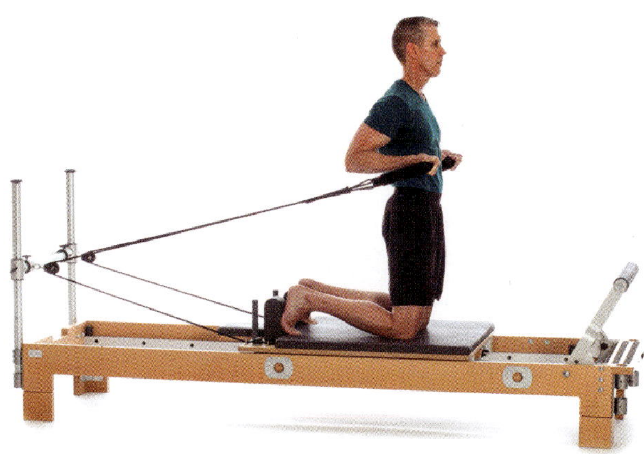

내쉬기. 팔꿈치를 굽혀 팔을 구부리는 동안 위팔을 안정적으로 유지합니다.

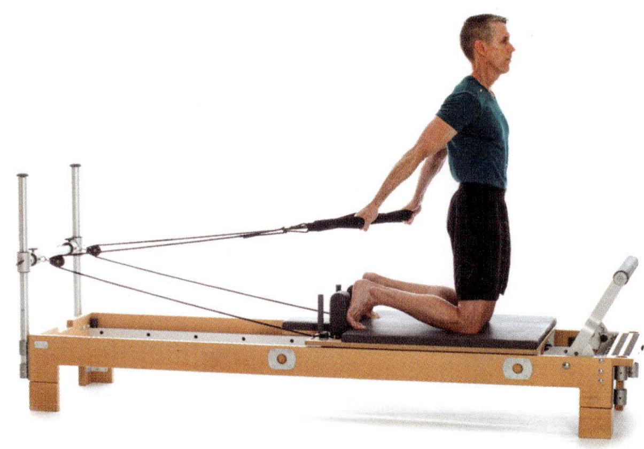

들이쉬기. 팔꿈치를 펴서 팔을 뻗습니다. 준비자세로 돌아옵니다. 10회 반복합니다.

중급 /INTERMEDIATE

로윙 백 1 / Rowing Back 1

근육 포커스

- Deltoid(어깨세모근)
- Abdominal(배근)
- Back extensor(등 폄근)

목적

- 어깨 벌림근과 어깨 수평 벌림근의 강화
- 어깨 가동성 증진
- 배근과 등 폄근의 조절력 향상

저항
RESISTANCE
약 중 강

로잉 백 1(Rowing Back 1)으로 시작하는 로잉 시리즈는 필라테스의 멋진 요소들을 많이 강조합니다. 로잉 시리즈를 이해하면 필라테스 방식이 지닌 복잡한 요소들에 대한 통찰력을 얻을 수 있습니다. 조화로운 근육의 활성화가 핵심이며 전신을 통합하여 하나로 움직입니다. 상체와 몸통을 지지하며 어깨를 움직이는 것을 통해 기능적인 움직임과 운동 범위를 증진시키는 원리를 적용해 볼 수 있습니다. 상체에 상당히 많은 힘이 가해져 발생하는 목의 긴장과 어깨 올림을 주의합니다.

로잉 시리즈 운동은 복잡하기 때문에 충분한 기초를 다진 후 운동하는 걸 추천합니다. 리포머에 앉은 자세로 수행되는 팔 운동과 관련된 동작뿐 아니라 매트: 롤업 및 넥풀(Mat: Roll up & Neck pull)과 같은 운동을 숙지하면 목표를 달성하는데 도움이 될 것입니다. 이러한 운동들을 구성하는 원리나 요소들을 배우고 연습한 후에는 움직임을 매끄럽게 만드는데 집중합니다. 롤다운 단계에서 골반을 뒤쪽으로 기울이며 엉치뼈와 허리 부분까지도 캐리지에 닿도록 합니다[imprints].

이미지화 하기

노를 젓는 모습은 동작을 시각적으로 잘 보여주는 이미지입니다. 길고 매끈한 보트가 역동적인 팔의 추진력으로 부드러운 물살을 가르며 미끄러져 가는 것을 상상합니다.

- 운동의 첫 구간에서 손을 가슴에 가져온 후 분절해서 뒤로 내려갑니다.
- 누운 자세에서 앞쪽으로 굽힘할 때 캐리지를 고정합니다.
- 접영을 하듯이 팔을 최대한 높이 유지하면서 앞쪽으로 원을 그린 후 척추를 분절해서 앉은 자세로 돌아옵니다.

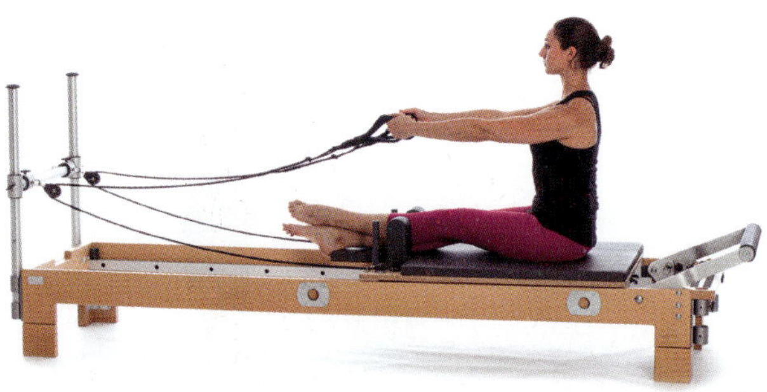

준비자세. 풋바를 낮은 위치에 놓습니다. 리포머의 뒤쪽을 바라보며 몸통을 바로 세워 캐리지의 1/3 정도 뒤쪽에 앉습니다. (누운 자세에서 엉치뼈와 허리의 일부를 지지할 수 있도록 충분한 공간을 남겨둡니다) 다리를 숄더 레스트 사이에 펴고 (다리를 교차시킬 수도 있습니다) 팔을 나란히 앞으로 뻗어 바닥과 평행하게 합니다. 양손이 마주보게 스트랩을 잡습니다.

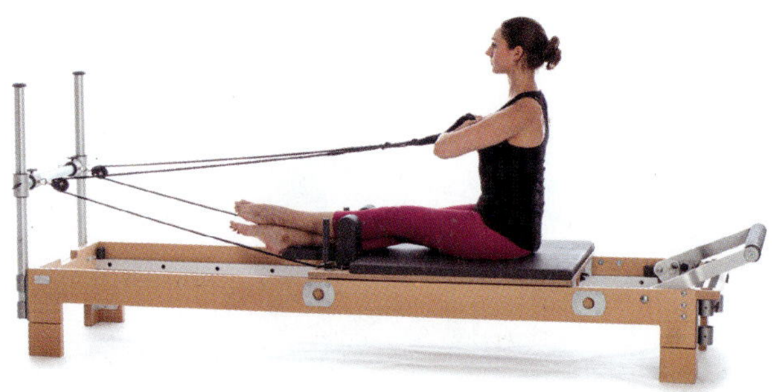

들이쉬기. 팔꿈치를 넓게 벌려 구부리면서 손을 복장뼈 쪽으로 가져옵니다.

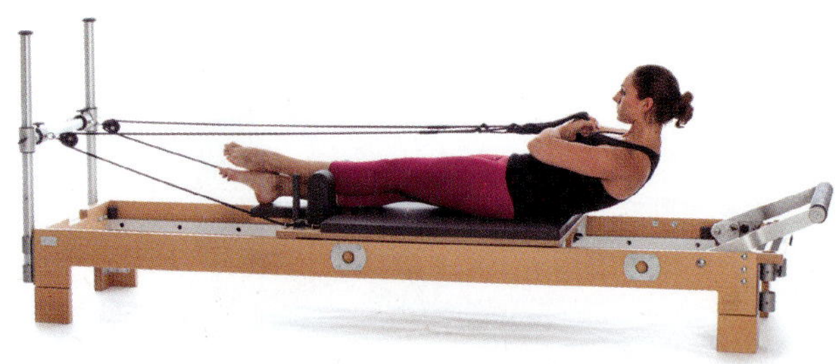

내쉬기. 척추를 분절해서 누운 자세까지 내려갑니다. 손은 복장뼈 앞에 있으며 몸통의 굽힘을 유지합니다.

난이도 높이기

이미 어려운 운동이지만 난이도를 높이기 위해 누운 자세에서 팔을 옆으로 뻗어 T 자세로 만들 때 팔을 풋바 쪽으로 더 당겨서 완벽한 T 자세에 가깝게 만듭니다. 그리고 난 다음 몸을 앞으로 힌지하고 팔을 가져옵니다. 손이 서로 맞닿으면 나머지 동작은 기존 순서대로 진행합니다.

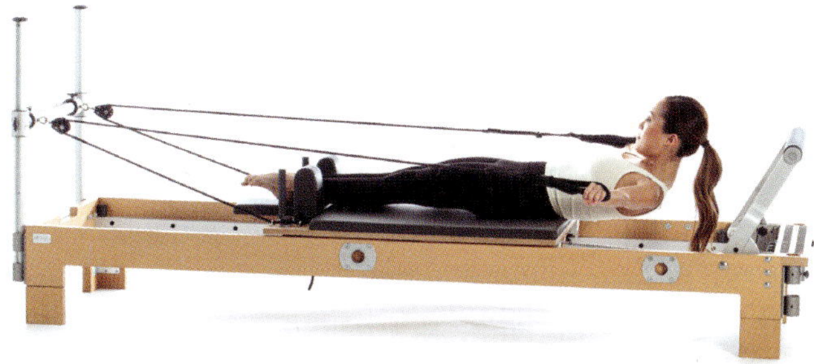

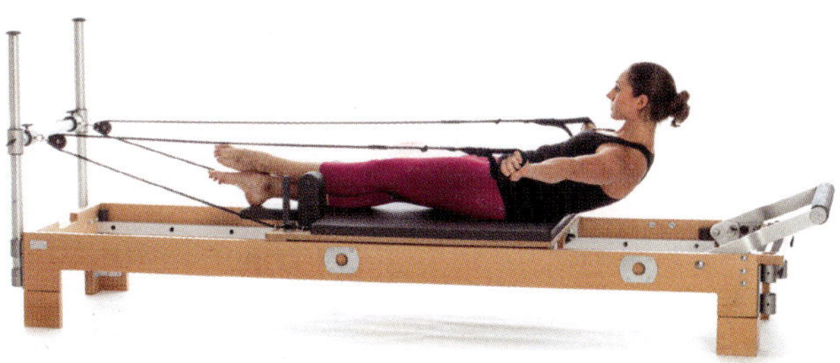

들이쉬기. 누운자세를 유지합니다. 어깨를 안쪽으로 회전하고 팔을 옆으로 뻗어 팔로 T 자세를 만듭니다. 잠시 멈춥니다.

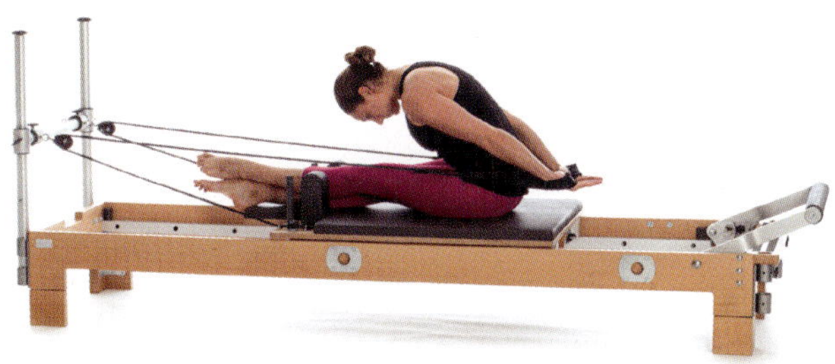

내쉬기. 엉덩관절을 구부리면서 몸통을 다리 위로 가져오고 팔을 뒤로 뻗어 손이 서로 닿습니다. 몸통을 다리와 가능한 가깝게 유지하면서 등 폄근(Back extensor)과 함께 몸통을 늘립니다. 동작을 하는 동안 캐리지를 고정하고 스트랩의 장력을 유지합니다.

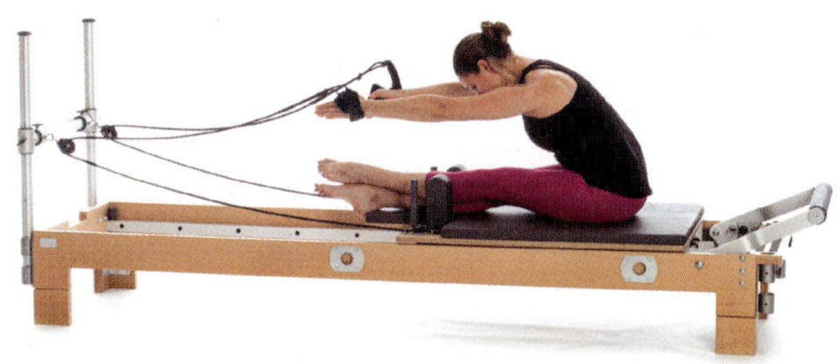

들이쉬기. 다리 위로 몸통을 유지하고 뒤넙다리근을 늘립니다. 접영을 하듯이 팔을 움직여 앞쪽으로 원을 그립니다. 이 구간에는 스트랩에 장력이 없다는 점을 주의합니다.

내쉬기. 몸통을 분절해서 세우고 준비자세로 돌아갑니다. 5회 반복합니다.

로윙-백 2 / Rowing Back 2

근육 포커스

- Biceps brachii (위팔두갈래근)
- Deltoid(어깨세모근)
- Abdominal(배근)
- Back extensor(등 폄근)

목적

- 팔꿈치 굽힘근과 어깨 굽힘근의 강화
- 배근과 등 폄근의 조절력 향상

저항
RESISTANCE

약 중 강

전신통합과 흐름은 로잉-백 2(Rowing Back 2)에서도 중요합니다. 이제 팔 운동 측면에서 위팔두갈래근(Biceps brachii)에 집중합니다. 리포머: 바이셉스-싯티드(Reformer: Biceps—Seated)는 로잉-백 2를 위한 훌륭한 준비동작이며 저는 로잉-백 2를 하기 전에 리포머: 바이셉스-싯티드(Reformer: Biceps—Seated)가 선행되어야 한다고 생각합니다. 팔꿈치는 위팔두갈래근을 등척성 수축하는 많은 운동들처럼 90° 로 유지합니다. 팔꿈치를 90°로 일정하게 유지하면 동작을 하기 위해 필요한 협응력과 높은 수준의 신체 인지력을 키우며 운동의 난이도를 크게 높입니다.

특히, 누운 자세에서 앉은 자세로 올라올 때 배근(Abdominlas)과 등 폄근(Back extensor)의 조화로운 수축에 집중합니다. 이 구간에서 골반을 앞으로 밀면서 올라와 허리에 부담이 될 수 있는 골반의 앞쪽 기울임이나 허리 과다앞굽음이 발생하는 경우가 많습니다. 몸을 캐리지 쪽으로 내릴 때를 포함해서 몸통을 편 상태로 운동을 수행하기도 합니다. 저는 척추를 분절해서 내려가 척추분절 패턴을 익숙하게 하고 허리에 가해질 수 있는 부담을 줄이는 것을 선호합니다.

이미지화 하기

저는 몸통 전체가 올라가고 내려가며 반복하는 움직임에서 뒤로 물러났다가 탄력적으로 다시 앞으로 굽이쳐 올라오는 파도처럼 느끼는 것을 즐깁니다. 팔의 움직임과 몸통의 협응은 몸통과 팔 사이의 강한 연결성과 분절하는 감각을 더욱 느낄 수 있게 합니다. 유연하고 리드믹한 움직임은 운동의 역동성을 보여줄 수 있도록 도와줍니다.

- O 척추를 분절해서 내려가 누운 자세가 될 때까지 팔꿈치를 90°로 유지합니다.
- O 누운 자세에서 팔꿈치를 몸의 측면에 안정적으로 고정합니다.
- O 미세한 허리 굽힘을 하면서 올라가기 시작한 다음 척추를 펌 합니다.

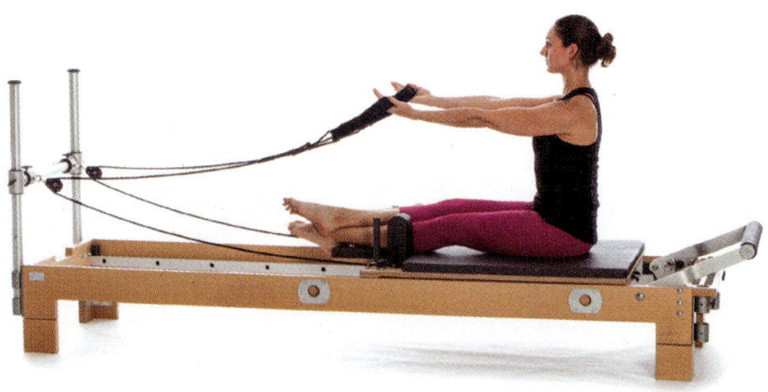

준비자세. 풋바를 낮은 위치에 놓습니다. 리포머의 뒤쪽을 바라보며 몸통을 바로 세워 캐리지의 1/3 정도 뒤쪽에 앉습니다. (누운 자세에서 엉덩뼈와 허리의 일부를 지지할 수 있도록 충분한 공간을 남겨둡니다) 다리를 숄더 레스트 사이에 펴고(다리를 교차시킬 수도 있습니다) 팔을 어깨 높이로 나란히 앞으로 뻗어 캐리지와 평행하게 합니다. 손바닥이 천장을 향하도록 손으로 스트랩을 잡습니다.

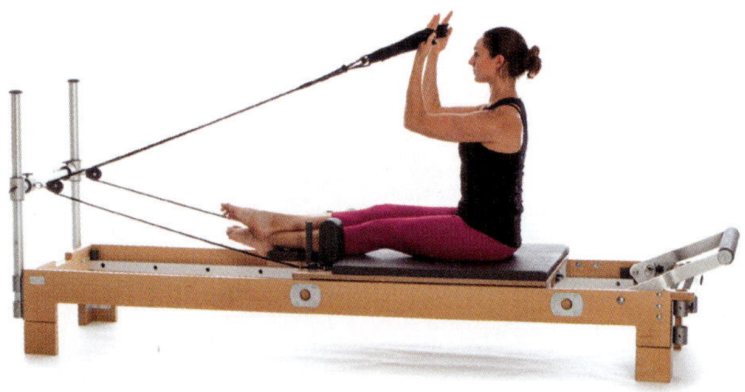

들이쉬기. 팔꿈치를 굽혀 팔을 90°까지 구부립니다.

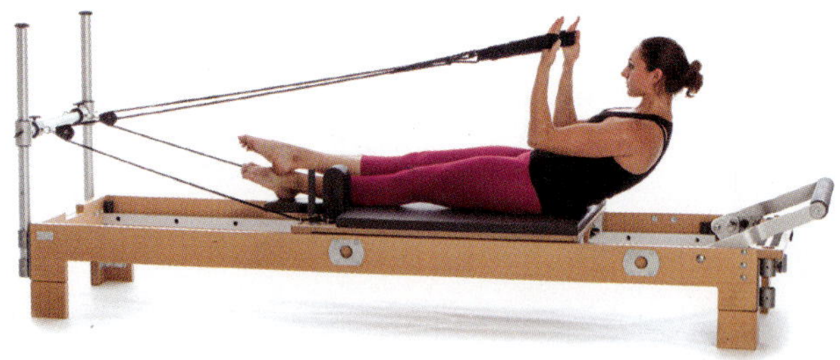

내쉬기. 척추를 분절해서 누운 자세까지 내려가고 팔꿈치를 90°로 유지하며 팔을 몸통의 측면으로 내립니다.

난이도 높이기

움직임을 숙지하고 몸통의 안정성이 이뤄지면 척추의 중립정렬을 만들어 올라와 더 크게 움직이고 강도를 높일 수 있습니다. 누운 자세에서 올라올 때, 몸통을 척추 중립자세로 펴고 팔을 대각선 방향으로 뻗기 보다는 팔을 천장으로 위로 뻗은 다음, 상부 등을 아치 형태로 폅니다. 팔을 앞으로 다시 가져오고 척추의 중립 정렬을 만들어 앉습니다.

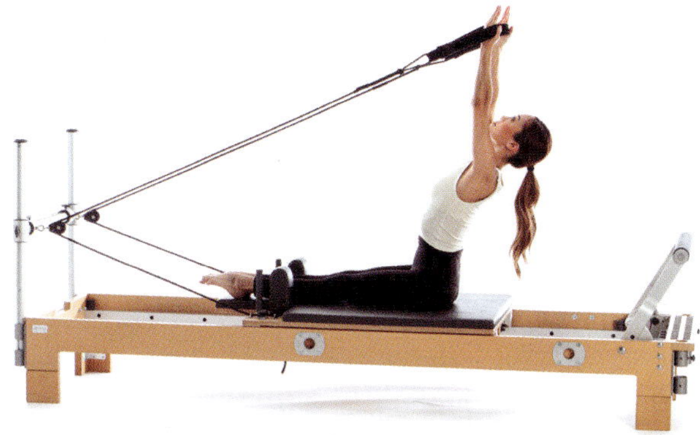

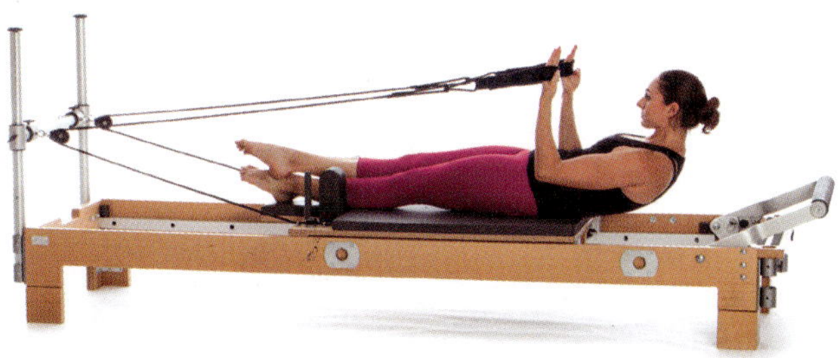

들이쉬기. 누운자세에서 잠시 멈추고 몸통과 팔을 안정적으로 유지합니다.

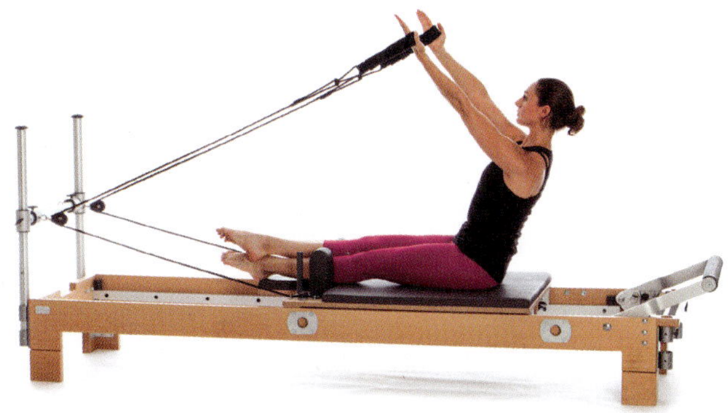

내쉬기. 배근을 수축해 깊은 척추 굽힘으로부터 몸을 올리기 시작합니다. 등 폄근과 배근을 조화롭게 수축해서 척추를 펴고 몸통을 대각선으로 만듭니다. 동시에 팔을 곧게 펴서 앞쪽과 위쪽으로 뻗습니다. 팔과 몸통을 단단하게 유지하면서 몸을 바로 앉은 자세까지 올립니다. 팔을 준비자세 위치로 내립니다. 팔의 움직임은 몸통이 누운 자세에서 대각선 자세를 지나 바로 앉은 자세에 도달할 때까지 계속 길어지는 것처럼 느껴집니다.
5회 반복합니다.

리포머

팔 운동 /Arm Work

중급 /INTERMEDIATE

로윙 프론트 1 / Rowing Front 1

근육 포커스

- Deltoid(어깨세모근)
- Triceps(위팔세갈래근)
- Abdominal(배근)
- Back extensor(등 폄근)

목적

- 어깨 굽힘근과 팔꿈치 폄근의 강화
- 몸통과 어깨뼈 안정성 증진

저항
RESISTANCE
약 중 강

로윙 프론트 1(Rowing Front 1)에서 몸통은 곧게 세워 리포머 앞쪽(풋바)을 향해 있습니다. 몸통은 큰 나무기둥처럼 견고한 느낌으로 리포머: 허그 어 트리-싯티드(Reformer: Hug-a-Tree—Seated)와 비슷한 자세입니다. 앉아서 하는 팔 운동 시리즈에 익숙해진 후 로잉 시리즈를 시작하기를 추천합니다. 강하고 견고한 몸통 감각은 배근(Abdominals)과 등 폄근(Back extensors)이 동시수축하면서 만들어집니다.

몸통의 안정성과 어깨의 운동성에 중점을 두고 있습니다. 뒤에서 당겨지는 저항은 움직임을 더 어렵게 만듭니다.

뒤넙다리근(Hamstrings)이 짧고 등 근육이 약하다면, 엉덩관절 굽힘근(Hip flexors)이 과활성화되어 피로해집니다. 몸의 위치를 높이기 위해 패드나 작은 박스에 앉는 것도 좋습니다. 몸의 위치를 높이면 뒤넙다리근과 엉덩관절 굽힘근의 긴장을 줄일 수 있으며 등 폄근에 더 집중할 수 있게 됩니다. 등 폄근을 적절히 사용하면 이 운동에서 중요한 몸통을 바르게 세워 앉는 자세를 유지할 수 있습니다. 몸이 뒤로 젖혀지지 않게 하고 어느 동작에서든 팔이 몸 뒤로 움직이지 않도록 합니다. 머리 위에서 옆으로 원을 그릴 때 팔을 주변시야에 머무르게 하면 팔을 뒤로 보내지 않을 수 있습니다.

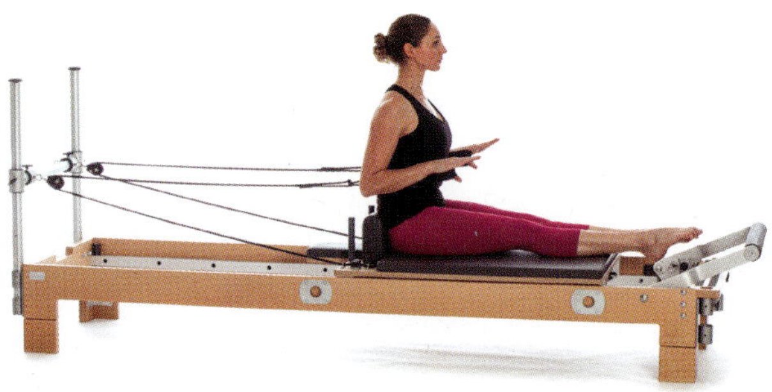

준비자세. 리포머의 앞쪽(풋바)을 바라보며 몸을 곧게 펴서 앉습니다. 골반의 뒤쪽을 숄더 레스트에 대고 다리는 앞으로 뻗습니다. 엄지손가락을 스트랩에 걸고 로프는 겨드랑이 아래를 지나갑니다. 팔을 구부려 손을 가슴 옆쪽으로 가져와 손바닥은 아래로 향하고 손가락을 앞으로 뻗으며 팔꿈치는 옆으로 뻗습니다.

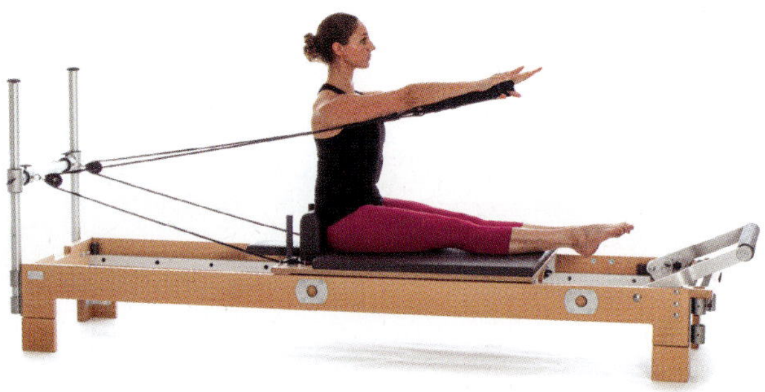

내쉬기. 팔꿈치를 펴서 팔을 완만한 대각선 방향으로 앞쪽과 위쪽으로 뻗습니다.

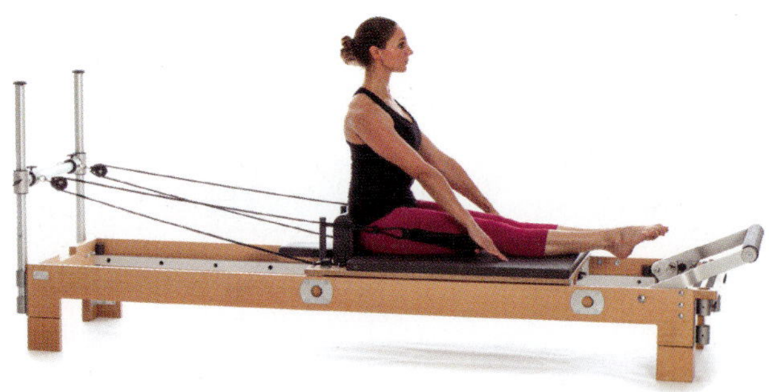

들이쉬기. 팔을 최대한 멀리 뻗어 캐리지 쪽으로 내리고 손끝은 캐리지에 닿습니다.

이미지화 하기

팔을 움직이는 모든 방향에서 운동범위를 크게 만들며 손끝에서 나오는 레이저 빔을 상상합니다. 준비자세에서 팔이 공중에 떠 있는 것처럼 팔 아래에 있는 공기를 상상합니다. 로프가 팔 아래를 편안히 지나갑니다.

- 몸통의 수직 정렬을 유지합니다.
- 팔을 완만한 대각선 방향으로 곧게 펴고 아래로 내린 후, 팔을 들어 올리기 전에 가능한 앞쪽으로 뻗어서 길어지는 느낌을 강조합니다.
- 몸통과 어깨뼈의 안정성을 유지합니다.

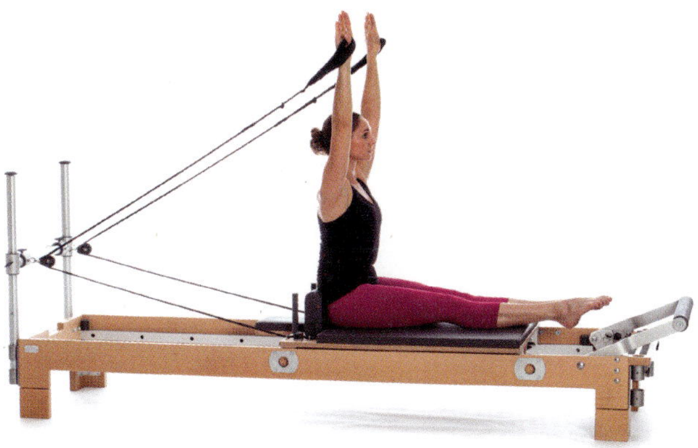

내쉬기. 팔을 머리 위로 올리고 어깨를 안쪽돌림해서 로프가 편하게 팔을 통과합니다.

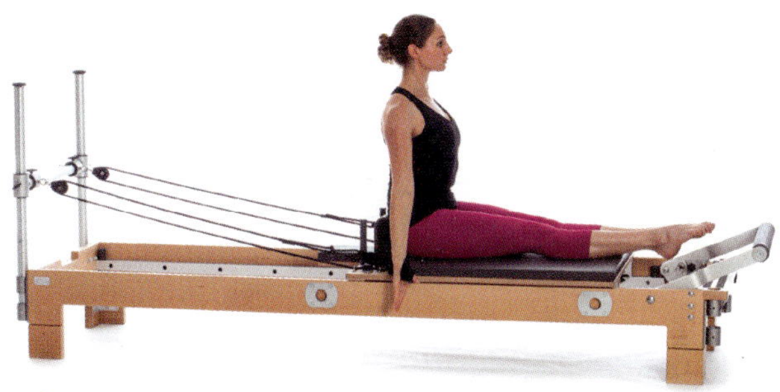

숨을 내쉬며 어깨를 가쪽돌림해서 손바닥이 앞을 향하고 새끼손가락으로 움직임을 만들며 팔로 몸의 측면까지 원을 그립니다.

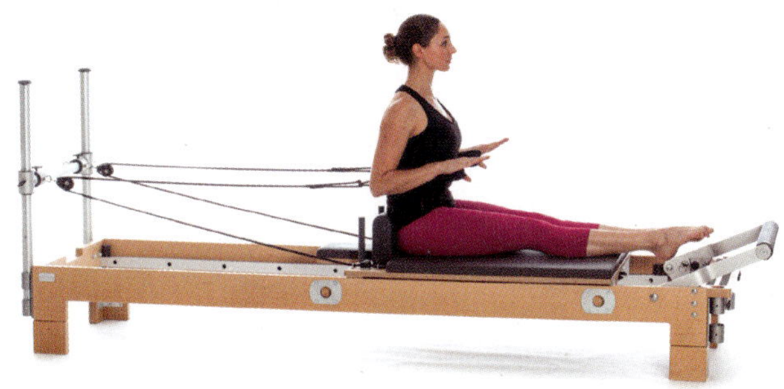

들이쉬기. 팔을 구부려 손을 가슴 옆쪽으로 가져옵니다. 손바닥은 아래로 향하고 손가락을 앞으로 뻗으며 팔꿈치는 옆으로 뻗습니다. 준비자세로 돌아갑니다. 5회 반복합니다.

중급 /INTERMEDIATE

로윙 프론트 2 / Rowing Front 2

근육 포커스

- Deltoid(어깨세모근)
- Triceps(위팔세갈래근)
- Abdominal(배근)
- Back extensor(등 펌근)

목적

- 등 펌근과 팔꿈치 펌근, 어깨 굽힘근의 강화
- 뒤넙다리근 유연성 향상
- 몸통과 어깨뼈 안정성 발달

저항
RESISTANCE
약 중 강

로잉 프론트 2(Rowing Front 2)는 특히 몸통을 안정적으로 유지하는 것과 이것을 제대로 수행하기 위해 필요한 몸통과 팔의 조화로운 움직임이 가장 중요합니다. 정확하게 움직이기 위해서 몸통의 힘과 안정성 뿐 아니라, 뒤넙다리근(Hamstring)의 유연성도 필요합니다. 몸통의 굽힘 자세에서 폄 자세로 이어질 때 허리에서부터 시작되는 에너지는 몸통, 머리, 팔을 타고 손가락을 향해 흘러갑니다. 척추를 펴고 몸통을 대각선으로 기울인 직후 팔을 뻗는 동작에 집중하면 어깨뼈 올림과 척추를 과하게 폄 하는 보상작용을 줄일 수 있습니다.

몸통을 세워 앉기 전, 몸통과 팔이 강한 대각선을 만든 순간에 잠시 멈추는 것을 추천합니다. 첫 번째 동작에서 팔을 어깨 아래로 가져와 몸통을 앞쪽으로 굽힘 할 때 팔을 몸의 측면에 두는 동작은 아무것도 아닌 것처럼 보이지만 매우 중요한 움직입니다. 이 동작은 종종 소홀해지거나 심지어 생략되기도 하지만 이 움직임을 통해 몸통과 팔을 단단하게 유지하며 대각선상으로 곧게 뻗어내도록 합니다.

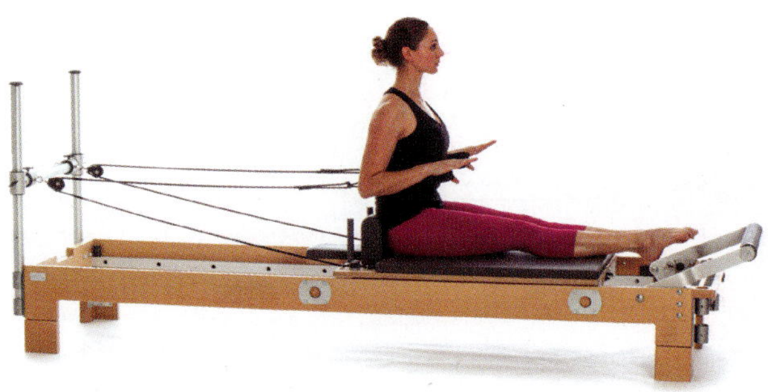

준비자세. 리포머의 앞쪽(풋바)을 바라보며 몸을 곧게 펴서 앉습니다. 골반 뒤쪽을 숄더 레스트에 대고 다리는 앞으로 뻗습니다. 엄지손가락을 스트랩에 걸고 로프는 겨드랑이 아래를 지나갑니다. 팔을 구부려 손을 가슴 옆쪽으로 가져와 손바닥은 아래로 향하고 손가락을 앞으로 뻗으며 팔꿈치는 옆으로 뻗습니다.

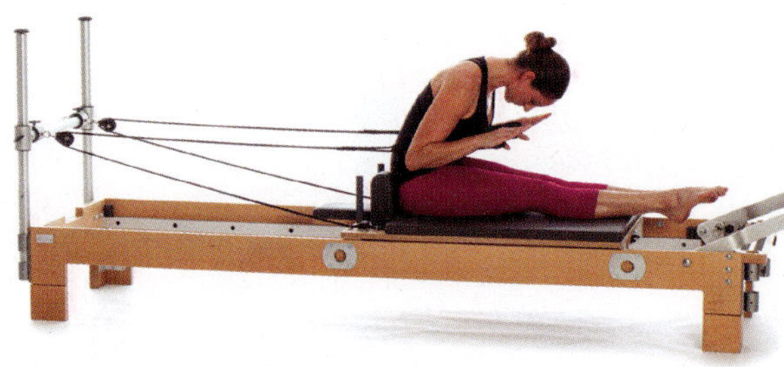

내쉬기. 몸통을 앞으로 둥글게 만들어 허벅지 위로 굽힘 합니다. 팔을 몸의 측면과 가까이 유지하며 손을 어깨 아래로 가져옵니다.

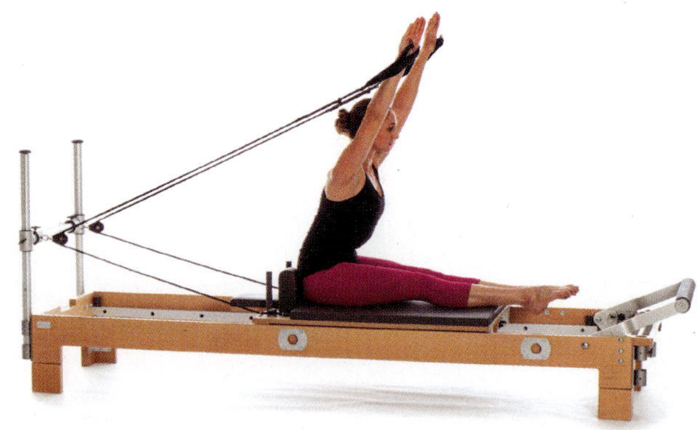

들이쉬기. 등을 대각선으로 펴고 팔을 뻗어 선을 만듭니다. 동시에 리포머: 로잉 프론트 1(Rowing Front 1) 동작에서 팔로 원을 그릴 때처럼 어깨를 안쪽으로 돌려 로프가 팔을 편하게 통과합니다.

이미지화 하기

마치 몸에 흐르는 전류처럼 에너지가 등을 통과해 팔과 손가락까지 순차적으로 흐르는 상상을 합니다. 또는 색상이 변하는 리트머스 종이처럼 밑에서부터 위로 올라오는 잉크를 생각합니다.

- 허리에서 폄을 시작한 다음 중간 등과 상부 등을 통해 폄이 진행된 후 팔을 움직이기 시작합니다.
- 등을 대각선으로 뻗은 자세에서 멈춘 후 수직 자세로 올라옵니다.

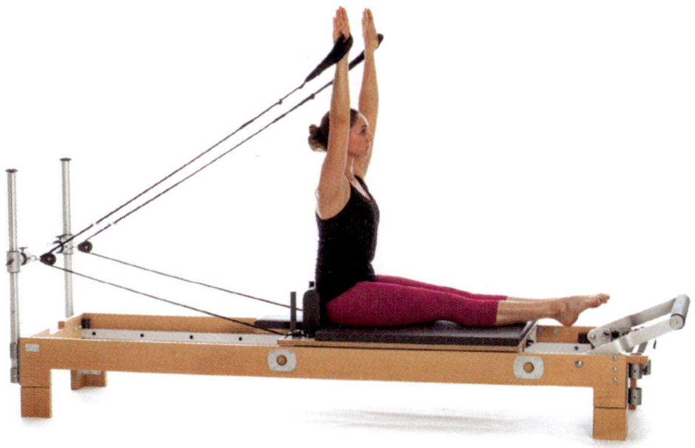

내쉬기. 잠시 멈춘 후 몸을 바로 세운 자세로 들어올립니다. 팔은 머리 위에 있으며 어깨는 안쪽돌림을 유지합니다.

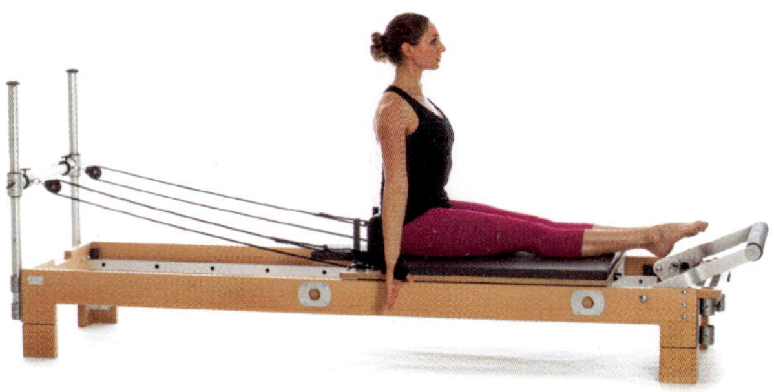

내쉬는 숨에 어깨를 가쪽돌림 하며 손바닥은 정면을 향합니다. 새끼손가락으로 움직임을 만들며 팔로 몸의 측면까지 원을 그립니다.

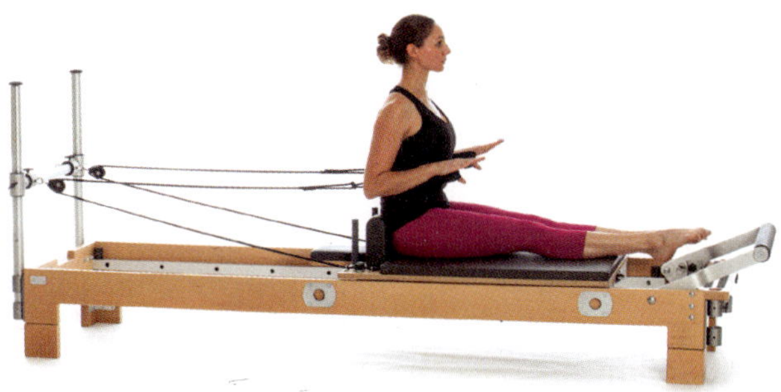

들이쉬기. 팔꿈치를 구부려 손을 위로 들어올리고 준비자세로 돌아갑니다. 5회 반복합니다.

다리 운동
Leg Work

다리 운동 블록의 운동들은 발 운동 블록을 보완합니다. 다리 운동 블록을 통해 하지의 움직임을 강화할 수 있고 하체 근육조직에 필요한 부분들을 다룰 수 있습니다. 이 블록의 우선순위는 개인의 목표에 따라 다릅니다. 개개인에 따라 일반적인 움직임뿐만 아니라 특정한 움직임이 필요할 수 있고 모든 활동에는 특정한 근육과 근육그룹의 동원과 관련된 전문기술이 필요합니다.

주로 우리는 다리 운동 시리즈를 넙다리네갈래근(Quadriceps) 및 뒤넙다리근(Hamstring)과 같이 큰 다리근육에 비해 약해져 있는 엉덩관절 모음근(Hip adductor)과 엉덩관절 벌림근(Hip abductor)을 활성화시키기 위해 사용합니다. 불균형은 기능저하, 기능장애와 부상으로도 이어질 수 있습니다. 다리의 기능을 향상시키는 운동은 저항, 균형, 특정 기술이나 세 가지를 모두 합쳐 사용할 수 있습니다.

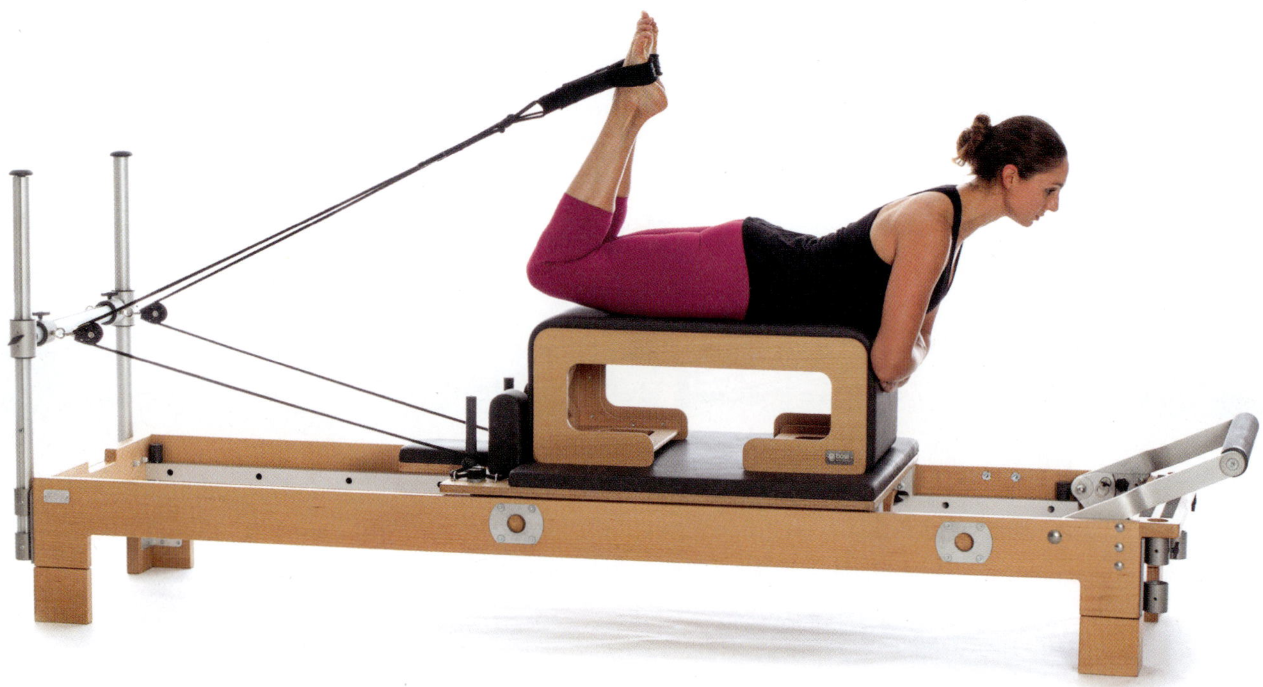

중급 /INTERMEDIATE

사이드 스플릿 / Split—Side

기능적인 운동범위는 신체 정렬을 바르게 유지하면서 한 관절이나 다 관절이 최대로 움직일 수 있는 범위로 정의될 수 있습니다. 정렬이 무너지면 기능적인 운동범위를 넘어선 것입니다. 리포머: 스플릿-사이드(Reformer: Spit-Side)만큼 힘과 유연성의 복잡한 균형력이 필요한 운동은 없을 것입니다. 힘과 균형 중 하나만 부족해도 운동을 온전한 자세로 수행하기 어려워집니다.

두 단계에서 모두 엉덩관절 모음근(Hip adductor), 배근(Abdominals)과 등 폄근(Back extensors)의 조화로운 활성화가 필요합니다. "바깥"으로 캐리지를 미는 구간에서는 엉덩관절 모음근의 편심성수축이 필요하고, "안"으로 캐리지를 가져올 때는 엉덩관절 모음근의 동심성 수축이 필요합니다. 배근의 활성화는 엉덩관절이 최대 벌림 상태에 있는 지점에서 흔히 볼 수 있는 과다앞굽음과 골반의 앞쪽 기울임을 방지합니다. 등 폄근은 수직으로 서 있는 정렬을 유지할 수 있게 하고 골반의 뒤쪽 기울임을 피할 수 있도록 도와줍니다. 저항은 운동을 더 어렵게 만듭니다.

이미지화 하기

저는 골반 밑에서부터 몸을 통과해 정수리까지 이어지는 줄로 움직여지는 꼭두각시 이미지를 좋아합니다. 다리를 벌려 꼭두각시 줄이 내려가면 줄이 여러분을 탄력적으로 조절하면서 풀어주고 줄이 올라와 다리가 하나로 모아지면 당겨져 빨려 올라오는 듯한 감각을 느껴 봅니다.

- O 골반을 중립위치에 도달하고 유지할 수 있을 때까지 골반을 약간 뒤쪽 기울임 합니다.
- O 발을 지긋이 누릅니다.
  특히 캐리지가 스토퍼로 다시 당겨질 때 더 집중합니다.
- O 몸통을 똑바로 세워 유지합니다.
- O 몸의 무게중심을 유지하면서 양쪽 다리를 동등하게 사용합니다.

난이도 낮추기

조절력을 익히는 초반에는 발을 숄더 레스트에 대는 것보다는 안전하게 캐리지 중앙에 두는 것이 좋습니다. 발이 미끄러지지 않기 위해 캐리지에 올린 발의 측면에 고무패드를 두는 것을 추천합니다.(발의 측면과 숄더 레스트 사이에 작은 박스를 둘 수도 있습니다) 동작을 능숙하게 할수록 점점 발을 숄더 레스트 근처에 둡니다. 손은 머리 뒤에 두어 팔 자세를 간단하게 만듭니다.

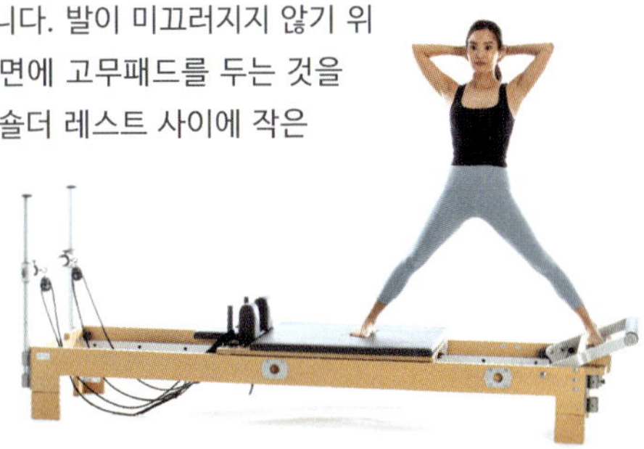

근육 포커스

- Hip adductor (엉덩관절 모음근)
- Abdominal(배근)
- Back extensor(등 폄근)

목적

- 엉덩관절 모음근의 유연성과 근력 강화
- 허리-골반 안정성 향상

저항 RESISTANCE

약 중 강

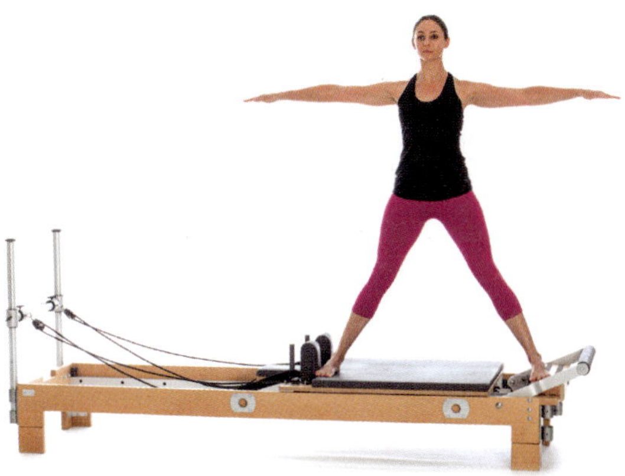

준비자세. 한 발로 플랫폼 위에 섭니다. 다른 발을 숄더 레스트에 대고 섭니다. 팔을 T 자세로 유지합니다.

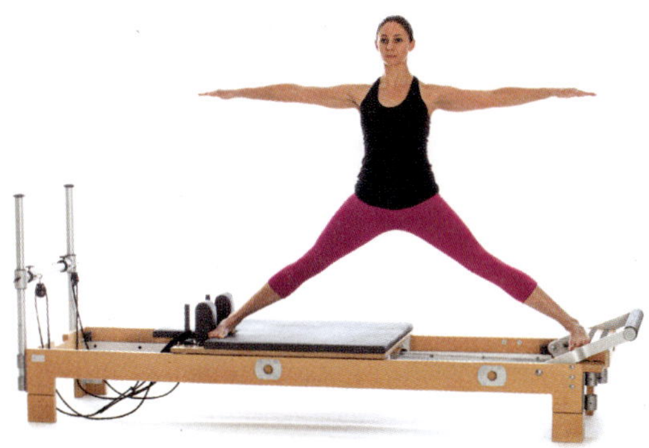

들이쉬기. 엉덩관절을 벌림하면서 캐리지를 바깥쪽으로 이동시킵니다. 엉덩관절 모음근을 사용하여 움직임을 조절합니다. 관절의 운동범위 끝에서 잠시 멈춥니다.

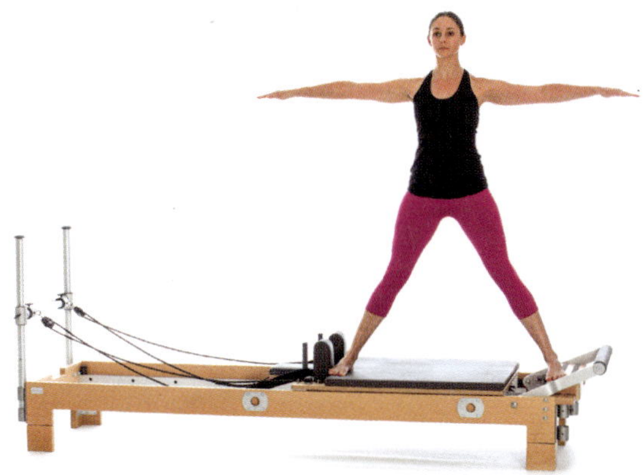

내쉬기. 엉덩관절을 모음하면서 캐리지를 가져오고 스토퍼에 살짝 기대어 잠시 멈춥니다. 준비자세로 돌아갑니다. 5회 반복합니다.

스케이팅—싱글 레그 / Skating—Single Leg

근육 포커스

- Hip abductor (엉덩관절 벌림근)
- Knee extensor(무릎 폄근)
- Abdominal(배근)
- Back extensor(등 폄근)

목적

- 엉덩관절 벌림근 강화
- 무릎 폄근 조절력 향상
- 허리-골반 안정성 향상

저항
RESISTANCE
약 중 강

스케이팅-싱글 레그 운동은 엉덩관절 벌림근(Hip abductor)을 사용하는데 아주 좋습니다. 특히 중간볼기근(Gluteus medius)에 초점을 맞추고 있습니다. 중간볼기근은 건강한 엉덩관절을 위한 중요한 근육이며 걷기, 달리기, 앉기, 계단오르기 등과 같이 일상생활에서 중요한 역할을 합니다.

매우 다른 기능을 수행하는 서 있는 다리와 움직이는 다리를 구별하는 것이 중요합니다. 서 있는 다리는 견고한 기초를 만듭니다. 움직이는 다리는 안정적인 플랫폼에 도움을 받으며 다리를 밀어냅니다. 다리를 움직이는 동안 지지하는 다리도 골반과 함께 안정적인 상태를 유지하도록 주의를 기울입니다.

움직이는 다리와 동시에 서 있는 다리도 함께 밀어 체중을 캐리지로 이동하는 흔한 실수를 피합니다. 이런 실수는 저항이 너무 높거나 다리가 약하거나 아니면 둘 다 해당된다는 것을 나타냅니다. 저항이 너무 높으면 움직이는 다리가 펴지는 동안에 몸이 위로 올라오게 됩니다. 움직이는 다리를 완전히 펴는 것이 중요하며 완전히 펴기 전까지 멈추지 않습니다. 엉덩관절 벌림근(Hip abductor)이 가장 크게 쓰일 때는 무릎이 펴지는 마지막 5–10° 입니다. 또한 이 지점에서 저항이 가장 높습니다. 마지막으로 바로 선 자세를 유지하고 스쿼트 자세처럼 앞으로 기울이지 않습니다. 특히 종아리가 짧은 사람들에게서 흔히 보이는 자세입니다.

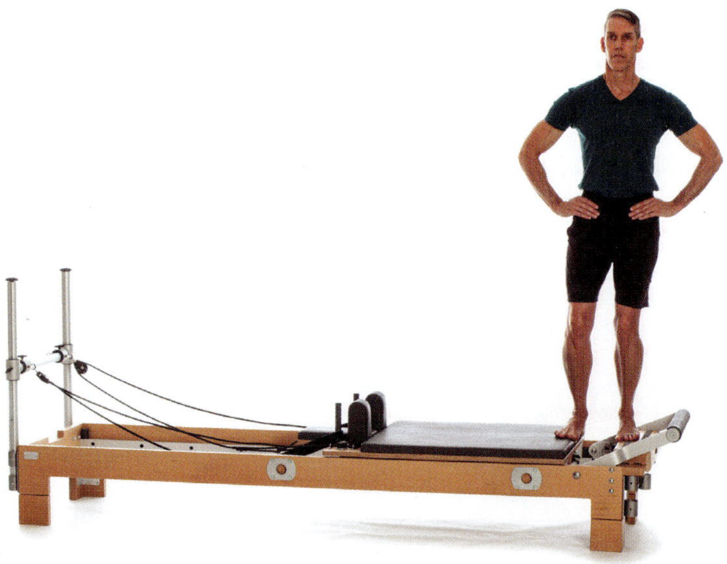

준비자세. 한 발은 플랫폼에 두고 다른 발은 웨지 형태로 캐리지의 앞쪽 가장 자리에 올리고 서서 플랫폼에 있는 다리쪽으로 완전히 체중을 실어서 유지합니다. 손을 엉덩이나 머리 뒤에 두고 몸통은 곧게 세웁니다. 뒤꿈치를 내려놓은 상태로 곧게 서 있는 정렬을 유지하며 서 있는 다리의 무릎을 가능한 깊게 구부립니다. 움직이는 다리는 이 지점에 무게가 실리지 않습니다. 양발의 발등에 가해지는 압력에 집중합니다. 특히, 캐리지 위에 있는 발에 조금 더 집중해 봅니다.

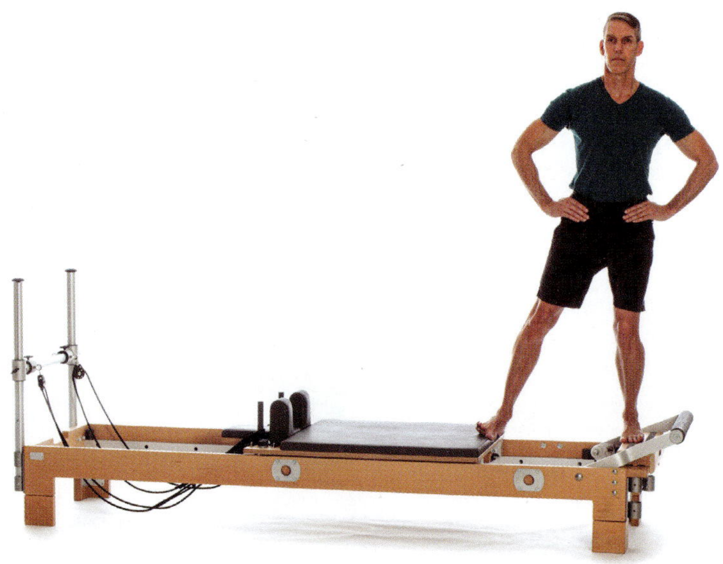

내쉬기. 캐리지쪽 다리의 무릎을 완전히 펴면서 캐리지를 풋바에서 멀리 밀어 냅니다.

이미지화 하기

저는 운동을 할 때 가라데의 힘 있고 쫙 뻗은 사이드 킥 이미지를 사용하는 걸 좋아합니다.

- 서 있는 다리에 체중을 실어 유지하고 서 있는 다리로 밀지 않습니다.
- 몸통을 똑바로 세워 유지합니다.
- 골반을 중립을 유지하고 안정적인 상태를 지속합니다.
- 움직이는 다리를 완전히 뻗고 시작 위치로 돌아가도록 조절합니다.

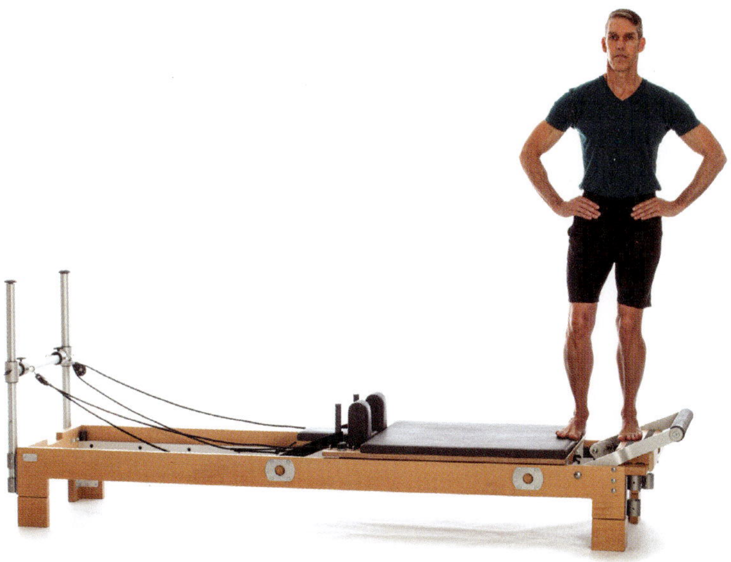

들이쉬기. 캐리지쪽 다리의 무릎을 구부려 준비자세로 돌아갑니다. 10회 반복한 후 다리를 바꿔 진행합니다.

난이도 높이기

이 운동은 양 다리를 동시에 밀어내고 몸을 앞으로 구부린 자세로 진행합니다. 이 자세는 운동범위를 증가시키고 등 펴근이 더 많이 활성화됩니다. 발을 캐리지 가장자리보다는 캐리지 길이의 1/3 지점에 둡니다. 팔을 양 옆으로 뻗습니다. 양 발을 동시에 움직이는 것이 중요합니다. 등은 편평하게 유지하고 머리는 척추를 따라 정렬을 이룹니다. 골반은 운동을 하는 동안 같은 높이로 유지하고 위 · 아래로 움직이지 않습니다. 매우 빠른 속도로 부드럽게 미끄러지며 빙판을 가로지르는 스피트 스케이트 선수에게서 보여지는 부드러운 측면의 힘을 상상합니다. 리포머: 스케이팅-싱글 레그(Reformer: Skating—Single Leg)에 익숙해진 후 이 동작을 해보는 것을 적극적으로 추천합니다. 동작마다 독특하고 좋은 부분들을 갖고 있습니다.

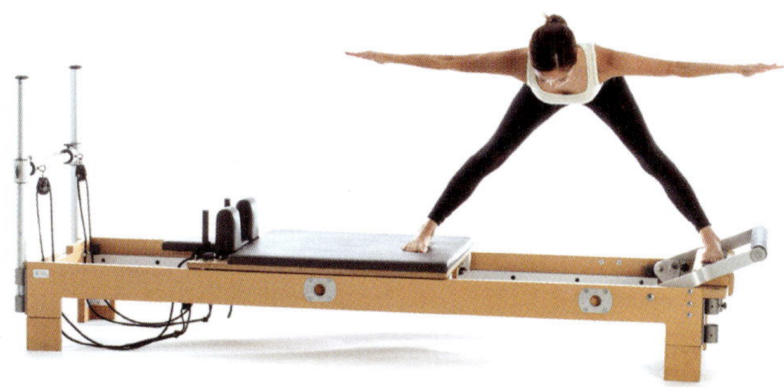

리포머

다리 운동 /Leg Work

중급 /INTERMEDIATE

근육 포커스

- Hamstring(뒤넙다리근)
- Abdominal(배근)
- Back extensor(등 폄근)

목적

- 무릎 굽힘근과 엉덩관절 폄근의 강화
- 허리-골반 안정성 향상

저항
RESISTANCE

약 중 강

햄스트링 컬 / Hamstring Curl

이름에서 느낄 수 있듯이 햄스트링 컬(Hamstring Curl)은 무릎 굽힘에 중점을 두고 있습니다. 엉덩관절 폄을 추가해서 엉덩관절 폄근(Hip extensor) 및 무릎 굽힘근(Knee flexor)의 기능을 하는 뒤넙다리근(Hamstring)을 최대로 사용합니다. 엉덩관절 폄근을 사용하면 특히 엉덩관절 굽힘근(Hip flexor)인 넙다리곧은근(Rectus femoris)이 뻣뻣해진 경우, 무릎이 구부러질 때 나타날 수 있는 보상작용을 최소화합니다. 이로 인해 무릎을 구부릴 때 골반이 앞쪽으로 기울어져 과다앞굽음이 발생할 수 있습니다. 당연히 이런 패턴의 움직임은 피해야 합니다. 배근(Abdominals)의 활성화도 과다앞굽음을 예방하는데 도움이 되고, 등 폄근(Back extensors)의 활성화는 등뼈가 둥글게 말리는 것을 방지합니다. 골반은 배근 및 등 폄근과 함께 운동의 안정적인 기반을 만듭니다. 앞에 있는 박스를 껴안으면 만족스러운 도움을 더 많이 받을 수 있습니다.

이미지화 하기

무릎을 구부리기 전에 몸을 궁수의 활 모양이라 상상합니다. 무릎을 구부리면 활 시위를 당겨 장력을 준다고 생각합니다. 그러나, 이 이미지로 인해 등, 특히 허리가 과도하게 젖혀지지 않습니다. 중간 등과 상부 등을 펴는데 초점을 맞춥니다.

- 엉덩관절의 폄을 유지하며 특히 무릎을 구부릴 때 주의합니다.
- 중간 등과 상부 등의 폄 상태를 유지합니다.
- 배근을 사용해서 허리를 보호하고 과다앞굽음을 방지합니다.

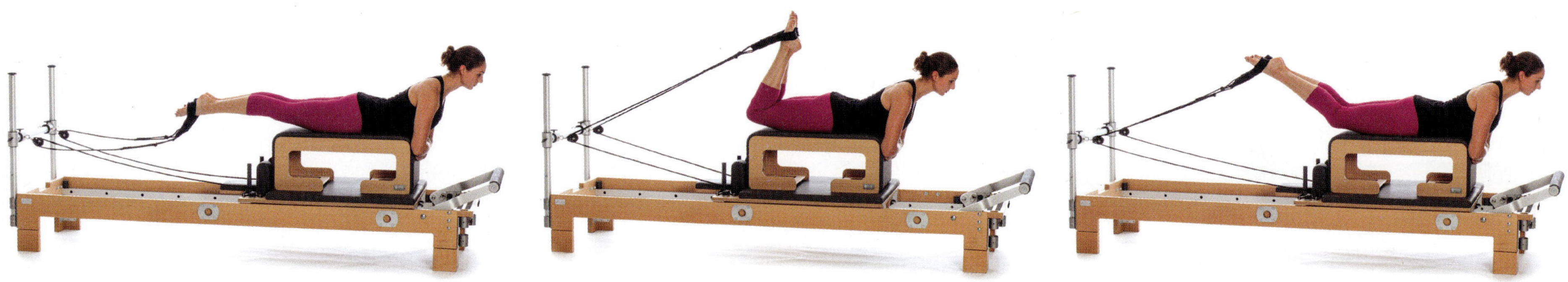

준비자세. 리포머의 앞쪽(풋바)을 바라보고 롱박스에 엎드립니다. 두 팔로 박스 앞쪽을 껴안습니다. 중간 등과 상부 등을 폄 하고 배근을 활성화합니다. 발을 스트랩에 끼워 엉덩관절을 폄한 상태로 다리를 뻗어 박스에서 살짝 들어 올립니다(이 운동에서는 스트랩을 짧게 해야 합니다).

내쉬기. 엉덩관절에 폄을 유지하면서 무릎을 구부립니다. (무릎을 구부릴 때 엉덩관절 굽힘이 일어나기 쉽습니다). 두덩결합을 박스에 눌려 골반의 앞쪽 기울임을 방지합니다.

들이쉬기. 무릎을 펴 다리를 뻗습니다. 준비자세로 돌아갑니다. 10회 반복합니다.

가쪽굽힘과 회전
Lateral Flexion and Rotation

가쪽굽힘과 회전은 일상생활과 운동 활동에서 중요한 역할을 하지만 많은 피트니스 프로그램들은 가쪽굽힘과 회전 움직임을 종종 생략합니다. 배근(Abdominals)은 운동할 때 몸통을 앞으로 굽히는 동작을 주로 사용합니다. 앞으로 굽히는 동작은 매우 큰 그림 중 하나의 작은 부분에 불과합니다. 배근 운동은 복부를 이루는 중요한 모든 근육들을 함께 사용합니다. 운동범위를 완벽히 사용할 수 있는 건강한 배근은 몸통에서 시작되는 많은 움직임(예를 들어, 어려운 골프 스윙)과 척추를 보호하는 안정화 매커니즘에도 중요한 역할을 합니다. 가쪽굽힘과 회전 운동을 포함하지 않으면 배근이 지닌 최대 능력을 사용하며 운동하지 못하게 됩니다. 이렇게 되면 최상의 운동 수행능력보다 낮게 동작을 수행하게 되고 질병과 부상으로 이어질 수 있습니다.

모든 컨디셔닝 프로그램은 적절한 수준에서 가쪽굽힘과 회전 움직임을 포함해야 합니다. 근육을 근력과 유연성 두 개의 측면에서 고려해서 다뤄야만 합니다. 종종 골프, 테니스, 배구와 같은 활동에서 팔과 어깨는 몸통의 부족한 운동범위와 힘을 보충하면서 움직입니다. 팔과 어깨가 몸통의 부족한 부분을 대신하여 움직이면 수행능력이 감소되고 어깨가 과도하게 마모됩니다. 몸통에서 강하고 유연한 배근이 다른 근육과 함께 작용할 때 움직임을 주도하면 더 힘 있고 효율적이며 안전한 움직임이 나타납니다.

원형 에너지(circular energy)는 가쪽굽힘을 형상화하며 하나의 동그란 원보다는 아치(호)의 형태를 이루기도 합니다. 회전을 할 때 에너지는 나선형에 가깝습니다. 어느 경우든, 에너지가 흐르는 길은 부드럽고 유연하게 움직일 수 있도록 도와줍니다. 가쪽굽힘을 할 때에는 원을 상상하며 지나갈 때 원의 모든 지점에 닿으려고 노력합니다. 회전을 할 때 저는 회전의 형태를 감아져 올라가는 스프링처럼 움직이는 길을 따라 에너지를 모으는 나선으로 바라봅니다. 나선이 다시 풀어지며 무한한 에너지가 느껴집니다.

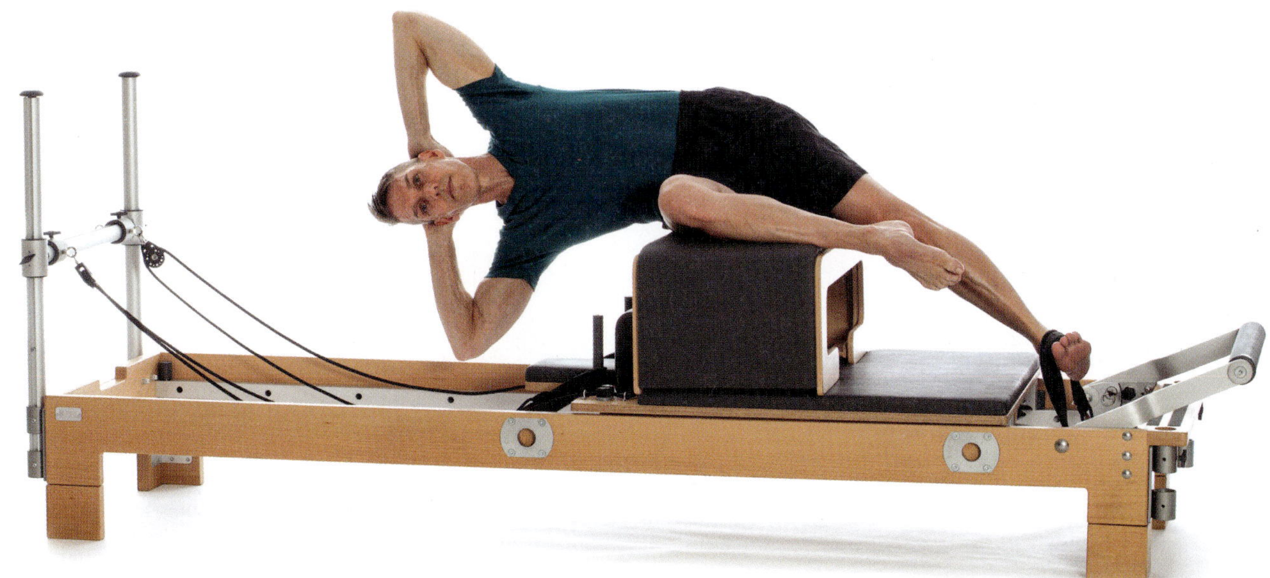

초급 /FUNDAMENTAL

숏박스—틸트 / Short Box—Tilt

근육 포커스

- Abdominal oblique (배빗근)
- Back extensor(등 폄근)

목적

- 배빗근 유연성과 조절력 향상
- 허리-골반의 안정성 증진

저항 RESISTANCE

약 중 강

숏박스-틸트(Short Box—Tilt)는 숏박스 시리즈의 일부입니다. 특별히 난이도가 높은 운동은 아니지만 가쪽굽힘을 위한 올바른 정렬과 근육 동원을 알려주며 신체가 더 어려운 운동을 할 수 있도록 합니다. 숏박스-틸트에서 중요한 부분은 골반을 안정적으로 유지하고 체중을 궁둥뼈(sit bone)에 골고루 분배하면서 허리 부위에서 측면 움직임을 시작하는 것입니다.

척추와 정렬을 이룬 정수리부터 움직이기 시작해서 갈비뼈를 앞으로 내밀거나 가슴우리가 옆으로 밀리지 않으면서 가능한 큰 아치를 만듭니다. 이 운동의 목적은 부드럽게 이어지는 아치 형태를 만들면서 골반을 박스에 고정하고 양쪽 궁둥뼈에 동일한 무게를 실어 최대 운동 범위까지 움직이는 것입니다. 다시 몸이 올라올 때 아래 척추에서부터 움직이기 시작하고 머리에서 움직임이 끝납니다. 하체는 운동을 하는 동안 안정적으로 유지되며 든든한 기반이 됩니다.

이미지화 하기

기둥이 위에서 아래로 당겨졌다가 튕겨 올라와 꼿꼿한 자세로 돌아가는 어리고 푸른 나무의 이미지를 통해 길고 부드러운 곡선을 볼 수 있습니다. 이마면에서 움직이므로 두 개의 유리창 사이에서 움직이는 이미지도 도움이 됩니다.

- O 배근(Abdominals)과 등 폄근(Back extensors)을 동시수축합니다.
- O 양쪽 궁둥뼈가 박스에 닿아 있습니다.
- O 갈비뼈를 앞으로 내밀거나 등을 활 모양으로 만들지 않습니다.
- O 가슴우리를 움직이는 반대 방향의 측면으로 밀지 않습니다.

난이도 높이기

동작의 강도를 높이고 더 어렵게 가쪽굽힘을 하기 위해 가쪽굽힘 상태에서 팔을 T 자세로 벌립니다. 한쪽 팔은 대각선 위로 뻗어 내고 반대팔은 대각선 아래로 뻗습니다. 시선은 위로 뻗은 손을 향합니다. 손을 머리 뒤로 가져오고 시선은 앞을 바라본 후 몸을 올려 준비자세로 돌아갑니다. 반대방향으로 진행합니다.

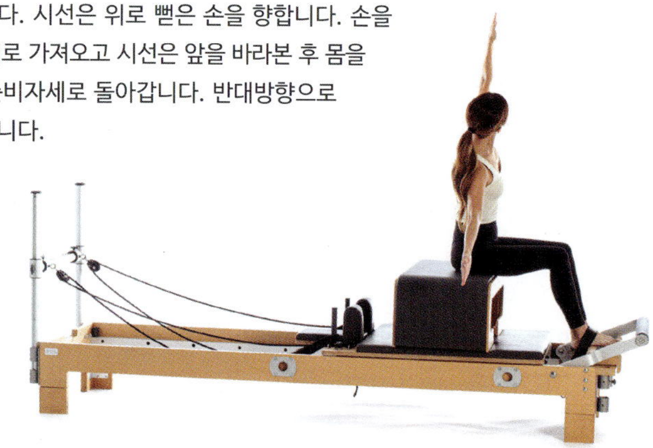

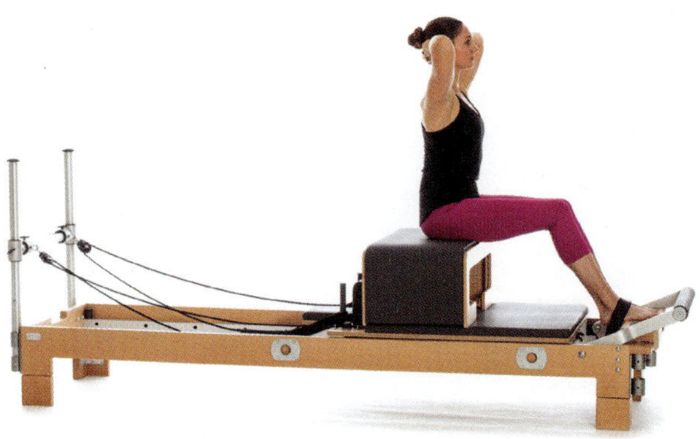

준비자세. 박스 앞쪽으로 몸을 세우고 앉습니다. 발을 엉덩이 너비로 벌려 플랫폼에 있는 풋 스트랩 아래에 놓습니다. 발을 플랫폼에 단단히 고정하고 무릎을 구부립니다. 손깍지를 만들어 머리 뒤에 둡니다.

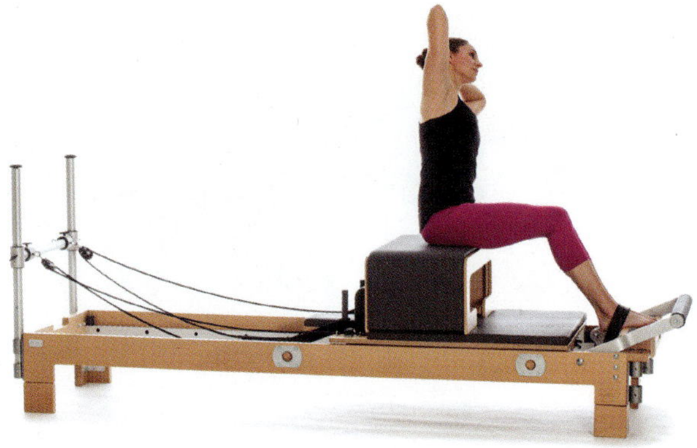

들이쉬기. 몸을 길게 위와 옆으로 뻗어내며 한쪽 측면으로 내립니다. 허리에서부터 움직이며 골반을 안정적으로 유지합니다.

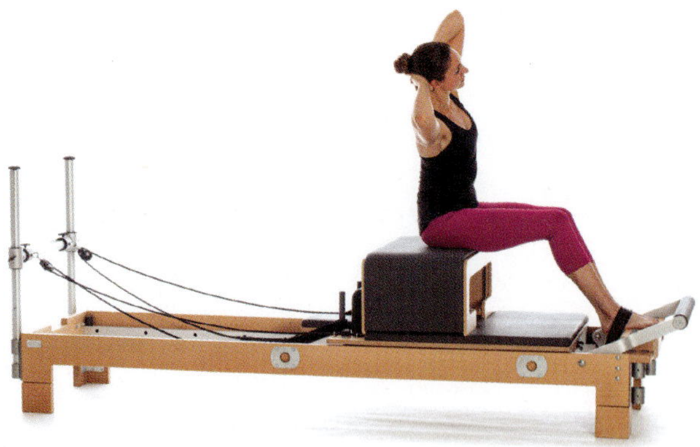

내쉬기. 다시 허리부터 움직여 몸통을 수직자세로 올립니다. 준비자세로 돌아갑니다. 양쪽을 번갈아가며 진행합니다. 양쪽 각각 5회 반복합니다.

숏박스—트위스트 / Short Box—Twist

중급 /INTERMEDIATE

근육 포커스

- Abdominal oblique (배빗근)
- Back extensor(등 폄근)

목적

- 배빗근 강화
- 몸통과 허리-골반부 안정성 발달

저항 RESISTANCE: 약 — 중 — 강 (강)

숏박스 시리즈 중에 하나인 숏박스-트위스트는 몸통의 세로축을 기준으로 회전하는 첫 번째 구간과 엉덩관절에서부터 몸통이 대각선 뒤쪽으로 기울어지는 두 번째 구간으로 명확히 구분됩니다. 회전과 뒤쪽으로 기울어지는 움직임은 준비자세로 돌아갈 때 반대로 반복합니다.

두 번째 구간에서 움직이는 동안 등을 과하게 펴는 일반적인 실수를 방지하기 위해 배근(Abdominal) 및 등 폄근(Back extensors)의 균형잡힌 수축에 초점을 맞춥니다. 궁둥뼈를 박스에 고정할 수 있을 만큼 움직여야 합니다. 골반은 몸통과 함께 엉덩관절의 굴곡으로 되돌아옵니다. 골반이 최대 범위에 도달한 후에는 허리에서 과다앞굽음이 생기면서 과도한 압력이 가해지지 않도록 상부 몸통 움직임을 멈춥니다.

이미지화하기

시작과 마지막 단계에서 세로축을 중심으로 회전하는 것이 올바르게 운동하는 핵심입니다. 저는 회전문의 이미지를 사용합니다. 몸을 회전하고 나서 대각선으로 기울어질 때, 문 전체가 옆으로 기울어져 있는 것을 상상합니다. 그런 다음 문이 수직으로 돌아온 후 문이 정면으로 회전합니다.

- 배근과 등 폄근을 동시수축합니다.
- 세로축을 중심으로 회전한 후 뒤로 몸을 기울입니다.
- 몸통을 세로축으로 들어올린 후 다시 정면을 향하여 몸을 돌립니다.

난이도 높이기

필라테스 운동은 층층이 쌓여 있는 블록과 같습니다. 때로는 두 개 또는 그 이상의 운동이 결합되어 다른 운동 형태를 이루기도 합니다. 리포머: 숏박스-플랫 백(Short Box—Flat Back)(복부운동)과 리포머: 숏박스-트위스트(Short Box—Twist)를 합쳐서 매우 난이도가 높은 움직임을 만듭니다. 한쪽으로 회전하여 아래로 내려가고 편평한 등을 만들어 중앙을 통과해 반대편으로 회전한 후 중앙으로 올라와 정면을 향해 회전합니다. 운동의 과정은 높은 수준의 조절력과 코어의 힘이 필요합니다. 특히 대각선상에 있는 몸통이 중앙을 지날 때 더 많은 조절력과 힘이 필요합니다. 이 지점에서 편평 등을 유지하고 척추 과다폄이나 척추 굽힘을 만들지 않습니다. 막대를 잡아 팔을 머리 위로 유지하면 운동의 난이도를 더 높게 만들게 됩니다.

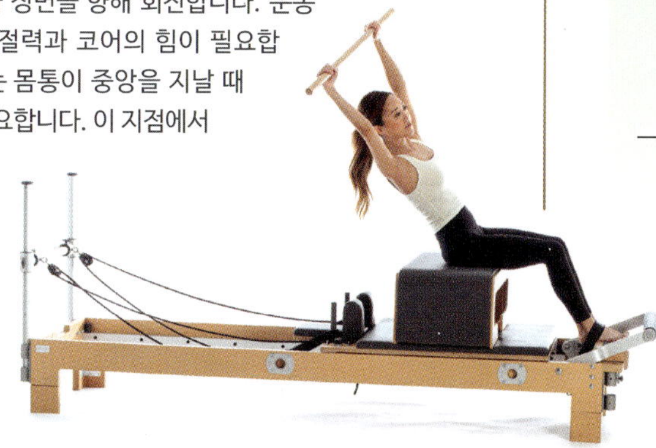

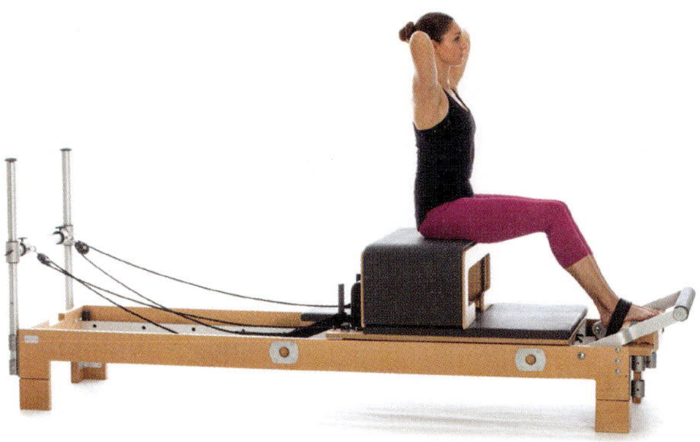

준비자세. 박스 앞쪽으로 몸을 세우고 앉습니다. 발을 엉덩이 너비로 벌려 플랫폼에 있는 풋 스트랩 아래에 놓습니다. 발을 단단히 고정하고 무릎을 구부립니다. 손깍지를 만들어 머리 뒤에 둡니다.

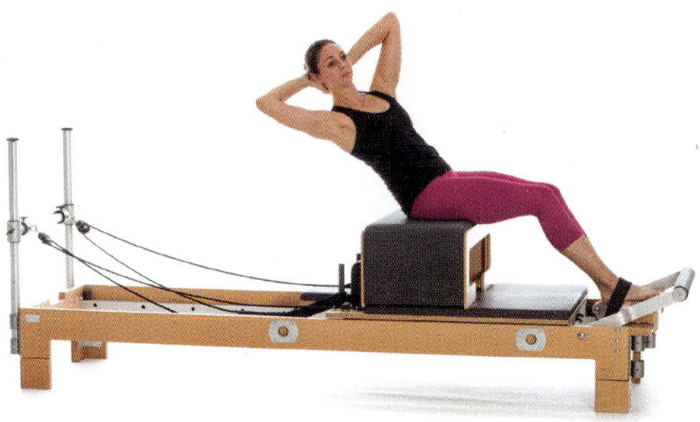

들이쉬기. 세로축을 중심으로 회전하고 척추 축성신장에 집중합니다. 엉덩관절에서 힌지 움직임으로 골반을 낮추고 몸통을 대각선 뒤로 기울입니다.

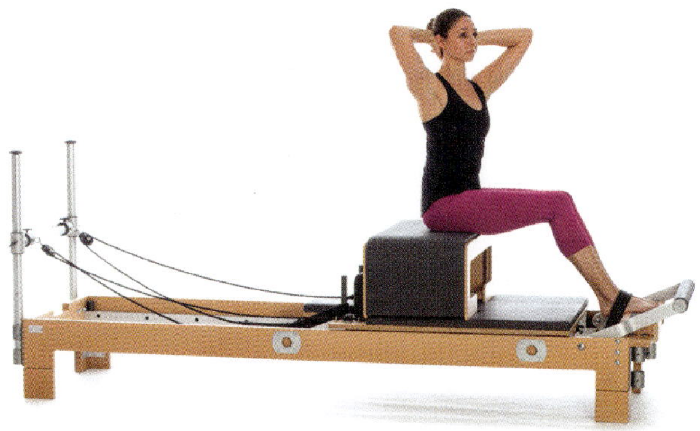

내쉬기. 회전한 상태를 유지하며 몸통을 들어 올려 세운 자세로 돌아온 후 정면으로 몸을 돌립니다. 양쪽을 번갈아가며 진행합니다. 양쪽 각각 5회 반복합니다.

중급 /INTERMEDIATE

근육 포커스

- Abdominal oblique (배빗근)
- Back extensor(등 폄근)

목적

- 배빗근 강화
- 몸통과 허리-골반의 안정성 증진

저항
RESISTANCE
약 중 강

사이드 오버 / Side Over

제가 가장 좋아하는 운동인 사이드 오버(Side Over)는 가쪽굽힘 운동의 "빵과 버터"라고 생각합니다. 발에서부터 다리와 척추를 통과해 정수리로 뻗어 나가는 에너지 선을 상상하는 것은 이 운동에 특히 더 적절합니다. 준비자세는 안정적인 대각선으로 시작합니다. 몸통이 내려갈 때 정수리를 잡아당기는 것처럼 곡선으로 뻗어집니다. 골반과 하체가 안정적인 상태에서 대각선에서 곡선으로 에너지가 이어집니다. 당기는 힘이 풀어지면서 몸통은 곡선에서 대각선으로 돌아옵니다.

머리는 척추의 연장선이며 몸의 선을 늘린다는 점을 기억합니다. 몸이 가쪽굽힘이 되었을 때 흔히 발생하는 실수인 머리를 이용해서 올라오는 움직임을 피합니다. 이런 움직임으로 인해 목은 긴장하게 되고 좋은 결과를 만들지 못합니다. 마찬가지로, 몸통을 들어 올리기 위해 고정하고 있는 다리로 당기지 않습니다.

다시 되돌아오는 것은 몸통의 가쪽굽힘에서 시작됩니다. 많은 가쪽굽힘 운동과 같이 배근(Abdominal)과 등 폄근(Back extensors)의 동시수축은 몸의 정렬을 유지하게 하고 이마면에서 움직일 수 있게 합니다. 배근은 몸통의 과도한 폄을 막으며 등 폄근은 몸통 굽힘을 방지합니다. 배근과 등 폄근이 함께 작용하면서 균형 잡힌 방법으로 올바른 근육의 활성화를 만들어냅니다. 골반을 고정하고 가능한 안정적으로 유지합니다. 배빗근을 최적으로 활성화하면서 보상작용을 막기 위해 골반을 약간 앞이나 뒤로 기울이는 것이 필요할 수 있습니다. 그리고 몸을 내리고 올리는 동안 척추의 긴 정렬을 만들어 내는데 중요한 아래쪽 배빗근에 집중합니다.

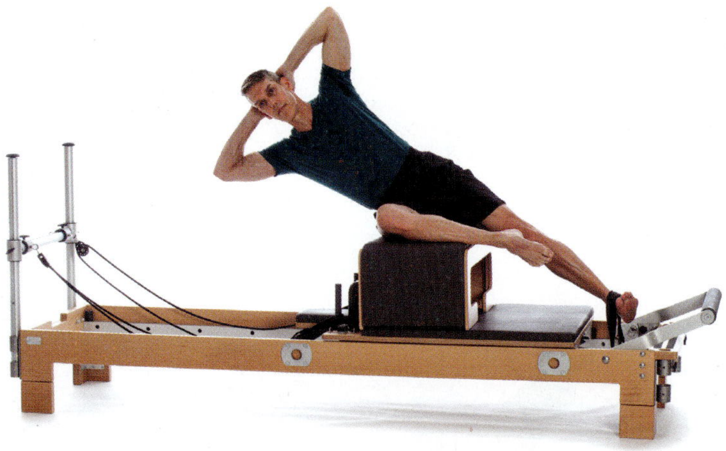

준비자세. 캐리지 위에 숏박스로 올립니다. 개인의 키에 맞춰 박스를 풋바에 가깝게 두거나 멀리 두고 옆으로 앉습니다. 키가 매우 큰 경우 캐리지를 멀리 조정해서 캐리지 전체가 풋바에서 멀리 떨어지도록 할 수 있습니다. 박스의 위치는 박스에 편안히 앉아 있는 동안 고정된 다리는 곧게 뻗어져 있으며 풋 스트랩에 발을 넣을 수 있어야 합니다. 중립 골반을 유지하며, 발등굽힘 합니다(엉덩관절의 가쪽돌림을 최소화 합니다). 박스 위에 있는 반대쪽 다리는 구부립니다. 손은 부드럽게 깍지를 껴서 머리 뒤에 둡니다. 스트랩 아래에 있는 발에서 머리까지 이어지는 대각선을 만듭니다.

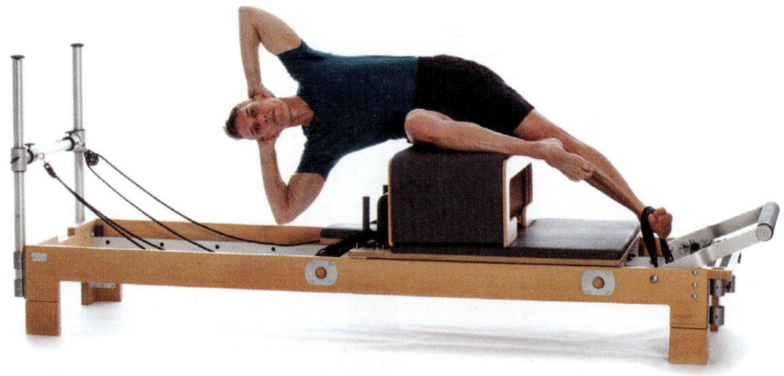

들이쉬기. 박스를 넘어 몸통을 내리며 큰 아치 모양을 만듭니다. 골반과 두 다리를 안정되게 유지합니다.

이미지화 하기

이전에 사용된 나무기둥이 당겨졌다가 곧은 자세로 되돌아가는 이미지는 운동의 정확한 역동성과 올바른 형태를 보여줍니다. 두 개의 유리창 사이에서 움직이는 듯한 감각을 키우는 것도 운동에 도움이 됩니다.

- 배근과 등 폄근을 동시수축합니다.
- 준비자세에서 다리를 곧게 뻗어 만든 대각선보다 몸통을 높이 올리지 않습니다.
- 척추에 가쪽굽힘이 만들어져 몸으로 아치 형태를 만듭니다.
- 골반과 하지의 안정성을 유지합니다.

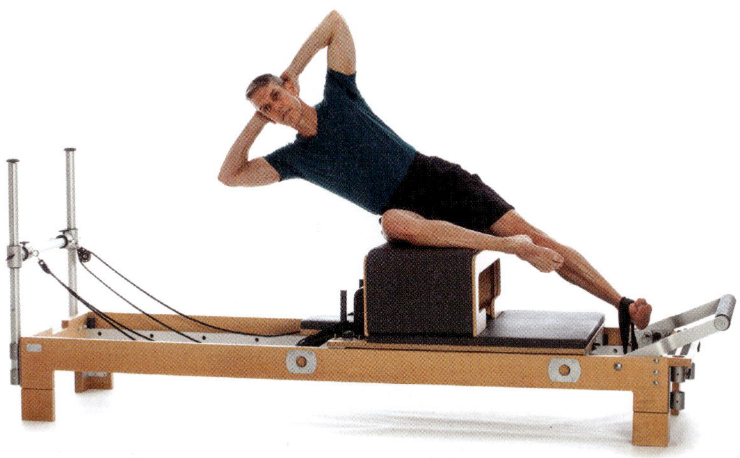

내쉬기. 몸통을 대각선으로 올립니다. 준비자세로 돌아옵니다.
5회 반복 후 반대쪽으로 진행합니다.

난이도 높이기

운동 강도를 높이고 싶다면 양쪽 팔을 머리 위로 뻗어 길이를 늘립니다. 팔을 좋은 자세로 만들기 위해 손에 막대를 잡는 것을 자주 추천합니다. 동작을 마치고 아래팔을 헤드레스트에 두면서 위의 팔은 머리 위로 뻗어 몸통 가쪽 굽힘근과 어깨 모음근이 스트레치 되는 감각을 느낀 후 반대쪽을 진행하는 것을 추천합니다.

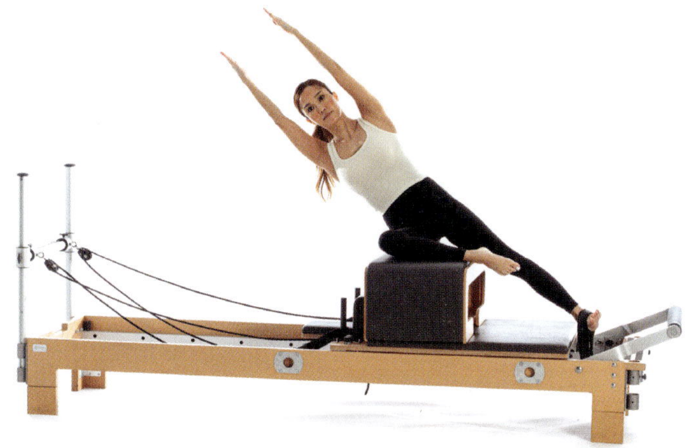

중급 /INTERMEDIATE

근육 포커스

- Abdominal oblique (배빗근)
- Back extensor(등 폄근)
- Scapular stabilizer (어깨뼈 안정근)

목적

- 척추 가동성 향상
- 배빗근과 등 폄근의 조절력 향상
- 어깨 유연성 및 안정성 향상
- 몸통과 어깨뼈 안정성 발달

저항
RESISTANCE
약 중 강

머메이드 / Mermaid

리포머: 머메이드(Reformer: Mermaid)는 매우 아름다운 흐름을 만들고 필라테스와 관련된 복잡한 동작을 보여줍니다. 소개하는 방식은 클래식 방식과는 상당히 다른 부분에 초점을 맞추고 있고 목적이 다릅니다. 리포머: 머메이드(Reformer: Mermaid)는 3가지의 다른 자세가 있는 움직임으로 볼 수 있습니다. 첫 번째, 몸통의 안정적인 자세는 궁둥뼈를 캐리지에 지지하고 앉으며(엉덩관절이 뻣뻣하다면 2개의 궁둥뼈는 캐리지에 완전히 닿을 수 없습니다), 어깨를 펴고 두 팔을 뻗습니다. 두 번째 자세는 하나의 안정된 형태로 움직이는 몸통이 스프링 쪽으로 내려가면서 캐리지가 밖으로 밀립니다. 풋바를 잡고 있는 팔이 바닥과 평행하고 몸통이 평행에 가까워질 때까지 캐리지를 움직입니다. 최대한 우아하고 부드럽게 움직입니다. 어깨 벌림근(Shoulder Abductors)을 사용하면서 움직이기 시작하지만, 몸의 아래쪽 측면에서부터 움직이기 시작한다고 느껴봅니다. 위에 있는 팔은 몸통의 움직임을 따라가고 대각선 모양으로 올라갑니다(어깨관절의 90°). 몸통과 골반이 함께 움직이기 때문에 바깥쪽 궁둥뼈는 자연스럽게 캐리지에서 떨어지게 됩니다. 세 번째 자세는 풋바를 잡은 팔의 어깨를 기준으로 몸을 회전해서 몸통이 바닥을 향합니다.

위에 있는 팔은 몸통의 회전을 따라가고 공기를 가르며 풋바 위에 놓입니다. 어깨는 풋바와 사각형 형태를 만들고 두 어깨는 서로 나란히 있으며 바닥과 평행합니다. 이 구간에서 등 폄근이 활성화되어 있어야 하고 몸통은 신장되어 있어야 합니다. 몸통이 골반으로부터 분리되면서 축회전되는 감각을 느껴 봅니다.

세 번째 자세에서 두 번째 자세로 돌아오는 움직임은 정확하고 명확해야 합니다. 몸통은 어깨관절을 기준으로 회전을 하고 위쪽 팔은 대각선상으로 돌아옵니다. 마지막으로 몸통을 준비자세로 올리고 골반을 내려 궁둥뼈를 캐리지에 고정합니다. 양팔은 운동을 하는 동안 곧게 펴져 있으며 어깨뼈는 안정적으로 유지합니다. 캐리지가 시작위치로 돌아올 때 스토퍼에 닿을 필요는 없습니다. 사실 대부분의 경우 캐리지가 스토퍼에 닿지 않을 것입니다. 3개의 자세를 연결하는 움직임은 깔끔하게 조절되면서 이뤄집니다. 위쪽 팔을 과도하게 움직이지 않습니다. 저는 위쪽 팔을 "숨쉬는" 팔이나 "떠 있는" 팔로 부릅니다. 팔은 가볍게 떠 있으며 호흡과 몸통의 움직임에 따라 움직입니다.

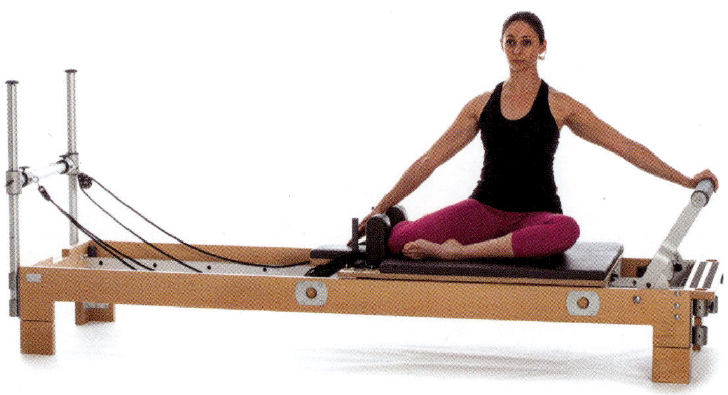

준비자세. 측면을 향해 캐리지에 앉아 스트랩쪽 다리의 정강이가 숄더 레스트에 닿고 풋바에 가까운 다리를 골반 앞으로 구부립니다. 풋바에 가까운 손을 풋바에 올려 팔을 폅니다. 반대팔은 옆으로 내리고 손가락은 헤드레스트를 향해 뻗습니다.

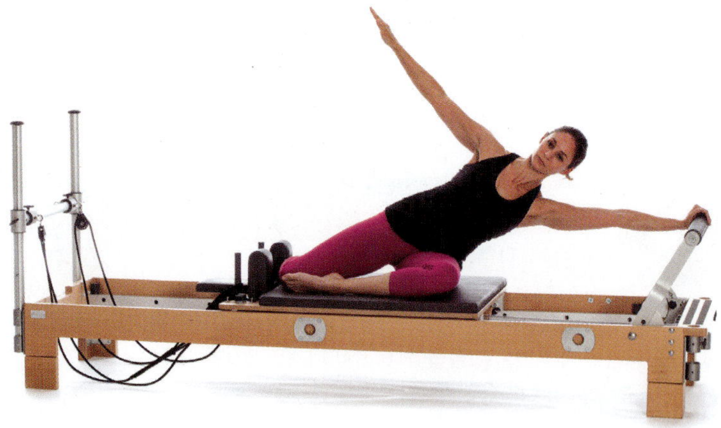

들이쉬기. 팔이 바닥과 평행이 될 때까지 캐리지를 풋바에서 멀리 밀어냅니다. 동시에 하나의 움직임으로 몸통을 스프링 쪽으로 내리면서 바깥쪽 궁둥뼈를 들어 올리도록 합니다. 반대 팔을 들어 몸통에 맞춰 움직이고 어깨관절을 90°로 만듭니다.

이미지화 하기

몸통이 스프링처럼 조절되면서 정확하게 감겼다가 풀어지는 모습을 상상합니다.

- 팔을 곧게 뻗어 유지합니다.
- 회전을 하는 동안 아래쪽 어깨를 중심으로 회전합니다.
- 위쪽에 있는 팔("숨쉬는" 팔)이 몸통의 움직임에 따라 아주 가볍게 움직입니다.

〈변형동작〉

우아하고 복잡한 움직임을 마치면서 풋바에 있는 팔을 구부려 캐리지를 스토퍼까지 가져옵니다. 풋바의 반대방향으로 몸통을 가쪽굽힘하며 팔을 머리 위로 뻗습니다. 반대쪽 아래팔을 헤드레스트에 놓습니다. 3~5회 호흡 동안 유지한 후 다른 쪽으로 바꿔 진행합니다. 몸통의 가쪽굽힘근과 어깨 모음근을 만족스럽게 스트레치 합니다!

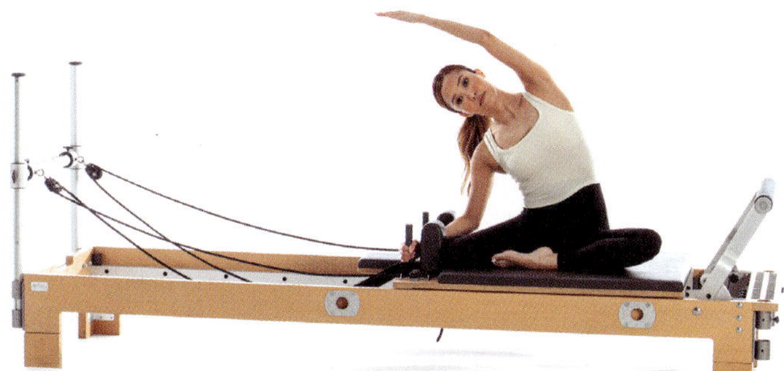

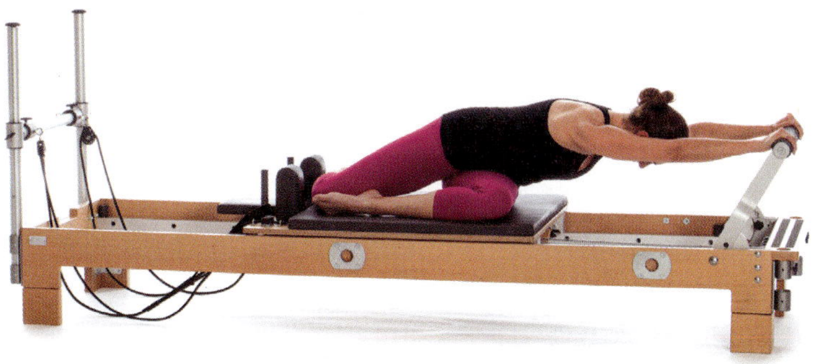

내쉬기. 몸통을 회전합니다. 몸통을 최대한 신장하고 어깨를 중심으로 회전하며 위쪽 팔을 풋바에 올립니다. 몸통과 팔이음뼈는 사각형이며 바닥과 평행합니다. 자세를 바꾸는 동안 캐리지를 안정적으로 유지합니다.

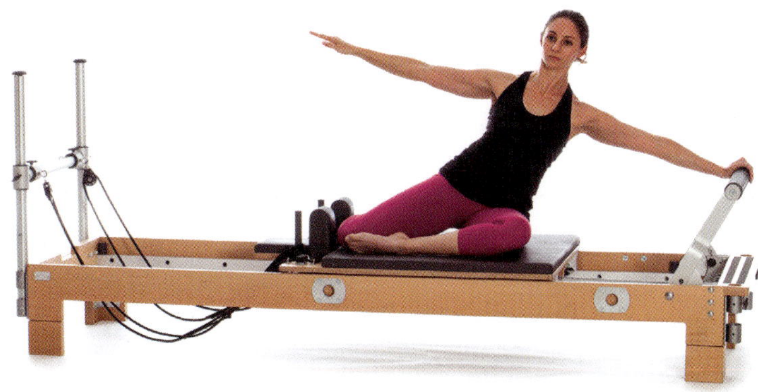

들이쉬기. 어깨를 중심으로 회전하고 위쪽 팔을 대각선상으로 다시 움직여 이전 자세로 돌아갑니다.

내쉬기. 몸통을 세우면서 궁둥뼈를 캐리지로 내립니다. 동시에 풋바를 잡고 있는 팔은 곧게 뻗은 상태에서 위쪽 팔을 내리며 캐리지를 스토퍼 쪽으로 가져옵니다. 준비자세로 돌아갑니다. 5회 반복 후 반대쪽으로 진행합니다.

등 펴기
Back Extension

저는 아마도 등펴기 운동의 광신도라고 여겨질 것 같습니다! 이런 타이틀을 갖게 된 이유는 다양합니다. 그렇게 보일 수밖에 없는 가장 큰 이유는 저는 수업에서 등 폄 운동을 반드시 진행합니다. 저는 현대 생활방식을 너무 잘 알고 있습니다. 피할 수 없는 중력이 당기는 힘과 척추가 앞으로 접히는 자연스런 기울기와 더불어 현대 생활방식은 앞으로 기울어진 자세에 취약하게 하고 결국엔 척추 폄의 범위가 감소됩니다. 조금 더 설명하면 다소 뻣뻣한 남성 무용수로서 저의 등 폄 동작은 항상 동료 무용수들에 비해 부족했습니다. 그래서 저는 안전하게 등을 펴는 움직임을 통해 척추의 모든 젖을 한방울도 빠짐없이 짜내기로 결심했습니다. 현재 60대 중반에서 쏜살같이 70대를 향해 달려가는 스스로를 느끼며 저는 매일 척추 폄의 기능이 저하되는 노화 현상을 경험합니다. 지난 40년 동안 회원들에게서 셀수 없을 만큼 관찰된 하나의 현상입니다. 일을 시작한 초반에는 그저 외부 관찰자였지만 현재 저는 항상 끝없는 영감을 준 바로 그 그룹에 깊게 소속되어 있는 저를 발견합니다.

필라테스는 배근(Abdominals)에 많은 초점을 맞추며 이런 이유로 척추 굽힘에 의존하고 척추 폄은 자주 무시되며, 배근 운동과 등 폄 운동의 비율은 불균형할 때가 있습니다. 등 폄근이 우리를 하루종일, 매일 똑바로 서고 앉고 할 수 있도록 한다는 것을 잊으면 안됩니다. 배근은 바른 자세를 유지하기 위해 추가적인 지지를 제공하다는 면에서는 분명히 중요하지만 바른 자세를 유지하게 하는 제일 중요한 근육은 등 폄근입니다. 등 폄근, 특히 깊은 곳에 있는 척추 사이 폄근이 가장 중요하고 연약한 척추를 지지합니다. 이 근육들은 ISS의 다른 근육들과 함께 작용해 우리 몸의 중심 기둥을 보호합니다.

등에는 뚜렷히 구분할 수 있는 부위가 있다는 것을 인지하는 것이 중요하며 많은 등 폄근 운동은 각각의 부위와 근육들을 활성화시키는데 목표로 합니다. 일반적으로 초급 난이도의 등 폄근 운동을 가르칠 때 저는 허리를 지지하고 안정시키는 것을 강조하며 중간 등과 상부 등의 움직임에 집중합니다. 이렇게 하는 주된 이유는 허리뼈의 자연스런 만곡은 폄의 방향이기 때문에 대부분의 사람들이 자연스럽게 허리뼈 부위를 폅니다. 그래서 자연스러운 굽힘 방향의 커브 형태인 상부 등의 등 폄이 무시되곤 합니다. 중간 등과 상부 등 폄근이 약해지고 대항근인 가슴 굽힘근이 짧아집니다. 컴퓨터 앞에서 일하고, 운전하고, 자전거를 타고 심지어 골프를 치는 현대 생활방식으로 인해 이런 변화는 악화됩니다. 이 모든 활동은 상체의 굽힘, 둥근 어깨, 그리고 뒷굽음 자세를 만들게 합니다. 허리 부위를 안정화시키는 방법을 배우며 간과되는 중간 등과 상부 등의 근육 사용을 다시 익히는 데는 시간이 걸립니다. 그리고 중간 등과 상부 등을 활성화하기 위해서 프로그램은 가슴과 복부 근육들을 늘리는 운동을 추가해야 합니다. 가슴 근육이 짧다면 가슴 우리의 폄과 어깨뼈 모음이 제한되며 배근이 짧으면 척추 전체의 폄이 제한됩니다. 여러분들이 기본적인 등 펴기 운동을 할 수 있게 되면 허리 폄근은 물론 엉덩관절 폄근까지 사용해야 하는 큰 움직임을 갖는 운동으로 넘어갈 수 있습니다.

세 개의 뚜렷한 이미지는 등 펴기 운동을 할 수 있도록 도와주며 각각의 이미지는 등의 각 부위를 사용하게 하고 각 근육들을 동원하며 다른 결과를 만듭니다. 첫 번째 이미지는 등을 펴는 범위가 적거나 완만한 정도로 중간 등과 상부 등을 강조해서 펼 때 사용합니다. 정수리에서부터 뻗어져 길어지는 ***축성 신장***은 적절한 이미지입니다. 다리와 골반을 안정적으로 유지시키는데 도움을 줄 수 있을 정도로만 볼기근을 활성화하는 것은 리포머: 브레스트스트로크 프렙(Reformer: Breaststroke Prep) 같은 운동을 할 수 있도록 도와줍니다.

두 번째 이미지는 등을 펴는 범위를 크게 만들려고 할 때 사용됩니다. 이 경우 저는 궁수가 힘을 주며 활을 쏘려고 하는 이미지를 사용합니다. 이 이미지는 리포머: 풀링 스트랩 1 (Reformer: Pulling Straps 1) 같이 아치 형태로 안정적으로 유지하는 자세가 중요한 운동 뿐만 아니라, 등을 펴며 앞 · 뒤로 움직이는 운동에도 적절합니다. 중간 등과 상부 등 폄근, 허리 근육과 엉덩관절 폄근을 사용해서 몸의 뒷부분이 전체적으로 활성화됩니다.

세 번째 이미지는 매우 복잡한 조절력이 필요합니다. 척추를 움직이고 안정적으로 만드는데 빠뜨릴 수 없는 깊은 척추 사이 근육을 사용하는 매끄러운 움직임을 만들기 위해 사용됩니다. 척추 사이 근육을 사용하여 움직이기 위해 ***척추분절***을 이용합니다. 이 분절은 매트: 펠빅 컬(Mat: Pelvic Cur)과 같은 척추를 구부리며 분절하는 것보다 훨씬 어렵습니다. 저는 ***반대(역) 척추분절***이라고 부르기도 합니다. 반대 척추분절은 높은 아치 형태를 만드는 운동을 할 때 사용할 수 있습니다.

마지막으로, 호흡의 역할을 강조해야만 합니다. 저는 매트나 다양한 기구에서 모든 등을 펴는 운동에서 몸통이 펴질 때 마시는 호흡을 사용해서 운동하는 걸 좋아합니다. 여기에는 두 가지 이유가 있습니다. 첫째 이론적으로 마시는 숨은 몸을 올릴 수 있도록 도우며 둘째 숨을 마시는 과정에서 동원되는 근육들도 척추 폄을 도와줍니다. 등을 펴는 운동을 하는 동안 내쉬는 숨이 무조건 금지인 것은 아닙니다. 지금 설명한 호흡 패턴을 배워야 하지만 운동을 충분히 숙달하면, 운동의 질을 해치지 않으면서 호흡패턴을 바꿀 수 있습니다.

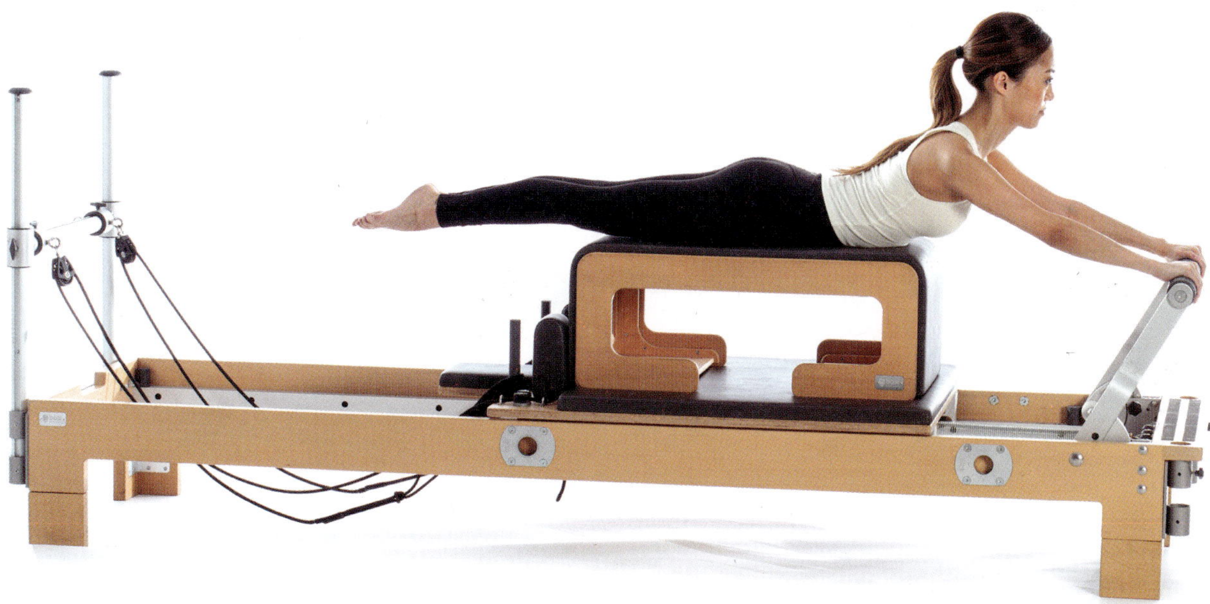

브레스트스트로크 프렙 / Breaststroke Prep

근육 포커스

- Back extensors(등 펌근)
- Abdominals(배근)
- Hip extensors (엉덩관절 폄근)
- Scapular stabilizers (어깨뼈 안정근)

목적

- 등 폄근 강화
- 배근과 엉덩관절 폄근의 조절능력 향상
- 어깨뼈 안정성 발달

저항 RESISTANCE

약 중 강

브레스트스트로크 프렙(Breaststroke prep)은 모든 연령대의 사람들과 다양한 피트니스 분야에 있는 사람들을 위한 훌륭한 등 펌 운동입니다. 비교적 낮은 저항을 사용하고 지지기반이 넓어 안전하고 편하게 운동할 수 있습니다. 이 운동은 팔과 어깨를 등 폄근(Back extensors)과 함께 사용합니다. 등을 펴는 범위는 개인의 능력과 목표에 따라 쉽게 조절할 수 있습니다.

이미지화 하기

풋바를 밀어낼 때 부드러운 빙판을 가로질러 미끄러지는 듯한 이미지를 연상하게 되면 이 운동에 부드러운 흐름을 이끌어냅니다. 등을 펌 하는 동작을 추가해서 난이도를 올려 운동을 할 때에도 미끄러지듯 유연한 움직임이 만들어져야 합니다. 그러나 이 경우 에너지 선은 몸이 아치 형태로 움직이는 동안 수평과 수직으로 움직입니다.

- 등 폄근을 활성화한 후 캐리지를 움직입니다.
- 손목을 안정적으로 고정하고 손가락은 정면을 향하거나 풋바를 부드럽게 감쌉니다.
- 머리는 척추를 따라 정렬을 유지합니다.

난이도 높이기

올바르게 근육을 활성화하여 좋은 형태를 만들었다면 팔을 곧게 펴는 동시에 적당한 아치 모양으로 몸통을 폄 합니다. 몸통이 아치 형태를 이루었을 때 팔은 곧게 펴져 있어야 합니다. 그런 다음 몸을 내리고 팔을 구부립니다.

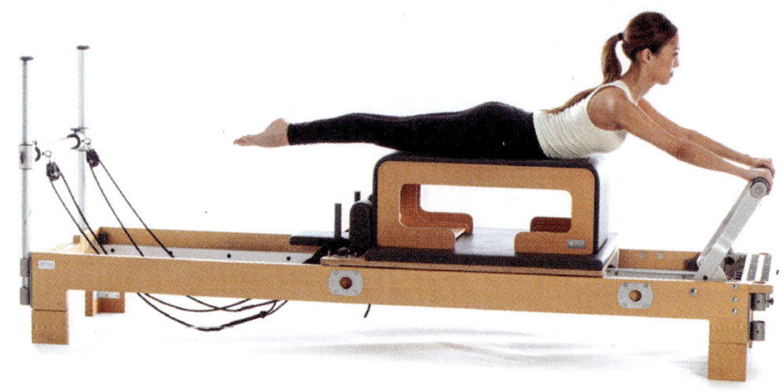

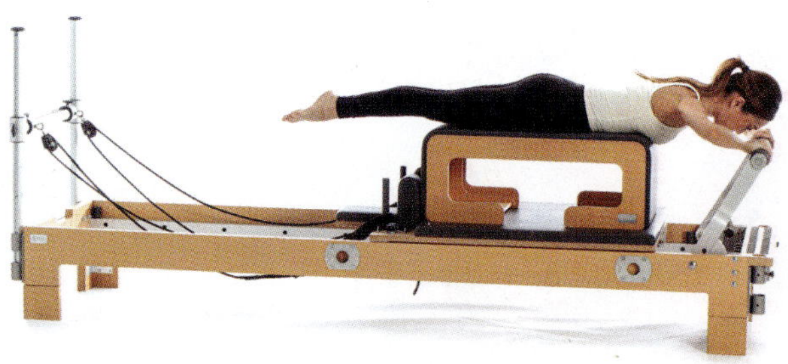

준비자세. 리포머의 앞쪽(풋바)을 향해 복장뼈를 앞쪽 가장 자리에 두며 롱박스에 엎드립니다. 손은 어깨너비만큼 벌려 풋바에 올립니다.

팔을 편평한 표면에 올려둔 것처럼 팔꿈치는 옆쪽을 향합니다. 등 폄근과 엉덩관절 폄근(Hip extensors)을 활성화하여 몸을 수평으로 유지합니다.

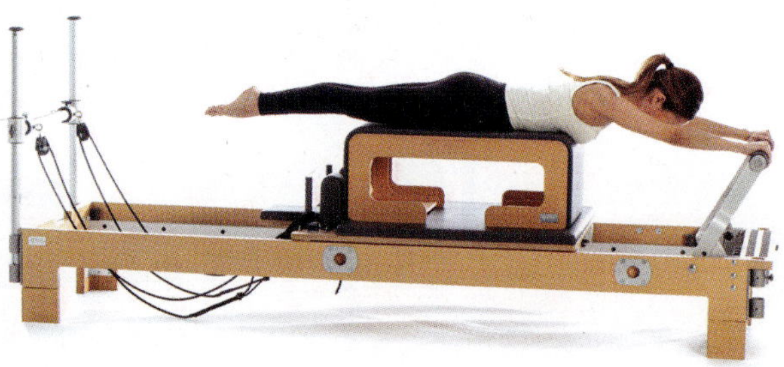

들이쉬기. 팔을 폄할 때 몸통을 길게 유지하며 수평으로 움직입니다.

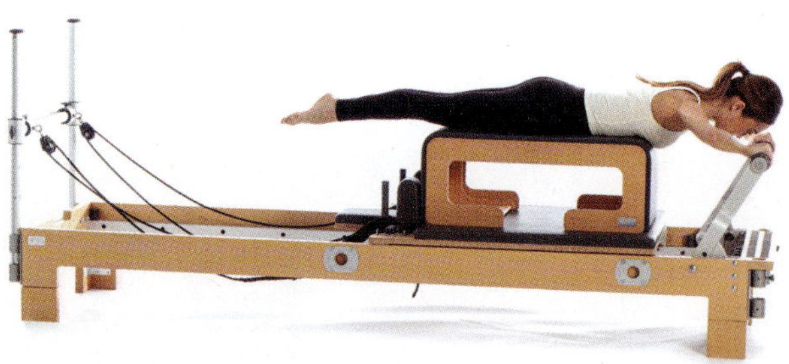

내쉬기. 팔꿈치가 옆을 향하게 하며 팔을 구부려 캐리지를 풋바 쪽으로 가져옵니다. 시작자세로 돌아갑니다.
5~10회 반복합니다.

브레스트스트로크 / Breaststroke

브레스트스트로크 운동은 등 폄근과 함께 어깨와 팔의 조화로운 움직임을 강조합니다. 움직임은 등에서부터 척추를 따라 순차적으로 위로 흘러 어깨와 팔로 이어져야 합니다. 대부분 팔을 사용해서 동작을 시작하는데 이것은 정확하지 않은 방법으로 등을 효과적으로 사용하게 만들지 못합니다. 처음에는 작은 범위에서 시작해서 점점 범위를 늘려 중간 정도로 등을 폄 해야하고 이후에는 등 전체의 고른 폄이 만들어져야 합니다.

등을 폄 하고 팔을 뻗은 다음, 팔로 원을 그려 몸의 측면으로 놓일 때까지 팔을 뻗고 등을 폄 상태로 유지합니다. 이 구간에서 팔꿈치를 구부리지 않습니다. 팔이 몸의 양쪽에 놓이면 팔을 구부리고 몸통을 내립니다. 팔꿈치를 구부리고 있을 때 위팔을 최대한 고정하고 어깨 가쪽돌림을 범위를 최대한 크게 만듭니다. 편평한 표면을 가로질러 미끄러지듯 아래팔을 움직여 손을 어깨로 가져옵니다. 다리는 바닥과 평행하며 안정적으로 유지해야 합니다.

이 운동은 모든 사람에게 도움을 줄 수 있습니다. 등을 폄 하는 범위는 특정 목적에 따라 결정하도록 합니다. 몸통을 낮게 유지하고 수평 방향으로 움직일 경우 중-상부에 있는 등 폄근들이 더 많은 일을 합니다. 몸통을 더 높은 아치로 들어 올릴 때 아래쪽 등이 더 활성화됩니다. 저는 개인이 자주 사용하는 움직임 패턴에서 벗어나 다른 패턴을 사용할 수 있도록 운동을 시킵니다. 예를 들어, 무용수들은 곧바로 큰 척추의 신전을 만들어 몸을 들어 올립니다.

이 움직임은 아래쪽 등을 사용하기 좋아하는 무용수들이 편하게 움직일 수 있는 동작입니다. 따라서 무용수들의 몸을 낮게 유지하게 하고 등 전체에 폄이 고르게 일어날 수 있도록 강조합니다.

이미지화 하기

관상면에서 팔의 움직임을 거의 이차원적으로 유지하면서 매우 얕은 물에서 평영을 하는 이미지사용을 추천합니다. 이 운동은 등을 폄 하면서 수평면에서 움직임을 유도하여 몸통을 상대적으로 낮게 유지하고 몸을 곧바로 높이 올리려고 하는 동작을 방지합니다.

- 등을 이용해 움직이기 시작하고 팔은 등의 움직임을 따라 갑니다.
- 척추와 팔 사이에 머리를 일직선으로 유지하고 등을 폄 하는 동안 팔을 앞으로 뻗어줍니다.
- 마지막 구간에서 팔꿈치를 구부려 어깨의 가쪽돌림을 유지합니다.
- 다리는 바닥과 평행하게 유지하고 과도하게 엉덩관절 폄을 하지 않으며 등 폄에 집중합니다.
- 손바닥은 바닥(아래)을 향합니다.

리포머

등 펴기 /Back Extension

중급 /INTERMEDIATE

근육 포커스

- Back extensors(등 폄근)
- Abdominals(배근)
- Elbow extensors (팔꿈치 폄근)
- Shoulder abductors (어깨 벌림근)
- Hip extensors (엉덩관절 폄근)

목적

- 등 폄근, 어깨 벌림근, 팔꿈치 폄근의 강화
- 엉덩관절 폄근 조절능력 향상

저항 RESISTANCE

약 중 강

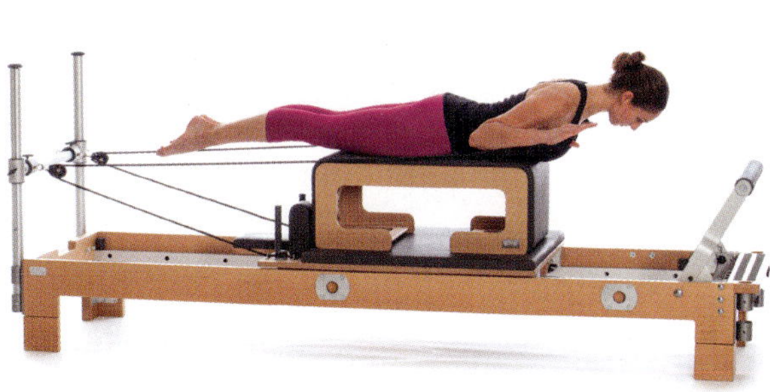

준비자세. 리포머의 앞쪽(풋바)을 향해 복장뼈를 앞쪽 가장자리에 두며 롱박스에 엎드립니다. 엄지손가락을 스트랩에 끼워 로프가 팔 아래로 움직입니다. 어깨 가쪽돌림을 유도하며 팔꿈치를 몸 옆에 구부립니다. 손가락은 앞을 향하고 손은 팔꿈치보다 약간 높은 위치에 있으며 어깨와 정렬을 (가능한 최대로) 맞춥니다.

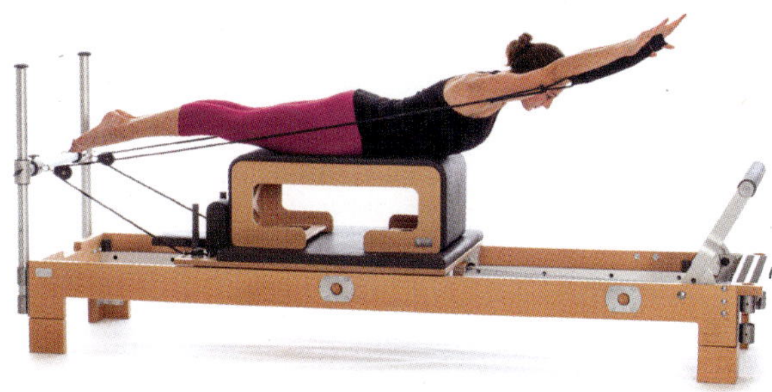

들이쉬기. 몸통을 폄 하는 즉시 팔을 앞쪽과 위쪽 대각선상으로 뻗으며 머리는 팔 사이에 있습니다.

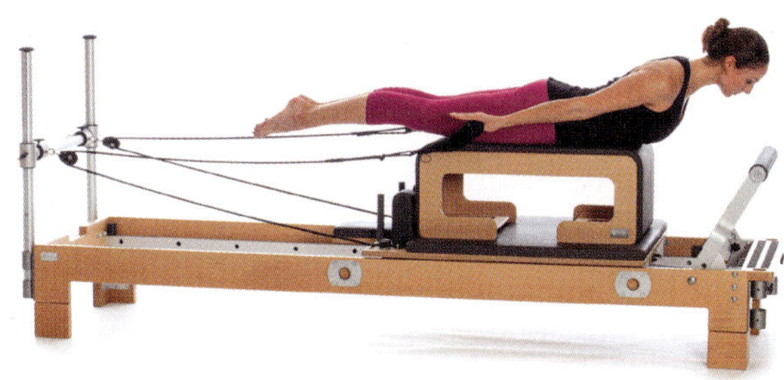

숨을 마시며 몸통의 폄을 안정적으로 유지하면서 팔로 원을 그려 몸의 측면으로 움직입니다.

내쉬기. 팔꿈치를 구부려 윗팔이 몸 측면을 감싸고 있습니다. 어깨의 가쪽돌림을 유지하며 편평한 표면 위로 미끄러지듯이 아래팔을 움직입니다. 동시에 몸통을 낮춥니다. 시작 자세로 돌아갑니다. 5회 반복합니다.

리포머

등 펴기 /Back Extension

중급 /INTERMEDIATE

근육 포커스

- Back extensors(등 펌근)
- Shoulder extensors (어깨 폄근)
- Abdominals(배근)
- Hip extensors (엉덩관절 폄근)

목적

- 등 폄근과 어깨 폄근의 강화
- 엉덩관절 폄근의 조절능력 향상

저항
RESISTANCE

약 중 강

풀링 스트랩 1 / Pulling Straps 1

이어지는 두 개의 운동은 팔과 어깨 운동과 함께 모든 등 폄근을 사용하고 올바른 근육 활성화를 강조합니다. 근육이 정수리에서부터 시작해서 아래쪽 등까지 순차적으로 동원됩니다. 스트랩을 뒤로 당기며 발생하는 어깨의 폄이 등 폄을 일으킵니다. 등 폄과 어깨 폄은 움직임을 만들때 강한 조합을 이룹니다. 등을 폄 하는 동안 다리는 바닥과 평행하며 안정적으로 유지합니다. 등의 폄 범위는 폄을 만들려고 하는 등의 부위에 따라 달라집니다. 더 높은 아치일수록 아래쪽 등의 폄근은 더 활성화됩니다. 운동을 하는 동안 손바닥은 리포머를 향하고 어깨를 안쪽돌림하거나 가슴을 둥글게 말지 않도록 합니다. 특히 다리 옆에서 팔이 펴지는 마지막 범위에서 주의합니다. 처음에는 팔을 뒤로 당기며 등뼈의 아치를 만들어 가슴을 여는 것에 집중합니다. 그 뒤에 더 원한다면 팔을 끝까지 뻗어 등의 폄 범위를 증가시킵니다.

이미지화 하기

저는 서퍼로서, 서핑보드를 패들링하는 이미지를 연상하는 것을 추천합니다. 이 운동은 등, 어깨, 팔의 힘을 조화로운 패턴으로 결합합니다.

- 운동을 시작할 때부터 등 폄근을 활성화합니다.
- 팔은 길게 뻗고 손바닥은 리포머를 마주봅니다.
- 어깨 폄의 마지막 구간에서 손으로 허벅지를 누릅니다.

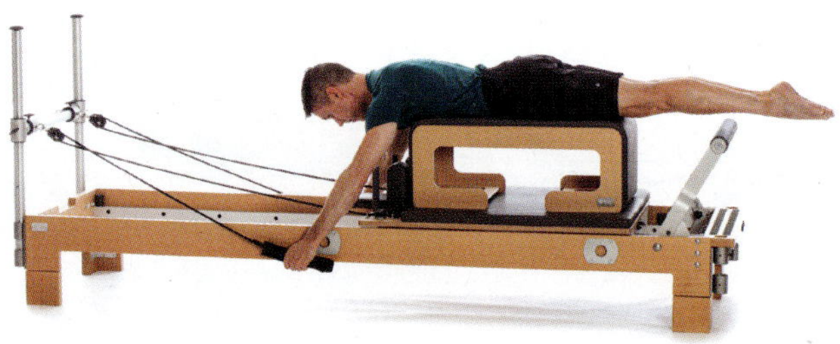

준비자세. 리포머의 앞쪽(풋바)을 향해 복장뼈를 앞쪽 가장자리에 두며 롱박스에 엎드립니다. 팔을 뻗어 로프를 잡아 어깨에서 약 20° 정도 앞쪽에서 유지합니다. (스트랩을 짧게 하거나 스트랩을 접어 로프와 함께 잡을 수도 있습니다.)

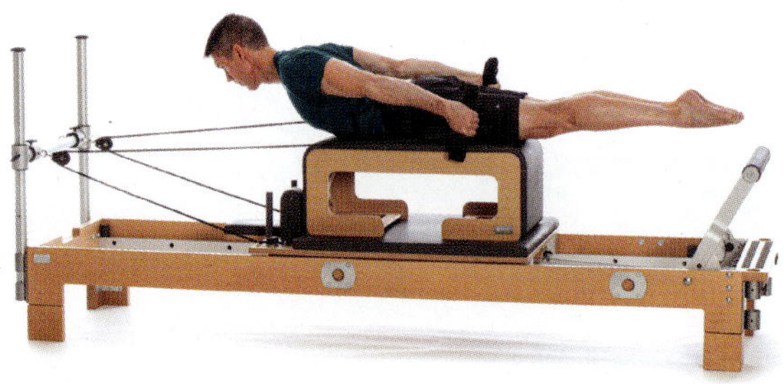

들이쉬기. 등을 폄 해서 몸통을 들어올리는 동시에 어깨폄을 하고 팔을 곧게 뻗어 유지합니다. 손바닥이 몸을 마주보며 팔을 다리 측면으로 가져옵니다.

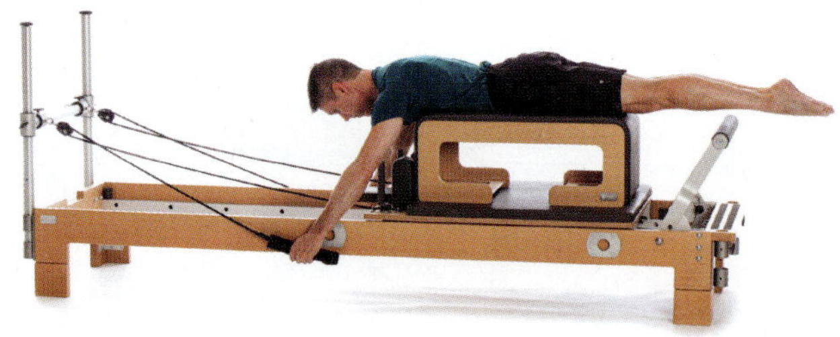

내쉬기. 몸을 내리고 팔을 앞으로 가져옵니다. 시작자세로 돌아갑니다. 5회 반복합니다.

풀링 스트랩 2 / Pulling Straps 2

풀링 스트랩 2(Pulling Straps 2)는 리포머: 풀링 스트랩 1과 마찬가지로 등 폄근(Back extensors)의 중요성을 강조하며, 등과 어깨의 조화로운 근육 활성화에 초점을 맞추고 있습니다. 그러나 이 동작에서 등 폄은 어깨 폄이 아니라 어깨 모음과 함께 나타납니다. 이는 팔이 움직일 수 있는 발판이 되는 등 폄근에 많은 힘을 필요로 하는 더욱 복잡하고 어려운 동작입니다.

어깨의 폄이 일어나는 이전의 운동과 어깨를 모음하는 두 운동에서 모두 강하게 넓은등근(latissimus dorsi)을 동원해야 합니다. 그러나 넓은등근 역시 두 운동에서 올바르지 않은 어깨의 안쪽돌림을 만듭니다. 어깨 안쪽돌림은 풀링 스트랩 2와 1에서 협력근으로 기능하는 어깨의 가쪽돌림 근육들이 작용하면서 상쇄됩니다.

어깨 가쪽돌림근(shoulder external rotator)과 등 폄근의 밀접한 관계는 이 운동에서 중요합니다. 특히 중-상부 등 폄근에 집중합니다. 어깨 가쪽돌림근과 등 폄근, 특히 중부와 상부 쪽의 폄근들과 관계가 중요하게 다뤄집니다. 손바닥이 바닥을 향하면 중부와 상부 쪽 폄근의 동원을 증가시킬 수 있습니다. 팔은 수평면을 따라 움직입니다.

그리고 어깨의 뒤쪽, 특히 뒤어깨세모근(posterior deltoid)은 팔을 들어올린 상태를 유지하는데 매우 많은 일을 해야 하며 바닥과 평행하게 수평면을 따라 움직입니다. 팔 자세를 유지하기 위해서는 매우 가벼운 저항으로 운동할 필요가 있을 수 있습니다.

이미지화 하기

두 개의 레일이나 케이블을 따라 몸이 앞으로 당겨지는 상상을 해봅니다. 두 팔은 어깨 높이 위로 올라가거나 아래로 떨어지지 않습니다. 수평 에너지 라인의 움직임은 매우 강력하며, 몸통이 폄을 하게 되면 수직 에너지 라인도 나타납니다.

- 어깨의 가쪽돌림을 유지합니다.
- T 자세에서 팔은 어깨와 같은 높이로 유지합니다.
- 반복할 때마다 T 자세에서 잠시 멈춥니다.
- 손바닥은 바닥(아래)를 향합니다.

중급 /INTERMEDIATE

근육 포커스

- Back extensors(등 폄근)
- Deltoids(어깨세모근)
- Shoulder adductors (어깨 모음근)
- Abdominals(배근)
- Hip extensors (엉덩관절 폄근)

목적

- 등 폄근의 강화
- 어깨 모음근과 어깨 수평 벌림근의 강화
- 등 폄근의 조절능력 향상

저항 RESISTANCE

약 중 강

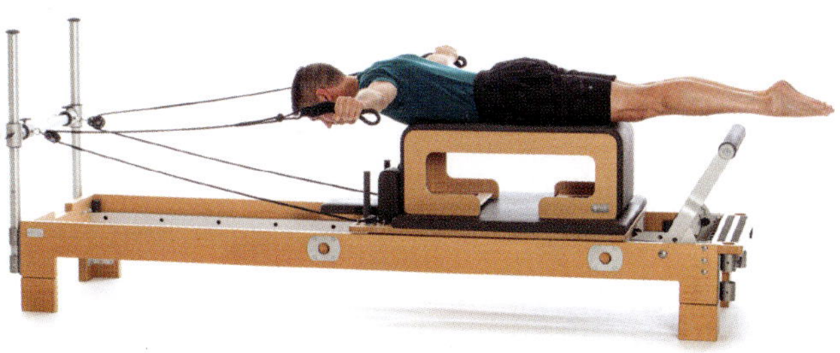

준비자세. 리포머의 앞쪽(풋바)을 향해 복장뼈를 앞쪽 가장자리에 두며 롱박스에 엎드립니다. 팔을 뻗어 로프를 잡아 어깨에서 약 20° 정도 앞쪽에서 유지합니다(스트랩을 짧게 하거나 스트랩을 접어 로프와 함께 잡을 수도 있습니다).

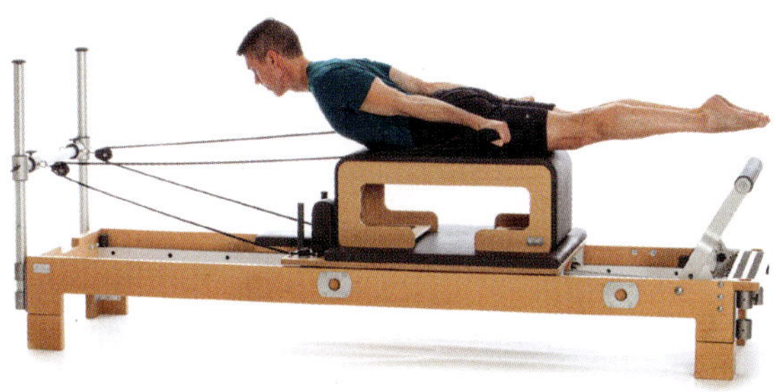

들이쉬기. 등을 폄 해서 몸통을 들어 올리는 동시에 어깨 폄을 하고 팔을 곧게 뻗어 유지합니다. 손바닥이 몸을 마주보며 팔을 다리 측면으로 가져옵니다.

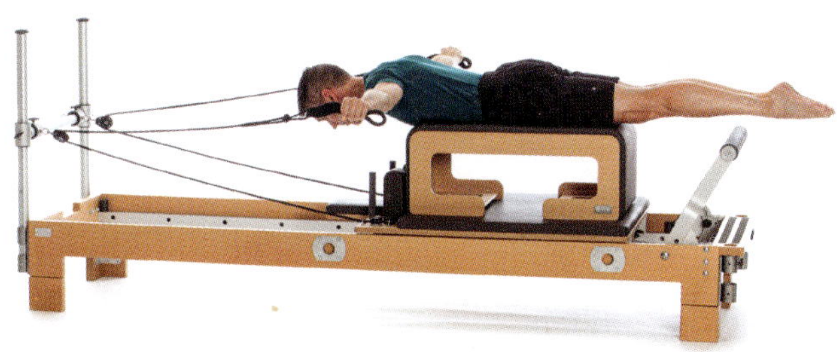

내쉬기. 몸을 내리고 팔을 앞으로 가져옵니다. 시작자세로 돌아갑니다. 5회 반복합니다.

6

| 제 6 장 |

캐딜락 Cadillac

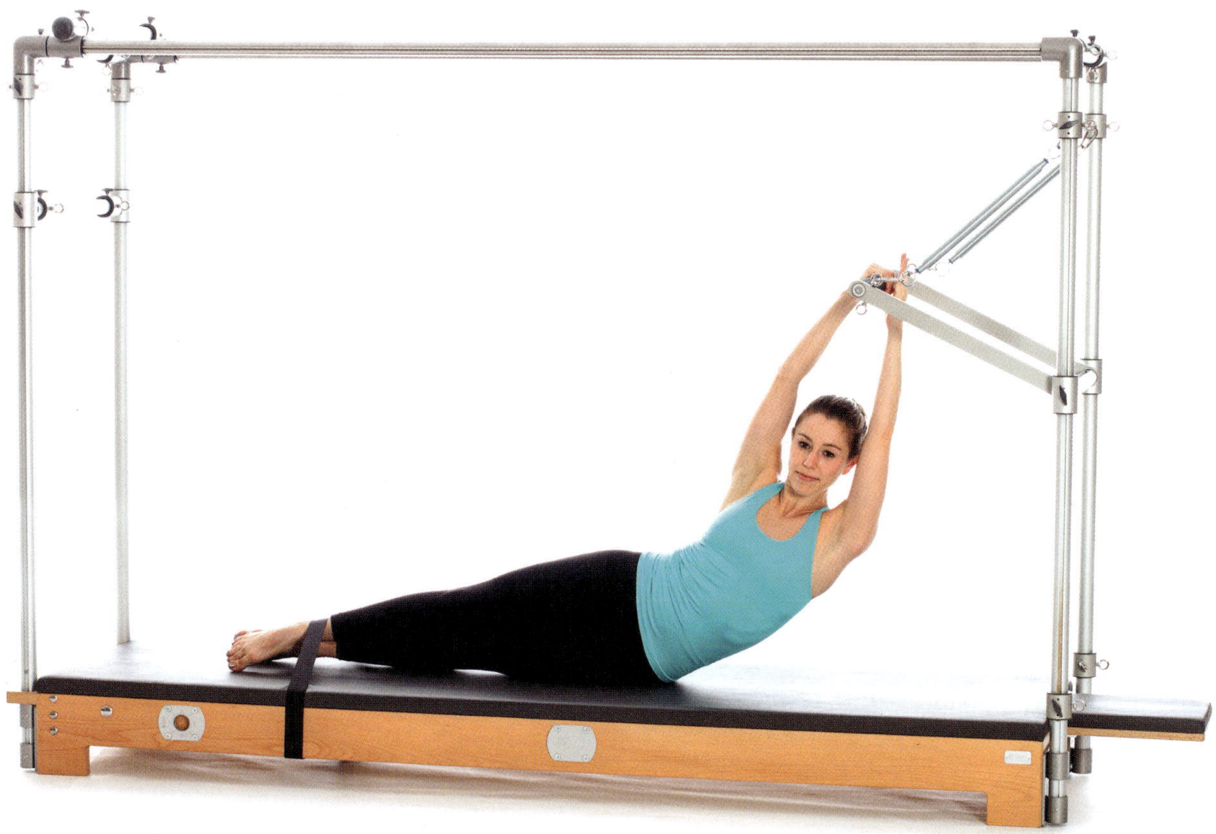

아프고 부상당한

사람들의 재활을 돕는 Joseph Pilates의 활동에 대해서 많은 기록들이 있습니다. 캐딜락(***트라페지*** 또는 ***트라페지 테이블***이라고도 불리는)을 살펴보면, 캐딜락은 병원 침대에서 영감을 받아 제작된 기구입니다.

캐딜락은 다른 필라테스 기구와 마찬가지로 독창적이며 다양하게 활용할 수 있습니다. 예를 들어 캐딜락에서 하는 발 운동은 뒤넙다리근(Hamstrings)을 강화하고 유연성을 증가시키는데 효과적입니다. 캐딜락 발 운동은 리포머에서 하는 발 운동과는 꽤 다르지만 올바른 자세와 정렬을 유지한다면 많은 도움을 받을 수 있습니다. 캐딜락은 매달리기 운동을 할 수 있는 구조이며 상체와 하체를 단련할 수 있는 무수히 많은 가능성을 가지고 있습니다. 매달리는 운동은 아크로바틱한 동작들을 통해 균형과 협응, 그리고 유연성을 키울 수 있으며 굉장히 재미있습니다.

캐딜락은 지면이 움직이지 않아 안정적인 지지면을 이용할 수 있기 때문에 노인과 부상을 입은 사람 등 균형과 안정성이 부족한 사람들에게 좋습니다. 또한 다른 기구에 비해 지지면이 높아서 거동이 불편한 사람들도 쉽게 오르내릴 수 있습니다. 이러한 구조는 지도자가 회원을 더 가까이에서 관찰할 수 있도록 하며 신체적인 지지를 제공해야 할 때 도움이 됩니다.

캐딜락은 리포머에서 만들 수 있는 운동범위를 능가하여 움직일 수 있게 합니다. 캐딜락은 3차원적인 기구 중 하나입니다. 다른 기구에서 쉽게 따라 할 수 없는 운동을 제공하는 리포머처럼 캐딜락 역시 특별한 동작들을 제공합니다. 특히 레그 스프링(leg spring) 동작은 바로 누운 자세와 옆으로 누운 자세, 엎드린 자세, 선 자세 즉 모든 자세에서 실행할 수 있습니다.

필라테스에서 안전은 가장 중요하게 다뤄야 하는 부분이지만, 캐딜락에서 더 주의깊게 다뤄야 합니다. 스프링이 푸쉬-쓰루바의 아래에 걸려 있는 경우, 항상 세이프티 스트랩을 먼저 건 후 스프링을 거는 것이 중요합니다. 어느 바를 잡든 손가락과 엄지손가락은 바를 감싸 쥐는 그립으로 만들어 단단히 고정되어야 합니다. 바를 놓치거나 스프링이 풀릴 수 있기 때문에 바 또는 스프링에서 안전거리를 유지하며 서 있어야 합니다. 이외에도 모든 안전사항들을 준수해야 합니다.

재미있는 기구를 즐길 시간입니다! 캐딜락은 어린 시절로 돌아가 제일 좋아했던 정글짐에서 몇 시간이고 즐겁게 놀았던 순간들을 느끼게 합니다!

패럴렐 힐 앤드 토우 / Parallel Heels and Toes

캐딜락에서의 발 운동은 리포머에서 하는 발 운동을 똑같이 할 수 있으며 동일한 큐(cue)와 방법을 사용합니다. 발의 위치는 동일하지만 다리의 위치는 다릅니다. 리포머에서 다리는 몸통과 같이 수평으로 움직이지만, 캐딜락에서 다리는 몸통과 수직선상으로 움직입니다. 이는 다리가 곧게 펴져 있을 때 몸통과 엉덩관절 굽힘이 약 90°가 되는 것을 의미합니다. 뒤넙다리근(Hamstrings)이 뻣뻣해서 권장하는 위치를 유지할 수 없는 사람은 엉덩관절이 푸쉬-쓰루바 아래 있지 않고 머리를 푸쉬바의 반대방향으로 누워서 할 수도 있습니다. 머리를 푸쉬바 반대방향으로 두면 엉덩관절 굽힘 각도가 줄어들고 뒤넙다리근의 스트레치가 상당히 감소되며 더 좋은 정렬을 만들 수 있습니다.

캐딜락에서 하는 발 운동은 리포머에서보다 무릎을 굽히는 각도가 적습니다. 이는 체중부하 운동을 할 때 90° 이상의 무릎 굽힘을 피해야 하는 경우 도움이 될 수 있습니다. 90° 이상 무릎을 굽히는 범위는 점프할 때 무릎의 "power range" 안에 있기도 합니다. 이는 무릎에 더 기능적이고 이로운 운동 범위로 훈련하게 합니다.

푸쉬-쓰루바에 뒤꿈치를 둔 자세는 엉덩관절 폄근(Hip extensor)에서 느껴지는 스트레치와 활성화를 증가시키고, 발가락 자세는 더 큰 저항을 만들어냅니다. 또한 발목-발바닥 굽힘과 정렬을 이끌어냅니다. 리포머와 마찬가지로 발등 굽힘의 각도는 무릎을 구부렸을 때 최대 발등 굽힘을 만들고, 무릎을 펴고 구부릴 때 이 각도를 일정하게 유지할 수 있어야 합니다. 발바닥 굽힘의 각도는 다리를 곧게 폄 했을 때 발바닥 굽힘을 만들며 또한 움직일 때 일정하게 유지할 수 있어야 합니다. 발등 굽힘과 발바닥 굽힘은 발목관절을 중심으로 움직일 수 있도록 합니다.

이미지화 하기

다리가 큰 건물의 천장을 지탱하는 기둥이라고 상상합니다. 무릎을 펼 때마다 천장을 더 높이 올렸다가 무릎을 구부릴 때는 천장이 낮아지며 다리에서 생성되는 큰 힘을 느껴봅니다.

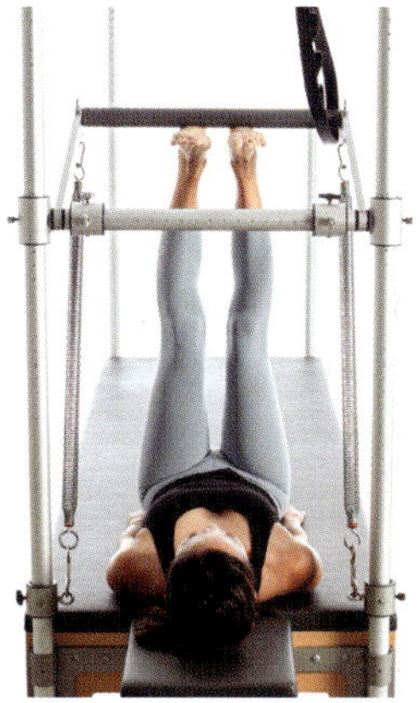

뒤꿈치 평행 자세

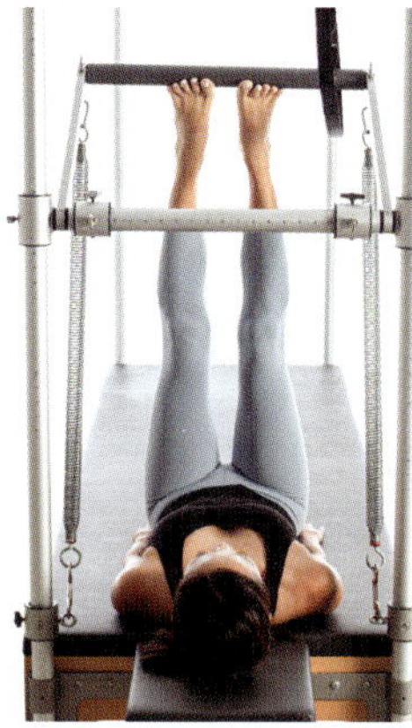

발가락 평행 자세

- 골반이 말리지 않게 무릎을 구부립니다.
- 엉치뼈를 매트에 고정하며 유연한 만큼 합니다.
- 다리를 펴고 구부리는 동안 엉덩관절 폄근을 사용합니다.
- 반복할 때마다 무릎을 펴 다리를 완전히 뻗습니다.

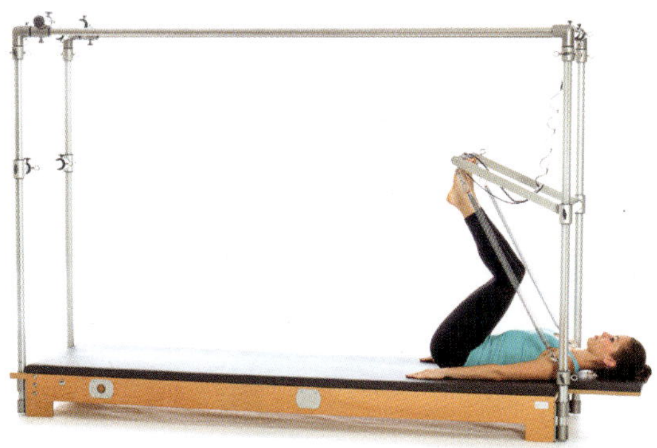

준비자세. 팔을 몸 옆에 두고 바로 눕습니다. 무릎을 구부리고 두 다리는 평행하며 발꿈치나 발가락을 바에 올립니다.

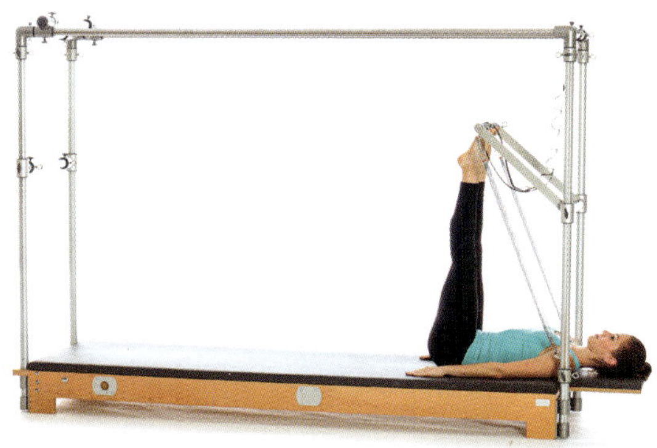

내쉬기. 골반과 몸통의 안정성을 유지하면서 다리를 완전히 뻗어 엉덩관절과 무릎을 폄 합니다.

들이쉬기. 무릎을 구부리고 엉덩관절을 굽힘 합니다. 10회 반복합니다.

근육 포커스

- Hamstrings(뒤넙다리근)
- Quadriceps (넙다리네갈래근)

목적

- 엉덩관절 폄근과 무릎 폄근의 강화
- 뒤넙다리근 유연성 향상
- 허리골반 안정화 발달

저항
RESISTANCE
약 중 강

V 포지션 토우 / V Position Toes

근육 포커스

- Hamstrings(뒤넙다리근)
- Quadriceps (넙다리네갈래근)
- Hip adductors (엉덩관절 모음근)

목적

- 엉덩관절 폄근, 엉덩관절 모음근, 무릎 굽힘근의 강화
- 뒤넙다리근의 유연성 향상
- 허리골반 안정화 발달

저항
RESISTANCE
약 중 강

발가락 평행 자세에서 뒤꿈치를 모아 작은 V 자세를 만듭니다. 이 자세에서 무릎을 구부리면 허벅지가 가슴의 측면을 감싸게 되므로 무릎 굽힘의 범위는 평행자세에서 보다 약간 더 커집니다. 동시에 골반은 엉치뼈를 고정해서 안정적으로 유지되어야 합니다.

두 개의 뒤꿈치를 서로 능동적으로 밀어주는 것이 중요합니다. 뒤꿈치를 서로 밀어내는 동작은 엉덩관절 가쪽돌림근(Hip external rotator) 및 엉덩관절 모음근(Hip adductor)을 활성화 합니다. 발바닥 굽힘을 유지하는 것은 저항을 일정하게 유지하는데 중요합니다. 보통 풋바는 리포머보다 캐딜락이 더 좁지만, 개인의 발 모양에 따라 형태를 잘 유지하여 발가락과 풋바 사이에 적절한 저항이 유지될 수 있도록 해야 합니다.

캐딜락에서 하는 풋워크(foot work)의 장점은 허리의 과다앞굽음이 발생되는 환경을 최소화하면서 허리를 스트레칭할 수 있다는 것입니다. 그러나 골반이 뒤로 기울어지지 않도록 주의해야 하며 골반은 다리가 움직일 수 있는 안정적인 발판 역할을 해야 합니다. 골반의 위치가 변하면 결국 발 운동의 효과를 감소시키며, 특히 뒤넙다리근(Hamstrings)의 운동 효과를 감소시킵니다.

이미지화 하기

개구리가 뛰어 오르는 모습을 연상하는 것은 이 동작에 도움이 됩니다. 적절한 V 모양을 유지하면서 엉덩관절을 과하게 가쪽돌림하거나 다리를 너무 넓게 벌리는 것을 주의합니다.

- 골반이 말리지 않도록 무릎을 구부립니다.
- 무릎을 넓게 벌리거나 90° 이상 구부리지 않습니다.
- 뒤꿈치를 서로 붙인 상태를 유지합니다.
- 발바닥굽힘을 유지합니다.

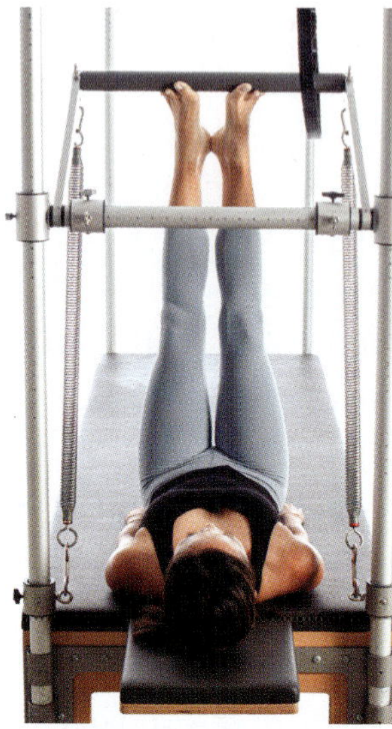

발가락 V자세

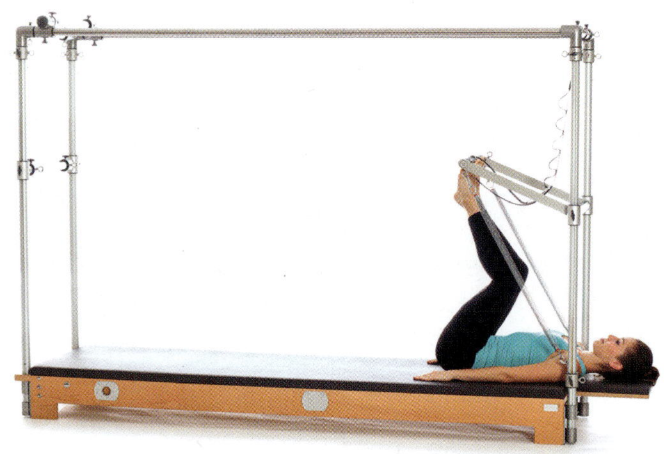

준비자세. 천장을 바라보고 누운 자세에서 양팔은 몸 옆에 두고 무릎을 구부립니다. 풋바에 발가락을 두고 뒤꿈치를 모아 V자세를 취합니다.

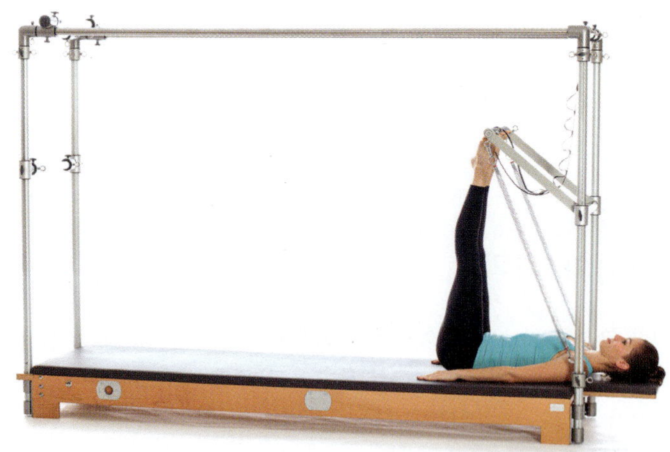

내쉬기. 무릎을 뻗어내며 엉덩관절을 폄 합니다.

들이쉬기. 무릎을 구부리고 엉덩관절을 굽힘 합니다. 10회 반복합니다.

오픈 V 포지션 힐 앤 토우 / Open V Position Heels and Toes

두 개의 오픈 V 포지션에서 엉덩관절 가쪽돌림의 범위는 다리가 떨어졌다는 점을 제외하고 V 자세와 동일합니다. 이 자세에서 가슴이 움직임을 제한하지 않기 때문에 무릎을 더 구부릴 수 있어 굉장히 많은 엉덩이 스트레치를 가능하게 합니다. 동시에 스트레치에 도움이 되도록 골반을 고정하여 유지하는 것을 기억합니다.

오픈 V 포지션 힐 자세에는 두 가지 옵션이 있습니다. 첫 번째는 종아리 근육과 아킬레스건의 유연성이 필요합니다. 뒤꿈치는 풋바에 위치하고 발가락은 각각 양측의 사이드바 아래에 놓습니다. 이때 스트레칭이 과하게 느껴진다면 발가락을 사이드바 위에 위치시킵니다. 오픈 V 포지션 토우 자세는 엉덩관절 모든 부위에 깊은 스트레칭을 제공합니다. 움직임 내내 발바닥굽힘을 유지하여 일정한 저항을 받도록 합니다.

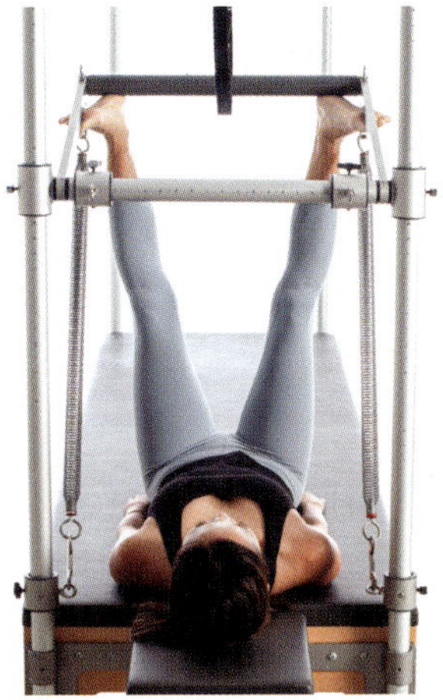
열린 V뒤꿈치 자세

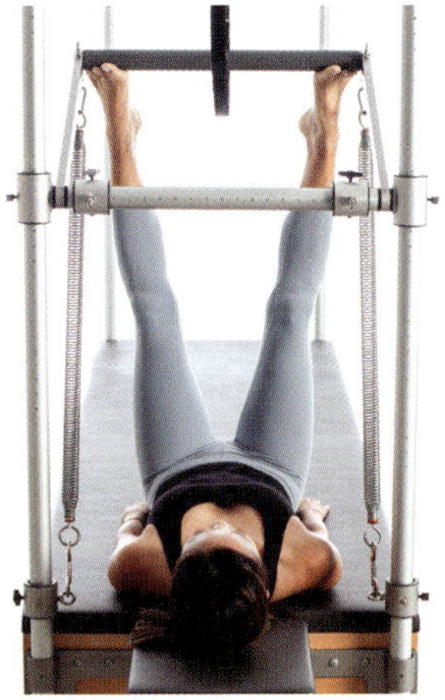
열린 V발가락 자세

이미지화 하기

개구리가 뛰어오르는 이미지를 연상하는 것은 이 운동에서도 잘 어울립니다. 이 자세에서 다리가 넓게 벌어지기 때문에 골반이 고정되어 있다면 더 깊은 스트레칭을 할 수 있습니다.

- 골반이 말리지 않도록 무릎을 구부립니다.
- 뒤꿈치 자세에서는 뒤꿈치가 바를 누르도록 합니다.
- 풋바와 발을 일정한 각도로 만들어 발바닥굽힘을 유지합니다.

근육 포커스

- Hamstrings(뒤넙다리근)
- Quadriceps (넙다리네갈래근)
- Hip adductors (엉덩 모음근)

목적

- 엉덩관절 폄근, 엉덩관절 모음근, 무릎 폄근의 강화
- 뒤넙다리근의 유연성 향상
- 허리골반 안정화 발달

저항 RESISTANCE
약 중 강

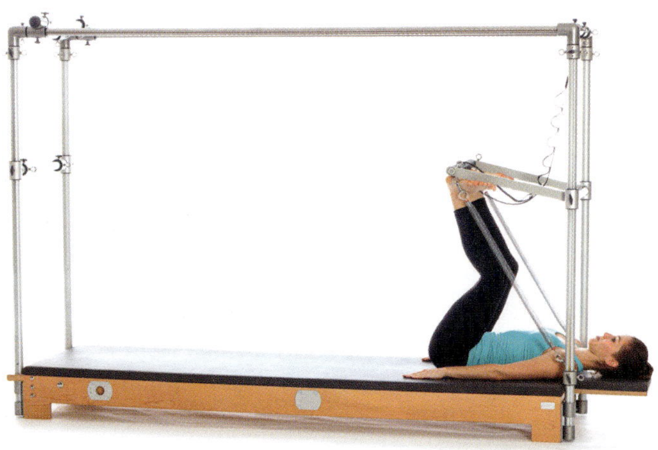

준비자세. 천장을 바라보고 누운 자세에서 양팔은 몸 옆에 두고 무릎을 구부립니다. 풋바에 뒤꿈치나 발가락을 두고 열린 V자세를 취합니다. 열린 V 뒤꿈치 자세나 열린 V 발가락 자세로 만듭니다.

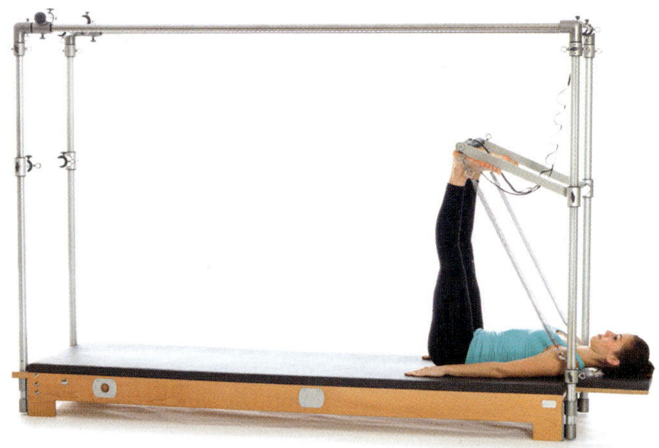

내쉬기. 무릎을 뻗어내며 엉덩관절을 폄 합니다.

들이쉬기. 무릎을 구부리고 엉덩관절을 굽힘 합니다 10회 반복합니다.

근육 포커스

- Ankle-foot plantarflexors (발목-발의 발바닥굽힘근)

목적

- 발목-발의 발바닥굽힘근 강화
- 발목-발의 발바닥굽힘근과 뒤넙다리근의 유연성 향상
- 발과 발목의 정렬 향상

저항
RESISTANCE
약 중 강

카프 레이즈 / Calf Raises

캐딜락: 카프 레이즈(Cadillac: Calf Raise)는 다리를 수직방향으로 올리기 때문에 리포머에서 하는 버전보다 더 많은 스트레치를 할 수 있습니다. 뻣뻣한 종아리와 뒤넙다리근(Hamstrings)을 가지고 있는 사람에게 특히 도움이 됩니다. 또 다른 장점은 운동을 하는 동안 발을 관찰할 수 있기 때문에 정렬을 맞추는 데에도 도움이 됩니다.

이미지화 하기

발로 풍선을 던지고 받는 것처럼 발이 가벼워지는 그림을 상상합니다.

- 발목과 발의 전체 운동범위를 사용합니다.
- 스프링이 당기는 힘에만 의존하지 않고 끝범위에서 발을 능동적으로 발등굽힘 합니다.
- 무릎을 곧게 폅니다.

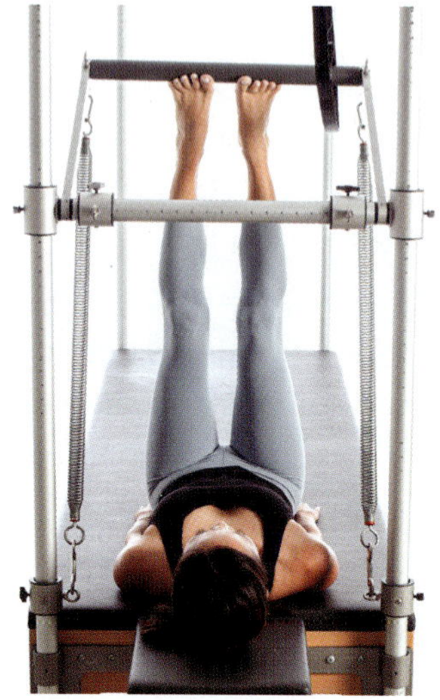

카프 레이즈 시작자세의 발

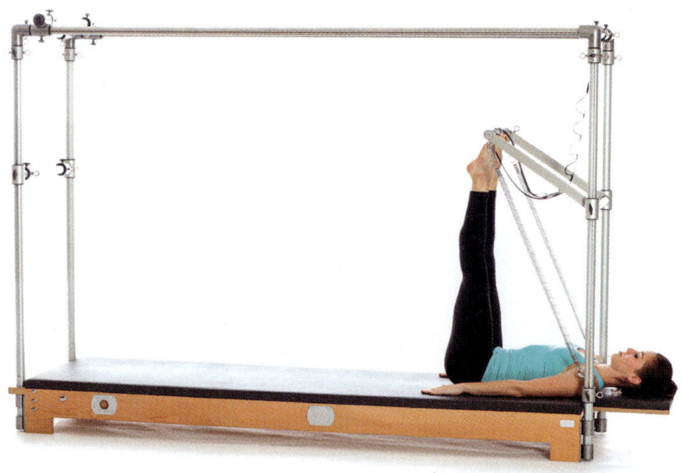

준비자세. 천장을 바라보고 누워 양팔은 몸 옆에 두고, 발가락을 바 위에 올립니다. 다리를 평행하게 골반너비로 벌려 무릎을 편 후 발바닥굽힘 합니다.

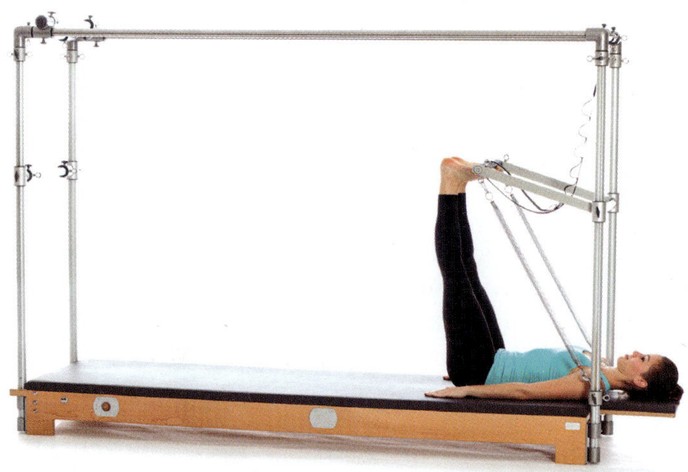

들이쉬기. 두 발을 발등굽힘 합니다.

내쉬기. 두 발을 발바닥굽힘 합니다. 10~20회 반복합니다.

프랜스 / Prances

캐딜락: 프랜스(Cadillac: Prances)는 리포머: 프랜스(Reformer: Prances)와 동일한 흐름과 부드러운 발의 교대적인 움직임이 필요합니다. 골반의 위치를 고정하면 골반이 좌·우로 기울어지려고 하는 움직임을 줄이면서 안정화하는데 도움이 됩니다.

이미지화 하기

캐딜락: 카프 레이즈(Cadillac: Calf Raise)와 마찬가지로 발로 풍선을 던지고 받는 것처럼 발의 가벼운 모습을 상상합니다.

- 발목과 발의 최대 운동범위를 사용합니다.
- 양발에 동일한 압력을 유지합니다.
- 한쪽 발은 능동적으로 발등굽힘 만들고 다른 발은 발바닥굽힘을 최대화합니다.
- 다리를 길게 뻗고 최대의 발바닥굽힘을 한 후 교차하면서 반복합니다.

〈변형동작〉

종아리 근육의 스트레치를 증가시키기 위해 발등굽힘된 다리를 두 번 펄스한 후 반대쪽 다리로 바꿔 반복합니다. 발등굽힘된 발에서 두 번 펄스를 계속합니다.

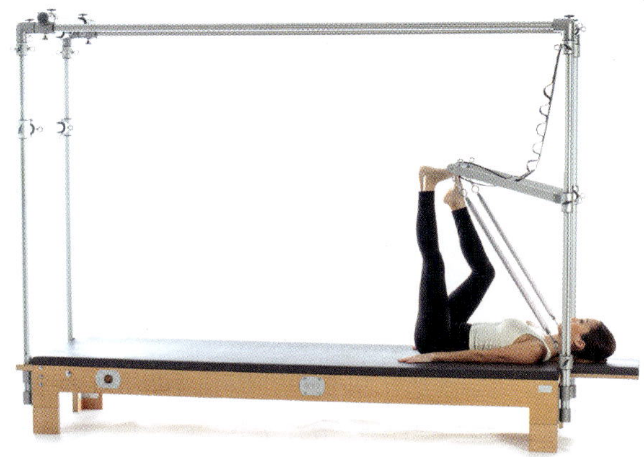

근육 포커스

- Ankle-foot plantarflexors (발목-발의 발바닥굽힘근)

목적

- 발목-발의 발바닥굽힘근 근력 강화
- 발목-발의 발바닥굽힘근과 뒤넙다리근의 유연성 증진
- 발과 발목의 정렬 향상
- 협응력 향상

저항
RESISTANCE
약 중 강

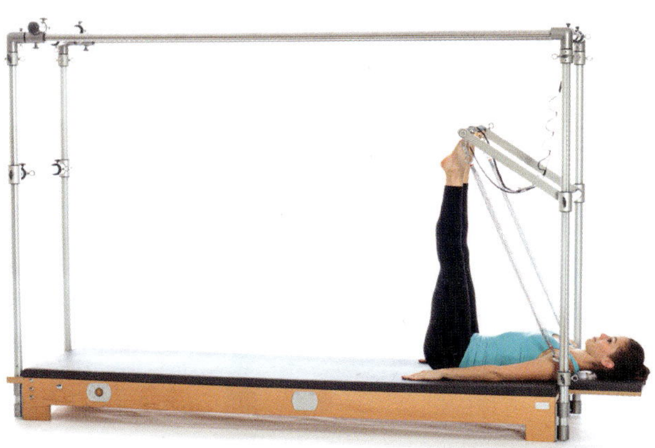

준비자세. 천장을 바라보고 누워 양팔은 몸 옆에 두고 발가락을 풋바 위에 올립니다. 다리를 평행하게 골반너비로 벌려 무릎을 편 후 발바닥굽힘 합니다.

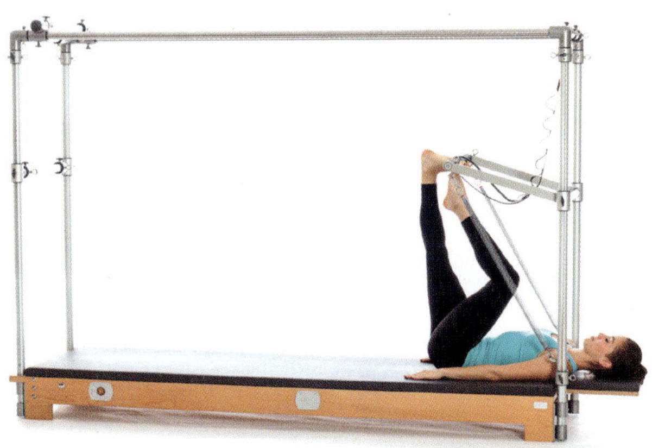

들이쉬기. 한 발은 무릎을 구부려 발바닥굽힘하고 다른 발은 발등굽힘을 합니다. 구부린 다리를 곧게 펴는 동시에 발등굽힘한 발을 발바닥굽힘으로 만들어 두 다리가 곧게 펴집니다. 두 발을 발바닥굽힘으로 만든 후 반대쪽 다리로 바꿉니다.
반대쪽도 반복합니다.

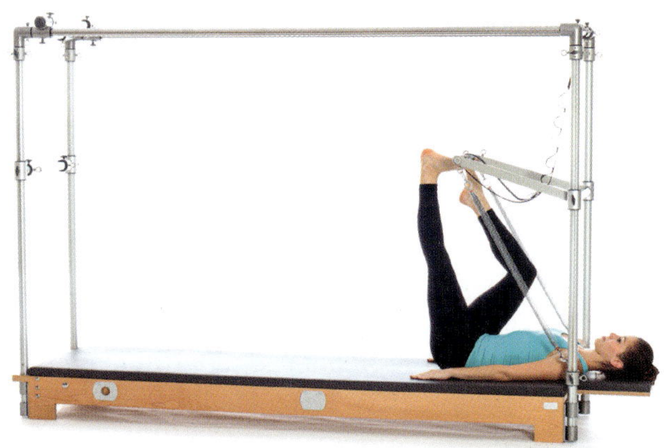

내쉬기. 한 발은 무릎을 구부려 발바닥굽힘을 만들고 다른 발은 발등굽힘을 합니다. 구부린 다리를 곧게 펴는 동시에 발등굽힘한 발을 발바닥굽힘으로 만들어 두 다리가 곧게 펴집니다. 두 발을 발바닥굽힘으로 만든 후 반대쪽 다리로 바꿉니다.
반대쪽도 반복합니다.

숨을 내쉴 때 한 번의 사이클을 반복하고, 다시 마시는 동안 한 번의 사이클을 반복해 번갈아 합니다. 10회 반복합니다.

싱글 레그 힐 / Single-Leg Heel

근육 포커스

- Hamstrings(뒤넙다리근)
- Quadriceps (넙다리네갈래근)

목적

- 엉덩관절 폄근과 무릎 폄근의 강화
- 뒤넙다리근 유연성 향상
- 허리골반 안정화 발달

저항
RESISTANCE
약 중 강

캐딜락: 싱글 레그 힐은 몸을 움직이는 다리의 뒤넙다리근(Hamstrings)을 스트레치하고 지지하는 다리는 엉덩관절 굽힘근(Hip flexors)을 스트레치하는 최적의 정렬로 둡니다. 움직이는 다리의 근력과 유연성 사이의 상호작용은 필라테스의 원칙 중 ***균형***을 강조합니다. 싱글 레그 힐 자세에서 다리 뒤쪽의 스트레칭과 엉덩관절 폄근(Hip extensors)의 작용을 쉽게 느낄 수 있습니다. 지지하는 다리(아래에 있는 다리)는 엉덩관절과 정렬을 맞춰 매트 위에 편평하게 놓여야 합니다. 지지하는 다리가 옆으로 "이동" 하거나 무릎이 구부러지기 쉬운데, 특히 엉덩관절 굽힘근이 뻣뻣한 경우 그렇습니다. 이런 자세를 조절하기 힘든 경우 지지하는 다리의 무릎을 구부려 발을 매트에 안정적으로 고정합니다. 지지하는 다리를 구부리게 되면 엉덩관절 굽힘근의 스트레치가 감소합니다. 감소한 스트레치는 움직이는 다리의 엉덩관절 폄근을 통해 느껴질 것입니다. 또한 뻣뻣함 이 문제인 경우, 골반을 중립위치나 중립에 가깝게 정렬하는 것이 더 쉬울 것입니다.

이미지화 하기

에너지 선은 이 위치에서 의미 있는 이미지를 제공합니다. 움직이는 다리의 엉덩관절에서 뒤꿈치를 통해 하나의 에너지 선이 나옵니다. 다른 하나는 지지하는 다리의 엉덩관절부터 아래로 내려가 발가락을 통해 나가기도 하고 몸통을 타고 올라와 머리를 통해 나갑니다. 이 이미지는 최적의 정렬을 유지하는데 도움이 됩니다.

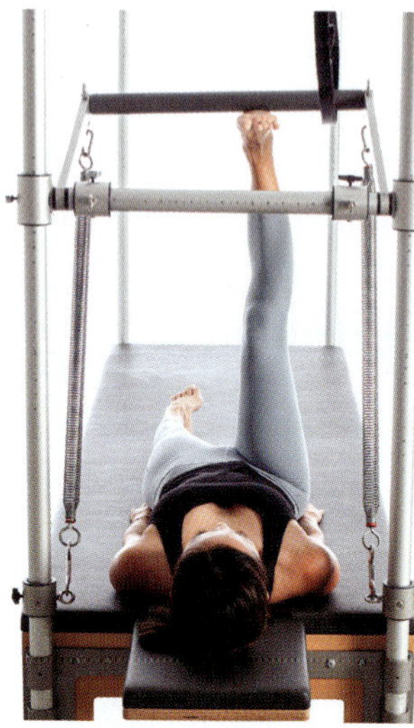

뒤꿈치를 바에 올려 무릎과 엉덩이를 편 자세

- 골반을 안정적으로 유지합니다.
- 움직이는 다리의 발은 발등굽힘 하고 지지하는 다리는 발바닥굽힘을 유지합니다.
- 뒤넙다리근과 엉덩관절 굽힘근이 뻣뻣하다면 지지하는 다리를 구부립니다.

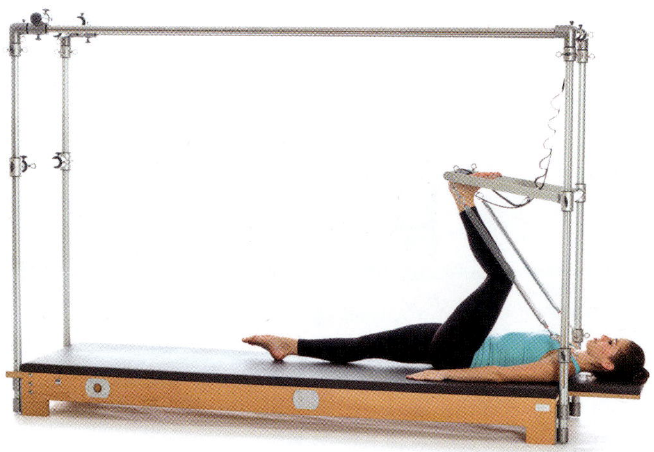

준비자세. 천장을 바라보고 누워 양팔은 몸 옆에 둡니다. 한쪽 발의 뒤꿈치를 바에 올려 무릎을 구부립니다. 지지하는 다리는 곧게 펴 매트 위에 고정하고 발바닥굽힘을 합니다.

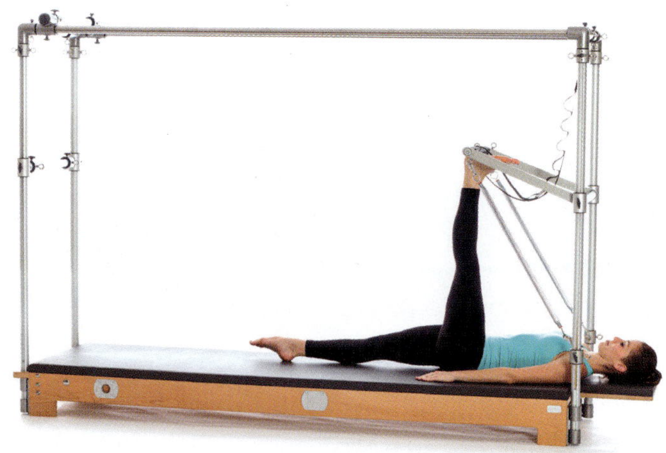

내쉬기. 무릎을 뻗어 엉덩관절을 폄 합니다.

들이쉬기. 무릎을 구부려 엉덩관절을 굽힘 합니다. 10회 반복 후 다리를 바꿔 진행합니다.

싱글 레그 토우 / Single-Leg Toes

캐딜락: 싱글 레그 토우에서는 스프링의 늘어나는 정도가 증가되면 스프링의 저항도 커지게 됩니다. 캐딜락: 싱글 레그 힐(Cadillac: Single-Leg Heel)에서 저항을 낮추지 않았다면 이 운동에서는 저항을 낮출 필요가 있습니다. 뒤침과 엎침을 조절하는 근육만큼 발바닥굽힘근(foot plantarflexors)도 캐딜락: 싱글 레그 토우(Cadillac: Single Leg Toes)에서 굉장히 중요한 역할을 합니다. 발의 정렬을 관찰하고 필요한 경우, 수정할 수 있습니다. 캐딜락: 싱글 레그 힐과 마찬가지로 지지하는 다리를 옆으로 이동하거나 무릎을 구부리려고 하는 일반적인 모습을 볼 수 있습니다. 이런 자세를 조절하기 힘든 경우, 지지하는 다리의 무릎을 구부려 발을 매트에 안정적으로 고정합니다.

이미지화 하기

캐딜락: 싱글 레그 힐에서 정렬을 유지하는 데 사용되는 에너지 선은 여기서도 유용합니다. 하나의 선은 움직이는 다리의 엉덩관절에서 발가락을 통해 나가며 다른 선은 지지하는 다리의 엉덩관절부터 아래로 내려가 발가락을 통해 나가기도 하고 몸통을 타고 올라와 머리를 통해 나갑니다.

- 골반을 안정적으로 유지합니다.
- 움직이는 동안 발바닥굽힘을 유지합니다.
- 뒤넙다리근과 엉덩관절 굽힘근이 뻣뻣하다면 지지하는 다리를 구부립니다.

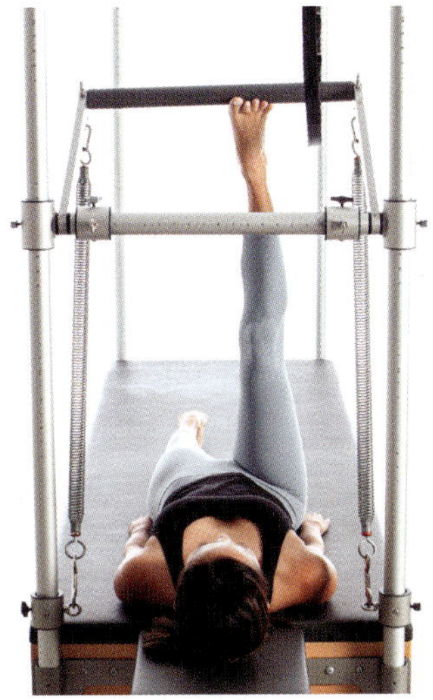

발가락을 바에 올려 무릎과 엉덩이를 편 자세

근육 포커스

- Hamstrings(뒤넙다리근)
- Quadriceps (넙다리네갈래근)

목적

- 엉덩관절 폄근과 무릎 폄근의 강화
- 뒤넙다리근 유연성 증진
- 허리골반 안정화 발달
- 발과 발목의 정렬 향상

저항 RESISTANCE

약 — 중 — 강

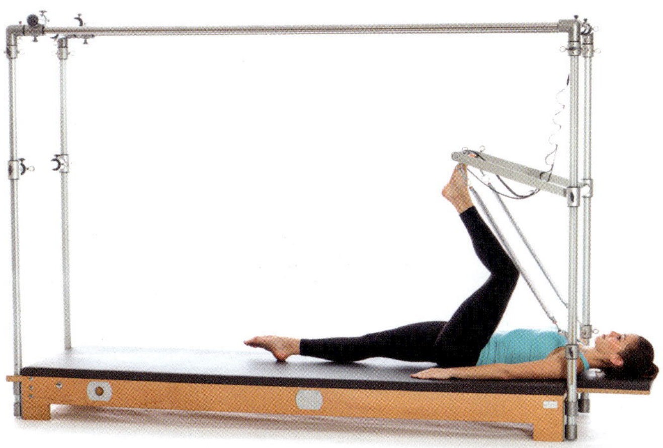

준비자세. 천장을 바라보고 누워 양팔은 몸 옆에 둡니다. 한쪽 발의 뒤꿈치를 바에 올려 무릎을 구부립니다. 지지하는 다리는 곧게 펴 매트 위에 고정하고 발바닥굽힘을 합니다.

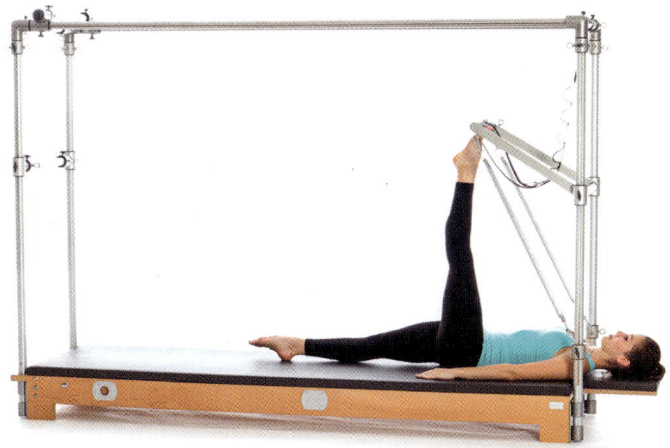

내쉬기. 무릎을 뻗어 엉덩이를 폄 합니다.

들이쉬기. 무릎을 구부려 엉덩관절을 굽힘 합니다. 10회 반복 후 다리를 바꿔 진행합니다.

캐딜락

복부 운동
/Abdominal Work

초급 /FUNDAMENTAL

롤업 / Roll-Up

근육 포커스

- Abdominals(배근)

목적

- 복부 강화
- 등 폄근 유연성 향상
- 몸통 안정화 발달

저항
RESISTANCE

약 중 강

이 운동은 기본적으로 스프링의 도움을 받을 수 있는 매트: 롤업(Roll up) 동작으로 매트: 롤업이 어려운 사람에게 도움이 됩니다. 또한 캐딜락에서 웜업을 하기에도 좋은 동작입니다. 스프링은 머리, 어깨 및 등뼈가 매트에서 들어올려질 때 배근(Abdominals)의 활성화를 시작으로 올바른 순서로 정확한 근육을 모집하는 데 도움이 됩니다. C-커브가 만들어지면 배근과 함께 등 폄근(Back extensors)이 안정화되고 엉덩관절 굽힘근(Hip flexors)이 활성화되어 스프링의 도움을 받아 앉아 있는 C커브로 몸통과 골반을 들어 올립니다. 누운 자세에서 앉은 자세로 올라갈 때 몸통의 형태는 변하지 않습니다. 스프링의 도움은 특히 등 아래쪽 근육의 과도한 긴장을 풀어주는데 도움이 되며, 이는 이 운동의 적절한 수행을 방해 할 수 있습니다.

매트: 롤업을 하기 어려운 이유는 힘의 부족이 아니라 등 폄근이 뻣뻣하거나 배근을 인식하는 능력의 부족, 또는 신경근 경로의 손상으로 인해 근육을 느끼는 감각이 저하되고 근육을 동원하기 어려운 상황들이 있기 때문입니다. 마지막으로, 동작의 난이도는 체형에 따라 많은 영향을 받습니다. 체형에 따라 동작이 쉬울 수도 어려울 수도 있습니다.

이미지화 하기

스프링의 도움을 받는 대부분의 운동과 마찬가지로 외부의 힘이 아니라 신체와 근육의 일부처럼 사용해야 합니다. 스프링과 하나가 된 몸과 근조직을 넓은 의미로 확장된 배근 또는 추가된 배근이라 생각합니다.

- 다리는 곧게 펴고 발은 발바닥굽힘을 유지합니다.
- 머리는 척추를 따라 정렬을 맞춥니다.
- 앉아 있는 C-커브에서 어깨뼈 안정화를 유지하여 어깨뼈 벌림을 주의합니다.
- 운동을 하는 동안 엉덩관절 모음근을 활성화합니다.

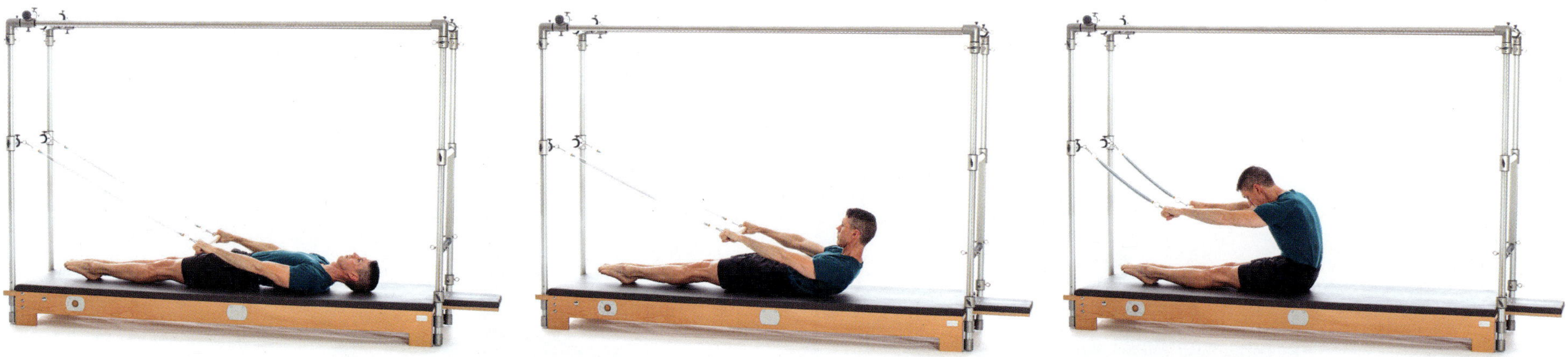

준비자세. 손을 어깨너비로 벌려 롤-업 바를 잡고 스프링에 장력이 가해지도록 몸을 충분히 캐딜락 뒤쪽으로 두고 천장을 바라보고 누워 다리를 곧게 폅니다.

들이쉬기. 머리, 어깨와 가슴을 순서대로 들어올려 척추를 굽혀 C-커브를 만듭니다.

내쉬기. 몸통의 C-커브를 유지하며 천천히 분절해서 올라옵니다.

들이쉬기. 어깨가 엉덩관절 위로 오면 멈춥니다. (어깨는 엉덩관절을 넘어가지 않는게 좋습니다)

내쉬기. 척추 하나하나를 분절해서 내려와 시작자세로 돌아갑니다. 5~10회 반복합니다.

미니 롤업 / Mini Roll-Up

이 운동은 본질적으로 스프링의 도움을 받을 수 있는 매트: 체스트 리프트(Mat: Chest Lift) 동작입니다. 저는 스프링이 부족한 배근(Abdominals)의 힘을 보충하고, 보상작용을 줄여주기 때문에 완벽한 동작을 만드는 데 도움이 된다고 생각합니다. 스프링은 몸통이 적절한 앞쪽 굽힘을 하고 배근을 완전히 수축하는데 방해가 되는 허리의 불필요한 긴장을 덜어줍니다. 운동을 하는 동안 몸통은 앞쪽 굽힘을 유지해야 하고, 매트: 롤링 라이크 어 볼(Mat: Rolling Like a Ball)과 비슷하게 머리에서부터 허리까지 일정하게 둥근 모양을 만들어야 한다는 점을 유념합니다. 어깨뼈의 기저면과 엉치뼈 사이에서 움직임이 일어나며 매트에서 척추를 하나씩 들어 올리고 다시 아래로 내려갑니다.

이미지화 하기

바퀴나 공이 작은 활 모양으로 앞·뒤로 구르는 모습을 생각합니다. 구를 때마다 복부 그릇을 움푹 파이게(hollowing) 하는 것에 초점을 맞춥니다.

- 척추 굽힘을 유지하도록 집중합니다.
- 어깨 긴장을 풀고 어깨뼈를 안정적으로 유지합니다.
- 동작 준비자세에서 중립골반을 유지합니다.
  (배근을 활성화하고 좋은 형태를 만들기 위해 골반을 뒤쪽으로 기울일 수 있습니다. 특히 과다앞굽음 자세인 경우, 골반 뒤쪽 기울기를 할 수 있습니다)

캐딜락

복부 운동 /Abdominal Work

초급 /FUNDAMENTAL

근육 포커스

- Abdominals(배근)

목적

- 배근 강화
- 허리 폄근의 유연성 증진
- 몸통 안정화 발달

저항 RESISTANCE

약 중 강

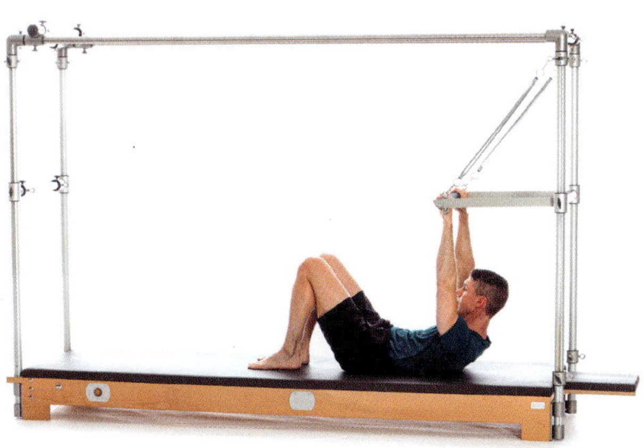

준비자세. 천장을 바라보고 누워 다리는 골반너비로 벌리고 무릎을 구부려 발을 매트에 놓습니다. 오버핸드 그립으로 푸쉬-쓰루바를 잡고 손은 어깨와 일직선이 되도록 합니다. 머리, 어깨, 가슴 순서로 들어올려 척추를 굽힘 합니다. 어깨는 푸쉬-쓰루바 바로 아래에 있습니다.

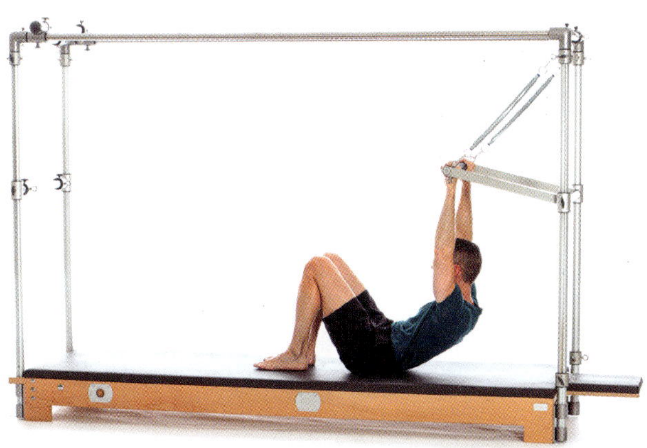

내쉬기. 천천히 척추를 분절해서 올라오며 몸통의 C-커브를 유지합니다. 엉치뼈가 매트에서 떨어지거나 C-커브가 유지될 수 없으면 동작을 멈춥니다.

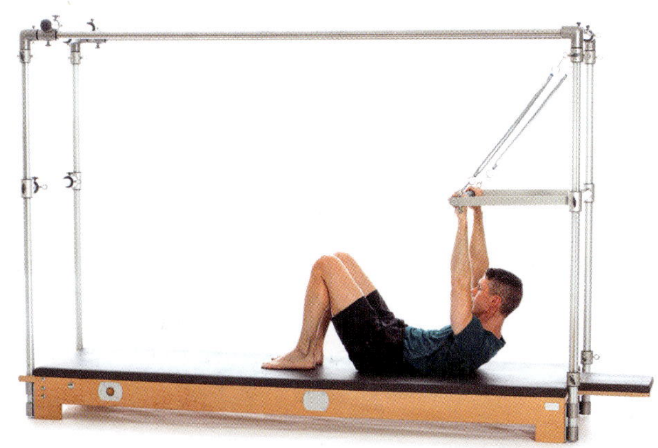

들이쉬기. 시작자세로 몸이 내려옵니다. 5~10회 반복 후 천장을 바라보고 누운 자세로 완전히 내려옵니다.

미니 롤업—오블릭 / Mini Roll-Up—Oblique

근육 포커스

- Abdominal obliques (배빗근)

목적

- 배빗근에 초점을 맞춘 복부 강화
- 허리 폄근의 유연성 향상
- 몸통 안정화 발달

저항
RESISTANCE
약 중 강

미니 롤업-오블릭(Mini Roll-Up—Oblique)은 캐딜락: 미니 롤업(Mini Roll Up)과 같은 형태와 자세를 사용합니다. 그러나 척추의 굽힘에 회전요소가 추가되기 때문에 더 어렵습니다. 양발에 무게를 동일하게 분배하고 골반을 안정적으로 유지하며 골반이 옆으로 기울어지지 않게 합니다. 언더핸드 그립으로 바를 잡으면 어깨뼈의 안정성을 유지하고 어깨가 올라가는 것을 방지하는 것에 도움이 됩니다. 회전하는 방향으로 갈비뼈를 끌어 내리면서 배속빗근(internal oblique)을 동원하고 가쪽 굽힘이 되지 않도록 주의하며 회전합니다. 마지막으로, 팔꿈치를 구부리지 않도록 주의하며 곧게 편 팔로 바를 밀어 올립니다. 팔은 몸통과 푸쉬-쓰루바를 연결하는 기능을 해야 합니다.

이미지화 하기

팔을 곧게 펴고 바를 천장으로 들어 올린다고 생각합니다. 이때 배근(Abdominals)을 사용하여 움직이기 시작하며 가쪽굽힘이 아닌 순수한 회전을 하기 위해, 좌·우 아래쪽 갈비뼈와 엉덩뼈능선 사이의 거리를 동일하게 유지합니다.

- 배속빗근(internal oblique)과 배바깥빗근(external oblique)을 활성화합니다.
- 척추의 굽힘을 유지합니다. (회전하는 범위보다 굽히는 범위를 우선시합니다)

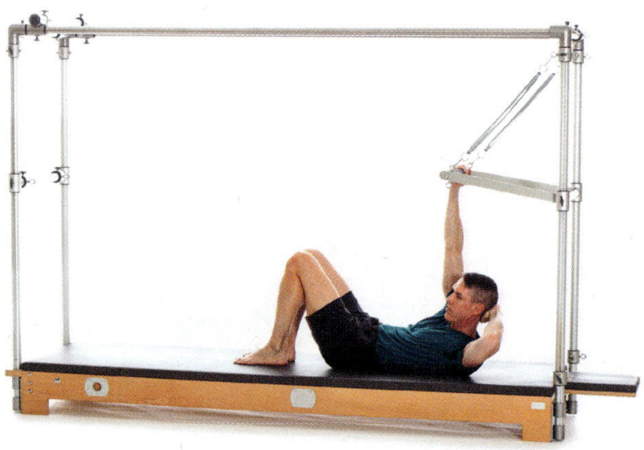

준비자세. 천장을 바라보고 누워 다리는 엉덩이 너비로 벌리며 무릎을 구부리고 발을 매트에 고정합니다. 손을 어깨너비로 벌려 언더 핸드 그립으로 푸쉬-쓰루바를 잡습니다. 한 손은 머리 뒤에 둡니다. 머리, 어깨, 가슴 순서로 들어올려 척추를 굽힘하고 푸쉬-쓰루바를 잡고 있는 팔이 몸통에서 멀어지도록 회전합니다.

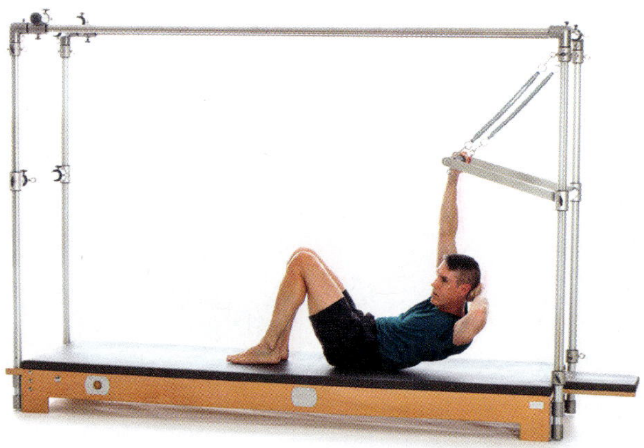

내쉬기. C 커브를 유지하며 몸통을 회전하고 척추를 분절해서 올라옵니다.

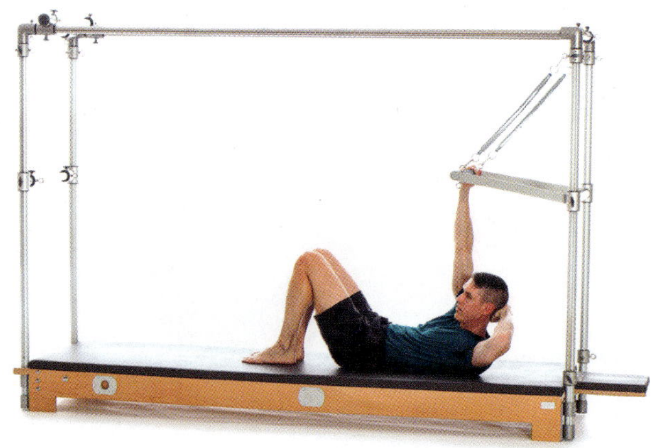

들이쉬기. 몸통의 회전을 유지하면서 시작자세로 내려갑니다. 5~10회 반복 후 중앙으로 돌아와 누운 자세로 완전히 내려갑니다. 반대쪽으로 바꿔 진행합니다.

티저 / Teaser

캐딜락: 티저(Teaser)는 모든 필라테스 기구에서 다양한 형태로 할 수 있습니다. 캐딜락에서 하는 방식은 다른 기구에서 와는 달리 푸쉬-쓰루바가 배근(Abdominals)과 등 폄근(Back extensors)을 돕고 정교한 움직임과 근육 동원을 할 수 있게 합니다. 더 많은 도움을 받기 위해서는 높은 저항을 사용하고 더 어렵게 하기 위해서는 낮은 저항을 사용하며 최소한의 도움을 받기 위해서는 스프링을 사용하지 않습니다. 다른 기구에서 하는 티저와 마찬가지로 캐딜락: 티저(Cadillac: Teaser)도 FBI 전신통합 블록으로 분류하는 것이 적절할 것입니다.

이미지화 하기

스프링 바에 매달려 있을 때 무중력에 있는 것처럼 가볍게 떠오르고 천천히 아래로 분절해서 내려옵니다. 티저를 할 때에는 매트나 다른 기구에서 하더라도 언제나 좋은 움직임이 일어나도록 노력합니다.

- O 올라가고 내려올 때 척추를 분절하면서 움직입니다.
- O 마지막 V자세에서 등을 충분히 폅니다.
- O 다리를 일정한 높이로 유지합니다.

캐딜락

복부 운동 /Abdominal Work

중급 /INTERMEDIATE

근육 포커스

- Abdominals(배근)
- Back extensors(등 폄근)
- Hip flexors (엉덩관절 굽힘근)

목적

- 복부 강화
- 등 폄근과 엉덩관절 굽힘근의 조절력 향상
- 몸통 안정화 발달

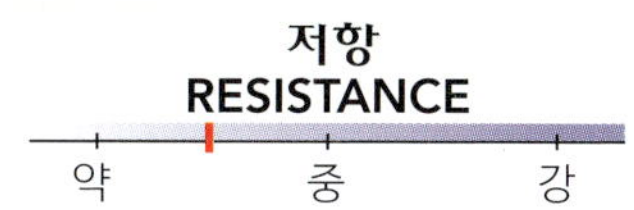

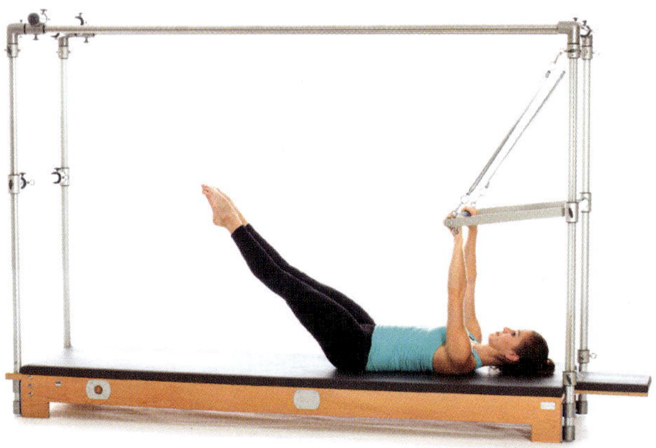

준비자세. 천장을 바라보고 누워 푸쉬-쓰루바를 잡습니다. 어깨는 손 바로 아래에 올 수 있도록 합니다. 다리는 매트 위로 45° 정도 올려 곧게 펴서 유지합니다.

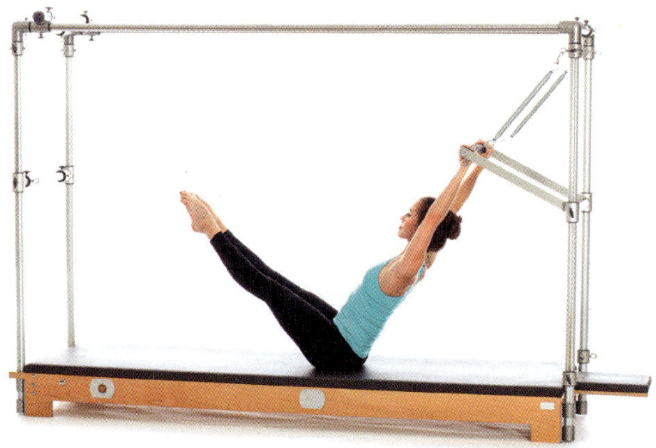

들이쉬기. 머리에서부터 척추를 타고 분절하면서 올라옵니다. 척추 굽힘을 척추 폄으로 바꿔 팔을 머리 위로 뻗고 몸통은 대각선으로 만들어 몸으로 V 형태를 만듭니다.

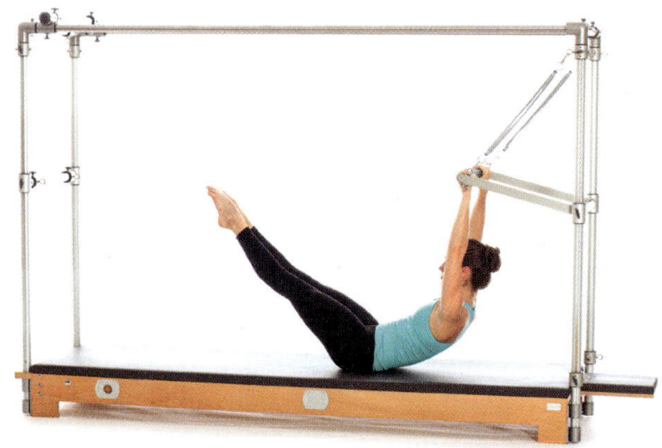

내쉬기. 다리를 안정적으로 유지하며 척추를 분절하며 내려와 시작자세로 돌아옵니다. 5회 반복합니다.

롤업 위드 푸쉬-쓰루바 / Roll-Up With Push Through Bar

근육 포커스

- Abdominals(배근)
- Back extensors(등 폄근)
- Shoulder flexors (어깨 굽힘근)

목적

- 복부 강화
- 등 폄근 조절력 향상
- 어깨 유연성 증진

이 운동의 순서는 스프링의 도움을 받는 캐딜락: 롤업(Cadillac: Roll-Up)과 비슷합니다. 그러나 이 버전은 척추의 굽힘에서 폄을 통한 직립 자세로의 변하는 과정을 포함합니다. 어깨를 스트레치하기 위해 팔 움직임이 나타나며 몸통을 수직 정렬로 만들기 위한 과정도 수행해야 합니다. (바로 앉은 정렬에서 올바르지 않게 갈비뼈를 앞으로 내밀려고 하는 모습을 쉽게 볼 수 있는데 특히 팔을 움직이는 동안 쉽게 관찰할 수 있습니다)

팔꿈치를 구부리는 동안 어깨의 가쪽돌림과 어깨뼈의 벌림을 강조합니다. 척추를 분절하며 오르고 내릴 때 팔을 곧게 펴고 앞쪽을 향해 뻗어 유지하며 바를 몸에서 최대한 멀리 밀어냅니다. 스프링을 위에 걸고 할 수 있지만, 저는 약간 더 어렵게 만들 수 있도록 스프링 없이 하는 것을 선호합니다.

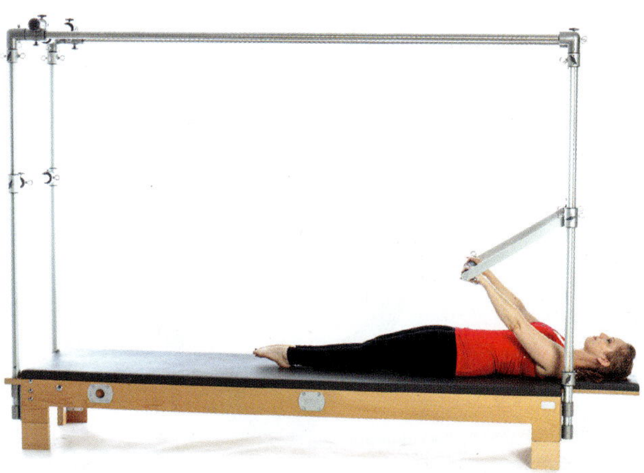

준비자세. 천장을 바라보고 누워 다리를 곧게 펴고 머리는 캐딜락의 헤드레스트 가장자리 너머로 위치합니다(캐딜락에 헤드레스트가 없다면 캐딜락 뒤에 쿠션이 있는 의자를 둡니다). 정확한 몸의 위치는 몸을 바로 세워서 앉아야 합니다. 연습을 하면서 어디에 몸을 두어야 하는지 알 수 있게 되며 조금씩 조정하면 됩니다. 팔을 곧게 펴서 푸쉬-쓰루바를 잡습니다.

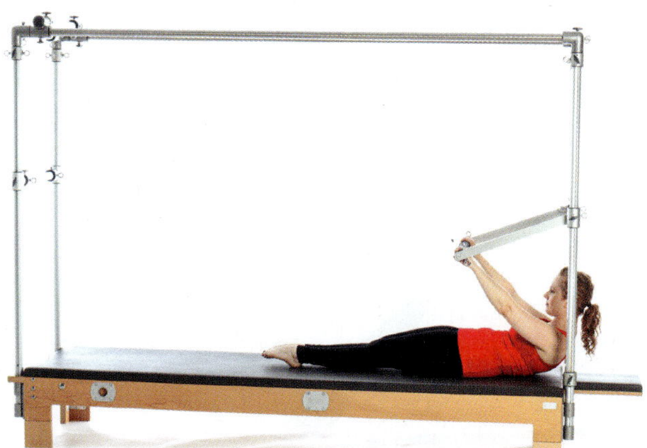

들이쉬기. 머리, 어깨, 가슴 순서대로 들어올려 척추를 굽힘합니다.

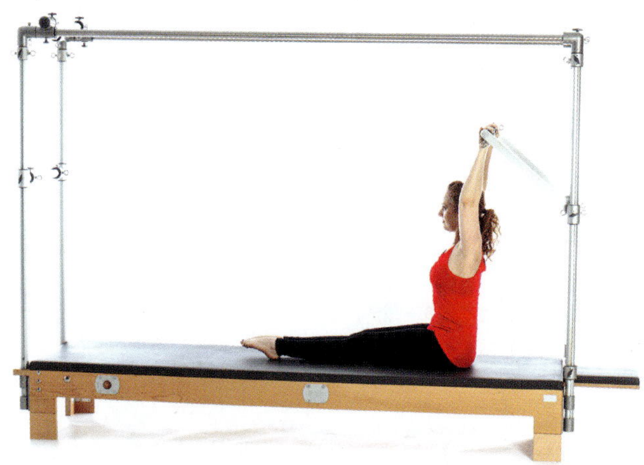

내쉬기. 가능한 c-커브를 유지하면서 척추를 분절해서 올라옵니다. 몸통을 바로 세워 앉고 팔을 머리 위로 뻗어 푸쉬-쓰루바를 밀어 올립니다.

이미지화 하기

건물을 지지하고 있는 기둥처럼 팔로 천장을 밀어 올리고 지탱하는 느낌을 상상합니다. 팔꿈치를 구부릴 때 강한 스프링이 팔꿈치를 측면으로 당긴다고 상상합니다. 팔꿈치가 뒤로 당겨지고 곧게 펴질 때 가상의 스프링이 당기는 힘에 저항하면서 다시 천장으로 밀어내는 모습을 상상합니다.

- 팔을 머리 위로 올려 몸통을 길게 세워 앉은 자세에 도달했을 때 캐딜락 위에 몸과 매트가 수직이 되게 합니다.
- C 커브를 최대한 유지한 후 몸을 곧게 펴 앉습니다.
- 몸통을 바로 세워 앉을 때 안정화를 유지할 수 있도록 배근(Abdominals)과 등 폄근(back extensors)들을 함께 동시수축 합니다.
- 팔꿈치를 구부리며 어깨를 가쪽돌림합니다.

난이도 높이기

스프링을 아래쪽에 걸어서 수행할 수 있습니다.(세이프티 스트랩을 사용하는 것을 기억합니다!) 이런 경우, 스프링이 움직임에 저항하기 때문에 배근, 등 폄근, 팔과 어깨에 난이도가 증가하게 됩니다. 훨씬 더 어려운 동작이기 때문에 캐딜락: 롤업 위드 푸쉬-쓰루바(Cadillac: Roll Up With Push Through Bar)를 먼저 숙지하는 것이 중요합니다.

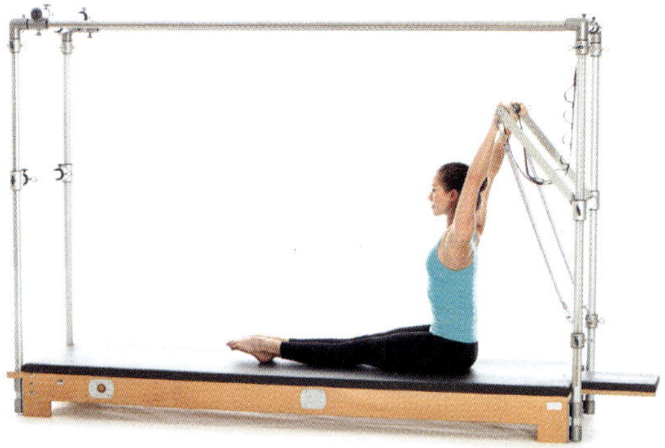

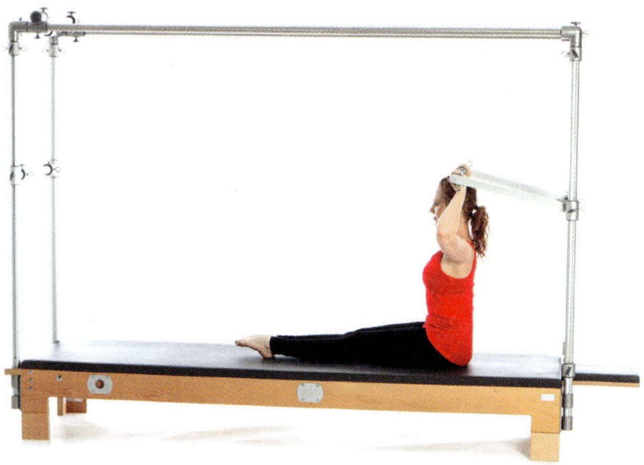

들이쉬기. 팔꿈치를 측면으로 구부려 약간 앞쪽을 향하고 (어깨 가쪽돌림) 어깨뼈를 안정적으로 유지하며 팔꿈치를 곧게 폅니다.

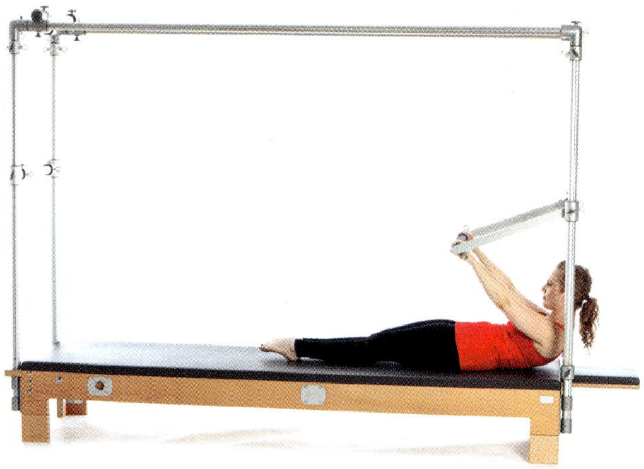

내쉬기. 척추분절을 하며 시작자세로 내려옵니다. 5~10회로 반복합니다.

프로그 / Frog

근육 포커스

- Hip adductors (엉덩관절 모음근)
- Abdominals(배근)
- Back extensors(등 폄근)

목적

- 엉덩관절 모음근과 엉덩관절 폄근의 강화
- 허리골반 안정화 발달

저항
RESISTANCE
약 중 강

캐딜락에서 하는 엉덩관절 운동은 리포머에서 하는 동일한 운동에 비해 몇 가지의 장점이 있습니다. 첫째, 캐딜락에 누워 있을 때 안정감을 더 느낄 수 있습니다. 둘째, 캐딜락의 높이가 리포머에 비해 오르고 내리기에 편합니다. 마지막으로, 두 다리는 각각 다른 스프링을 사용합니다. 다리를 따로 움직이기 때문에 특히 불균형이 있을 때 사용하기 좋습니다.

비록 이 운동은 리포머에서 하는 동작과 비슷하지만 저항의 각도 때문에 근육의 작용이 약간 다릅니다. 넓은 의미에서 엉덩관절 폄근(Hip extensors)에 큰 하중이 가해집니다. 리포머에서는 뒤꿈치가 대각선 방향으로 움직이지만 캐딜락에서는 수평방향으로 움직입니다.

이미지화 하기

리포머: 프로그(Reformer: Frog)에서 사용된 개구리가 점프하는 이미지는 좋은 출발점이 되지만, 캐딜락: 프로그(Cadillac: Frog)는 분명히 다른 느낌을 가지고 있습니다. 다리를 곧게 펴는 동안 발로 벽을 밀어내고 무릎을 구부리는 동안 벽이 다시 탄력적으로 되돌아오는 모습을 상상합니다.

- 동작을 하는 동안 척추의 중립을 유지합니다.
- 수평면을 따라 발을 일정하게 움직입니다.
- 뒤넙다리근(Hamstrings)과 엉덩관절 모음근(Hip adductor)을 활성화하여 움직이기 시작합니다.

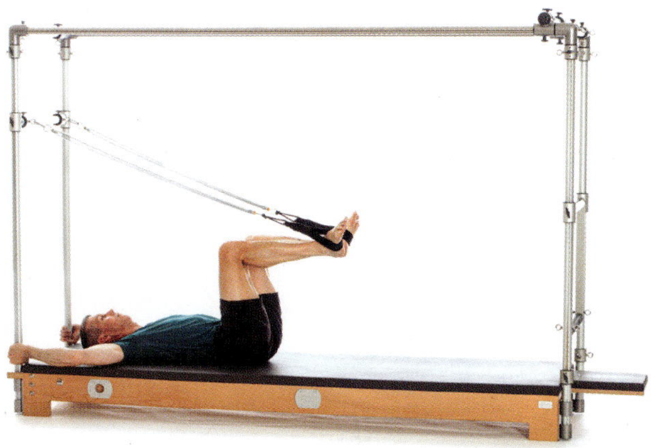

준비자세. 천장을 바라보고 누워 발에 스트랩을 끼워 발등굽힘을 하고 V 모양으로 만듭니다. 양손으로 업라이트 바를 잡고 팔은 "만세" 자세로 만들며 어깨의 긴장을 풉니다.

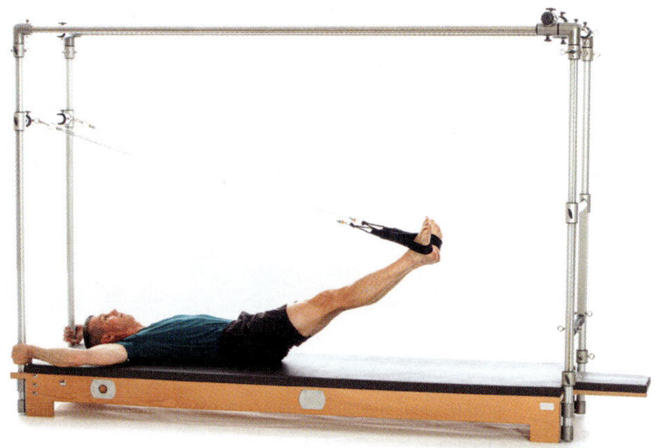

내쉬기. 무릎을 펴면서 뒤꿈치를 서로 밀어냅니다.

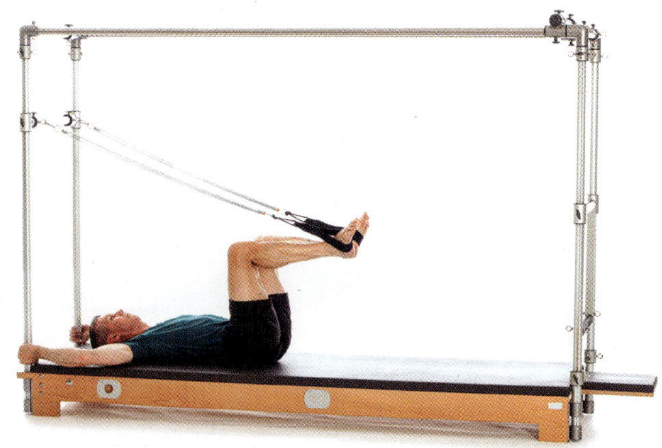

들이쉬기. 무릎을 구부립니다. 시작자세로 돌아옵니다. 10회 반복합니다.

힙 써클 / Hip Circle

리포머의 엉덩관절 운동과 마찬가지로 이 운동은 엉덩관절의 분리와 운동성을 강조합니다. 그러나, 캐딜락에서는 저항각도로 인해 엉덩관절 모음근(Hip adductor)에서 뒤넙다리근(Hamstrings)으로 강조되는 부분이 바뀝니다. 또한 캐딜락: 프로그(Cadillac: Frog)와 같이 각 다리에 개별 스프링을 사용해 독립적인 움직임이 가능하므로 리포머에서 우세한 다리가 더 많이 사용되는 부분을 보완할 수 있습니다.

이미지화 하기

리포머와 마찬가지로 공중에 근접한 두 개의 반원(또는 D 모양)을 그리고, 조절 능력이 향상되면 크기를 늘립니다. 다리를 내려 캐딜락의 중앙으로 움직일 때 두 다리를 서로 누르며 엉덩관절 모음근을 강조하기도 하고 큰 공이나 풍선을 아래로 누르는 모습을 상상합니다.

- 엉덩관절 분리를 최대화합니다.
- 엉덩관절의 가쪽돌림을 유지합니다.
- 편안하게 조절할 수 있는 범위에서 움직이며 원의 크기를 유지합니다.

근육 포커스

- Hamstrings(뒤넙다리근)
- Hip adductors (엉덩관절 모음근)
- Abdominals(배근)
- Back extensors(등 폄근)

목적

- 엉덩관절 폄근 강화
- 엉덩관절 모음근 조절력 향상
- 허리골반 안정화 발달
- 고관절 분리 사용

저항 RESISTANCE

약 중 강

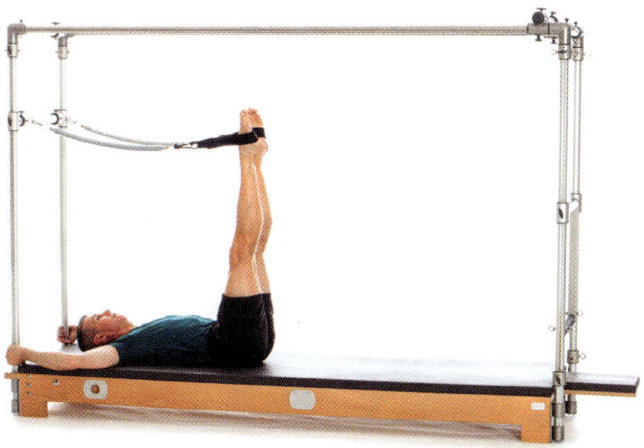

준비자세. 천장을 바라보고 누운 자세에서 스트랩에 발을 끼워 다리를 모아 매트와 수직으로(또는 가능한 가깝게) 뻗습니다. 엉덩관절은 가쪽돌림을 하고 발은 발바닥굽힘을 합니다. 양손으로 업라이트 바를 잡고 팔은 "만세" 자세로 만들며 어깨의 긴장을 풉니다.

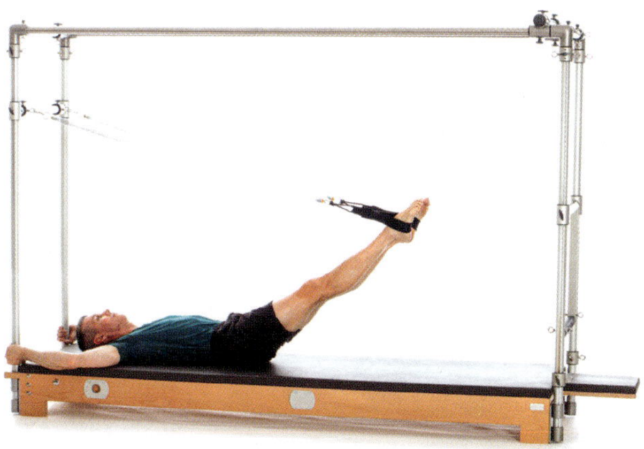

내쉬기. 엉덩관절을 펴고 다리를 서로 밀어내며 중앙으로 내립니다.

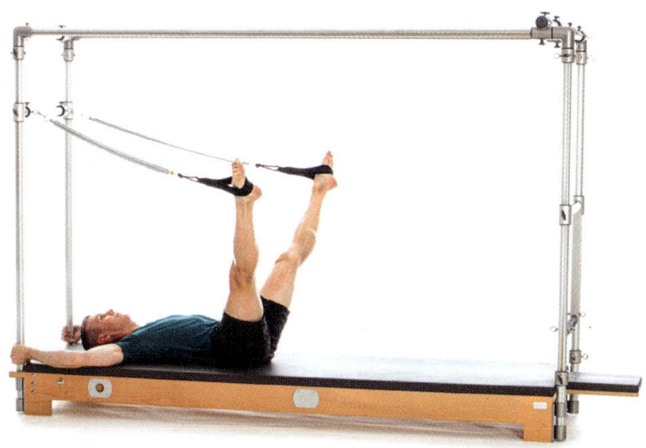

들이쉬기. 다리를 벌려 원을 그리고 다시 모아 시작자세로 돌아갑니다. 5~10회 반복 후 반대 방향으로 진행합니다.

중급 /INTERMEDIATE

워킹 / Walking

근육 포커스

- Hamstrings(뒤넙다리근)
- Abdominals(배근)
- Back extensors(등 폄근)

목적

- 뒤넙다리근 스트레치 증진
- 고관절 분리 사용
- 허리골반 안정화 발달

저항
RESISTANCE

약 중 강

워킹운동에서 중요한 부분은 캐딜락의 프로그(Frog)와 힙써클(Hip Circle) 운동에서 엉덩관절 폄근(Hip extensor)과 엉덩관절 모음근(Hip adductors)을 사용했던 것과 달리 엉덩관절 폄근(Hip extensors)만 사용한다는 것입니다. 뒤넙다리근(Hamstrings)의 쓰임에 많은 초점이 맞춰져 있으므로 엉덩관절을 가쪽돌림에서 평행으로 바꾸어 진행합니다. 평행한 다리는 더 균형잡힌 뒤넙다리근 사용을 도와줍니다.

두 가지의 움직임이 동시에 발생합니다. 첫 번째는 두 다리가 서로 작은 범위로 연속적으로 교차되는 움직임입니다. 두 번째는 두 다리를 매트를 향해 내린 후 수직 위치로(엉덩관절의 90°) 올라가는 움직임입니다. 두 가지 유형의 움직임이 특별히 어려운 것은 아니지만, 두 개의 움직임을 동시에 수행하려면 큰 협응력이 필요하며 상당히 어려울 수 있습니다. 다리를 끊임없이 작고, 힘차게 물장구치듯이 움직이는 동시에 매트를 향해 내리고 천장으로 향해 수직으로 올립니다.

이미지화 하기

저는 이 동작을 걷는 것으로 생각하기보다는 수영의 자유형처럼 펄럭이는 발차기를 떠올리는 것을 선호합니다. 움직임은 작고 힘차지만 조절되어야 합니다.

- 다리를 교차할 때 작은 움직임을 유지합니다.
- 스프링의 장력을 유지합니다.
- 안정적인 골반을 유지합니다.

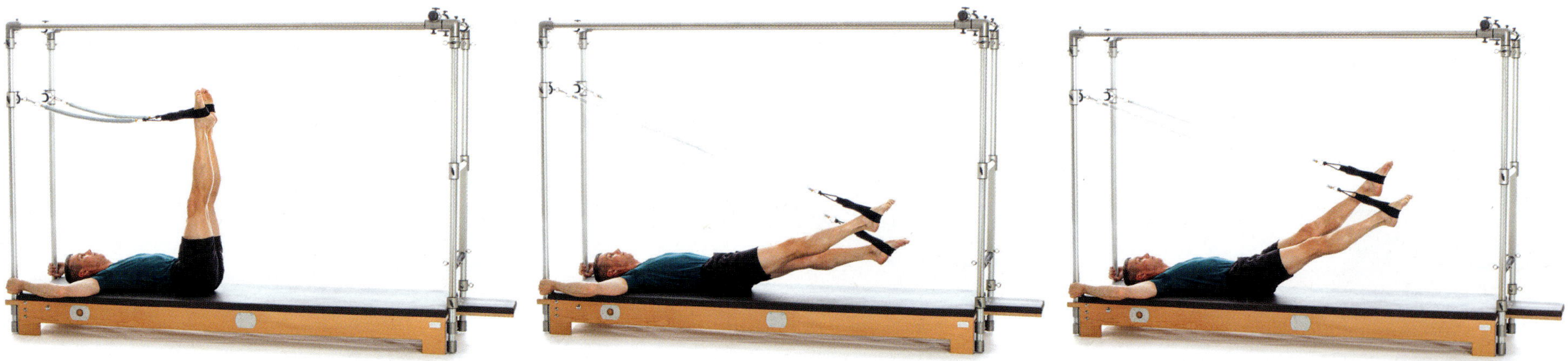

준비자세. 천장을 바라보고 누워 발은 스트랩에 끼워 발바닥굽힘을 하고 다리를 모아 매트와 수직으로(또는 가능한 가깝게) 뻗습니다. 양손으로 업라이트 바를 잡고 팔은 "만세" 자세로 만들며 어깨의 긴장을 풉니다.

내쉬기. 다리를 교차하며 작게 가위질을 하듯이 움직이는 동안 엉덩관절이 펴지며 다리를 매트로 내립니다. 5번의 가위질 움직임을 하면서 내려옵니다.

들이쉬기. 스프링의 저항을 유지하면서 작게 가위질을 하듯이 움직이며 엉덩관절을 굽혀 다리를 매트와 수직이 될 때까지 위쪽으로 들어 올립니다. 5번의 가위질 움직임을 하면서 올라갑니다. 시작자세로 돌아갑니다. 10회 반복합니다.

바이시클 / Bicycle

중급 /INTERMEDIATE

근육 포커스

- Hamstrings(뒤넙다리근)
- Abdominals(배근)
- Back extensors(등 폄근)

목적

- 엉덩관절 폄근 강화
- 엉덩관절 분리 사용
- 허리골반 안정화 발달
- 협응력 향상

저항
RESISTANCE
약 중 강

이 운동은 협응력이 필요하기 때문에 어려울 수 있습니다. 다리로 크게 자전거를 타는 움직임을 만드는데 초점을 맞춥니다. 움직임은 길어지는 느낌을 느끼는 동시에 부드러워야 합니다. 엉덩관절 폄근(Hip extensor)들을 동작의 처음부터 끝까지 사용해야 합니다. 다리를 평행으로 유지하고 매트 쪽으로 누르는 다리의 무릎을 미세하게 구부립니다. 무릎을 미세하게 구부려 무릎 굽힘근(Knee flexors)과 엉덩관절 폄근의 역할을 하는 뒤넙다리근(Hamstrings)의 강한 수축을 촉진합니다.

엉덩관절과 무릎관절이 크게 움직이는 동안 골반은 고정되어야 하며 다리가 편하게 움직일 수 있는 안정적인 기반이 됩니다.

이미지화 하기

저는 종종 앞바퀴는 크고 뒷바퀴가 작은 오래된 자전거의 이미지를 연상합니다. 작은 바퀴(골반)는 자전거를 안정시키고, 큰 바퀴(다리)는 자전거를 움직입니다.

- O 한 다리가 매트에 가깝고 반대 다리는 수직으로 두며 L 자세를 만든 후 다리를 교차합니다.
- O 골반의 안정성과 스프링의 장력을 유지합니다.
- O 부드럽게 이어지는 움직임을 유지합니다.

난이도 높이기

움직임에 익숙해지면 반대방향으로 할 수 있습니다. 방향을 바꾸면 근육 작용이 바뀌고 협응력이 상당히 필요하며 본질적으로 다른 운동이 됩니다. 엉덩관절 폄근이 편심성으로 수축하기 때문에 엉덩관절 폄근을 강화한다는 느낌보다는 엉덩관절의 스트레치를 느낄 수 있는 동작 중 하나입니다.

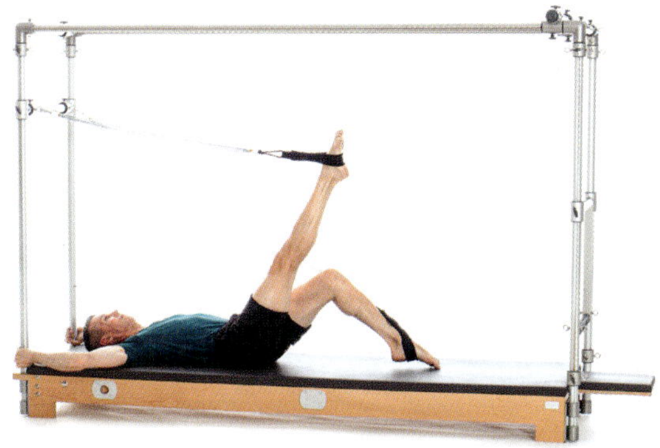

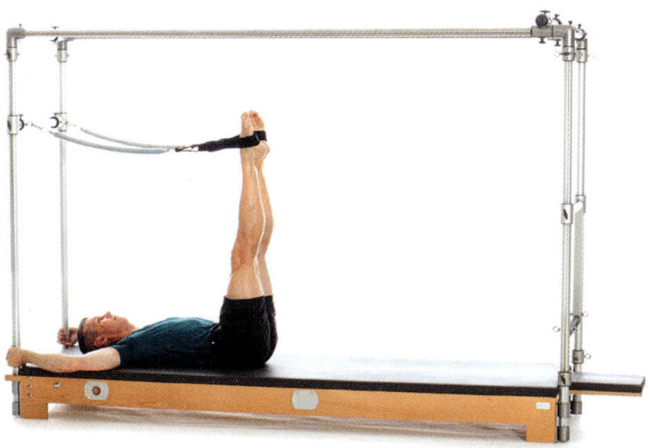

준비자세. 천장을 바라보고 누워 발은 스트랩에 끼워 발바닥굽힘을 합니다. 다리를 평행으로 모아 매트와 수직으로 곧게 뻗습니다. 양손으로 업라이트 바를 잡고 팔은 "만세" 자세로 만들며 어깨의 긴장을 풉니다.

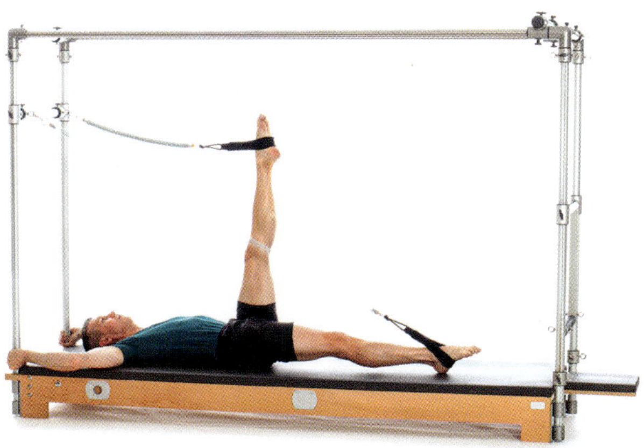

내쉬기. 한쪽 다리를 길게 뻗어 매트 방향으로 눌러 내립니다.

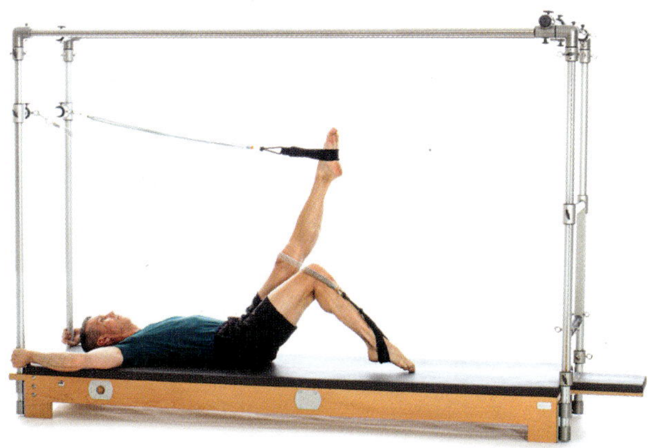

들이쉬기. 발가락으로 매트를 쓸거나 매트 바로 위로 미끄러지듯이 길게 뻗은 다리를 구부려 가슴 쪽으로 가져온 후 천장을 향해 뻗습니다. 동시에 반대쪽 다리를 매트를 향해 내립니다. 양쪽 스프링의 장력을 유지합니다. 10회 반복합니다.

몽키 / Monkey

근육 포커스

- Abdominals(배근)
- Back extensors(등 폄근)
- Hamstrings(뒤넙다리근)

목적

- 복부와 등 폄근의 조절력 향상
- 척추 가동성 향상
- 뒤넙다리근과 종아리의 유연성 향상

저항
RESISTANCE
약 중 강

이 운동은 척추분절 움직임과 뒤넙다리근(Hamstrings)의 유연성에 초점을 맞춘 운동으로 캐딜락: 타워(Cadillac: Tower) 운동 전에 선행하기 좋은 동작입니다. 또한 모든 기구, 특히 운다체어(7장)에서 몸을 구부리는 많은 동작에서 사용되는 깊은 파이크 자세(pike position)를 만들 수 있습니다. "파이크 자세"는 허리 높이에서 몸통이 허벅지 위로 접혀진 상태를 포괄적으로 묘사하는데 사용되는 용어입니다. 몸이 접힌 상태에서 몸통이 구부러진 운동이나 자세가 있는 반면, 몽키와 같은 다른 운동에서는 등을 펴기도 합니다.

배근(Abdominals)을 사용하여 척추를 굽힘한 다음 등 폄근(Back extensors)을 사용하여 척추의 폄을 만듭니다. 굽힘에서 폄근의 자세 변화는 뒤넙다리근(Hamstrings)을 더 많이 스트레치하는데 도움이 됩니다. 팔은 막대기처럼 몸통과 푸쉬-쓰루바를 연결하여 지지하는 역할만 합니다.

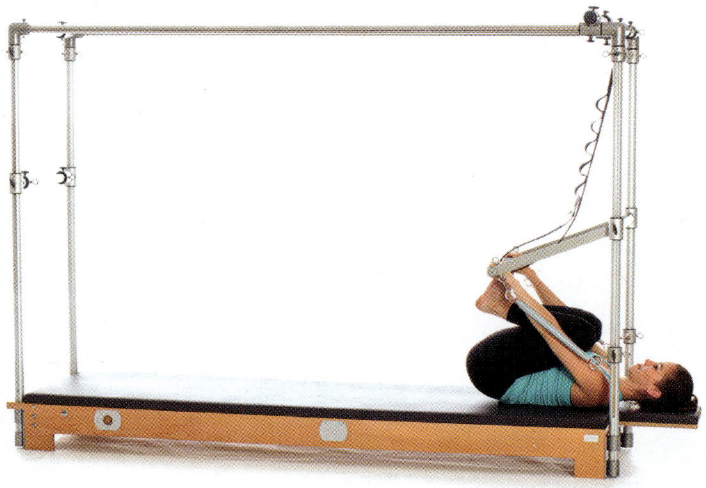

준비자세. 머리를 헤드레스트에 두고 천장을 바라보고 눕습니다.(캐딜락에 헤드레스트가 없다면 캐딜락 뒤에 쿠션이 있는 의자를 놓습니다.) 발은 발바닥굽힘을 만들어 발가락을 바에 올리고 엉덩이는 대략 발 아래에 있도록 하며 몸의 위치는 신장에 따라 다를 수 있습니다. 어깨너비로 손을 벌려 바를 잡습니다. 엉치뼈는 매트에(또는 가능한 한 가깝게) 고정합니다.

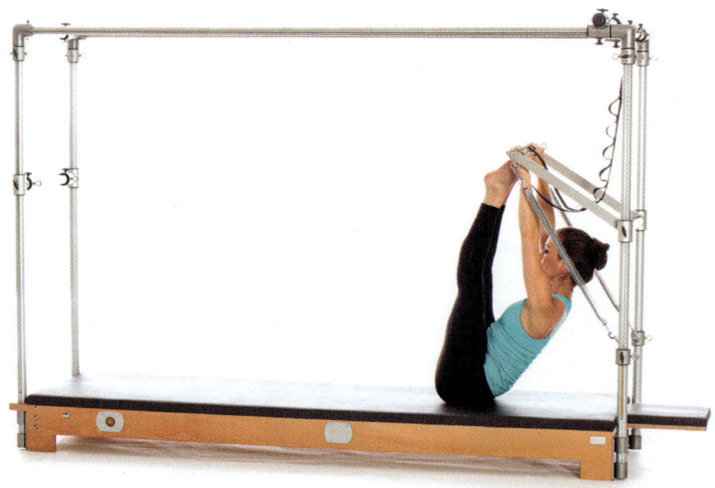

내쉬기. 척추를 분절해서 올라와 파이크 자세를 만들며 무릎을 곧게 펴고 발바닥굽힘을 유지합니다.

이미지화 하기

몸을 파이크 자세(pike position)로 완전히 구부리는 구간은 다이버의 몸이 공중에서 파이크 자세로 완벽하게 접히는 모습을 연상합니다. 물론 다이버처럼 가슴이 허벅지에 가깝게 유지되지는 않지만 이 역동적인 이미지가 올바른 근육의 사용과 움직임을 만들어내며 결국 비슷한 자세를 만드는 모든 운동에서 사용하여 단단한 기반을 만들 수 있도록 합니다.

- 배근을 활성화하여 몸통을 들어 올려 굽힙니다.
- 척추를 분절하여 오르내릴 때 발바닥굽힘을 유지합니다.
- 발등굽힘을 할 때 다리와 등을 편평하게 유지합니다.
- 어깨의 긴장을 풀고 어깨뼈의 안정성을 유지합니다.

〈변형동작〉

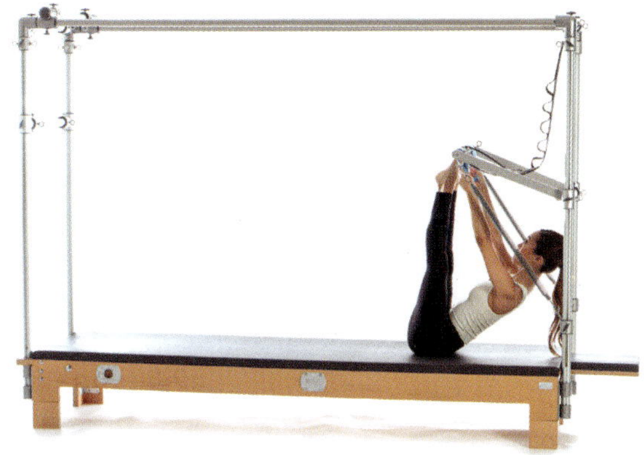

몽키의 문제점 중 하나는 체형으로 인해 동작이 어려울 수 있다는 점입니다. 팔이 짧은 사람들, 특히 긴 몸통과 다리를 동반한다면 바에 손이 닿지 않기 때문에 동작을 하는게 거의 불가능하다는 것을 알게 될 것입니다. 체형과 더불어 유연성이 부족하다면 이 동작을 하는데 어려움이 있습니다.

이런 문제를 해결하는데 도움이 되도록 핸드타월이나 스트랩으로 푸쉬-쓰루바를 양쪽에 하나씩 감아 바가 아닌 수건이나 스트랩을 잡습니다. 동작의 순서와 모든 방법은 동일합니다.

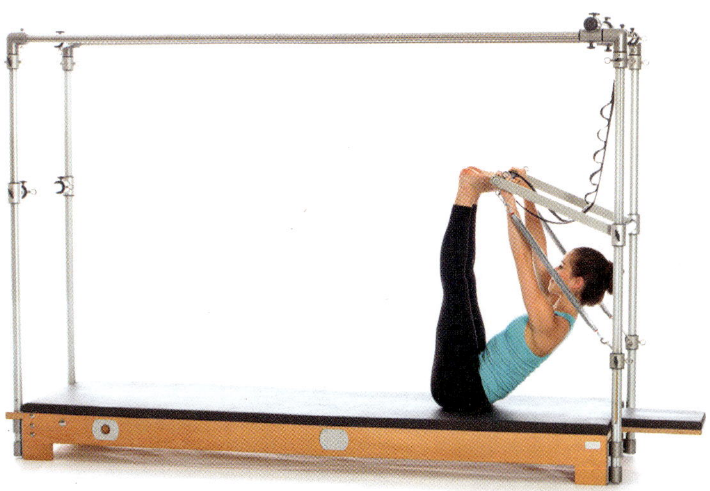

들이쉬기. 파이크 자세를 유지하며 양발을 발등굽힘과 발바닥굽힘을 하고 어깨는 이완된 상태로 유지합니다.

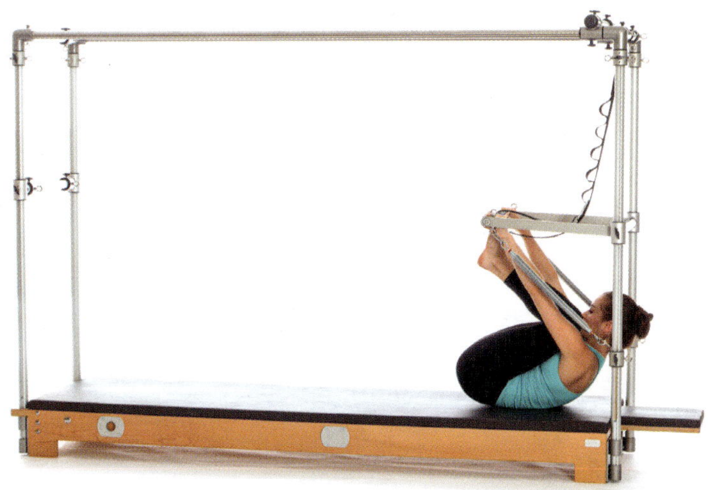

내쉬기. 무릎을 구부려 분절하며 내려옵니다. 시작자세로 돌아갑니다. 10회 반복합니다.

중급 /INTERMEDIATE

타워 / Tower

근육 포커스

- Abdominals(배근)
- Hamstrings(뒤넙다리근)
- Back extensors(등 폄근)

목적

- 복부와 등 폄근의 조절력 향상
- 뒤넙다리근과 허리 폄근의 유연성 향상
- 척추분절 향상

저항
RESISTANCE

약 중 강

이 운동은 척추분절 움직임 및 등과 뒤넙다리근(Hamstrings)의 유연성도 다룹니다. 즐거운 운동이지만 척추에 가해지는 하중 때문에 조심스럽게 수행해야 합니다. 척추, 특히 목뼈 부위에 가해지는 압력을 완화하는데 도움이 되도록 곧게 뻗은 팔로 업라이트 바를 능동적으로 밀어내는 것이 중요합니다. 등 폄근(Back extensors)과 배근(Abdominals)의 활성화는 몸통을 지지합니다. 특히 어깨 위로 분절해서 올라갔을 때 등 폄근과 배근의 활성화가 중요합니다. 동시에 다리가 가장 높은 위치에서 무릎을 구부릴 때에도 엉덩관절 폄근의 활성화를 유지합니다. 이 모든 작용은 척추에 과도한 압력이 가해지거나 등과 목이 바닥으로 가라앉는 것을 보완합니다. 특히, 마지막 구간에서 발을 발등굽힘을 하는 동안 뒤넙다리근(Hamstrings)과 종아리 근육이 가장 크게 스트레치 됩니다. 척추를 분절해서 내려올 때 등 폄근과 엉덩관절 폄근(Hip extensors)의 편심수축에 초점을 맞추고 동작을 반복할 때마다 엉치뼈를 매트(또는 가능한 가깝게)에 고정하도록 합니다.

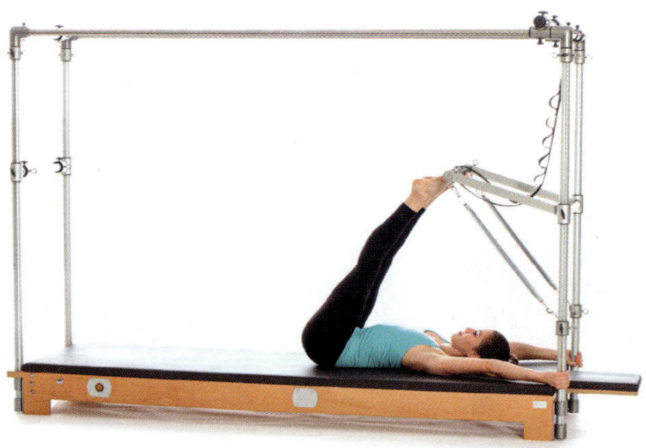

준비자세. 천장을 바라보고 누워 팔을 머리 위로 곧게 뻗어 업라이트 바를 잡습니다. 발가락을 푸쉬-쓰루바에 올려 발은 발바닥굽힘을 하고 다리는 평행으로 곧게 뻗습니다.

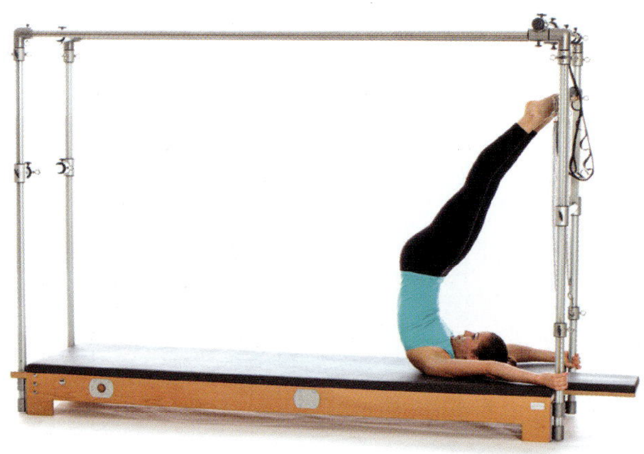

내쉬기. 척추를 분절하며 어깨 위로 올라갑니다.

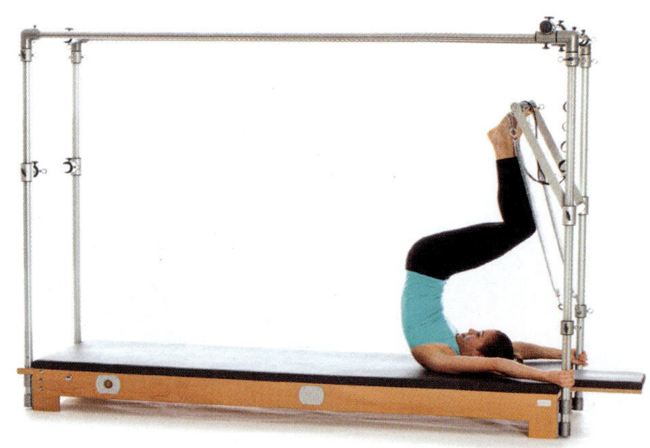

들이쉬기. 엉덩관절 폄근의 활성화를 유지하며 무릎을 구부리고 폅니다.

이미지화 하기

아코디언을 길게 열었다가 다시 닫는 이미지로 운동을 하면서 몸이 길어지고, 접히며 다시 길어지는 리듬을 얻을 수 있습니다. 물리적인 자세는 아코디언과 명확히 다르지만, 움직임에서 보이는 역동성은 비슷합니다.

- 배근(Abdominals)을 활성화하여 척추분절을 시작하고 깊은 척추 굽힘을 만듭니다.
- 어깨 위로 올라갈 때 엉덩관절 폄근(Hip extensors)과 등 폄근(Back extensors)을 함께 사용할 수 있도록 합니다.
- 다리가 위로 올라갔을 때(90°보다 적게) 무릎을 조심히 구부려 척추와 어깨가 바닥으로 가라앉지 않게 합니다.

〈변형동작〉

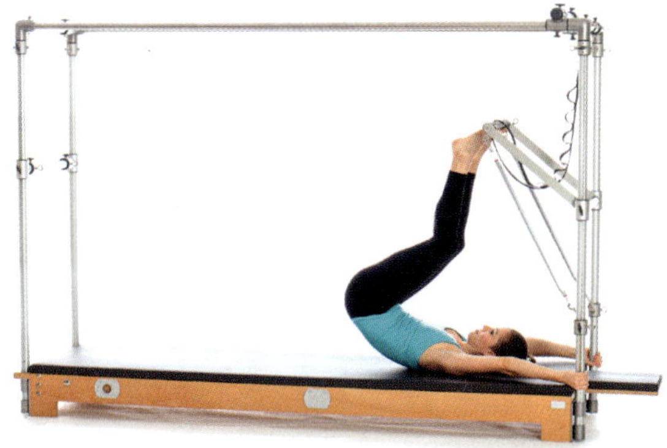

변형동작은 캐딜락의 타워(Tower)와 같은 위치에서 시작하지만, 척추를 분절하면서 올라가는 동시에 무릎을 구부립니다. 가장 높은 지점에 도달하면 캐달락의 타워운동에서 무릎을 구부려 가장 높게 있는 자세와 본질적으로 같은 자세입니다. 무릎을 구부릴 때 척추에 가해지는 압력을 완화하기 위해서는 엉덩관절 폄근과 등 폄근을 사용하는 것이 매우 중요합니다.
몸이 가장 높은 위치에서 척추를 분절해서 매트로 내려오면서 다리를 곧게 폅니다. 바닥으로 내려오면 캐딜락의 타워운동에서처럼 발을 발등굽힘과 발바닥굽힘을 합니다. 이 방식은 몸이 둥글게 말리는 만족스런 원형의 느낌을 받을 수 있습니다!

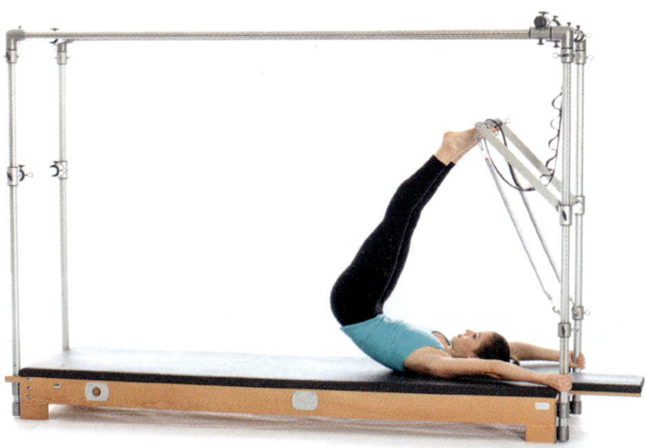

내쉬기. 척추를 분절해서 시작자세로 돌아오면서 마지막 구간에서 엉치뼈를 고정합니다.

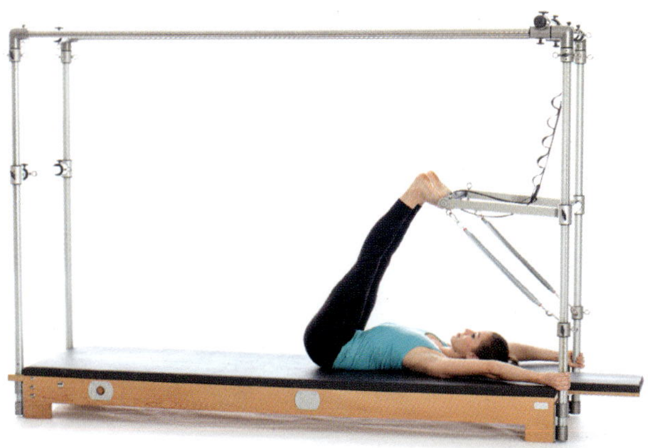

들이쉬기. 발은 발등굽힘과 발바닥굽힘을 하고 시작자세로 돌아갑니다. 5회 반복합니다.

캐딜락

전신통합(FBI) I /Full Body Integration

중급 /INTERMEDIATE

근육 포커스

- Abdominals(배근)
- Back extensors(등 펌근)
- Shoulder extensors (어깨 펌근)

목적

- 배근, 등 펌근, 어깨 펌근의 조절력 향상
- 뒤넙다리근 유연성 증진

저항 RESISTANCE

약 중 강

푸쉬-쓰루—싯팅 포워드 / Push Through—Sitting Forward

이 운동은 척추 굽힘에서 폄으로 그리고 폄에서 굽힘으로 변하는 몸통의 움직임을 보여줍니다. 필라테스의 많은 운동에서 보여지는 근육 활성화 패턴인 어깨의 폄과 척추의 굽힘이 함께 일어납니다. 마지막으로 푸쉬-쓰루바를 사용하여 척추를 펴면서 뒤넙다리근(Hamstrings)이 스트레치된다는 장점이 있기 때문에 모든 의미에서 전신통합 운동입니다.

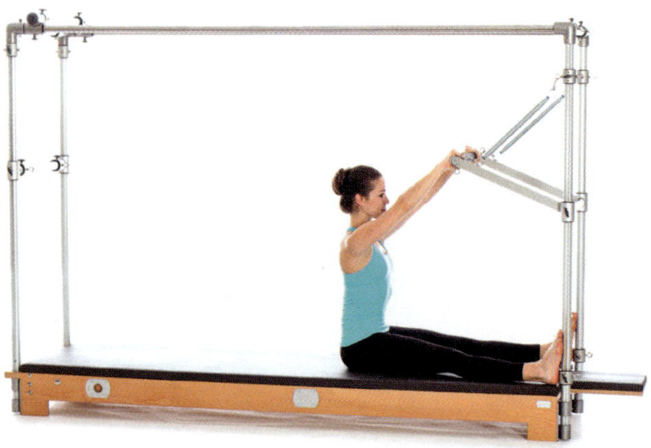

준비자세. 푸쉬-쓰루바를 마주보고 몸을 바로 세워 앉아 발로 기둥을 누릅니다. 팔을 어깨너비로 곧게 뻗어 바를 잡습니다.

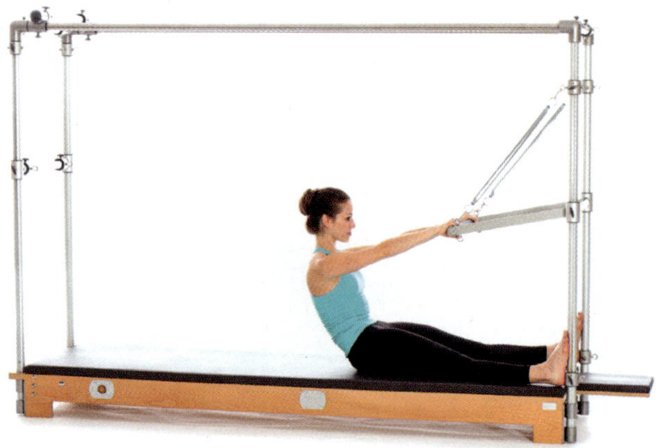

내쉬기. 몸통을 둥글게 만들며 골반을 아래로 굴려 뒤쪽 기울임으로 만듭니다. 푸쉬-쓰루바를 아래로 밀고 앞으로 뻗어 몸이 다리 위로 길게 뻗어집니다.

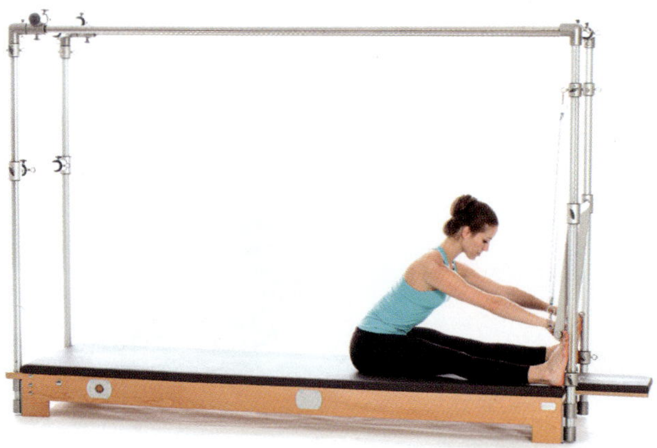

들이쉬기. 척추를 펴면서 대각선으로 등을 편평하게 만듭니다.

이미지화 하기

푸쉬-쓰루바를 이용하여 몸통을 조절하며 앞·뒤로 움직이는 모습은 보트에서 노를 젓는 모습을 떠올리게 합니다.

- 팔을 곧게 폅니다.
- 몸통의 움직임과 팔의 움직임을 분리합니다.
- 업라이트 바를 뒤꿈치로 누르는 힘을 유지합니다.
- 척추를 굽힘하는 동안 골반을 아래로 굴려 골반의 뒤쪽 기울기를 강조합니다.

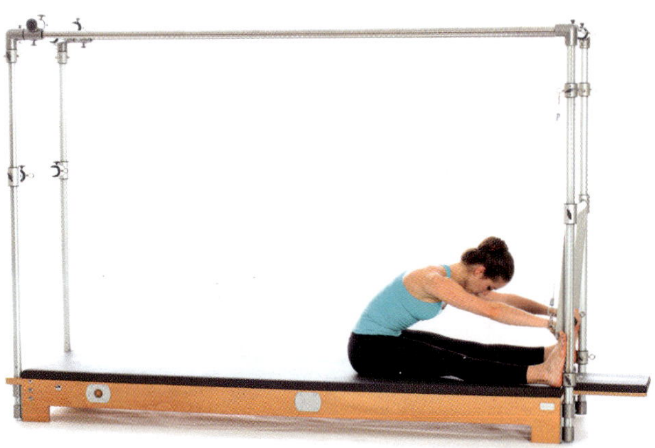

내쉬기. 척추를 뒤로 당겨 척추 굽힘을 만든 다음 뒤로 기울입니다. 몸통의 굽힘을 유지하면서 푸쉬-쓰루바를 조절하며 앞 · 뒤로 가져옵니다.

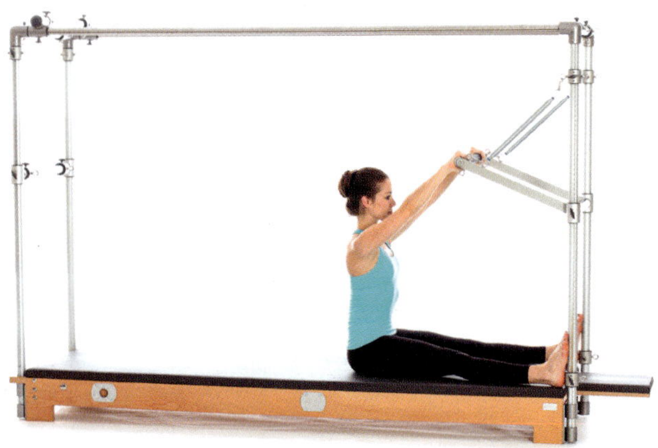

들이쉬기. 척추를 펴서 몸통을 세워 앉습니다. 시작자세로 돌아갑니다. 5회 반복합니다.

캐딜락

전신통합(FBI) I
/Full Body Integration

중급 /INTERMEDIATE

근육 포커스

- Abdominals(배근)
- Back extensors(등 펌근)
- Shoulder extensors (어깨 폄근)

목적

- 척추분절 향상
- 어깨뼈와 몸통 안정성의 증진

저항
RESISTANCE

약 중 강

캣 스트레치 / Cat Stretch

저는 행복하고 싶을 때 이 운동을 합니다. 왜냐하면 느낌이 매우 좋기 때문입니다! 캐딜락: 캣 스트레치(Cadillac: Cat Stretch)는 몸통을 바로 세운 자세와 앞으로 기울인 자세 모두에서 척추의 정렬을 강화합니다. 캣 스트레치는 몸통 안정성뿐 아니라 어깨의 안정성도 필요합니다.

시작할 때 척추를 분절해서 내려가고 마지막 동작에서는 척추를 분절해서 올라오며 몸은 가능한 수직선에 가깝게 유지합니다.

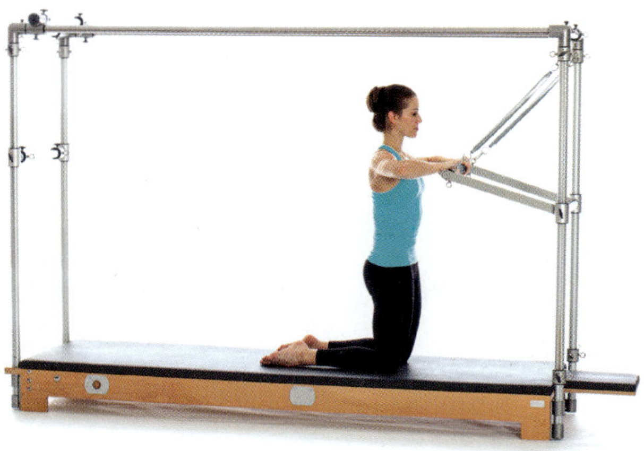

준비자세. 푸쉬-쓰루바를 향해 반 무릎 자세로 앉습니다. 손은 어깨너비로 바를 잡고 팔꿈치가 옆을 향하게 구부립니다.

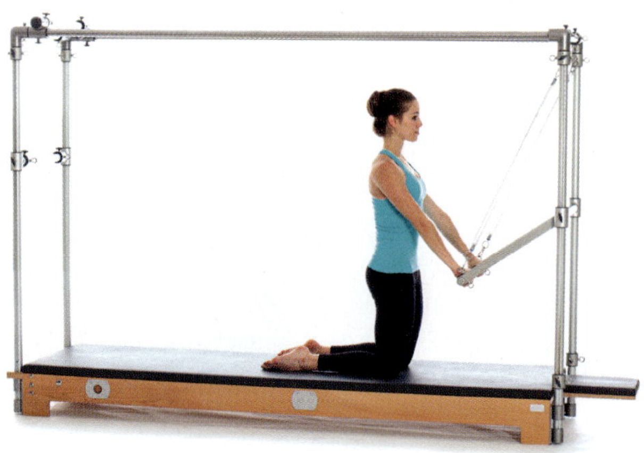

들이쉬기. 팔꿈치를 곧게 펴면서 팔을 아래로 누릅니다.

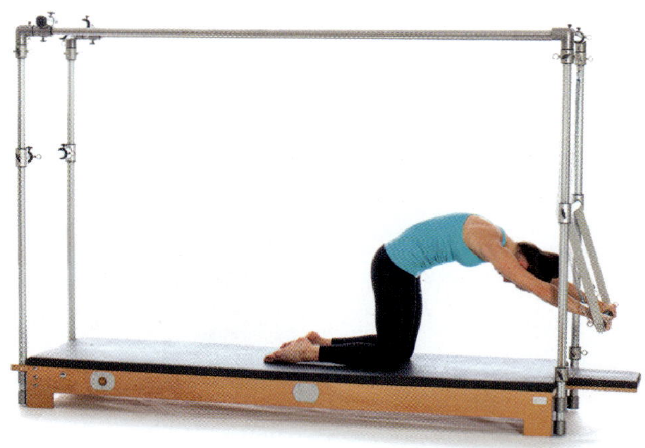

내쉬기. 척추를 분절하며 아래로 내려갑니다.

이미지화 하기

이름이 모든 것을 나타내듯이 고양이처럼 스트레치합니다! 고양이는 완벽한 척추분절과 훌륭한 스트레칭의 좋은 예시를 보여줍니다. 고양이가 스트레치하는 이미지를 연상하는 것이 도움이 됩니다. 이때 큰 범위에서 움직이는 것도 중요하지만, 조절과 정렬을 유지하는 것이 중요합니다.

- 동작을 하는 모든 구간에서 복부의 활성화를 유지합니다.
- 갈비뼈가 앞으로 나오는 형태를 피하며 특히, 몸을 앞으로 기울이는 자세에서 조심합니다.
- 어깨뼈의 안정성을 유지하며 특히, 몸을 앞으로 기울이는 자세에서 더 안정적으로 유지하려 노력합니다.
- 움직임의 초반과 몸을 앞으로 기울이는 동안 척추의 중립위치로 정렬합니다.

난이도 높이기

몸통을 앞으로 기울여 바닥과 평행한 상태를 만들었을 때 안전하고 안정감 있게 느껴진다면 몸통을 매트 아래쪽으로 눌러 어깨 굽힘을 만들고 가슴이 펴지도록 더 스트레칭합니다. 스트레치를 하는 동안 척추의 중립을(또는 가능한 가깝게) 유지합니다. 캣 스트레치 기본동작에 능숙해진 후 변형동작을 하는 것이 중요합니다.

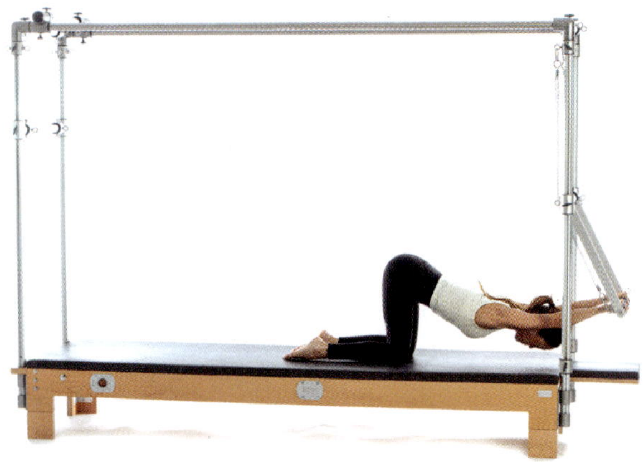

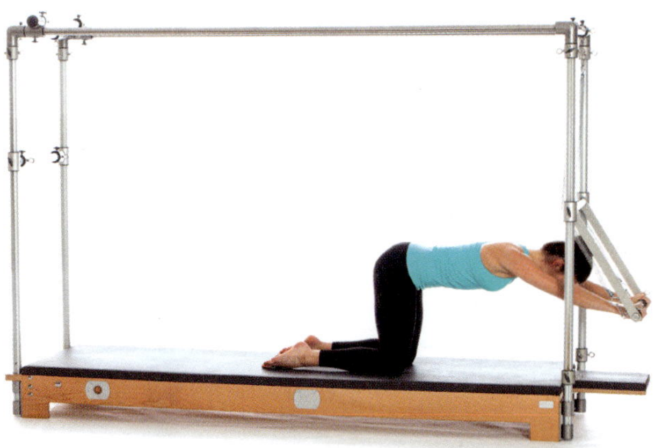

들이쉬기. 몸통을 척추의 중립자세까지 펴 바닥과 평행을 이룹니다. 몸통과 어깨뼈의 안정성을 유지합니다.

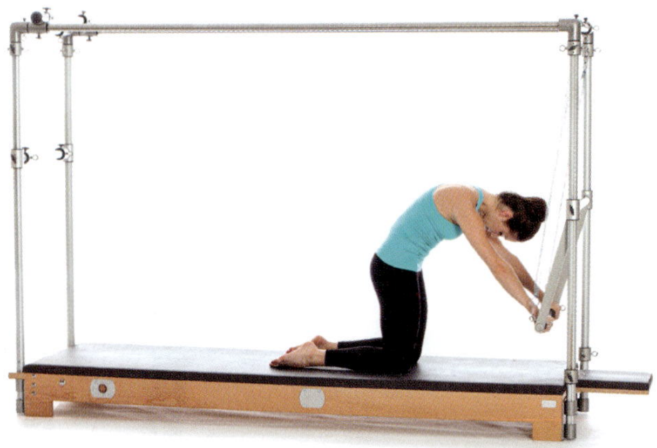

내쉬기. 등을 척추 굽힘이 되도록 당기며 척추를 분절해서 몸통을 바로 세운 자세로 돌아갑니다. 팔꿈치를 구부려 팔을 올립니다. 시작자세로 돌아갑니다. 5회 반복합니다.

캐딜락

팔 운동 /Arm Work

중급 /INTERMEDIATE

근육 포커스

- Shoulder extensors (어깨 폄근)
- Triceps(위팔세갈래근)
- Abdominals(배근)
- Back extensors(등 폄근)

목적

- 어깨 폄근과 팔꿈치 폄근의 강화
- 몸통 안정화 발달

서항
RESISTANCE

약 중 강

체스트 익스팬션—스탠딩 / Chest Expansion—Standing

클래식 필라테스에서 서 있는 자세로 운동을 하는 동작은 상대적으로 적은 편입니다. 그렇기 때문에 전반적으로 프로그램에 서 있는 자세에서 하는 운동들을 모두 포함하여 활용해야 합니다. 팔과 어깨의 힘, 유연성과 조절력을 키우며 코어 힘, 그리고 좋은 자세와 정렬이 필요한 서서 하는 팔 운동들이 이 그룹에 포함됩니다. 이러한 운동을 불안정한 표면에서 진행하여 난이도를 높이고 균형능력을 발달시키기 위해 발란스 보드나 로테이션 디스크 위에 서서 또는 한 다리로 서서 운동을 할 수 있습니다.

캐딜락과 몸 사이의 거리가 매우 중요합니다. 더 멀리 서 있을수록 장력은 더 커지고 가까이 서 있을수록 장력은 약해집니다. 상황과 목적에 맞춰 조정합니다.

이미지화 하기

저는 정수리가 위로 떠오르며 몸이 안정적으로 서 있는 모습을 상상하는 것을 좋아합니다. 팔을 당길 때마다 펌프가 몸을 부풀리는 것처럼 척추는 더 곧게 펴집니다.

- 손가락 끝이 바닥에 닿을 것처럼 손을 아래로 길게 뻗습니다. 이때 손은 주먹을 쥐거나 펴 합니다.
- 어깨뼈와 몸통의 안정성을 유지합니다.
- 올바른 자세와 정렬을 설정합니다.
- 천천히 조심스럽게 움직이며 스프링의 장력을 유지합니다. 특히 돌아올 때 편심성 수축에 집중합니다.
- 어깨 폄을 하며 상부 등 폄근의 활성화를 증가시킵니다.
- 팔을 완전히 곧게 뻗고 위팔세갈래근을 활성화한 후 반복합니다.

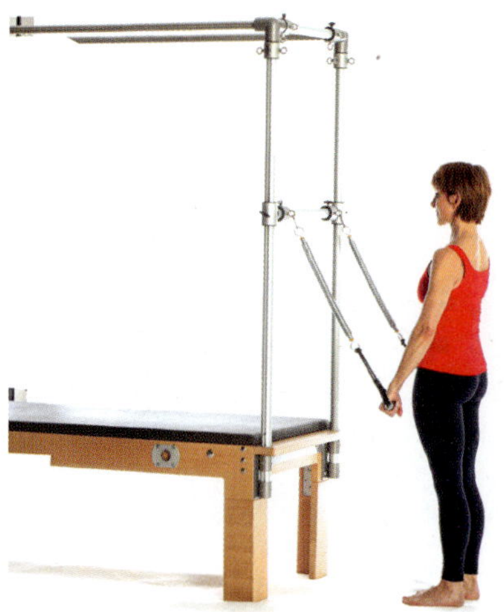

준비자세. 캐딜락에서 24인치(60cm) 정도 떨어져 크로스바가 눈높이에 오도록 기구를 바라보고 서서 준비합니다. 손바닥이 뒤로 향하게 핸들을 잡고 스프링의 약한 장력을 유지합니다.

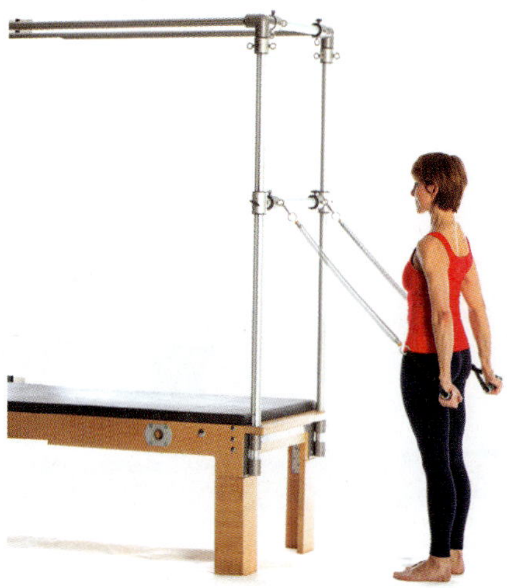

내쉬기. 곧게 세운 정렬을 유지하고 팔을 누르며 어깨 폄을 만듭니다.

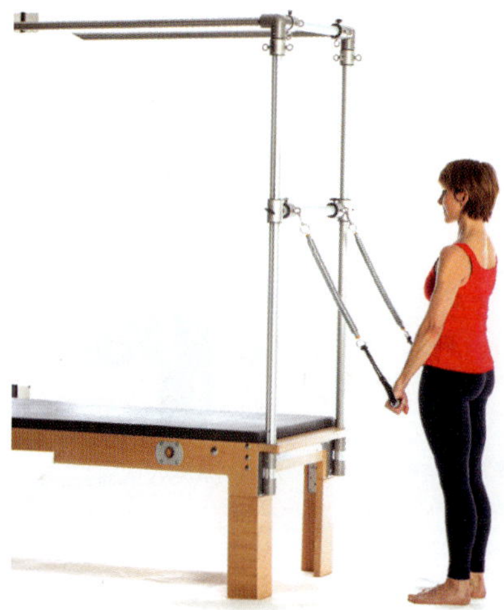

들이쉬기. 팔을 앞으로 가져오며 어깨 굽힘을 만듭니다. 시작자세로 돌아갑니다. 10회 반복합니다.

허그 어 트리—스탠딩 / Hug-a-Tree—Standing

중급 /INTERMEDIATE

근육 포커스

- Pectorals(가슴근)
- Abdominals(배근)

목적

- 어깨 수평 모음근의 근력과 유연성 향상
- 몸통과 어깨뼈의 안정성 증진

저항
RESISTANCE
약 중 강

이 운동은 리포머: 허그 어 트리-싯티드(Hug-a-Tree—Seated)와 암체어: 허그 어 트리(Arm Chair: Hug-a-Tree)와 비슷합니다. 리포머와 암체어에서 하는 운동처럼 몸통의 안정화가 매우 중요합니다. 그러나 서 있는 자세는 균형감각 요소를 더하여 안정화를 이루는데 한 단계 더 힘들게 하고 운동을 기능적이고 어렵게 만듭니다. 그러나 서서하는 운동은 중심을 찾는데 도움이 됩니다.

캐딜락: 가슴펴기-서서(Cadillac: Chest Expansion—Standing) 운동처럼 기구에서 더 멀리 서 있을수록 저항은 더 커집니다. 상황에 맞춰 거리를 적당히 조정합니다. 운동을 하는 동안 몸은 수직선에 맞추어 서 있는 자세지만, 기구의 반대방향을 보고 진행하는 모든 운동들은 좋은 정렬을 그대로 유지하며 몸을 앞으로 기울입니다. 발목 관절에서 발생하는 기울임은 스프링이 뒤로 당기는 힘에 대항할 만큼 충분해야 하지만 스프링에 전적으로 의존하며 지지할 만큼은 아닙니다. ISS의 동원, 특히 배근의 사용은 이상적인 정렬을 유지하는데 필수입니다. ISS의 사용은 이 운동뿐 아니라, 서서 하는 팔 운동 시리즈를 성공적으로 수행하는데 필요한 핵심입니다.

이미지화 하기

날개를 펼치고 있는 큰 새를 상상해봅니다. 팔을 펼쳐 가장 큰 날개의 폭을 만들고 날아가듯 안과 밖으로 우아하게 움직입니다. 우아하고 중심이 잡혀 안정적인 독수리처럼 날아오르고 있다는 느낌만큼 멋진 감각은 찾아볼 수 없을 것입니다.

- 등을 넓히고 어깨를 안정적으로 유지하여 어깨의 수평모음에 집중합니다.
- 팔을 벌리는 편심수축 구간에서 가슴을 최대로 스트레치합니다.
- 몸을 앞으로 기울이는 동안 이상적인 자세와 정렬을 유지합니다.
- 팔꿈치를 약간 구부린 상태에서 팔을 길게 유지하고 손가락(또는 주먹)이 서로 멀어지도록 측면으로 뻗습니다.

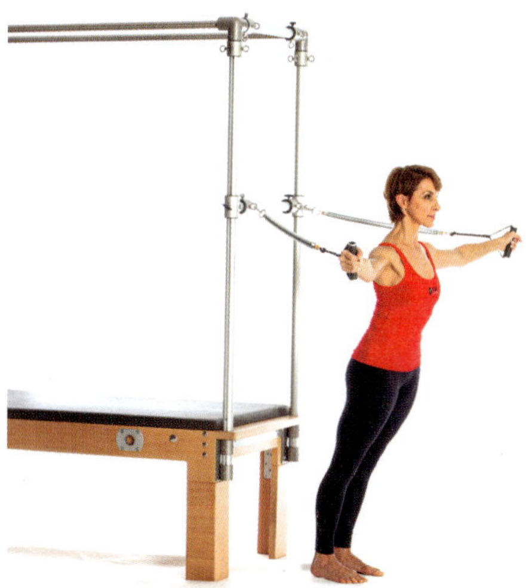

준비자세. 캐딜락에서 약 12–24 인치(30–60cm) 떨어진 곳에 기구를 등지고 섭니다. 크로스바를 마주 보았을 때 눈높이 위치로 조정합니다. 팔을 측면으로 뻗어 T자세를 만들고 손을 펴거나 주먹을 쥐어 핸들을 잡습니다(손이 편안하고 긴장을 유발하지 않는다면 손을 편 자세를 선호합니다). 스프링의 저항이 있는 상태에서 팔꿈치는 약간 구부리고 손은 앞을 향합니다. 몸을 앞으로 기울이고, 배근(Abdominals)을 사용하여 자세를 유지합니다.

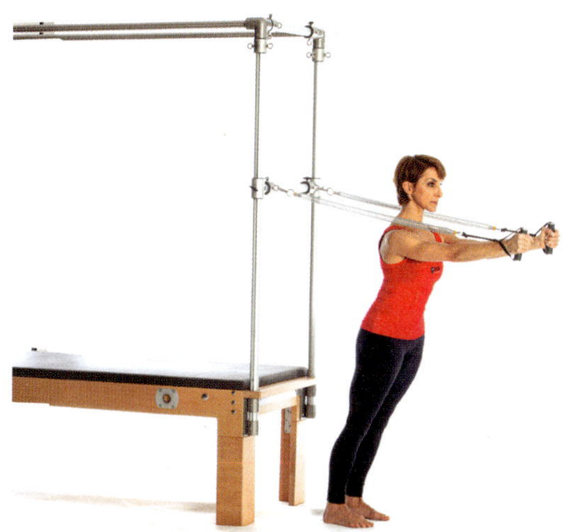

내쉬기. 어깨와 같은 위치에 올 때까지 팔을 나란히 앞으로 모으고 바닥과 평행합니다.

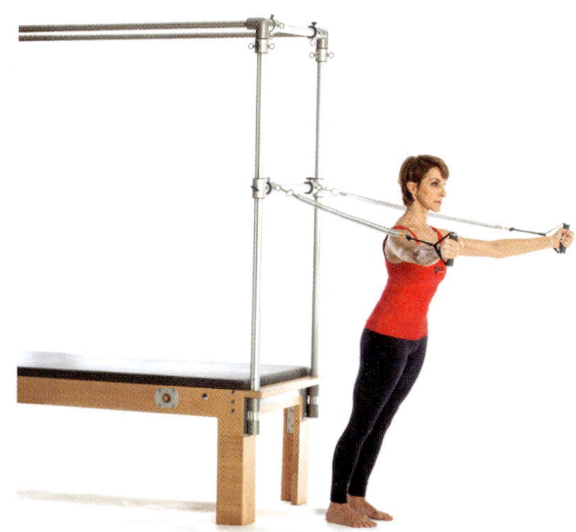

들이쉬기. 스프링의 장력을 유지하면서 팔을 측면으로 벌립니다. 시작자세로 돌아갑니다. 10회 반복합니다.

암 써클—스탠딩 / Arm Circle—Standing

근육 포커스

- Shoulder extensors (어깨 폄근)
- Shoulder adductors and abductors(어깨 모음근과 벌림근)
- Shoulder horizontal adductors (어깨 수평 모음근)
- Abdominals(배근)

목적

- 어깨 수평 모음근과 어깨 폄근의 강화
- 어깨 모음근과 벌림근의 조절력 향상
- 어깨 유연성 증진
- 몸통과 어깨뼈의 안정화 발달

저항
RESISTANCE
약 중 강

캐딜락: 암 써클-스탠딩은 어깨 복합체의 운동범위와 조절력을 강조합니다. 이 운동은 캐딜락: 허그 어 트리-스탠딩(Cadillac: Hug-a-Tree—Standing) 운동의 연장선이지만 어깨 수평모음을 하고 이어서 머리 위로 원을 그리며 T 자세로 돌아갑니다. 이 운동에 앞서서 준비운동으로 추천하는 암체어: 써클(Arm Chair: Circle)(10장)과도 비슷합니다. 그러나 이 운동은 체어를 이용한 외부의 도움 없이 몸을 지지하기 때문에 훨씬 더 어렵습니다. 스스로가 지닌 힘으로 몸을 지지하는 것은 난이도가 높으며 더 높은 수준의 안정화와 내부 지지가 필요하기 때문에 움직임은 더 어려워집니다. 따라서 나중에 더 어려운 운동을 하기 위해서는 탄탄한 기초를 쌓는 것이 중요합니다. 캐딜락에서 멀어지거나 가까워지는 것을 통해 저항의 강도를 조절할 수 있다는 것을 기억합니다.

이미지화 하기

찐득한 젤을 통과하며 움직이는 팔을 상상합니다. 긴장감을 형성할 만큼은 아니지만 원을 그리는 모든 지점에서 일정한 저항을 느끼도록 합니다.

- O 움직이는 첫 구간에서 손바닥은 정면을 향합니다.
- O 팔이 바로 앞쪽으로 오면 어깨를 회전해 손은 바닥을 향하고 팔을 머리 위로 올린 준비를 합니다.
- O 몸통의 정렬이 무너지지 않으며 가능한 팔을 머리 위로 멀리 올립니다.
- O 팔을 머리 위로 올리는 동안 어깨뼈가 올라가지 않도록 주의합니다.
- O 팔로 원을 그리는 동안 손은 주변시야 안에 있도록 합니다.

〈변형동작〉

근육을 다르게 사용하고 움직임에 다양성을 더하기 위해 원을 반대방향으로 그릴 수 있습니다. T자세에서 시작하고 팔을 머리 위로 올렸다가 손바닥이 아래를 향하며 몸 앞으로 나란히 팔을 내립니다. 팔이 어깨 바로 앞에 있을 때 손바닥이 서로 마주 보도록 팔을 회전해서 T자세로 벌립니다.

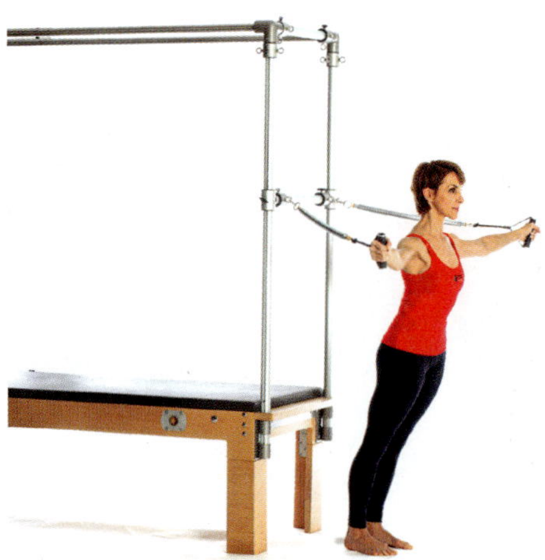

준비자세. 캐딜락에서 약 12–24인치(30–60cm) 떨어진 곳에 기구를 등지고 섭니다. 크로스바를 마주 보았을 때 눈높이 위치로 조정합니다. 팔을 측면으로 뻗어 T자세를 만들고 손을 펴거나 주먹을 쥐어 핸들을 잡습니다. 스프링의 저항이 있는 상태에서 팔꿈치는 약간 구부리고 손은 앞을 향합니다. 몸을 앞으로 기울이고, 배근(Abdominals)을 사용하여 자세를 유지합니다.

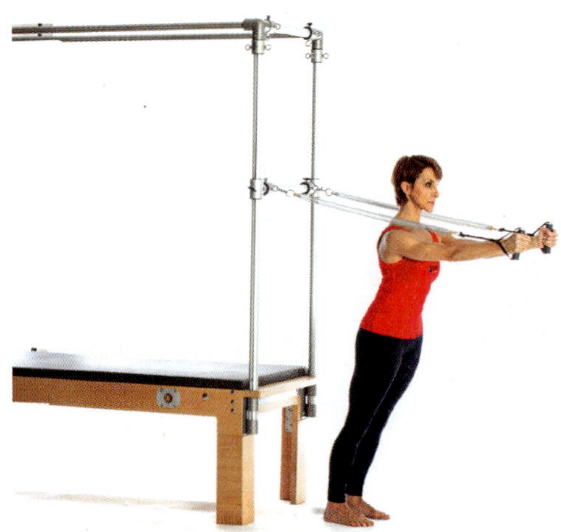

내쉬기. 캐딜락: 허그-어-트리-스탠딩처럼 어깨와 같은 위치에 올 때까지 팔을 나란히 앞으로 모으고 바닥과 평행합니다.

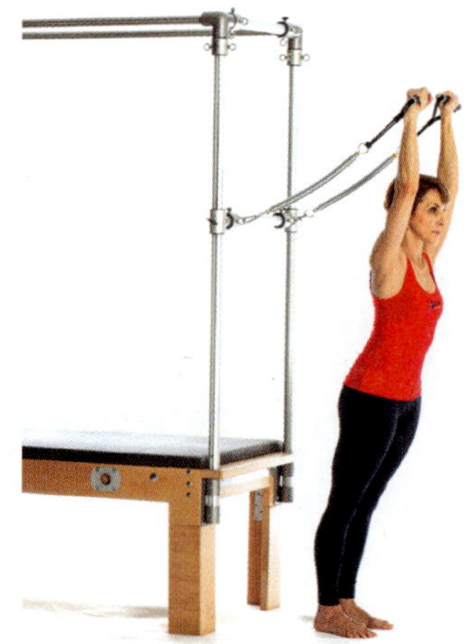

들이쉬기. 팔을 회전해서 손바닥이 바닥을 향하고 팔을 머리 위로 올립니다. 손바닥이 정면을 향하고 팔로 원을 그리며 옆으로 뻗어 T 자세로 만듭니다. 시작자세로 돌아갑니다. 10회 반복합니다.

암 펀치—스탠딩 / Arm Punch—Standing

이 운동은 팔의 힘을 발달시키는 것 외에도 코어의 힘도 향상시킵니다. 펀치를 할 때마다 몸통의 회전이 일어나는 자연스런 움직임이 있기 때문에 몸통의 상당한 안정화가 필요합니다.

이미지화 하기

이름에서 알 수 있듯이 펀치를 하는 것처럼 움직여야 합니다. 어깨와 같은 선상에 놓여진 정확한 타겟을 상상해 보세요. 펀치를 할 때마다 목표지점으로 뻗는 손을 마음속에 그려봅니다.

- 몸통과 어깨를 안정적으로 유지하면서 팔의 움직임에 초점을 맞춥니다.
- 손가락(주먹)은 움직이는 방향을 향하고 손은 테이블 위를 미끄러지듯 수평면을 따라 부드럽게 움직입니다.

난이도 높이기

충분히 안정적이게 동작을 수행할 수 있다면, 팔을 뻗는 동작에 몸통의 회전을 추가할 수 있습니다. 이 회전은 팔을 뻗어내는 힘을 크게 증가시킵니다. 이 힘은 팔이 아니라 몸통의 매우 강한 회전력에서 나오기 때문입니다. 몸통의 근육이 움직임을 만들어 내기도 하고 안정적으로 유지시켜 주기도 하며 배빗근(Abdominal obliques)의 강화에 큰 도움이 됩니다.

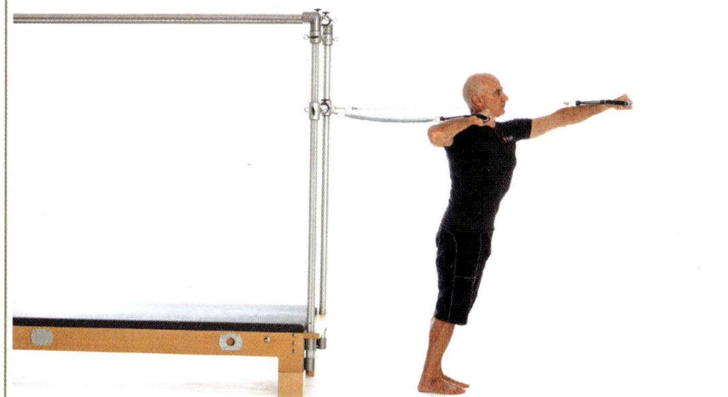

근육 포커스

- Triceps(위팔세갈래근)
- Deltoids(어깨세모근)
- Pectorals(가슴근)
- Abdominals(배근)

목적

- 팔꿈치 폄근 강화
- 어깨 수평 모음근 강화
- 몸통 안정화 발달

저항
RESISTANCE

약 중 강

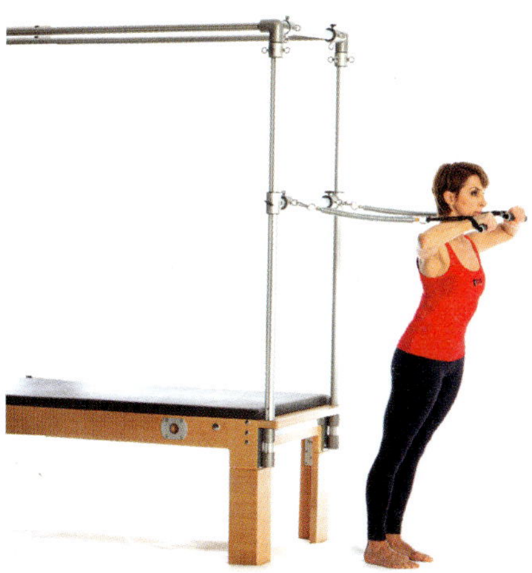

준비자세. 캐딜락에서 약 12-24인치(30-60cm) 떨어진 곳에 기구를 등지고 섭니다. 크로스바를 마주 보았을 때 눈높이 위치로 조정합니다. 팔꿈치를 측면으로 접어 손바닥이 아래를 향하고 손가락이 앞을 향하게 핸들을 잡습니다. (손은 어깨보다 높이 위치합니다) 준비자세에서부터 스프링의 장력을 유지합니다. 몸을 앞으로 기울이고, 배근(Abdominals)을 사용하여 자세를 유지합니다.

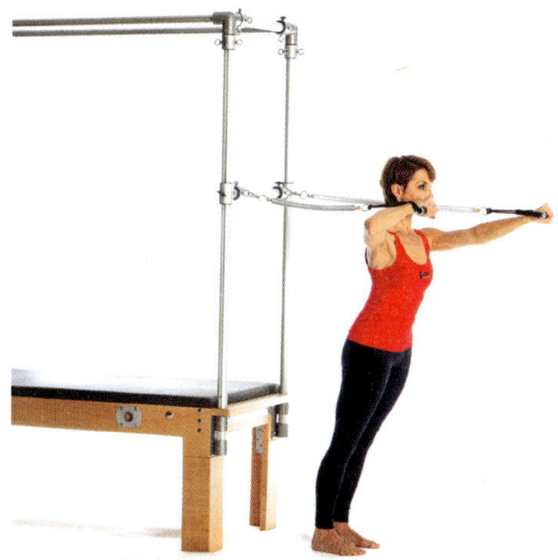

내쉬기. 한 팔을 앞으로 뻗은 다음 구부리며 동시에 다른 팔을 뻗습니다. 두 손은 각자의 길을 따라 움직이는 동안 중간에서 스쳐 지나갑니다.

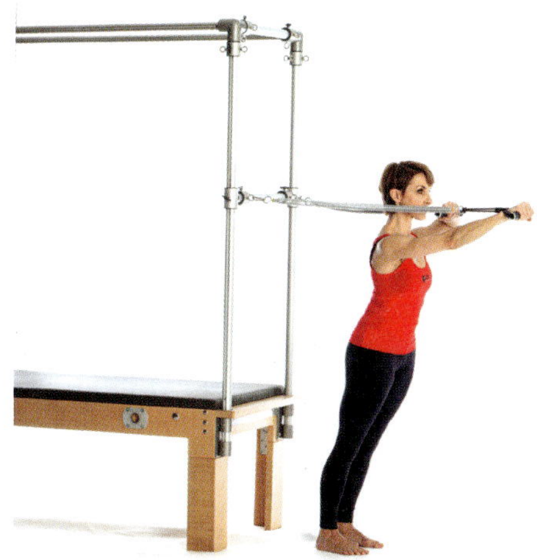

들이쉬기. 한 번의 호흡을 하면서 두 번의 펀치를 수행하는 주기를 반복합니다. 10회 호흡 주기를 반복합니다(들이쉬기와 내쉬기).

캐딜락

팔 운동 /Arm Work

중급 /INTERMEDIATE

바이셉스—스탠딩 / Biceps—Standing

근육 포커스

- Biceps(위팔두갈래근)
- Abdominals(배근)

목적

- 팔꿈치 굽힘근 강화
- 어깨 굽힘근 유연성 향상

저항
RESISTANCE

약 중 강

이 운동은 기본적으로 일반적인 위팔두갈래근 컬을 하는 운동이지만 팔과 몸통의 위치를 통해 더 많은 이점이 있는 동작입니다. 캐딜락: 허그 어 트리-스탠딩(Cadillac: Hug-a-Tree—Standing), 암 써클-스탠딩(Cadillac: Arm Circle—Standing), 암 펀치-스탠딩(Cadillac: Arm Punch—Standing)에서 어깨의 수평 모음근을 사용해서 운동을 한 후 이 운동을 하면 가슴 부위가 상당히 스트레치되는 것을 느낄 수 있습니다. 위팔두갈래근의 긴갈래가 완전히 스트레치되는 위치가 되어 유연성을 향상시키고, 위팔두갈래근(biceps brachii)의 힘을 향상하는 데 독특한 각도를 형성합니다.

이미지화 하기

몸의 위치는 오래된 배의 앞에 있는 피규어 헤드에 비유할 수 있습니다. 팔을 구부릴 때마다 가슴은 더 열려야 합니다. 갈비뼈를 앞으로 밀거나 등을 과하게 펴지 않으면서 가슴을 앞으로 뻗는 느낌이어야 합니다.

- 어깨 폄을 최대로 유지합니다.
- 동작을 하는 동안 위팔을 안정적으로 유지합니다.
- 팔꿈치는 평행하게(가능한 한 가깝게) 유지합니다.
- 어깨뼈가 안으로 모이는 것을 방지하기 위해 어깨뼈가 열리는 느낌으로 어깨뼈 안정성을 유지합니다.

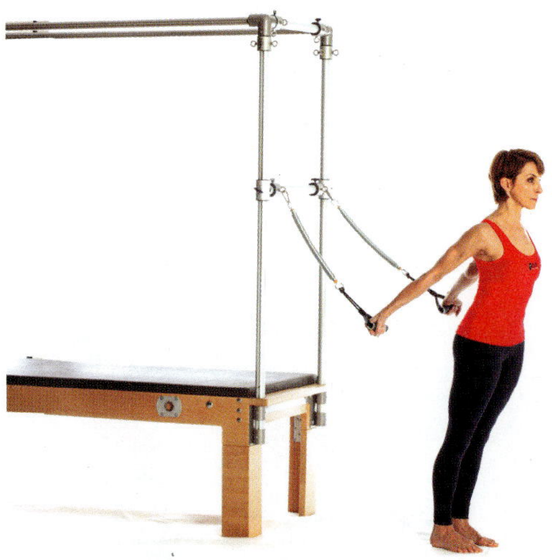

준비자세. 캐딜락에서 48인치(120cm) 떨어진 곳에 기구를 등지고 섭니다. 크로스바를 마주 보았을 때 눈높이 위치로 조정합니다. 팔을 나란히 펴서 몸 뒤로 뻗습니다. 주먹을 쥔 양 손으로 핸들을 하나씩 잡고, 어깨뼈는 중립으로 둡니다. 몸을 앞으로 기울이고, 배근(Abdominals)을 사용하여 자세를 유지합니다.

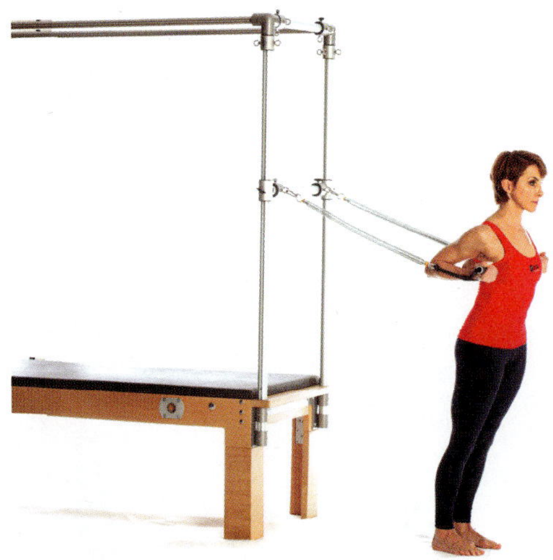

내쉬기. 위팔을 안정적으로 유지하며 같은 높이로 뒤를 향해 팔꿈치를 구부립니다.

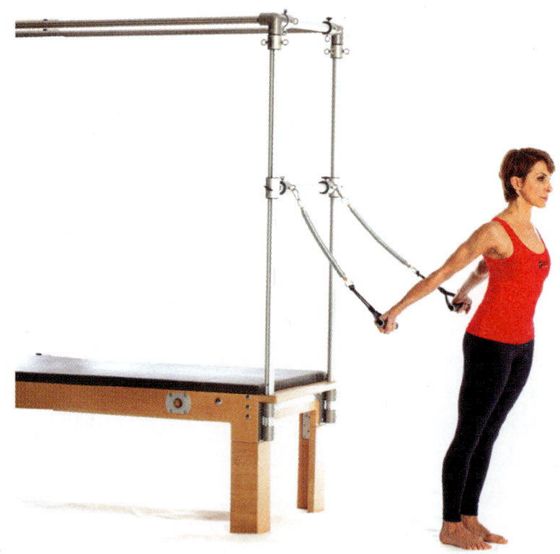

들이쉬기. 팔을 뻗어 냅니다. 시작자세로 돌아갑니다. 10회 반복합니다.

스쿼트 / Squat

중급 /INTERMEDIATE

근육 포커스

- Quadriceps (넙다리네갈래근)
- Biceps(위팔두갈래근)
- Back extensors(등 폄근)

목적

- 무릎 폄근과 등 폄근과 팔꿈치 굽힘근의 강화
- 몸통 안정화 발달

저항 RESISTANCE

약 — 중 — 강

캐딜락: 스쿼트(Cadillac: Squat)는 여러 면에서 독특합니다. 첫째, 다리운동을 위한 작용 외에도 운동을 하기 위해서 상체가 더 많은 일을 하도록 합니다. 상체운동을 하는 동안 몸통은 일반적인 스쿼트에서 볼 수 있는 앞으로 기울어진 자세가 아니라 수직으로 선 자세로 유지합니다. 수직으로 선 자세는 중립 정렬을 더 쉽게 하고 운동을 더 기능적이고 덜 위험하게 만듭니다. 일반적인 스쿼트 자세는 허리에 과도한 부하를 가할 수 있습니다.

하지운동으로 인한 이점 때문에 캐딜락: 스쿼트(Cadillac: Squat) 운동은 다리운동 블록에 포함되는 것처럼 보이지만, 캐딜락: 스쿼트(Cadillac: Squat) 운동은 몸의 많은 부분을 다루기 때문에 팔 운동 블록이나 FBI 블록에도 적합할 수 있습니다. 다리의 스쿼트 동작과 함께 위팔두갈래근의 등척성 수축은 위팔두갈래근의 힘, 다리 근력과 코어 근력을 향상시키며 특히 등 폄근을 강화하는 데 좋습니다. 수업의 순서나 블록에 상관없이 모든 컨디셔닝 프로그램에 사용되어 질 수 있는 유용한 동작입니다.

이미지화 하기

미끄러운 벽에 기대서서 몸이 부드러운 표면을 타고 위·아래로 미끄러지는 상상을 하면서 몸통의 좋은 정렬을 유지합니다. 몸통이 부드럽게 미끄러지는 움직임을 받아들일 수 있도록 다리를 적절하게 정렬할 수 있도록 각각의 다리가 두 개의 수직 유리창 사이에서 움직이고 있는 모습을 상상합니다.

- 중립 척추 자세에서 몸통을 세워 유지합니다.
- 위팔을 나란히 바닥과 평행하게 안정적으로 유지합니다.
- 다리를 구부리고 펌 할 때 무릎이 발보다 앞으로 나오지 않도록 정렬을 유지합니다.

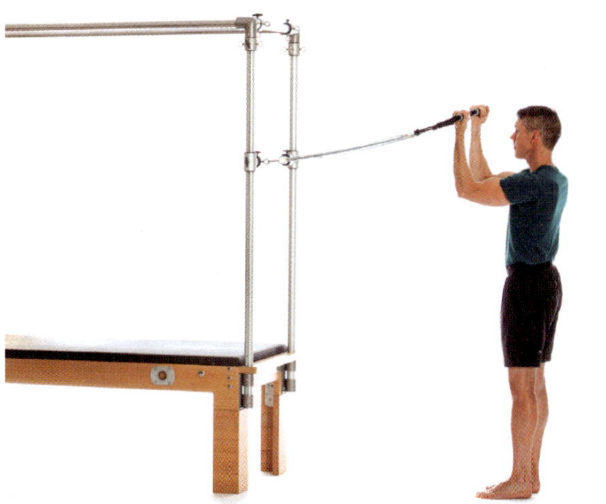

준비자세. 캐딜락에서 36인치(90cm) 떨어진 곳에 기구를 등지고 섭니다. 크로스바를 마주 보았을 때 눈높이 위치로 조정합니다. 팔을 어깨 높이로 앞으로 뻗어 스프링에 약간의 장력을 유지하며 핸들을 잡아 팔꿈치를 90°로 구부립니다.(장력이 너무 강하다면 캐딜락 쪽으로 더 가까이 움직여 스프링의 장력이 없는 상태로 시작합니다.)

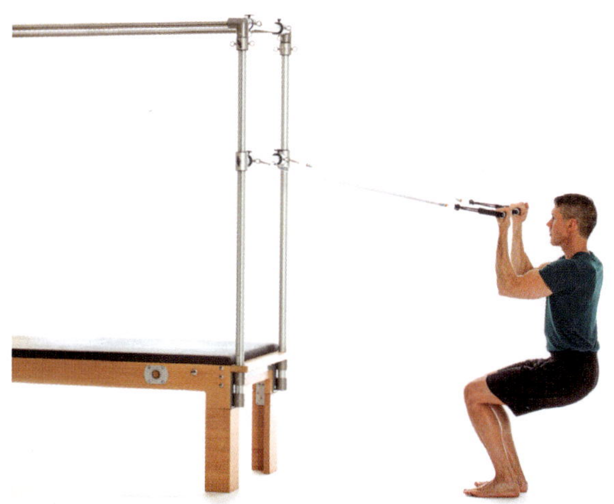

들이쉬기. 무릎을 구부려 스쿼트 자세로 만들며 뒤꿈치는 바닥에 고정합니다. 팔을 안정적으로 유지하고 몸통을 바로 세웁니다.

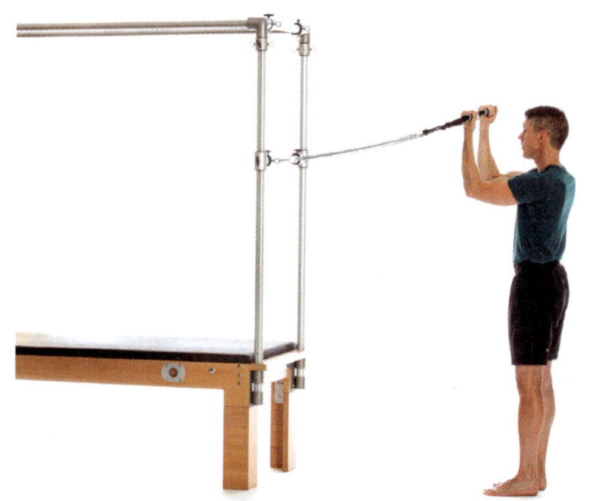

내쉬기. 안정적인 팔의 위치를 유지하며 무릎을 폅니다. 시작자세로 돌아갑니다. 5~10회 반복합니다. 마지막 횟수를 마친 후에만 팔을 폅니다.

중급 /INTERMEDIATE

버터플라이 / Butterfly

근육 포커스

- Abdominal obliques (배빗근)

목적

- 배빗근의 유연성과 조절력 향상
- 하부-중부 등 폄근 유연성 증진
- 어깨 모음근과 폄근의 조절력 향상

저항
RESISTANCE

약 중 강

아름다운 이름을 가진 복잡한 운동은 상당한 상체의 조절력, 코어 조절력, 유연성과 협응력이 필요합니다. 움직임 패턴은 뚜렷한 단계를 가지고 있으며 측면 굴곡과 회전입니다. 이 패턴은 매트: 트위스트(Mat: Twist)와 같은 난이도가 높은 필라테스 운동에서 뿐만 아니라 골프, 배구, 테니스와 야구를 포함한 많은 운동활동에서도 찾아볼 수 있습니다.

동작 초반에는 양팔이 몸통을 펴는 역할을 하며 순수한 가쪽굽힘이 발생합니다. 팔은 스프링이 뒤로 당기는 힘에 저항하면서 T자세를 유지하기 때문에 간단한 동작이지만 난이도가 올라갑니다. 가쪽굽힘의 끝에서 몸통의 회전이 나타납니다. 팔이 원을 그리며 최대로 회전했을 때 "뒤를 향한" T 위치가 됩니다(뒤집어진 V의 모양에 더 가깝습니다). 이때 머리와 상체가 캐딜락을 바라봅니다. 반대로 움직이며 시작자세로 돌아옵니다.

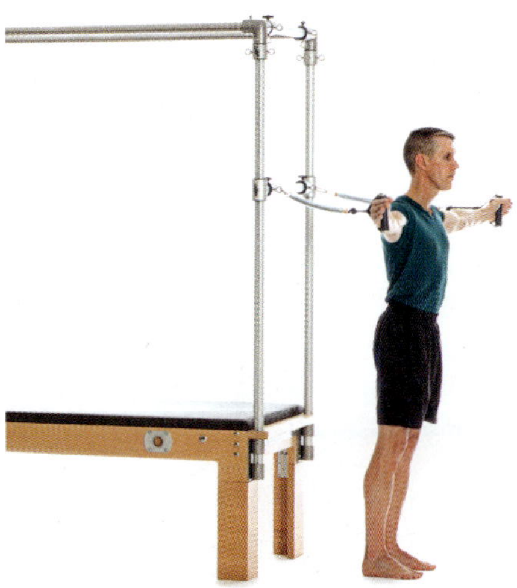

준비자세. 캐딜락에서 12인치(30cm) 떨어진 곳에 기구를 등지고 섭니다. 크로스바를 마주 보았을 때 눈높이 위치로 조정합니다. 팔을 측면으로 뻗어 손을 펴거나 주먹을 쥐어 핸들을 잡습니다. (손이 편안하고 긴장을 유발하지 않는다면 손을 편 자세를 선호합니다) 팔꿈치를 살짝 접고 손은 앞을 향하며 스프링에 약간의 장력을 유지합니다. 몸을 앞으로 기울이고 배근(Abdominals)을 사용하여 자세를 유지합니다.

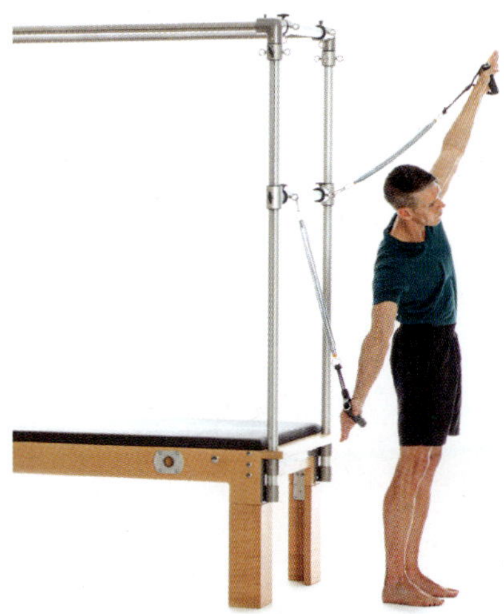

들이쉬기. 한쪽으로 팔을 뻗어 몸통의 가쪽굽힘을 만듭니다.

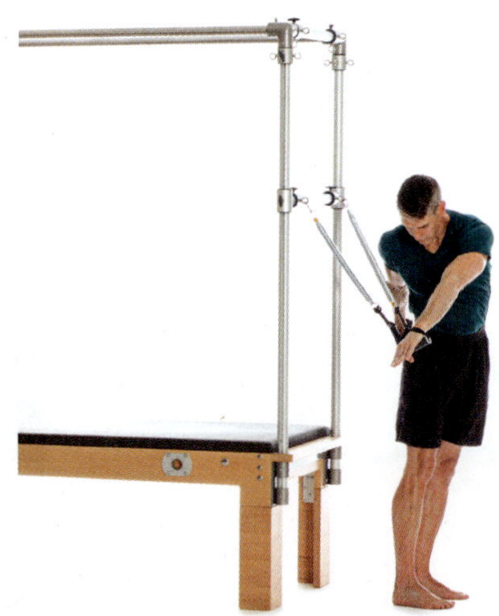

내쉬기. 상체를 둥글게 만들어 캐딜락을 마주보도록 회전하는데 위쪽 팔은 스프링이 머리 위로 넘어가며 위로 올리고 다른 팔은 아래로 교차시켜 뒤쪽 T 자세를(뒤집어진 넓은 V에 더 가깝다) 만듭니다. 팔을 뒤로 당기고 머리와 어깨가 캐딜락을 마주 봅니다. 팔은 계속 스프링을 측면과 뒤로 당깁니다.

이미지화 하기

움직임에서 느껴지는 감각은 스프링이 감아졌다가 조심스럽게 풀리는 것과 같으며 리포머: 머메이드(Reformer: Mermaid)에서 나타나는 역동적인 느낌과 비슷합니다. 버터플라이와 머메이드는 밀접하게 관련되어 있습니다. 두 운동 사이의 공통점을 찾는 것은 두 운동을 완전히 숙달하는데 매우 중요합니다. 제가 좋아하는 또 다른 이미지는 운동 이름과 같은 '나비'입니다. 운동하며 팔을 옆으로 뻗을 때 나비가 날갯짓을 하는 것처럼 느껴봅니다.

- 상황에 따라 몸통의 회전에 맞춰 조정하면서 골반을 최대한 앞쪽을 향하도록 유지합니다.
- 스프링에 일정한 장력을 유지합니다.
- 팔을 최대한 넓게 벌려 유지합니다.

난이도 낮추기

버터플라이(Butterfly) 운동은 힘을 사용하는 측면에서 육체적으로 매우 어렵지는 않지만 협응력, 유연성과 조절력 측면에서는 매우 까다롭습니다. 세 가지 요소를 나누어 다루는 것은 운동을 성공적으로 수행할 수 있는 좋은 기반을 만드는데 확실히 도움이 됩니다. 팔을 T 자세로 벌려 똑바로 서서 시작합니다. 한쪽으로 가쪽굽힘을 하고 시작자세로 돌아옵니다. 반대쪽으로 반복합니다. 이 움직임은 다른 기구에서 수행하는 유사한 방식의 운동에서 반복할 수 있습니다.

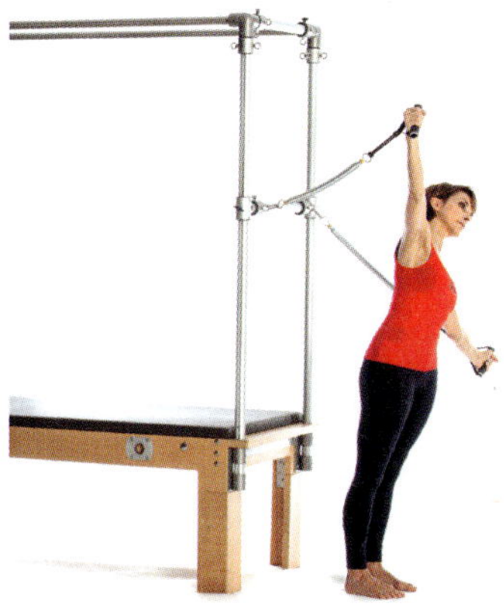

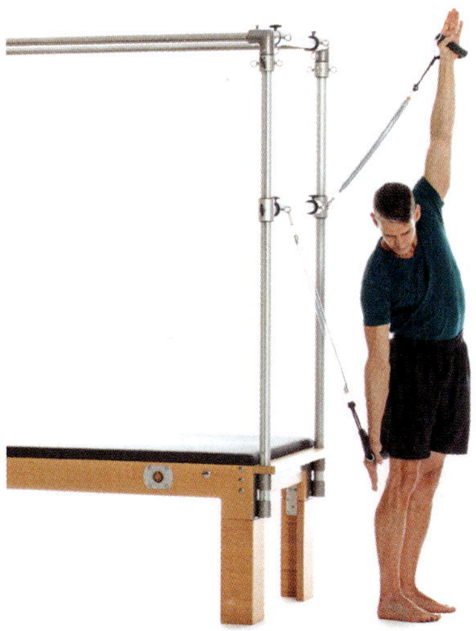

들이쉬기. 먼저 위쪽에 있는 팔을 머리 위로 가져오고 다른 팔은 몸 앞을 가로지르며 반대방향으로 움직입니다. 팔을 원래 T자세로 만들며 가쪽굽힘으로 돌아갑니다.

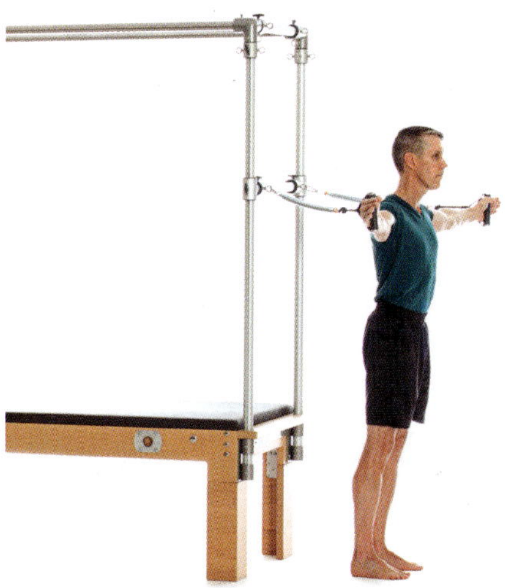

내쉬기. 몸통을 바로 세우며 팔은 옆을 향합니다. 시작자세로 돌아갑니다. 양쪽을 번갈아 가며 각각5회 반복합니다.

사이드 리프트 / Side Lift

근육 포커스

- Abdominal obliques (배빗근)

목적

- 가쪽굽힘근의 근력과 유연성 향상

저항
RESISTANCE
약 중 강

사이드 리프트 운동은 클래식 필라테스 운동에 있지는 않지만 이 동작을 만들 때 클래식 운동에서 영감을 받았습니다. 몸통의 가쪽굽힘근들을 발달시키기 위한 유용한 운동일 뿐 아니라 훌륭한 흐름을 지녀서 상쾌하게 운동할 수 있습니다.

몸을 이상적인 직선으로 둘 수 있더라도 다리를 중심선에서 약간 앞쪽으로 배치해 배빗근(Abdominal obliques)의 활성화를 유도합니다. 다리를 약간 앞으로 두는 자세는 등 폄근(Back extensors) 특히 허리네모근(quadratus lumborum)이 배근(Abdominals)보다 더 강하게 작용할 때 도움이 됩니다. 골반 위쪽을 약간 뒤로 기울여 같은 결과를 만들 수 있습니다.

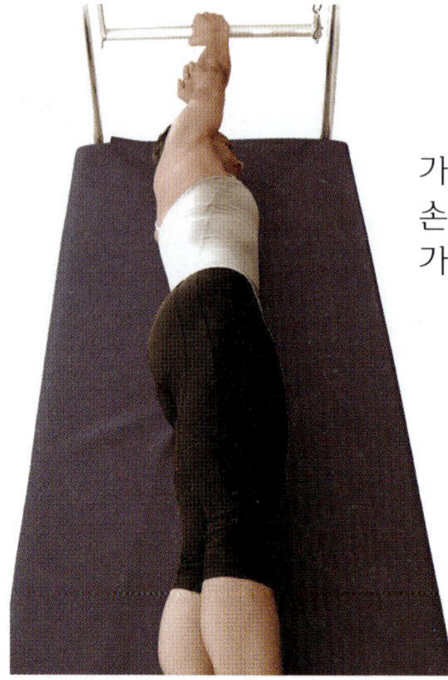

가능한 균형 잡힌 근육의 활성화를 손상시키지 않으면서 직선에 가깝게 몸통을 유지합니다.

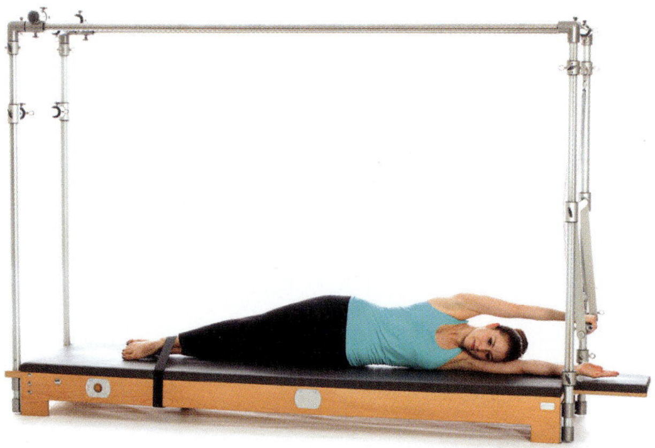

준비자세. 옆으로 눕습니다. 발을 풋 스트랩 아래에 걸고 다리를 곧게 뻗어 위쪽 다리를 아래쪽 다리 앞으로 둡니다. 머리를 곧게 뻗은 아래쪽 팔의 어깨 위에 올립니다. 위쪽 팔을 머리 위로 뻗어 푸쉬-쓰루바를 잡습니다. 발가락 끝에서부터 손가락 끝까지 몸이 긴 선의 형태로 있는지 확인합니다.

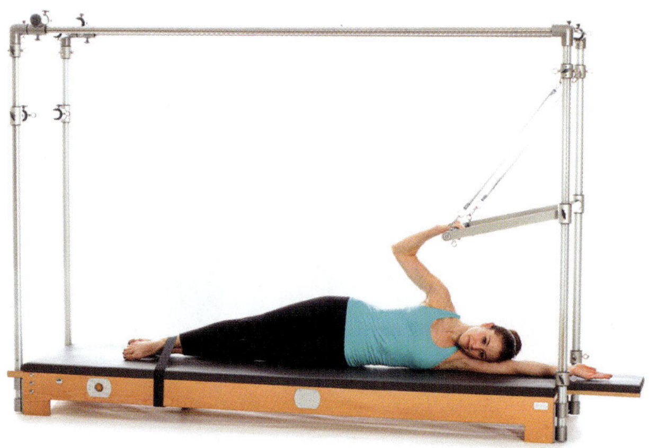

들이쉬기. 위쪽 팔을 구부려 팔꿈치가 천장을 향하고 푸쉬-쓰루바를 캐딜락 프레임 안으로 가져옵니다.

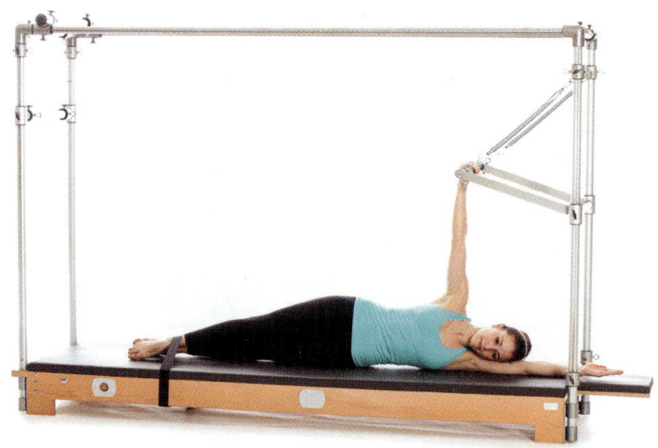

숨을 마시며 위쪽 팔을 뻗어 푸쉬-쓰루바를 천장으로 밀어 올립니다.

팔꿈치를 구부려 푸쉬-쓰루바를 잡아당기면서 몸을 들어올리기 쉽습니다. 이런 움직임을 피하기 위해서 위쪽 팔을 곧게 뻗고 허리에서부터 몸을 들어올릴 수 있도록 집중합니다. 아래쪽 팔을 들어올려 푸쉬-쓰루바에 올립니다(또는 가능한 푸쉬-쓰루바에 가깝게). 아래쪽 팔을 움직여 몸의 아래쪽 측면을 스트레치할 수 있으며 위쪽 측면의 가쪽굽힘근을 강하게 사용할 수 있습니다. 몸을 들어 올릴 때 아래쪽 측면에 있는 가쪽굽힘근들이 활성화되어 몸통의 중간 부위를 지지하고 안정적으로 만들어 길어진 활(arc) 모양을 만들어야 합니다.

이미지화 하기

이 동작은 항상 커다란 활(arc)의 모습을 그리며 공중으로 높게 뛰어올라 날아가는 무용수의 몸짓을 생각나게 합니다.

- 몸을 들어올려 가쪽굽힘을 할 때 팔은 곧게 뻗어진 상태로 푸쉬-쓰루바를 잡고 있습니다.
- 배근과 등 폄근을 활성화하여 몸의 정렬을 유지합니다.
- 두 장의 유리창 사이에서 움직이는 것처럼 관상면에서 위·아래로 움직입니다.

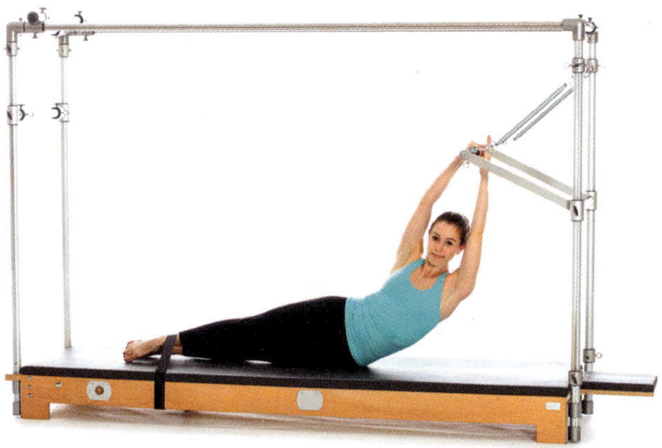

내쉬기. 몸통을 들어올려 가쪽굽힘을 한 다음 아래쪽 팔을 들어 올려 푸쉬-쓰루바에 올립니다(가능한 가깝게).

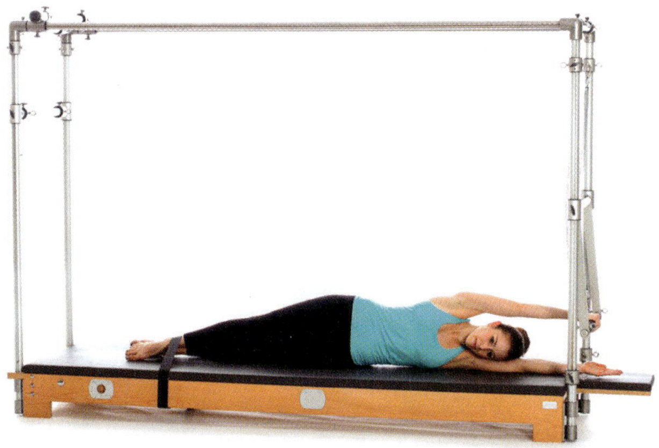

들이쉬기. 몸을 내립니다.

내쉬기. 위쪽 팔을 구부려 머리 위로 뻗습니다. 시작자세로 돌아갑니다. 5회 반복 후 반대쪽으로 실행합니다.

중급 /INTERMEDIATE

사이드 리치 / Side Reach

근육 포커스

- Abdominal obliques (배빗근)
- Intercostals(속갈비근)
- Shoulder adductors (어깨 모음근)

목적

- 배빗근 조절 능력 향상
- 등뼈, 어깨 모음근, 배빗근의 유연성 증진

저항
RESISTANCE

약 중 강

사이드 스트레치 운동은 기분을 좋게 만듭니다. 이 운동은 몸통의 측면과 겨드랑이를 집중적으로 스트레치할 수 있습니다. 몸통의 한쪽 측면은 굽히고 다른 쪽 측면이 펴지는 동안 골반을 더 강하게 고정하기 위해 허리골반 부분은 굽힘 상태를 유지합니다. 몸 전체에 부드러운 움직임을 만들기 위해 척추의 마디마다 분절하며 조절하여 움직입니다. 많은 스트레치를 위해서 다리와 골반을 적절하게 고정하고 유지하는 것이 중요합니다.

이미지화 하기

커다란 부채가 활짝 펴졌다가 닫히는 모습처럼 팔이 측면과 뒤로 부드러운 곡선을 이루며 움직이는 것처럼 느껴봅니다.

마치 외부의 힘에 의해 몸의 측면과 팔이 고무밴드처럼 늘어나는 모습을 상상하는 것을 좋아합니다. 외부의 힘이 사라지면 몸과 팔은 탄력적으로 중앙으로 되돌아 옵니다.

- 허리골반의 안정성을 유지합니다. 특히 팔을 뒤로 뻗을 때 더 주의해서 안정적으로 유지합니다.
- 양발로 업라이트 바를 누르고 뻗는 쪽 다리에 집중합니다.
- 팔을 뒤로 뻗는 동안 손바닥은 천장을 향해 돌립니다.
- 손 너머로 시선을 응시하며 머리는 편안한 상태로 어깨와 팔의 움직임을 따라갑니다.
- 스트레치하는 쪽의 가슴우리가 확장되도록 합니다.

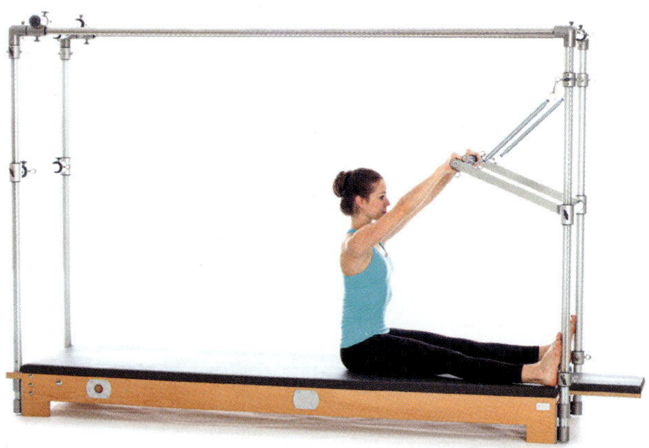

준비자세. 푸쉬-쓰루바를 바라보고 몸통을 세워 앉습니다. 발은 업라이트 바에 대고 어깨너비로 손을 벌려 푸쉬-쓰루바를 잡습니다. 팔을 곧게 폅니다.

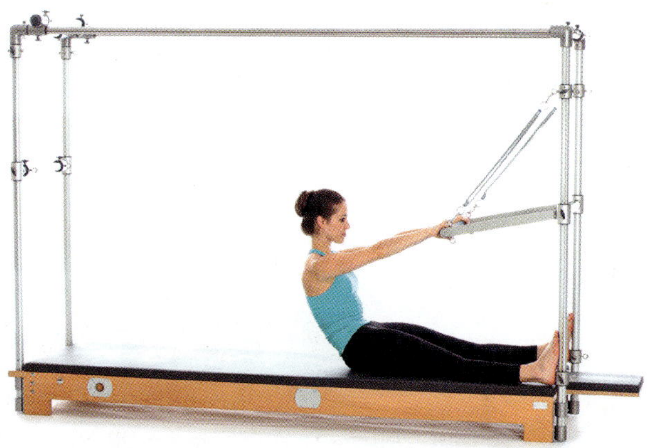

내쉬기. 몸통을 둥글게 만들고 골반을 아래로 부드럽게 움직이며 골반을 뒤쪽으로 기울입니다. 푸쉬-쓰루바를 잡고 뒤로 기대고 발은 지속적으로 업라이트 바를 누릅니다.

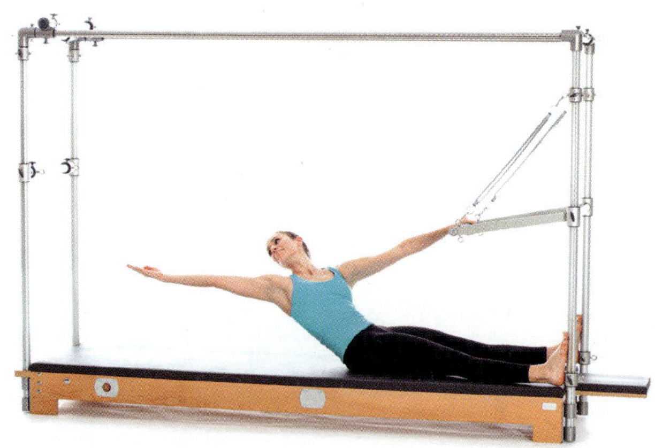

들이쉬기. 허리 굽힘을 유지하는 동안 한 손을 떼어 손바닥을 천장을 바라보게 돌리고 매트와 평행하게 옆과 뒤로 부드럽게 뻗어내며 스트레치를 최대화합니다. 머리는 어깨 쪽으로 편안하게 하고 손 너머로 시선이 향합니다.

내쉬기. 손을 다시 푸쉬-쓰루바에 올리고 깊은 척추 굽힘을 만들며 이전 자세로 돌아갑니다.

들이쉬기. 척추를 펴 몸통을 세운 자세로 만듭니다. 시작자세로 돌아갑니다. 번갈아 가며 10회 반복합니다.

프론 1 / Prone 1

캐딜락

등 펴기 /Back Extension

초급 /FUNDAMENTAL

근육 포커스

- Back extensors(등 폄근)
- Abdominals(배근)
- Shoulder extensors (어깨 폄근)

목적

- 등 폄근의 근력 강화
- 어깨 폄근과 배근의 조절력 향상

저항
RESISTANCE
약 중 강

캐딜락: 프론 1(Cadillac: Prone 1) 동작은 캐딜락에서 하는 등을 펴는 운동 중 기초 동작입니다. 이 운동을 통해 척추 전체에 부드러운 폄을 만들 수 있는 기본 원리를 배우게 됩니다. 특히 중-상부 등에 초점을 맞춥니다. 허리에 과도한 압력이 가해지지 않도록 배근(Abdominals)과 척추 폄근(spinal extensor)을 함께 동원하여 척추를 고르게 폄 합니다. 또한 어깨뼈의 안정성과 척추 폄 사이의 조화로운 움직임을 강화하는데 도움이 됩니다. 지지하는데 사용되는 근육들은 동작을 반복하고 운동을 하는 동안 활성화되며 몸을 안정적으로 유지합니다.

이미지화 하기

활시위를 당겼다 놓는 이미지는 강인한 아치 형태를 만드는 데 적합합니다.

운동을 하는 동안 힘과 에너지를 항상 유지하며, 필요에 따라 사용할 수 있습니다.

- 정수리부터 시작하여 척추를 분절하여 움직입니다.
- 복부의 힘을 유지합니다.
- 폄하는 동안 아래쪽 갈비뼈까지만 들어 올리고, 흉골을 앞쪽으로 뻗어냅니다.
- 팔을 곧게 펴고 푸쉬-쓰루바를 계속 누릅니다.
- 안전을 위해 손가락과 엄지가락으로 푸쉬-쓰루바를 감아 잡습니다.

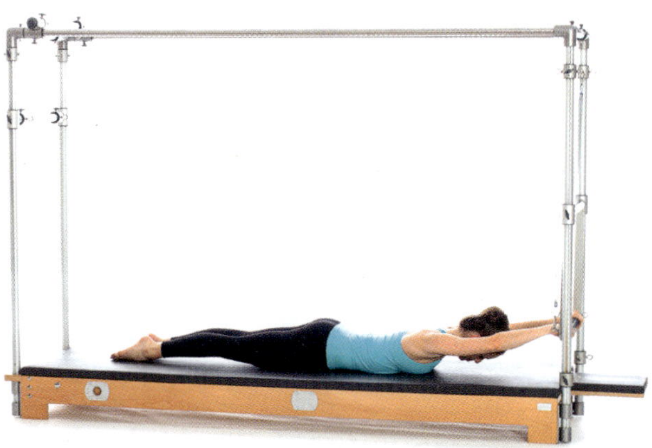

준비자세. 엎드려 누워서 팔을 어깨너비로 벌려 머리 위로 뻗고 푸쉬-쓰루바를 잡습니다. 푸쉬-쓰루바와 업라이트 바의 정렬을 맞춰 신장에 관계없이 누구에게나 적용가능한 시작 지점을 만듭니다.

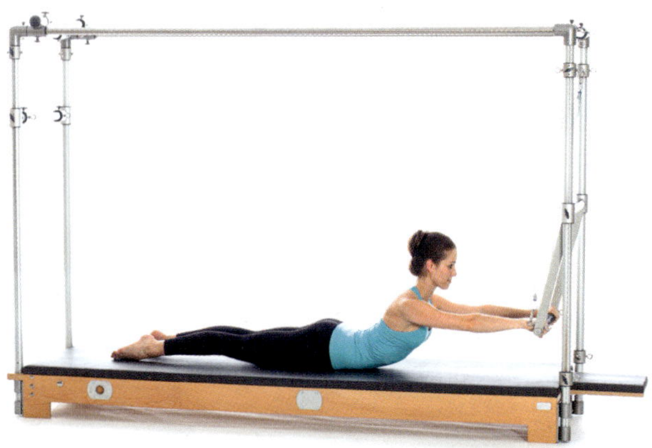

들이쉬기. 푸쉬-쓰루바를 부드럽게 누르며 몸통을 들어올려 척추 폄을 합니다. 아래 갈비뼈가 매트에 살짝 닿으면 잠시 멈춥니다.

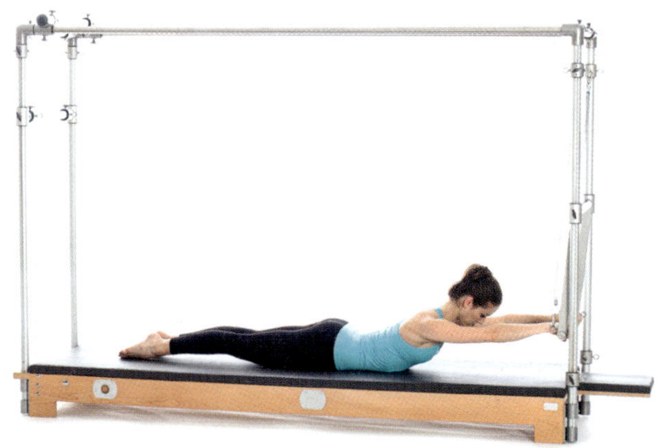

내쉬기. 몸통을 내립니다. 시작자세로 돌아갑니다. 5~10회 반복합니다.

프론 2 / Prone 2

근육 포커스

- Back extensors(등 폄근)
- Abdominals(배근)
- Shoulder extensors (어깨 폄근)

목적

- 등 폄근의 근력 향상
- 어깨 폄근과 배근의 조절력 향상
- 어깨 유연성 증진

저항
RESISTANCE
약 중 강

캐딜락: 프론 2(Cadillac: Prone 2) 운동은 아름다우면서도 척추의 폄과 팔이음뼈의 근력과 유연성을 통합하여 움직이는 매우 훌륭한 동작입니다. 어깨 스트레치와 등 폄은 연결되어 있지만 두 개의 움직임을 분리해서 보아야 합니다. 어깨를 최대한 스트레치하는 것이 중요하며 푸쉬-쓰루바를 위로 들어 올리기 시작한 다음에 등을 폅니다. 스프링이 들어올려 주듯이 어깨는 편안하고 제한되지 않은 느낌을 받아야 합니다.

몸통이 완전한 폄이 되면 몸통의 높이를 유지하기 위해 팔이나 푸쉬-쓰루바에 의존하지 않고, 등 폄근의 힘으로 자세를 유지합니다.

반대로 움직일 때 어깨의 스트레치를 가장 크게 한 후에 푸쉬-쓰루바를 아래와 앞으로 가져오며 몸통을 내립니다.

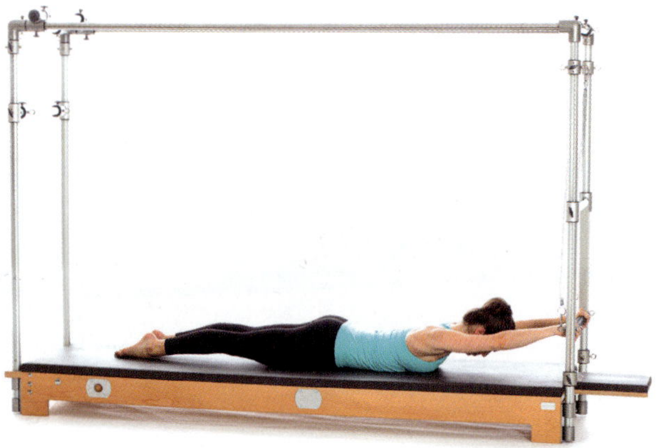

준비자세. 엎드려 누워서 팔을 머리 위로 뻗어서(앞쪽) 푸쉬-쓰루바를 잡습니다. 푸쉬-쓰루바와 업라이트 바의 정렬을 맞춰 신장에 관계없이 누구에게나 적용가능한 시작 지점을 만듭니다.

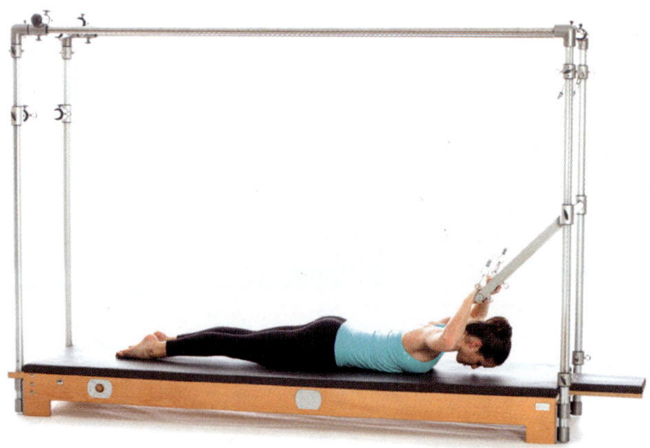

들이쉬기. 팔꿈치를 측면으로 구부리며 팔을 뒤로 가져와 머리 뒤에 둡니다. 팔을 위로 곧게 펴기 시작합니다.

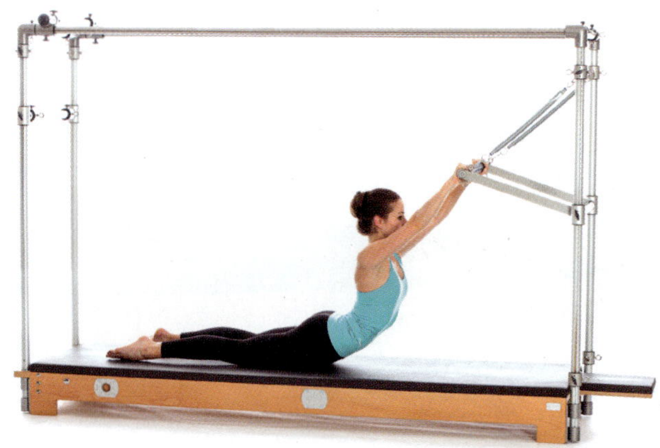

내쉬기. 팔을 더 펼 수 없을 때 몸통을 들어 올리고 팔꿈치와 등이 완전히 펴질 때까지 팔을 계속 위로 뻗습니다.

이미지화 하기

캐딜락: 프론 1(Cadillac: Prone 1)에서 사용된 활을 당겼다가 놓는 이미지도 적합하지만, 이 동작에서는 몸을 더 높게 뻗어 더 큰 활 모양으로 멀리 활을 당기는 모습이 좋습니다. 등을 완전히 폄을 한 후에 몸통을 내리기 시작하는 동안 어깨에 매달려 있는 느낌을 느껴야 합니다.

- 어깨를 최대로 스트레치한 후에 몸통을 들어 올려 폄을 합니다.
- 푸쉬-쓰루바를 위로 들어 올린 후 척추를 폅니다.
- 운동의 두 번째 구간에서 몸통을 최대한 낮춰 어깨를 스트레치 한 후에 팔을 움직여 동작을 마무리합니다.
- 배근을 활성화합니다.
- 푸쉬-쓰루바를 엄지와 손가락으로 안전하게 감싸쥡니다.

난이도 높이기

난이도를 높인 동작의 첫 번째 운동 구간에서는 어깨를 탁월하게 스트레치 할 수 있다는 장점이 있고 두 번째 구간에서는 등 폄근의 안정성이 필요하며 근력이 더 많이 사용됩니다. 캐딜락: 프론 2(Cadillac: Prone 2)에 설명된 대로 똑같이 움직이기 시작합니다. 패턴을 반대로 바꾸는 대신에 등의 신전을 최대한 유지하며 푸쉬-쓰루바를 가슴 앞으로 내립니다. 그 다음 푸쉬-쓰루바를 앞으로 밀어냅니다. 몸을 내려 시작자세로 돌아갑니다.

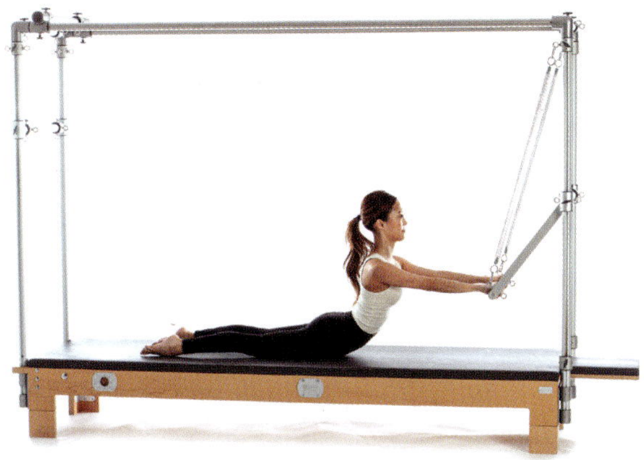

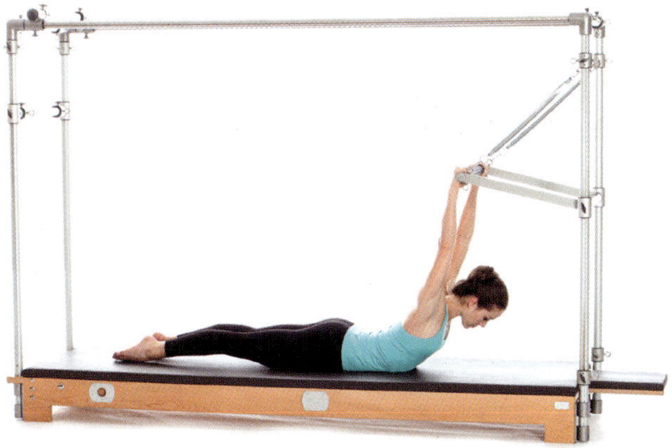

들이쉬기. 팔을 곧게 펴 위로 뻗은 상태를 유지하며 몸통을 내립니다.

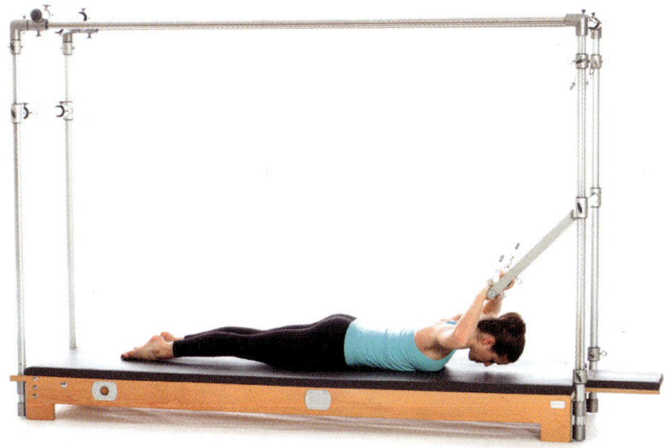

내쉬기. 팔꿈치를 구부려 몸통을 낮춘 후 푸쉬-쓰루바를 아래로 가져와 팔을 머리 위로 뻗습니다. 시작자세로 돌아갑니다. 5회 반복합니다.

행잉 백 / Hanging Back

근육 포커스

- Back extensors(등 펌근)
- Hip extensors
(엉덩관절 폄근)
- Scapular stabilizers
(어깨뼈 안정근)

목적

- 등 폄근의 근력 향상
- 등뼈의 유연성 증진
- 엉덩관절 폄근 조절능력 향상
- 어깨뼈 안정화 능력 향상

저항
RESISTANCE
약 중 강

이 운동은 웅장해서 어렵게 보이기도 하지만 해보면 흥미롭습니다. 난이도가 있는 운동에 속하며 동작을 보고 어렵다고 생각하여 주저할 수 있지만, 생각보다 많은 사람들이 경험할 수 있습니다. 이 운동은 척추분절 및 등 폄을 고르게 만들기 위해 척추 전체에 균등한 힘의 사용, 어깨뼈의 안정성, 복부의 지지, 그리고 등 폄과 엉덩관절 폄 사이의 연결성과 같은 필라테스 기본 원리들이 사용됩니다.

저는 중간 등, 어깨뼈 사이와 바로 아래의 움직임에 초점을 두는 것을 좋아합니다. 몸을 곧게 폄하며 바닥과 평행한 플랭크 자세에 이르면 허리골반의 안정성을 유지합니다. 정수리에서부터 시작해 척추를 분절해서 폄을 만듭니다. 정수리가 아래로 향하게 되면 등뼈의 폄으로 이어 나갑니다. 등뼈가 완전히 펴지면 허리뼈의 폄을 만들고 마지막으로 엉덩관절을 폄하여 동작을 마무리합니다.

팔은 몸을 크로스바에 연결하는 막대나 레버 역할을 합니다. 그러나 어깨는 중요한 역할을 하며, 어깨의 좋은 기능은 운동을 성공적으로 수행하는데 매우 중요합니다. 머리는 척추의 선을 따라 움직입니다. 뒤로 매달린 위치에 있을 때 시선이 매트로 향하면서 목뼈의 과도한 폄을 만들어 머리를 젖히고, 떨어뜨리는 움직임이 만들어지지 않도록 주의해야합니다. 머리를 뒤로 멀리 떨어지면 목을 긴장하게 됩니다. 대신 정수리가 매트를 향해 내려가며 부드러운 활(arc) 모양을 만듭니다.

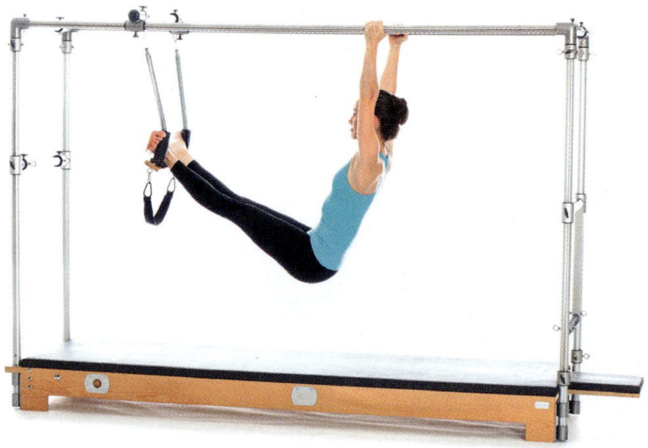

준비자세. 팔을 곧게 펴서 크로스바를 잡습니다. 발은 트라페즈에 올려 엉덩관절을 바깥돌림하고, 발목은 발등굽힘을 만들어 스프링을 감쌉니다. 매달려 있을 때 척추의 중립위치(또는 가능한 가깝게)를 유지하여 V자세를 만듭니다.

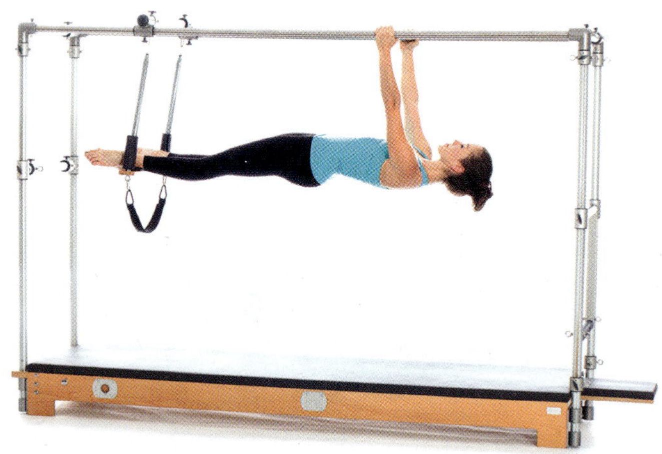

내쉬기. 골반부터 시작하여 척추를 분절하여 올라와 플랭크 자세를 만듭니다. 몸이 매트와 평행하고, 중립위치를 유지합니다.(발을 발바닥굽힘하는 것은 선택 사항입니다)

이미지화 하기

이 운동을 할 때 에너지 선을 연상하면 도움이 됩니다. 시작자세에서 다리를 타고 흐르는 하나의 선이 있고 다른 하나는 몸통을 타고 흐릅니다. 두 개의 선이 골반에서 만나 V 형태를 만듭니다. 골반이 들어 올려지고 곧은 선이 만들어진 후 아치 모양으로 형태를 바꿔 뒤로 매달린 자세로 이어집니다. 뒤로 매달린 자세에서 발부터 골반까지 흐르는 선은 부드럽게 몸통과 머리를 지나 구부려져 몸의 아치 모양을 형성합니다.

- 꼬리뼈를 바닥으로 뻗어 매달리며 준비자세를 취합니다.
- 매달린 자세에서 어깨뼈의 안정성을 만든 후 움직이기 시작합니다.
- 배근을 안으로 당겨 깊은 척추 굽힘을 만들어 움직입니다.
- 중부와 상부 등의 폄을 최대화한 후 허리뼈의 폄을 하고 그 뒤에 엉덩관절의 폄이 만들어지며 움직임을 마칩니다.
- 완전히 폄된 위치에서 목을 긴장하지 않으며 정수리를 바닥으로 뻗습니다.

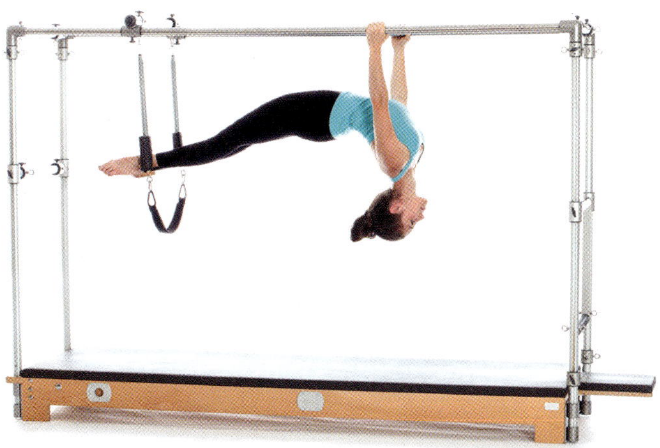

들이쉬기. 정수리에서부터 척추를 분절하며 길게 몸을 폅니다. 정수리를 매트 쪽으로 유지하며 등뼈의 폄을 최대화한 후 허리뼈의 폄을 만든 다음 엉덩관절 폄을 합니다. 팔을 곧게 편 상태에서, 어깨를 중심축으로 회전합니다.

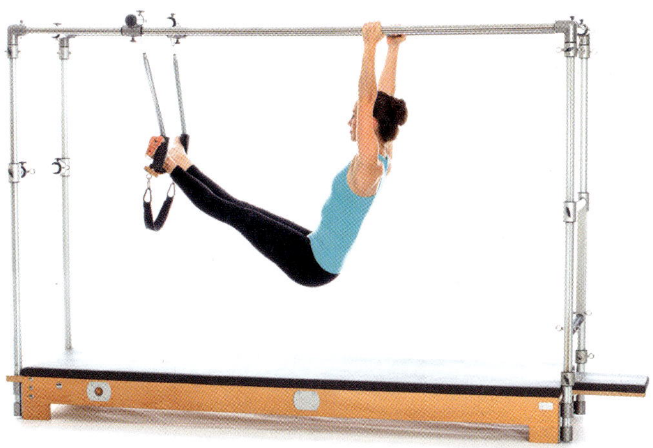

내쉬기. 플랭크 자세로 돌아간 다음 척추를 분절하여 V자세로 내려옵니다. 시작자세로 돌아갑니다. 5회 반복합니다.

7

| 제 7 장 |

운다체어
Wunda Chair

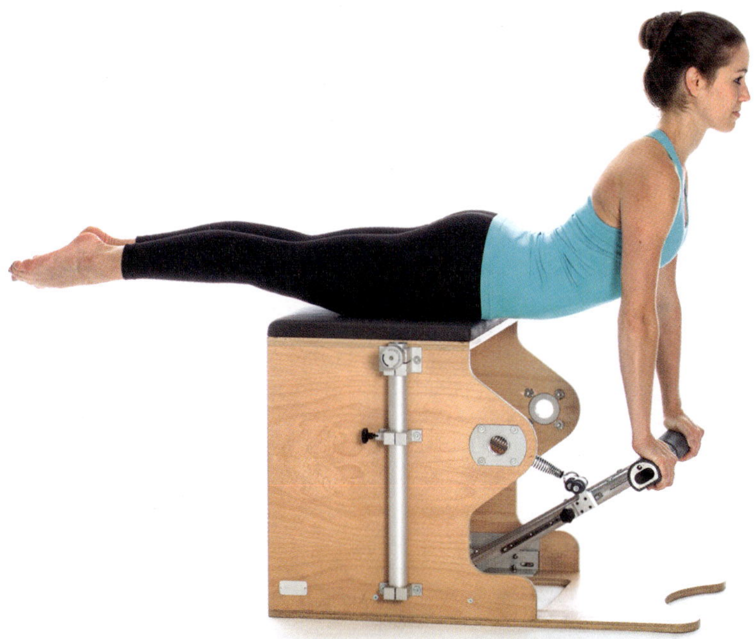

저는 운다체어에 대한 특별한 감정을 가지고 있습니다. 이 작은 박스가 가진 우수함에 저는 놀라움을 감출 수 없습니다. 다양한 운동을 할 수 있으며 원래 버전의 체어는 뒤집을 수 있었고, 편안한 안락의자로 사용 할 수 있었습니다.

체어는 사용하기 어렵고 불균형이 있는 부분이나 약한 부분을 쉽게 부각시키면서 까다로운 기구라는 것을 보여줍니다. 그러나 엄청난 가능성을 발견할 수 있으며 기본 체력을 키우고 운동능력을 향상하는데 매우 적합합니다. 다양한 면에서 운다체어는 다른 운동기구보다 더 기능적인 기구인데, 우리가 일상생활에서 움직이는 것과 비슷하게 직립자세로 운동을 하기 때문에 다른 필라테스 기구보다도 더 기능적입니다. 이러한 자세는 발 운동을 할 때에 리포머나 캐딜락에서 보다 몸통 안정근이 더 크게 활성화되도록 도움을 줍니다.

그러나 운다체어의 디자인으로 인해 여러 운동에서 온전한 운동범위를 만드는데 어려움이 있습니다. 또한, 체어는 관절의 폄보다 관절의 굽힘을 발달시키기 더 어렵습니다. 하지만 운다체어는 꼭 가지고 있어야 하는 기구 중 하나이며, 이러한 기구의 부족한 부분을 알고 있어야 합니다.

저는 훌륭한 필라테스 선생님들 중 한 분인 Kathy Stanford Grant에게 체어를 배울 수 있는 영광을 누렸습니다. Kathy를 만나기 전부터 운다체어를 사용해 운동을 했었지만 그녀는 체어가 지닌 가능성에 눈을 뜰 수 있게 하고, 체어를 이용한 클래식 필라테스 동작을 알려준 깊은 통찰력을 가진 선생님이셨습니다. Kathy는 Mr. Pilates의 초창기 제자 중 한 분이셨으며, Mr. Pilates에게 지도자 자격증을 받은 두 명의 제자 중 한 명이었습니다(다른 한 분은 훌륭한 선생님인 Lolita San Miguel이며, 친구라 부를 수 있어 영광입니다). Kathy와 저는 자주 체어를 더 널리 사용할 수 있는 방법에 대해 의논했습니다. 사실 Kathy는 1990년대 초 상대적으로 다른 기구보다 유명하지 않았던 운다체어를 새로 조명받을 수 있게 중심으로 끌어올리면서 운다체어의 재탄생에 특별히 일조한 사람이었습니다. 오늘날 체어는 필라테스 스튜디오와 체육관에서 가장 대중적인 기구 중 하나일 것입니다. 많은 인원으로 구성된 그룹수업에서 자주 사용됩니다. Kathy는 제가 운다체어를 사랑하는 만큼 운다체어를 사랑했으며 복잡한 것들을 단순하게 만드는 매력적인 부분들을 공유했습니다.

그녀를 처음 만난 것이 바로 어제처럼 생생하며 순진하게 손을 들어 사람들 앞에서 체어의 몇 가지 동작을 시연했던 기억이 납니다. 그녀를 처음 만난 당시 필라테스를 12년 또는 13년을 했었음에도 체어를 이용한 운동경험은 적었습니다. 작은 체구를 지녔지만 존재감이 큰 Kathy는 제 몸에 나타나는 보상과 불균형을 빠르게 알아차렸습니다. 저는 그동안 간과하고 있었던 운동의 깊이를 인식하며 깨달음을 얻는 순간이었습니다. 동작을 하기 위해 강한 몸과 운동능력에 의지했지만 피상적인 것들에 불과했습니다. 제 움직임에는 깊이가 부족했습니다. 체어에서 시연은 저를 더 겸손하게 했으며 내면에서부터 움직인다는 것의 의미를 일깨워 주었고 학생들을 가르치는 교육법을 새롭고 흥미로운 길로 이끌었습니다. 저는 원점으로 돌아가 모든 움직임을 새로 배우고 경험해야 했습니다. 이 경험은 저에게 "MRI 비전"(X-ray 비전을 뛰어넘은!) 이라고 부르는 것을 사용하는 법을 알려 주었습니다. "MRI 비전"은 타인의 몸을 깊은 곳에서부터 자세히 관찰하고 움직이기 시작하기 전에 움직임이 어디에서부터 시작하는지 볼 수 있게 합니다. 강렬한 깨달음은 깊이 있게 움직일 수 있게 하고 학생들에게 다른 큐를 주면서 다양한 방식으로 지도하게 했으며 더 깊고 의미 있는 결과를 기대하도록 했습니다. 사랑하는 친구이자 멘토인 Kathy와 그녀는 제게 통찰력을 선물로 주었습니다.

2021년 초 네 개의 부분으로 구성된 Legacy Program 중 두 번째 부분인 Master 1을 지도하고 있었습니다. 겉모습만 보는 것이 아니라 움직이는 모습을 관찰하고 근육을 사용하는 방법을 확인하는 것에 대해서 이야기를 나누고 있었습니다. 때로는 개인이 지닌 특정 상태나 제약 때문에 이상적인 정렬을 유지하지 못하지만 목표를 향해 가고 있었습니다. ***"완벽하려고 노력하며, 의도를 인식하라"*** 라고 말하면서 Kathy를 생각했습니다. 우리가 목표로 하는 것이 단지 움직임의 형태가 완벽한 것은 아닙니다. 우리가 환상에 불과한 이상적인 목표를 위해 노력하지만, 이때 사용되어져야 하는 근육들을 올바르게 사용하는 것이 가장 중요합니다. 그리고 이런 자세는 지도할 때 반드시 염두해 두어야 하는 부분입니다.

패럴렐 힐 앤 토우 / Parallel Heels and Toes

운다체어에서 하는 발 운동은 리포머와 캐딜락에서 하는 발의 위치와 일치합니다. 그러나 운다체어에서 몸통과 다리의 위치는 꽤 다릅니다. 몸통은 곧게 세운 자세이고 다리는 바닥으로 누릅니다. 흥미롭게도 각 기구들은 발 운동을 할 때 다리를 움직이는 방향이 각각 다릅니다. 리포머는 수평면으로 캐딜락은 상방으로 운다체어는 하방으로 움직입니다. 각각의 움직임과 움직임에 따라 다르게 작용하는 근육 움직임은 독특한 장점을 지니고 있습니다.

운다체어를 이용한 다리 움직임의 역동성은 펌핑을 하는 동작과 비슷하며 리포머나 캐딜락에서 하는 완전히 무릎을 펴는 범위와 비교하면 비교적 짧은 범위에서 움직입니다. 특히, 키가 큰 경우 패드 또는 작은 박스에 앉아서 하는 것이 몸의 높이를 올리고 다리의 운동범위를 증가시키는데 유리할 수 있습니다. 운다체어에서는 넙다리네갈래근(Quadriceps)을 더 많이 느끼는 것이 일반적입니다. "운다체어 다리"라고 부르며 발 운동을 마친 후 자주 경험하는 기분 좋은 떨림입니다.

팔의 위치는 몸통을 지지하는 동시에 어깨 앞쪽과 가슴에 좋은 스트레치를 만든다는 점에서 독특합니다. 팔에 너무 많이 의지하지 않고 오히려 팔은 몸을 위한 프레임으로 생각합니다.

이미지화 하기

캐딜락에서 하는 발 운동의 느낌은 두 다리가 기둥이 되어 천장을 지지하는 것과 같습니다. 리포머에서는 수평면에서 벽을 밀어내며 스스로 추진력을 얻어 움직이는 것과 같습니다. 운다체어에서는 바닥을 밀어내어 다리를 펼 때마다 키가 커져 의자 위에 떠 있는 느낌이 듭니다.

- 안정적으로 곧게 세운 몸통을 유지합니다.
- 발꿈치 자세에서는 뒤꿈치로 눌러서 페달을 내립니다.
- 발가락 자세에서는 발바닥굽힘을 유지합니다.
- 팔꿈치는 약간 구부려 뒤를 향합니다.

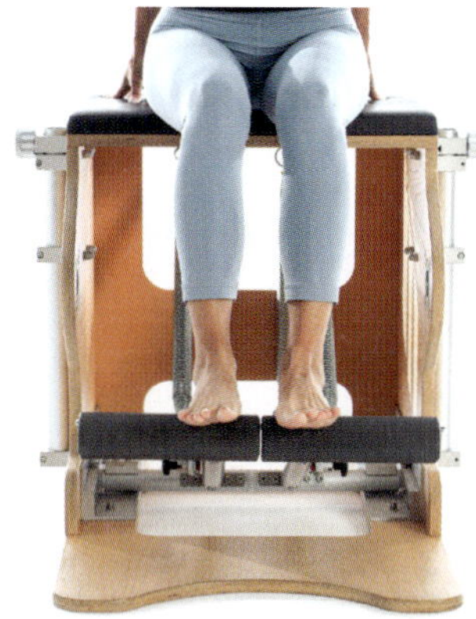

뒤꿈치 평행 자세

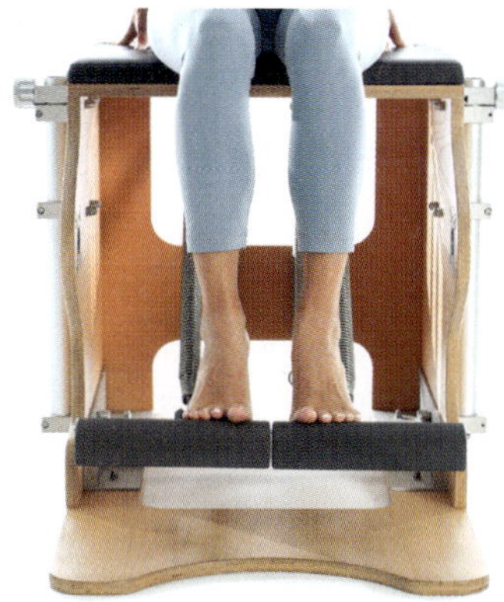

발가락 평행 자세

난이도 높이기

몸통과 골반의 좋은 안정성을 만들었다면 체어에 닿지 않게 팔을 몸의 측면에서 내리거나 T 자세, 천장으로 뻗거나 손을 머리 뒤에 두며 팔을 다른 자세로 만들 수 있습니다.

근육 포커스

- Quadriceps (넙다리네갈래근)
- Hamstrings(뒤넙다리근)
- Abdominals(배근)
- Back extensors(등 폄근)

목적

- 무릎 폄근의 근력 향상
- 엉덩관절 폄근의 조절능력 향상
- 몸통/허리골반 안정화

저항
RESISTANCE
약 중 강

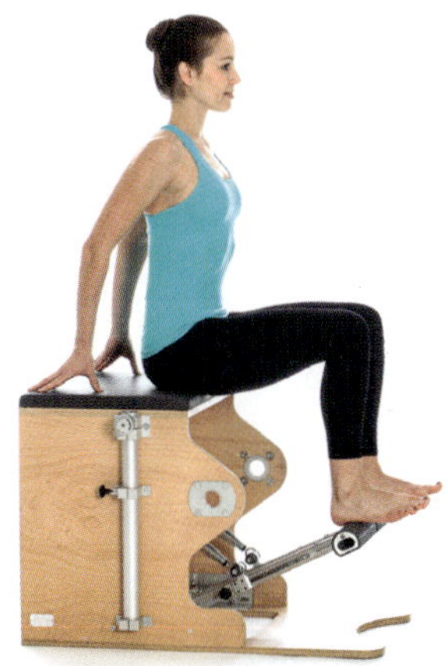

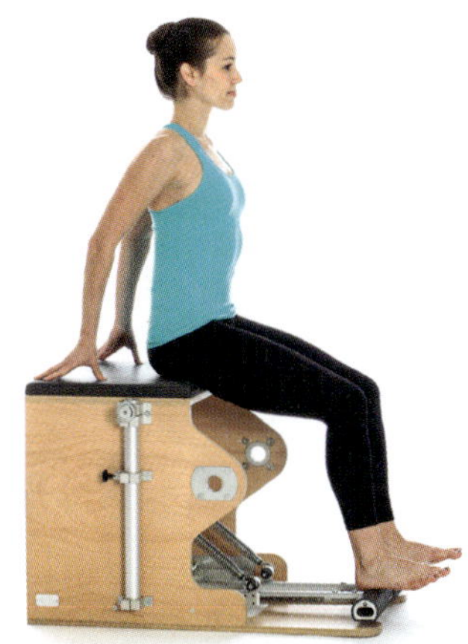

준비자세. 체어의 앞부분에 몸통을 세워 앉아 손가락은 플랫폼 뒤쪽으로 두며 팔꿈치는 구부려 뒤를 향하고 어깨뼈를 벌립니다. 발을 페달에 올립니다(운다체어에서는 풋바를 페달로 부른다). 다리를 평행한 상태로 뒤꿈치 자세나 발가락 자세로 조정합니다. 허벅지가 수평보다 약간 높은 상태(5° 정도)에서 움직임을 시작합니다.

내쉬기. 다리로 페달을 누르고 페달을 바닥에 닫기 직전이나 골반을 안정적으로 유지할 수 있을 때까지 내립니다.

들이쉬기. 다리를 올려 페달을 올립니다. 시작자세로 돌아갑니다. 10회 반복합니다.

브이 포지션 토우 / V Position Toes

근육 포커스

- Quadriceps (넙다리네갈래근)
- Hamstrings(뒤넙다리근)
- Abdominals(배근)
- Back extensors(등 폄근)

목적

- 무릎 폄근 근력 향상
- 엉덩관절 폄근 조절능력 향상
- 몸통과 허리골반의 안정화

저항
RESISTANCE
약 중 강

다른 기구에서 하는 것처럼 발가락을 평행으로 둔 자세에서 뒤꿈치를 모아 작은 V 자세로 만들 수 있습니다. 뒤꿈치를 모아 운동을 하는 동안 능동적으로 서로 누르는 힘을 유지하는 것이 중요합니다. 발뒤꿈치를 서로 누르게 되면 엉덩관절 가쪽돌림근(hip external rotators)과 엉덩관절 모음근(Hip adductor)이 활성화됩니다. 발바닥굽힘을 유지하고 일정한 저항을 유지하기 위해 발을 통해 누르는 느낌을 느껴야 합니다. 뒤꿈치를 내려 스프링의 장력이 풀리지 않도록 합니다.

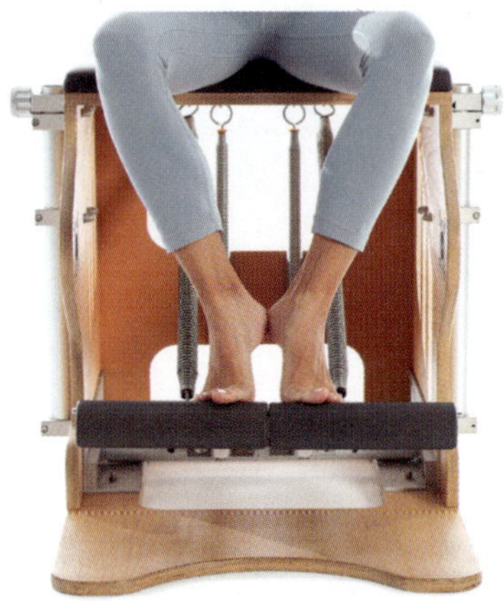

발가락 V 자세

이미지화 하기

개구리가 뛰어오르는 이미지는 자세를 유지하는데 매우 좋습니다. 몸을 펴서 바르게 앉아 있는 자세는 개구리가 뛰어 오르는 이미지를 더 생생하게 느끼게 합니다.

- O 안정적으로 곧게 세운 몸통을 유지합니다.
- O 발바닥굽힘을 유지합니다.
- O 팔꿈치는 약간 구부려 뒤를 향합니다.

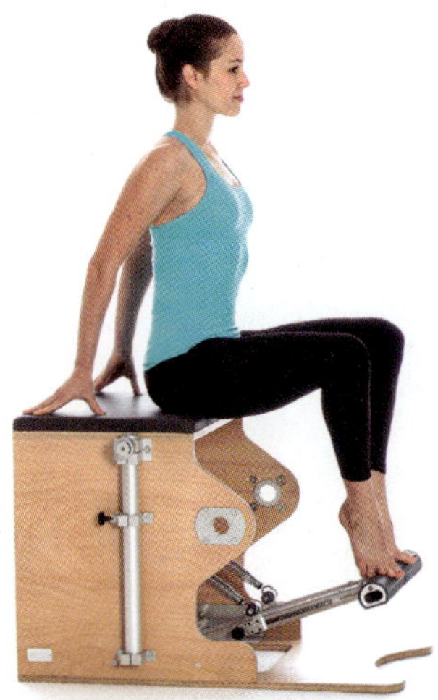

준비자세. 체어의 앞부분에 몸통을 세워 앉아 손가락은 플랫폼 뒤쪽으로 두고 팔꿈치는 구부려 뒤를 향하고 어깨뼈를 벌립니다. 발가락을 페달에 올리고 뒤꿈치를 서로 밀어내며 V자세를 만듭니다. 허벅지가 수평보다 약간 높은 상태(5° 정도)에서 움직임을 시작합니다.

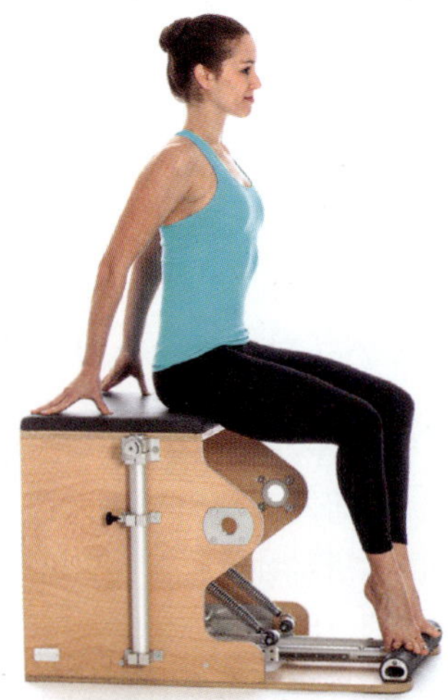

내쉬기. 다리로 페달을 누르고 페달을 바닥에 닫기 직전이나 골반을 안정적으로 유지할 수 있을 때까지 내립니다.

들이쉬기. 다리를 올려 페달을 올립니다. 시작자세로 돌아갑니다. 10회 반복합니다.

오픈 브이 포지션 힐 앤드 토우 / Open V Position Heels and Toes

운다체어: 오픈 V 포지션(Wunda Chair: open V position)은 페달이 더 좁기 때문에 리포머나 캐딜락에서 만큼 넓게 만들 수 없습니다. 그러나 엉덩관절 가쪽돌림근(hip external rotators)과 엉덩관절 모음근(Hip adductor)을 활성화 하는데 같은 이점을 얻을 수 있으며 추가적으로 무릎 폄근, 엉덩관절 폄근과 몸통 안정근도 사용할 수 있습니다.

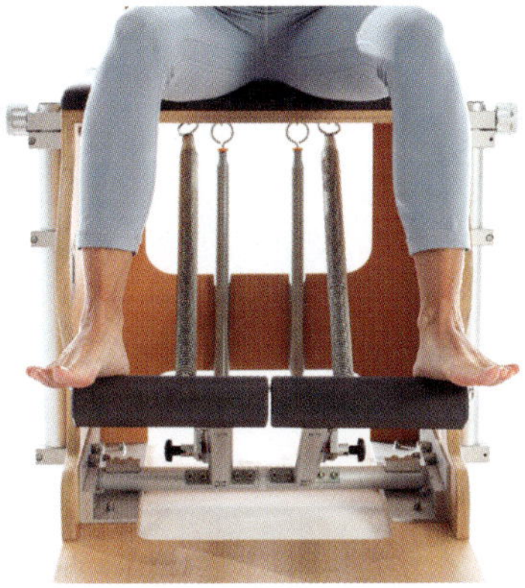

뒤꿈치 넓은 V 자세

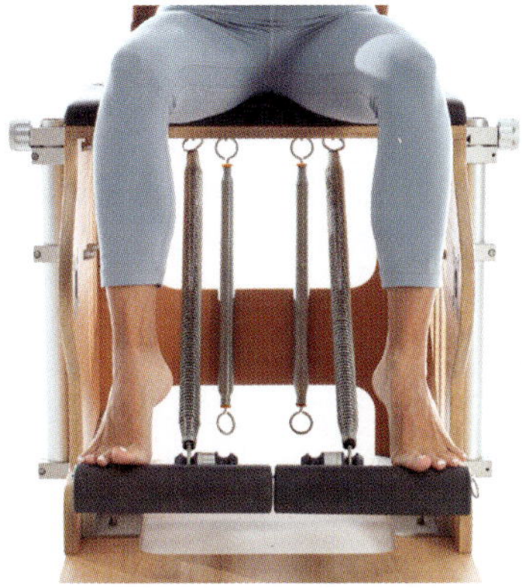

발가락 넓은 V 자세

이미지화 하기

다리로 페달을 바닥으로 누르는 동시에 정수리를 통해 몸통을 들어 올리는 느낌을 상상합니다. 저는 팔을 머리 위로 뻗어 팔과 상체가 더 올라가는 느낌을 받곤 합니다.

- 안정적으로 곧게 세운 몸통을 유지합니다.
- 발바닥굽힘을 유지합니다. (발가락 자세)
- 팔꿈치는 약간 구부려 뒤를 향합니다.
- 뒤꿈치 자세에서는 뒤꿈치로 페달을 누릅니다.

근육 포커스

- Quadriceps (넙다리네갈래근)
- Hamstrings(뒤넙다리근)
- Abdominals(배근)
- Back extensors(등 폄근)

목적

- 무릎 폄근 향상
- 엉덩관절 폄근 조절능력 향상
- 몸통과 허리골반의 안정화

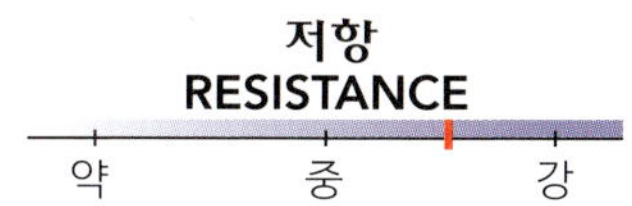

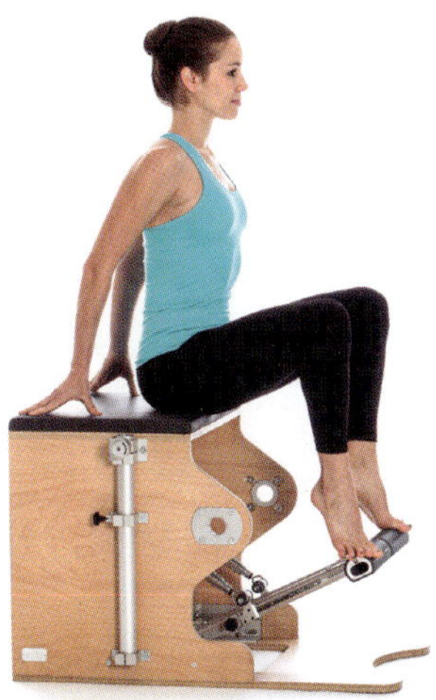

준비자세. 체어의 앞부분에 몸통을 세워 앉아 손가락은 플랫폼 뒤쪽으로 두며 팔꿈치는 구부려 뒤를 향하고 어깨뼈를 벌립니다. 뒤꿈치나 발가락을 각각의 페달 끝에 두며 운다체어: 브이 포지션 토우와 같은 각도로 엉덩관절을 가쪽으로 돌리지만 발은 떨어져 있습니다. 허벅지가 수평보다 약간 높은 상태(5° 정도)에서 움직임을 시작합니다.

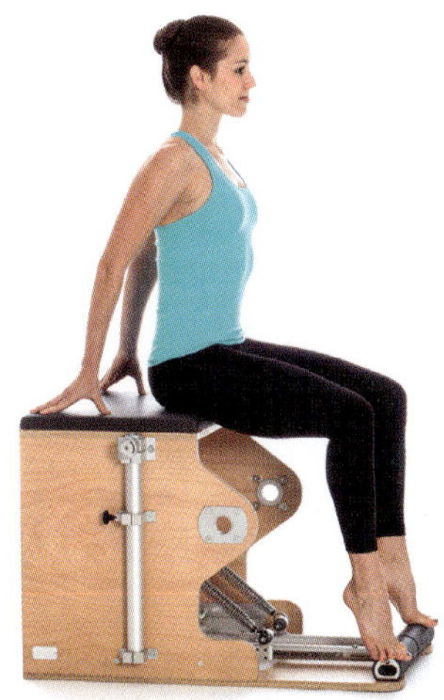

내쉬기. 다리로 페달을 누르고 페달을 바닥에 닫기 직전이나 골반을 안정적으로 유지할 수 있을 때까지 내립니다.

들이쉬기. 다리를 올려 페달을 올립니다. 시작자세로 돌아갑니다.
10회 반복합니다.

운다체어

발 운동 /Foot Work

초급 /FUNDAMENTAL

카프 레이즈 / Calf Raises

근육 포커스

- Ankle-foot plantar flexors (발목-발바닥 굽힘근)
- Abdominals(배근)
- Back extensors(등 폄근)
- Hip flexors (엉덩관절 굽힘근)

목적

- 발목-발바닥 굽힘근 근력 향상
- 발목-발바닥 굽힘근, 엉덩관절 굽힘근의 유연성 증진
- 발의 정렬 개선

저항
RESISTANCE

약 — 중 — 강

운다체어: 카프 레이즈 동작은 전신을 통합하는 전형적인 동작입니다. 움직이는 다리의 종아리에 초점을 두고 있지만 몸통을 안정적으로 유지하는 데에도 힘을 사용하며 반대쪽 다리의 엉덩관절 굽힘근(hip flexors)과 종아리가 스트레치 됩니다. 심지어 어깨뼈 안정근(Scapular stabilizers)도 활성화됩니다. 이 운동은 올바른 발과 몸통의 정렬뿐만 아니라 허리골반 안정성을 유지하는 능력을 기르는데 매우 좋습니다.

이미지화 하기

대각선 방향으로 위치한 몸은 스키점프 선수가 경사로를 향해 뛰어오른 모습을 생각나게 합니다. 스키점프를 하는 역동적인 이미지에 자동차의 가속 페달을 밟고 있는 것처럼 완벽히 분리된 발의 움직임을 추가합니다.

- 골반을 최대한 중립 자세로 유지합니다.
- 발은 가쪽돌림보다는 평행으로 유지합니다.
- 지지하고 있는 다리의 뒤꿈치는 바닥을 최대한 누릅니다.
- 발바닥굽힘에서 발등굽힘으로 움직이며 발목의 최대 가동범위를 활용합니다.

난이도 높이기

균형감각을 추가하고 뒷다리의 엉덩관절 굽힘근의 스트레치를 증가시키기 위해 팔을 T 자세로 두거나 손을 머리 뒤에 올립니다. 동시에 몸통을 대각선에서 바로 세워 수직 정렬을 만듭니다.

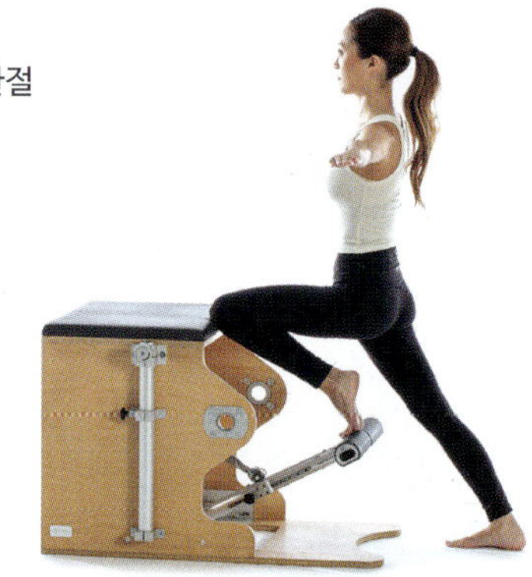

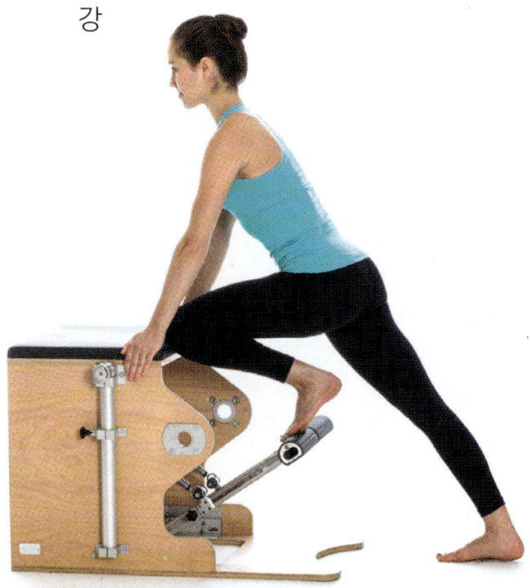

준비자세. 체어를 바라보고 서서 몸통을 대각선으로 기울여 체어의 앞쪽 측면 부분을 안정적으로 잡고 유지합니다. 한쪽 다리의 발가락을 페달에 올리고 페달을 살짝 누릅니다. 무릎 바로 아래를 운다체어의 앞쪽 모서리에 단단히 고정합니다. 뒤로 뻗은 다리를 체어에서 꽤 멀리 두고 뒤꿈치로 바닥을 누르며 뒤꿈치를 타고 몸통으로 올라가 머리를 통과하는 긴 대각선을 만듭니다.

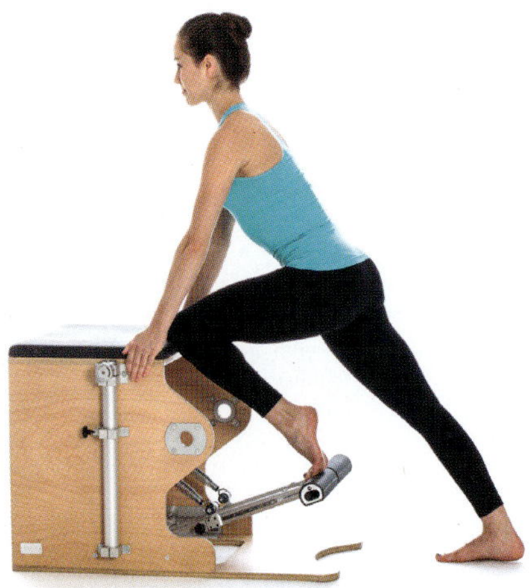

내쉬기. 발바닥굽힘으로 페달을 내립니다.

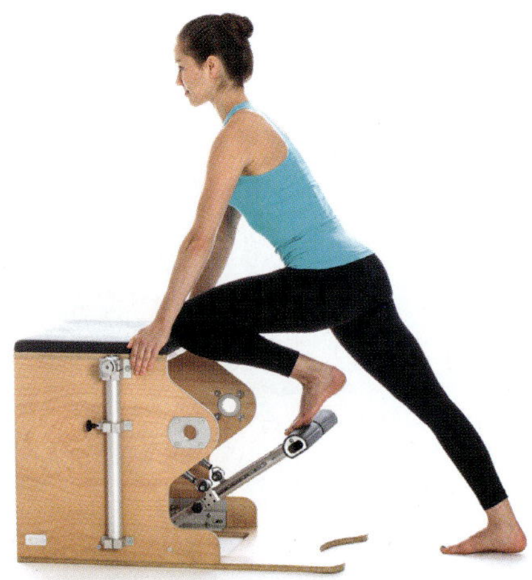

들이쉬기. 발등굽힘을 해서 페달을 올립니다. 시작자세로 돌아갑니다. 10~20회 반복합니다.

싱글-레그 힐 앤드 토우 / Single-Leg Heel and Toes

다른 기구에서 한 다리 운동을 하면서 얻을 수 있는 모든 이점과 좋은 점을 운다체에서 더 많이 얻을 수 있습니다. 앉은 자세에서 몸을 안정적으로 유지하려고 할 때 나타나는 어려움이나 약점, 불균형 및 보상을 분명히 관찰할 수 있습니다. 운다체어는 골반과 몸통을 안정적으로 유지하면서 다리의 기능적인 움직임을 발달하고 향상시키는데 매우 좋은 기구입니다.

이미지화 하기

몸을 안정적으로 유지하며 아주 오래된 스타일의 오토바이를 발로 차 시동을 거는 움직임과 비슷하다는 것을 느낍니다. (이 이미지는 발로 차면서 시동을 거는 오토바이를 기억할 만큼 나이가 든 사람들만이 이해할 수 있습니다!)

- 양쪽 궁둥뼈에 동일한 무게를 실어 유지합니다.
- 페달을 누를 때 골반과 몸통을 안정적으로 유지하며 회전이 되지 않도록 주의합니다.
- 지지하는 다리를 안정적으로 유지합니다.

난이도 낮추기

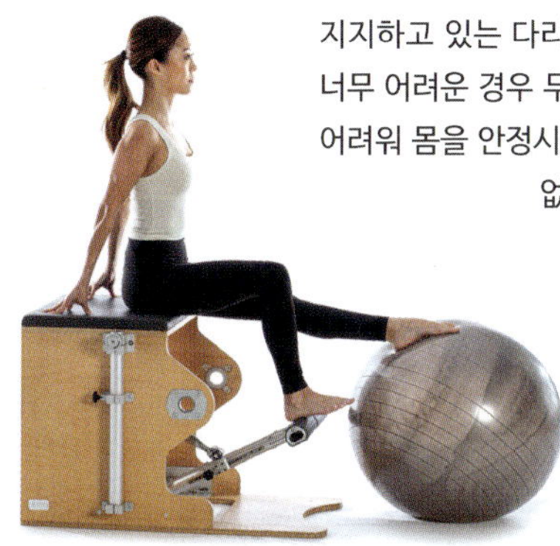

지지하고 있는 다리를 바닥과 평행하게 유지하는게 너무 어려운 경우 무릎을 구부립니다. 그래도 여전히 어려워 몸을 안정시킬 수 없거나 다리를 공중에 둘 수 없는 경우, 다리를 큰 공이나 리포머 박스 위에 올립니다.

근육 포커스

- Quadriceps (넙다리네갈래근)
- Hamstrings(뒤넙다리근)
- Abdominals(배근)
- Back extensors(등 폄근)

목적

- 무릎 폄근 근력 향상
- 엉덩 폄근 조절능력 향상
- 몸통과 허리골반의 안정화 발달

저항 RESISTANCE

약 — 중 — 강

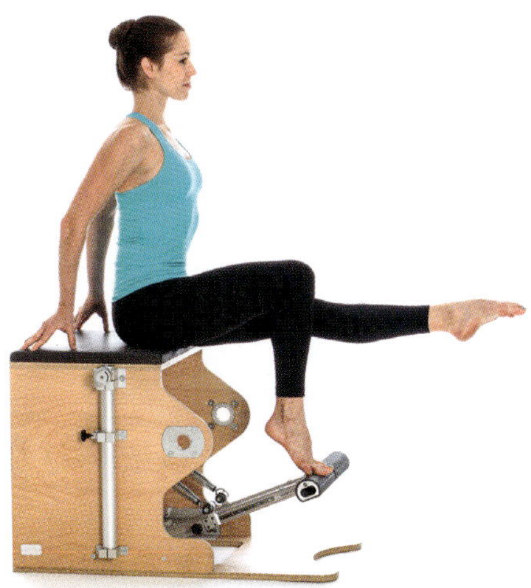

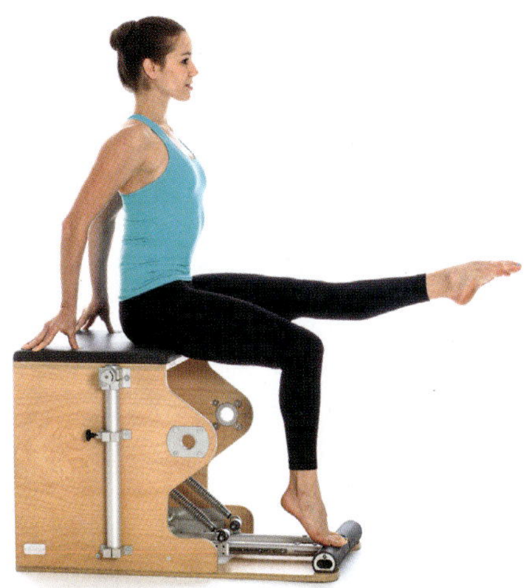

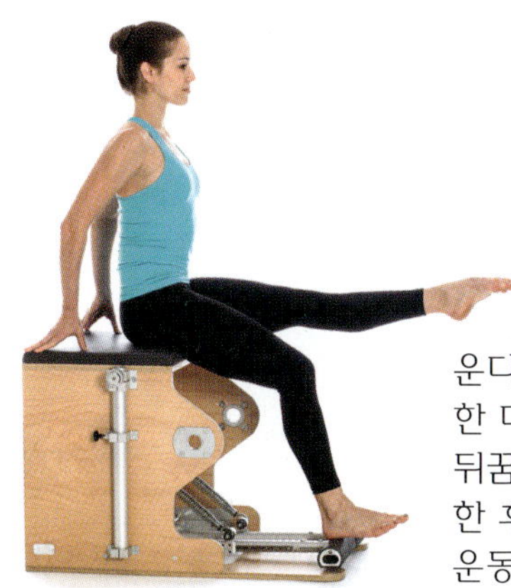

운다체어: 한 다리 뒤꿈치 자세. 뒤꿈치 자세 운동을 한 후에 발가락 자세 운동을 합니다.

준비자세. 체어의 앞부분에 몸통을 세워 앉아 손가락은 플랫폼 뒤쪽으로 두며 팔꿈치는 구부려 뒤를 향하고 어깨뼈를 벌립니다. 한 발을 페달 위에 올리고 뒤꿈치 자세나 발가락 자세를 취합니다. 반대쪽 다리는 가능한 바닥과 평행하게 곧게 펴서 유지하고 정면을 향합니다. 허벅지가 수평보다 약간 높은 상태(5° 정도)에서 움직임을 시작합니다.

내쉬기. 다리로 페달이 바닥에 닫기 직전까지 페달을 내립니다.

들이쉬기. 다리를 올려 페달을 떠올립니다. 시작자세로 돌아갑니다. 10회 반복후에 반대쪽 다리로 진행합니다.

운다체어

복부 운동
/Abdominal Work

초급 /FUNDAMENTAL

스탠딩 파이크 / Pike—Standing

근육 포커스

- Abdominals(배근)

목적

- 배근 조절력 향상
- 허리의 유연성 증진
- 어깨뼈 안정화

저항
RESISTANCE
약 중 강

이 운동은 2장에서 설명한 매트: 롤다운(Mat: Roll Down)과 비슷하지만 스프링의 도움을 받을 수 있다는 장점이 있습니다. 특히 다리를 펴고 운동을 할 때 척추에 가해지는 긴장을 완화할 수 있습니다. 다양한 기구에서 많은 복부운동을 할 수 있는 기초를 다지게 됩니다. 파이크 자세는 몸통의 깊은 굽힘과 뛰어난 어깨뼈 안정성이 필요합니다.

"파이크 자세"는 허리 높이에서 몸통을 허벅지 위로 접는 자세를 일컫는 단어입니다. 일부 파이크 자세는 몸통이 곧게 펴져 편평한 자세로 가슴이 다리와 가까이 유지되지만 이 운동과 다른 운동에서는 몸통이 둥글고 다리가 몸통에 가까지 유지되지 않습니다.

이미지화 하기

필라테스의 파이크 포지션의 대부분이 척추 굽힘을 요구하고 몸통과 다리 사이의 공간이 훨씬 더 둥글다는 사실에도 불구하고, 필라테스의 모든 파이크 운동은 다이빙 중에 몸을 반으로 접고 허벅지에 몸통을 가까이 붙인 다이버의 느낌과 이미지를 떠올리게 합니다.

- O 허리뼈의 굽힘을 최대화합니다.
- O 어깨 안정성을 유지합니다.
- O 무릎을 펴고 다리를 수직으로 유지합니다.

<변형동작>

척추 굽힘과 척추 폄의 조합은 척추의 움직임 패턴을 이용하기 때문에 매우 큰 가치가 있습니다. 운동을 하는 동안 척추 굽힘을 유지하기 보다는 숨을 들이마쉬며 페달을 누를 때 등을 폅니다.
다시 숨을 내쉬며 몸통을 둥글게 만들어 어깨와 엉덩관절이 수평이 될 때까지 들어 올립니다.

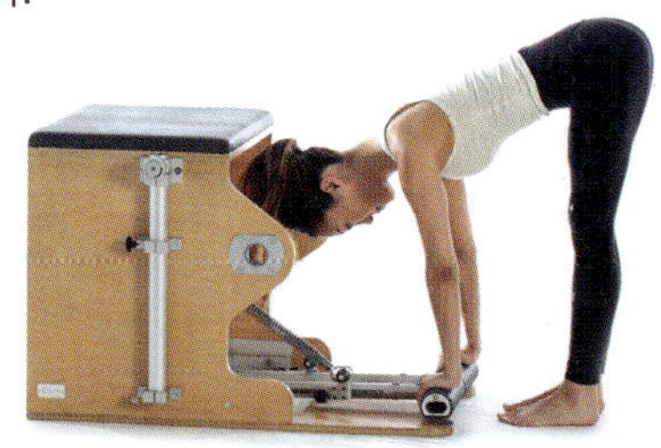

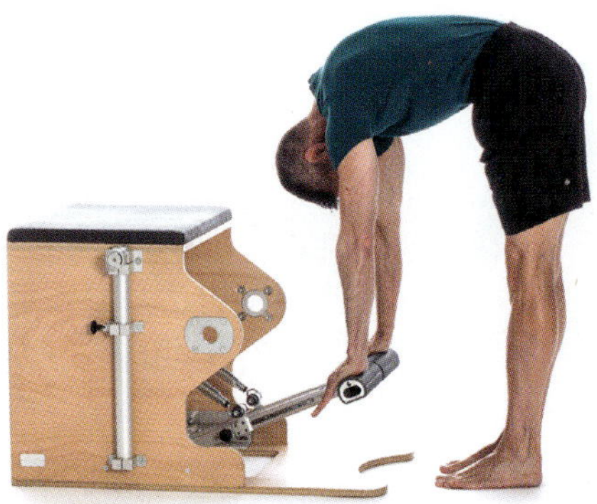

준비자세. 체어를 바라보고 가까이 서서 다리를 평행으로 둡니다. 척추를 분절해서 아래로 내려가며 어깨를 손목 위에 정렬을 맞추고 손을 페달에 올립니다.

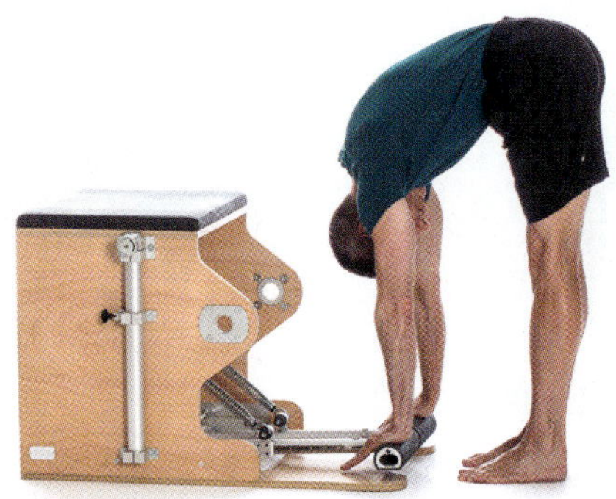

들이쉬기. 등을 둥글게 만들어 페달을 바닥쪽으로 누릅니다.

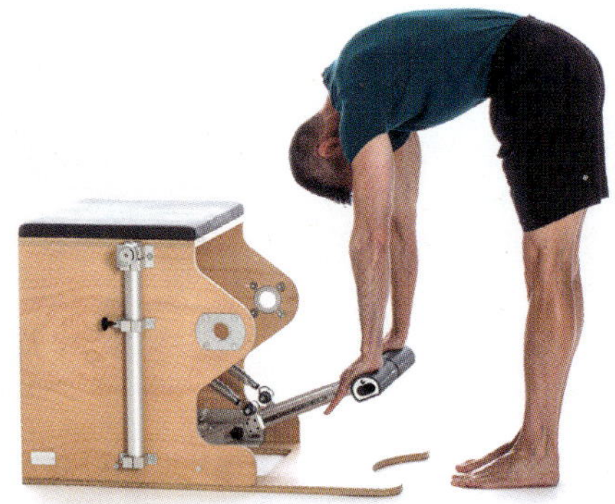

내쉬기. 등을 둥글게 만들어 위로 올라오며 척추굽힘을 증가시키고 어깨와 엉덩관절이 수평이 될 때까지 페달을 올립니다. 5~10회 반복합니다.

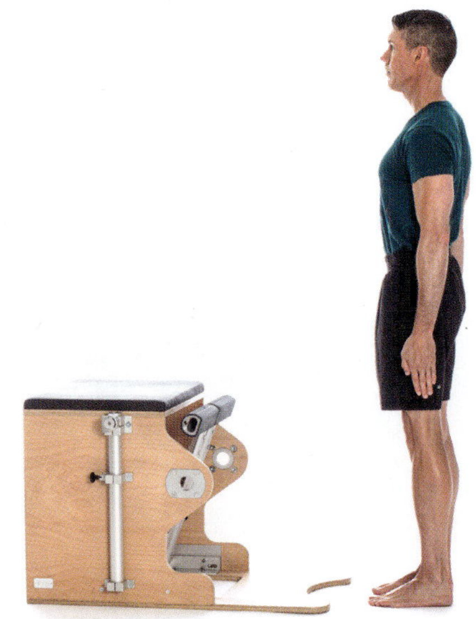

마지막으로, 숨을 내쉰 후 등을 둥글게 만들면서 끝까지 위로 올라옵니다.
시작 자세로 돌아갑니다.

파이크 포워드 / Pike—Forward

운다체어: 파이크-포워드(Wunda Chair: Pike—Forward) 운동은 근육을 조화롭게 사용하고 신체 전반적인 근육을 통합합니다. 건강하고 강한 근육을 가진 사람들도 겸손하게 만드는 운동 중 하나입니다. 다른 운동들보다 훨씬 더 강한 복부와 어깨의 힘을 필요로 합니다. 중간 강도나 가벼운 스프링에서 운동을 해야하며, 강한 스프링에서 운동을 할 경우 배근(Abdominals)이나 어깨를 사용하지 않고 스프링이 올려주는 힘에 의존하여 동작을 하게 되기 때문입니다.

복부는 매트: 더블 레그 스트레치(Mat: Double-Leg Stretch) 또는 크리스 크로스(Criss-Cross)처럼 배근에 직접적으로 부하를 가하는 것이 아니라 최대한 둥근 파이크 자세를 만드는 데에서 사용되기 시작한다는 점에 유의하는 것이 중요합니다. 단순히 힘을 쓰는 것이 아니라 조절력이 필요한 운동입니다. 복부의 사용과 함께 하는 강렬한 어깨 운동은 정지 상태에서 물구나무서기를 하는 것과 같습니다. 체조가 필라테스 동작에 영향을 미쳤다는 점이 이 운동에서 명확히 드러납니다. 제가 가장 좋아하는 운동입니다!

이미지화 하기

운동을 하면서 위로 떠오르는 듯한 느낌을 느껴봅니다. 육체적으로 정신적으로 서로 조화를 이루며 공중부양하는 이미지를 연상합니다.

- 허리뼈의 굽힘을 최대화합니다.
- 어깨는 손목 위에 유지하고 머리는 척추와 정렬을 맞추며 정수리는 체어를 향해 내립니다.
- 발바닥굽힘을 유지합니다.

상급 /ADVANCED

근육 포커스

- Abdominals(배근)
- Scapular stabilizers (어깨뼈 안정근)
- Deltoids(어깨세모근)

목적

- 배근의 조절능력 향상
- 어깨 굽힘근 근력 향상
- 어깨뼈 안정화 발달

저항
RESISTANCE

약 중 강

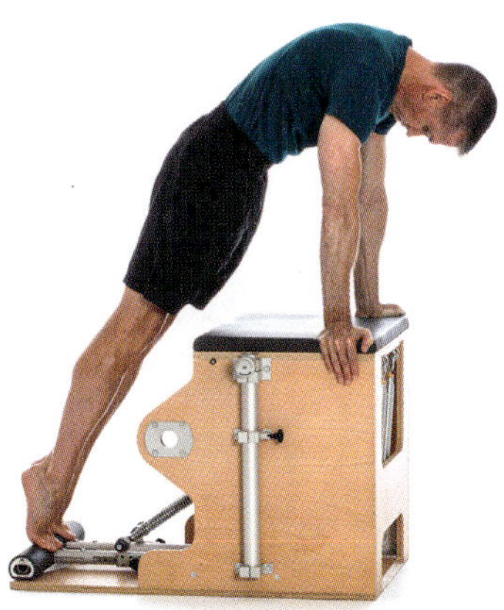

준비자세. 체어를 마주보고 페달 위에 섭니다. 체어의 뒤쪽 양 끝 부분에 손을 둡니다. 어깨를 손목 바로 위에 올 수 있도록 합니다. 어깨뼈를 안정적으로 유지하고 몸통을 둥글게 만들어 견고한 파이크 자세를 만듭니다.

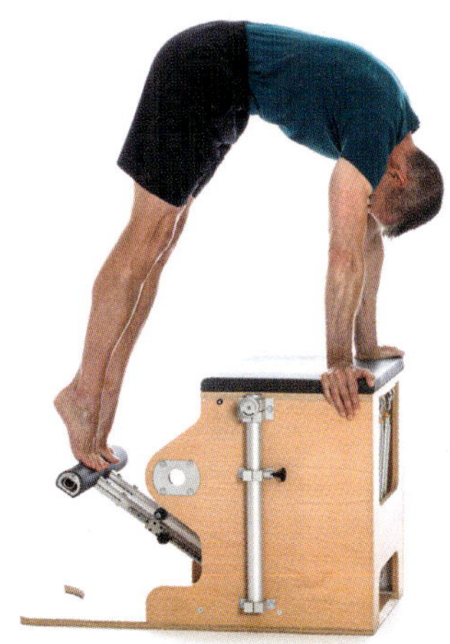

내쉬기. 척추 굽힘으로 더 깊게 끌어당기고 어깨 굽힘근을 개입하여 페달을 최대한 높이 들어올립니다.

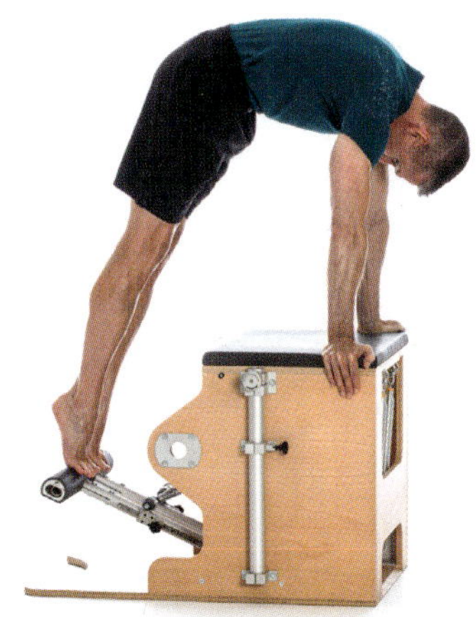

들이쉬기. 파이크 자세를 유지하며 페달을 바닥에 닿지 않게 내립니다. 5회 반복합니다.

운다체어
전신통합(FBI) I
/Full Body Integration

중급 /INTERMEDIATE

근육 포커스

- Abdominals(배근)
- Back extensors(등 폄근)

목적

- 배근, 등 폄근의 조절능력 향상
- 허리 유연성 증진
- 어깨뼈 안정화

저항
RESISTANCE

약 중 강

캣 스트레치—닐링 / Cat Stretch—Kneeling

운다체어: 캣 스트레치-닐링(Wunda Chair: Cat Stretch—Kneeling)운동은 운다체어: 파이크-스탠딩(Wunda Chair: Pike-standing)과 운다체어: 파이크-포워드(Wunda Chair: Pike forward)와 함께 척추 굽힘에 중점을 둔 복부 운동 그룹 중 하나입니다. 동시에 캣 스트레치-닐링은 매우 중요한 척추 폄과 높은 수준의 어깨뼈 안정화를 포함합니다. 이런 이유로 복부 운동 블록과 전신통합 블록에 적합합니다. 이 운동은 모든 것을 포괄적으로 담고 있기 때문에 저는 전신통합 블록에 넣기로 선택했습니다.

척추 굽힘을 하는 동안 머리는 바닥을 향하며 팔 사이에서 유지합니다. 180°의 어깨 굽힘을 향해 엉덩관절에서부터 몸통을 통해 팔과 손목으로 뻗어 나가는 직선(가능한 비슷하게)을 만듭니다. 엉덩이가 무릎 위에 있어 허벅지가 수직으로 되도록 유지합니다. 이런 자세는 전신을 앞·뒤로 흔들리지 않고 척추에서 움직일 수 있게 합니다. 페달이 위로 올라올 때 몸통을 깊고 움푹 들어간 둥근 모양을 만들도록 합니다. 몸이 올라올 때 허벅지가 약간 뒤로 움직이는 것은 자연스러운 일입니다. 움직이는 범위는 척추의 유연성과 몸의 비율에 따라 달라집니다. 몸이 정상적으로 반응하여 움직이는 것입니다. 그렇기 때문에 움직임에 반응하여 자연스럽게 나오는 움직임인지, 보상 작용인지 파악하는 것이 중요합니다. 보상작용은 페달을 올리기 위해 몸이 뒤로 흔들리고 페달을 아래로 누르기 위해 앞으로 흔들리는 것입니다.

이미지화 하기

이름에서 알 수 있듯이 움직임의 형태, 척추의 복잡한 분절, 유연성과 조절력을 고려했을 때 고양이가 스트레칭하는 이미지를 연상하는 것이 가장 적합합니다.

- 엉덩이는 무릎 위에 정렬을 맞춥니다(최대한 가깝게).
- 척추를 둥글게 말거나 펼 때 모두 머리는 척추에 따라 정렬을 맞춥니다.
- 척추를 펴는 동안 머리는 팔 사이에서 아래로 뻗습니다.

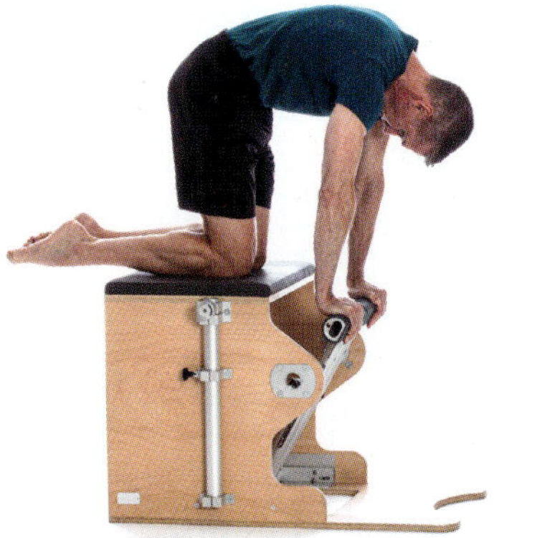

준비자세. 체어의 앞쪽 가장자리에 가깝게 반무릎 자세로 페달을 향합니다. 몸을 바르게 세우고 엉덩이는 무릎 위에 있습니다. 척추를 분절하여 아래로 내려가 어깨는 손목 위에 정렬을 맞추어 손을 페달에 올립니다.

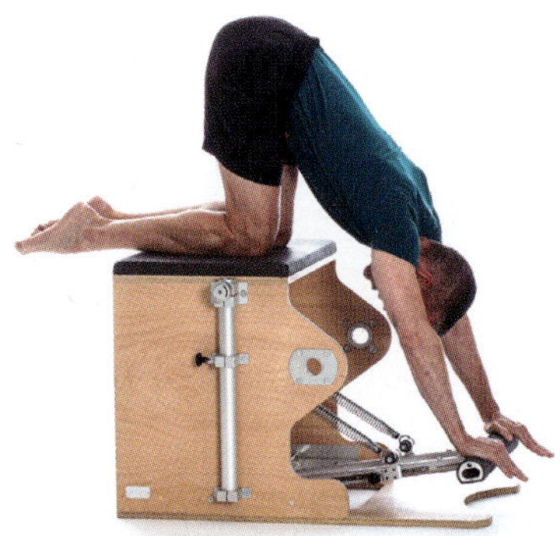

들이쉬기. 몸을 둥글게 해서 내려가며 페달을 바닥쪽으로 누르고 척추를 폅니다. 머리는 팔 사이에서 유지합니다.

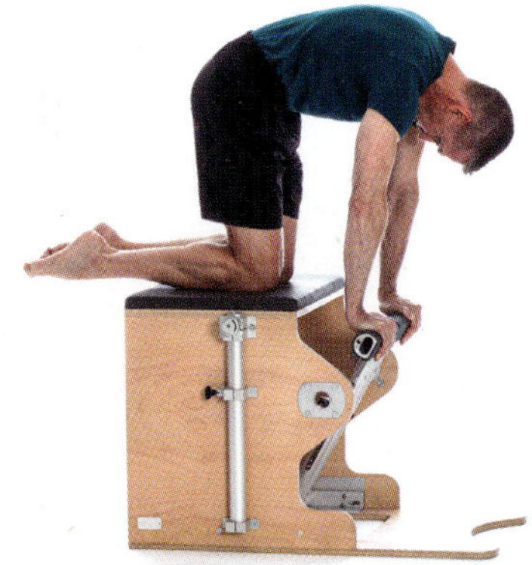

내쉬기. 척추를 분절해서 올라오며 어깨와 엉덩이가 수평정렬을 이룰 때까지 몸통을 둥글게 만들어 깊은 척추 굽힘을 만듭니다. 페달이 올릴 때 최대한 무릎 위에 있습니다. 5~10회 반복합니다.

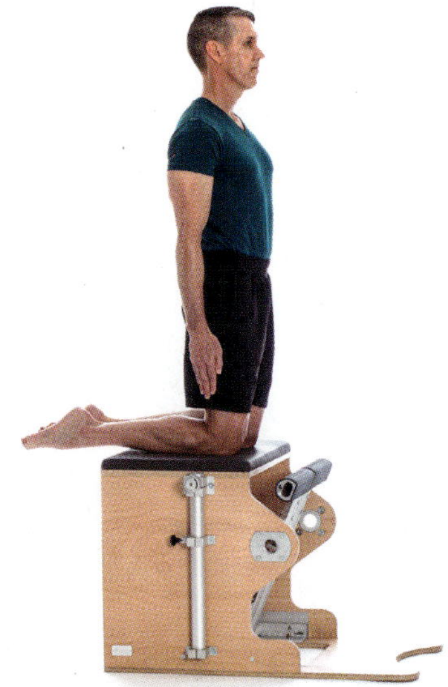

마지막으로, 숨을 내쉰 후 등을 둥글게 만들면서 무릎을 꿇고 몸을 세운 자세까지 완전히 위로 올라옵니다. 시작자세로 돌아갑니다.

토르소 프레스 싯 / Torso Press Sit

다리는 바닥과 평행한 상태로 안정적으로 유지하며 몸통은 견고하게 하나가 되어 움직입니다. 운다체어: 토르소 프레스 싯(Wunda Chair: Torso Press Sit) 운동은 엉덩관절과 어깨관절에서 움직임이 일어납니다. 엉덩관절 굽힘근(hip flexors)을 조절하는 것이 중요하지만, 배근(Abdominals)과 등 폄근(Back extensors)의 동시수축에 초점을 맞춰 몸통을 안정적으로 유지할 수 있도록 합니다. 수준 높은 정확성과 협응력이 필요합니다. 다양한 방식의 티저와 같은 어려운 복부 운동을 위한 좋은 준비운동으로 사용됩니다. 이 운동에서는 몸통을 내리고 올릴 때 척추를 분절하기 보다는 척추를 안정적으로 유지하며 힌지 움직임에 초점을 맞춥니다. 팔의 위치가 어깨와 가슴에 스트레치가 필요한 많은 사람들에게 도움을 줄 수 있습니다.

이미지화 하기

운동 자세를 배가 지나갈 수 있도록 열리는 다리인 도개교로 비유할 수 있습니다. 편평하게 누워 있다가 다리의 한 부분(몸통)이 견고한 하나의 단위로 함께 힌지 형태로 올라오는 동안 다리의 남은 부분(다리)은 고정되어 있습니다.

- O 다리는 바닥과 평행하게 안정적으로 유지합니다.
- O 배근과 등 폄근의 동시수축을 유지합니다.
- O 머리는 척추와 정렬을 맞춥니다.
- O 어깨를 바깥쪽으로 돌리고 손가락은 뒤로 향하며 어깨의 안정성을 유지합니다.

난이도 낮추기

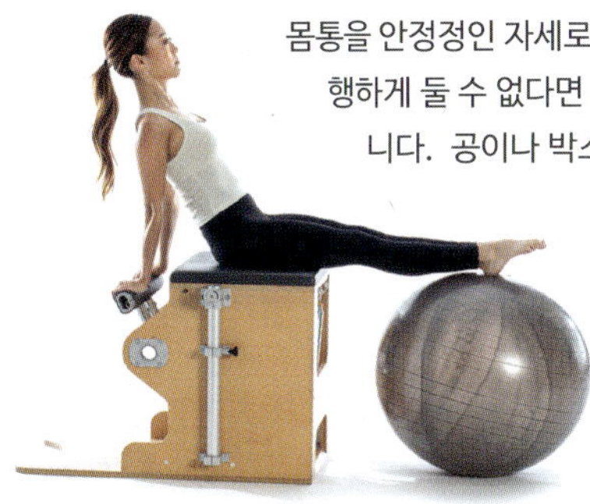

몸통을 안정정인 자세로 유지할 수 없거나 다리를 바닥과 평행하게 둘 수 없다면 큰 공이나 리포머 박스를 발 밑에 둡니다. 공이나 박스는 다리를 지지하고 엉덩관절 굽힘근에 가해지는 부하를 줄여 배근과 등 폄근이 몸통의 정렬을 더 쉽게 유지할 수 있게 합니다.

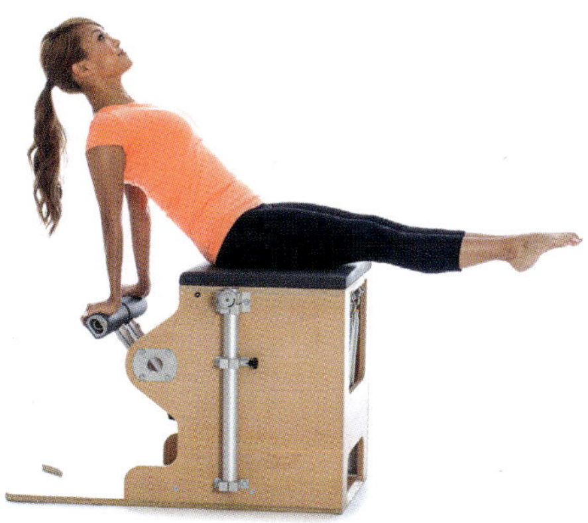

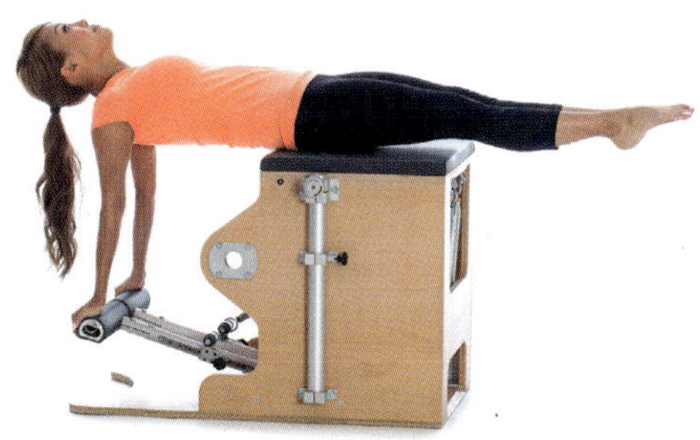

준비자세. 체어의 뒤를 바라보며 플랫폼에 앉습니다. 손가락을 뒤로 향하여 페달 위에 손을 두고 어깨는 손목 위에 정렬을 맞춥니다. 다리는 곧게 뻗어 바닥과 평행하며 앞을 향합니다. 몸통은 대각선상에서 척추의 중립을 유지합니다.

들이쉬기. 페달을 눌러 편평하게 몸통이 내려가며 바닥과 평행한 누운 자세가 됩니다.

내쉬기. 몸통이 올라오며 페달이 들어올려집니다. 시작자세로 돌아갑니다. 5~10회 반복합니다.

근육 포커스

- Abdominals(배근)
- Back extensors(등 폄근)
- Hip flexors (엉덩관절 굽힘근)

목적

- 배근과 등 폄근의 강화
- 엉덩관절 굽힘근 조절력 향상
- 어깨, 가슴뼈의 유연성 향상

저항
RESISTANCE
약 중 강

트라이셉스—싯티드 / Triceps—Seated

근육 포커스
- Triceps(위팔세갈래근)
- Shoulder flexors (어깨 굽힘근)
- Abdominals(배근)
- Back extensors(등 폄근)

목적
- 팔꿈치 폄근과 어깨 굽힘근의 강화
- 몸통과 어깨의 안정화 발달

저항
RESISTANCE
약 중 강

이 운동으로 딥스(dips)라고 알려진 운동 개념의 기초를 배웁니다. 몸통의 좋은 정렬과 안정성, 더불어 어깨뼈의 안정화 중요성을 강조한다면 더욱 좋습니다. 위팔두갈래근의 긴갈래(long head of the biceps), 어깨세모근의 앞부분(anterior deltoid)에 중점을 둔 어깨 굽힘근(shoulder flexor)들과 위팔세갈래근(triceps)의 조화로운 움직임을 통해 팔꿈치 폄합니다.

저는 어깨를 으쓱거리는(shrug) 동작으로 연결해 이 동작을 하는 것을 좋아합니다. 어깨를 귀쪽으로 올린 다음 어깨뼈 내림근(scapular depressors) 특히, 아래승모근(lower trapezius)을 사용하여 어깨뼈를 아래로 내립니다. 팔을 곧게 펴고 이 동작을 합니다. 위 승모근(upper trapezius)을 사용하여 어깨를 능동적으로 들어 올리는 일반적인 어깨 으쓱거림과는 다르게, 아래승모근에 초점을 맞춰 능동적으로 내립니다. 중립위치에서 몸통과 어깨뼈가 안정화되면 위팔세갈래근 운동을 할 수 있습니다.

이미지화 하기

팔을 곧게 편다는 생각보다는 몸이 바닥에서 떠오른다고 상상합니다. 등 폄근(Back extensors)을 사용하고 어깨뼈가 등을 타고 아래로 미끄러지는 이미지는 동작의 목적에 따라 성공적으로 수행하기 위해 중요합니다.

- 팔꿈치를 서로 평행하게 하고 뒤쪽을 향하게 유지합니다.
- 어깨뼈의 안정성을 유지합니다.
- 몸통을 바로 세운 자세에서 안정적으로 유지합니다.

난이도 높이기

우리가 모두 알고 있듯이 몸의 한쪽이 다른 쪽보다 강한 경우도 있습니다. 그렇기 때문에 가능한 왼쪽과 오른쪽을 따로 운동하는 것을 추천합니다. 한쪽 팔이 구부려지면 다른 팔을 조심스럽게 페달에서 내려 측면에 두거나 머리 뒤에 올립니다. 운동하는 팔을 펴고 구부립니다. 10회 반복 후 조심스럽게 팔을 바꿔 빈대쪽으로 진행합니다.

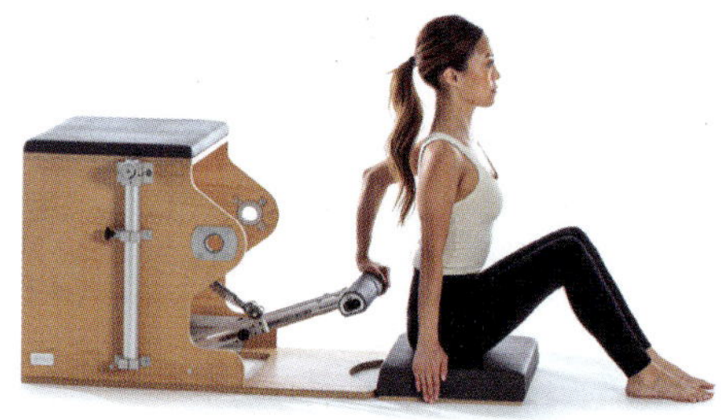

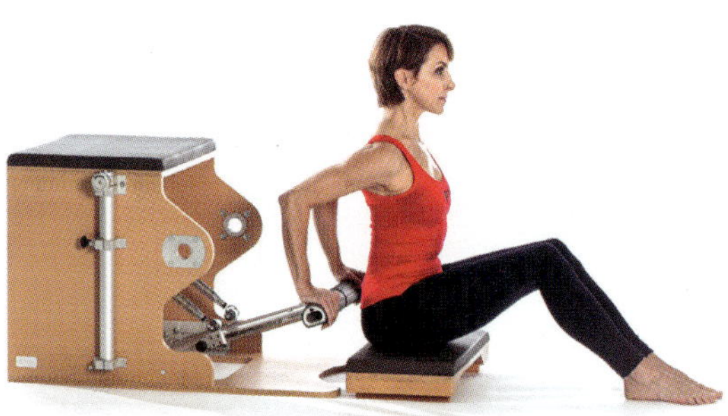

준비자세. 6–12인치(15–30cm) 정도 높이의 박스에 체어를 등지고 몸통을 세워 앉습니다. 다리를 평행하게 무릎을 구부려 발을 골반너비로 벌려 바닥에 안정적으로 둡니다. 손가락은 몸을 향하게 해서 페달 위에 손을 올리고 팔꿈치는 구부려 뒤를 바라봅니다. 10회 반복합니다

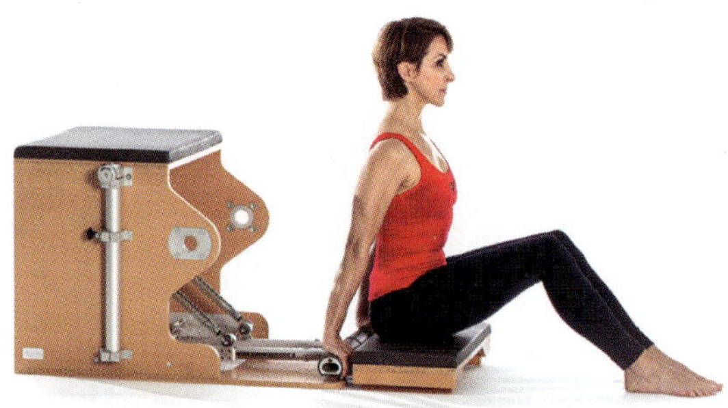

내쉬기. 팔꿈치를 펴서 페달을 아래로 누릅니다.

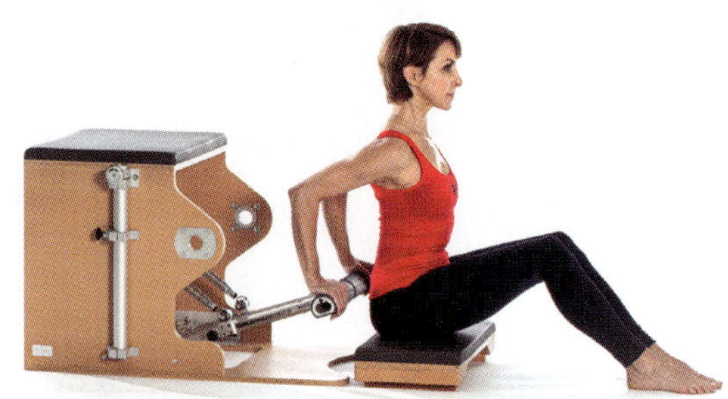

들이쉬기. 팔꿈치를 접어 페달을 위로 올립니다. 시작자세로 돌아갑니다.

트라이셉스 프론 / Triceps—Prone

이 운동은 우리가 알고 있는 팔굽혀펴기와 비슷하지만 상대적으로 하중이 낮아(몸무게 보다 확실히 낮다) 정확하고 세밀하게 가르칠 수 있습니다. 이 운동에서는 허리골반과 어깨뼈 부분이 중요합니다. 허리골반은 체어의 플랫폼에 부분적으로 지지하고 있기 때문에 정렬이 무너질 가능성이 낮습니다. 어깨뼈는 모음과 올림이 일어나기 쉽습니다. 팔에서만 움직임이 일어나도록 몸통과 어깨뼈는 중립자세에서 안정적으로 유지되어야 합니다.

처음에 이 운동을 한다면 팔을 평행하게 하고 페달을 올리면서 팔꿈치를 몸 측면에 가깝게 가져오는 것을 추천합니다. 이 움직임은 위팔세갈래근(Triceps)을 사용해서 하는 팔굽혀펴기와 같습니다.

이미지화 하기

페달을 내리고 들어올리는 동작이지만 전신이 하나의 통합되고 안정적인 단위로 함께 내려가고 올라가는 느낌을 느껴봅니다.

- O 몸을 안정적으로 바닥과 평행하게 유지합니다.
- O 어깨뼈의 안정성을 유지합니다.
- O 팔꿈치를 구부릴 때 몸의 측면에 가깝게 두며 뒤를 바라봅니다.

〈변형동작〉

팔꿈치를 옆으로 뻗고 손가락을 서로 마주보게 안으로 향하게 할 수도 있습니다. 가슴근육을 사용해서 하는 팔굽혀펴기와 더 비슷합니다.

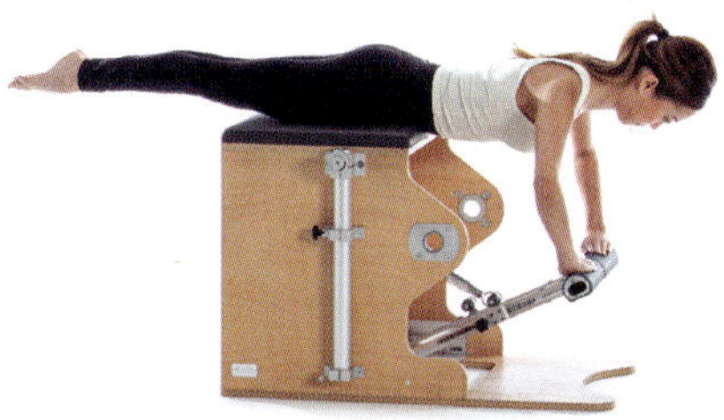

운다체어

팔 운동 /Arm Work

중급 /INTERMEDIATE

근육 포커스

- Triceps(위팔세갈래근)
- Back extensors(등 폄근)

목적

- 팔꿈치 폄근 강화
- 몸통 강화 및 어깨뼈의 안정화

저항 RESISTANCE

약 중 강

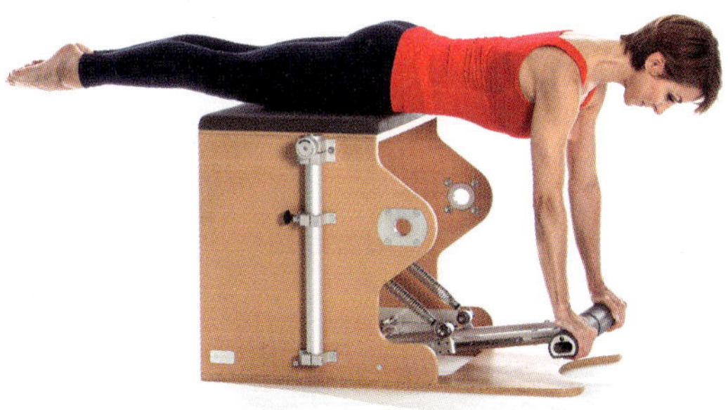

준비자세. 체어에 엎드려 전신이 바닥과 평행하고 다리를 모아 곧게 폅니다. 발은 발바닥굽힘을 하고 손가락은 앞을 향하게 해서 페달 위에 손을 올립니다. 손목은 어깨 아래에 오도록 정렬을 맞춰 팔을 곧게 폅니다.

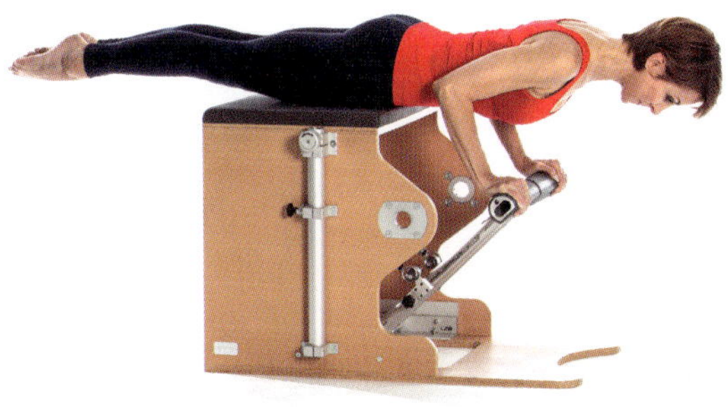

들이쉬기. 팔꿈치를 구부려 몸의 측면으로 가져오며 페달을 올립니다.

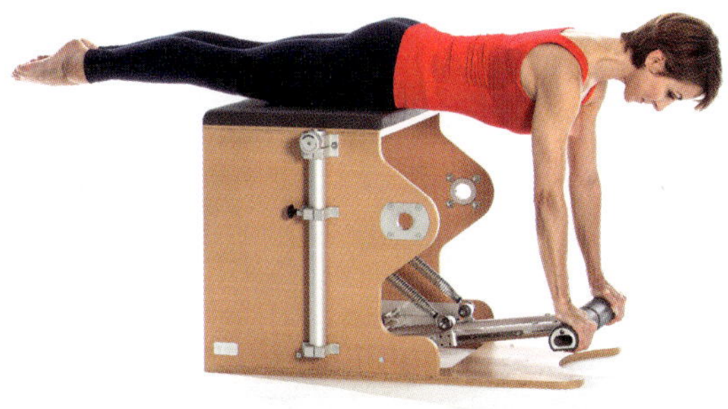

내쉬기. 팔꿈치를 펴면서 페달을 누릅니다. 시작자세로 돌아갑니다. 10회 반복합니다.

운다체어

팔 운동 /Arm Work

상급 /ADVANCED

딥—백 / Dip—Back

근육 포커스

- Triceps(위팔세갈래근)
- Shoulder flexors (어깨 굽힘근)
- Abdominals(배근)
- Back extensors(등 폄근)

목적

- 팔꿈치 폄근과 어깨 굽힘근의 강화
- 등 폄근 조절력 증진
- 몸통 및 어깨뼈의 안정성 향상

저항 RESISTANCE

약 — 중 — 강

운다체어: 딥-백(Wunda Chair: Dip—Back) 운동과 체육관에서 흔히 볼 수 있는 딥스(dips) 운동과 비슷하다는 것을 이름으로 알 수 있습니다. 이 동작에서 몸의 위치는 운동 강도를 증가시키며 근력을 포함해 인체 조절, 인지력과 근육을 통합적으로 사용해야 합니다. 이 운동에 아주 적합한 준비운동인 운다체어: 트라이셉스-싯티드(Wunda Chair: Triceps—Seated)와 같이 어깨 굽힘과 팔꿈치 폄을 조화롭게 사용해서 움직입니다. 흔히 발생하는 어깨뼈의 올림을 방지하기 위해 움직이기 전에 어깨뼈의 안정성이 우선적으로 이뤄져야 합니다. 언제나 그렇듯 몸통의 좋은 정렬과 안정성은 필수적으로 갖춰져야 합니다.

몸은 수직 정렬로 페달과 같은 선상에 있으며 수직선에 맞춰 유지합니다. 수직선에 가능한 가깝게 유지하지만 체형과 체어의 구조로 인해 완벽한 수직 정렬을 이루는 것은 불가능할 수 있습니다. 운동을 할 때 흔히 볼 수 있는 패턴은 등을 뒤로 기대는 모습입니다. 어깨를 핸들 위로 가져와 등을 기대게 되면 위팔세갈래근(Triceps)에만 의존하게 되어 운동의 중요한 부분 중 일부분을 놓치게 됩니다. 핸들의 높이는 시작할 때 위팔이 바닥과 평행하도록(팔꿈치는 90° 정도) 조정되어야 합니다. 그러나 이 위치는 어깨의 유연성에 따라 달라질 수 있습니다. 핸들이 없는 운다체어에서는 이 운동을 할 수 없습니다.

이미지화 하기

몸이 공중부양하듯이 떠오르는 느낌을 느껴봅니다. 몸을 떠오르게 하는 힘이 팔이 아닌 페달에서 만들어지는 것처럼 느껴봅니다.

- 팔꿈치는 뒤쪽을 향하게 하고 서로 평행하게 (최대한 평행에 가깝게) 유지합니다.
- 어깨뼈의 안정성을 유지합니다.
- 몸통을 세우며 안정적으로 유지합니다.

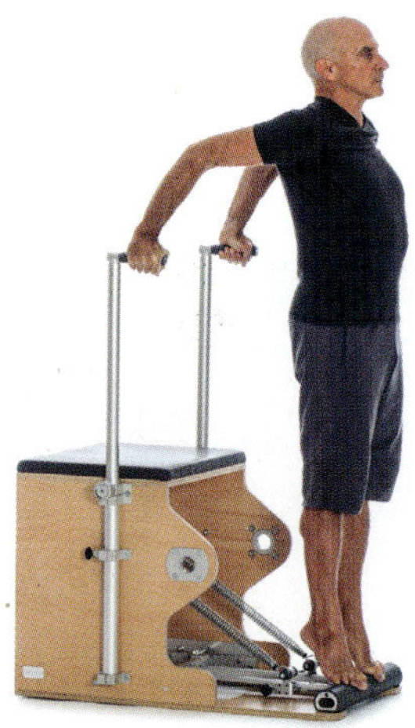

준비자세. 체어를 등지고 페달에 바로 서서 손은 핸들을 잡고, 팔꿈치는 뒤를 향합니다.

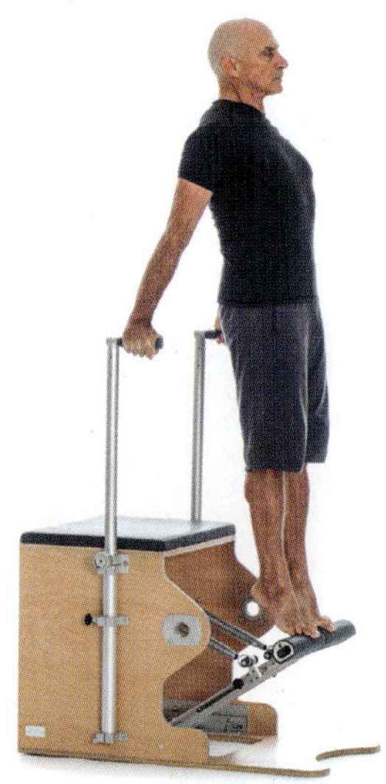

내쉬기. 어깨를 구부려 팔꿈치를 완전히 펴고, 핸들을 아래로 누르며 몸과 페달을 올립니다.

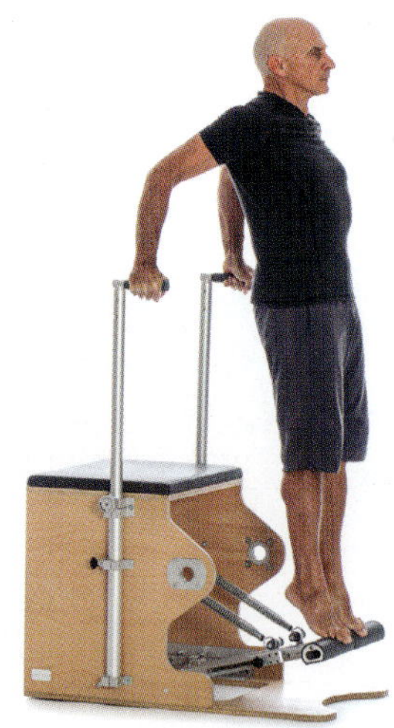

들이쉬기. 팔을 구부려 팔과 페달이 내려옵니다(바닥에 닿지 않습니다). 5회 반복합니다. 마지막 반복을 마치고 완전히 내려옵니다. 시작자세로 돌아갑니다.

햄스트링 컬 / Hamstring Curl

운다체어: 햄스트링 컬(Wunda Chair: Hamstring Curl)은 몸을 안정적이고 편안한 위치에 두며, 매우 집중적이고 효과적으로 운동할 수 있습니다. 엎드린 자세에서 하는 다른 햄스트링 컬 운동에서처럼 등이 과도하게 펌 상태로 당겨지는 보상작용을 최소화합니다. 다른 장점은 심각한 불균형이 있을 때 특히 도움이 되는 오른쪽, 왼쪽 다리를 분리하여 사용하면서 운동을 할 수 있다는 점입니다.

대부분의 운다체어에서 컬을 하는 가동범위는 무릎관절의 약 70°에서 120° 굽힘으로 다소 제한적입니다. 그러나 BASI 시스템의 운다체어는 저항이 180°에서 시작해서(무릎을 곧게 편 상태) 70°까지 상대적으로 큰 범위에서 움직일 수 있습니다(이 운동에서는 순수한 무릎 굽힘과 함께 페달 아크의 상단 부분만 사용되며, 하단 부분은 무릎 굽힘과 함께 엉덩관절의 폄이 필요하지만 이 운동의 목적은 아닙니다).

이미지화 하기

뒤꿈치를 궁둥뼈로 당길 때 당기는 방향을 정확하게 하기 위해 한쪽 뒤꿈치를 반대쪽 궁둥뼈에 연결하고 있는 고무밴드를 상상합니다. 무릎 굽힘을 최대로 만들었다면(엉덩관절을 펴기 전) 무릎을 펴서 페달을

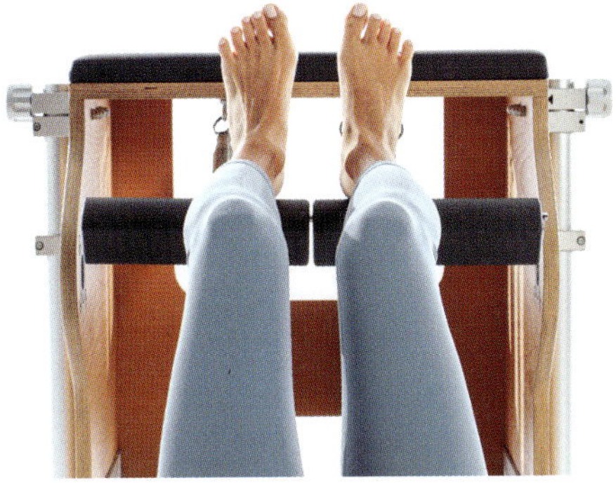

무릎을 구부려 다리를 평행하게 페달에 놓습니다.

천천히 들어 올리고 고무밴드가 당기는 힘에 저항하며 시작자세로 돌아갑니다. 긴장도를 계속 유지합니다. 발은 발 아래 바닥에 있는 것처럼 느끼며 안정적으로 유지합니다.

- 골반을 중립으로 유지합니다.
- 무릎을 굽힘하는 움직임에 집중합니다.
- 발은 안정적으로 유지합니다.

근육 포커스

- Hamstrings(뒤넙다리근)
- Abdominals(배근)
- Back extensors (등 폄근)

목적

- 무릎 굽힘근 근력 향상
- 허리골반 안정화

저항 RESISTANCE

약 중 강

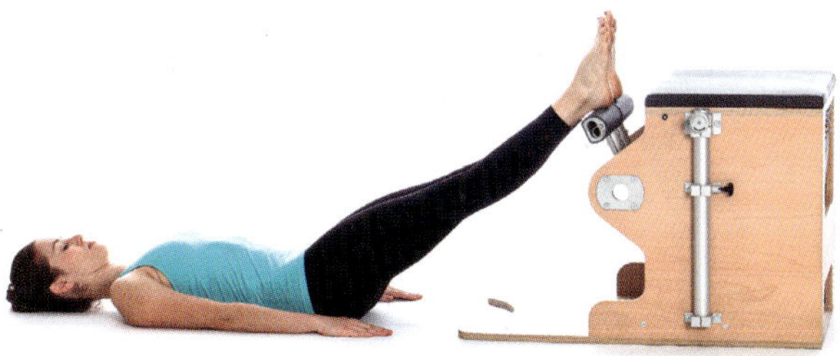

준비자세. 바닥에 천장을 바라보고 누워 준비합니다. 엉덩이 너비로 발을 벌려 페달에 올리고 다리는 평행으로 곧게 폅니다(일부 체어에서는 무릎을 120° 정도 굽힌 자세로 시작). 발은 중립으로 유지합니다. 몸의 측면에 팔을 두고 곧게 펴며 손바닥은 아래를 향합니다.

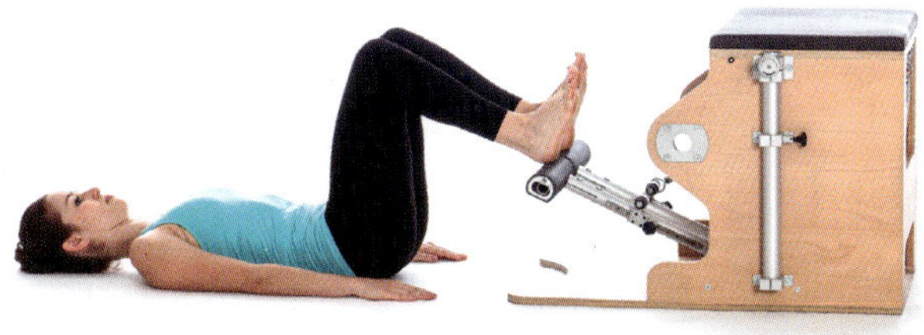

내쉬기. 무릎을 구부려 페달을 절반 정도 내립니다(무릎을 구부릴 때 발의 발등굽힘을 최대로 만들고, 무릎을 펼 때 페달과 상대적으로 같은 각도를 유지합니다).

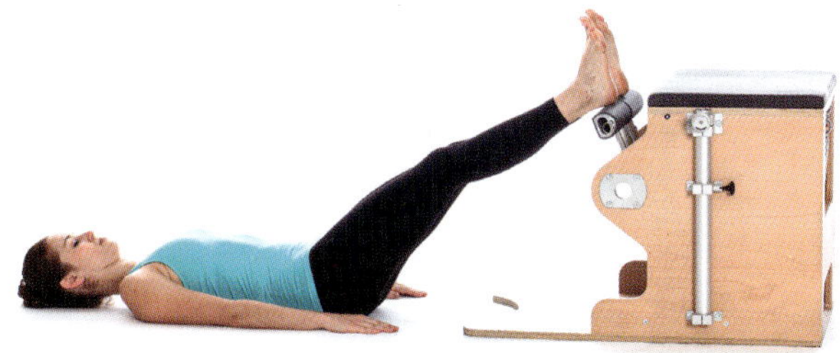

들이쉬기. 무릎을 곧게 펴서 페달을 위로 올립니다. 시작자세로 돌아갑니다. 10회 반복합니다.

레그 프레스—스탠딩 / Leg Press—Standing

근육 포커스

- Hamstrings(뒤넙다리근)
- Quadriceps (넙다리네갈래근)
- Hip abductors (엉덩관절 벌림근)

목적

- 엉덩관절 폄근, 무릎 폄근, 엉덩관절 벌림근의 조절능력 향상
- 허리골반 안정화 발달
- 정렬과 균형능력 향상

저항
RESISTANCE
약 중 강

이 운동은 다리의 기능적인 움직임을 교육하고 정렬과 균형 감각을 향상시키며 무릎과 엉덩관절 폄에 작용하는 근육의 사용 패턴을 완성하는 데 집중합니다. 안정적으로 서 있는 다리와 최적의 중립 정렬에서 골반과 몸통을 유지하는 자세는 몸의 다른 부위와 다리를 분리해서 사용할 수 있게 합니다. 움직이는 다리는 몸의 정렬을 무너뜨리지 않으며 페달을 누릅니다. 이 운동은 기능적인 움직임에 의미와 가치를 두며 안정성과 균형감각을 유지하는 것을 가장 중요하게 다룹니다.

몸의 정렬은 올바른 근육을 활성화하고 성공적인 결과를 만들기 위한 핵심입니다. 엉덩관절 폄근(Hip extensors)의 더 많은 작용을 위해서 서 있는 다리는 체어에서 멀리 있어야 하고 엉덩관절 폄근을 사용해 움직이기 시작합니다. 체어에 너무 가까이 서서 몸을 앞으로 기울이는 자세를 주의합니다. 이런 자세는 움직임을 바꾸어 넙다리네갈래근(Quadriceps)을 더 많이 사용하게 하고 운동에서 필요한 부분들을 놓치게 합니다.

이미지화 하기

몸을 완벽하게 수직자세로 유지하면서 수직 계단을 오르고 있다고 상상합니다. 모래를 파는 강아지나 말굽으로 흙을 파는 흥분한 말의 이미지도 도움이 됩니다.

- 뒤넙다리근을 사용해서 움직이기 시작합니다.
- 페달을 누르는 발은 발등굽힘을 유지합니다.
- 곧게 서있는 자세를 유지하며 앞으로 기울이지 않습니다.

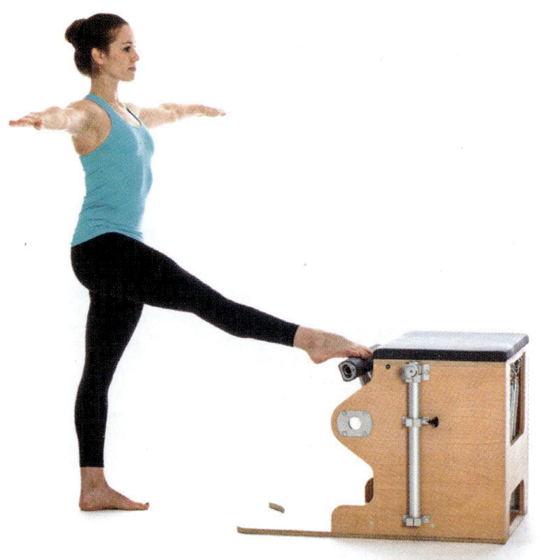

준비자세. 몸을 곧게 펴고 서서 다리를 뻗고 발바닥굽힘을 한 발을 페달 위쪽에 올립니다. 팔을 옆으로 뻗어 T 자세로 유지합니다.

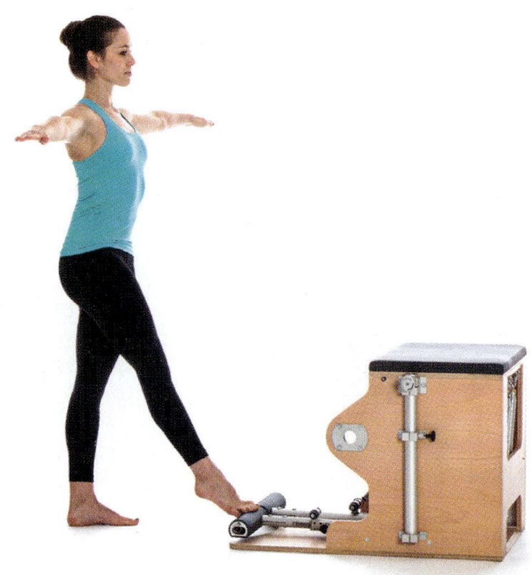

내쉬기. 무릎을 구부리고 엉덩관절을 폅니다. 엉덩관절과 무릎을 펴면서 페달을 아래로 누릅니다.

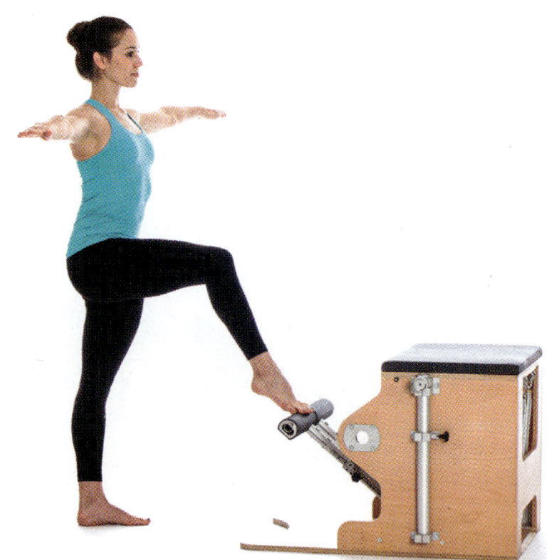

들이쉬기. 무릎을 접고 엉덩관절을 굽힘 합니다. 엉덩관절을 굽힘한 후 무릎을 폅니다. 페달을 조절하면서 올립니다. 시작 자세로 돌아갑니다. 동일한 다리에서 5~10회 반복 후 다리를 바꿔 진행합니다.

포워드 런지 / Forward Lunge

상급 /ADVANCED

운다체어: 포워드 런지(forward lunge)는 제가 좋아하는 운동 중에 하나입니다. 이 운동을 통해 많은 운동선수들의 달리기, 뛰기, 점프 및 전반적 운동능력을 향상시키는데 도움을 주었습니다. 다리의 근력이 아무리 강해도 좋은 신체 인지력, 올바른 근육 활성화 패턴, 허리골반의 안정성, 좋은 균형감각, 전신통합 및 엉덩관절 폄근(Hip extensors)과 엉덩관절 벌림근(Hip abductors), 무릎 폄근(Knee extensors) 사이의 최적화된 힘의 비율 없이는 이 운동을 성공하기 어렵습니다.

근육을 활성화하는 순서가 핵심이며 엉덩관절 폄근을 활성화하면서 몸이 위로 움직이고 페달이 올라옵니다. 그리고 나서 엉덩관절 벌림근 특히 중간 볼기근(gluteus medius)이 활성화되고 뒤에 있는 발이 페달에서 떨어지기 시작하며 마지막으로 무릎 폄근이 활성화되면서 무릎이 완전히 펴집니다. 이상적인 수직 정렬 유지가 무엇보다 중요합니다. 처음부터 넙다리네갈래근(Quadriceps)을 사용해서 앞으로 기울이려고 하는 동작을 하지 않도록 주의합니다.

특정 사람들이나 특정 활동을 하는 사람들을 위해 난이도를 수정한 동작들과 변형동작들이 많이 있지만 기본 동작을 먼저 숙지해야 합니다.

이미지화 하기

공중부양을 하는 듯한 느낌이 가장 중요합니다. 페달 아래에서 시작된 힘이 여러분을 위로 올라가게 하거나 하늘에서 내려온 줄이 여러분을 공중으로 올려주는 것처럼 시작자세에서 떠오르는 감각을 느껴봅니다.

- 엉덩관절 폄근, 엉덩관절 벌림근 그리고 무릎 폄근의 순서로 근육을 활성화합니다.
- 안정적으로 중립골반을 유지합니다. 특히 발을 페달에서 들어 올릴 때 어렵습니다.
- 수직선상으로 움직이며 앞으로 기울이지 않도록 합니다.

근육 포커스

- Hamstrings(뒤넙다리근)
- Hip abductors (엉덩관절 벌림근)
- Quadriceps (넙다리네갈래근)

목적

- 엉덩관절 폄근, 무릎관절 폄근, 엉덩관절 벌림근의 조절능력 향상
- 허리골반 안정화 발달
- 정렬/균형능력 향상

저항
RESISTANCE
약 중 강

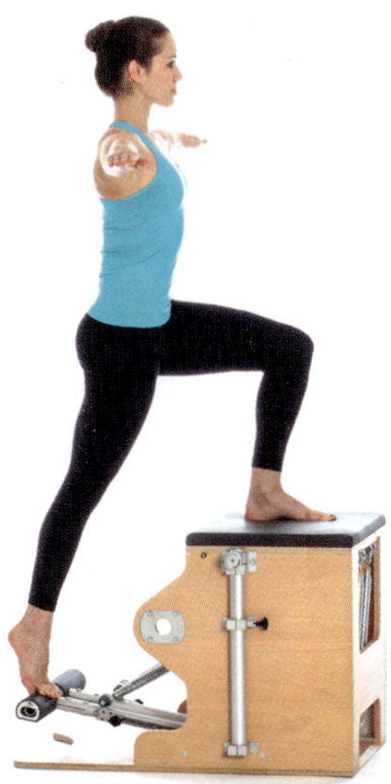

준비자세. 플랫폼의 옆을 잡고 체어를 바라보고 서서 준비합니다. 한 발을 페달 위에 두고 발바닥굽힘을 한 후 페달을 아래로 누릅니다. 다른 발은 플랫폼 위에 올려 중앙으로 가져옵니다. 무릎은 90° 정도 굽혀져 있으며 허벅지가 바닥과 평행한지 확인합니다. 키가 작은 경우 패드나 작은 블록을 페달 아래에 둘 필요가 있을 수 있습니다. 무릎이 발목 위에 오도록 정렬을 맞춥니다. 엉덩관절이 페달 위에 오도록 몸을 세워 수직선에 유지할 수 있도록 합니다. 가능한 수직선에 유지하지만 체형이나 체어의 디자인 때문에 엉덩관절이 페달 위에 오도록 정렬을 이루는 것이 어려울 수 있습니다. 손을 머리 뒤에 두거나 옆으로 벌려 T 자세를 만듭니다.

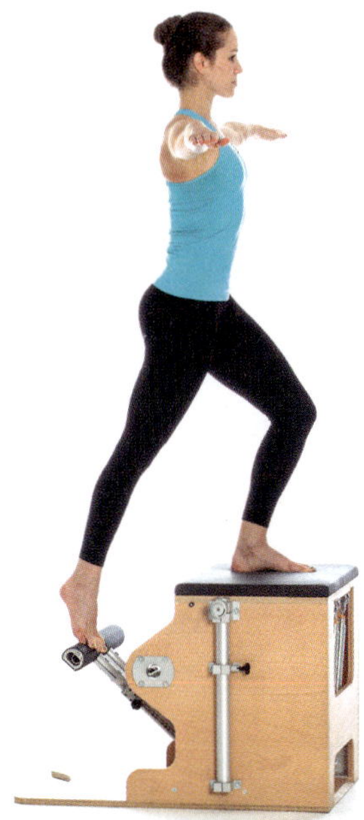

내쉬기. 체어의 플랫폼을 누르며 엉덩관절을 펴고 페달이 올라오면서 다리가 펴지기 시작합니다.

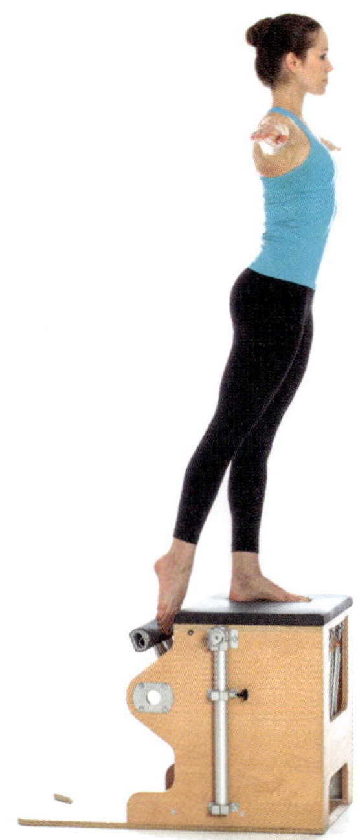

숨을 내쉬면서 다리를 펴고 뒷발을 페달에서 들어 올려 무릎 폄을 완성합니다.

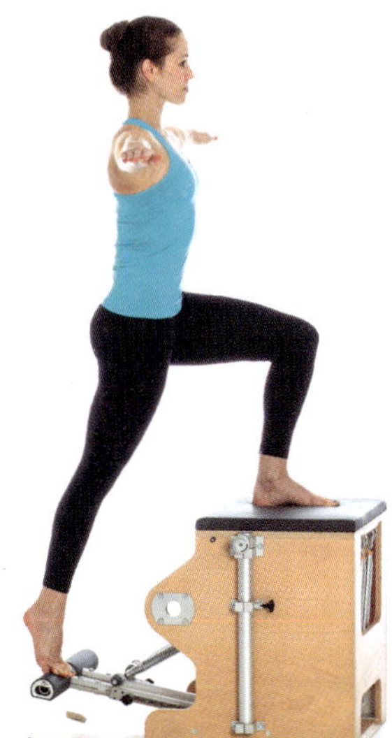

들이쉬기. 무릎을 구부리며 뒤에 있는 발을 페달에 올리고 페달을 눌러 시작자세로 돌아갑니다. 동일한 다리로 5회 반복한 후 다른 다리로 바꾸어 진행합니다.

초급 /FUNDAMENTAL

사이드 오버 / Side Over

근육 포커스

- Abdominal obliques (배빗근)

목적

- 가쪽 굽힘근 조절능력 향상
- 가쪽 굽힘근 유연성 증진

저항
RESISTANCE

약 중 강

이 운동은 바른 가쪽굽힘과 정확한 정렬을 가르치기에 좋은 운동입니다. 이를 통해 다른 기구에서의 더 어려운 운동을 수행할 수 있는 기초를 마련합니다. 스프링의 장력을 점진적으로 조절하여 운동을 어렵게 할 수도 있습니다. 가벼울수록 더 어렵고 무거울수록 더 쉽습니다. 또한 몸에 올바른 감각과 자극을 주기에 적절한 동작입니다.

이미지화 하기

두 개의 유리창 사이에서 발생하는 2차원적 움직임을 상상해 봅니다.

- 몸통이 이루는 대각선보다 다리의 높이가 높지 않도록 해야 합니다.
- 곧게 뻗은 다리의 엄지발가락을 바닥에 고정시키면서 다리와 골반을 안정적으로 유지합니다. (발가락이 바닥에 닿지 않을 경우 블록을 발 아래에 놓습니다.)
- 허리 부분부터 움직입니다.

난이도 높이기

몸통의 측면과 팔 아래 근육의 스트레치를 증가하기 위해 팔을 머리 위로 뻗습니다. 이때, 어깨관절의 내회전을 유도하며 손바닥이 천장을 향합니다.

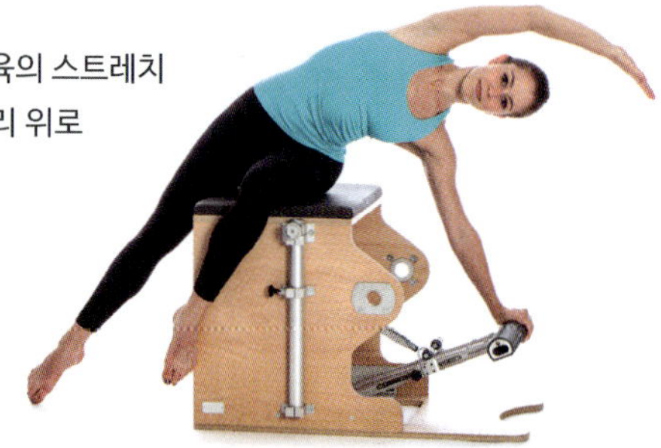

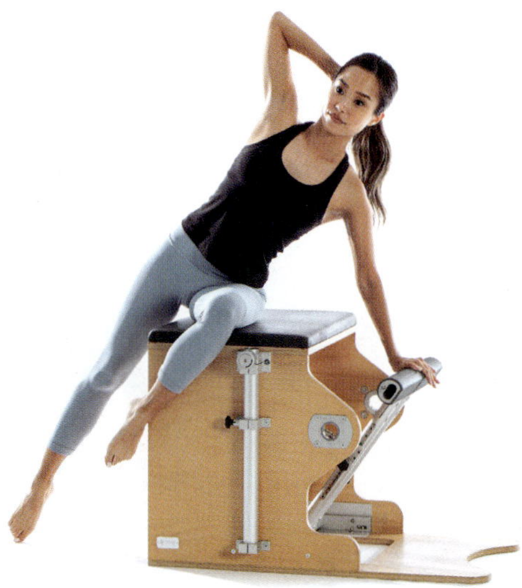

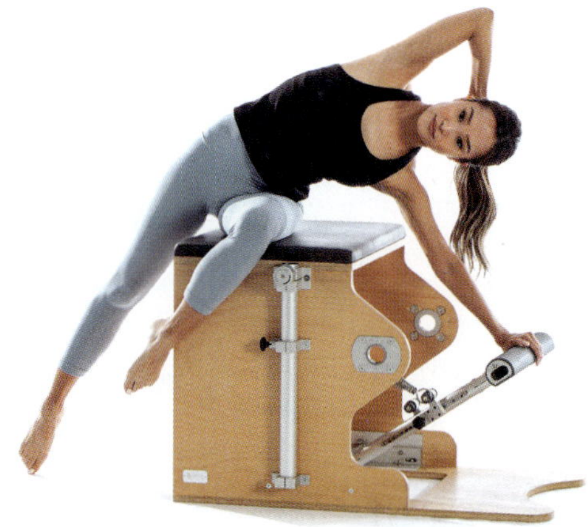

준비자세. 체어의 옆을 마주하고 체어의 측면에 다리를 걸고 앉아 한 다리는 바닥 방향으로 곧게 뻗습니다. 발을 바닥에 둔 상태에서 발에서 다리 몸통까지 대각선을 유지합니다. 한 손은 머리 뒤에, 한 손은 페달에 올려둡니다.

들이쉬기. 페달을 누르며 몸통을 측면으로 뻗습니다.

내쉬기. 몸통을 측면굴곡하며 페달이 올라옵니다. 시작자세로 돌아오세요. 5~10회 반복하고 반대 방향도 실행합니다.

스완 / Swan

운다체어: 사이드 오버(Wunda Chair: Side Over)와 마찬가지로 이 운동은 스프링 장력을 점진적으로 조정하여 더 쉽게 또는 더 어렵게 만들 수 있습니다. (가벼울수록 더 어렵고 무거울수록 덜 어렵습니다.) 이러한 조절 능력은 허리 문제를 다룰 때 매우 중요합니다. 허리에 문제가 있는 경우 스프링의 저항을 높여서 신경 근육 패턴이 재교육될 수 있도록 수동적인 움직임을 사용하게 합니다. 이후 개선이 되면 근육에 점진적으로 도전을 제공할 수 있도록 스프링의 저항을 조절합니다.

이 운동은 등 폄 운동을 할 때 척추의 부하를 분산하는 능력을 가르치는데 유용합니다. 종종 복부를 활성화하며 척추를 굽힘하는 경우가 있습니다. 이는 몸통을 들어 올릴 때 대부분의 폄이 허리에서 일어나 이 부위에 과도한 하중이 가해집니다. 이것은 우리가 추구하는 것과 반대되는 움직임입니다. 올바른 복부의 활성화는 척추를 지지하고, 등 폄근과 함께 몸통을 통해 길고 적절한 아치를 만드는데 도움이 되어야 합니다.

이미지화 하기

척추를 반대 방향으로 분절하고, 머리부터 척추의 방향으로 움직이며 척추를 펴하는 것을 상상합니다. 이러한 상상은 허리뼈에서 과한 폄이 나타나는 것을 제한하고, 적절한 모양을 만드는데 도움을 줍니다.

- 복부의 근육을 활성화합니다.
- 다리는 바닥과 평행하게 유지합니다.
- 손은 페달에 두고 어깨를 펴며 몸통을 들어 올립니다.

난이도 낮추기

보다 쉽게 하려면 몸이 바닥과 평행하나 발이 지지될 수 있도록 공이나 상자 위에 둡니다. 이것이 어려운 경우 무릎을 구부리고 허벅지를 체어 뒤에 두고 바닥에 다리를 내려놓습니다.

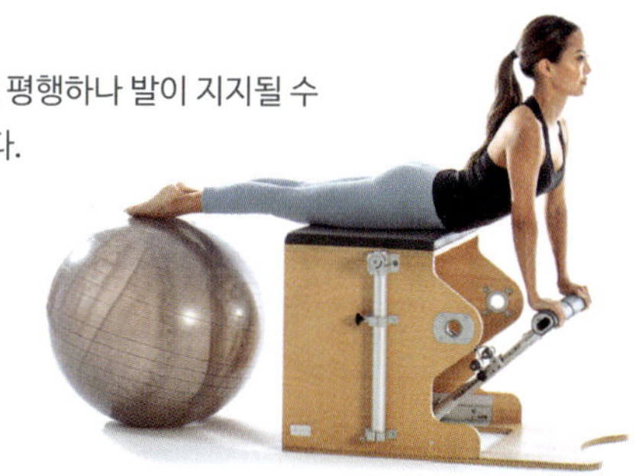

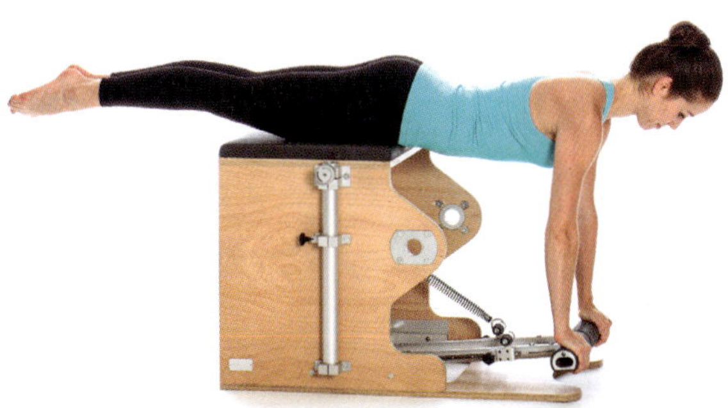

준비자세. 체어 위에 누워서 다리를 모아 곧게 뻗고, 바닥과 평행하게 위치합니다. 손목 위에 어깨가 올 수 있도록 위치하여 (최대한 비슷하게), 페달 위에 손을 올려 놓습니다. 팔 길이에 따라 다르겠지만 페달이 기저부에서 살짝 올라옵니다.

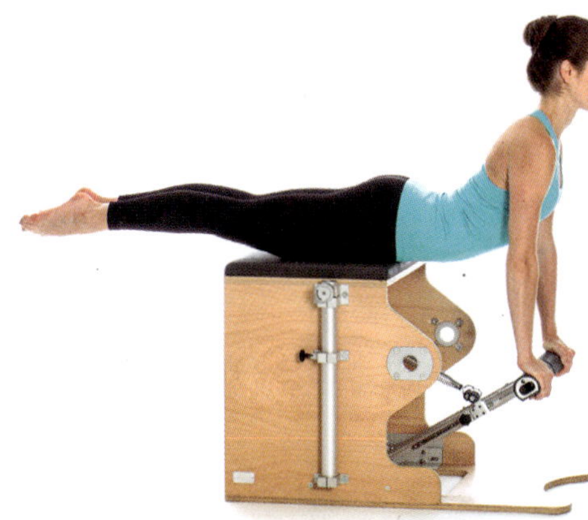

들이쉬기. 등을 신전하며 페달이 올라옵니다.

내쉬기. 등과 페달이 내려갑니다. 시작자세로 돌아갑니다. 10회 반복합니다.

운다체어

등 펴기 /Back Extension

초급 /FUNDAMENTAL

근육 포커스

- Back extensors (등 폄근)

목적

- 등 폄근 근력 향상
- 배근 조절능력 향상
- 어깨뼈 안정화 발달

저항 RESISTANCE

약 — 중 — 강

8

| 제 8 장 |

바렐
Barrels

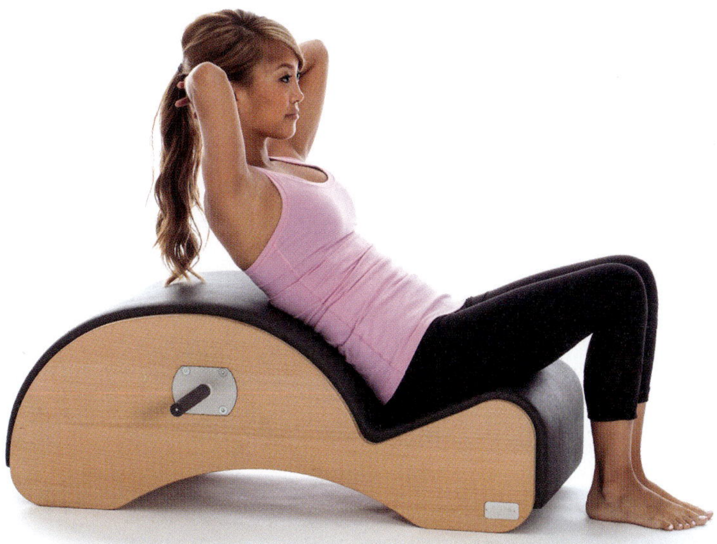

바렐은 생김새

만큼이나 독특하여 할수 있는 범위 내에서 허리 폄 움직임을 능동적 및 수동적으로 할 수 있는 아주 좋은 기구입니다. 그러나 바렐은 등 폄 움직임에만 한정된 것이 아니라, 필라테스 기구의 전체 라인업과 마찬가지로 모든 동작 범위에서 신체를 움직일 수 있는 무한한 잠재력을 가지고 있습니다.

바렐에는 크게 두 가지 분류가 있습니다. 레더바렐(높은 바렐)은 바닥에서 바렐의 위치가 조금 떨어진 위치에 있으며 레더와 연결되어 있습니다. 스텝바렐은 ('스파인코렉터'라고도 알려진) 바닥에 위치합니다.

하프바렐(아크)과 같이 더 가볍고 휴대하기 쉬운 버전의 스텝바렐을 사용할 수 있습니다. 하프바렐은 캐딜락이나 리포머와 같은 다른 기구와 함께 사용할 수 있는 많은 응용 프로그램이 있습니다. 이것은 창의적이고 다양한 움직임의 기회를 만들어 줍니다.

제가 선호하는 스텝 배럴은 F2 스파인 코렉터입니다. 기존보다 더 다양한 체형을 수용하기 위해 배럴 자체의 모양을 수정한 것 외에도 각 체형에 맞게 운동을 더 쉽게 적용할 수 있도록 조절 가능한 핸들을 사용할 수 있는 옵션을 제공합니다. 핸들은 또한 기존 운동목록들의 범위를 확장하는 동시에 새롭고 독특한 운동들도 촉진할 수 있도록 매우 세밀하게 조정 가능한 저항 메커니즘으로도 사용됩니다. 이 장에는 전통적인 스텝 배럴 연습에 대한 지침과 F2 스파인 코렉터에 대한 적절한 지침이 포함되어 있습니다.

제가 이 책을 통해 강조했듯이, 척추 폄은 허리의 힘과 좋은 자세를 만드는데 매우 중요합니다. 바렐은 등 폄근(Back extensor)을 강화하고, 척추 폄 자세를 이완시켜 몸통 굽힘근(Trunk flexor)을 스트레칭할 수 있는 특별한 기구입니다. 스텝바렐에서 앞으로 구부려 복부 운동을 할 때, 스텝바렐은 중립위치에서 허리 아래를 지지합니다; 이것은 허리의 굽힘이 금기인 상황에서 매우 중요한 부분입니다. 또한 바렐은 모든 수준에서의 가쪽 굽힘 운동 중에 몸통을 지지해주어 근력과 유연성을 모두 향상시킵니다. 엉덩관절 및 상지 운동, 전신통합 운동 및 스트레칭은 바렐에서 수행될 수 있으며, 이 중 대부분이 다른 기구에서는 쉽게 할 수 없습니다.

전통적인 바렐은 저항을 위해 중력을 이용하며, 이는 운동을 쉽게 또는 더 어렵게 만들 때 중요한 고려사항입니다. 저는 종종 근력을 증진시키기 위해 더 도전적인 운동을 시키거나 유연성 운동을 위해 더 깊은 스트레칭을 용이하게 만들기 위해 바렐 운동을 할 때 발목이나 손에 무게를 추가 합니다. F2 시스템은 바렐에서 운동을 하는 동안 저항을 적용하기 위해 스프링을 연결합니다.

필요한 경우, 머리를 받쳐주는 쿠션과 함께 발판 바렐 위에 누운 자세로 몇 분 동안 휴식을 취하고 세션을 끝내는 것을 추천합니다. 그것은 기분좋은 개방감과 함께 몸을 쭉 뻗게 해 줄 것입니다.

이 책에서 시연의 목적으로 사용되는 레더바렐은 F2 체어라고 불립니다. 제가 수년을 걸쳐 디자인한 독특한 기구인 이 기구는 기본적으로 레더바렐과 암 체어의의 조합으로, 두 가지 개별 기구(레더바렐과 체어)에 대해 수행되는 모든 원래 운동을 용이하게 하고, 그 외에도 더 많은 것들을 가능하게 합니다. 이 책에 있는 레더바렐 연습을 위한 목적으로 F2 체어와 레더바렐 사이에는 차이가 없습니다. F2 체어는 10장에 제시된 arm chair 연습에 사용됩니다.

다음 연습이 미리 제시되는 순서는 반드시 학습되거나 수행되는 순서는 아닙니다. 일반적으로, 우리는 바렐에 대한 전체 세션을 수행하지 않고(스프링의 추가로 인해 이것이 더 보편화되고 있지만), 바렐에 대한 다양하고 풍부한 동작목록의 연습을 포함시켜 포괄적인 세션에서 다양한 블록을 수행할 것입니다.

학생들은 종종 스텝바렐보다 레더바렐을 먼저 배워야 하는지 아니면 그 반대인지 궁금해합니다. 제 생각에는 둘 다 좋습니다. 두 가지 모두 모든 수준의 운동에 많은 것을 제공할 수 있습니다.

햄스트링 스트레치 / Hamstring Stretch

이 운동은 뒤넙다리근(Hamstrings)을 스트레칭하는 편안하고 비교적 쉬운 방법입니다. 이 운동은 다양한 기구에서 수행될 수 있지만(레더바렐: 글루틸 스트레칭[Ladder Barrel: Gluteal Stretch]과 같이), 레더바렐은 뒤넙다리근의 효과적인 스트레칭을 위해 우리 몸을 가장 좋은 정렬 상태로 유지하는 데 도움이 됩니다.

이미지화 하기

몸통과 골반이 경첩의 윗부분이고, 하지 부분이 경첩의 아랫부분처럼 움직이는 몸을 이미지화합니다. 엉덩관절은 실제 힌지가 일어나는 부분입니다. 서 있는 다리는 레더와 맞닿아 있어 전체적으로 안정적으로 유지합니다. 다른 다리도 마찬가지로 바렐에 위치하여 안정적인 구조의 일부가 됩니다. 경첩의 위쪽 부분(몸통과 골반)이 하나의 단위로 움직이며 늘어나는 다리(바렐에 있는 다리) 위로 닫혔다가 다시 열립니다.

- 스트레칭을 하는 동안 등 폄근(Back extensors)을 참여시켜서 골반을 앞쪽으로 기울인 상태를 유지합니다.
- 스트레칭을 강화하기 위해 바렐 위에 있는 발을 발등굽힘(Dorsiflex)합니다.
- 레더와 서 있는 다리의 뒤쪽, 골반과의 접촉을 유지합니다.
- 더 깊은 스트레칭을 위해 팔을 이용합니다.

난이도 높이기

더 깊은 스트레칭을 위해 팔을 모아서 손바닥이 아래로 향하게 하여 다리의 양쪽에 있는 바렐에 놓습니다. 팔을 아래로 눌러 등을 펴고 몸통을 다리에 더 가깝게 내립니다.

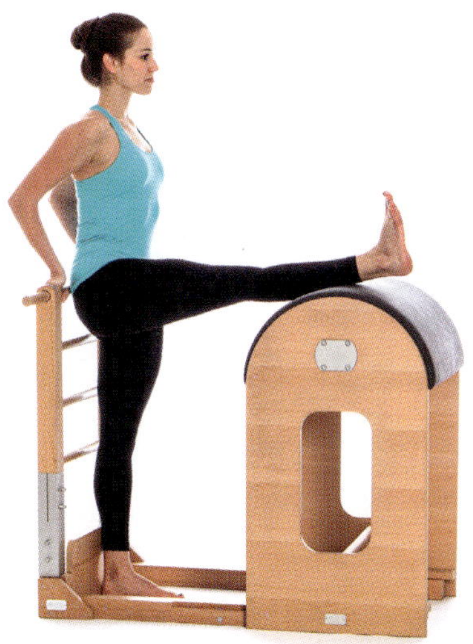

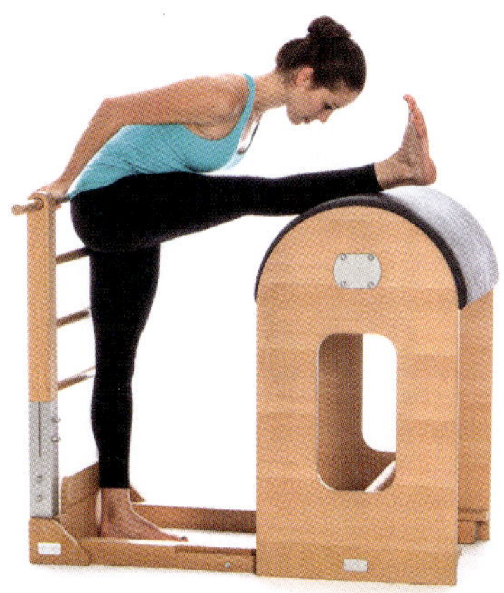

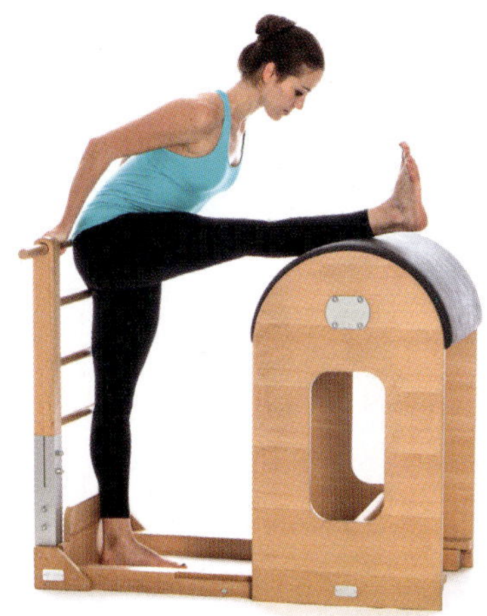

준비자세. 한 다리로 바렐을 향하게 서서 다리를 곧게 펴고 다리 뒤쪽과 골반이 레더에 닿도록 합니다. 다른 쪽 다리를 바렐 위에 놓고 가능한 똑바로 유지합니다(무릎을 과도하게 펴지 않음). 손으로 레더를 잡고 팔은 평행하게 하고 팔꿈치는 뒤로 향하게 하고 어깨뼈는 안정되게 하고 가슴은 열어줍니다.

내쉬기. 뻗은 다리 위로 몸을 앞으로 기울이고 등을 최대한 편평하게 유지합니다. 팔을 곧게 펴서 레더에 대고 누르면서 늘어진 다리 위로 몸통을 더 뻗습니다. 깊은 스트레칭을 위해 발목을 발등굽힘합니다. 이 자세를 3~5회 호흡 주기 동안 유지합니다.

들이쉬기. 몸통을 들어 올립니다. 시작 위치로 돌아갑니다. 반대쪽으로 전환하기 전에 사이클을 1~2회 반복합니다.

글루티얼 스트레치 / Gluteal Stretch

근육 포커스

- Gluteals(엉덩이근)

목적

- 엉덩이근 유연성 향상

엉덩이 근육은 팽팽해지거나 불균형이 자주 발생되는데, 큰 엉덩근(Gluteus maximus)은 강해지고, 중간 엉덩근(Gluteus medius)은 약해지는 경향이 있습니다. 모든 불균형은 포괄적인 프로그램을 통해 다루어져야 합니다. 근력 외에도 좋은 스트레칭이 필요한 경우가 많은데, 바렐은 스트레칭을 극대화하기 위해 몸을 일직선으로 잘 위치합니다. 이 위치는 특히 엉덩관절이 팽팽함을 가지고 있을 때 스트레칭하는 다리의 무릎에 잠재적으로 스트레스를 주기 때문에 유의해서 움직이며 스스로의 한계를 넘지 않도록 합니다. 호흡하는 것을 기억해야 합니다.

이미지화 하기

모든 스트레칭과 마찬가지로, 스트레칭할 부위의 위·아래의 안정성에 초점을 맞춘 다음, 스트레칭된 부위가 고무처럼 부드러워지고 각각의 호흡에 따라 늘어나는 것을 상상합니다.

- 골반이 앞으로 기울어지는 동안 등 폄근(Back extensors) 이 활성화 됩니다.
- 스트레치를 최대화하기 위해 바렐에 가까워집니다.
- 스트레치를 위해 팔로 지지할 수 있습니다.

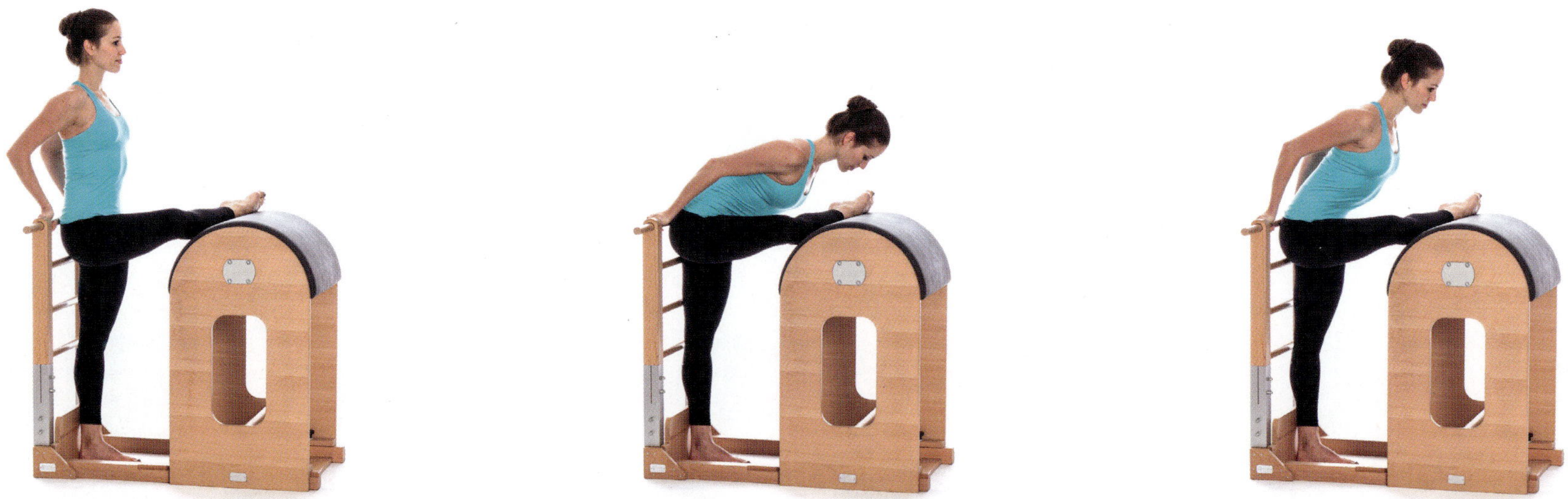

준비자세. 다리를 곧게 펴서, 다리와 골반을 레더에 대고 한쪽 다리를 바렐을 향하게 합니다. 다른 쪽 다리의 측면 부분을 배럴 위에 놓고 무릎을 구부리고 엉덩이를 바깥쪽으로 회전시킵니다. 양손과 팔은 평행하게 하고 팔꿈치는 뒤로 향하게 놓습니다. 어깨뼈를 안정화하여 가슴은 벌린 채로 레더를 잡으세요.

내쉬기. 다리 위로 몸을 앞으로 숙이고 등을 최대한 편평하게 유지하며 스트레칭합니다. 팔을 곧게 펴고, 다리 위로 몸통을 구부리고 레더를 밀면서 스트레칭을 강화합니다. 호흡을 3~5회 유지하십시오.

들이쉬기. 몸통을 들어 올리세요. 시작자세로 돌아옵니다. 1~2회 반복 후 반대 다리도 실행합니다.

어덕터 스트레치 / Adductor Stretch

이 스트레칭은 발레 스트레칭과 비슷합니다. 댄서들에게 익숙한 자세이며 스트레칭 하는 다리의 엉덩관절을 바깥쪽으로 회전시킬 때 가장 효과적입니다. 엉덩관절의 회전은 골반을 수평으로 유지시켜 스트레칭하는 쪽이 위로 올라가지 않도록 도와줍니다. 특히 엉덩관절과 무릎관절에 과도한 스트레스가 가해지지 않도록 골반의 올바른 정렬을 이루도록 각별히 주의해야 합니다. 이 운동은 또한 몸통의 가쪽굽힘과 엉덩관절의 모음근들을 스트레치합니다.

이미지화 하기

저는 늘어진 다리와 몸통이 위시본(닭고기·오리 고기 등에서 목과 가슴 사이에 있는 V자형 뼈. 이것의 양 끝을 두 사람이 잡고 서로 잡아당겨 긴 쪽을 갖게 된 사람이 소원을 빌면 이루어진다고 하여 이런 이름이 붙음)의 양면이라고 생각하는 것을 좋아합니다. 스트레치하는 다리와 발, 팔과 손을 같은 방향으로 가능한 멀리 뻗습니다. 골반의 능선과 갈비뼈의 아래 사이 공간을 늘리는 상상을 합니다. 동시에 뻗어내는 팔의 아랫부분이 스트레치되며 팔을 머리 위로 뻗을 수 있도록 합니다.

올바르게 호흡하는 것은 모든 스트레칭에 있어서 중요하지만, 몸통에 있는 근육들을 스트레치할 때 특히 더 강조됩니다. 위쪽에 있는 폐로 호흡을 가득 마시고 몸통과 갈비뼈가 확장되며 조절되는 것을 느껴보세요.

- 골반의 수평을 유지합니다.
- 올린 다리의 발을 발등굽힘(dorsi flexion) 할 때 강하게 스트레치할 수 있습니다.
- 갈비뼈가 과하게 튀어나오지 않도록 유의합니다.
- 마지막 단계에서 몸통이 올라오는 동안 계속해서 늘리는 것을 유지합니다.

근육 포커스

- Adductors(모음근)
- Hamstrings(뒤넙다리근)
- Lateral flexors (가쪽굽힘근)
- Shoulder adductors (어깨 모음근)

목적

- 엉덩관절 모음근, 가쪽굽힘근, 어깨 모음근, 뒤넙다리근의 유연성 향상

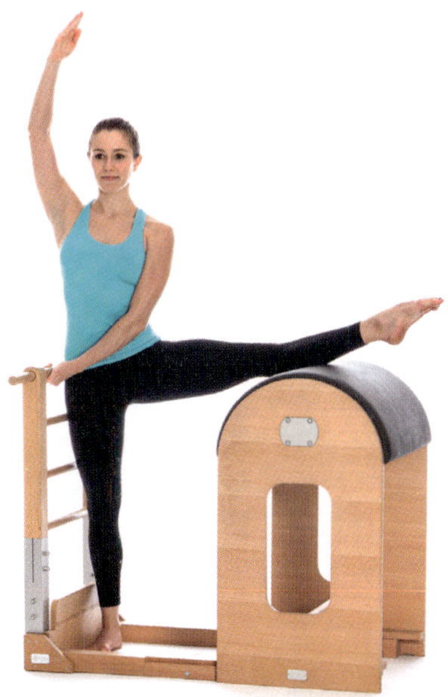

준비자세. 한쪽 다리로 서서 몸통을 바렐 위에 있는 다리와 골반 방향으로 기울입니다. 서 있는 다리는 곧게 펴고 골반은 평행하며, 팔을 머리 위로 뻗습니다. 다리를 가능한 곧게 유지하면서(무릎을 과도하게 뻗지 않고) 엉덩관절을 바깥쪽으로 회전시킨 상태에서 바렐 위에 놓습니다. 스트레칭하는 다리는 골반 앞쪽에 위치하며, 다리와 몸의 각도는 엉덩관절의 유연성에 따라 달라질 수 있습니다. 반대쪽 팔은 레더 하나를 언더그립을 사용하여 잡습니다(높이는 팔의 길이에 따라 달라집니다).

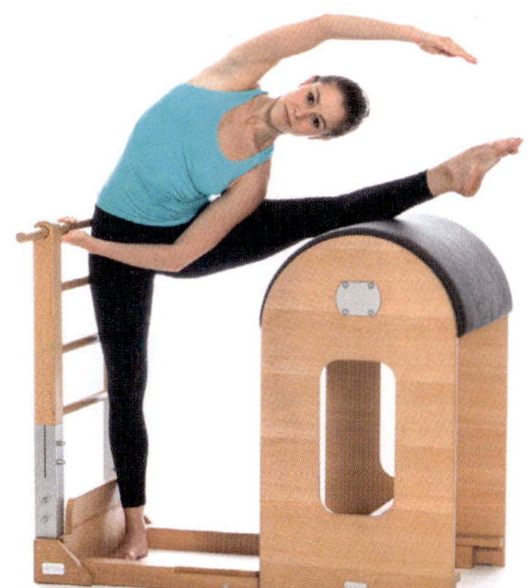

내쉬기. 스트레칭하는 다리 위로 몸통을 옆으로 구부리고 팔을 가능한 한 멀리 머리 위와 옆으로 뻗습니다. 아래쪽 팔은 레더 쪽으로 당깁니다. 이 자세에서 3~5회 호흡합니다.

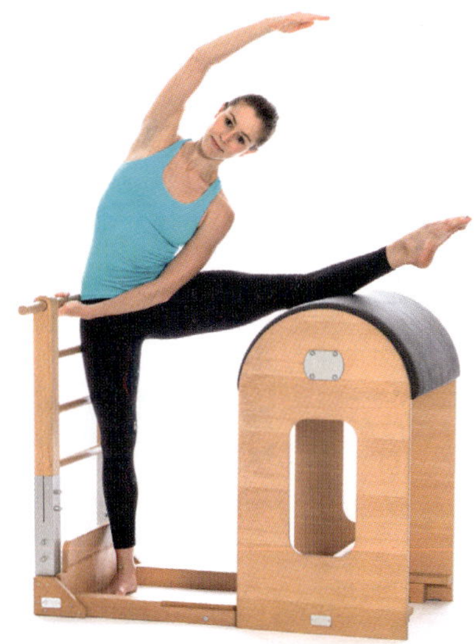

들이쉬기. 팔은 머리 위에 둔 상태에서 몸통을 들어 올립니다. 시작자세로 돌아옵니다. 1~2회 반복하며 반대방향도 실행합니다.

레더바렐

가쪽굽힘과 회전 /Lateral Flexion and Rotation

중급 /INTERMEDIATE

사이드 오버 / Side Over

근육 포커스

- Abdominal obliques (배빗근)
- Back extensors (등 폄근)

목적

- 가쪽굽힘근의 근력과 유연성 향상
- 몸통의 안정성 증진

이 운동은 리포머: 사이드 오버(Reformer: Side Over)와 매우 유사하며 많은 부분이 동일한 원리로 진행됩니다. 두 가지 운동에 대한 적절한 준비는 운다체어: 사이드 오버(Wunda Chair: Side Over)입니다. 그러나 바렐에서 운동을 수행하면 두 가지 이점이 더 있습니다. 안정화를 위해 깊은 코어 근육의 활성화를 요구하는 균형이 필요하며, 바렐의 모양이 몸을 완벽한 측면의 정렬을 이끌어 내어 위쪽 측면에 알맞는 스트레치를 제공합니다.

이미지화 하기

운동을 시작할 때 신체를 따라 직선의 에너지 라인을 유지하며 대각선으로 길어지는 에너지를 강조합니다. 운동의 다음 단계인 가쪽굽힘은 곡선과 탄력에 관한 것입니다. 몸이 배럴 위로 겹쳐질 때 부드럽게 놓여지는 패브릭을 상상해 보세요. 또한 연하고 부드러운 나무가 천천히 늘어 나는 것을 상상해 보세요. 두 개의 유리창 사이의 관상면에서 일어나는 움직임이 바렐에서 일어나고 있다는 것을 상상하는 것은 좋은 정렬을 유지하는데 도움이 됩니다.

- 몸통의 안정화를 위해 움직이기 전에 내부지지 시스템(ISS)(internal support system)을 활성화합니다.
- 다리를 곧게 펴서 발로 레더를 누르고, 위에 놓은 다리는 안정적으로 유지합니다.
- 레더에 놓은 다리의 발을 걸어 당기지 않습니다.
- 몸통을 올리고 내릴 때 큰 활 모양을 만들며 몸통을 길게 유도합니다.

난이도 낮추기

본질적으로 레더바렐: 사이드오버(Ladder Barrel: Side Over)와 동일한 운동이지만 몸통은 훨씬 더 많은 지지를 받고, 더 안정적입니다. 또한 지지점으로부터 몸통에 의해 생성되는 지렛대의 길이가 짧아져서 몸통의 가쪽굽힘근에 가해지는 부하를 줄일 수 있기 때문에 쉽게 할 수 있습니다. 레더의 가장 아래에 발을 놓거나 받침대 앞 바닥에 발을 놓아 보다 안정적인 받침대를 만듭니다. 위쪽 다리를 아래쪽 다리 뒤에 놓고 몸통까지 대각선을 만듭니다. 몸통을 바렐 방향으로 내리고 올립니다. 모든 운동 레벨에 효과적입니다.

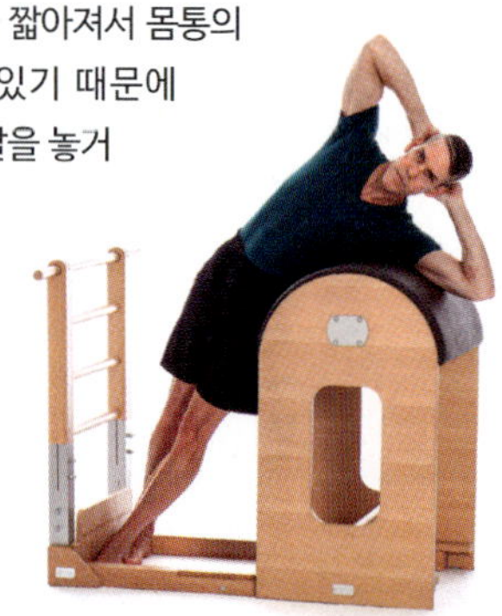

준비자세. 골반은 바렐 위에 옆으로 놓습니다. 레더의 첫 번째에 발을 포개어 두고 다리는 곧게 펴고 골반은 평행하게 유지합니다. 위에 다리를 외회전하고 무릎을 구부려서 뒤꿈치는 두 번째, 발끝은 가장 꼭대기층의 레더에 지지합니다. (꼭 꼭대기가 아니여도 괜찮습니다) 다리에서 몸통까지 사선으로 유지하며 두 손은 머리 뒤에 두고 손가락은 깍지를 유지합니다.

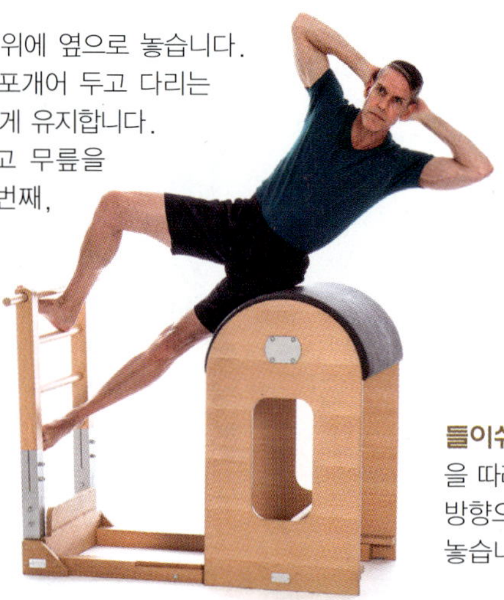

들이쉬기. 척추의 라인을 따라 머리부터 바렐 방향으로 몸을 내려 놓습니다.

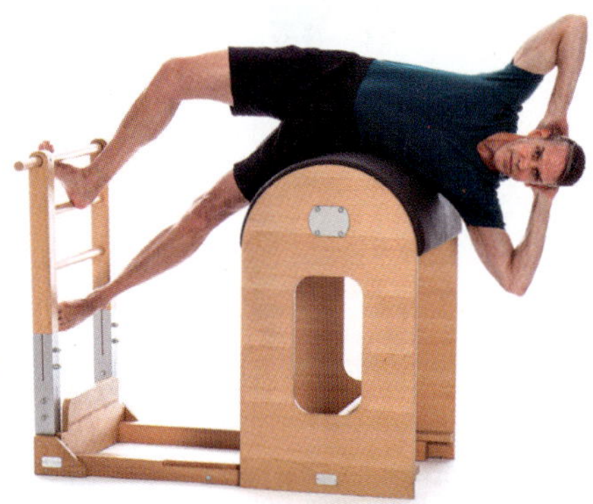

내쉬기. 몸통을 사선으로 들어 올립니다. 시작자세로 돌아옵니다. 5~10회 반복하며 반대 방향도 실행합니다.

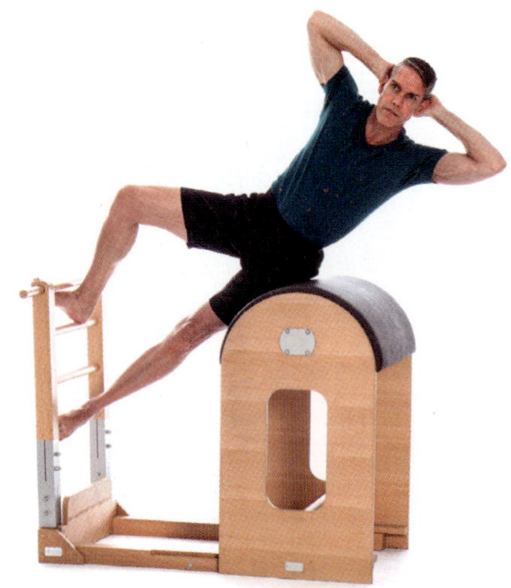

백 익스텐션 / Back Extension

레더바렐

등 펴기 /Back Extension

초급 /FUNDAMENTAL

근육 포커스

- Back extensors(등 펌근)
- Abdominals(배근)

목적

- 등 펌근의 근력 향상
- 몸통 안정성 발달

모든 등 펌근(Back extensors) 운동에서 배근(Abdominals)을 함께 사용하는 것은 중요합니다. 적절한 복압은 등을 보호하고 올바른 정렬을 촉진하고 이에 따라 올바른 근육이 사용되어 척추 전체에 하중을 분산시킵니다. 바렐과 레더 사이의 거리를 어떻게 조절하는지에 따라 근육에 얼마나 많은 부하가 가해지고, 어느 부위에 집중되어지는지 결정됩니다. 바렐이 레더에 가까울수록 등 펌근(아래쪽)에 가해지는 부하가 커집니다. 즉, 지지대는 몸체에서 더 낮고 레버 암은 더 길어지며 부하는 아래쪽에 집중됩니다. 등 중간 또는 위쪽을 운동할 경우 바렐을 레더에서 더 멀리 놓고 발을 레더에서 아래쪽에 놓습니다.

이미지화 하기

나는 정수리에서 시작하여 척추를 거치고, 등 중앙을 거쳐, 마지막으로 요추와 천골을 통과하는 척추 분절 움직임을 시각화하도록 권합니다. 들어 올리는 높이보다 머리 꼭대기에서 뻗어나가는 신장을 강조합니다.

- 복부의 근육을 활성화 합니다.
- 골반의 뒤쪽 기울기(posterior tilt)를 유도하며 두덩결합 부위를 앞으로 누릅니다.
- 머리에서 척추의 정렬을 유지합니다.
- 척추가 폄할 때 몸통과 다리는 사선을 유지합니다.

〈변형동작〉

이 운동을 변형동작으로 레더 대신 스프링을 이용하여 진행할 수 있습니다. 레더를 이용할 때는 다리가 안정적이고 고정된 곳에 있기 때문에 다리가 원하는 것보다 더 많은 일을 하게 하여 보상 움직임을 일으킬 수 있습니다. F2체어는 스프링에 의해 다리가 고정되어 움직임 속에서 안정화를 유도합니다. 이 동작은 균형과 몸통과 허리골반의 안정화에 난이도를 높여줍니다. ISS(내부지지 시스템)가 활성되어지며 등 펌근(Back extensors)과 엉덩관절 펌근(hip extensor)도 활성화됩니다. 호흡과 움직임의 패턴은 기본 동작과 동일하지만, 몸의 자세와 효과는 분명히 다릅니다.

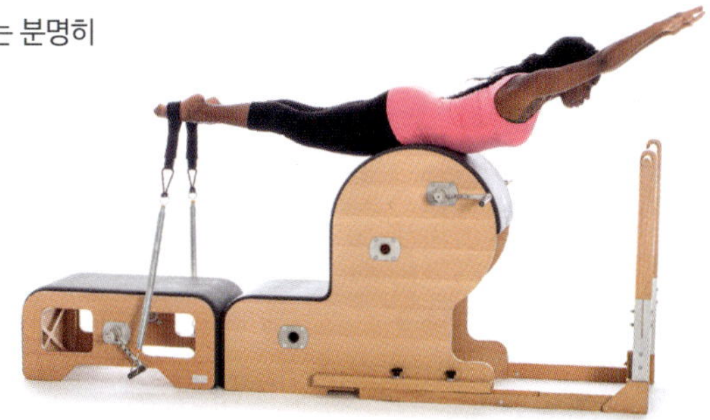

준비자세. 바렐 위로 몸통을 걸치듯 엎드립니다. 발가락을 레더의 첫 번째에 대고 뒤꿈치를 붙여서 발을 V자세로 만듭니다. 뒤꿈치는 레더의 두 번째에 두며 손은 머리 뒤에 위치합니다.

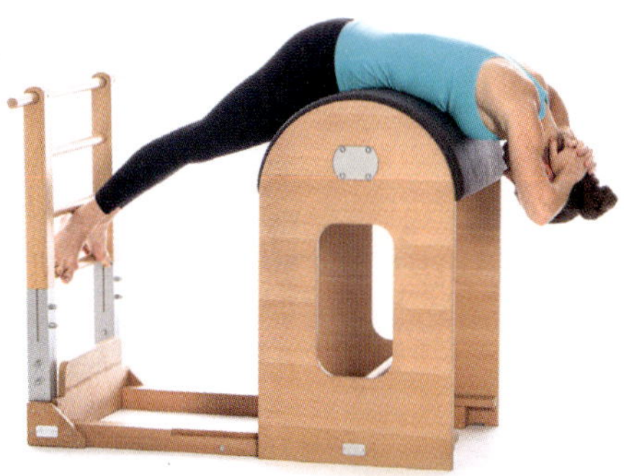

들이쉬기. 등을 폄하며 몸통을 들어 올립니다.

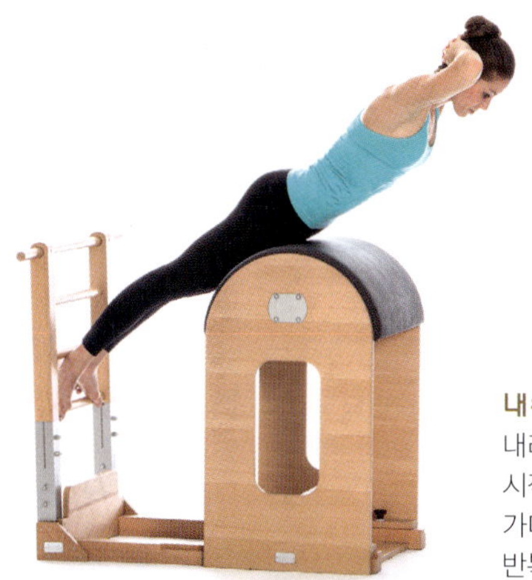

내쉬기. 몸통을 내려놓습니다. 시작자세로 돌아가며 5~10회 반복합니다.

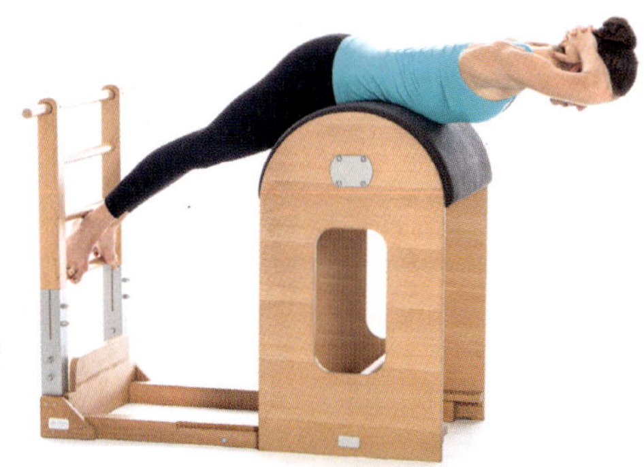

근육 포커스

- Back extensors(등 폄근)
- Abdominals(배근)
- Hip extensors (엉덩관절 폄근)

목적

- 등 폄근의 근력 향상
- 엉덩관절 굽힘근 유연성 증진
- 엉덩관절 폄근, 배근의 조절능력 발달

스완 / Swan

이 동작은 가장 아름다운 움직임을 갖는 운동 중 하나입니다.
이 운동은 근력과 유연성, 많은 조절력을 요구하는 높은 난이도의 등 폄근(Back extensors) 운동이며, 유연성과 허리뼈의 폄 움직임을 요구하는 체조선수와 댄서에게 특히 좋은 동작입니다. 원하는 모양을 만들기 위해 무릎, 엉덩이, 어깨 및 척추의 모든 관절을 통해 통합되고 유기적인 움직임을 이루는 것이 중요합니다. 많은 사람들이 등이나 특히 허리에 집중하지만, 이로 인해 무릎에서 허리까지는 포물선을 그리지 않아 허리와 몸이 접혀지는 전단력이 발생합니다. 적당한 무릎 굽힘근(Knee flexors)과 엉덩관절 폄근(Hip extensors)의 조절이 무릎이 구부러질 때 몸이 가라 앉는 것을 방지하는데 도움이 됩니다. 무릎이 구부러지고 허벅지가 바렐에 눌러질 때 몸이 더 높게 들어 올려지는 것을 느껴야 합니다.

배근(Abdominals)을 사용하는 것이 허리를 보호하고 원하는 모양을 만드는데 중요한 영향을 미칩니다. 허벅지가 바렐을 누를 수 있도록 비교적 가깝게 위치해야 합니다. 폄의 마지막 단계에서 더 폄할 수 있도록 중력이 당겨주므로 이 운동을 할 때 난이도를 높게 만들 뿐만 아니라 위험할 수도 있습니다. 그래서 복부 근육의 도움을 통해 유지하는 것이 중요합니다.

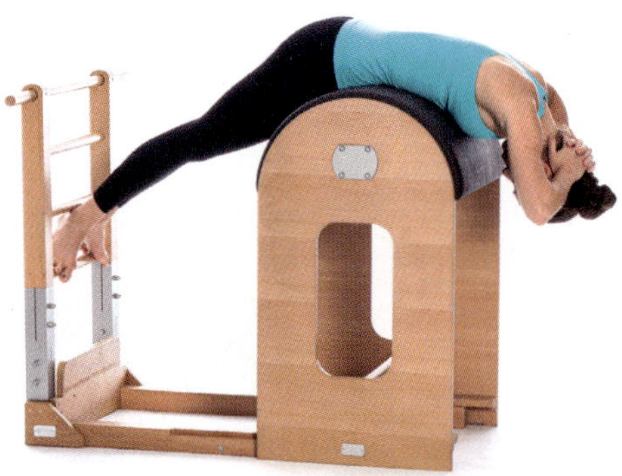

준비자세. 바렐 위로 몸통을 걸치듯 엎드리며 허벅지로 바렐을 누릅니다. 발가락을 레더의 첫 번째에 대고 뒤꿈치를 붙여서 발을 V 자세로 만듭니다. 뒤꿈치는 레더의 두 번째에 두며 손은 머리 뒤에 위치합니다.

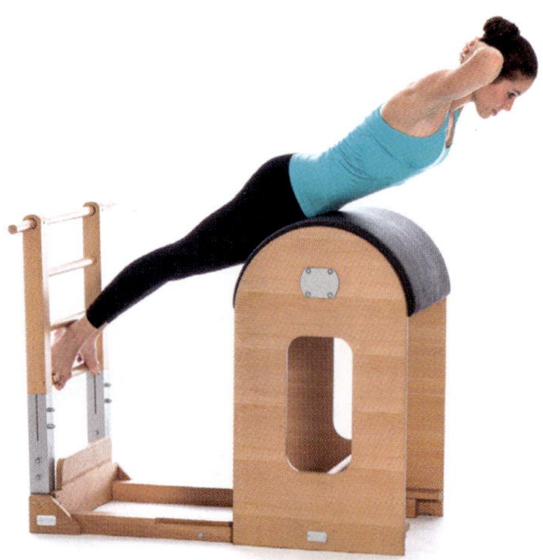

들이쉬기. 몸통을 들어 올려 등을 펴하고 몸통과 다리로 사선을 만듭니다.

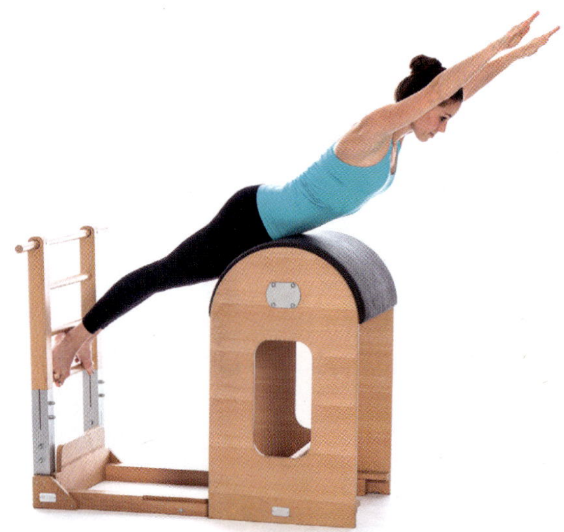

내쉬기. 팔을 머리 위로 뻗어 V 자세를 만들며 발끝에서 손끝까지 긴 직선을 만듭니다.

이미지화 하기

완전히 펌한 상태에서의 아치 이미지는 올바른 움직임의 패턴과 순차적인 근육을 동원하는 데에 중요합니다. 다른 폄 운동과 마찬가지로 궁수의 활이 팽팽하게 당겨져 큰 힘을 발휘하는 것을 상상합니다.

- 특히 마지막 단계에서 배근(Abdominals)을 활성화 합니다.
- 몸통을 뒤로 아치 모양을 만들고 엉덩관절을 뻗어내며 무릎을 구부립니다. 이때 허벅지로 바렐을 밀어냅니다.
- 척추와 엉덩관절에서 전체의 폄을 이끌어내며, 어깨의 굽힘을 더하여 모양을 완성합니다.
- 머리는 척추와 정렬을 유지합니다.

〈변형동작〉

이 변형동작은 몸이 반대 방향을 향하도록 하는 레더 바렐: 백 익스텐션(Ladder Barrel: Back Extension)의 변형동작과 유사합니다. 이 버전은 다리의 발 스트랩에 스프링이 부착되거나 부착되지 않은 상태에서 수행할 수 있습니다. 그러나 이 버전에서 손은 F2 핸들을 잡고 있기 때문에 최대 폄을 할 때에 지지할 수 있습니다. 이 변형된 레더 바렐: 스완은 뚜렷한 이점을 제공합니다. 첫째, 스프링을 사용하려면 레더가 제공하는 정적지지와는 달리 동적 안정화가 필요합니다(스프링을 사용하지 않는 경우 지지력이 훨씬 적기 때문에 더 어려워집니다). 둘째, 손잡이를 사용하여 척추와 지지 근육에 과도한 힘을 주지 않고, 최대한 등의 움직임을 이끌어 낼 수 있습니다.

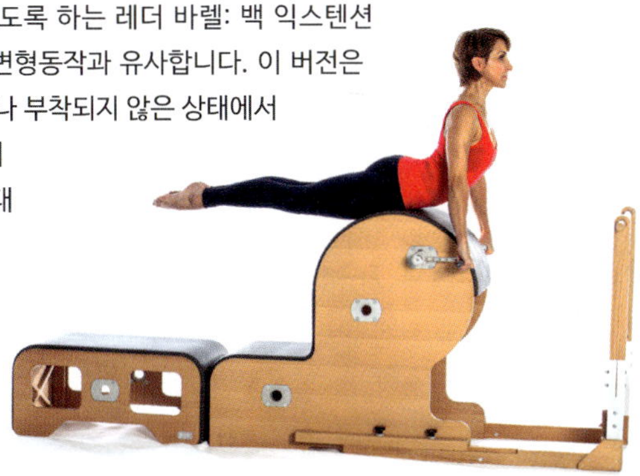

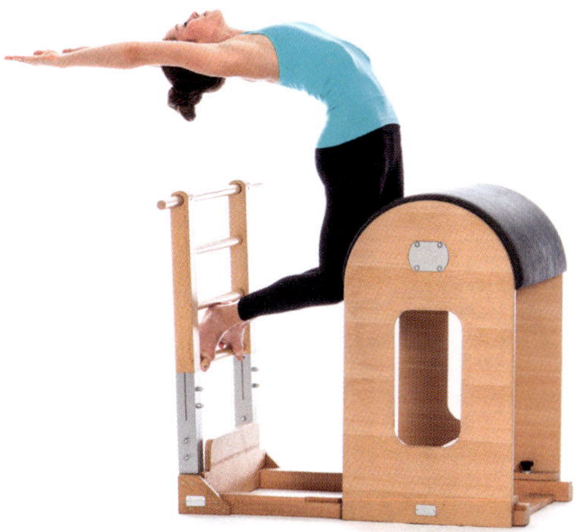

들이쉬기. 팔을 천장을 향해 위로 뻗어서 몸으로 커다란 아크를 그리고 무릎을 구부리며 허벅지로 바렐을 밀어냅니다. 계속해서 호흡을 마시며 허벅지로 바렐을 밀어내고 엉덩관절을 뻗어내며 최대로 폄 합니다. 몸통과 팔을 뒤로하여 가능한 바닥과 평행하도록 합니다.

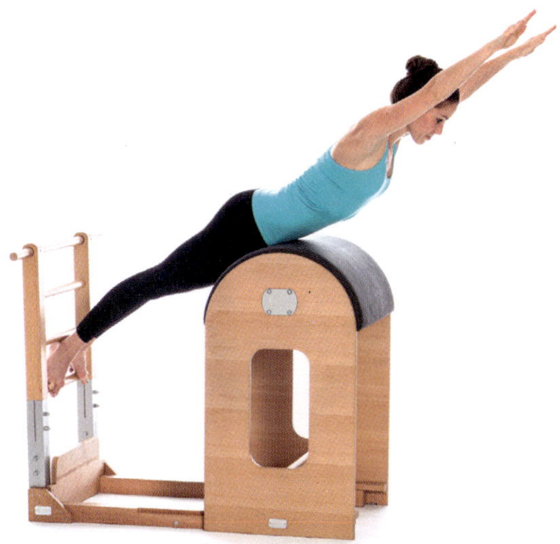

내쉬기. 팔을 천장 방향으로 뻗으며 몸을 들어 올립니다. 그리고 몸통을 내리며 사선을 유지합니다.

들이쉬기. 손을 머리 뒤에 위치합니다.

내쉬기. 몸을 내리며 시작자세로 돌아옵니다. 3~5회 반복합니다.

리치 / Reach

근육 포커스

- Abdominals(배근)
- Shoulder extensors, flexors(어깨 폄근, 굽힘근)

목적

- 복부의 조절력 향상
- 배근, 어깨 폄근, 등뼈의 유연성 증진

이 운동은 어깨의 스트레치와 함께 척추의 굽힘과 폄 사이의 멋진 협력 작용을 제공합니다. 특히 허리를 위한 스트레치는 C-커브로 있을 때 최대화 되고, 바로 누운 자세에서는 어깨의 스트레치가 최대화 됩니다.

이 운동은 긴장되기 쉬운 아래 허리와 어깨에 초점을 두고 있습니다. 바렐에 지지되어 누운 자세에서 어깨는 중립위치, 다리는 곧게 뻗은 상태, 팔을 머리 위로 뻗으며 사선을 유지합니다. 이 자세는 어깨를 스트레치하기 위해 이상적인 자세입니다. 그러나 어깨의 범위를 만들기 위해 갈비뼈를 앞쪽으로 미는 것을 주의해야 합니다. 이것은 어깨가 스트레치되는 것을 풀어 버려서 비효율적으로 만듭니다. ISS(내부지지시스템)는 누운 자세에서 안정적이고 곧은 자세를 유지하며, 앉은 자세로 자세를 바꿀 때 활성화되어야 합니다.

이미지화 하기

푸른 가지가 양쪽에 묶인 채 활 모양으로 당겨졌다가 곧게 뻗은 자세까지 펼쳐지는 모습은 이 운동을 위한 완벽한 역동성을 떠오르게 합니다.

- 앉은 자세에서 C 곡선을 최대화합니다.
- 반듯이 누운 자세에서 몸통과 일직선을 유지합니다.
- 머리는 반듯이 누운 자세에서 팔 사이에 두고 항상 척추와 일직선으로 유지합니다.

난이도 높이기

좋은 모양을 만들거나 조절할 수 있다면, 몸을 직선에서 더 폄합니다. 목에 무리가 되지 않도록 머리 뒤쪽을 바렐에 대고 팔은 계속 뻗어냅니다. 머리와 팔을 들어 올려 몸을 전체적으로 일직선을 만든 상태를 지나 시작위치로 돌아갑니다. F2 스파인 코렉터는 기존의 스텝바렐보다 곡선이 더 완만하여 과도한 폄 상태에서 등 상부와 머리를 지지할 수 있습니다. 또한 스프링의 작용을 통해 근력을 기르고, 근육을 더욱 활성화하며 어깨의 스트레치를 제공합니다.

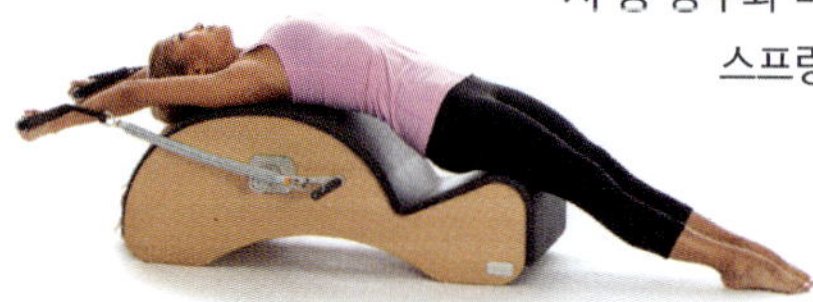

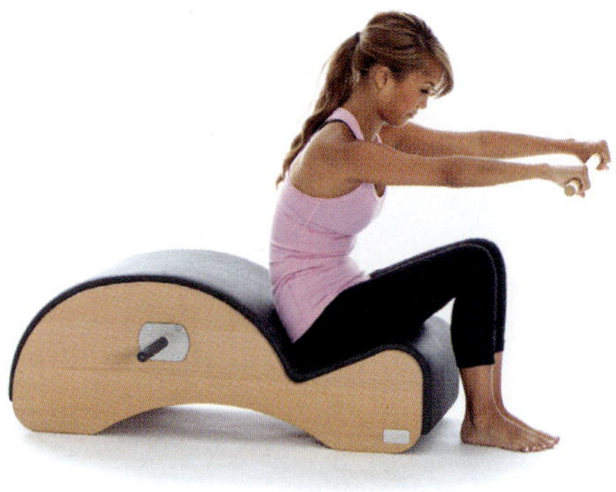

준비자세. 스텝과 바렐 사이에 앉아서 몸통은 C-커브를 만들고 90cm 정도 길이의 바를 잡습니다. 팔을 어깨 높이로 앞으로 뻗어 준비합니다. 다리를 모으고 무릎은 구부리고 앉아 발을 바닥에 안정적이게 붙입니다.

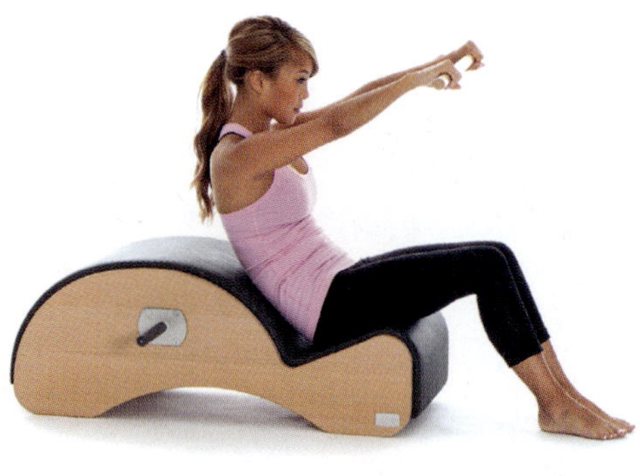

내쉬기. 다리를 곧게 펴고 바렐 위를 구르며 내려갑니다.

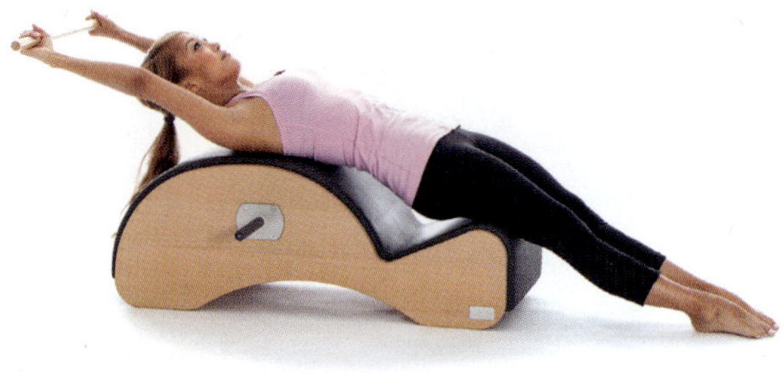

계속 내쉬는 호흡에 몸통과 다리를 뻗어내며 어깨를 머리 위로 곧게 뻗어냅니다.

들이쉬기. 긴 라인을 유지하며 팔을 뻗어냅니다.

내쉬기. 몸통의 C-커브를 유도하며 다리를 구부리고, 어깨를 앞으로 가져옵니다. 시작자세로 돌아갑니다. 5회 반복합니다.

오버헤드 스트레치 / Overhead Stretch

근육 포커스

- Abdominals(배근)
- Shoulder extensors, flexors(어깨 펴근, 굽힘근)

목적

- 배근의 조절능력 향상
- 배근, 어깨 펴근, 가슴뼈의 유연성 증진

이 운동(Overhead Stretch)은 스텝바렐: 리치(Step Barrel: Reach)와 비슷하지만 몸통의 폄을 통해 어깨와 가슴에 더욱 강한 스트레치를 제공합니다. 배근(Abdominals)은 아래 허리의 과도한 스트레스를 막기 위해 활성화되어야 합니다. 다른 많은 기구들처럼 바렐은 의미 있는 지지대를 제공합니다.

몸의 순차적인 움직임은 이 운동에서의 중요한 요소입니다. 즉, 중심에서 시작해서 구르며 내려갈 때 척추를 통해 팔로 연결됩니다. 팔은 원을 그리며 다시 척추를 "들어올려" 앉은 C-커브로 롤업을 시작합니다. 척추를 통한 순차적인 움직임으로 몸통 굽힘에서 바르게 앉는 것으로 바뀌어지면서 이 운동이 완성됩니다. 어깨 움직임의 제한이 있는 경우 이 운동은 주의하여 접근해야 합니다.

이미지화 하기

이 운동은 폄, 과도한 폄, 굽힘의 움직임을 통과하듯 끊임없이 구르며 물결치듯이 역동적으로 움직입니다.

- 팔로 원을 그리기 전에 몸통을 바렐 쪽으로 내립니다.
- 머리는 척추와 일직선이 되도록 유지하고 목은 편안하게 유지합니다.
- 팔로 원을 그리는 동안 머리와 척추를 차례로 들어올린다.

난이도 높이기

좋은 자세와 조절력을 가지고 있다면, 당신은 이 동작을 통해 어깨 굽힘근(Shoulder flexor)과 등 폄근(Back extensors)의 기능을 향상시킬 수 있습니다. 어깨 높이에서 팔을 앞으로 뻗고 동작을 완성하기보다는 팔을 머리 위로 들어 올려 천장까지 올립니다. 숙달되면, 여러분은 작은 손에 무게를 들고 근력과 유연성 향상을 더욱 크게 만들 수 있습니다.

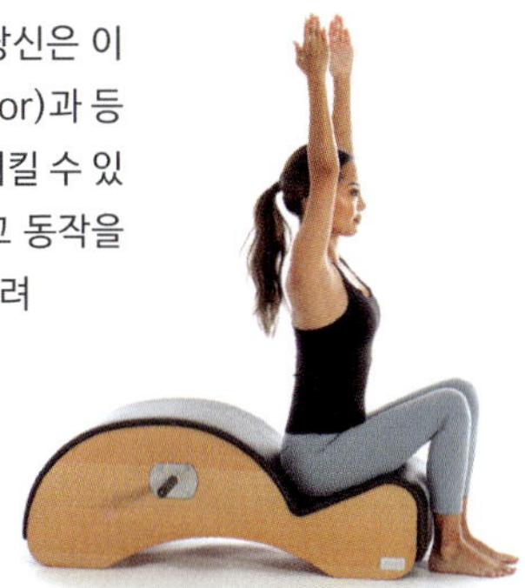

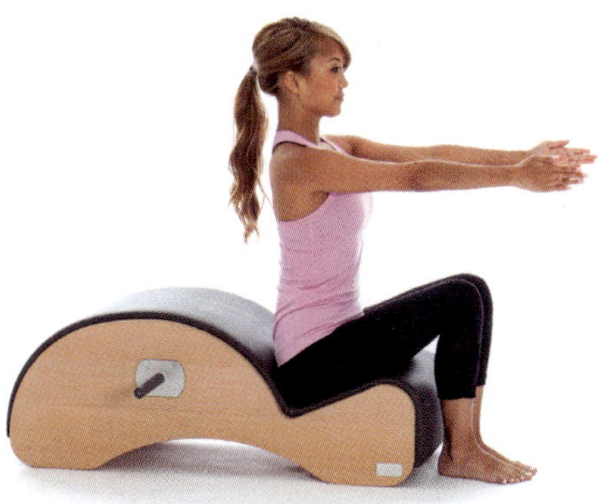

준비자세. 바렐과 스텝 사이의 깊숙한 부분에 앉아서 몸통을 곧게 세워 앉습니다. 팔은 손바닥이 서로 마주하도록 앞으로 뻗어내며 어깨 높이를 유지합니다. 다리를 모아 무릎을 구부리고 발을 바닥에 단단히 붙여 위치합니다.

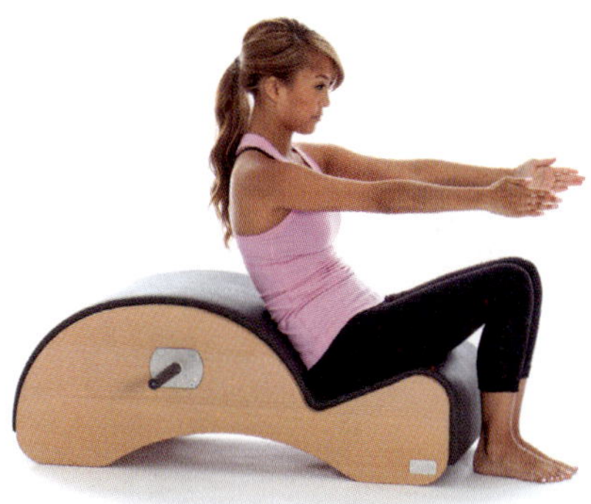

내쉬기. 바렐 위로 구부려 내려갑니다.

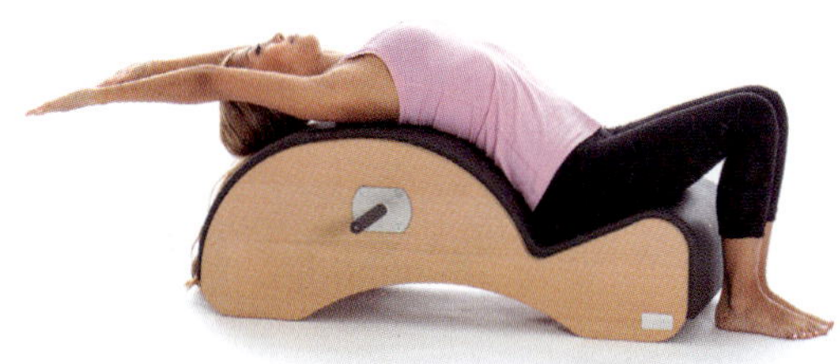

들이쉬기. 팔을 머리 위로 뻗고 원을 그립니다.

내쉬기. 앞으로 구르며 올라와 앉아서 C-커브를 유지하며 어깨과 엉덩관절, 척추를 구부립니다. 몸통을 펴면서 앉은 자세로 돌아오고 시작자세로 위치합니다. 5회 반복합니다.

근육 포커스

- Abdominals(배근)

목적

- 배근의 근력과 유연성 증진
- 등뼈의 유연성 향상

체스트 리프트 / Chest Lift

스텝 배럴에서의 이 운동은 매트: 가슴 들어올리기(Mat: Chest Lift)와 유사하지만 두 가지 근본적인 차이점이 있습니다. 첫째, 바렐에서의 동작범위는 척추의 과한 폄에서부터 굽힘까지 훨씬 더 크며, 이는 복부가 중립척추 위치 이상으로 늘어나거나, 배근(Abdominals)이 강화되지 않는 것에 의미가 있습니다. 둘째, 허리는 중립 위치(몸통이 들어올려질 때) 또는 과신전(몸통이 내려질 때) 상태를 유지하면서 전체적으로 배럴에 의해 지지됩니다. 이는 척추를 보호하고 압력의 위험을 최소화합니다. 이는 특정한 상황에서 특히 중요할 수 있습니다. 예를 들어, 의사가 허리 디스크 문제가 있는 환자에게 복부 힘을 향상시키도록 권장하지만, 허리뼈의 굴곡은 권장하지 않는 경우입니다. 또한 대부분의 사람들에게 필요한 가슴 근육을 스트레치 시키는 추가적인 이점이 있습니다.

이미지화 하기

허리는 안정적으로 유지하며, 복장뼈 바로 아래 있는 경첩 또는 중심점에서 움직임이 일어난다고 생각해 보세요. 또한 복장뼈에서 두덩결합까지 고무밴드로 연결되어 있다고 상상해 보세요. 폄이 만들어지는 동안 고무밴드는 스트레치되지만, 이완은 아닙니다. 구부리며 몸통이 들어 올려질 때 밴드는 짧아지며, 배근의 수축을 돕습니다. 골반 안 깊숙한 곳으로부터 들어 올림이 시작된다고 상상해 보세요.

- 손으로 머리 뒤를 지지합니다.
  (필요하다면 척추가 폄할 때 머리 뒤에 쿠션을 놓습니다.)
- 팔꿈치를 넓게 유지합니다.
- 바렐에 줄곧 허리를 붙이며 유지합니다.

〈변형동작〉

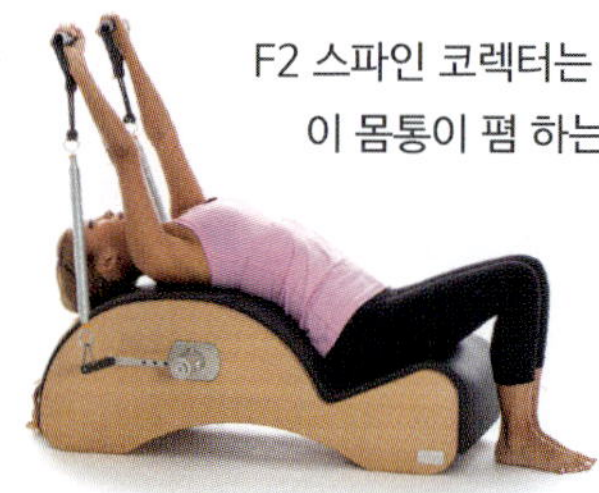

F2 스파인 코렉터는 몇 가지 이점을 가지고 있습니다. 우선 모양이 몸통이 폄 하는 동안 좋은 지지대를 마련해 줍니다. 스프링을 더할 경우, 저항을 제공하면서 복부에 근력을 기르는데 도움을 줍니다.

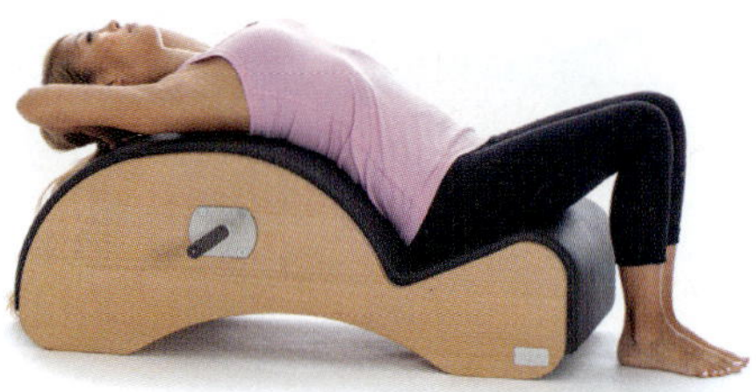

준비자세. 스텝바렐의 깊숙한 부분에 골반을 붙이고 바렐에 바로 눕습니다. 손가락은 깍지를 끼고 머리 뒤에 두며, 바렐을 따라 폄 합니다. 무릎을 구부려 다리를 모으고 발뒤꿈치를 바닥에 붙입니다.

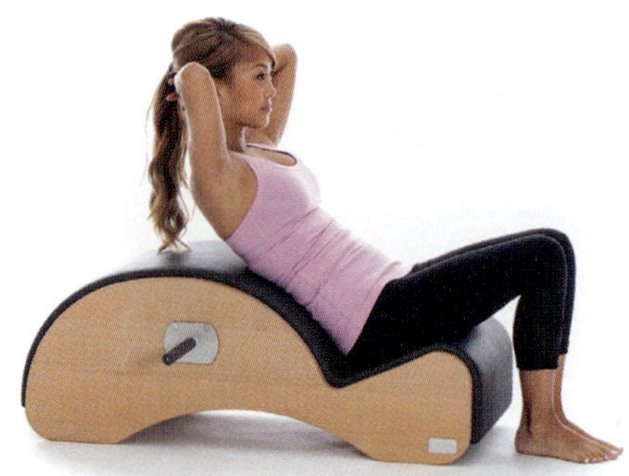

내쉬기. 척추를 구부리며 가슴과 머리를 들어 올립니다.

들이쉬기. 이 자세에서 잠시 멈추세요.

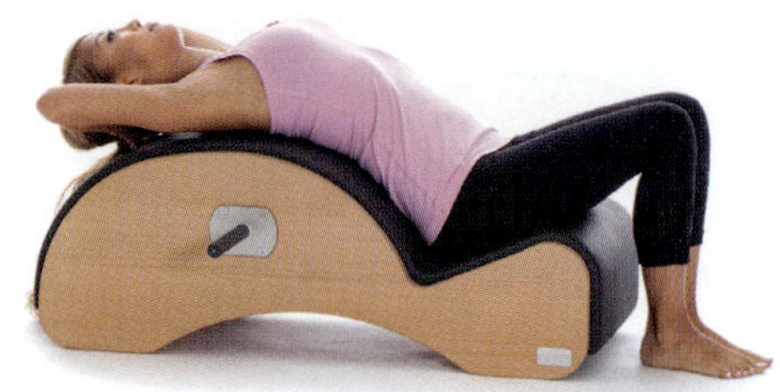

내쉬기. 가슴과 머리를 내려 놓습니다. 시작자세로 돌아옵니다. 5~10회 반복합니다.

티저 프렙 / Teaser Prep

스텝바렐: 티저 프렙(Step Barrel: Teaser Prep)은 스텝바렐을 포함하여 거의 모든 필라테스 기구에서 진행되는 다양한 버전의 티저를 위한 기초를 만드는데 도움이 됩니다. 또한 파이크(pike) 동작, 특히 운다체어와 리포머에서 진행되는 동작을 위해 움직임을 잘 준비합니다. 필라테스의 여러 기구에서 진행되는 같은 동작의 연결성을 관찰하는 것은 흥미롭습니다. 이러한 연결은 큰 가계도처럼 보여집니다. 이러한 연결성을 이해하면 다음 단계를 위해 신체를 준비하는데 많은 도움이 됩니다.

대부분의 티저에는 배근(Abdominals), 등 폄근(Back extensors) , 엉덩관절 굽힘근(Hip flexors) 등 세 가지 부분에 특화되어 있습니다. 이 스텝바렐: 티저 프렙은 복부와 엉덩관절 굽힘근에 초점을 맞추지만 등 폄근은 강조하지 않습니다. 이 바렐은 몸을 위해 독특하면서도 좋은 지지를 제공합니다: 몸을 곧게 펴 사선으로 위치할 때는 등 윗부분과 다리를 지지하며, 파이크 자세에서는 중간 등을 지지하고, 스텝과 바렐 사이로 골반이 쏙 들어갈 수 있도록 도와줍니다. 모든 티저와 마찬가지로, 종종 복부 운동으로 분류되지만, 사실 신체 전반적인 부분을 포함합니다. 스텝바렐: 티저 프렙을 복부 운동에 포함하기로 했습니다. 왜냐하면 몸통의 굽힘을 통해 운동 내내 배근이 활성화되기 때문입니다.

이미지화 하기

몸이 칼처럼 열리고 닫히는 것을 상상해 보세요; 동작은 날카롭고 정밀하게 조절되어야 합니다.

- 머리를 척추와 일직선으로 유지하세요.
- 다리를 들어올리기 전에 복부를 활성합니다.
- 파이크 위치에 있을 때 시선을 정면으로 집중합니다.

〈변형동작〉

스텝바렐 : 티저프렙과 척추의 움직임은 비슷하지만, F2 스파인 코렉터에서는 저항을 제공하기 위해 스프링이 사용됩니다. 이것은 배근의 힘을 증가시킬 수 있는 기회를 제공합니다.

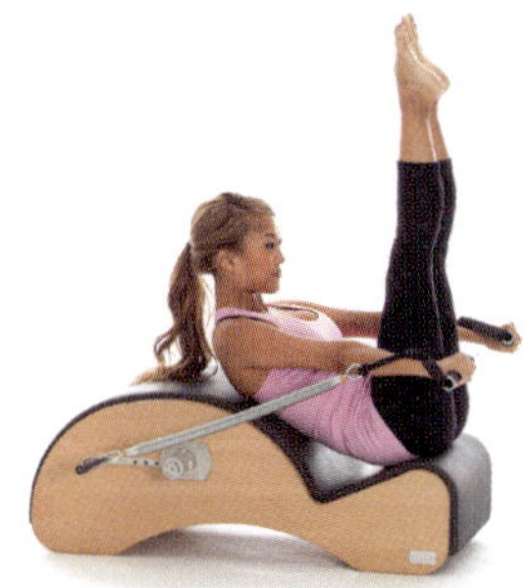

스텝바렐

복부 운동 /Abdominal Work

중급 /INTERMEDIATE

근육 포커스

- Abdominals(배근)
- Hip flexors (엉덩관절 굽힘근)

목적

- 배근, 엉덩관절 굽힘근의 근력 향상
- 넙다리두갈래근과 어깨의 유연성 증진

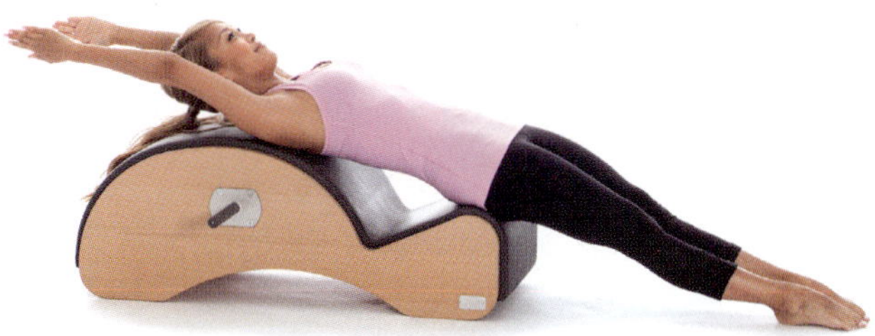

준비자세. 꼬리뼈를 스텝의 가장자리, 등 위쪽은 바렐에 두고 천장을 보고 누우세요. 팔을 머리 위로 뻗으며 발끝과 손끝까지 직선을 만드세요.

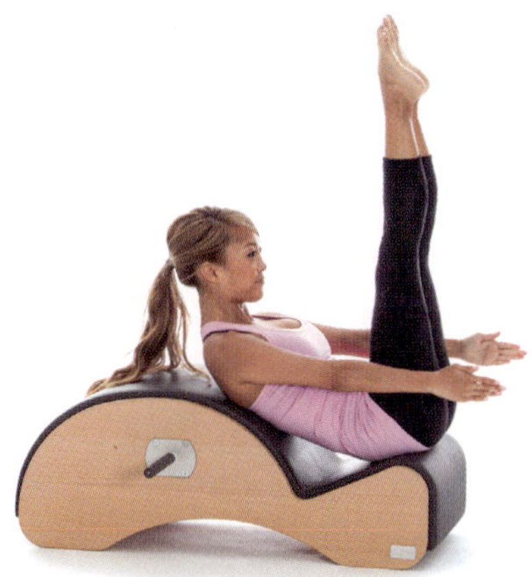

내쉬기. 다리를 천장으로 뻗는 동시에 팔과 몸통을 앞으로 들어 올리세요. 다리가 바닥과 수직이 되는 깊은 파이크 자세를 만듭니다.

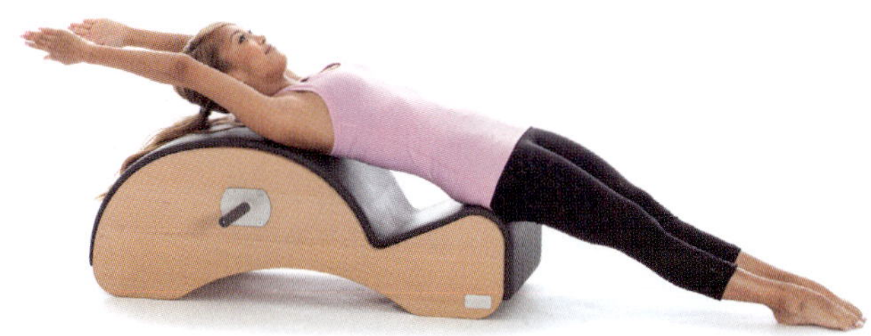

들이쉬기. 몸통과 다리를 내리며 시작자세로 돌아갑니다. 5회 반복합니다.

오프닝 / Opening

근육 포커스

- Hip adductors (엉덩관절 모음근)
- Abdominals(배근)

목적

- 엉덩관절 모음근의 유연성과 조절력 향상
- 허리골반 안정화 발달

스텝바렐은 엉덩관절 모음근(Hip adductors)을 운동시키기에 아주 좋은 기구인데, 특히 긴장된 뒤넙다리근(Hamstrings)을 가진 사람들에게 좋습니다. 바렐 위로 골반이 올려진 자세는 바닥에 바로 누워서 하는 자세보다 뒤넙다리근이 덜 당겨집니다. 그래서 다리를 들어올려 유지하기 위해 엉덩관절 굽힘근(hip flexors)의 활성화를 덜 요구하므로 안정된 몸통과 골반에서 엉덩관절 모음근에 최대로 집중할 수 있습니다.

이미지화 하기

실제로 저항은 없지만 커다랗 스프링을 밀어내거나, 끈끈한 겔 속에서 움직이는 것을 상상해 보세요. 다리를 열고 닫는 동안 안에서 저항을 만들어 보세요.

- 골반의 정렬이나 조절력을 유지하며 다리를 벌리세요.
- 벌리는 움직임 후에 바닥에 다리를 수직으로 세워 멈추세요.
- 엉덩관절의 바깥 돌림을 유지합니다.

난이도 높이기

조절을 잘할 수 있다면 발목에 무게를 사용하여 더 깊은 스트레칭을 하며 힘을 기를 수 있습니다. 또한 F2 스텝바렐을 사용하면 잡을 수 있는 핸들이 있고, 스프링의 매커니즘을 통해 운동 시에 저항을 제공합니다(전체 스프링의 장력 유지). 스프링을 사용할 경우, 허리와 엉덩관절 모음근(hip addücor)에 부하가 증가될 수 있어 조심해야 합니다.

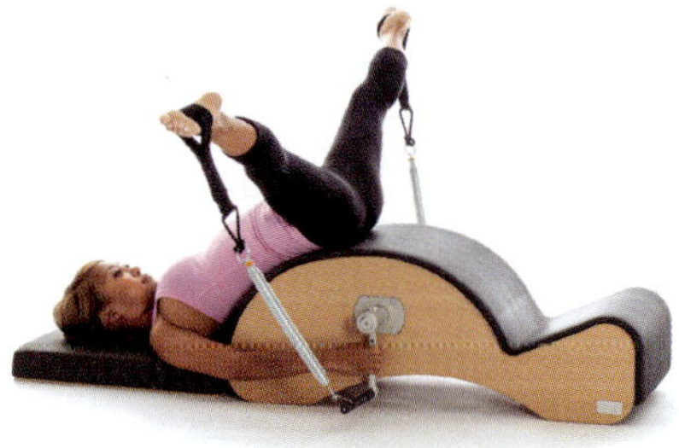

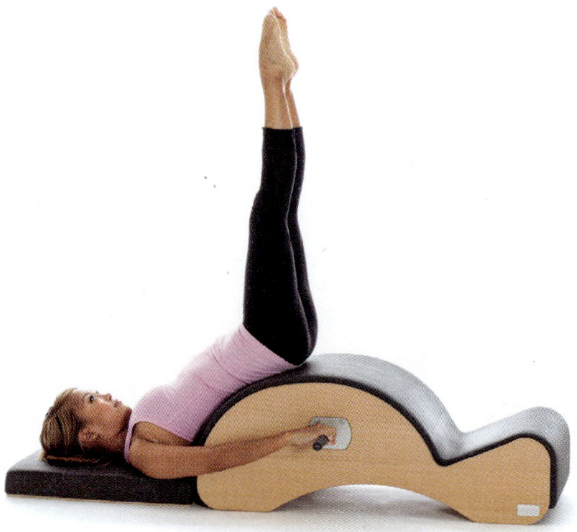

준비자세. 바렐에 어깨와 등을 대고 누워서 엉덩관절을 바깥회전하여 바닥과 수직이 되도록 뻗습니다. 손으로 바렐을 단단히 잡으세요(이때 필요하다면 미끄러지지 않도록 머리와 어깨관절 아래 매트를 놓아주세요).

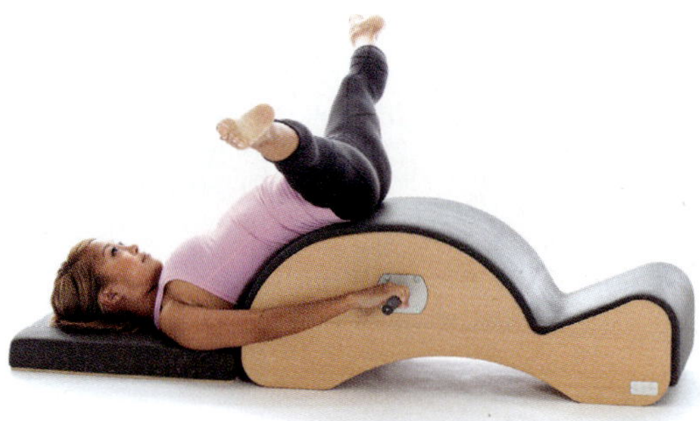

들이쉬기. 다리를 벌리고 넓은 V 자세로 열어줍니다.

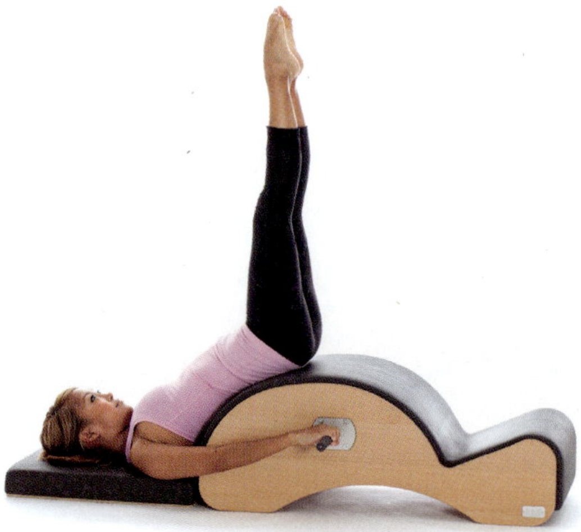

내쉬기. 다리를 모으며 바닥과 수직인 상태로 돌아옵니다. 시작자세로 돌아옵니다. 10회 반복합니다.

헬리콥터 / Helicopter

이 운동에서는 조절이 아주 중요합니다. 다리가 반대 방향으로 움직일 때 각 다리는 같은 속도와 범위로 운동해야 합니다. 스텝바렐: 오프닝(Step Barrel: Opening)과 스텝바렐: 씨저(Step Barrel: Scissors) 동작이 조합된 운동입니다.

이미지화 하기

이 운동은 이름처럼 이륙을 준비하며 땅에 머물러 있는 헬리콥터의 날개를 상상해 보세요.

- 다리로 큰 원의 각 지점을 지나갑니다.
- 서로 원을 그리며 수직위치를 지나갑니다.
- 발은 바닥에서 일정한 높이를 유지합니다.
- 허리골반의 안정화를 유지합니다.

〈변형동작〉

스스로 조절을 잘 할 수 있다면, 발목에 무게를 더하여 깊은 스트레칭을 유도하며 힘을 기를 수 있습니다. 또한 F2 스텝바렐을 사용하면 잡을 수 있는 핸들이 있고, 스프링의 매커니즘을 통해 운동 시에 저항을 제공합니다(전체 스프링의 장력을 유지합니다).

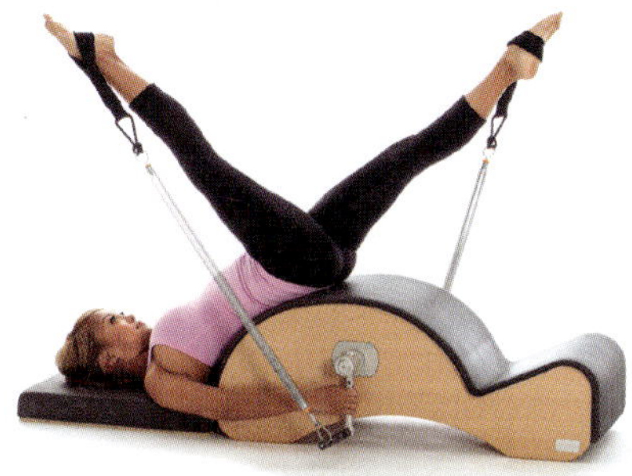

근육 포커스

- Hip flexors (엉덩관절 굽힘근)
- Hamstrings (뒤넙다리근)
- Hip adductors (엉덩관절 모음근)
- Abdominals(배근)

목적

- 엉덩관절 모음근의 근력 발달
- 뒤넙다리근, 엉덩관절 굽힘근의 조절능력과 유연성 증진
- 엉덩관절 움직임 개선
- 허리골반 안정화 발달

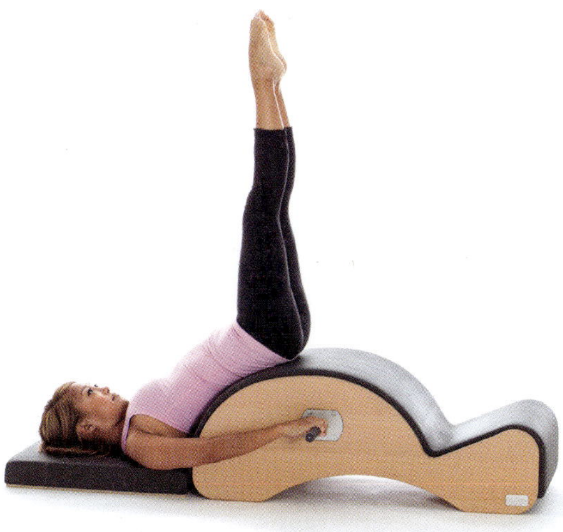

준비자세. 바렐에 어깨와 등을 대고 누워서 엉덩관절을 바깥 회전하여 바닥과 수직이 되도록 뻗습니다. 손으로 바렐을 단단히 잡으세요(이때 필요하다면 미끄러지지 않도록 머리와 어깨관절 아래 매트를 놓아주세요).

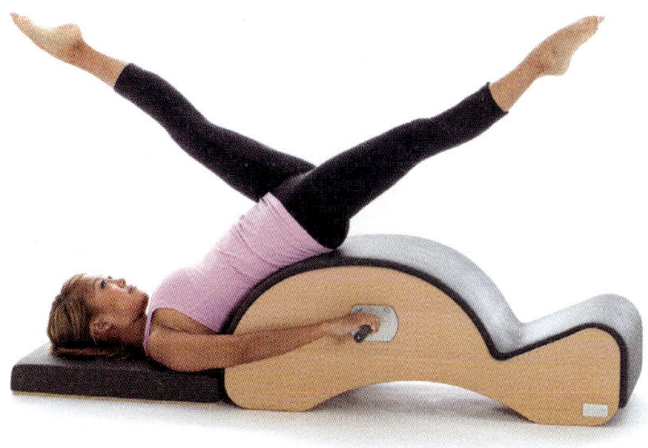

들이쉬기. 시저(Scissor) 동작의 움직임처럼 가능한 멀리 앞 · 뒤로 다리를 벌립니다.

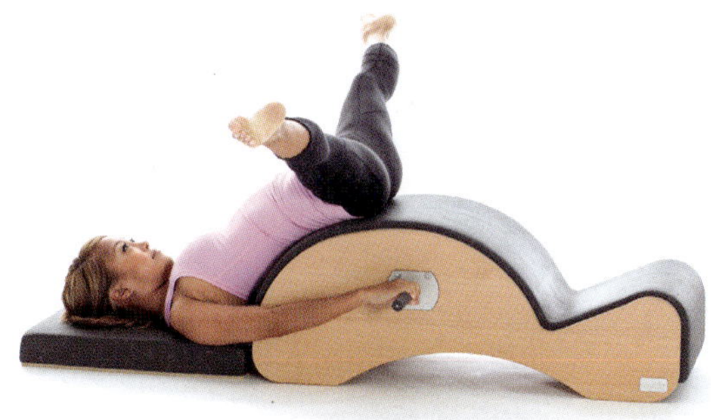

내쉬기. 서로 반대 방향으로 원을 그립니다(앞에 있는 다리는 뒤로, 뒤에 있는 다리는 앞으로). 시작자세로 돌아갑니다. 같은 방향으로 5회 반복 후 방향을 반대로 바꾸어 다시 진행합니다.

씨저 / Scissors

근육 포커스

- Hamstrings(뒤넙다리근)
- Hip flexors
  (엉덩관절 굽힘근)
- Abdominals(배근)

목적

- 뒤넙다리근,
  엉덩관절 굽힘근의 유연성 향상
- 뒤넙다리근,
  엉덩관절 굽힘근의 조절력 향상
- 허리골반 안정화 향상

스텝바렐: 씨저는 뒤넙다리근(Hamstrings)과 엉덩관절 굽힘근(Hip flexors)에 굉장한 스트레칭을 제공하고 이러한 근육그룹뿐만 아니라 엉덩관절을 둘러싼 모든 근육의 조절을 발달시킵니다. 척추가 과도한 폄된 위치에 있고, 엉덩관절 굽힘근은 매우 긴 레버(다리)로 허리를 당기고 있습니다. 골반을 안정적으로 유지하고 움직임 전반에 걸쳐 복부 활성화를 유지하는 것이 가장 중요합니다. 복부 지지가 없으면 허리에 과도한 압력을 가할 위험이 있습니다. 이 연습은 매트: 씨저(Mat: Scissors)를 위한 훌륭한 준비입니다. 매트에서 바렐은 팔로 대체되어 훨씬 더 어렵습니다.

이미지화 하기

이름이 모든 것을 말해줍니다. 예리하고 직접적이며 정확한 움직임으로 긴 가위의 열고 닫는 것을 시각화합니다.

- 다리를 벌릴 때마다 바닥과 수직이 되는 지점에서 잠시 멈춥니다.
- 다리를 V자 모양으로 만들고 앞·뒤로 같은 간격으로 벌립니다.
- 몸통과 골반을 배럴에 붙이고 있습니다.

〈변형동작〉

조절이 잘되면 발목 무게를 추가하여 더 깊은 스트레칭을 촉진하고 힘을 기를 수 있습니다. 또는 F2 스파인 코렉터를 사용할 수 있습니다. 이 스파인 코렉터는 잡을 수 있는 편리한 핸들을 제공하고 스프링 메커니즘을 통해 전체 동작 범위에 걸쳐 저항을 제공합니다(전체 스프링의 장력 유지). 스프링을 사용할 때 엉덩관절이 바깥쪽으로 회전되어 엉덩관절의 더 넓은 운동범위를 허용한다는 점에 주목합니다. 움직임은 마치 스프링이 없는 것처럼 부드럽고 방해가 없어야 합니다.

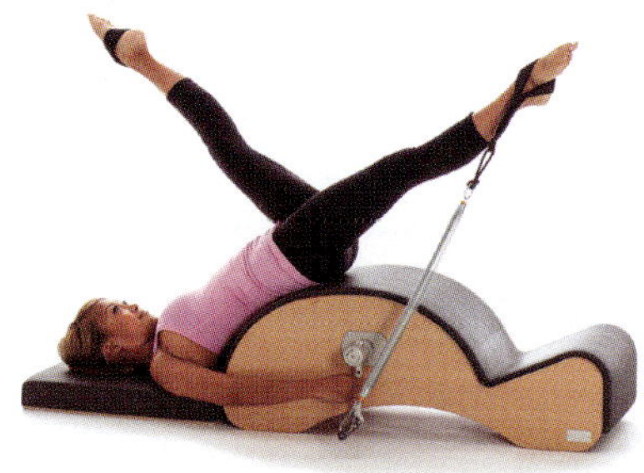

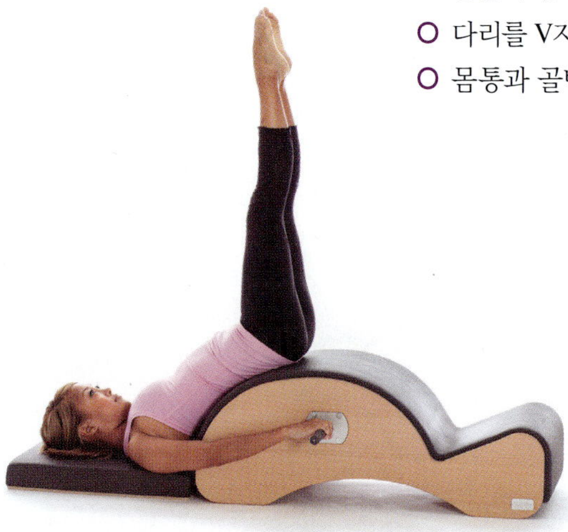

준비자세. 등과 골반을 바렐에 대고 다리는 바닥에 수직으로 둔 채 엉덩이는 평행하게 하고 어깨는 바닥에 댄 채 눕습니다. 손으로 배럴(핸들)을 단단히 잡습니다(필요 시 몸통을 기준으로 몸을 들어올릴 수 있도록 어깨대 아래에 매트를 깔고 머리를 받쳐 주세요).

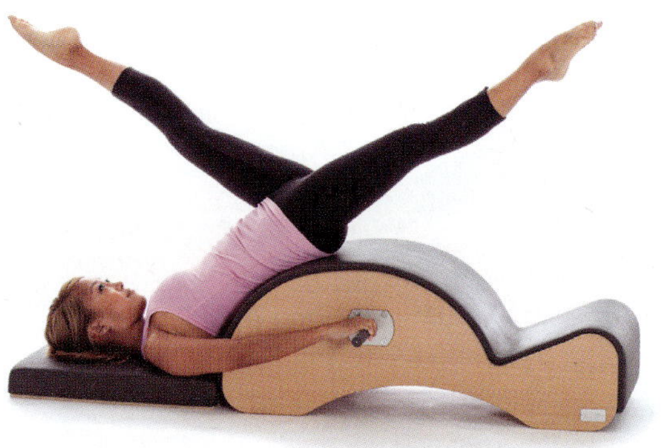

들이쉬기. 다리를 가위와 같은 동작으로 앞 · 뒤로 최대한 넓게 벌립니다. 다리가 최대 범위에 도달하면 두 번째 펄스로 조금 더 열려고 시도하면서 다리로 두 번의 펄스를 수행합니다.

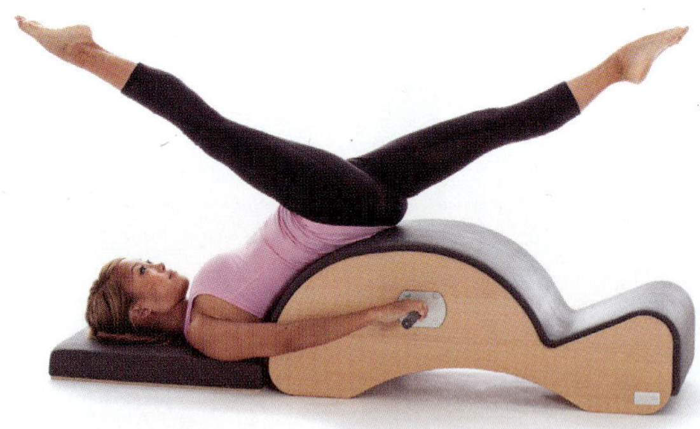

내쉬기. 각 반복마다 수직 위치를 통과하면서 다리를 전환합니다. 시작 위치로 돌아갑니다. 사이클을 10회 반복하여 수직 위치에서 마무리합니다.

바이시클 / Bicycle

스텝바렐: 헬리콥터(Step Barrel: Helicopter)와 마찬가지로 조절은 아마도 이 운동에서 가장 큰 도전일 것입니다. 다리는 동시에 움직이며 한쪽은 구부러지고 다른 쪽은 곧게 펴집니다. 사이클링 동작은 가능한 한 크고 길어야 합니다. 이 운동을 위한 훌륭한 준비인 스텝바렐: 씨저(Step Barrel: Scissors)와 마찬가지로 다리는 평행하고 다리가 따라가는 경로는 중심선에 가까워야 합니다. 이 위치를 통과하는 것이 원형 동작을 매우 크게 만들며, 엉덩관절 굽힘근(Hip flexors)과 뒤넙다리근(Hamstrings)이 늘어나도록 하는데 중요한 역할을 합니다.

스텝바렐: 바이시클(Step Barrel: Bicycle)은 매트: 바이시클(Mat: Bicycle)에 골반을 높은 위치에 유지하기 위해 팔로 몸을 지지하는 것과 다르게 바렐이 골반을 높은 위치에 유지할 수 있게 해줍니다. 매트 버전과 마찬가지로 이 자전거의 움직임 패턴을 반대로 할 수 있습니다.

이미지화 하기

매우 큰 바퀴와 페달로 자전거를 타는 것을 상상해 보십시오. 움직임은 선형이 아니라 원형이어야 하며 각 다리는 큰 원을 그립니다.

- 뒷다리가 구부러지도록 발끝으로 스텝바렐의 스텝을 터치합니다.
- 다리를 서로 평행하게 유지하세요. 특히 뒷다리가 구부러질 때 무릎이 벌어지지 않도록 하세요.
- 허리골반의 안정화를 유지합니다.

〈변형동작〉

허리가 불편하거나 과도한 압력이 가해지는 경우, 손을 포개고 이마를 손 위에 얹고 엎드린 자세에서 수행할 수 있습니다. 이렇게 하면 허리에 가해지는 압력이 즉시 감소하지만, 등 상부 폄근과 뒤넙다리근은 동일하게 사용되어 집니다.

근육 포커스

- Hip flexors (엉덩관절 굽힘근)
- Hamstrings(뒤넙다리근)
- Abdominals(배근)

목적

- 뒤넙다리근, 엉덩관절 굽힘근의 유연성 향상
- 뒤넙다리근, 엉덩관절 굽힘근의 조절력 향상
- 허리골반 안정화 향상

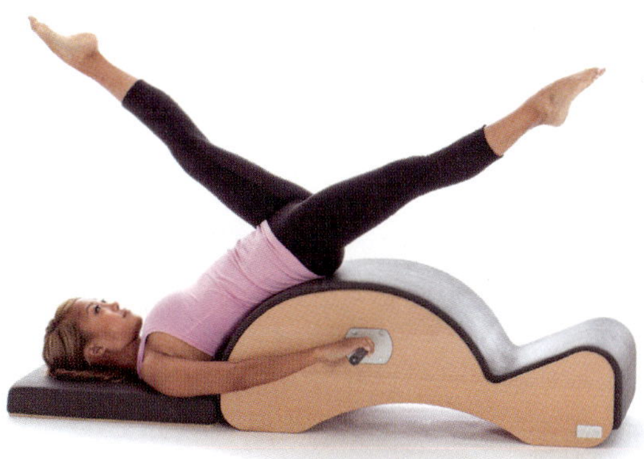

준비자세. 등과 골반을 바렐 위에 놓고 다리는 바닥과 수직이 되게 하고 엉덩이는 평행하게 하고 어깨는 바닥에 대고 눕습니다. 배럴(핸들)을 손으로 단단히 잡습니다(필요한 경우, 어깨와 머리 아래에 매트를 놓아 배럴에 비해 몸을 들어 올리십시오).

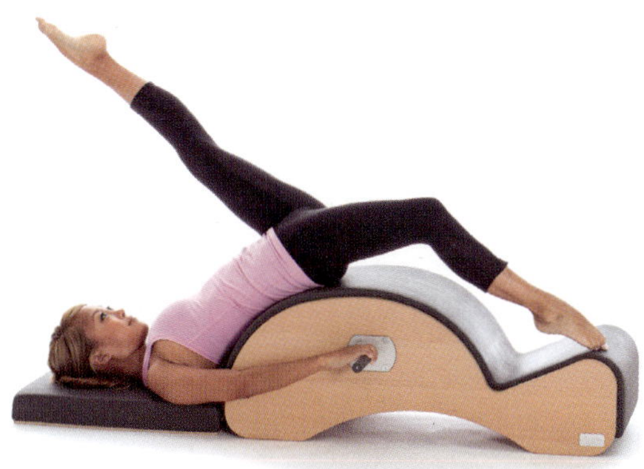

내쉬기. 뒷다리를 구부려 발가락으로 step을 터치하세요. 동시에 앞다리를 늘리기 시작하여 천장까지 도달합니다.

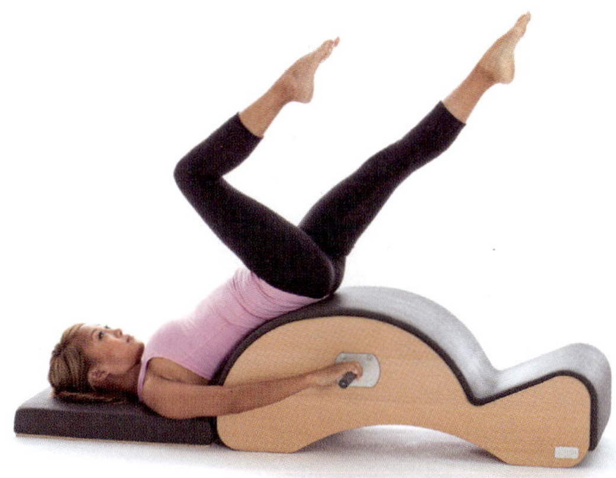

계속해서 숨을 내쉬면서 구부린 뒷다리를 가슴 쪽으로 당기고 다른 다리를 가로 질러 내립니다. 다른 다리는 이제 수직 위치를 통과하여 뒤로 향합니다.

들이쉬기. 가위 자세로 열어 얼굴 반대편에 있는 앞다리를 곧게 폅니다. 시작 위치로 돌아갑니다. 각 다리에 5회 반복한 후 반대 방향으로 실시합니다.

스텝바렐

척추분절 움직임 /Spinal Articulation

중급 /INTERMEDIATE

근육 포커스

- Abdominals(배근)
- Hip flexors(엉덩 굽힘근)

목적

- 복부 및 엉덩 굽힘근의 조절 개선
- 엉덩 굽힘근, 뒤넙다리근, 등 폄근의 유연성 향상
- 척추분절 움직임 증가

롤오버 / Roll-Over

매트: 롤오버(Mat: Roll-Over)가 어렵다고 생각하는 사람들은 스텝바렐: 롤오버(Step Barrel: Roll-Over)를 먼저 수행할 수 있습니다. 골반을 배럴 위쪽에 두어 뒤넙다리근(Hamstrings)과 등 근육이 늘어나는 것을 쉽게 만듭니다. 또한 가장 어려운 단계인 롤오버 과정에서 중력에 의해 다리를 잘 넘길 수 있도록 합니다.

스텝바렐에서 이 운동을 마스터하면 매트 위에서 수행하는 것이 더 쉬울 것입니다. 긴 지레 팔 역할을 하는 다리를 다시 시작 위치로 내릴 때 주의해야 합니다. 허리에 부담이 가거나 과한 폄 상태가 될 수 있습니다. 따라서 복부의 적절한 활성화가 중요합니다.

허리-골반의 안정화를 적절하게 유지하면 골반과 다리가 하나의 직선이 될 때까지 다리를 낮출 수 있으며, 이는 엉덩관절 굽힘근의 좋은 스트레치를 제공합니다.

이 운동은 깊은 척추 굽힘을 요구하기 때문에 경추에 압력을 가할 수도 있습니다. 우려가 되는 경우 의료 전문가와 상담이 필요합니다. 이상적으로는 목뼈에 아주 작은 압력만 가해져야 합니다. 어깨와 함께 배럴은 몸의 무게를 지탱하고 경추의 압력을 완화시킵니다. 또한 척추의 굴곡 정도를 조절하는 데 도움이 됩니다.

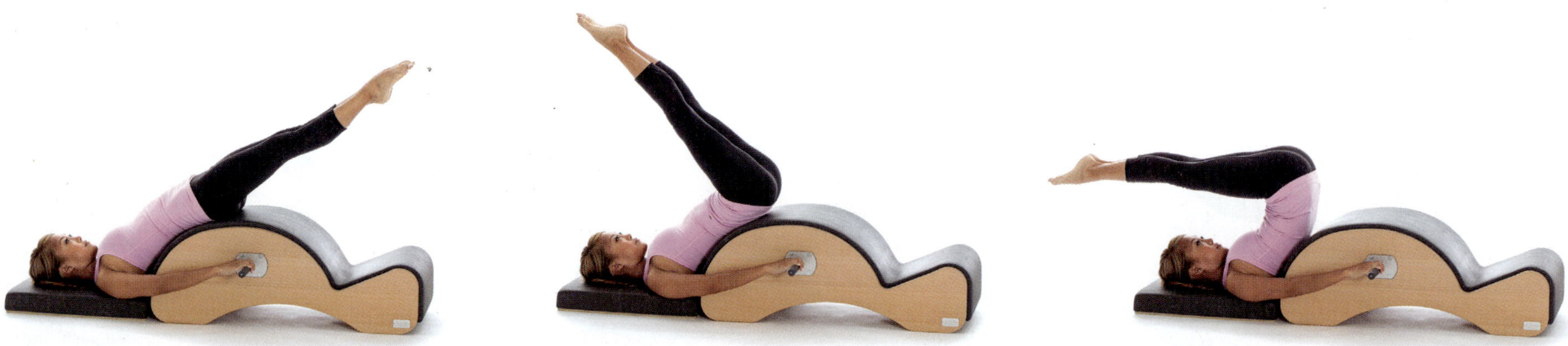

준비자세. 등과 골반은 바렐에, 어깨는 바닥에, 다리는 바닥과 수직이 되도록 눕습니다. 다리를 내려 골반과 일직선을 형성합니다. 허리골반을 안정적으로 유지합니다. 허리에 압력이 가해지면 다리를 더 높이 들어 올려 시작합니다. 바렐을 손으로 단단히 잡습니다(필요한 경우, 어깨와 머리 아래에 매트를 놓아 배럴에 비해 몸을 높여줍니다).

들이쉬기. 다리를 엉덩관절에서 90° 각도로 들어 들어 올립니다.

내쉬기. 구르면서 다리를 머리 위로 옮깁니다. 다리가 바닥과 평행한 상태에서 멈춥니다.

이미지화 하기

진주목걸이가 바닥에 부드럽게 하나씩 놓이는 이미지는 척추의 분절 움직임을 연상하는데 도움이 됩니다.

- 복부의 지지를 유지합니다.
- 척추를 구부린 상태에서 다리를 머리 위로 올리고 바렐에 등이 붙어있는 상태를 유지합니다.
- 롤-오버하기 전에 엉덩관절의 각도를 90°로 설정합니다.
- 시작자세로 돌아올 때는 다리를 수직으로 세우고 발은 발바닥굽힘을 합니다.

난이도 높이기

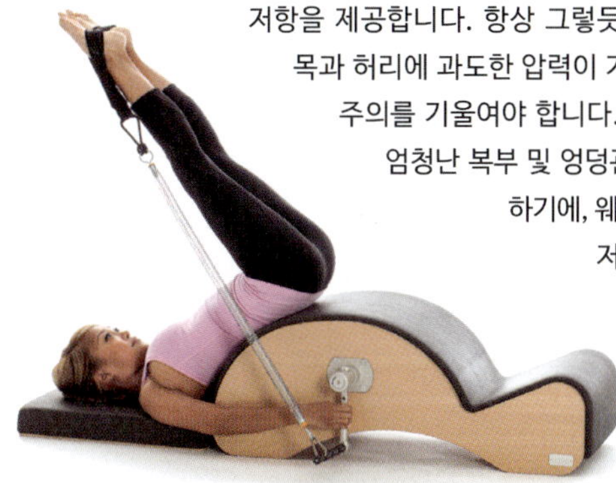

충분한 조절이 이루어지면 발목에 무게를 추가하여 근력과 유연성 향상을 촉진할 수 있습니다. 또는 F2 스텝 바렐을 사용할 수 있습니다. F2 스텝바렐은 잡을 수 있는 편리한 핸들을 제공하고 스프링 메커니즘을 통해 저항을 제공합니다. 항상 그렇듯이 저항을 사용할 때는 목과 허리에 과도한 압력이 가해질 수 있으므로 매우 주의를 기울여야 합니다. 이 운동의 시작 위치는 엄청난 복부 및 엉덩관절 굽힘의 조절을 요구하기에, 웨이트 또는 스프링을 통해 저항이 추가될 때 주의를 더 요구합니다.

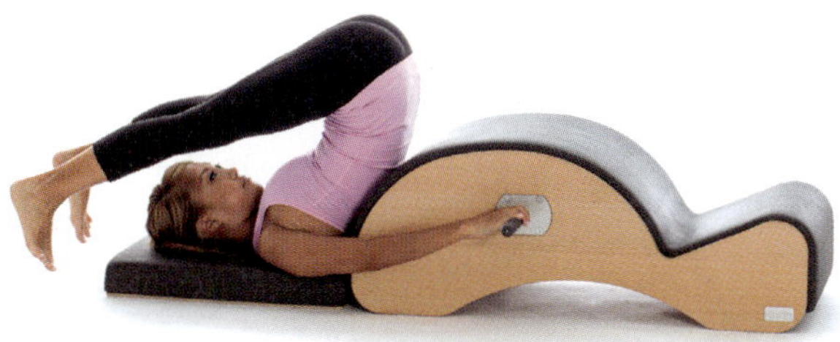

들이쉬기. 발을 발등굽힘하고, 다리를 어깨너비만큼 벌리고, 발을 바닥쪽으로(또는 최대한 가깝게) 내립니다.

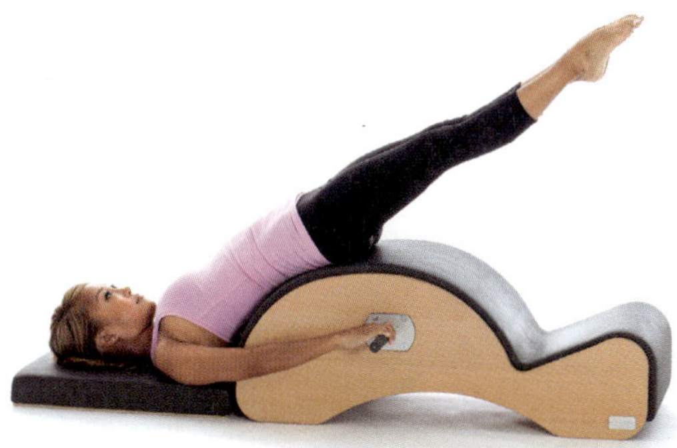

내쉬기. 다리가 바닥과 수직이 될 때 발을 발바닥굽힘하고 다리를 내리면서 시작 위치로 돌아갑니다. 5회 반복합니다.

근육 포커스

- Abdominal obliques(배빗근)
- Back extensors (등 폄근)

목적

- 몸통 가쪽굽힘근 강화 및 유연성 향상

사이드 오버 / Side Over

스텝 바렐은 가쪽 굽힘(lateral flexion)을 위해 척추의 정렬을 유지하면서 근육을 활성화시키는데 도움이 됩니다. 바렐은 몸을 지지해주면서 원하는 방향으로 안내합니다. 이 운동은 가쪽굽힘근의 강화와 유연성을 모두 다루며 리포머: 사이드 오버(Reformer: Side Over) 및 레더바렐: 사이드 오버(Ladder Barrel: Side Over)를 포함하여 필라테스 동작들의 다른 많은 가쪽굽힘 운동을 위한 견고한 기초를 마련합니다.

운동을 할 때 머리를 옆으로 기울이며 들어 올리는 보상작용이 주로 나타나며 목과 머리, 척추를 일직선으로 유지하는 것은 매우 중요합니다. 몸통의 근육, 특히 배근(Abdominals)과 등 폄근(Back extensors)은 움직임을 지지하며, 활 모양을 만들거나 가늘고 긴 선을 만드는데 도움이 됩니다.

이미지화 하기

부드러운 바람에 키 큰 풀이 옆으로 날아가는 모습을 상상해 보세요. 그런 다음 바람이 잠잠해지고, 풀이 다시 솟아 오릅니다. 부드러운 움직임을 하도록 노력합니다.

- 몸통과 위쪽에 있는 다리가 일직선이 될때까지 몸통을 들어 올립니다.
- 코어 근육을 안정화시킵니다.
- 몸통을 들어 올릴 때 옆으로 "크런치"하지 않고 천장을 향하여 위로 움직입니다.

〈변형동작〉

F2 스텝바렐에서 이 운동을 할 때 몸을 안정화 하는데 도움이 되도록 직립 다리에 스프링을 걸을 수 있습니다. 이것은 몸통의 더 큰 가쪽굽힘을 하도록 도움을 줍니다. 운동하는 것이 너무 힘들다면, 손을 머리 뒤에 놓고 손가락을 느슨하게 교차시킵니다. 이 운동은 또한 바렐 위에서 옆으로 긴장을 풀고, 가쪽굽힘근과 겨드랑이를 스트레칭할 수 있습니다.

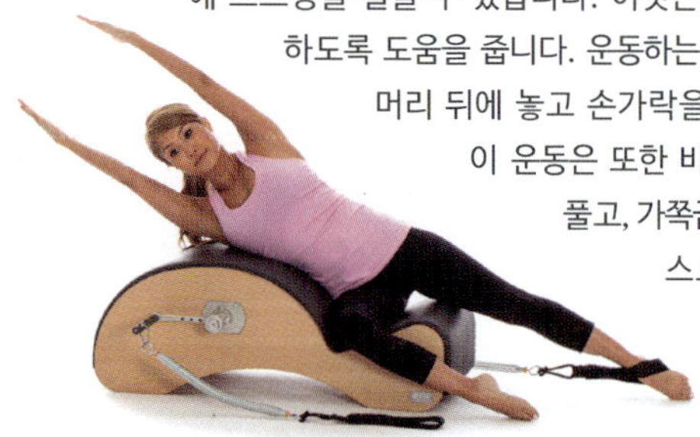

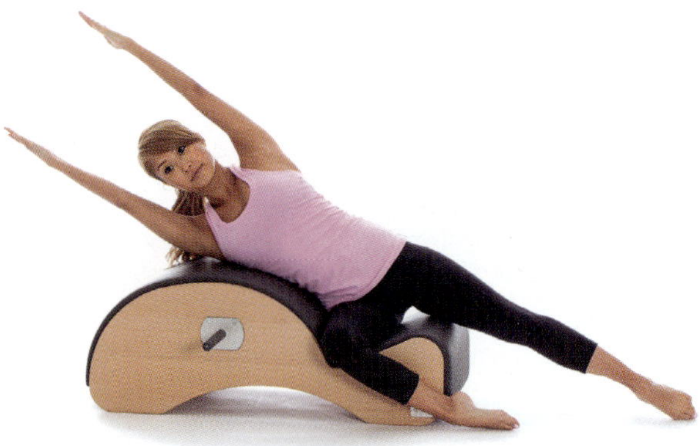

준비자세. 몸 한쪽을 스텝바렐에 대고 눕습니다. 아래쪽 다리의 엉덩관절과 무릎 관절을 90° 각도로 구부리고 배렐에 놓습니다. 위쪽 다리 발을 발바닥굽힘으로 바닥에 고정한 상태에서 평행하게 놓습니다. 팔을 머리 위로 곧게 폅니다.

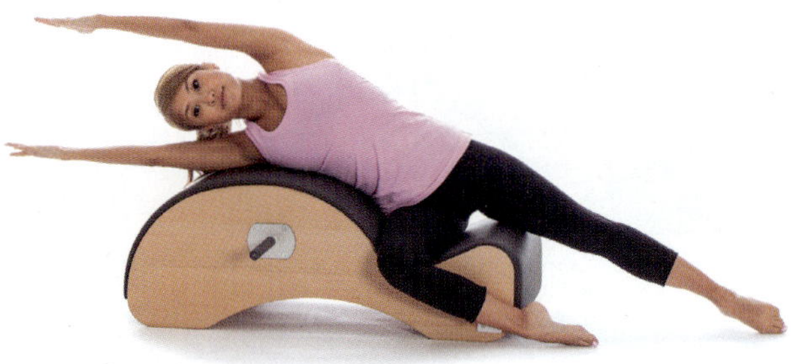

들이쉬기. 바렐 위로 몸통을 내립니다.

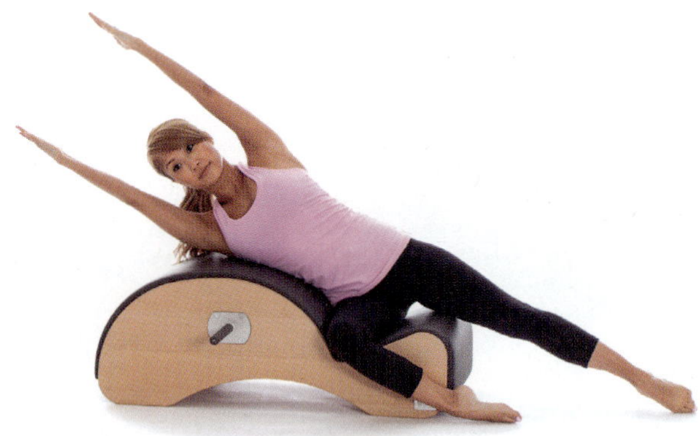

내쉬기. 몸통을 들어 올려 팔, 몸통, 위쪽 다리가 일직선이 되도록 만듭니다. 시작 위치로 돌아갑니다. 반대쪽으로 전환하기 전에 5~10회 반복합니다.

스완 / Swan

근육 포커스

- Back extensors (등 폄근)
- Hip extensors (엉덩관절 폄근)
- Abdominals(배근)

목적

- 등 폄근 강화
- 엉덩관절 폄근 조절력 증진

스완은 거의 모든 필라테스 기구에서 행해집니다. 스텝바렐도 예외는 아니며, 이 인기 있는 운동은 자세, 정렬, 근육 활성화를 가르치기 위한 훌륭한 동작입니다. 스텝바렐은 몸통과 다리를 지지하여 허리에 가해지는 잠재적인 스트레스를 완화하고, 등 폄근(Back extensors)과 엉덩관절 폄근(Hip extensors)을 보조하여 완벽한 아치 모양을 만들도록 도와줍니다. 이때, 복부의 적절한 지지를 통해 올바른 척추의 형태를 유지하며 허리를 보호하는데 도움이 됩니다.

이미지화 하기

궁수의 활이 팽팽하게 당겨지는 이미지는 등을 통해 움직임의 양을 고르게 분배할 수 있도록 해주며, 자세와 움직임을 시각화 하는데 도움을 줍니다.

- 복부에 힘을 유지합니다.
- 엉덩관절의 모음을 유지하면서 엉덩관절 폄이 되도록 다리를 들어 올립니다.
- 몸통을 들어 올리기 전에 어깨뼈를 안정화시킵니다.

〈변형동작〉

이 운동에 F2 스텝바렐의 핸들을 사용하면 팔 지지의 이점을 얻을 수 있는데, 허리에 과도한 압력을 가하지 않고 척추 전체를 사용하여 폄할 수 있도록 해줍니다. 등 폄을 활성화하면서 팔로 지지할 수 있도록 해줍니다.

팔을 곧게 펴려고 하면 날개뼈가 올라가면서 어깨가 들리기 때문에 팔을 완전히 펴는 것보다 어깨의 위치를 유지하는 것이 더 중요합니다.

어깨뼈의 보상 움직임으로 등을 높은 위치에 두지 말고 어깨뼈는 중립 위치에 두도록 합니다.

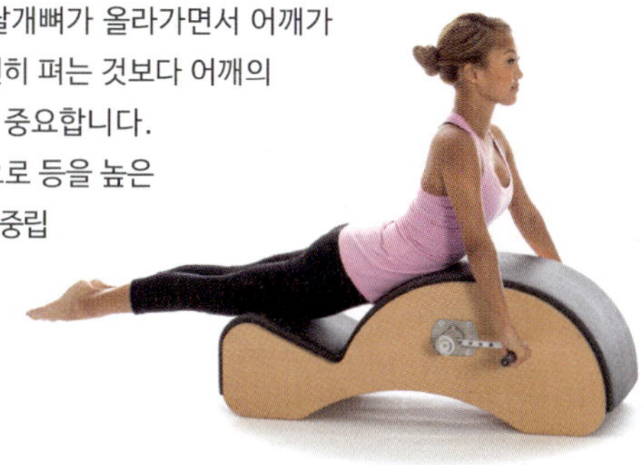

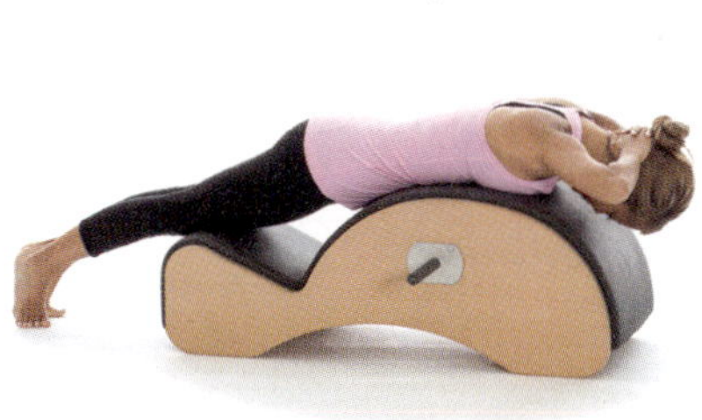

준비자세. 무릎을 약간 구부리고 엉덩이를 바깥쪽으로 돌려 발이 작은 V 포지션이 되도록 하고, 발가락이 바닥에 고정되게 합니다. 머리 뒤에 손가락을 느슨하게 깍지를 낀 상태로 바렐 위에 엎드립니다.

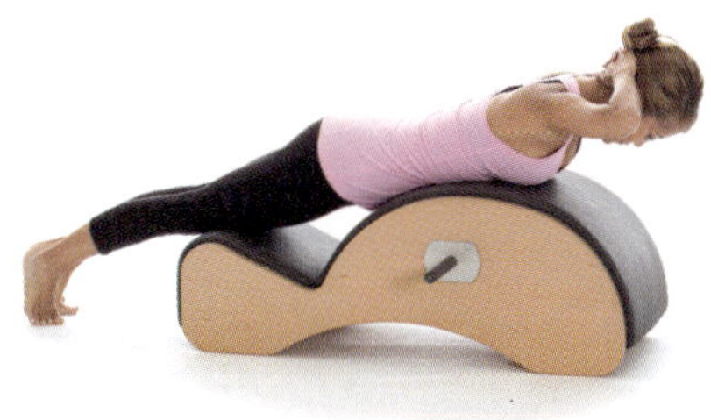

들이쉬기. 머리와 몸을 들어 올리며 등을 폅니다.

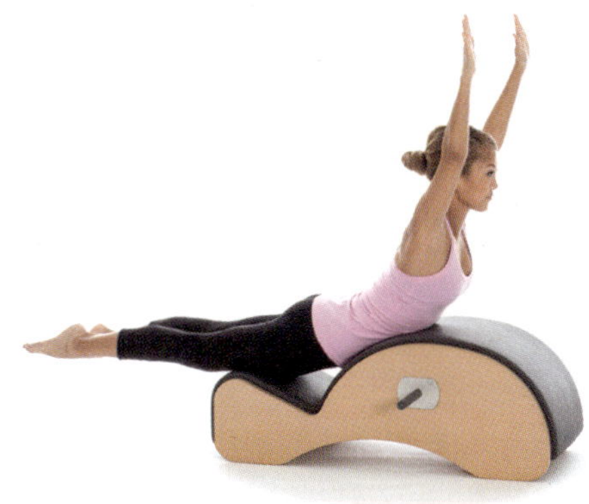

내쉬기. 팔을 앞으로 뻗을 때 몸통을 높이 들어 올려 넓은 V자세를 만듭니다. 동시에 다리를 곧게 펴고 들어 올리면서 발을 발바닥굽힘시킵니다.

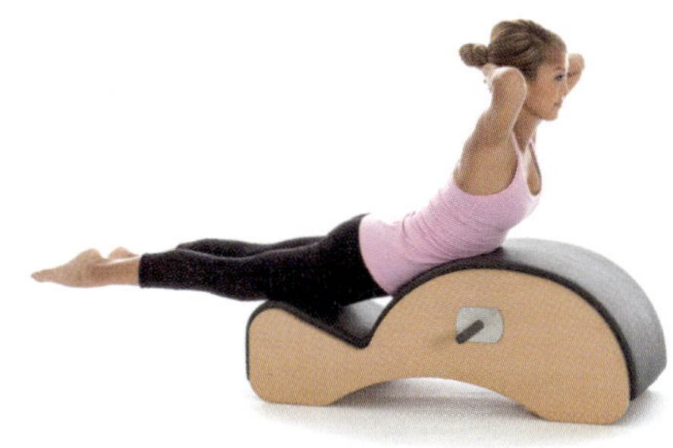

들이쉬기. 머리 뒤로 손을 놓습니다.

내쉬기. 몸통과 다리를 내리며, 시작 위치로 돌아갑니다. 5회 반복합니다.

9

제 9 장

페드-어-풀
Ped–a–Pul

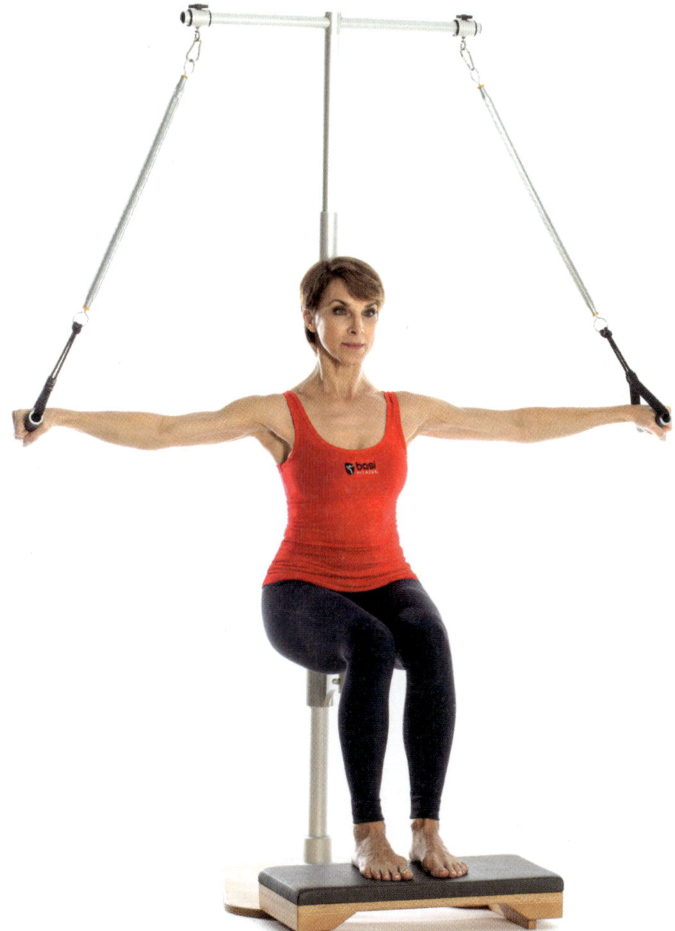

페드-어-풀은

Joseph Pilates의 오리지날 기구 중 하나지만 캐딜락이나 리포머 같은 다른 기구들 만큼 많이 사용되지는 않습니다. 그러나 다른 기구에서는 쉽게 따라 할 수 없는 고유한 기능을 가지고 있습니다. 페드-어-풀은 팔과 어깨복합체에 초점을 맞추고 선 자세 또는 앉은 자세에서 몸을 움직이기 때문에 직립 자세에서 정렬과 균형을 발달시키는 데 탁월합니다.

저는 페드-어-풀(Ped-a-Pul)을 위해 어깨높이 아래에서 팔을 움직이는 운동을 만들었습니다. 이 높이에서 운동을 하는 것은 어깨뼈 안정화에 대해 가르치고, 특히 충돌 증후군과 같은 어깨 질환을 다룰 때 유리합니다.

이 운동은 리포머에서 바르게 누워서 하는 Arm work(팔 운동) 시리즈와 동일합니다. 그러나, 여기에서는 몸의 직립 자세에서 진행합니다. 이 자세는 본질적으로 더 기능적이며 자세 근육과 척추의 정렬에 더욱 도전적입니다. 게다가, 두 팔은 각각 독립적으로 움직이기 때문에 우세한 쪽의 팔이 더 많은 일을 하지 않습니다. 이 시리즈는 어깨 재활과 상체의 전반적인 컨디셔닝에 매우 중요한 것으로 입증되었습니다.

대부분의 현대식 페드-어-풀에는 개별 능력에 따라 조절할 수 있는 저항이 있지만, 원래 페드-어-풀은 그렇지 않았습니다. 저항을 조절할 수 없는 기구였기 때문에 운동할 때는 더 낮게 쭈그리고 앉거나 의자에 앉아 저항을 높일 수 있었습니다(몸이 낮을수록 스프링의 저항이 더 커집니다). 의자에 앉는 것이 더 많은 안정성을 제공하며, 특정 상황에서는 도움이 될 수 있습니다. 이러한 이유로 BASI Systems의 페드-어-풀(나의 첫 번째 디자인을 기반으로 함)에는 시트가 포함되어 있습니다.

일부 페드-어-풀은 벽에 부착될 수 있는 반면, 어떤 기구들은 독립된 형태입니다. 형태에 따라 각각의 이점이 있지만, 베이스가 크고 안정적이지 않는 한 저는 페드-어-풀을 벽에 부착하여 사용하는 것을 선호합니다. 동작구성과 저항을 추가하는 측면에서 더 안전하고 더 많은 가능성을 제공하므로 더 큰 잠재적인 힘을 얻을 수 있습니다.

핸들은 손을 펴거나, 주먹를 쥐거나 더 편안한 것으로 잡을 수 있습니다. 손가락을 쭉 뻗은 자세는 팔의 긴 라인을 강조합니다. 손가락을 곧게 펴는 자세는 팔의 긴 선을 강조하지만, 종종 손가락에 긴장감이 과도해지기 때문에, 이러한 경우에는 주먹 자세가 좋을 수 있습니다.

익스텐션 / Extension

이 운동은 어깨 높이와 어깨 높이 아래에서 어깨 폄에 초점을 맞춥니다. 동심성 수축과 편심성 수축을 모두 활용하여 특정 가동범위에서 어깨 폄근(Shoulder extensor)의 조절 또는 힘(적당한 저항이 있는 경우)을 발달시킵니다. 이것은 매트: 헌드레드(Mat: Hundred) 및 리포머: 코디네이션(Reformer: Coordination)을 포함하여 복부를 위한 필라테스 운동들에서 자주 반복되는 움직임 패턴인 몸통 굽힘과 함께 어깨 폄을 위한 훌륭한 준비가 됩니다. 또한 리포머: 풀링 스트랩 1(Reformer: Pulling Straps 1)과 같은 운동에서 볼 수 있는 몸통 폄과 함께 어깨 폄을 위한 준비 역할을 합니다.

이미지화 하기

부풀어 오른 커다란 풍선에 손을 대고 누르는 것을 상상해 보세요. 또는, 여러분은 깊은 물 속에 있고 몸을 위로 밀어 올리기 위해 팔만을 사용해야 한다고 상상할 수 있습니다.

- 어깨뼈 안정화를 유지합니다.
- 팔을 곧게 펴고 서로 평행하게 움직입니다.

난이도 낮추기

서 있는 자세를 유지하기 어렵다면, 의자 또는 큰 공에 앉을 수 있습니다.

페드-어-풀

팔 운동 /Arm Work

초급 /FUNDAMENTAL

근육 포커스

- Shoulder extensors (어깨 폄근)
- Triceps(위팔세갈래근)

목적

- 어깨 폄근과 팔꿈치 관절 폄근의 조절과 근력을 향상(저항에 따라 다름)
- 몸통과 어깨뼈의 안정화 향상
- 척추 정렬 향상

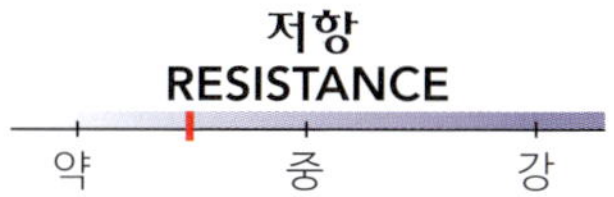

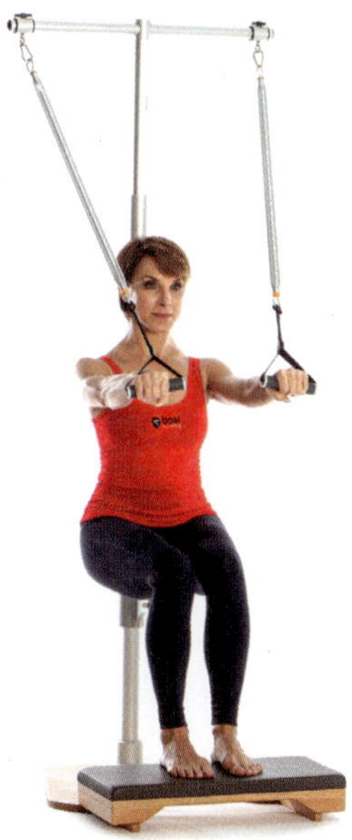

준비자세. 중립 척추자세에서 등을 기둥에 대고 서서(앉아) 발은 바닥에 단단히 고정하고 무릎은 발목 바로 위에 놓습니다. 다리를 엉덩이 너비로 벌리고 서로 평행하게 간격을 유지합니다. 핸들을 잡고 어깨 바로 앞에서 팔을 어깨 높이로 곧게 펴고 손바닥이 아래로 향하게 하여 바닥과 서로 평행하게 합니다.

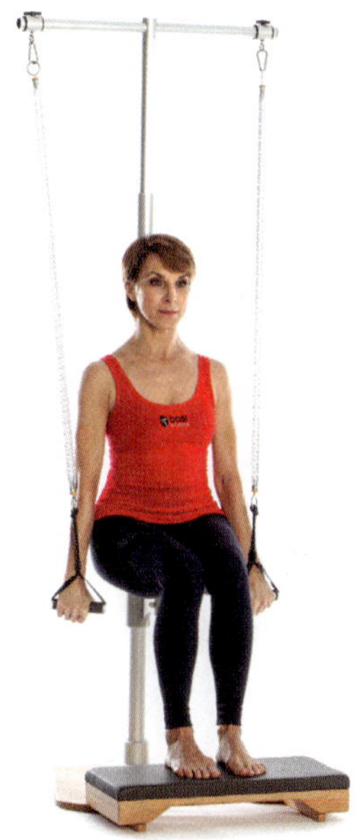

내쉬기. 어깨관절을 폄 하면서 팔을 엉덩관절과 일직선이 되도록 몸의 측면으로 내립니다.

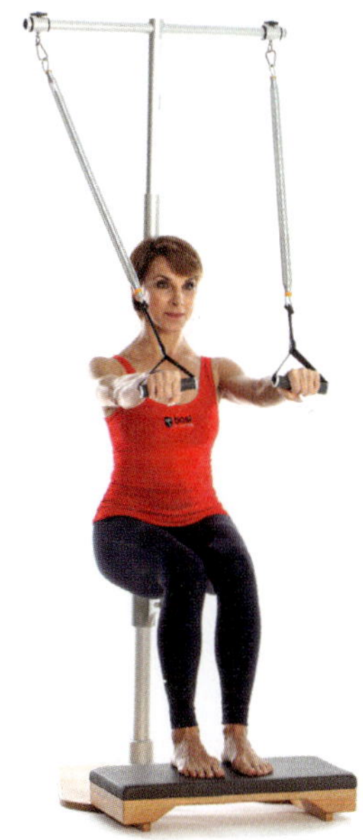

들이쉬기. 어깨관절을 굽힘하면서 팔을 어깨 높이로 들어 올립니다. 시작 위치로 돌아갑니다. 10회 반복합니다.

페드-어-풀

팔 운동 /Arm Work

초급 /FUNDAMENTAL

어덕션 / Adduction

근육 포커스

- Shoulder adductors (어깨 모음근)

목적

- 어깨 모음근 조절 및 힘 향상(저항에 따라)
- 몸통과 어깨뼈 안정성 향상
- 척추정렬 향상

저항
RESISTANCE

약 중 강

이 운동은 어깨 높이와 어깨 높이 아래에서 어깨 모음을 집중적으로 할 수 있습니다. 어깨 폄과 마찬가지로 어깨 모음은 많은 필라테스 운동에서 몸통의 움직임과 함께 수행됩니다. 복부 운동의 경우와 같이 몸통 굽힘이 동반되거나 리포머: 풀링 스트랩 2(Reformer: Pulling Straps 2)에서와 같이 등 폄이 동반됩니다.

이미지화 하기

독수리의 날개가 위·아래로 움직이는 것을 떠올리며 팔을 뻗습니다. 이것은 강력한 이미지가 됩니다. 이 느낌을 즐기세요.

- 어깨뼈 안정화를 유지합니다.
- 팔을 곧게 편 상태로 손바닥이 바닥과 몸을 향하도록 합니다.
- 중립척추를 유지합니다.

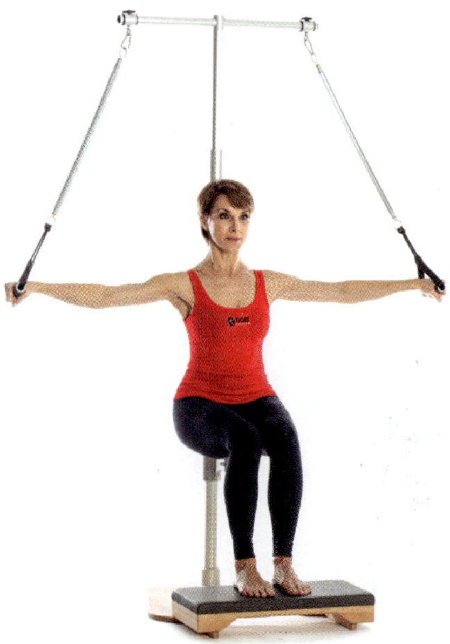

준비자세. 중립 척추자세에서 등을 기둥에 대고 서서(앉아) 발은 바닥에 단단히 고정하고 무릎은 발목 바로 위에 놓습니다. 다리를 엉덩이 너비로 벌리고 서로 평행을 유지합니다. 손바닥이 아래를 향하도록 핸들을 잡고 팔꿈치가 미세하게 구부러진 T자 자세로 팔을 옆으로 뻗습니다.

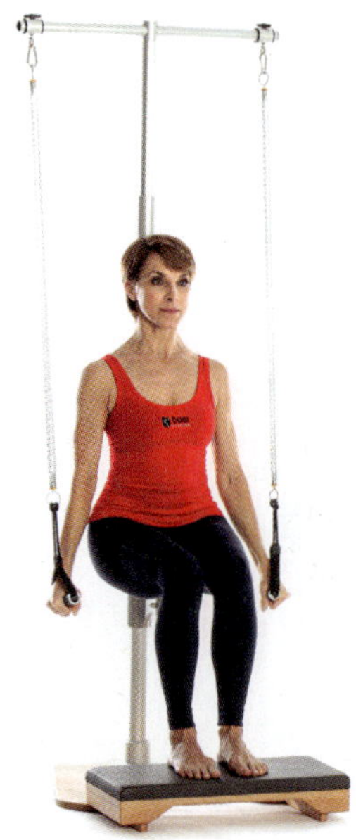

내쉬기. 어깨를 모음하면서 팔을 엉덩관절과 일직선으로 몸의 측면으로 가져옵니다.

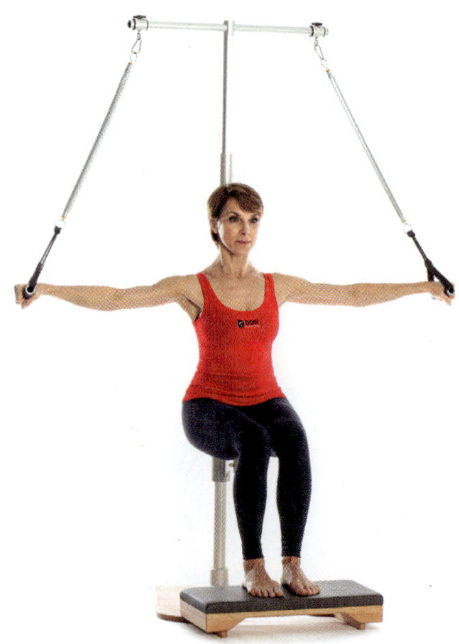

들이쉬기. 어깨를 벌림하면서 팔을 들어 올리고 시작 위치로 돌아갑니다. 10회 반복합니다.

트라이셉스 / Triceps

이 운동은 위팔세갈래근(Triceps)에 매우 집중된 운동을 제공합니다. 윗팔뼈를 안정적으로 유지하고 몸의 옆면에 가깝게 유지하는 것은 위팔세갈래근의 작용을 최대화하고 팔꿈치의 움직임을 고립시키는 데 중요합니다. 또한 손목을 완벽하게 안정적으로 유지하고 팔과 정렬을 이루게 하는 것이 매우 중요합니다. 손목이 뒤로 구부러지면 관절에 과도한 압력이 가해지고 스프링의 장력이 느슨해집니다. 아래팔과 손목은 견고한 하나의 단위로 보아야 합니다.

이미지화 하기

팔꿈치를 펼 때마다 몸이 공중에 떠 있다고 상상해 봅니다. 몸통이 길어지면서 날개뼈를 밀어낼 수 있는 안정적인 기반을 제공합니다. 아래팔은 팔꿈치에 부착된 기계적인 레버처럼 느껴져야 하고 관절은 기름칠이 잘된 경첩처럼 느껴져야 합니다.

- O 어깨뼈의 안정화를 유지합니다.
- O 윗팔뼈를 몸의 측면에 가깝게 유지합니다.
- O 아래팔의 움직임만 나타나게 합니다.
- O 중립척추를 유지합니다.

근육 포커스

- Triceps(위팔세갈래근)

목적

- 팔꿈치 폄근 근력 향상
- 몸통과 날개뼈 안정화 향상
- 척추 정렬 향상

저항
RESISTANCE

약 중 강

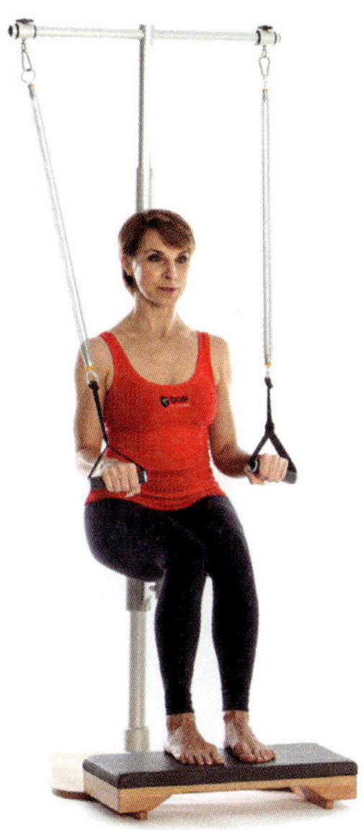

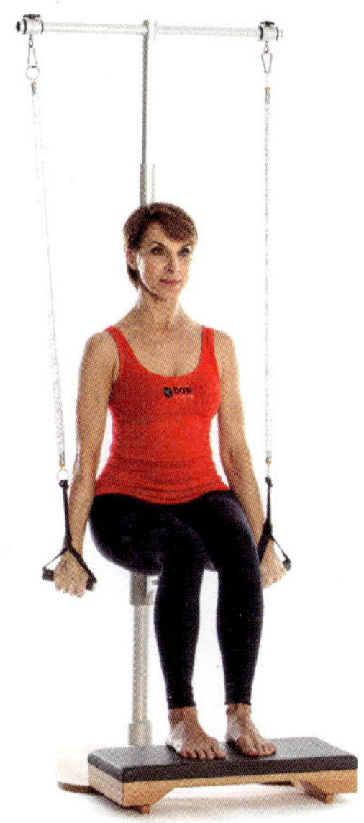

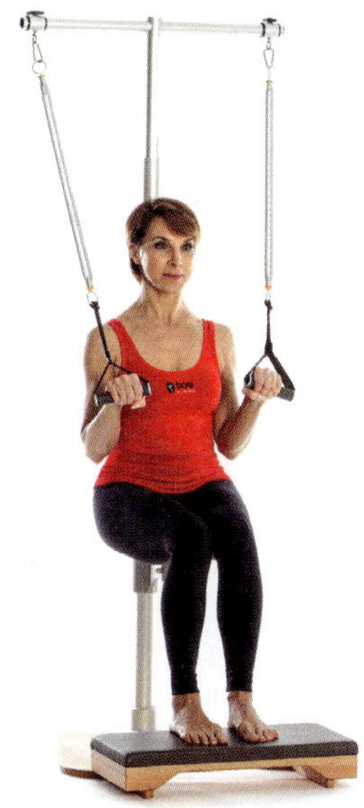

준비자세. 중립 척추자세에서 등을 기둥에 대고 서서(앉아) 발은 바닥에 단단히 고정하고 무릎은 발목 바로 위에 놓습니다. 다리를 엉덩관절 너비로 벌리고 서로 평행을 유지합니다. 핸들을 잡고 팔꿈치를 90° 각도로 구부린 상태에서 몸의 옆면으로 팔을 단단히 고정합니다.

내쉬기. 팔꿈치를 펌하면서 팔을 곧게 폅니다.

들이쉬기. 팔꿈치를 구부릴 때 팔을 시작자세 보다 더 많이 구부리면 더 넓은 범위의 동작이 가능합니다. 10회 반복합니다.

서클 / Circle

근육 포커스

- Shoulder adductors, extensors (어깨 모음근, 폄근)

목적

- 어깨 모음근과 폄근의 조절 및 근력 향상
- 어깨관절을 움직임 향상
- 몸통과 어깨뼈 안정성 향상
- 척추정렬 향상

저항
RESISTANCE
약 중 강

페드-어-풀: 서클(Ped-a-Pul: Circle)은 어깨 모음과 어깨 폄 움직임을 갖고 있습니다. T자세에서 시작하여 팔을 몸 옆으로 내리고 어깨를 회전시켜 손이 몸을 향한 위치에서 뒤로 향할 수 있도록 합니다. 이 시점에서 팔을 다시 들어 올리기 전에 잠시 멈추어야 합니다. 어깨-위팔 리듬(윗팔뼈의 움직임과 어깨뼈의 관계)을 조절하는 것은 이 운동의 중요한 움직임이며 건강한 어깨 기능을 만들어 주는데 매우 중요합니다.

어깨뼈는 윗팔뼈의 움직임을 돕기 위해 조금 움직일 수 있습니다. 그러나, 여기서 어깨뼈의 올림은 피해야 합니다. 어깨 높이 아래에서 움직임이 발생한다는 것은 어깨뼈가 움직이지 않는 상태를 유지한다는 것입니다.

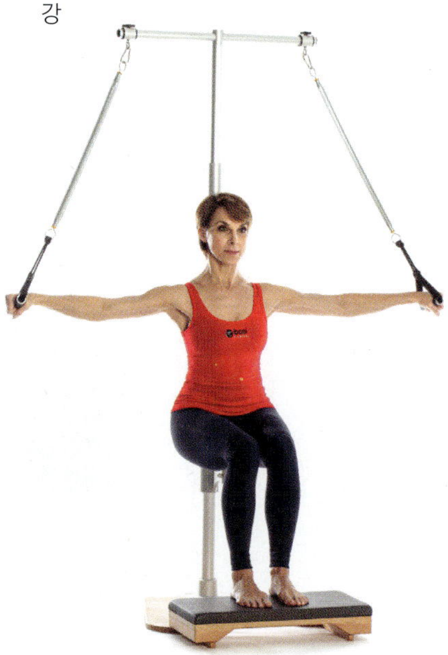

준비자세. 중립 척추자세에서 등을 기둥에 대고 서서(앉아) 발은 바닥에 단단히 고정하고 무릎은 발목 바로 위에 놓습니다. 다리를 엉덩관절 너비로 벌리고 서로 평행을 유지합니다. 핸들을 잡고 손바닥이 아래를 향하고 팔꿈치가 미세하게 구부러진 T자 자세에서 팔을 옆으로 뻗습니다.

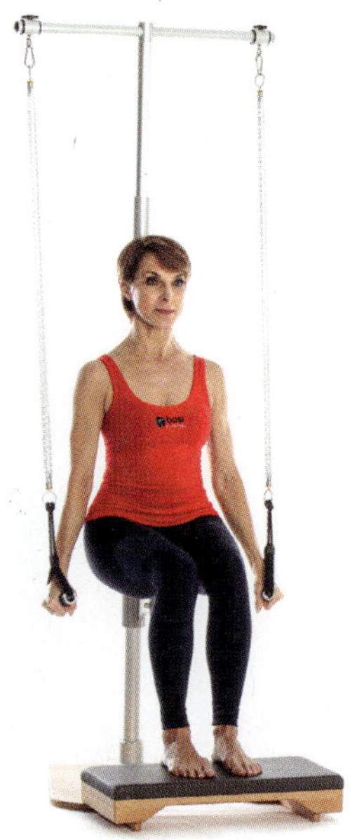

내쉬기. 어깨를 모음하면서 팔을 몸 옆으로 내립니다.

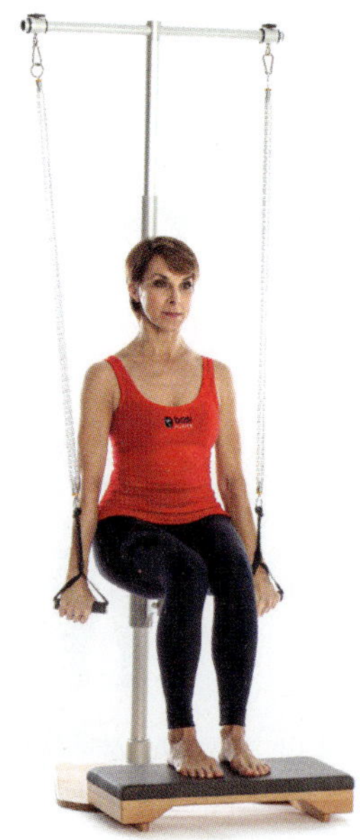

숨을 계속 내쉬면서 손바닥이 뒤쪽을 향하도록 어깨를 돌립니다.

이미지화 하기

커다란 솥에 있는 죽을 젓는다는 느낌을 갖습니다. 어깨가 회전할 때 약간의 멈춤이 있더라도, 움직임을 끊김 없이 진행합니다.

- 어깨뼈의 안정성을 유지합니다.
- 윗팔뼈의 움직임에 따라 어깨뼈가 미끄러지며 약간 움직일 수 있도록 합니다.
- 중립척추를 유지합니다.

〈변형동작〉

페드-어-풀: 서클 (Ped-a-Pul: Circle)을 양방향으로 수행하는 것은 협응력과 근육 조절 능력 향상 측면에서 매우 좋습니다. 반대방향으로 운동을 하려면 T 자세로 시작하여 어깨와 일직선이 되도록 팔을 앞으로 가져옵니다. 팔을 서로 평행하게 유지하면서 어깨를 폄하고, 엉덩관절과 일직선으로 몸의 측면까지 곧게 가져옵니다. 이때 어깨를 회전시켜 손바닥이 몸을 향하도록 합니다. 팔을 다시 T 위치로 들어 올립니다.

페드-어-풀: 서클에서 어깨 폄근은 동심성 수축하는 반면 어깨 모음근은 편심성 수축합니다. 이 변형동작에서는 그 반대가 적용됩니다. 필라테스에서 우리는 운동역학 관점에서 널리 지지받고 있는 접근 방식인 등척성, 동심성 및 편심성 수축으로 근육을 훈련합니다.

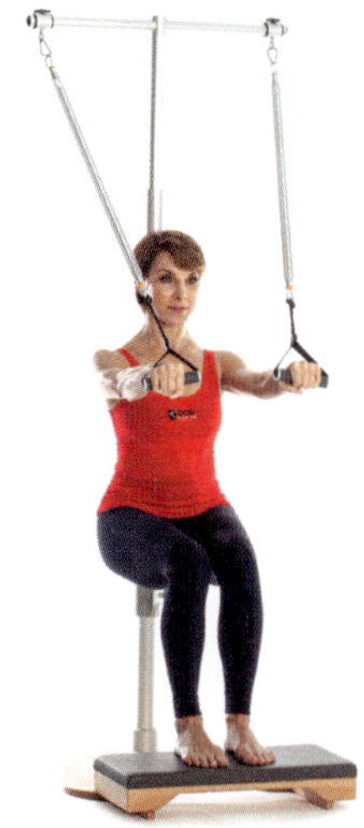

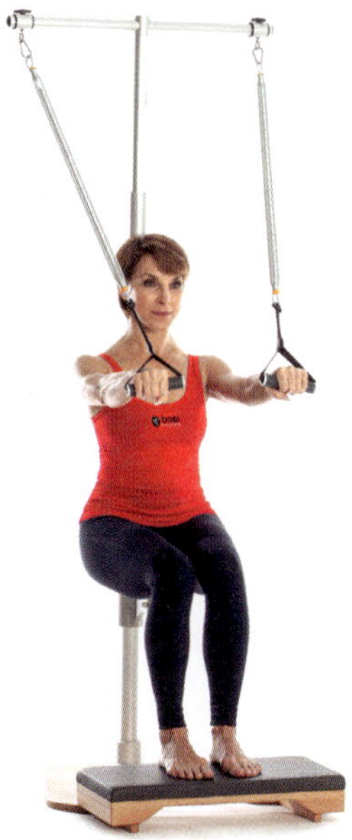

들이쉬기. 어깨를 굽힘하면서 팔을 몸 앞에서 어깨 높이까지 들어 올립니다.

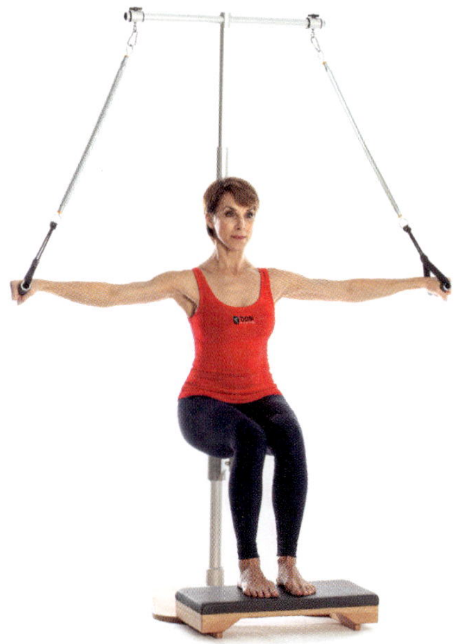

숨을 계속 들이쉬면서 어깨를 수평으로 폄합니다. 시작 위치로 돌아갑니다. 10회 반복합니다.

제 10 장 암 체어

Arm Chair

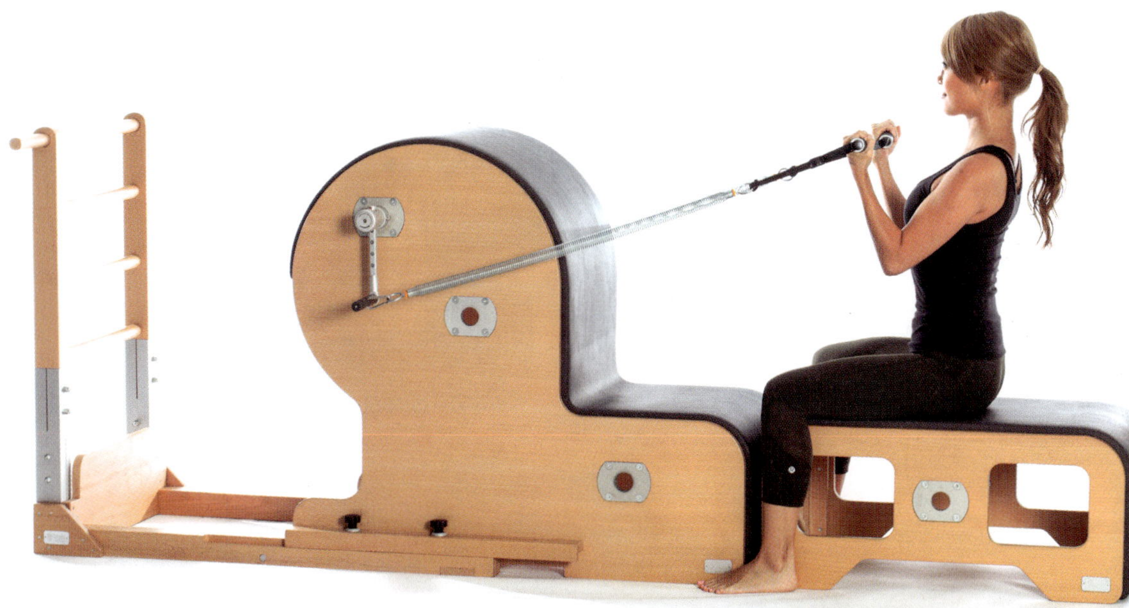

암 체어 없이

필라테스 스튜디오를 운영하는 것은 매우 어려울 것 같습니다. 하지만, 이 기구는 자주 사용되어지지 않습니다; 많은 필라테스 지도자들은 암 체어의 존재조차 알지 못합니다. 암 체어는 편안하고 사용하기 쉽고 편리하며 팔 운동을 가르치고 큐잉하는 데 효과적입니다. 저는 암 체어가 아직 알려지지 않은 큰 잠재력을 갖고 있는 기구라고 믿습니다. 운다체어와 마찬가지로, 이 기구의 단순함에 매력을 느낍니다. 암 체어는 상대적으로 작고 소박하지만, 몸 전체를 발달시킬 수 있는 많은 기회를 제공합니다.

이름에서 알 수 있듯이, 전통적인 형태의 암 체어는 주로 팔과 어깨 복합체를 위해 사용됩니다. 이것은 어깨의 올바른 역학과 팔 운동 중 어깨뼈 안정의 개념을 가르치는데 훌륭한 보조 도구입니다. 암 체어는 필라테스, 특히 상체 운동을 배우는 초기 단계에서 매우 중요한 몸통에 대한 지지를 제공합니다.

다양한 장점을 제공하는 몇몇의 현대식 암 체어가 있습니다. *PILATES* 초판과 두 번째 판에서 설명한 암 체어는 조셉 필라테스가 디자인한 클래식 암체어와 비슷했습니다. 이제, 이 세 번째 판에서, 저는 F2 체어(제8장에서 소개)에 초점을 맞출 것입니다. F2 체어는 몸 전체를 다루고, 생각할 수 있는 모든 위치, 움직임 범위, 그리고 모든 운동면에서 운동할 수 있는 기구로 클래식 암 체어의 모든 이점을 제공하면서 무한한 가능성의 세계를 열어줍니다. 그러나, F2 체어의 동작 목록들을 이 책에 모두 담기에는 너무 광범위합니다. 그래서 여기에서는 팔 운동에만 초점을 맞추고 기구를 암 체어라고 언급하겠습니다. 이 기구에 관심이 있는 사람들은 F2 체어와 F2 시스템에 대한 전반적인 추가 교육과 훈련을 찾아보길 바랍니다. 온 우주가 당신에게 열릴 것입니다.

F2 체어에 사용된 저항 메커니즘은 조절이 가능하고 저항을 표기하는 특수 형식을 사용하지만, 일관성을 위해 저항범위를 단순하게 표기했습니다.

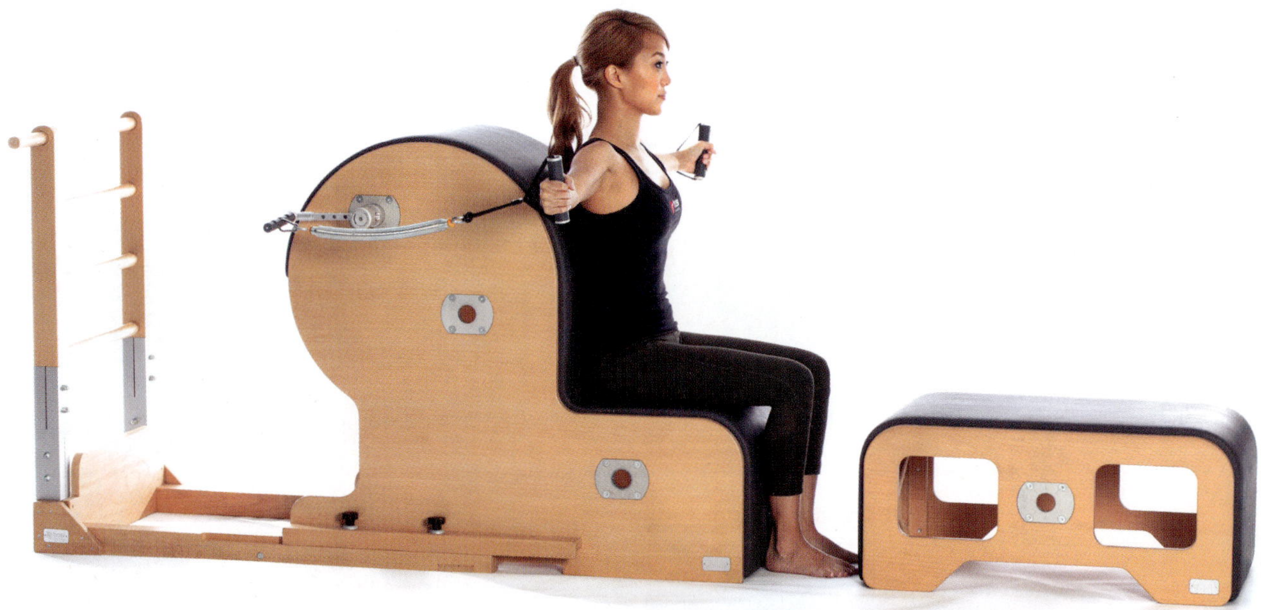

체스트 익스팬션 / Chest Expansion

암 체어는 특정 운동을 수행하는데 있어 탁월한 자세를 제공합니다. 특히 다리를 앞으로 뻗은 상태로 리포머 위에 앉는 것이 어려운 뒤넙다리근(Hamstring)이 뻣뻣한 사람들에게 적합합니다. 참고. Reformer: Chest Expansion—Seated. 올바른 근육을 활성화하고 운동 효과를 얻으려면 몸통이 최적의 위치에 있어야 합니다. 신체가 올바르게 정렬되면 어깨 펌근(Shoulder extensor)을 효과적으로 활성화시키기 위해 작은 저항만으로도 충분합니다.

이 운동을 할 때 가장 일반적으로 나타나는 보상패턴은 어깨올리기, 몸통 굽힘 및 팔꿈치 굽힘입니다. 이러한 보상은 저항이 너무 높거나 근력, 신체 인식 및 조절이 부족할 때 발생합니다. 암 체어는 이러한 보상을 극복하고 어깨와 팔의 올바른 움직임을 위한 기초를 마련하는데 도움이 될 수 있습니다.

이미지화 하기

암체어에 앉은 자세는 손끝(또는 주먹)은 바닥에 닿고 정수리를 천장까지 뻗어 신전하는 느낌을 촉진합니다. 또한 저는 가운데 등 폄근(mid back extensors)의 더 깊은 활성화를 촉진하기 위해 가슴을 약간 들어 올리는 것을 권장합니다. 제가 Martha Graham technique을 공부하는 젊은 댄서였을 때, 복장뼈에 낚시바늘이 꽂아져서 낚시줄이 나를 하늘로 끌어당기는 느낌에 대해 이야기해 준 훌륭한 선생님이 있었습니다. 고통스럽게 들릴지 모르겠지만, 나는 이 이미지를 좀 더 꼿꼿한 자세를 취해야 할 때마다 생각합니다.

- 동작 범위를 비교적 작게 유지합니다.
  (몸통 앞쪽으로 약 20°에서 몸통 뒤쪽으로 10–20°)
- 몸통을 안정적이고 바르게 유지합니다.
- 팔꿈치를 똑바로 유지하면서 손끝(또는 주먹)이 바닥으로 뻗어지도록 합니다.

난이도 높이기

스프링이 부착된 F2 레버를 움직여 저항과 저항 각도를 변경합니다. 또한 다리를 곧게 펴고 발을 발등굽힘 시키거나 발바닥굽힘 시킨 상태로 시트에 발을 올려놓습니다. 이것은 특히 뒤넙다리근과 등 폄근에게는 더욱 어려운 자세가 될 수 있지만, Reformer: Chest Expansion—Seated를 잘 준비할 수 있도록 만듭니다.

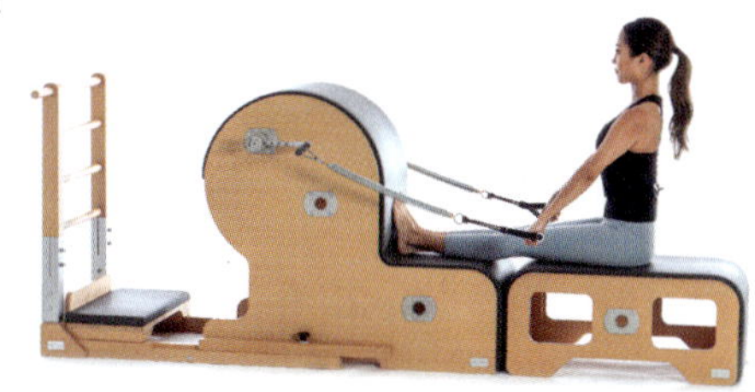

암 체어

팔 운동 /Arm Work

초급 /FUNDAMENTAL

근육 포커스

- Shoulder extensors (어깨 폄근)
- Triceps(위팔세갈래근)
- Abdominals(배근)
- Back extensors(등 폄근)

목적

- 어깨 폄근과 팔꿈치 폄근의 근력 향상
- 어깨뼈 및 몸통 안정화 향상

저항
RESISTANCE

약 중 강

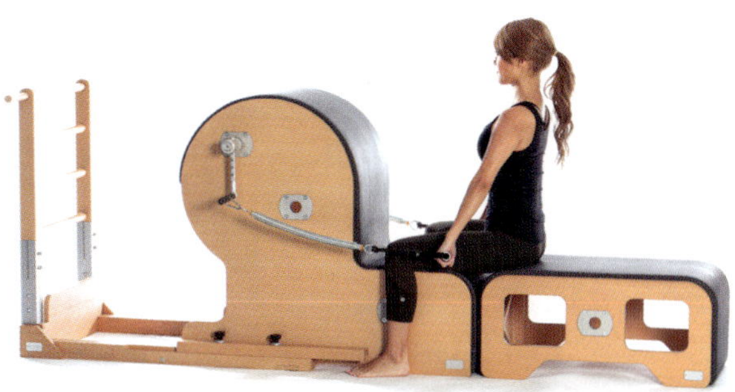

준비자세. 등받이를 마주보고 암 체어 앞의 상자에 걸터앉아 발을 바닥에 단단히 고정합니다. 팔을 곧게 펴고 몸통 앞쪽으로 약 20° 각도로 핸들을 잡고 손바닥은 뒤쪽을 향하게 합니다. 손가락이 바닥을 향하도록 벌린 손(또는 주먹) 자세를 유지합니다.

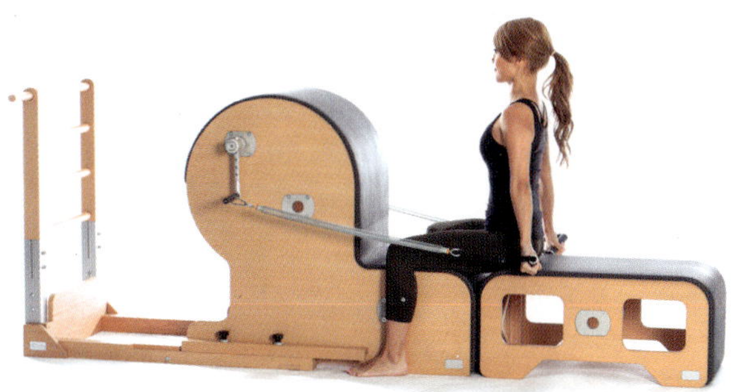

내쉬기. 어깨를 펴면서 팔을 뒤쪽으로 움직입니다.

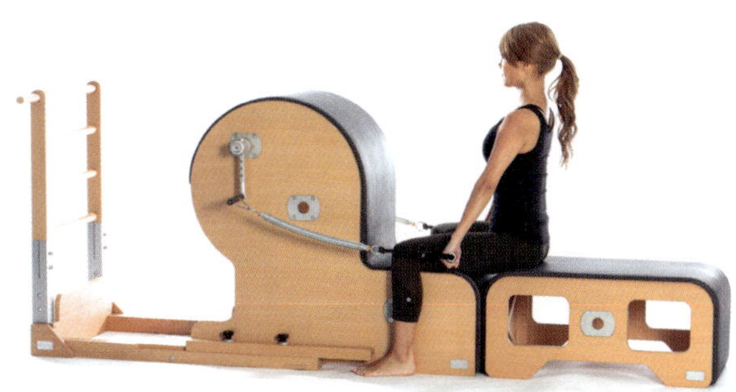

들이쉬기. 어깨를 굽힘하여 팔을 앞으로 가져오면서 시작위치로 돌아갑니다(스프링에 약간의 장력 유지). 10회 반복합니다.

바이셉스 / Biceps

근육 포커스
- Biceps(위팔두갈래근)
- Deltoids(어깨세모근)
- Abdominals(배근)
- Back extensors(등 폄근)

목적
- 팔꿈치 굽힘근 근력 향상
- 어깨 굽힘근 조절력 개선
- 몸통 안정성 향상

저항 RESISTANCE
약 — **중** — 강

암 체어: 바이셉스(Arm Chair: Biceps)는 클래식 필라테스 동작목록에 추가된 동작입니다. 이 동작은 등 폄근(Back extensor)에 중점을 둔 좋은 몸통 안정화가 필요합니다. 뒤넙다리근(Hamstring)의 뻣뻣함으로 인한 문제를 가지고 있는 사람들에게 쉽게 적용할 수 있습니다. 동작의 자세와 기구의 특성은 리포머: 바이셉스—앉은 자세(Reformer: Biceps—Seated)보다 더 편안한 자세와 저항을 제공합니다. 이 동작은 위팔두갈래근의 힘 향상을 목표로 할 때 도움이 됩니다.

이미지화 하기

팔은 무중력 상태이거나 테이블 위에서 쉬고 있는 것처럼 느껴져야 합니다. 이 이미지는 어깨의 스트레스를 줄여주는데 도움이 됩니다. 위팔뼈는 아래팔뼈가 도개교(배가 통과할 수 있도록 한 끝 또는 양쪽 끝이 들리게 된 구조의 다리)처럼 들어 올렸다 내렸다 하면서 독립적으로 움직이기 때문에 안정적인 상태를 유지합니다.

- 몸통을 안정적이고 바르게 유지합니다.
- 위팔뼈를 서로 평행하게 유지하고 위·아래로 움직이지 않도록 합니다.
- 어깨뼈가 올라가지 않도록 주의합니다.

난이도 높이기

팔은 서로 평행하게 그리고 바닥과 평행하게 유지하고 다리는 시트 위에 곧게 뻗습니다. 이 두 가지 변화는 운동을 더 어렵게 만듭니다. 팔꿈치를 구부릴 때 어깨를 더 굽힘하는 경향이 있는데, 이것은 동작을 쉽게 할 수 있도록 만들지만 역효과를 낳습니다. F2 체어의 레버 방향을 오리지널과 같이 조정하여 낮은 각도에서 저항이 발생하도록 하여 어깨 굽힘근(shoulder flexor)에 가해지는 부하를 줄였습니다. 이것은 F2 체어의 뛰어난 조절성을 보여주는 좋은 예입니다.

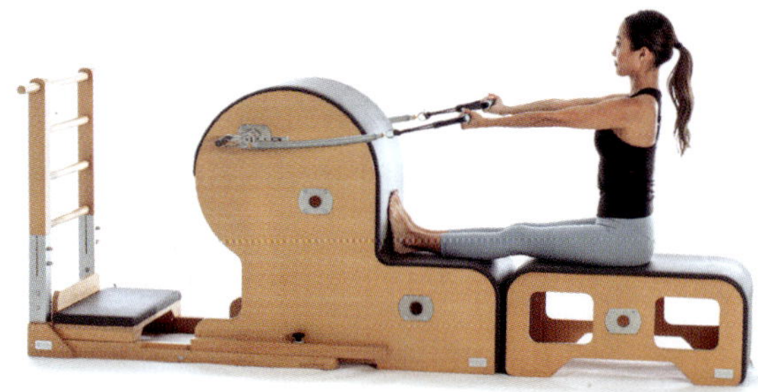

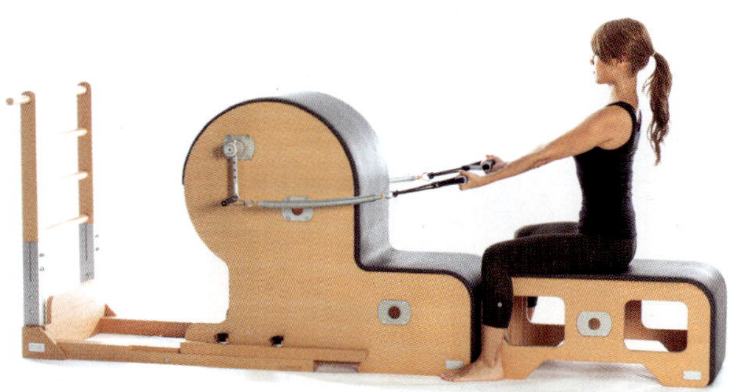

준비자세. 등받이를 바라보고 암 체어 앞에 있는 박스에 걸터앉아 발을 바닥에 단단히 고정합니다. 양팔을 서로 평행하게 몸통 앞에 놓고 스프링과 일직선을 유지하면서 손바닥을 위로 향하게 하여 손잡이를 잡습니다.

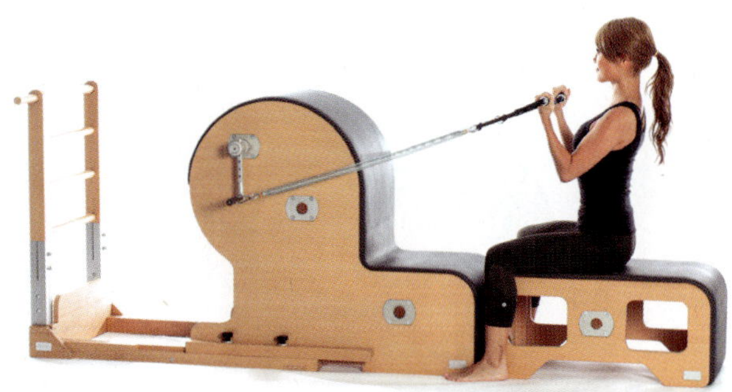

내쉬기. 팔꿈치를 구부립니다.

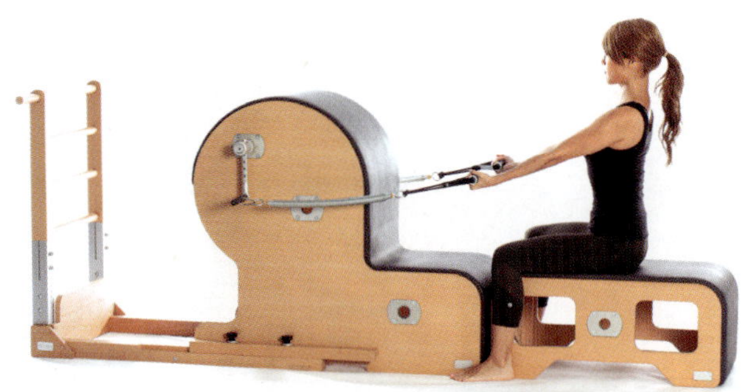

들이쉬기. 팔꿈치를 펴며 팔을 곧게 폅니다. 시작 위치로 돌아갑니다. 10번 반복합니다.

롬보이드 / Rhomboids

이 운동은 몸과 팔을 리포머: 롬보이드—앉은 자세(Reformer: Rhomboids—Seated)와 다른 위치에서 진행합니다. 이 동작에서는 어깨의 가쪽돌림이 아닌 안쪽돌림을 합니다. 그럼에도 불구하고 이 두 가지 운동에는 많은 공통점이 있습니다. 두 가지 버전 모두 운동을 성공적으로 수행하는데 있어 몸통의 위치와 안정성이 중요합니다. 두 경우 모두 먼저 어깨의 분리된 수평 벌림을 하고 나중에 수평 벌림과 어깨뼈 모음을 추가하는 것이 좋습니다. 그렇게 하면 어깨뼈의 움직임과 팔의 움직임이 함께 일어나지 않도록 고립시키므로 좋은 움직임을 만들어 낼 수 있습니다.

이미지화 하기

팔의 움직임은 노젓기 동작과 비슷합니다. 하지만 움직임에 안정적인 기초를 제공하는 몸통은 가만히 있습니다(실제 노젓기에서는 몸통이 움직입니다). 이러한 차이가 있음에도 불구하고 이미지는 올바른 운동을 수행하는데 도움이 됩니다.

- 몸통을 안정적이고 바르게 유지합니다.
- 팔을 사선으로 움직입니다.
- 손을 뻗었다가 돌아올 때 팔꿈치 높이를 유지합니다.
- 위팔두갈래근(biceps brachii)을 과도하게 사용하여 팔꿈치를 90° 이상으로 구부리는 것을 피합니다.

난이도 높이기

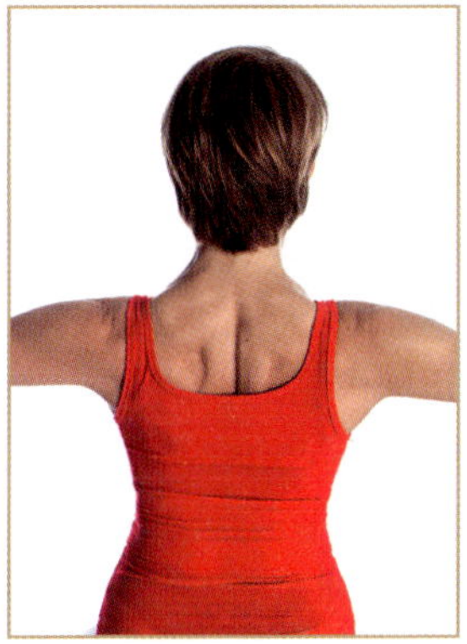

팔은 서로 평행하게 유지되고 손바닥이 아래를 향하도록 합니다. 어깨의 수평 벌림이 완료되면 어깨뼈의 움직임을 추가합니다. 어깨뼈를 함께 당기면서 상완골과 견갑골이 서로 고정되어 하나의 단위로 움직이는 것처럼 팔을 계속 뒤로 당깁니다. 그리고 반대로 어깨뼈를 벌린 다음 어깨를 수평으로 모음시킵니다.

근육 포커스

- Posterior deltoid (뒤어깨세모근)
- Rhomboids(마름모근)
- Abdominals(배근)
- Back extensors(등 폄근)

목적

- 어깨 수평 벌림근 및 어깨뼈 모음근의 힘 향상
- 몸통 안정성 향상

저항 RESISTANCE: 약 — 중 — 강

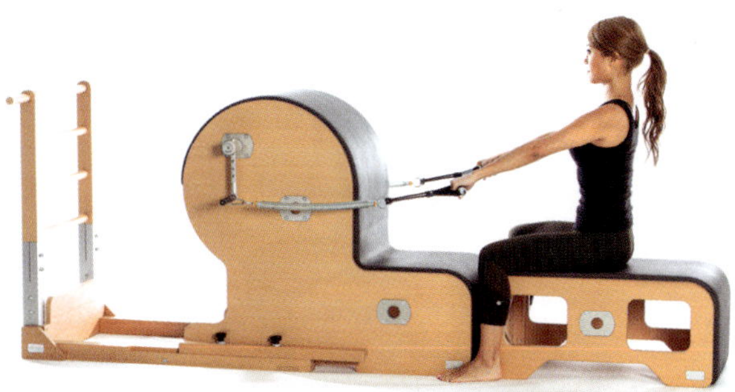

준비자세. 등받이를 바라보고 암 체어 앞에 있는 박스에 걸터앉아 발을 바닥에 단단히 고정합니다. 손바닥이 아래로 향하게 하여 핸들을 잡고, 팔은 서로 평행하게, 스프링과 일직선이 되도록 합니다.

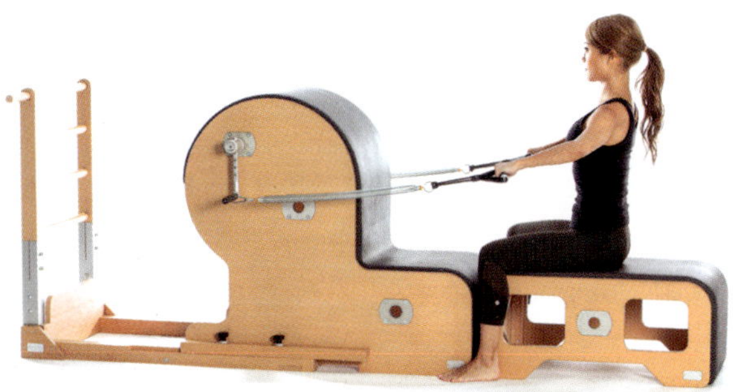

내쉬기. 어깨뼈를 움직이지 않게 팔꿈치를 옆과 뒤로 뻗고 어깨를 수평으로 벌림하면서 팔꿈치가 90° 각도가 될 때까지 구부립니다.

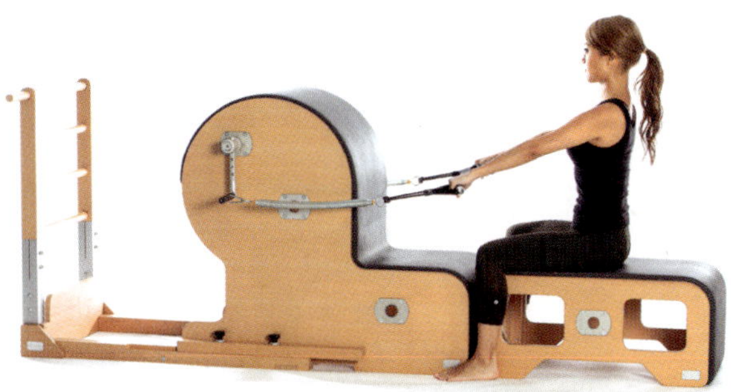

들이쉬기. 어깨를 수평으로 모음하고 팔꿈치를 곧게 펴면서 시작 위치로 돌아갑니다. 10회 반복합니다.

허그-어-트리 / Hug-a-Tree

근육 포커스
- Pectorals(가슴근육)
- Abdominals(배근)
- Back extensors(등 폄근)

목적
- 어깨의 수평 모음근 힘과 유연성 개선
- 몸통의 안정성 향상

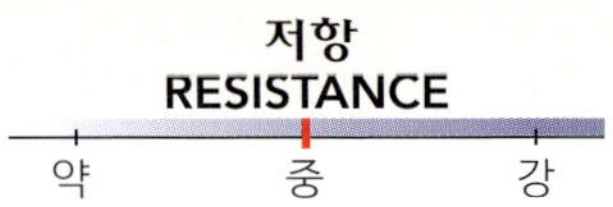

이 운동을 수행하는 동안 등을 잘 지지하는 것이 매우 중요합니다. 암 체어는 몸을 올바른 자세로 유지하는 능력을 키우려 할 때 몸통을 완벽하게 정렬하도록 지지할 뿐만 아니라 어깨뼈를 누르는 단단한 지면을 제공하여 어깨뼈 안정화를 유지하는 데 도움이 됩니다. 리포머: 허그-어-트리-앉은 자세(Reformer: Hug-a-Tree-Seated)와 마찬가지로 팔을 쭉 뻗은 상태에서 손끝(또는 주먹)을 뻗는 느낌은 어깨 부분의 움직임을 극대화하고 스프링의 저항을 유지하는 데 중요합니다.

이미지화 하기

저는 포옹을 좋아합니다(나무 포함!). 그러나 나무를 껴안는 이미지는 팔이 너무 둥글게 되고, 움직임의 범위가 감소되며, 부하의 양이 줄어듭니다. 그리고 어깨의 안쪽 돌림과 어깨의 올림으로 이어집니다. 이는 근본적으로 팔을 더 곧게 펴고 팔꿈치를 살짝 구부린 상태에서 운동을 수행하는 것과 비교할 때 운동의 효과가 약해집니다. 양팔을 벌리고 날개를 펴는 듯한 느낌을 가져야 합니다. 여러분의 팔을 앞으로 내밀 때, 큰 풍선을 누른다고 상상해 보세요. 그리고 의자에 앉을 때는 곧은 자세를 가지고 자랑스러운 왕좌에 앉는 것과 같은 느낌이어야 합니다.

- 등을 넓게 유지하고 어깨뼈의 안정을 유지합니다.
- 팔이 닫힐 때 등을 둥글게 만들고 팔이 열릴 때 갈비뼈를 앞으로 내밀지 않습니다.
- 팔꿈치를 잠그지 않고 팔이 길어진 상태를 유지합니다.

〈변형동작〉

추가적인 변형동작은 팔이 평행하게 어깨와 일직선이 될 때, 손바닥이 바닥을 향하도록 어깨를 회전시키는 것입니다. 팔을 열고 시작 위치로 돌아갈 때 손바닥이 다시 정면을 향하도록 합니다. 좋은 어깨 뼈 안정과 어깨관절의 운동성을 발달시키기 위한 훌륭한 운동일 뿐만 아니라, 다음 동작인 암 체어: 서클(Arm Chair: Circle)을 위한 좋은 준비동작이 됩니다.

난이도 높이기

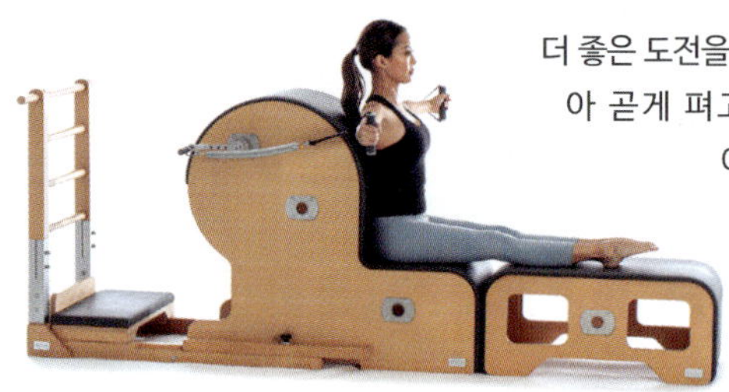

더 좋은 도전을 위해, 다리를 박스 위에 놓아 곧게 펴고 발바닥굽힘을 합니다. 이것은 리포머: 허그-어-트리-앉은 자세를 위한 훌륭한 준비이기도 합니다.

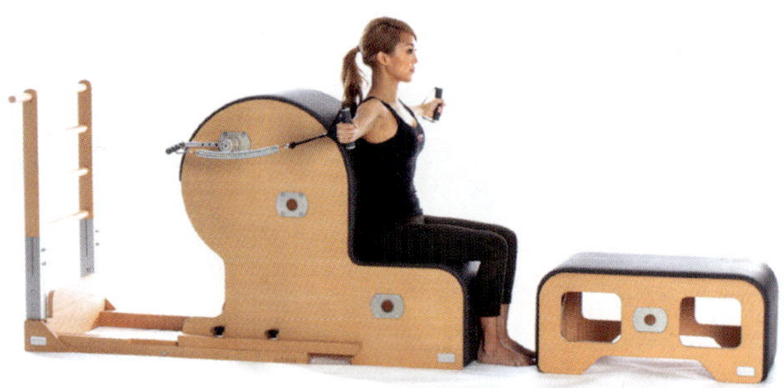

준비자세. 등을 의자에 대고 앉고 발을 엉덩이 너비만큼 벌려 바닥에 단단히 놓으세요. 양팔을 T 위치에 놓고 팔꿈치를 약간 구부리고, 손바닥을 앞쪽으로 향하게 한 상태에서 핸들을 잡습니다. 손가락이 옆으로 뻗은 상태에서 주먹이나 손바닥을 펴는 자세를 취합니다.

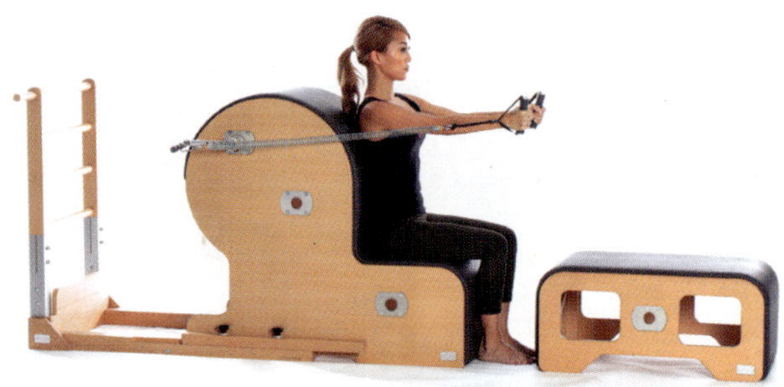

내쉬기. 어깨를 수평 모음하고, 팔이 어깨와 평행하게 일직선이 될 때까지 앞으로 가져옵니다.

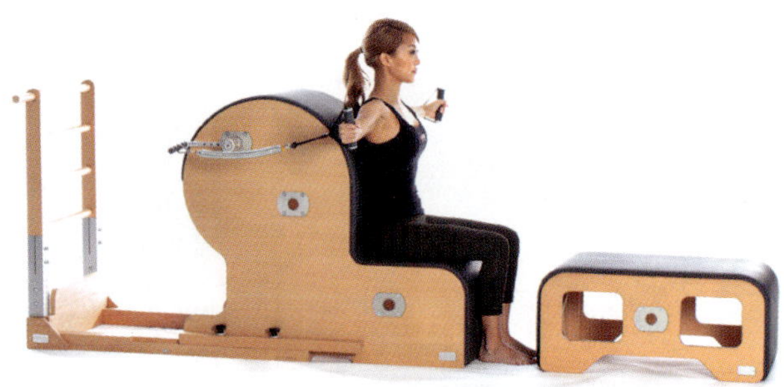

들이쉬기. 어깨를 수평벌림 하면서 팔을 벌립니다. 시작 위치로 돌아갑니다(스프링에 약간의 장력을 유지). 10번 반복합니다.

서클 / Circle

어깨의 기능장애는 아마도 필라테스 선생님들이 매일 다루는 가장 흔한 문제일 것입니다. 우리는 긴장을 풀고, 어깨 올리는 것을 피하거나, 어깨뼈의 안정성을 유지하기 위해 올바른 어깨 정렬과 어깨 움직임에 대한 원리를 반복적으로 제공합니다. 이 운동은 어깨의 조절력과 운동성을 증진시키는 훌륭한 방법입니다. 특히 팔을 머리 위로 들어 올리는 움직임을 할 때 어깨에 무리를 주는 것처럼 보일 수 있지만(어깨충돌증후군과 같은 기능장애가 있는 경우는 금기입니다), 실제로는 그렇지 않습니다. 덤벨을 사용할 때처럼 머리 위로 무게를 들기보다는 팔은 주로 어깨 모음근, 어깨 벌림근, 어깨 굽힘근을 최소한으로 사용하면서 어깨 수평 모음근과 폄근을 이용하여 스프링의 뒤쪽과 위쪽으로 당기는 힘에 저항합니다. 사실, 이 운동과 이 시리즈의 다른 암 체어 운동은 어깨 수술이나 부상 후 근육에 과도하게 부하를 가하거나 해당 부위에 스트레스를 가하지 않고 가동범위를 회복하는 데 큰 도움이 될 수 있습니다.

이미지화 하기

팔이 추에 부착된 도르래에 의해 들어 올려진다고 상상해 봅니다. 웨이트(어깨뼈)가 뒤쪽으로 당겨지면서 팔이 쉽게 들어 올려집니다. 무게추와 팔의 균형이 잘 잡혀 있다고 상상합니다.

팔이 원을 그리면 무게추는 작은 진자처럼 안팎으로 약간 움직이며 움직임에 반응합니다. 그러나 항상 아래쪽으로 방향을 가지고 있어 팔에 무중력 상태의 느낌을 줍니다.

- O 등을 넓게 유지하고 어깨뼈의 안정화를 유지합니다.
- O 몸통의 안정화를 유지합니다.
- O 팔을 모을 때 등을 둥글게 만들고, 팔을 벌릴 때 갈비뼈를 앞으로 밀지 않습니다.

〈변형동작〉

변형 동작으로는 방향을 반대로 할 수 있습니다. T 위치에서 시작하여 어깨를 벌림하여 팔을 머리 위로 올립니다. 팔을 어깨 높이까지 앞으로 내립니다. 어깨를 돌려 손바닥이 서로 마주보게 한 다음, 어깨를 수평으로 폄하여 팔을 벌립니다.

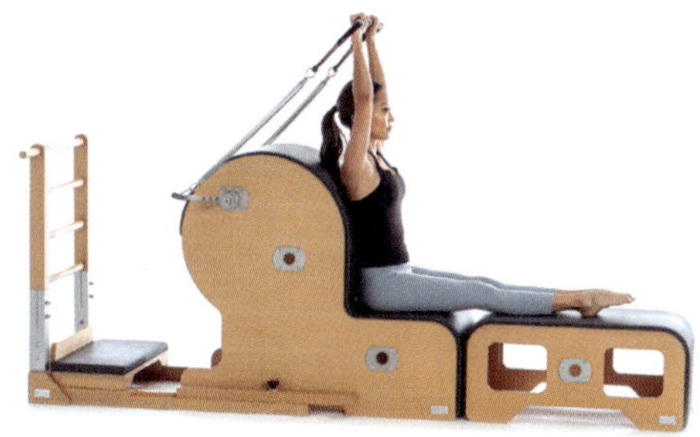

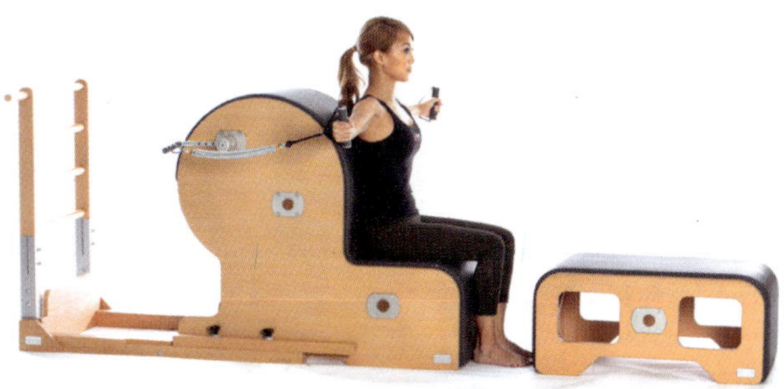

준비자세. 등을 의자에 대고 앉은 다음 발을 엉덩이 너비만큼 벌려 바닥에 견고하게 놓습니다. 양팔을 T 위치에 놓고 팔꿈치를 약간 구부리고, 손바닥을 앞쪽으로 향하게 한 상태에서 핸들을 잡습니다. 손가락을 옆으로 뻗은 상태에서 주먹 또는 손바닥을 펴는 자세를 유지합니다.

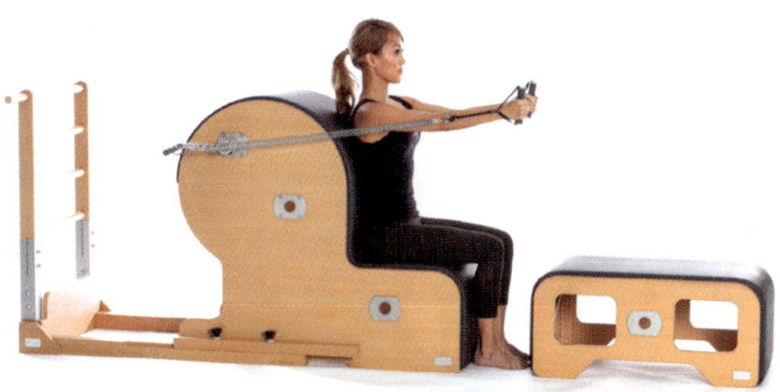

내쉬기. 어깨를 수평모음 하며, 팔이 어깨와 평행하게 일직선이 될 때까지 앞으로 가져옵니다.

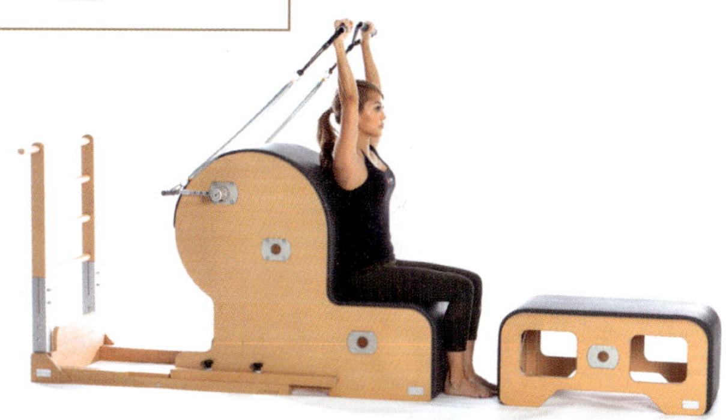

들이쉬기. 어깨를 돌려 손바닥이 아래를 향하도록 합니다. 그런 다음 팔을 머리 위로 들어 올리고 T 위치로 돌아옵니다 (스프링에 약간의 장력을 유지). 시작 위치로 돌아갑니다. 5~10회 반복합니다.

암 체어

팔 운동 /Arm Work

초급 /FUNDAMENTAL

근육 포커스

- Shoulder extensors (어깨 폄근)
- Pectorals(가슴근육)

목적

- 어깨의 수평 모음근 힘과 유연성 개선
- 어깨 폄근 조절력 개선
- 어깨의 가동성 향상
- 몸통과 어깨뼈의 안정성 향상

저항 RESISTANCE

약 · 중 · 강

살루트 / Salute

근육 포커스
- Triceps(위팔세갈래근)
- Pectorals(가슴근육)

목적
- 팔꿈치 폄근 힘 향상
- 어깨 수평 모음근 조절력 향상

저항
RESISTANCE
약 중 강

이 운동은 리포머: 살루트—앉은자세(Reformer: Salute—Seated)와 매우 유사하며 이 시리즈의 다른 운동과 마찬가지로 더 도전적인 리포머 운동을 위한 좋은 준비 역할을 합니다. 팔을 수평선 바로 위의 약간 대각선으로 움직이면서 운동하는 동안 스프링의 장력을 유지합니다. 손가락(또는 주먹)이 전체적으로 앞쪽을 가리키면서 팔꿈치가 옆으로 뻗어집니다.

이미지화 하기

리포머: 살루트—앉은자세에서 팔이 수평선보다 약간 높은 경사로를 따라 미끄러지는 모습을 상상해 봅니다. 각도는 약 30°를 넘지 않도록 하여 어깨의 올림을 피하면서 무한한 선의 느낌에 집중합니다.

- 등을 넓게 유지하고 어깨뼈의 안정을 유지합니다.
- 팔을 펴고 구부릴 때 손가락(또는 주먹)을 앞으로 향하게 합니다.
- 팔에 힘을 주고 어깨를 움추리지 않도록 합니다.

〈변형동작〉

위팔세갈래근(Triceps)에 더 초점을 맞추고 싶다면, 팔꿈치를 내려서 팔이 서로 평행하도록 만듭니다. 이것은 위팔세갈래근과 가슴근육의 사용에서 위팔세갈래근으로 초점을 바꿉니다. 앞서 말했듯이 F2 의자는 저항의 양뿐만 아니라 저항의 각도까지 조절할 수 있어 특정 근육을 공략하는데 큰 도움이 됩니다.

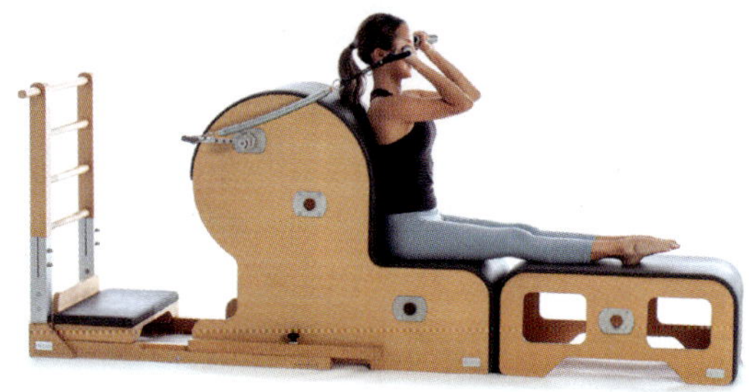

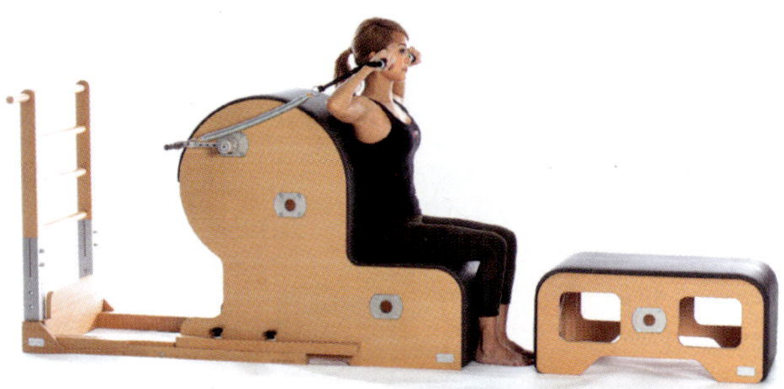

준비자세. 등을 의자에 대고 앉고, 발을 엉덩이 너비만큼 벌려 바닥에 견고하게 놓습니다. 핸들을 주먹이나 손으로 잡습니다. 손은 눈높이에서 관자놀이 반대편에, 손바닥은 아래를, 손가락은 앞쪽을 향하도록 놓습니다.

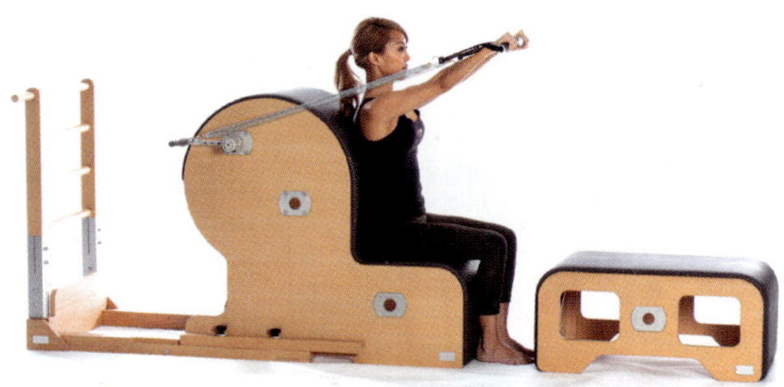

내쉬기. 팔꿈치를 펼 때 팔을 대각선으로 펴냅니다.

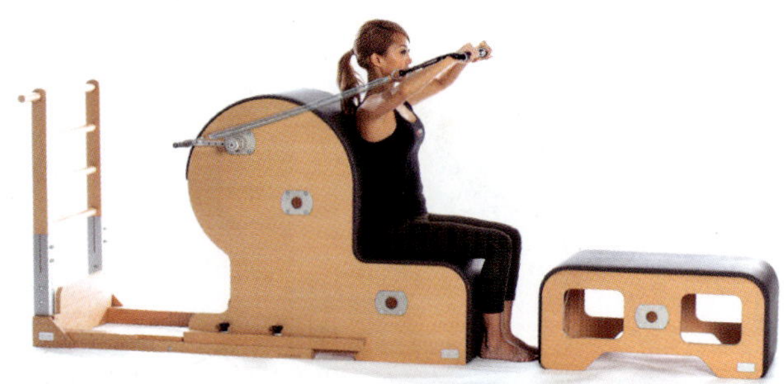

들이쉬기. 팔꿈치를 구부릴 때 팔을 구부리고 손가락이 움직임 방향을 가리키도록 합니다. 시작 위치로 돌아갑니다(스프링에 약간의 장력을 유지). 10번 반복합니다.

11

제 11 장 매직 서클
Magic Circle

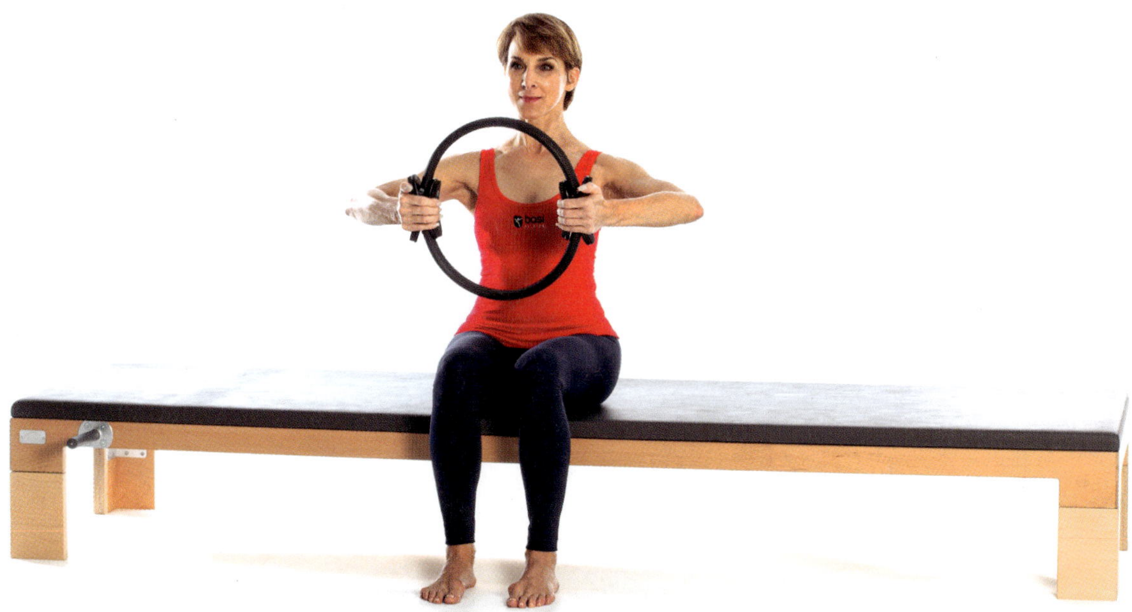

이 간단한 서클이 갖고 있는 다양한 이름의 수는 서클로 수행할 수 있는 다양한 운동들이 있다는 것을 의미합니다. 서클은 여행을 다닐 때 갖고 다니기 좋으며, 기구 전체를 보완할 수 있는 이상적인 도구이며, 매트 운동 시 다양성, 도전성 및 흥미를 더할 수 있는 훌륭한 도구입니다.

매직 서클(magic circle)을 사용하여 신체의 정렬을 유지하거나 팔다리를 원하는 위치에 유지할 수 있습니다. 특정 근육그룹의 지속적인 활성화를 촉진하는데 사용할 수 있습니다. 예를 들어, 엉덩관절 모음근(Hip adductor)의 사용을 유지하는데 도움이 되도록 다리 사이에 놓습니다. 또한 특정 움직임에 대한 저항을 추가하거나 조화로운 움직임의 수준을 높이는데 사용할 수 있습니다.

한 두 가지 근유을 단련하는 비슷하게 생긴 "새로운" 기구들이 피트니스 시장에 쏟아져 나와 수백만 대가 팔리는 것을 보면, 종종 매직 써클은 근육 그룹들을 단련하면서 훨씬 더 많은 기능을 가지고 있다는 것에 놀랄 때가 많습니다. 예를 들면, 피트니스 시장에서 꽤 인기가 있는 기구 중 엉덩관절 모음근(Hip adductor)을 운동시켜서 허벅지 안쪽을 강화시키는 기구가 있는데, 매직 서클은 엉덩관절 모음근도 운동시키지만, 엉덩관절 벌림근(Hip abductor), 뒤넙다리근(Hamstring), 배근(Abdominals), 등 폄근(Back extensors) 그리고 팔도 운동시킵니다. 마침내 이러한 숨겨진 기능들이 밝혀지면서 매직 서클은 오랜 기간 동안 인정을 받게 되었습니다.

현재 다양한 종류의 매직 써클이 출시되어 있습니다. 어떤 것들은 다른 것들보다 더 많은 저항을 제공합니다; 몇몇 매직 서클은 초경량 물질로 만들어졌고 어떠한 매직 서클들은 더 무겁기도 합니다. 당신의 라이프스타일과 필요에 맞는 것을 고르세요. 저항의 관점에서, 더 무겁기보다는 가벼운 쪽으로 선택하는 것이 좋습니다. 여러분이 여행을 자주다니고 매직 서클이 여행의 동반자가 된다면, 초경량 버전을 선택하세요. 스튜디오에서 사용해야 하고 오랫동안 사용을 해야 할 경우에는 내구성이 가장 뛰어난 제품을 구입하는 것이 좋습니다.

일부 매직 서클 운동에서 사용되는 가동범위는 매우 작으며, 느린 움직임보다는 역동적이고 펌핑된 동작들을 요구합니다. 이 운동들은 등장성 운동이라기보다는 등척성 운동과 더 유사하다고 볼 수 있습니다. 하지민 다른 운동들(전형적으로 움직임의 범위가 크거나 근육이 더 강하고 기계적인 이점이 있는 운동들)은 몇 초 동안 최대 수축을 유지한 후 점차적으로 긴장을 풀고(절대 완전하지 빼지 않음) 움직임을 반복합니다.

암 벤트 / Arms Bent

이것은 가슴 근육을 발달시키는 재미있고 효과적인 운동이며, 펌핑 동작을 하는 것이 매직 서클에 잘 맞습니다. 이 동작을 할 때마다 가슴 근육이 동원된다는 점에 유의하십시오. 양팔을 함께 조일 때에는 팔의 모양을 일정하게, 손목을 견고하게 만들어 둥근 모양을 유지하십시오.

이미지화 하기

이 이미지가 약간 생생하게 보일 수 있지만, 펌핑동작을 할 때마다 가슴 근육을 자극합니다(남성과 여성 모두에게 적용됩니다).

- 몸을 곧게 세우고, 올바른 정렬을 유지합니다.
- 어깨뼈의 안정화를 유지하고 어깨를 둥글게 하지 않도록 합니다.
- 작은 펌핑 동작을 수행합니다.

난이도 높이기

이 운동을 팔을 곧게 편 상태에서 수행하게 되면, 어깨의 수평 모음근을 더 강하게 훈련할 수도 있습니다.

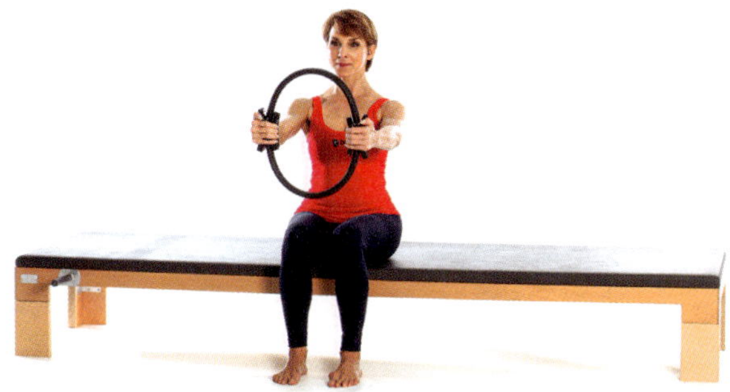

근육 포커스

- Pectorals(가슴근육)

목적

- 어깨 수평 모음근 힘 개선

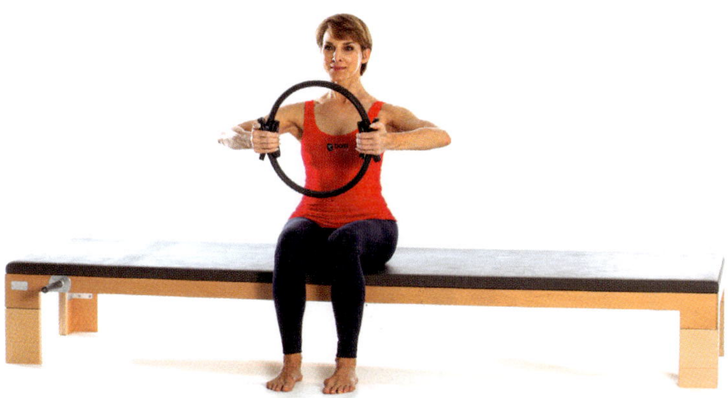

준비자세. 앉거나 똑바로 서 있는 동안 팔꿈치를 구부린 상태에서 복장뼈 앞에 있는 서클을 잡습니다.

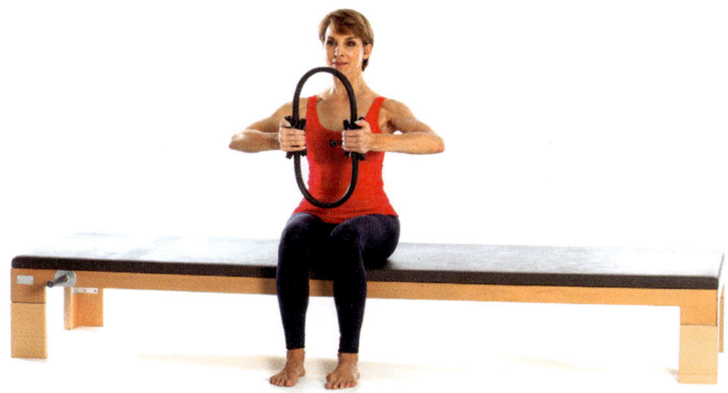

내쉬기. 어깨를 수평으로 모음하면서 작은 펌핑 동작으로 팔을 5회 눌러줍니다.

들이쉬기. 원의 장력을 유지하고 작은 펌핑 동작을 5회 반복합니다. 시작 자세로 돌아갑니다. 5회 호흡(들이쉬기와 내쉬기)을 반복합니다.

암 오버헤드 / Arms Overhead

근육 포커스

- Pectorals(가슴근육)
- Deltoids(어깨세모근)

목적

- 어깨 벌림근 힘 향상 (오버헤드)

이 운동은 보기보다 어렵습니다. 어깨뼈의 안정성을 유지하면서 어깨와 목이 긴장되지 않도록 하는 것도 충분히 어려운데, 팔의 움직임까지 추가한다면 훨씬 더 어려워집니다. 움직임이 너무 어렵기 때문에 대부분의 사람들은 이 운동을 등척성 수축으로 할 것입니다. 하지만, 팔이 서로 누르는 상태를 그대로 유지합니다.

이미지화 하기

이 운동은 후광이 비치는 이미지를 떠오르게 합니다.

- 몸을 곧게 세우고, 올바른 정렬을 유지합니다.
- 어깨뼈의 안정성을 유지합니다.
- 작은 펌핑 움직임을 합니다.
- 어깨뼈를 올림하지 않고 어깨 유연성이 허용하는 만큼만 팔을 들어 올립니다.

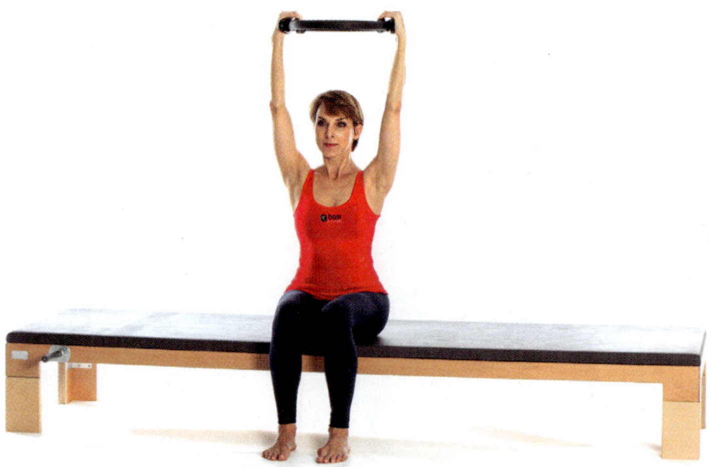

준비자세. 앉거나 똑바로 서서 서클을 머리 위로 잡습니다.

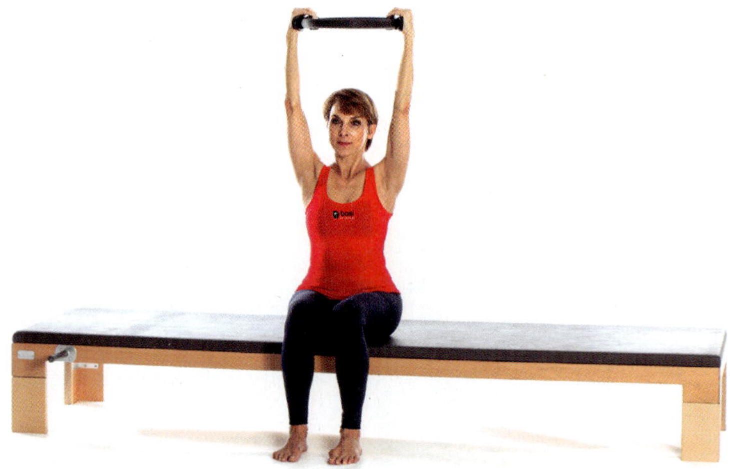

내쉬기. 어깨를 머리 위로 모음하고 작은 펌핑 동작과 함께 팔을 5회 누릅니다.

들이쉬기. 원의 장력을 유지하고 작은 펌핑 동작을 5회 반복합니다. 시작 자세로 돌아갑니다. 5회 호흡(들이쉬기와 내쉬기)을 반복합니다.

싱글-암 사이드 프레스 / Single-Arm Side Press

근육 포커스

- Shoulder adductors (어깨 모음근)

목적

- 어깨 모음근 힘 향상

이 운동은 어깨 모음근(Shoulder adductors), 특히 넓은등근(latissimus dorsi)과 가슴근(Pectorals)을 펌핑 동작 전에 참여시키고 동작하는 동안에도 지속적으로 참여하게 합니다. 팔꿈치를 약간 구부린 상태에서 어깨뼈의 안정화를 유지하고 옆으로 뻗는 것이 중요합니다. 움직임은 오목위팔 관절에서만 발생하도록 하며, 팔꿈치는 안정된 상태를 유지합니다.

이미지화 하기

여러분은 다리 옆을 쓰다듬으려고 노력하지만, 공기가 두꺼운 젤리처럼 생겨서 여러분을 다리 옆에 닿도록 허락하지 않는다고 상상해 봅니다. 하지만 당신은 고집스럽게 쓰다듬으려 합니다!

- 몸을 곧게 세우고, 올바른 정렬을 유지합니다.
- 어깨뼈의 안정성을 유지합니다.
- 작은 펌핑 동작을 합니다.
- 목과 어깨의 긴장을 피합니다.

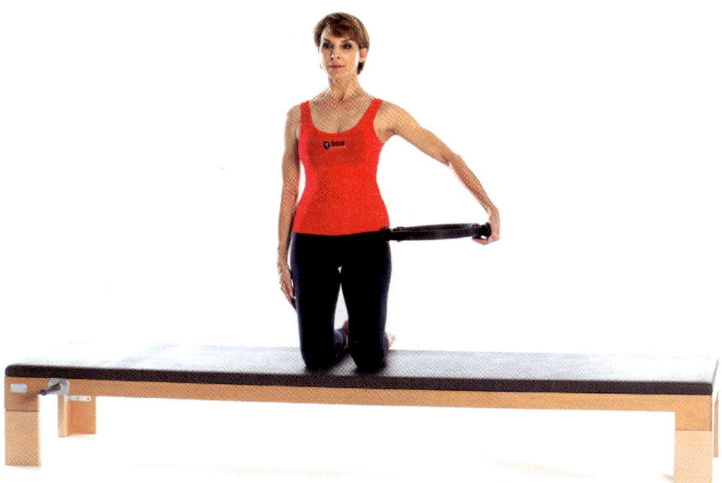

준비자세. 무릎을 꿇거나 똑바로 서 있는 동안 한 손으로 매직 서클을 잡고 엉덩관절 바로 아래에 있는 허벅지 측면에 기댑니다. 팔꿈치는 약간 구부리고 어깨는 안쪽돌림해야 합니다.

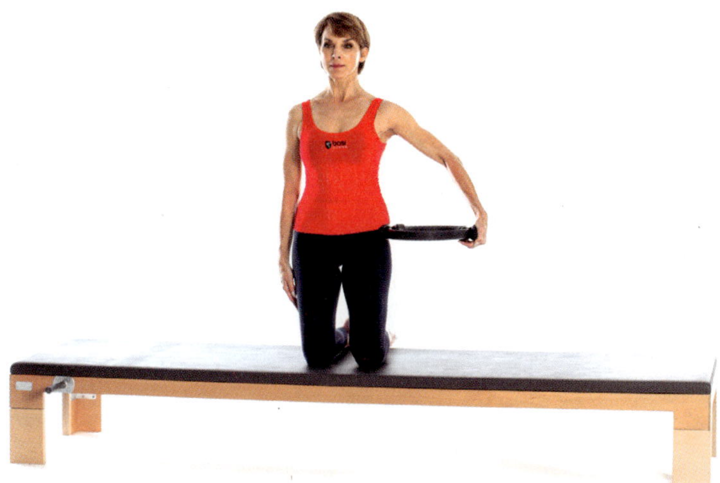

내쉬기. 작은 펌핑 동작을 5번 하는 동안 손을 허벅지 쪽으로 눌러 어깨를 내립니다.

들이쉬기. 매직 서클의 장력을 유지하고 5번의 작은 펌핑 동작을 계속 합니다. 시작 자세로 돌아갑니다. 다른 쪽으로 전환하기 전에 호흡 주기(들이쉬기 및 내쉬기)를 5회 반복합니다.

싱글-암 바이셉스 / Single-Arm Biceps

근육 포커스

- Biceps (위팔두갈래근)

목적

- 팔꿈치 굽힘근 힘 향상

몇 년 전 매직 서클을 사용하여 팔과 상체에 대한 보다 포괄적인 운동을 제공하고 싶었을 때 이 간단하면서도 효과적인 위팔두갈래근(biceps brachii) 운동을 목록에 추가했습니다. 다른 펌핑 동작과 달리 이 운동은 천천히 수행됩니다. 팔을 들어 올리기 전에 몇 초 동안 매직 서클을 누릅니다.

이미지화 하기

이것은 항상 제가 자란 아프리카의 이미지를 떠올리게 합니다. 저는 사람들, 특히 여성들이 머리에 무거운 짐을 지고 종종 한 손으로 균형을 잡는 것을 보았습니다. 엄청난 무게에 얽매이지 않고 우아하게 걷는 그녀들의 자세는 완벽했습니다. 이것은 저에게 완벽한 정렬과 균형의 몸을 보여줍니다.

- 매직 서클을 아래로 빠르게 누릅니다.
- 손가락이 아닌 손바닥을 사용합니다.
- 어깨에 서클을 놓을 수 있는 편안한 위치를 찾습니다.

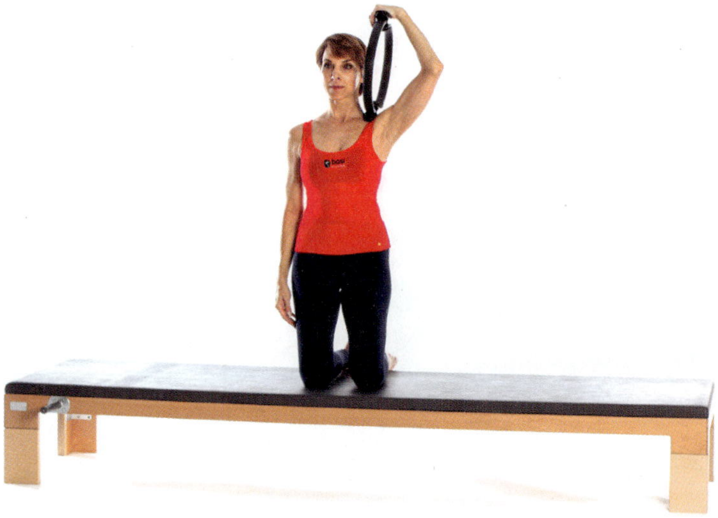

준비자세. 무릎을 꿇거나 똑바로 서서 한 손으로 서클의 윗부분을 잡고 어깨관절 바로 위에 서클의 아래쪽을 놓습니다. 팔꿈치를 구부려 옆으로 뻗습니다.

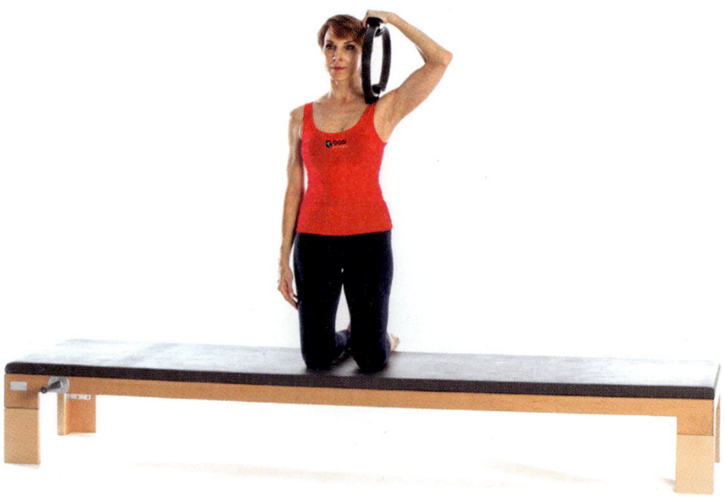

내쉬기. 어깨쪽으로 손을 내리고 팔꿈치를 더 구부립니다.

들이쉬기. 서클의 장력을 유지하면서 손을 들어 올립니다. 시작 자세로 돌아갑니다. 반대쪽으로 전환하기 전에 10회 반복합니다.

어보브 니—싯티드 / Above Knees—Seated

엉덩관절 모음근(Hip adductor)은 서로 다른 시작점과 부착점을 갖고 있는 여러 개의 근육으로 구성됩니다. 매직 서클의 위치를 변경하면 엉덩관절 모음근이 조금씩 다르게 활성화되며 각각의 자세는 독특한 방식으로 근육을 사용합니다.

이 시리즈의 첫 번째 동작은 간단하고 효과적인 엉덩 모음근 운동입니다. 그러나 머리와 몸통, 골반 그리고 발의 정렬을 강조하는 전신 운동으로도 보아야 합니다.

이미지화 하기

앉거나, 엎드리거나, 누운 자세로 수행되는 모든 매직 서클로 하는 엉덩 모음근 운동에 대한 이미지는 신체의 나머지 부분의 안정적인 정렬에 영향을 주지 않고 자유롭게 움직이는 엉덩관절을 생각하는 것입니다. 이 느낌은 대퇴골 머리가 숟가락으로 두꺼운 죽을 휘젓는 느낌이나, 부드러운 젤처럼 움직이려 해야 합니다.

- 허벅지 안쪽에서 편안한 위치를 찾아 서클이 빠지지 않는 곳에 둡니다.
- 양 다리로 균등하게 누릅니다.

〈변형동작〉

무릎 바로 아래와 발목 바로 위에 매직 서클을 놓습니다. 발목 바로 위에 매직 서클을 놓으면 발의 근육과 엉덩모음근이 활성화됩니다. 이 느낌은 다리를 서로 미끄러지게 하고, 동시에 발을 바닥에서 미끄러지게 하는 느낌이어야 합니다.

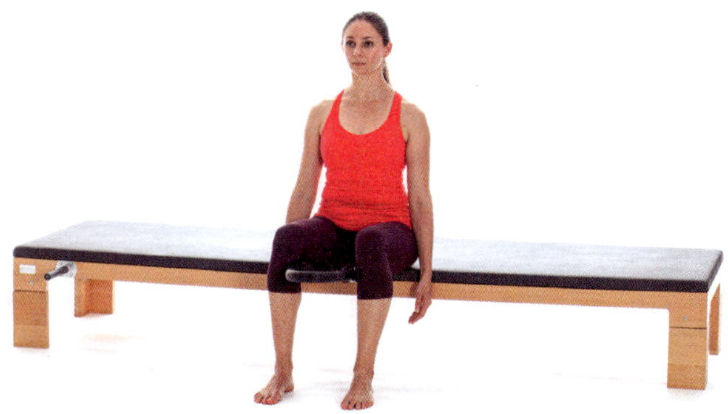

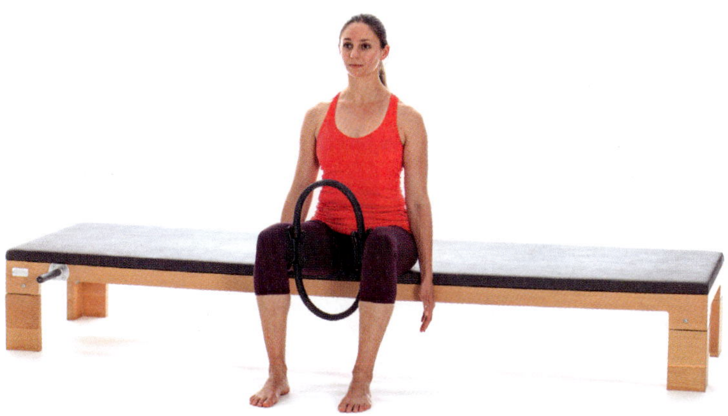

준비자세. 엉덩이와 무릎이 90° 각도로 유지되게 똑바로 앉고 발은 바닥에 단단히 고정합니다. 무릎 바로 위의 허벅지 사이에 매직 서클을 끼웁니다.

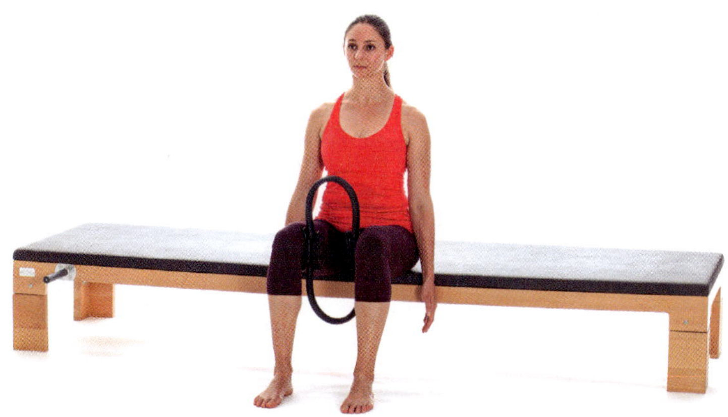

내쉬기. 다리를 함께 누르면서 엉덩관절 모음합니다.

들이쉬기. 엉덩관절 벌림으로 다리를 살짝 열지만, 매직 서클 안에 텐션은 유지합니다. 시작 자세로 돌아갑니다. 10회 반복합니다.

근육 포커스

- Hip adductors (엉덩관절 모음근)

목적

- 엉덩관절 모음근 근력 향상

니—수파인 / Knees—Supine

근육 포커스

- Hip adductors
  (엉덩관절 모음근)

목적

- 엉덩관절 모음근
  근력 향상
- 허리골반 안정성 향상

이 운동은 엉덩관절 모음근(Hip adductor)을 강화하기 위한 것이지만 좋은 복부 근력과 허리-골반 안정화가 필요합니다. 또한 골반바닥근(pelvic floor muscles)을 운동시키기에 최적의 자세입니다.

이 운동에 필요한 복부 힘이 부족하다고 생각되면 변형 동작을 수행합니다.

이미지화 하기

저는 꼬리뼈가 다리 사이로 들어 올려지고 궁둥뼈를 함께 끌어당기는 꼬리라고 상상하는 것을 좋아합니다. 복부를 당기고 다리를 조이면서 골반바닥근(Pelvic floor muscles)과 배근(Abdominals)과 깊은 엉덩모음근(Deepen hip adductor)을 함께 활성화하면서 이 이미지를 상상해 봅니다. 그러나, 이것은 이미지일 뿐이지 골반이 후방경사가 되어서는 안 됩니다.

- 중립 골반과 중립 척추를 유지합니다.
- 엉덩관절과 무릎을 90° 각도로 일정하게 유지합니다.

난이도 낮추기

복부의 힘이 제한적일 경우 골반이 약간 뒤쪽으로 기울어지더라도 중립적인 척추 위치를 유지하는 대신 허리를 바닥에 편평하게 유지합니다. 허리가 매트에서 들리면서 과도한 앞굽이가 되거나 허리에 긴장이 느껴지면 손을 머리 뒤에 놓고 손가락을 교차시킨 다음 상체를 앞으로 구부립니다(예를 들어, 매트: 체스트 리프트[Mat: Chest Lift]). 이 자세가 계속해서 허리에 스트레스를 준다면, 발을 바닥에 대고 운동을 합니다.

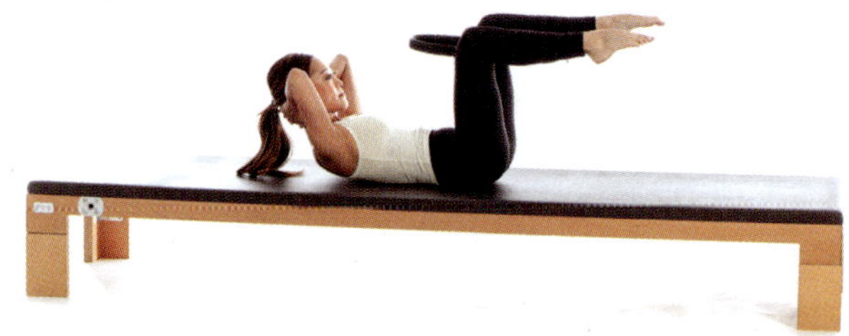

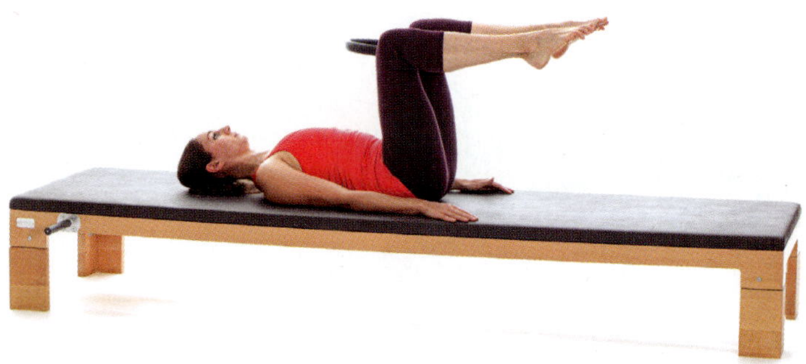

준비자세. 엉덩관절과 무릎을 90° 각도(테이블탑 자세)로 하고 다리를 서로 평행하게 하여 중립척추 위치에 반듯이 눕습니다. 무릎 바로 위에 있는 허벅지 사이에 매직 서클을 놓습니다.

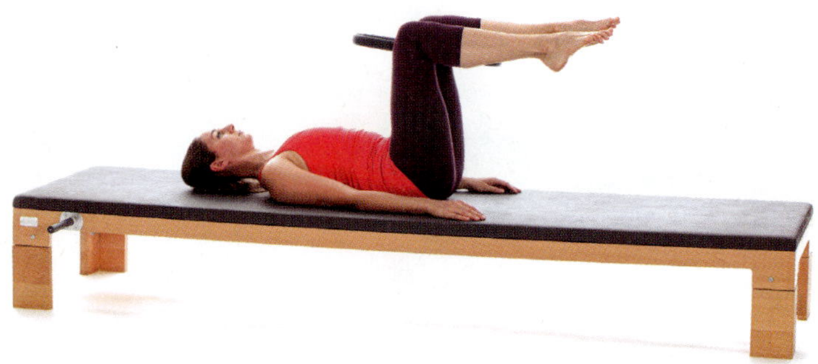

내쉬기. 다리를 함께 조이면서 엉덩모음합니다. 엉덩관절과 무릎은 90° 각도로 하고 정강이는 바닥과 서로 평행하게 테이블탑 자세를 유지합니다.

들이쉬기. 엉덩벌림하여 다리를 벌리고 매직 서클 안에 긴장을 유지합니다. 시작 자세로 돌아갑니다. 10번 반복합니다.

앵클—수파인 / Ankles—Supine

이전 운동과 마찬가지로 이 운동은 엉덩관절 모음근을 강화하고 좋은 복부 근력과 허리-골반 안정화가 필요합니다. 다시 말하지만, 골반바닥근(Pelvic floor muscles)을 활성화시키는 최적의 위치를 제공하는 이점이 있습니다. 그러나 다리를 곧게 펴기 때문에 지렛대가 더 길어져 배근(Abdominals)과 엉덩관절 굽힘근(Hip flexors)의 부하가 높아지며, 그로 인해 매우 높은 수준의 조절이 필요합니다. 이 운동에 필요한 복부 힘이 부족하면 이 동작 대신 난이도를 낮춘 동작을 수행합니다.

이미지화 하기

다리를 함께 쥐어 짜면서 꼬리를 들어 올리는 꼬리뼈의 이미지도 여기에서 도움이 됩니다. 골반기저 근육과 복부 복합체의 활성화는 엉덩관절 모음근의 작용을 도와주고 허리를 보호하는데 도움이 됩니다.

- 허리-골반 안정성을 유지합니다.
- 다리를 바닥과 일정한 각도로 유지합니다.
- 목과 어깨를 편안하게 둡니다.

난이도 낮추기

허리가 바닥에서 과도한 앞굽이로 올라오거나 허리에 긴장이 느껴지면 머리 뒤에 손을 놓고 손가락을 엇갈리게 하고 위쪽 몸통을 앞으로 굽히도록 들어 올립니다(예: Mat: Chest Lift[매트: 체스트 리프트]). 여전히 너무 어렵다면 다리를 더 높이 들어 90° 각도에 가깝게 합니다. 무릎을 구부려 하중을 더 줄입니다. 다리를 평행이 아닌 엉덩관절 바깥돌림(턴아웃) 상태로 운동 하는 것을 권장합니다. 그것은 엉덩관절 모음근을 약간 다르게 사용하게 해주며, 이 위치에서 척추 지지를 유지하는 것이 더 쉽다는 것을 느낄 수 있을 겁니다.

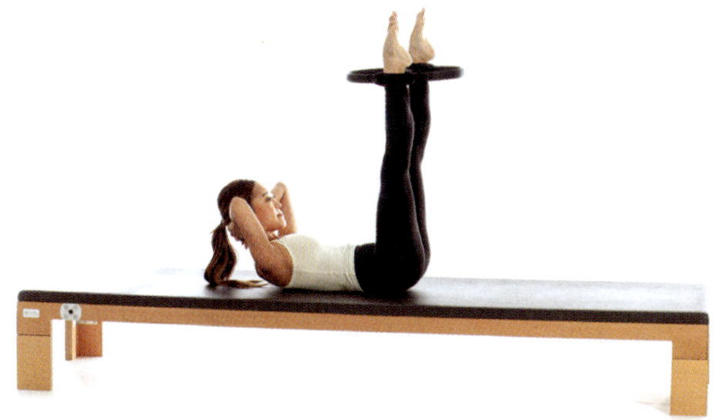

근육 포커스

- Hip adductors (엉덩관절 모음근)

목적

- 엉덩관절 모음근 근력 향상
- 허리골반 안정성 향상

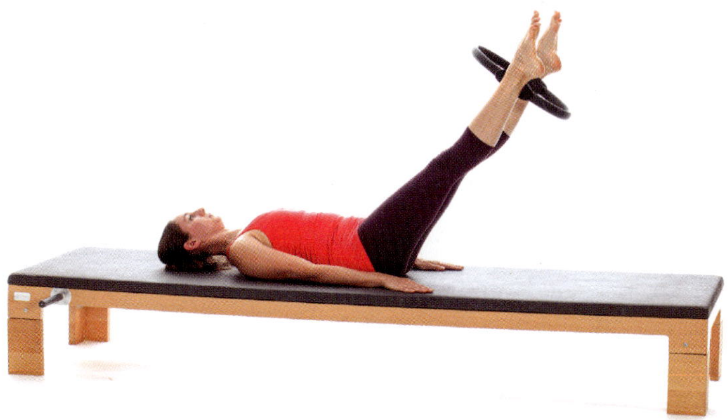

준비자세. 중립 척추자세로 누어서 다리를 바닥과 60°와 90° 각도 사이로 곧게 뻗습니다(복부의 힘과 허리-골반 안정성에 따라 다릅니다. 다리가 낮을수록, 운동은 더 어려워집니다). 양쪽 발목 바로 위 다리 사이에 매직 서클을 놓습니다.

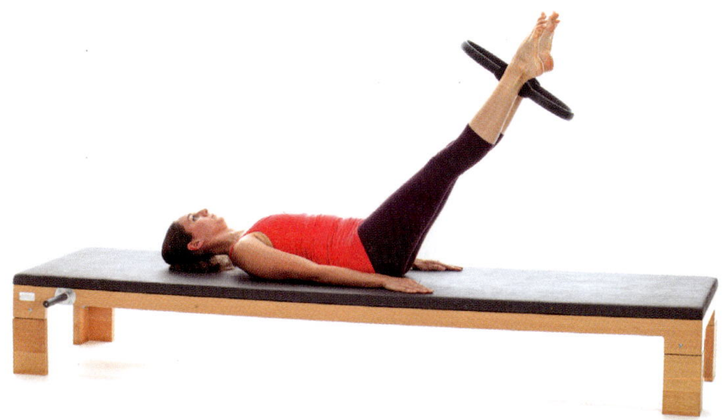

내쉬기. 엉덩관절을 조이며, 두 다리를 함께 누릅니다.

들이쉬기. 엉덩관절 벌림으로 다리를 살짝 열지만, 매직 서클 안에 텐션은 유지합니다. 시작 자세로 돌아갑니다. 10번 반복합니다.

니 벤트—프론 / Knees Bent—Prone

근육 포커스

- Hip adductors
  (엉덩관절 모음근)
- Hip extensors
  (엉덩관절 폄근)

목적

- 엉덩관절 모음근과 엉덩관절 폄근의 근력 향상
- 허리골반 안정성 향상

이 운동은 엉덩관절 모음근(Hip adductor)과 엉덩관절 폄근(Hip extensors)의 근력 강화에 탁월합니다. 운동을 하는 동안 무릎을 구부린 상태를 유지하고 매트에서 허벅지를 들어 올리면, 뒤넙다리근(Hamstring)의 두 기능(무릎 굽힘 및 엉덩관절 폄)을 모두 사용하여 엉덩관절 폄근의 작용을 극대화합니다. 골반을 앞쪽으로 기울이고 허리를 과도하게 펴는 것을 피하여 이 부위에 스트레스가 생기지 않도록 합니다. 특히 엉덩관절 굽힘근(Hip flexor)이 뻣뻣하거나, 배근(Abdominals)이 엉덩관절 굽힘근에 의한 골반의 전방경사를 상쇄할 만큼 충분히 활성화 되지 않을 때 주의를 해야 합니다. 이러한 경우 복부를 더 깊게 당기고 치골결합부를 앞으로 밀어 골반의 후방경사를 유도합니다. 필요한 경우, 복부 아래에 작은 쿠션을 놓아 올바른 자세를 취하도록 돕습니다.

이미지화 하기

몸이 팽팽하게 당겨진 궁수의 활처럼 느껴져야 합니다. 발이 천장을 향해 더 높이 들어 올려질 때마다 활은 점점 팽팽해지고 호는 더욱 커집니다.

- 다리를 서로 조이기 전에 엉덩관절을 펌하고 이를 계속 유지합니다.
- 발이 천장으로 뻗어지는 상태에서도 무릎의 굽힘을 90°로 일정하게 유지합니다.
- 다리가 서로 조여질 때 엉덩관절을(가쪽돌림하는 것이 아니라) 평행하게 유지합니다.

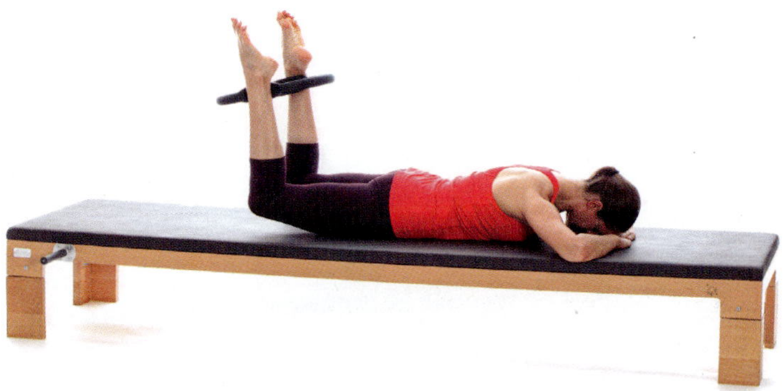

준비자세. 무릎을 90° 각도로 구부리고 허벅지를 매트 위에서 들어 올린 채 엎드리세요. 양쪽 발목 바로 위에 매직 서클을 놓습니다.
이마를 손에 얹습니다.

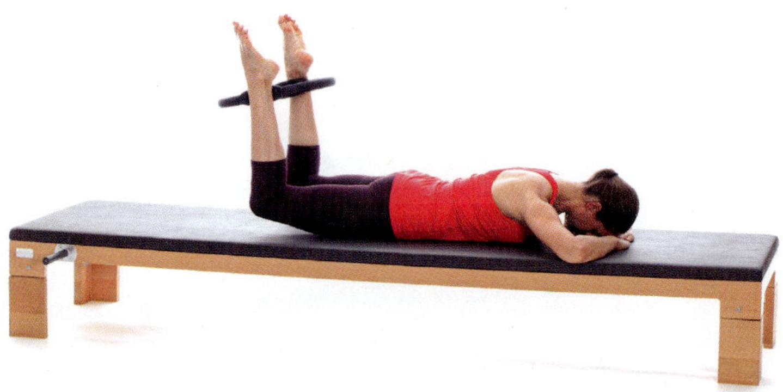

내쉬기. 엉덩관절을 모음하고, 다리를 같이 누릅니다.

들이쉬기. 엉덩관절 벌림으로 다리를 살짝 열지만, 매직 서클 안의 텐션은 유지합니다. 시작 자세로 돌아갑니다. 10번 반복합니다.

니 스트레이트—프론 / Knees Straight—Prone

이전 운동과 마찬가지로 이 운동은 엉덩관절 모음근(Hip adductor)과 엉덩관절 폄근(Hip extensors)의 근력을 키우는데 탁월합니다. 모음근을 수축시키면서 운동하는 동안 허벅지를 매트에서 들어 올리면 깊은 엉덩관절 폄 운동이 촉진됩니다. 골반이 앞쪽으로 기울어지는 경향을 피하십시오. 무릎이 곧게 펴지면서 팽팽한 넙다리곧은근(Rectus femoris)이 이완되지만, 레버 암이 길어져 엉덩관절 폄근(Hip extensor)과 등 폄근(Back extensor)에 더 많은 힘이 가해지게 되어 잠재적으로 허리에 스트레스가 가해지게 됩니다. 이 자세는 매우 높은 수준의 조절력이 필요합니다.

이미지화 하기

궁수의 활 이미지는 이 운동에도 아주 좋은 이미지가 됩니다. 이 경우에, 그 느낌은 높이 들어올리는 것과는 반대로, 다리를 꽉 쥐면서 활 모양으로 늘어나는 느낌입니다.

- 다리를 서로 조이기 전에 엉덩관절을 펴하고 이를 계속 유지합니다.
- 복부가 함께 작용하여 골반의 후방경사를 유지합니다.
- 목과 어깨의 긴장을 풀어줍니다.

근육 포커스

- Hip adductors (엉덩관절 모음근)
- Hip extensors (엉덩관절 폄근)

목적

- 엉덩관절의 모음근과 폄근 근력 향상
- 허리골반 안정성 향상

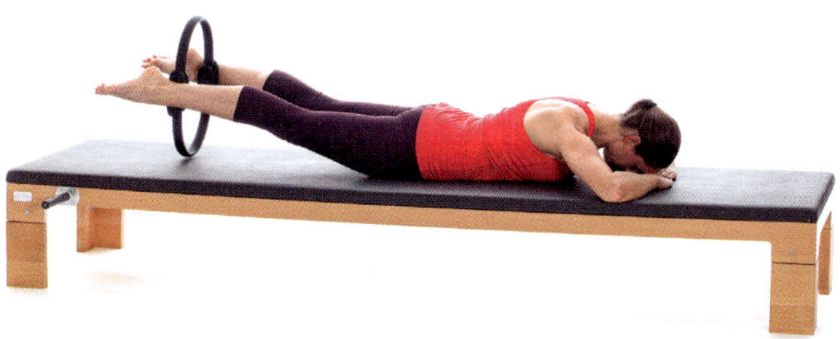

준비자세. 다리를 곧게 펴고 허벅지를 매트 위에서 들어 올린 채 엎드립니다. 양쪽 발목 바로 위에 매직 서클을 놓습니다. 이마를 손에 얹습니다.

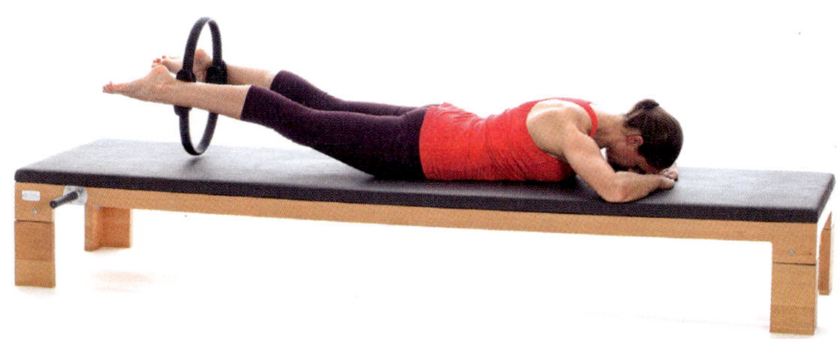

내쉬기. 엉덩관절을 모음하며 다리를 함께 누릅니다.

들이쉬기. 엉덩관절 벌림으로 다리를 살짝 열지만, 매직 서클 안의 텐션은 유지합니다. 시작 자세로 돌아갑니다. 10번 반복합니다.

근육 포커스

- Hamstrings(뒤넙다리근)

목적

- 엉덩관절 폄근과 무릎관절 굽힘근의 근력 향상
- 허리골반 안정성 향상

햄스트링 / Hamstrings

저의 학생 중 한 명이 이 훌륭한 Hamstring curl(햄스트링 컬) 운동을 몇 년 전에 생각해 냈습니다. 그 이후로 엉덩관절 폄의 요소를 추가했습니다. 무릎은 아주 작은 범위로 움직이기 때문에 운동 목표가 작은 운동 범위 또는 등척성 수축이라면 이것은 매우 유용한 운동이 될 것입니다. 필요한 경우, 복부 아래에 쿠션을 사용하여 처음부터 골반의 뒤쪽 기울기를 만들어서 하는 것이 좋습니다. 이는 종종 허리의 과도한 폄을 초래하는 골반의 앞쪽 기울기를 줄여줄 것입니다.

이미지화 하기

궁수의 활 위치를 시각화하고 Hamstring curl(햄스트링 컬)을 추가하여 호 모양을 더욱 강조합니다. 펴고 있는 아래 다리가 움직임에 대한 고정점을 제공하는 동안 운동하는 다리로 활 모양을 유지합니다.

- 구부린 다리의 엉덩관절을 폄하고 발뒤꿈치로 링을 누르는 동안에도 폄 상태를 유지합니다.
- 운동하는 다리가 가쪽돌림되지 않도록 하고, 허벅지를 서로 가깝게 유지합니다.
- 복부가 함께 작용하여 골반의 후방경사를 유지합니다.

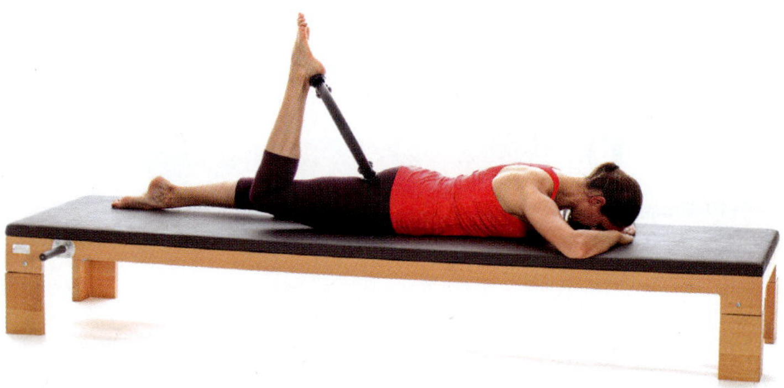

준비자세. 한쪽 다리를 곧게 펴고 다른 한쪽 다리는 무릎을 구부리고 엎드립니다. 구부러진 다리를 매트에서 살짝 들어 올립니다. 엉덩이 근육(Gluteals) 아래와 발꿈치 윗부분에 매직 서클을 놓습니다. 이마를 손에 얹습니다.

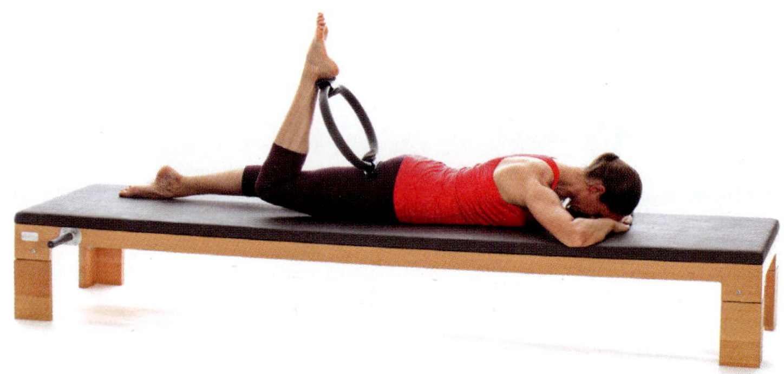

내쉬기. 발꿈치를 골반 쪽인 아래로 눌러 무릎을 더 구부립니다.

들이쉬기. 매직 서클의 장력을 유지하면서 발꿈치를 들어 올립니다. 시작 자세로 돌아갑니다. 반대쪽으로 전환하기 전에 10회 반복합니다.

스완 / Swan

매직 서클: 스완(Magic Circle: Swan)을 매트 운동 수업에 포함한다면 좋은 도전적인 등 폄 운동이 됩니다. 이 운동은 허리보다는 등 위쪽과 중간에 중점을 둡니다. 허리는 종종 과도하게 긴장이 되어 등 중간 및 위쪽 근육의 동원을 억제하는 경향이 있습니다. 엉덩관절을 펴하고 다리를 들어 올리게 되면 바로 허리 아래쪽이 즉시 활성화되고 잠재적으로 운동의 초점을 흐트러 뜨릴 수 있습니다. 따라서 다리는 등 운동에 가능한 관여하지 않고 매트에 고정된 상태를 유지해야 합니다.

어깨 굽힘근(Shoulder flexor)은 팔이 몸통과 일직선으로 유지하는데 두드러진 역할을 합니다. 이상적으로는 팔이 귀 옆에 정렬되어야 합니다. 머리가 척추와 일직선이 되도록 유지합니다. 위로 들어 올리려는 경향을 피하고 시선은 정면을 바라봅니다.

이미지화 하기

이 자세는 머리 위에 후광이 비치는 이미지를 사용하면 좋을 것 같습니다. 또한 이 이미지는 머리와 팔 사이의 관계를 일관되게 유지합니다.

- O 엉덩관절을 모음합니다.
- O 높이가 아닌 길이에 초점을 둡니다.
- O 팔, 머리 몸통을 하나처럼 움직입니다.

난이도 낮추기

이 운동을 좀 더 쉽게 하려면 매직 서클을 바닥과 평행한 수평 위치로 잡습니다. 이렇게 하면 등과 어깨가 덜 도전적인 위치에서 시작되고 높이 들어 올릴 필요가 없습니다.

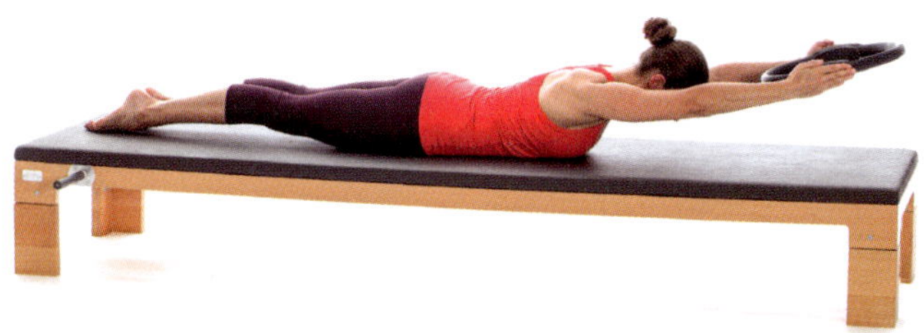

매직 서클

등 펴기 /Back Extension

중급 /INTERMEDIATE

근육 포커스

- Back extensors(등 폄근)
- Shoulder flexors and shoulder abductors (어깨 굽힘근, 벌림근)

목적

- 허리 폄근의 근력 향상
- 어깨 굽힘근 및 벌림근 조절 개선

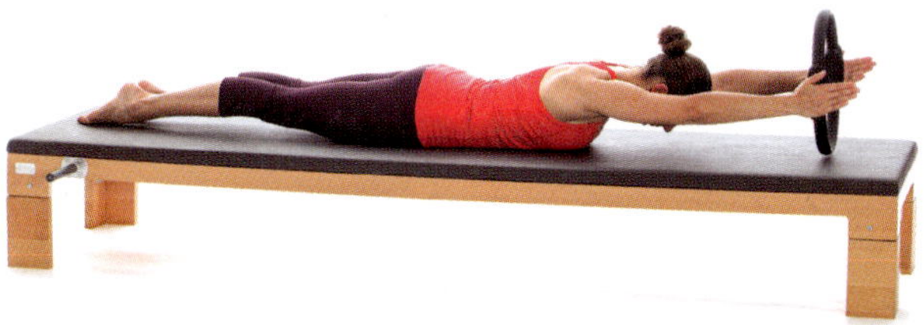

준비자세. 팔을 곧게 펴서 머리 위로 뻗은 상태로 엎드립니다. 손바닥으로 매직 서클을 잡고 다리를 바닥에 고정시킵니다. 바닥에 수직인 매직 서클의 위치는 등이 처음부터 폄되어야 한다는 것을 요구합니다.

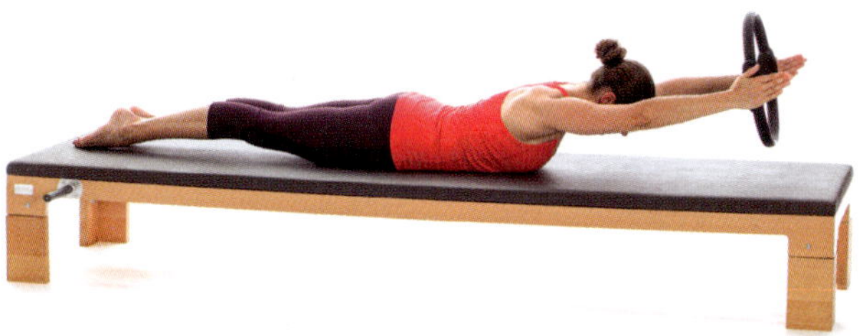

들이쉬기. 상체를 들어올려 등을 펴고 팔을 함께 누릅니다.

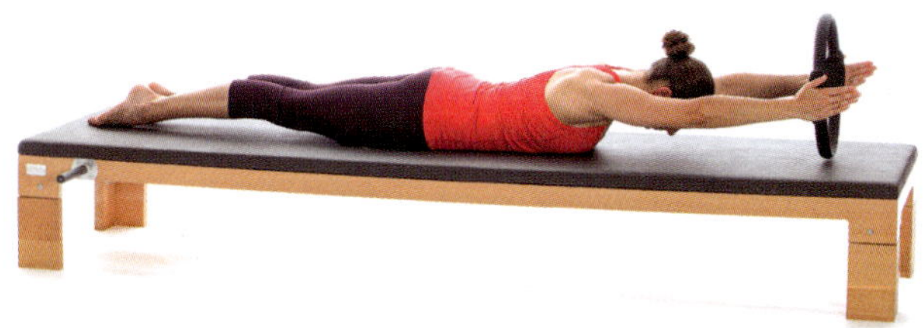

내쉬기. 매직 서클의 장력을 유지하면서 상체를 낮춥니다. 시작 자세로 돌아갑니다. 5~10회 반복합니다.

12

제 12 장

운동 루틴 샘플

Sample Exercise Routines

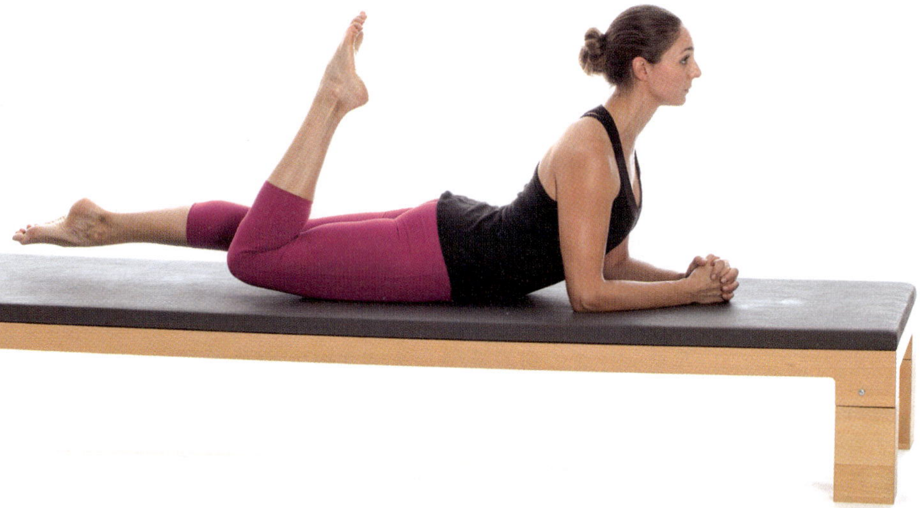

이번 장에서는,

필라테스 운동에 사용할 수 있는 몇 가지 샘플 운동 루틴을 제공합니다. 3장에 설명된 대로 필라테스 운동에 익숙해지고 BASI 블록 시스템 내에서 효과적으로 순서를 지정하는 방법을 배우는데 도움이 됩니다. 결코 제가 제안한 순서대로 운동을 수행해야 한다는 것을 의미하지 않습니다. 새롭고 다양한 상황에 적응하는 것이 중요합니다. 블록 시스템은 명확성과 방향성을 잃지 않고 긍정적인 결과를 촉진하고 창의성의 문을 여는 구조를 제공할 뿐입니다.

예를 들어, 팔 운동을 선택할 때에 상체 운동들 중에서 현재 상황에 가장 적합한 운동을 선택할 수 있습니다. 또한 상호보완적이고 통합적이며 균형 잡힌 운동 단위를 형성하는 팔 운동 시리즈 중에서 선택할 수도 있습니다. 각 블록도 마찬가지입니다. 개별 운동이나 일련의 운동(해당되는 경우)을 선택할 수 있습니다. 여기에서 제공되는 것이든 자신이 만든 것이든 정해진 루틴을 연습해서 나에게 꼭 맞는 운동이 되도록 하는 것은 의심할 여지 없이 유익할 것입니다. 블록 시스템은 이러한 작업들에 흥미와 신선함을 유지시키면서 루틴을 강화하는데 도움이 됩니다.

운동 순서
Sequencing Exercises

운동을 배운 후에는 포괄적이고 흐름이 있는 루틴으로 통합해야 합니다. 매트 운동은 특히 끊김 없이 이어지고 흐름에 방해를 받지 않는, 즉 처음부터 끝까지 하나의 연속적인 움직임이어야 합니다. 운동 시작의 첫 번째를 호흡으로 시작하여 운동을 종료하는 마지막까지 호흡이 계속됩니다.

저는 수년간의 춤과 아쉬탕가 요가, 태극권과 무술에 큰 영향을 받았습니다. 이러한 분야는 모두 제가 생각하는 **<흐름>**인 지속적인 움직임의 특성을 공유합니다. 4장에서 설명한 것처럼 매트 블록 시스템은 ***연속된 흐름을 포함하며 흐름***은 각 운동과 루틴의 밑바당이 되어집니다. 기구에서 운동할 때는 같은 정도의 흐름을 유지하는 것이 더 어렵지만, 항상 유동성과 내면에 초점을 두어야 합니다. 기분을 좋게하고 아름답게 보이게 하는 것 외에도, 흐름은 생리적인 부분에도 좋은 것들을 제공합니다. 이것은 심혈관 효과를 높이고, 체온을 상승시키며, 근지구력을 길러줍니다. 흐름은 또한 집중과 긴장 해소를 포함한 정신에 긍정적인 부분들을 가져다 줍니다. 이러한 특징들이 함께 어우러져서 ***'움직이는 명상'***이라고 부르는 상태에 이르게 됩니다.

연속적인 흐름을 만들기 위해서 하나의 운동에서 다른 운동으로의 전환을 만드는 것은 매우 흥미로운 과정입니다. 매트나 기구에서 운동의 전환은 루틴의 필수적인 부분으로 구성되어야 하는데, 운동을 멈추거나 자세를 바꾸어서 다시 시작하지 않도록 해서 에너지가 낭비되거나 집중력이 흐트러지지 않도록 해야 합니다. 운동의 전환이 중요한 부분이기는 하지만, 운동 순서를 좌지우지해서는 안됩니다. 운동 순서는 생리학적인 원리에 의해 결정되어야 하며, 움직임의 면과 근육그룹 및 안전한 진행이 기준이 되어야 합니다. 이것이 블록 시스템의 전제조건입니다.

다음 지침은 세션을 구성하는 데 도움이 됩니다. 이 가이드라인은 10분이든 60분이든, 매트에서나 기구에서나, 기본과 상급 동작들의 모든 세션에 적용됩니다.

- 덜 힘든 운동에서 더 어려운 운동으로 진행합니다.
- 세션 초반에 대근육 그룹 운동을 수행합니다.
- 세션 초반에 저위험 운동을 수행합니다.
- 동작 범위, 부하, 복잡성 및 속도를 조절하여 프로그램의 난이도를 점진적으로 증가시킵니다.
- 세션 동안 가능한 한 많은 근육그룹을 다룹니다.
- 근육의 다양한 기능인 안정화와 가동성을 운동합니다.
- 등척성, 동심성, 편심성 등 모든 유형의 근육수축을 통합합니다.
- 조합을 포함하여 모든 동작 범위(굽힘, 가쪽굽힘, 돌림 및 폄)를 포함합니다.

- 주요 관절과 그 움직임에 따라 운동의 균형을 맞춥니다. (예: 엉덩관절 굽힘, 엉덩관절 폄, 엉덩관절 벌림, 엉덩관절 모음 및 엉덩관절 돌림)
- 전체적인 균형을 유지하면서 개인의 필요에 따라 특정 영역을 강조합니다.
- 적절한 워밍업 후에 더 도전적인 운동을 포함합니다.
- 균형과 고유수용성 감각에 초점을 맞춘 운동을 추가합니다.
- 마음과 몸을 조화롭게 움직입니다.

프로그램을 효과적으로 만들고 지속적인 효과를 얻으려면 점진적이고 지속적으로 운동의 난이도를 높여야 한다는 점을 인식해야 합니다. 효과적인 큐잉, 고무밴드와 같은 액세서리 사용, 변형 동작, 저항 조정, 변형 및 더 어려운 진행 도입(근육 초점을 일관되게 유지)이 모두 이 목표를 달성하는데 도움이 될 수 있습니다.

순서 개별화 / Individualizing a Sequence

아마도 필라테스 방법의 가장 가치 있는 자질은 적응력일 것입니다. 이것은 움직임이 제한된 사람들부터 엘리트 운동선수들에 이르기까지 다양한 필요를 가진 광범위한 사람들을 만족시킬 수 있습니다. 필라테스는 젊은 사람, 나이가 많은 사람, 건강하지 못한 사람, 무용수, 운동선수, 임산부, 그리고 부상이나 수술로 재활하는 사람들에게 모두 적용될 수 있습니다. 필라테스는 여자만큼 남자에게도 좋습니다. 각자의 능력을 최대한 발휘할 수 있도록 도전하면서 이렇게 다양성을 제공하는 시스템은 없다고 생각합니다. 무엇보다도 대부분의 필라테스 스튜디오에서 흔히 볼 수 있는 차분하고 신뢰감 있고 양육적이며 비경쟁적인 환경이 가장 큰 장점입니다. 필라테스는 누구에게나 적합하지만, 모든 사람이 이런 종류의 운동을 즐기거나 공감한다는 것은 아닙니다.

기구 선택과 함께 광범위한 운동을 통해 각 개인에 맞게 프로그램을 구성할 수 있습니다. 새로운 운동을 도입하기로 결정할 때는 잘 생각해야 합니다. 도전적이고 상급단계의 운동을 추가하는 것은 매혹적이지만, 새로운 운동목록이 적절하지 않거나 이에 대해 적절하게 준비되지 않은 경우 역효과가 날 수 있습니다. 운동이 적절한 수준인지, 부상당한 부위에 부정적인 영향을 미칠지, 원하는 목표를 달성하는데 도움이 되는지, 당신(또는 당신의 학생)이 이를 수행하는 데 적절한 훈련과 기술을 갖추고 있는지 평가해야 합니다.

연습의 변화 / CHANGING UP YOUR PRACTICE

모든 필요에 맞는 운동 순서를 제공하는 것은 이 장의 범위를 벗어납니다. 그러나 이 책의 루틴을 기초로 사용하여 자신이나 학생의 필요에 맞게 조정할 수 있습니다. 이 책에서 저는 대부분의 운동에 대한 변형 동작, 난이도 낮추기 또는 난이도 높이기를 제공했습니다. 다른 집단 또는 개인에 맞게 이러한 루틴을 맞춤화하는 훌륭한 방법은 각 프로그램의 구조와 운동을 유지하면서 해당 운동에 대해 제공되는 대체 옵션을 사용하여 특정 운동을 변경하는 것입니다. 프로그램을 보다 쉽게 이해할 수 있고, 더 도전적으로 만들거나, 더 다양하게 제공할 것인지에 따라 변형, 난이도 낮추기 또는 난이도 높이기를 선택할 수 있습니다. 이러한 방식으로 프로그램을 새로 고치고 반복적으로 재사용할 수 있으며 항상 새로운 관점을 제공합니다.

만약 여러분이 프로그램을 설계하는 선생님이라면, 저는 여러분이 함께 운동하고 있는 사람(학생 또는 회원)에 대해 가능한 많이 알아보기를 권합니다. 특히 잘못된 운동으로 인해 부상이나 돌이킬 수 없는 손상이 발생할 수 있는 경우에는 무엇을 해야 하는가보다 무엇을 하지 말아야 하는가가 더 중요합니다. 레퍼토리에 익숙해지고, 인테 운동 과학에 대한 교육을 충분히 받고, 함께 운동하는 신체를 알고, 그런 다음 운동의 본질을 결코 놓치지 않고 옵션을 개발하는데 창의력을 발휘해야 합니다. 연습의 본질을 놓치지 않길 바랍니다. 조심해야 할 때 실수를 범하지 말고 필요에 따라 추가 전문가의 조언을 구해야 합니다(의료 또는 기타). 그 운동을 연습하든 가르치든, 두 가지 개념은 제게 항상 존재합니다. 의심스러울 때는 ***후회되지 않도록 위험을 미리 발견하여 안전을 유지해야 합니다!*** 의도된 대로 사용되었을 때, 필라테스는 웰빙에 대한 탐구를 하는 모든 사람들에게 답이 될 수 있습니다.

특정 집단을 위한 프로그램 채택
/Adapting Routines for Select Populations

특정 집단은 특정 요구 사항이 있는 그룹을 설명하는 일반적인 용어입니다. 여기에 두 가지 주요 그룹이 있습니다. 운동 강도를 줄여야 하는 그룹과 운동 강도를 높여야 하는 그룹입니다.

노인, 부상자 및 다양한 형태의 재활을 겪고 있는 사람들을 포함하는 첫 번째 그룹은 일반적으로 운동의 변형 동작과 쿠션, 고무밴드 및 스프링과 같은 보조 장치의 사용이 필요합니다. 운동선수와 무용수를 포함하는 두 번째 그룹은 강도나 복잡성을 높일 필요가 있는 사람들로 구성됩니다. 두 그룹 모두 종종 매우 다른 목표를 기반으로 하는 특별히 맞춤화된 프로그램이 필요합니다. 일부 집단은 이 두 범주의 운동을 모두 적용하는 것이 적합할 수 있습니다. 예를 들어 임산부는 끊임없이 변화하는 신체에 맞게 수정과 모니터링이 필요하지만, 동시에 그들은 종종 운동으로 인한 손상으로 재활을 하고 있는 사람들과 같은 의미로 제한되지 않습니다.

이러한 그룹 내에서도 목표는 크게 다를 수 있습니다. 예를 들어 운동선수는 종종 특정 활동에 대한 기술을 연구하고 성과를 향상시키기 위해 근신경 시스템을 개발하는 ***특수 훈련***이 필요합니다. 그러나 그들은 또한 전반적인 균형(단어의 가장 넓은 의미에서)을 개선하고 전반적인 컨디셔닝 프로그램을 향상시키기 위해 ***교차 훈련***이 필요할 수 있습니다. 필라테스는 둘 다 탁월합니다. 운동 선택, 저항 및 반복 횟수와 같은 프로그램의 미묘한 변화는 모두 결과에 영향을 줄 수 있습니다.

여행갈 때 챙겨야 할 것 / FUNDAMENTALS TO TAKE ON THE ROAD

내가 필라테스를 연습한 많은(그리고 종종 이상한) 장소에 대해 이야기한다면, 분명히 당신의 입가에 미소가 지어질 것입니다! 나는 엄청난 양의 여행을 하며 항상 여행에 필요한 필수품을 가지고 다닙니다. 이것은 일반적으로 매트와 고무밴드 및 매직 서클과 같은 몇 가지 작은 액세서리로 구성됩니다(매직 서클은 공항 보안 검색에서 점점 더 많은 조사를 받는 원인이 되었지만). 필라테스의 장점은 이 장에서 설명하는 지침에 따라 모든 경우와 장소에 맞는 프로그램을 작성할 수 있다는 것입니다. 일관성이 핵심이라는 사실을 기억해야 합니다. 여행하는 동안 필라테스 연습을 게을리하면 모든 노력이 줄어듭니다. 규칙적인 연습을 하면, 하와이 해변에서 일광욕을 하거나 히말라야에서 하이킹을 할 때에도 항상 정신이 또렷하고 건강한 상태를 유지하면서 모든것에 집중할 수 있습니다.

안전 고려
Considering Safety

여러분이 매트 운동을 하든, 필라테스 기구를 사용하든, 안전은 가장 중요합니다. 워밍업, 신체 활동 준비, 심박수 및 체온 모니터링, 세션 종료 시 쿨다운 등 모든 운동 클래스에 대한 일반적인 안전 프로토콜을 따르는 것 외에도 필라테스 장비를 완벽하게 갖추고 안전하게 사용하는 방법을 알아야 합니다. 일반적으로 필라테스 기구가 매우 안전하다고 여겨지지만, 다음 이야기가 보여주듯이, 올바르게 그리고 신중하게 사용하지 않는다면 위험할 수 있습니다.

1989년에 저는 호주에 있었고 공연 예술 대학에서 무용을 가르치고 감독했으며 그곳에서 필라테스 프로그램도 소개했습니다. 저는 필라테스 애호가, 전문 댄서 및 운동선수뿐만 아니라 학생들과 함께 운동하기 위해서 대학교에 필라테스 스튜디오를 운영했습니다. 어느날 아침에 저는 12살 정도된 어린 댄서에게 캐딜락 위에서 미니 롤업을 가르쳤습니다. 그녀는 수업을 듣는 학생이었고 여러 번 운동을 했었습니다. 제가 그녀에게 가까이 서 있을 때 그녀는 저에게 뭔가를 설명하려다가 위쪽으로 두 개의 스프링이 연결된 푸쉬 쓰루바를 실수로 놓쳤습니다. 푸쉬 쓰루바가 제 입으로 날아와서 앞니 4개를 부수고 저를 제 뒤에 있는 벽에 굴러 떨어져 나뒹굴게 했습니다. 저는 손으로 입을 가렸지만, 피가 뚝뚝 떨어졌고, 치아 조각들은 제 손 안에 있었습니다.

지금까지 여러 개의 임플란트와 크라운을 시술받고, 생각했던 것보다 더 많은 시간을 치과의자에서 보낸 후에도 계속 구강 수술을 받았고, 그 사건으로 인한 트라우마를 겪었습니다. 누군가의 잘못이었을까요? 아닙니다. 단지 감독자 없이 많은 기구들을 사용하도록 하였기 때문에 기구가 가진 잠재적인 위험에 노출된 불운한 사고였을 뿐입니다. 하지만 필라테스가 현재 많이 알려져 있고 필라테스가 가르치는 방법의 일부 현대적 추세를 고려할 때, 이러한 위험한 부분들은 종종 무시되곤 합니다. 필라테스 기구가 피트니스, 컨디셔닝 및 치료 환경을 매우 유리하게 만들지만, 항상 잠재적인 위험이 있을 수 있습니다. 각 운동은 신체의 안전 장치(안정화 근육들)를 동원해야 하며, 이러한 부분들이 이 운동의 매우 기능적인 이유 중 하나가 됩니다.

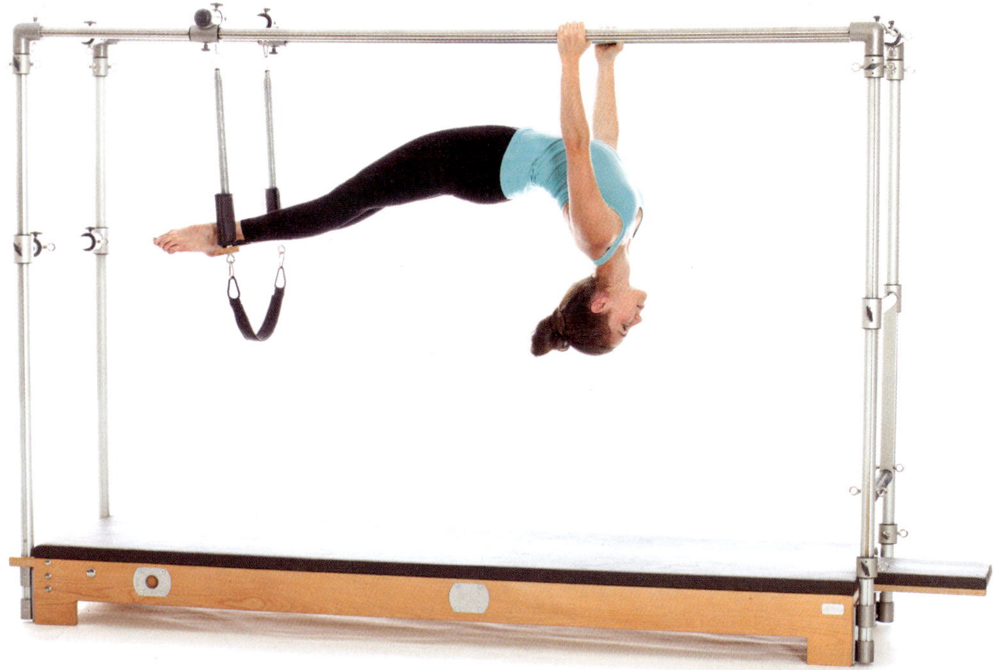

기구가 항상 당신을 도와주지는 않습니다. 좋은 안정화를 유지하지 않으면 움직임을 올바르게 수행하지 못할 위험이 생기며 더 안 좋은 상황은 사고 및 부상의 가능성이 있습니다. 또한 기구에는 스프링, 바, 스트랩, 핸들 및 기타 부착물을 포함하여 많은 움직이는 부품이 있기 때문에 모두 의도한 대로 사용하면 매우 효과적이지만 위험할 수도 있습니다. 좋은 교육, 적절한 훈련 및 경계의 필요성이 필수적입니다.

내적 초점과 함께 시작
Starting With Inner Focus

이제 당신은 필라테스의 철학과 운동에 모두 익숙해지고 연습에 들어갈 준비가 되었습니다. 저는 휴식을 취하거나 내면에 집중할 수 있는 약간의 시간으로 각 세션을 시작하고 끝내는 것을 좋아합니다. 긴장 상태로 세션을 시작하면 그 긴장이 운동으로 옮겨지고 신체가 자극을 받을 때 복합적으로 작용하게 되며, 그 느낌은 차분함과 활기를 되찾는 효과가 아니라 오히려 역효과가 날 수 있습니다.

세션을 시작하고 끝내는데 좋은 워밍업 및 쿨다운 운동은 매트: 롤 다운(Mat: Roll Dawn)으로, 내면의 초점을 맞추는 역할을 할 뿐만 아니라 올바른 정렬에도 도움을 줄 수 있습니다. 3~5회의 매트: 롤 다운(Mat: Roll Dawn) 후, 기구로 이동하기 전에 짧은 매트운동 워밍업을 시행하는 것이 것이 좋습니다. 매트 운동을 할 때, 일반적으로 서 있거나, 앉거나, 반듯이 누운 자세에서 짧은 내부 집중 시간을 가짐으로서 시작하고 끝냅니다.

다음은 매트 운동 세션을 시작할 때 내면의 초점을 맞추기 위해 추천하는 방법들입니다.

1. 무릎을 구부리고 다리를 서로 평행하게 하고 엉덩이 너비로 벌린 채 매트에 반듯이 눕습니다. 발을 바닥에 편안하게 펴고 팔을 몸의 옆에 놓습니다. 척추를 중립적이고 자연스러운 위치에 있도록 하면서 매트 안으로 가라앉도록 합니다.
2. 발, 등, 목의 힘을 뺍니다.
3. 다리가 벌어지지 않도록 엉덩관절 모음근(hip adductor)을 참여시킵니다.
4. 골반을 당기는 힘이 없어져서 공간에 떠 있는 골반을 상상해 봅니다.
5. 등 근육을 이완시켜서 길어진 척추를 상상합니다.
6. 날개뼈를 중립 위치에 놓고 손가락을 발 쪽으로 뻗습니다.
7. 목을 길게 하고, 머리의 윗부분이 몸으로부터 멀어지는 것을 감지합니다.
8. 얼굴의 근육을 풀어줍니다.
9. 그 순간에 존재함을 느끼며, 호흡에 집중하고, 매트 위에서 가슴의 측면 팽창을 느껴봅니다.
10. 마지막 근육 섬유까지 여러분의 몸을 인식해 봅니다.
11. 내부지지 시스템을 작동합니다.
12. 5번 길게 심호흡을 합니다. 이제 움직일 준비가 됐습니다!

매트 운동 순서
Mat Work Sequences

이 부분에서는 기본, 중급 및 상급의 세 가지 매트 운동 루틴을 제공합니다. 각 루틴은 이전 루틴을 기반으로 합니다. 이 책에서 논의된 원리를 통합하면서 이것들을 연습하고 제안된 변형동작, 난이도 낮추기 또는 난이도 높이기 동작을 통해 자유롭게 연습합니다. 필라테스는 양이 아니라 질적인 것임을 기억하고, 성실하게 운동을 연습하고 가능한 최선을 다해 각 동작을 수행합니다. 조셉 필라테스는 그의 저서**<*조절학을 통한 삶으로의 회귀*>**에서 "각 운동을 면밀히 연구하고 책을 보지 않고 현재 운동을 완전히 숙달하여 마지막 세부사항들의 루틴을 알 때까지 다른 운동을 시도하지 마십시오." (p. 32)라고 이야기했습니다.

각 프로그램에 대한 시간을 적어 놓았습니다. 이것을 당신이 너무 느리게 움직이는지 또는 너무 빨리 움직이는지 측정하는데 도움이 되는 길라잡이로 사용해야 합니다.

초급 매트 운동 루틴 /Fundamental Mat Work Routine

운동: 16; 시간: 약 25분

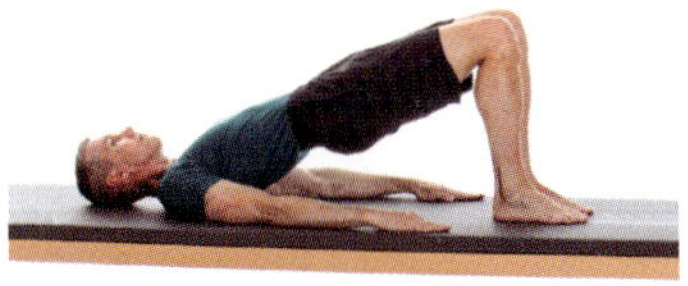

펠빅 컬, page 49

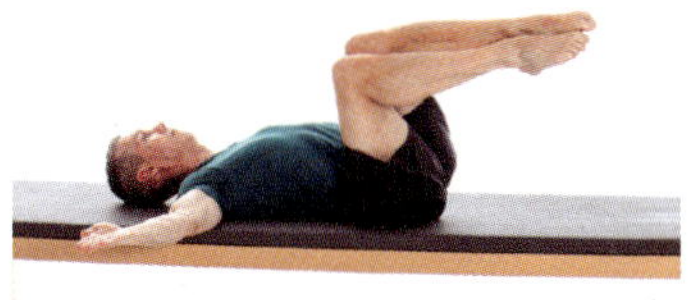

스파인 트위스트—수파인, page 50

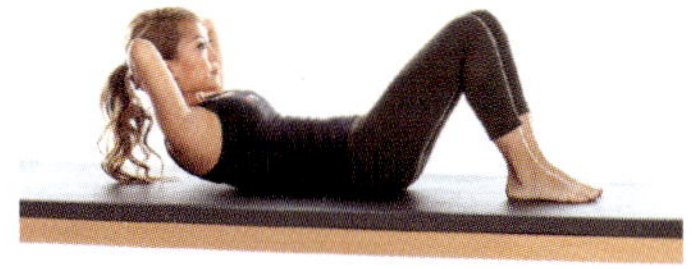

체스트 리프트, page 51

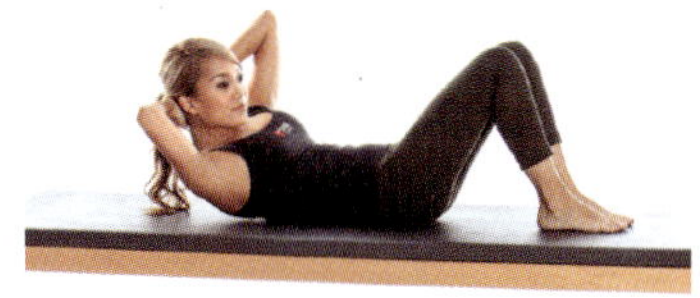

체스트 리프트 위드 로테이션
page 52

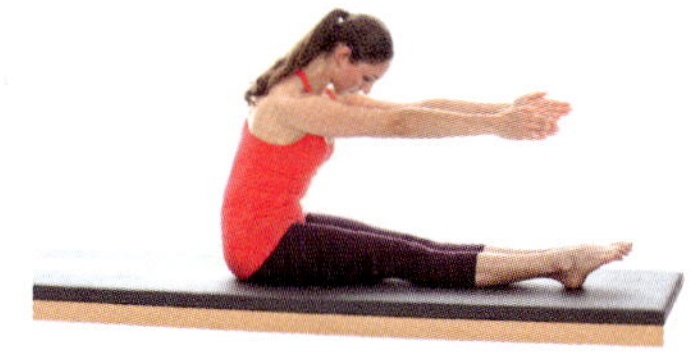

롤-업, page 58

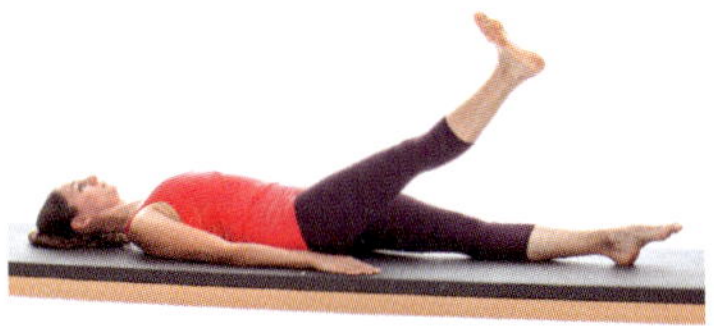

레그 서클, page 54

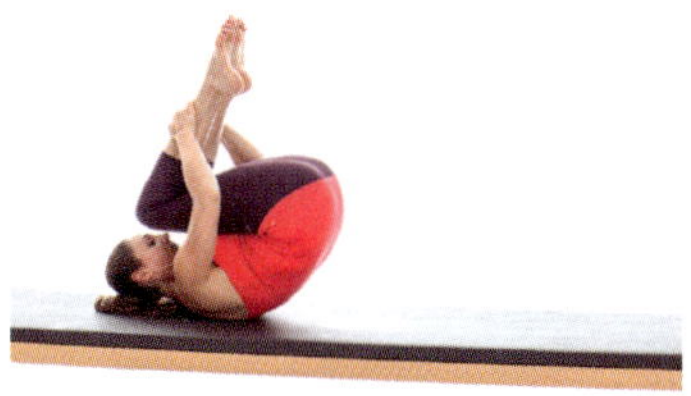

롤링 라이크 어 볼, page 74

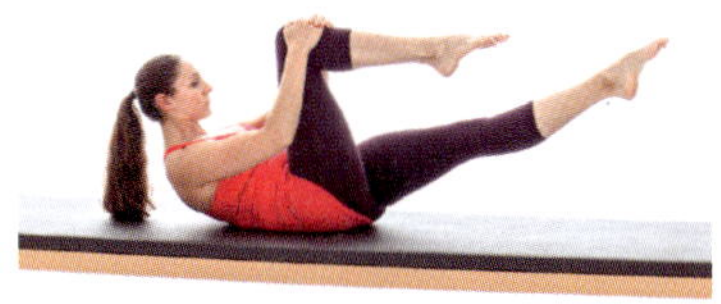

싱글 레그 스트레치, page 62

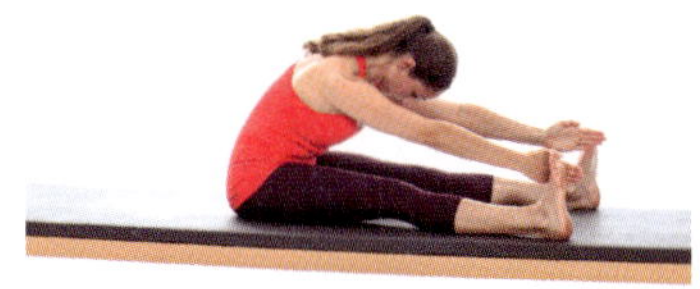

스파인 스트레치, page 73

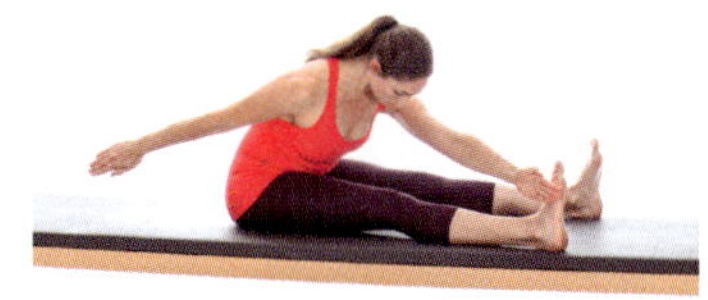

쏘우, page 108

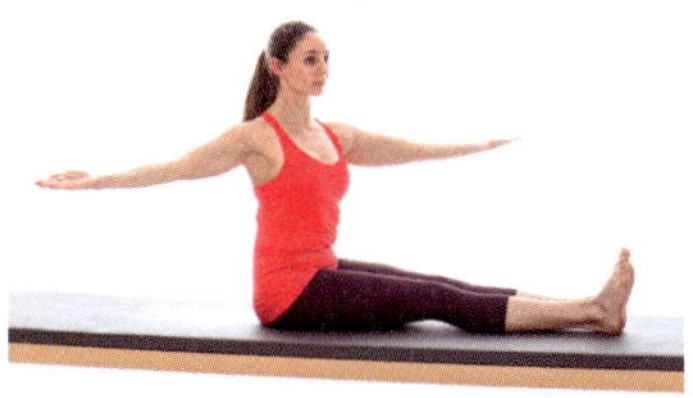

스파인 트위스트—싯팅, page 106

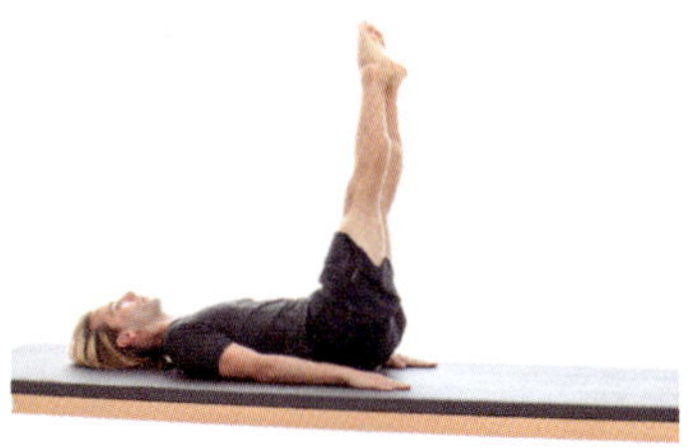

콕스크루, page 110

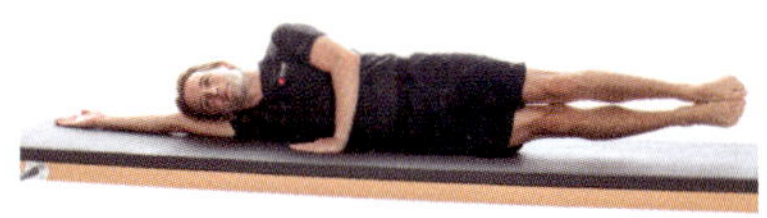

사이드 레그 리프트, page 101

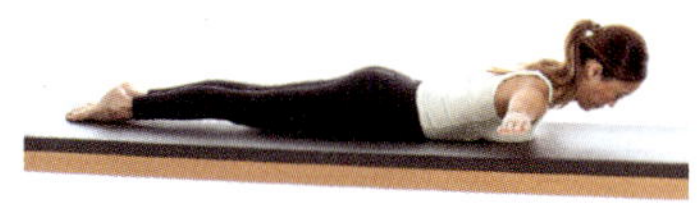

백 익스텐션, page 115

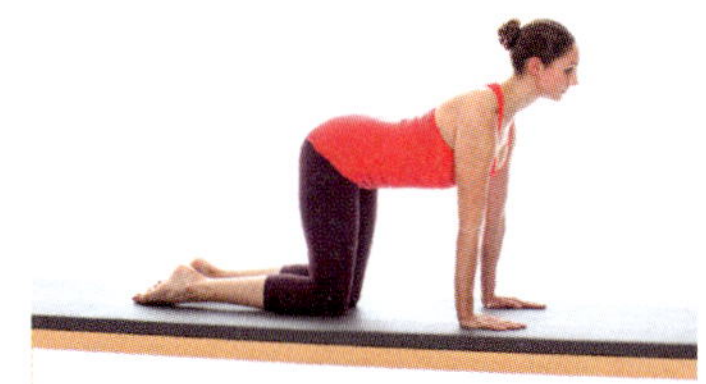

캣 스트레치, page 95

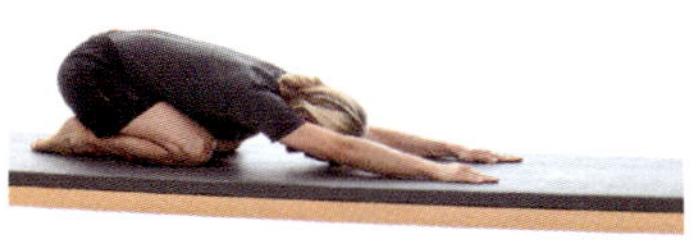

레스트 포지션, page 121

중급 매트 운동 루틴 /Intermediate Mat Work Routine

운동: 32; 시간: 약 45분

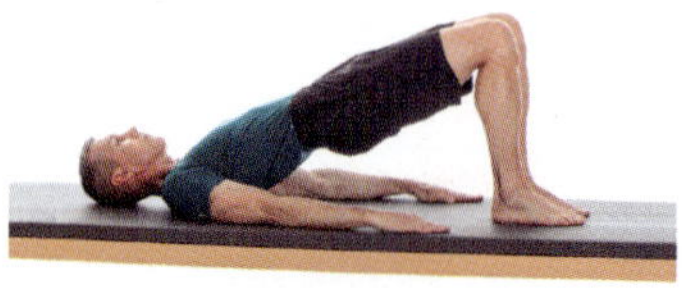
펠빅 컬, page 49

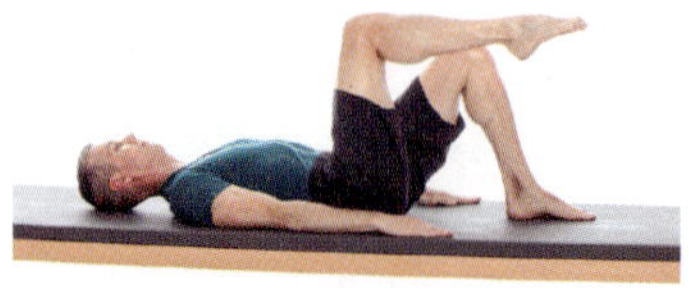
싱글 레그 리프트, page 53

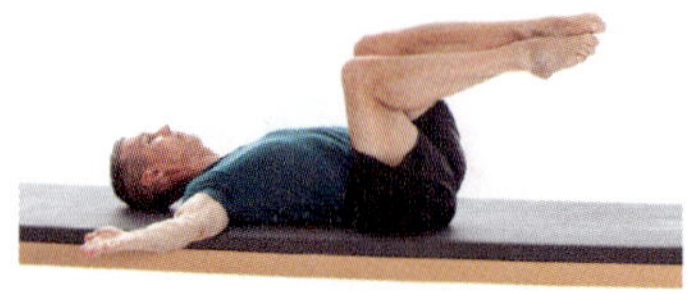
스파인 트위스트-수파인, page 50

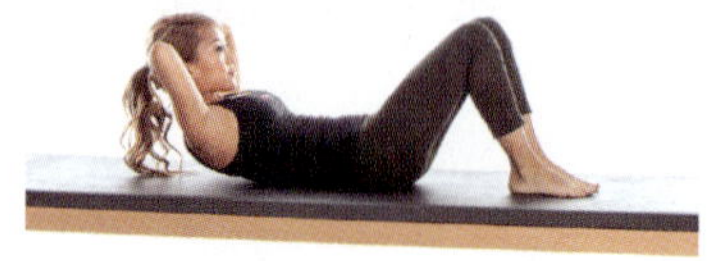
체스트 리프트, page 51

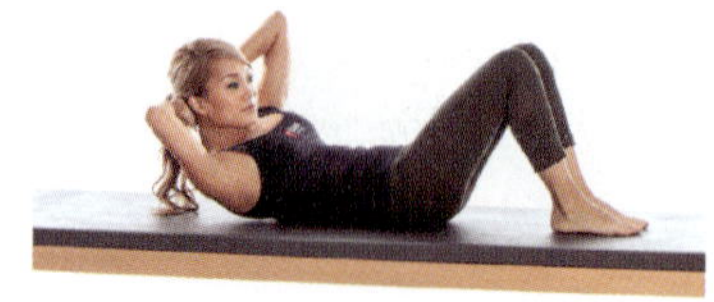
체스트 리프트 위드 로테이션, page 52

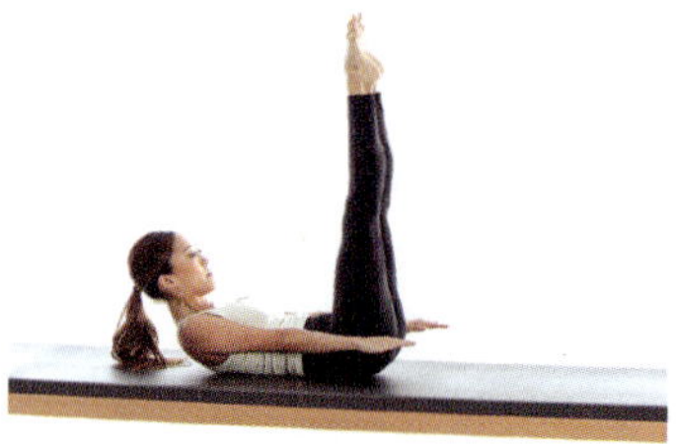
헌드레드, page 56

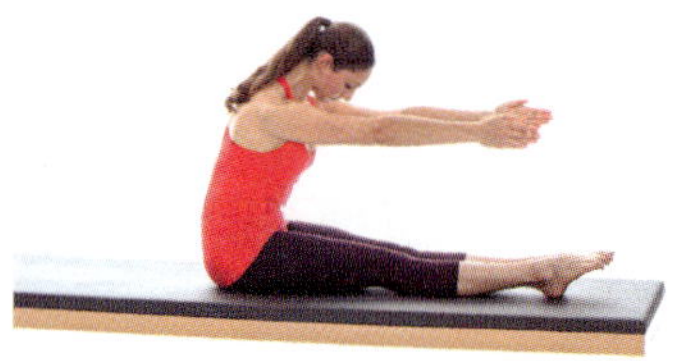
롤-업, page 58

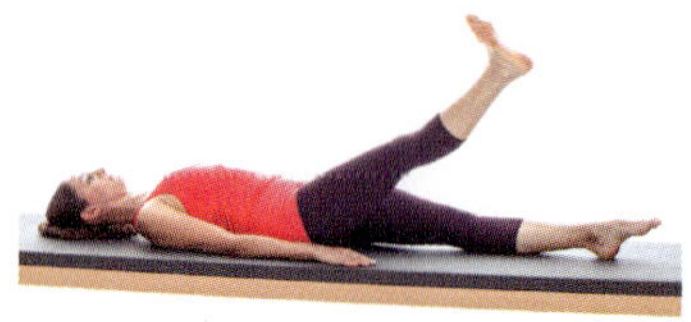
레그 서클, page 54

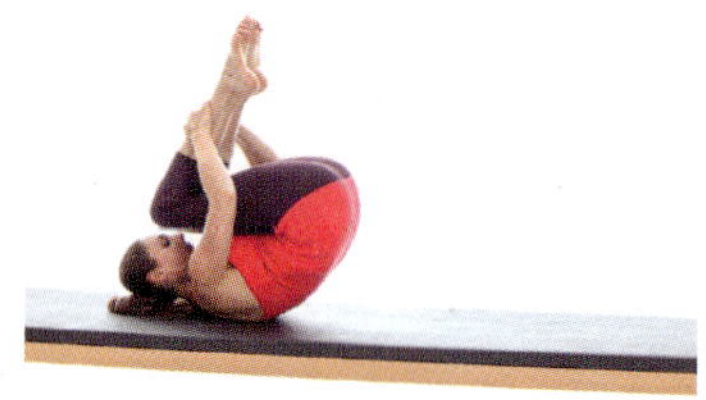
롤링 라이크 어 볼, page 74

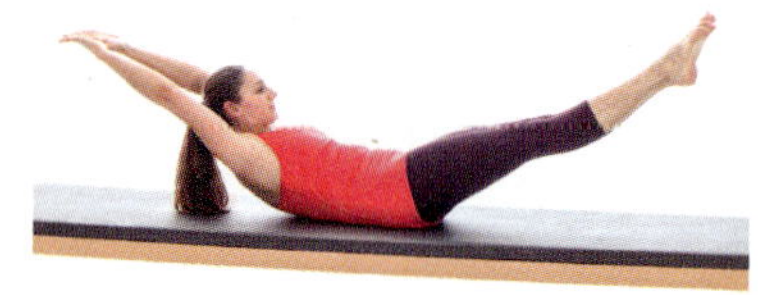
더블 레그 스트레치, page 66

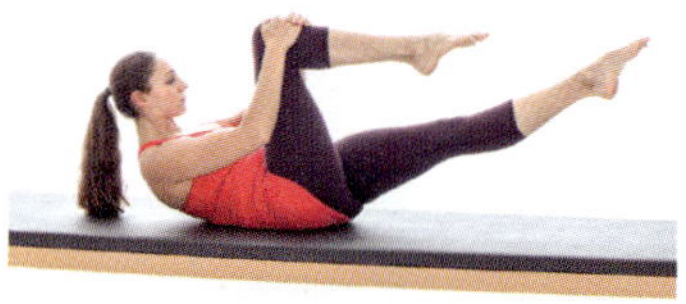
싱글 레그 스트레치, page 62

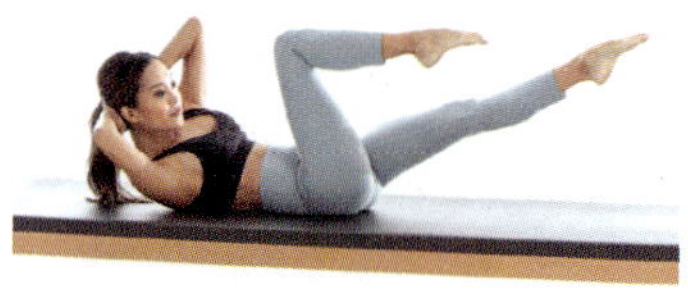
크리스 크로스, page 64

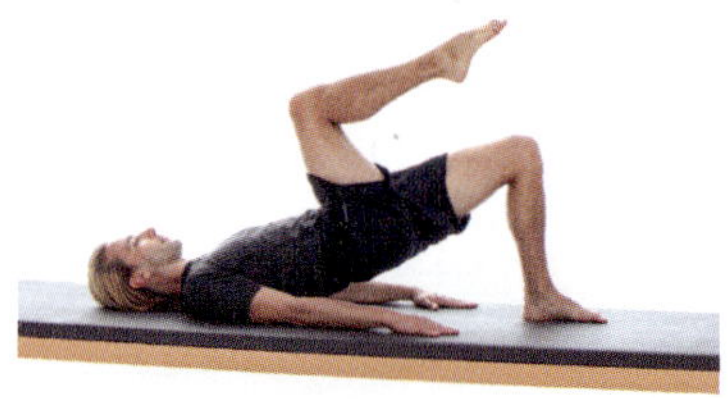
숄더 브릿지 프렙, page 89

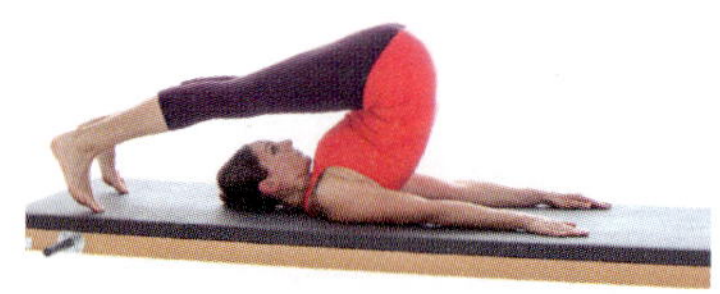
롤-오버, page 78

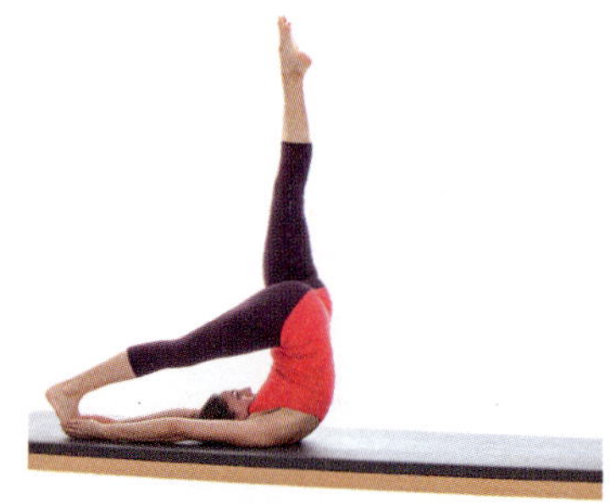
컨트롤 밸런스, page 80

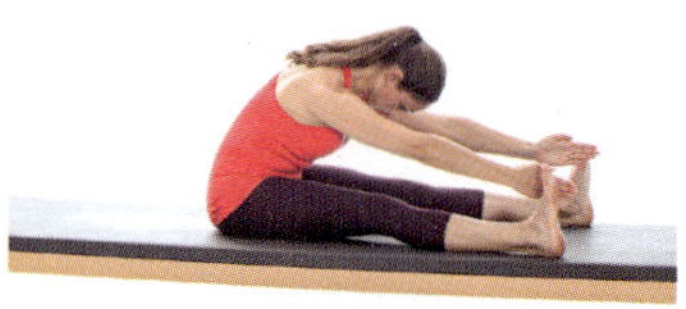
스파인 스트레치, page 73

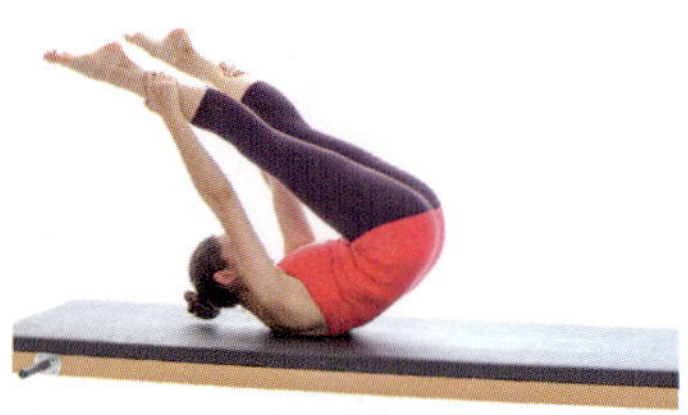
오픈-레그 로커 page 76

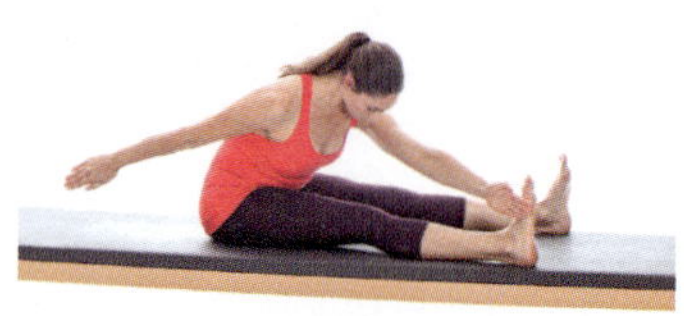
쏘우, page 108

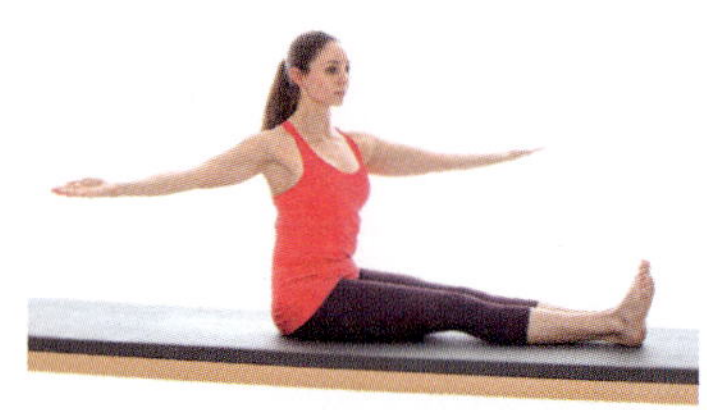
스파인 트위스트-싯팅, page 106

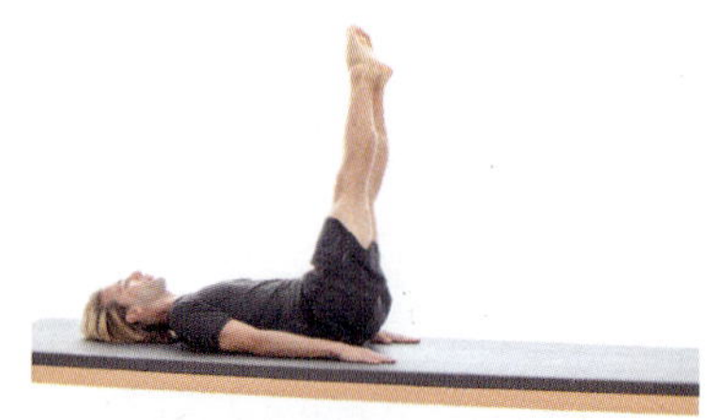
콕스크루, page 110

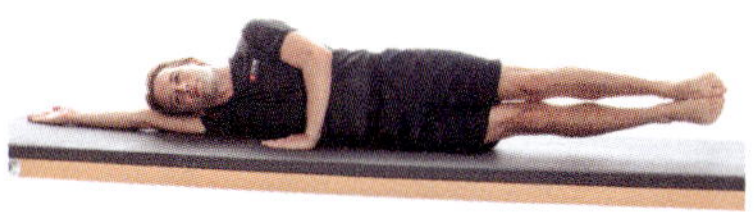

사이드 레그 리프트, page 101

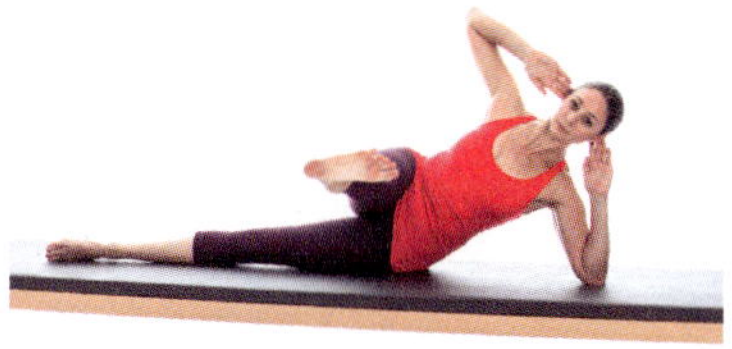

사이드 킥, page 102

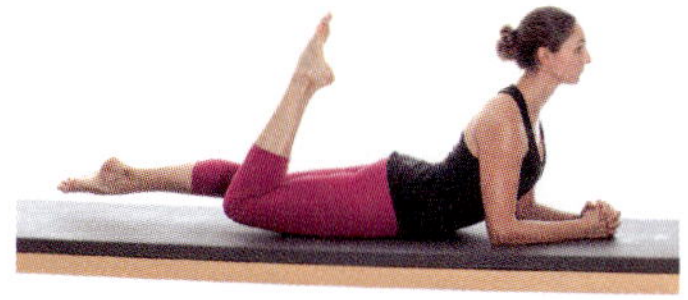

싱글-레그 킥, page 116

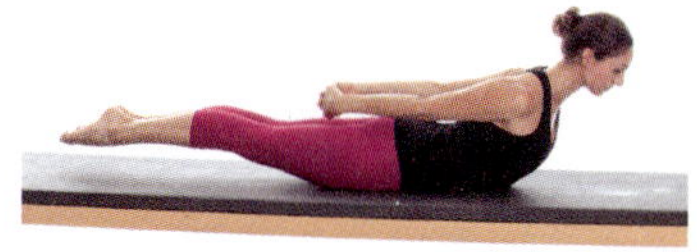

더블-레그 킥, page 117

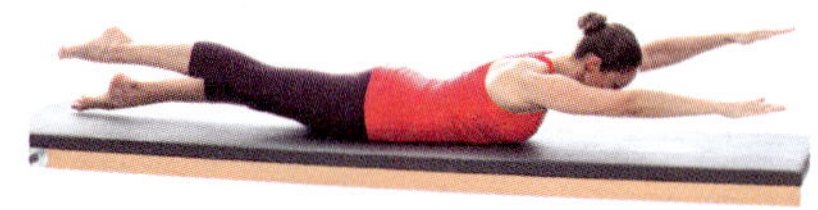

스위밍, page 118

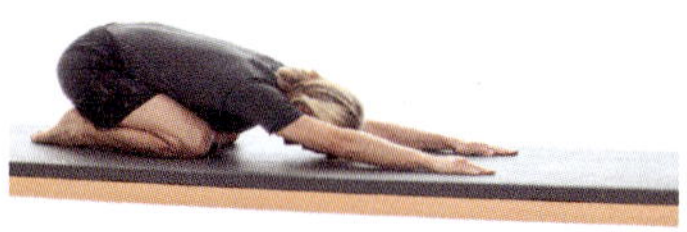

레스트 포지션, page 121

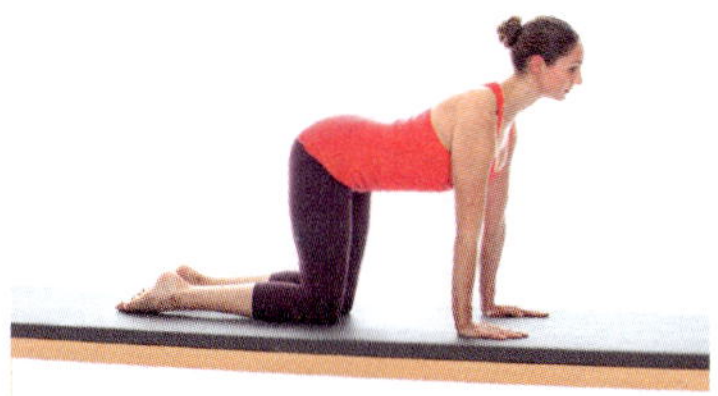

캣 스트레치, page 95

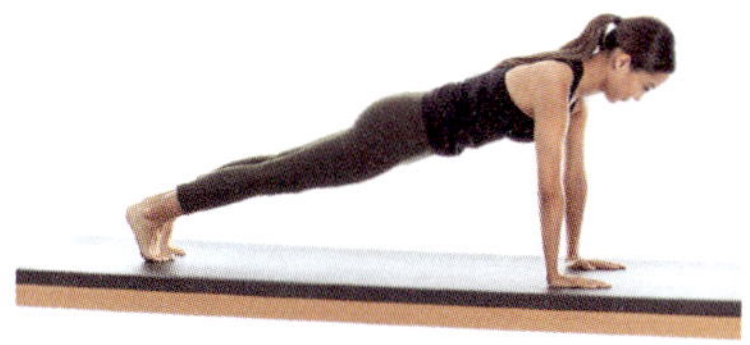

프론트 서포트, page 96

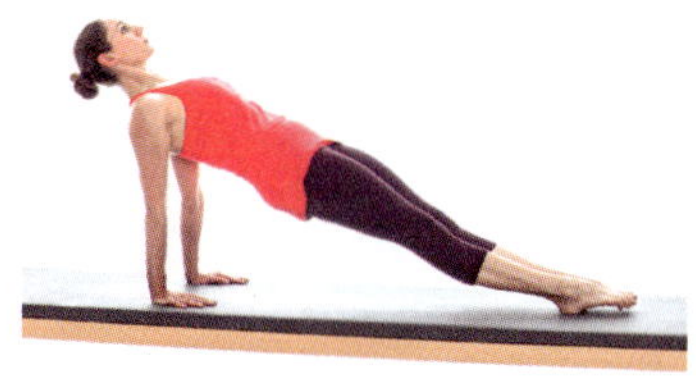

백 서포트, page 93

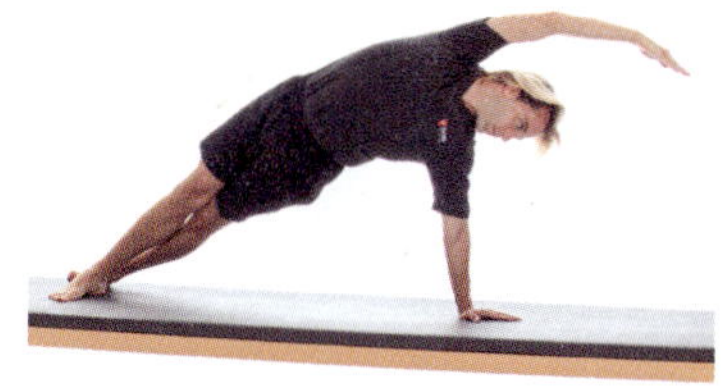

사이드 벤드, page 104

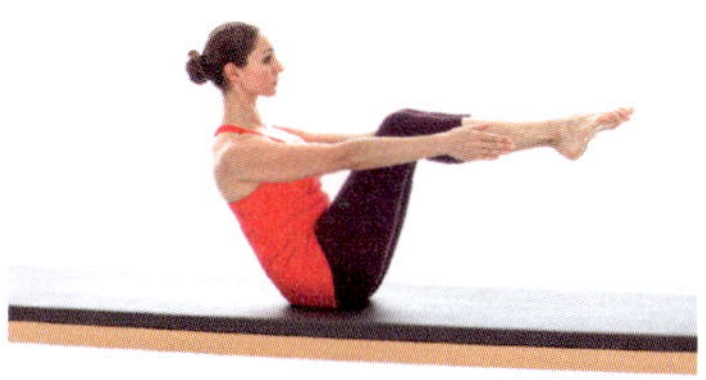

티저 프렙, page 70

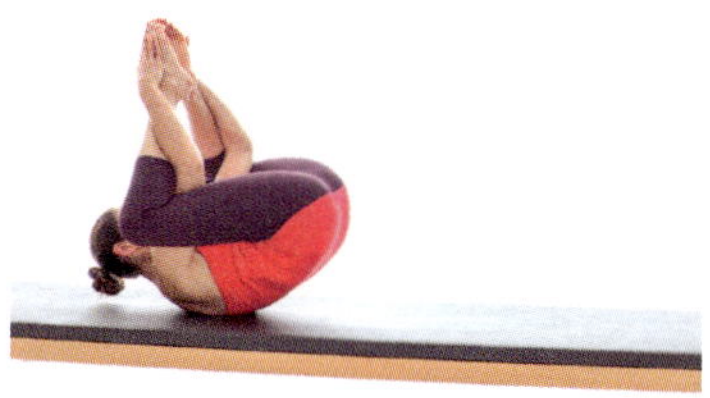

씰 퍼피 ,page 75

상급 매트 운동 루틴 /Advanced Mat Work Routine

운동: 44; 시간: 약 60분

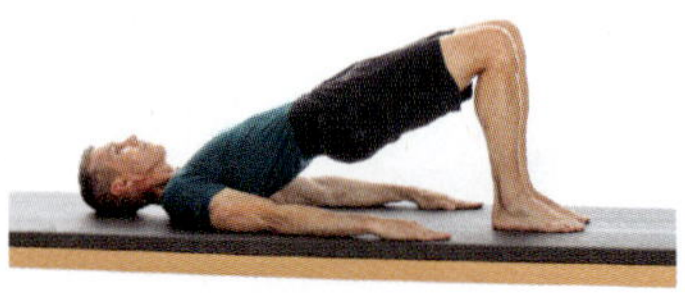
펠빅 컬, page 49

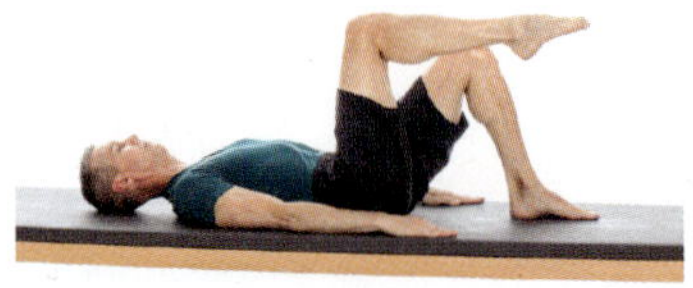
싱글-레그 리프트, page 53

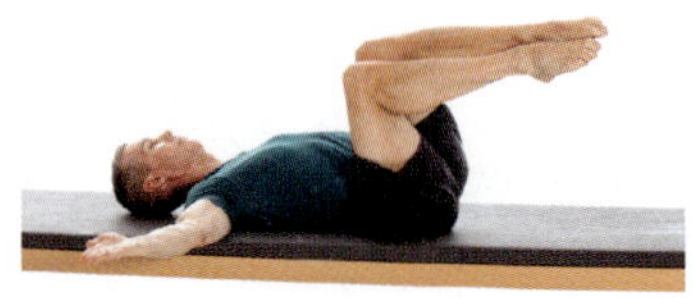
스파인 트위스트—수파인, page 50

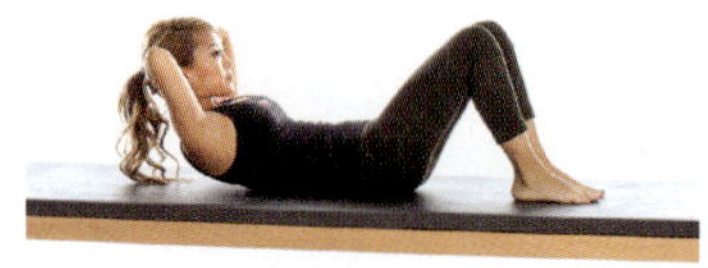
체스트 리프트, page 51

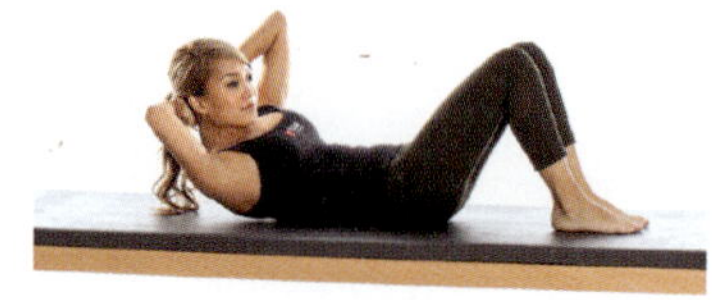
체스트 리프트 위드 로테이션, page 52

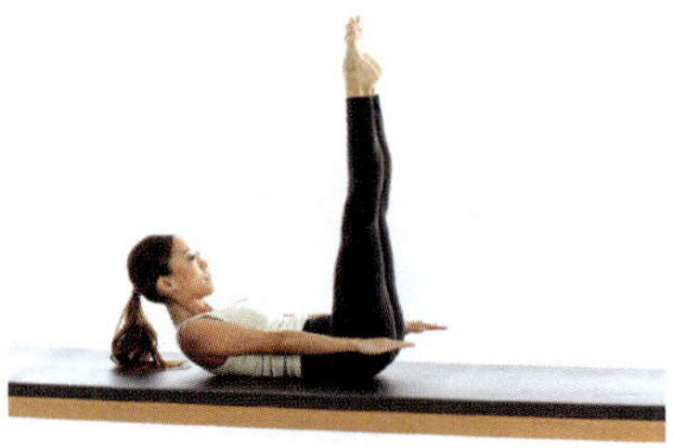
헌드레드, page 56

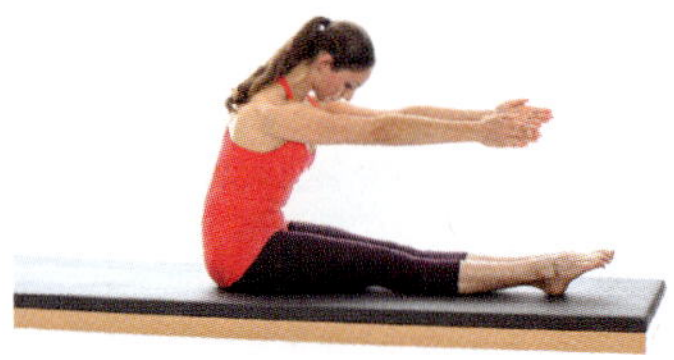
롤-업, page 58

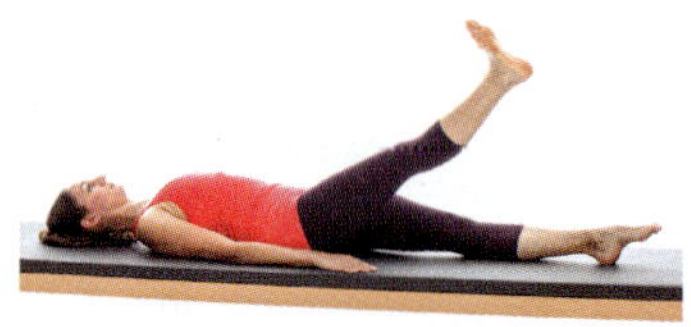
레그 서클, page 54

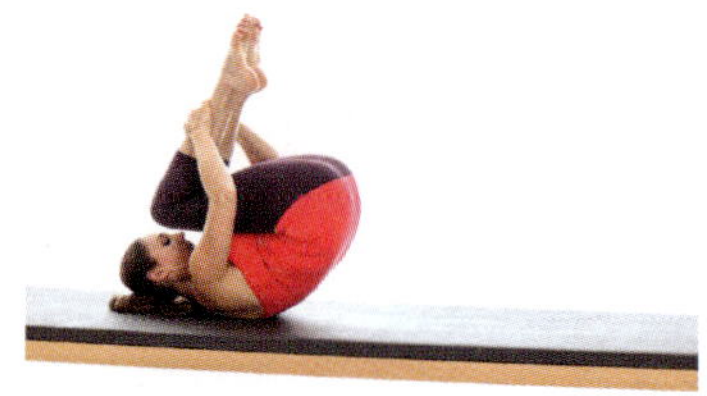
롤링 라이크 어 볼, page 74

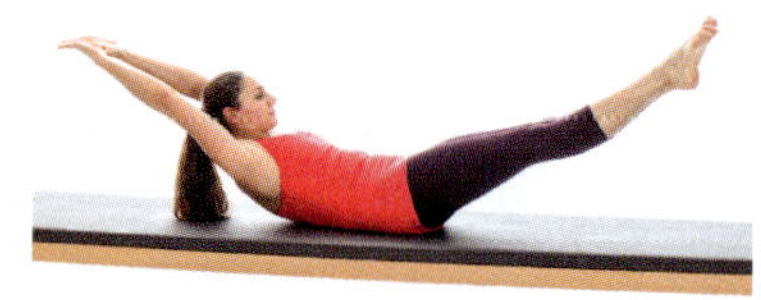
더블-레그 스트레치, page 66

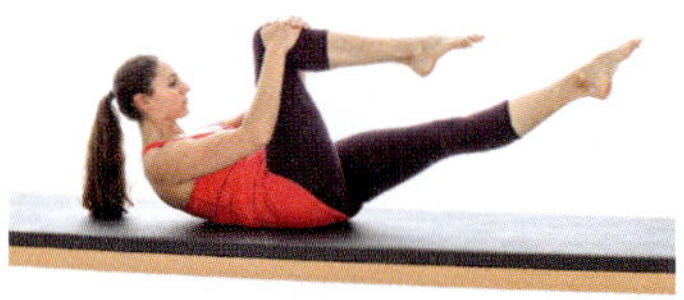
싱글-레그 스트레치, page 62

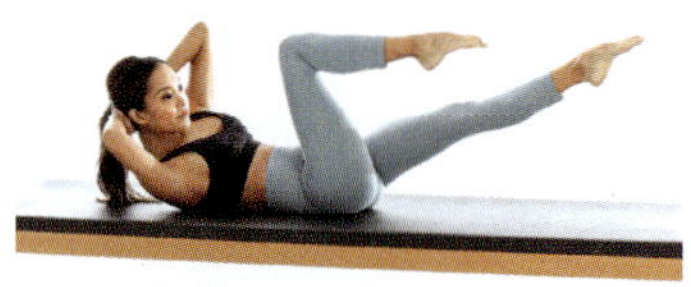
크리스-크로스, page 64

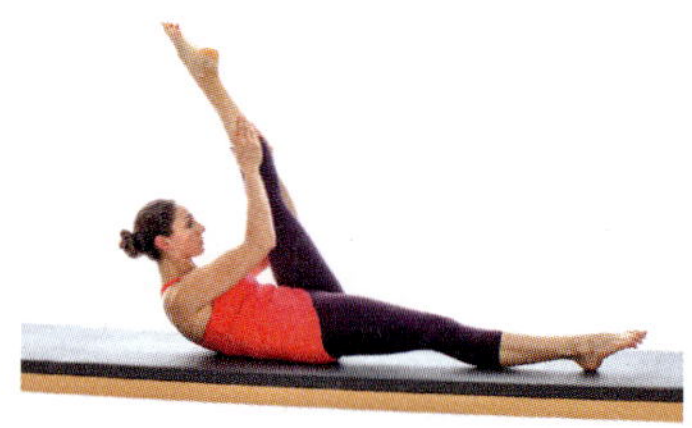
햄스트링 풀, page 68

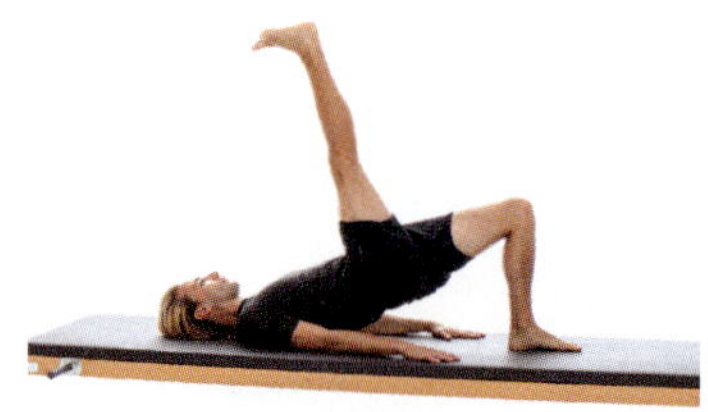
숄더 브릿지, page 90

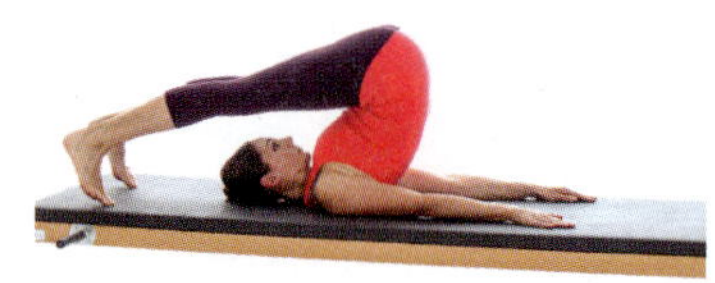
롤-오버 page 78

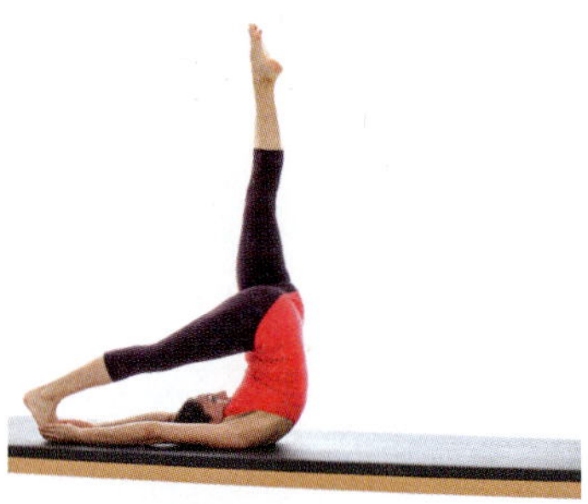
컨트롤 밸런스, page 80

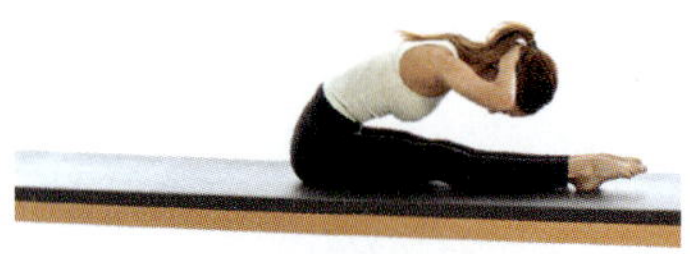
넥 풀, page 60

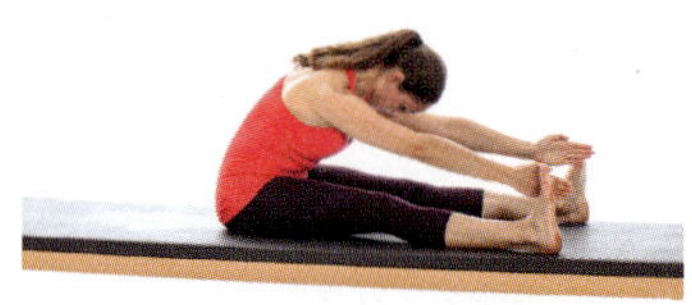
스파인 스트레치, page 73

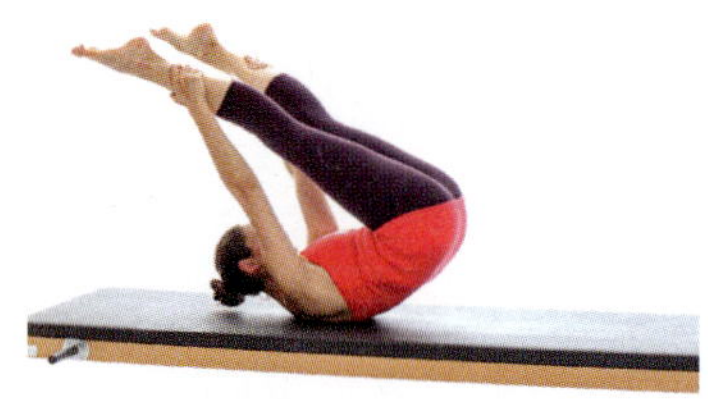
오픈-레그 로커, page 76

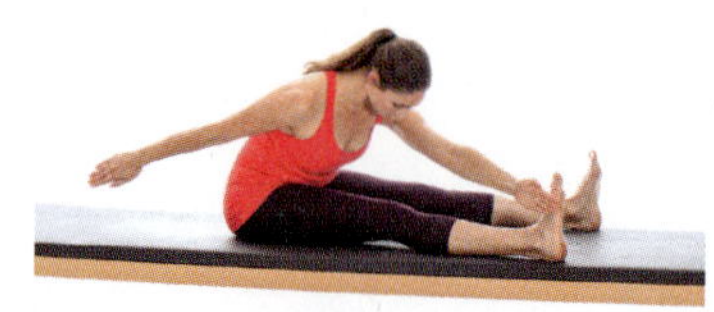
쏘우, page 108

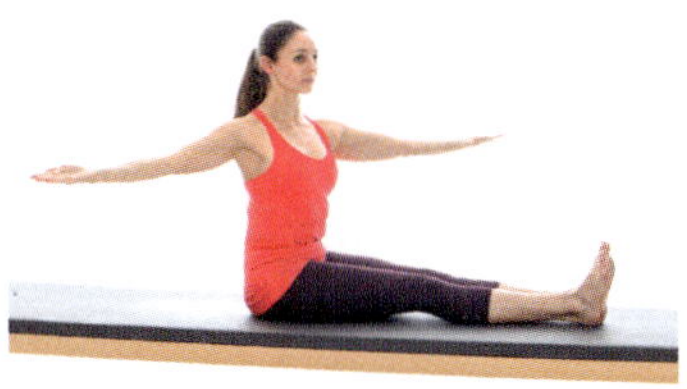
스파인 트위스트-싯팅, page 106

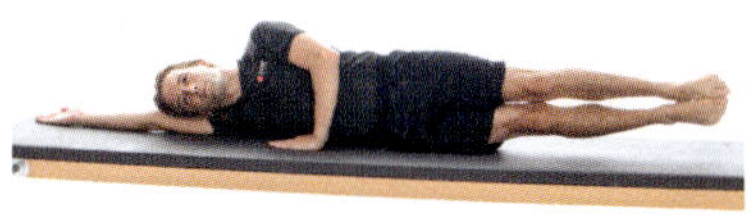
사이드 레그 리프트, page 101

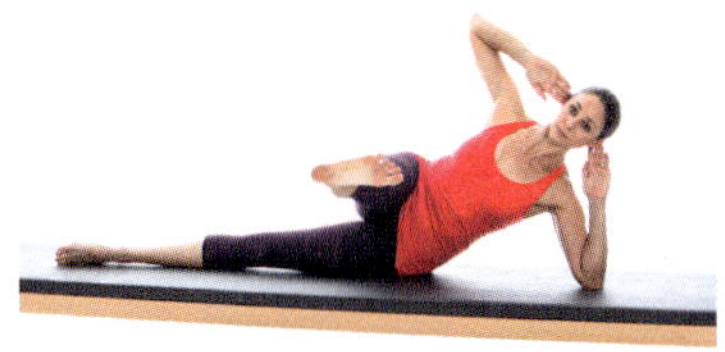
사이드 킥, page 102

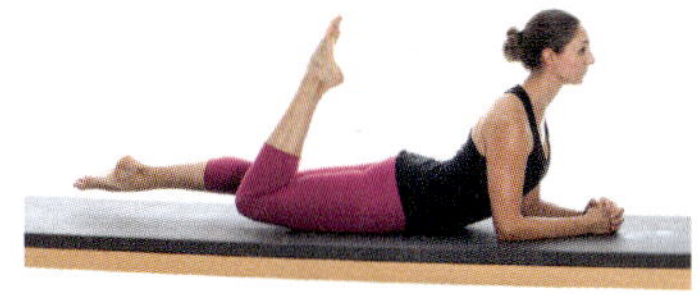
싱글-레그 킥, page 116

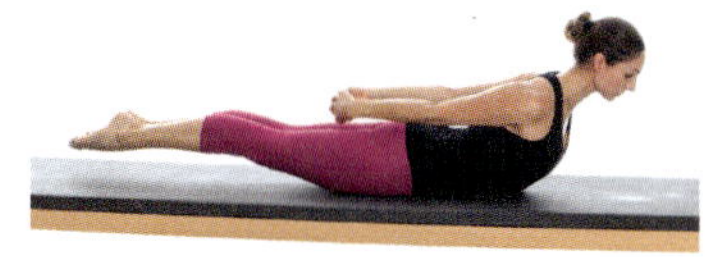
더블-레그 킥, page 117

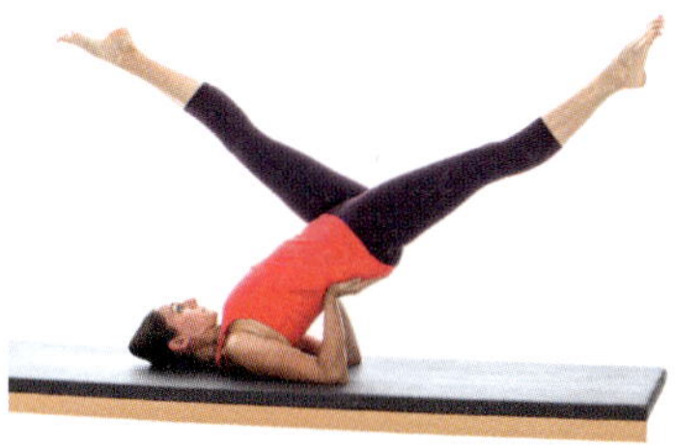
씨저, page 91

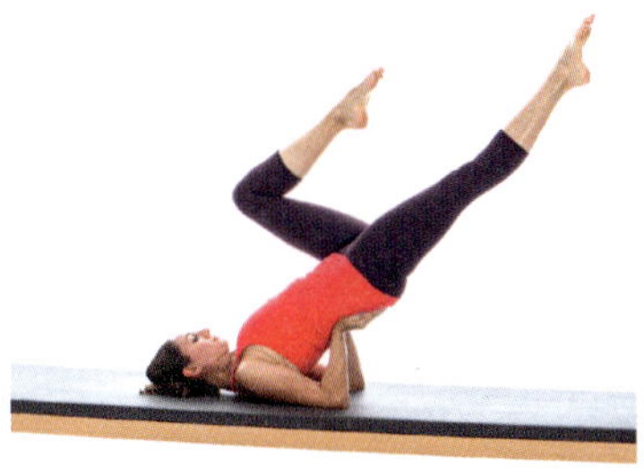
바이시클, page 92

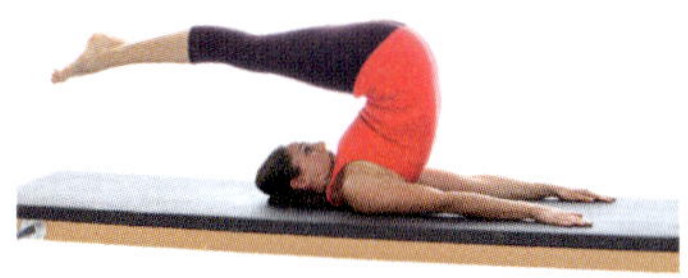
잭나이프, page 82

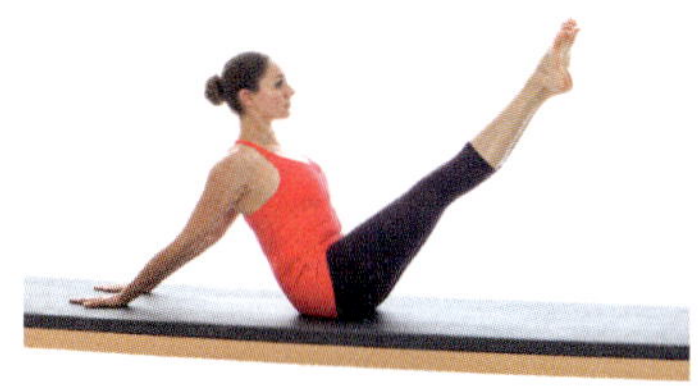
힙 서클 프렙, page 111

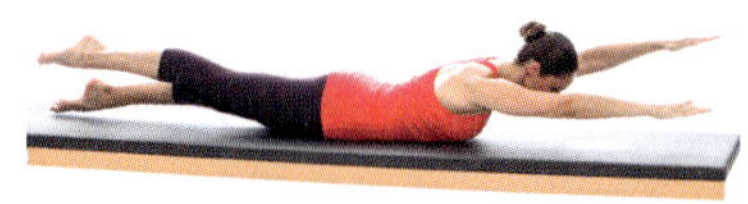
스위밍, page 118

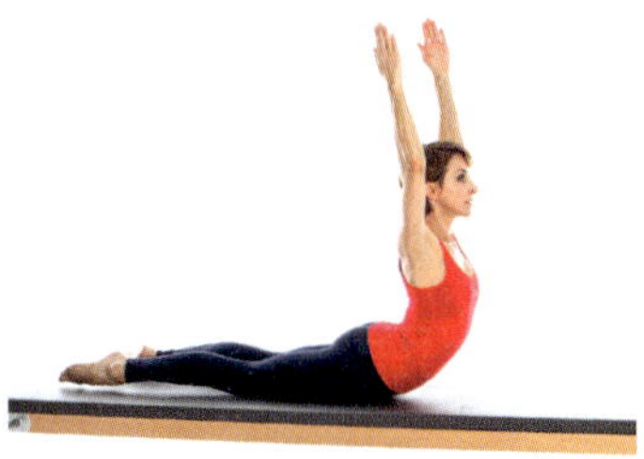
스완 다이브, page 120

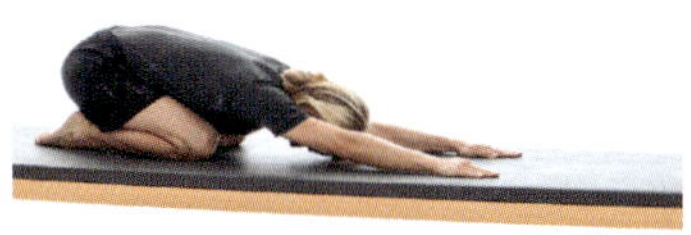
레스트 포지션, page 121

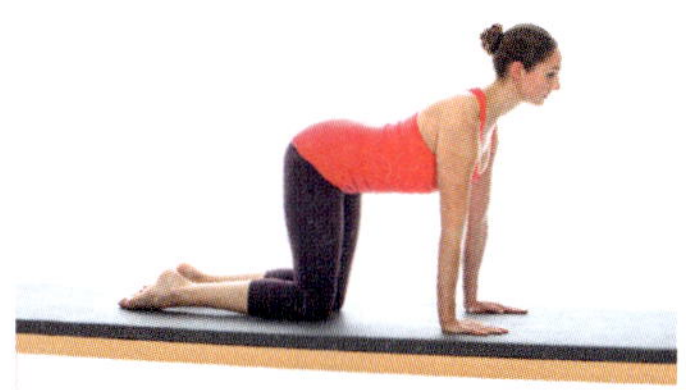
캣 스트레치, page 95

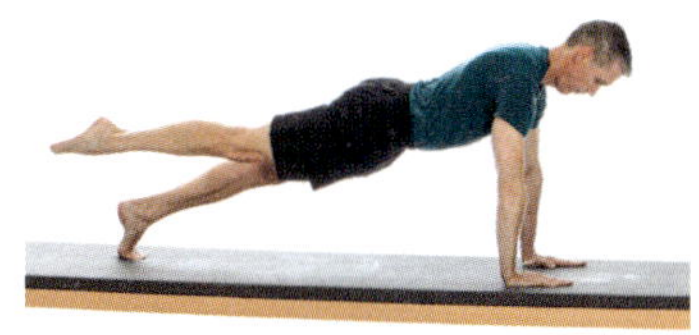
레그 풀 프론트, page 97

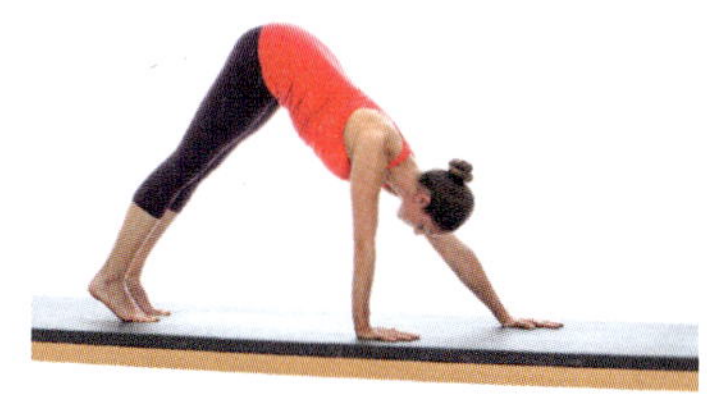
푸쉬-업, page 98

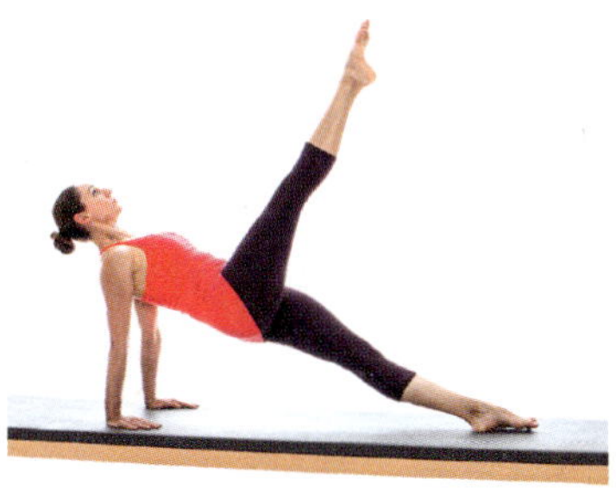
레그 풀 백, page 94

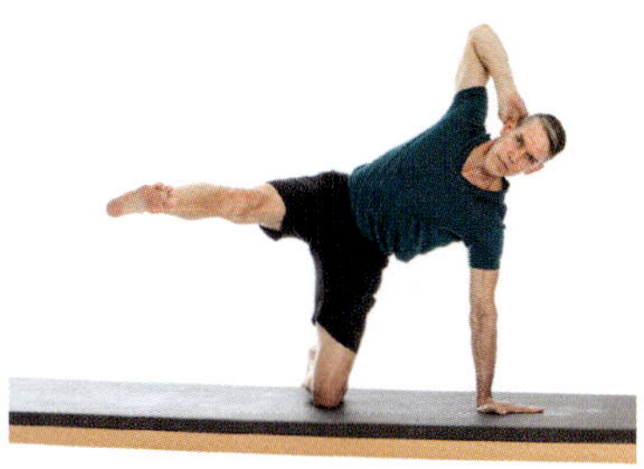
사이드 킥-닐링, page 103

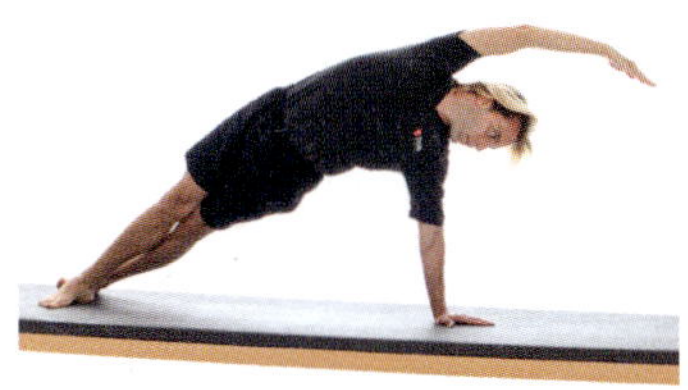
사이드 벤드, page 104

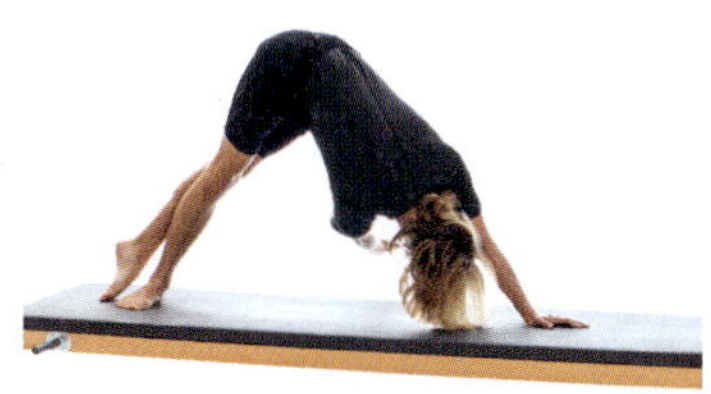
트위스트, page 112

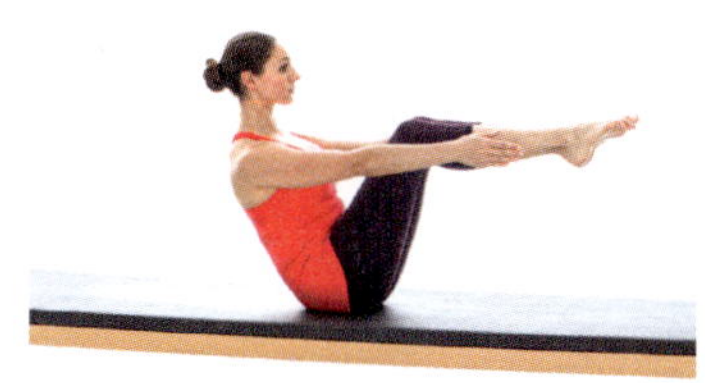
티져 프렙, page 70

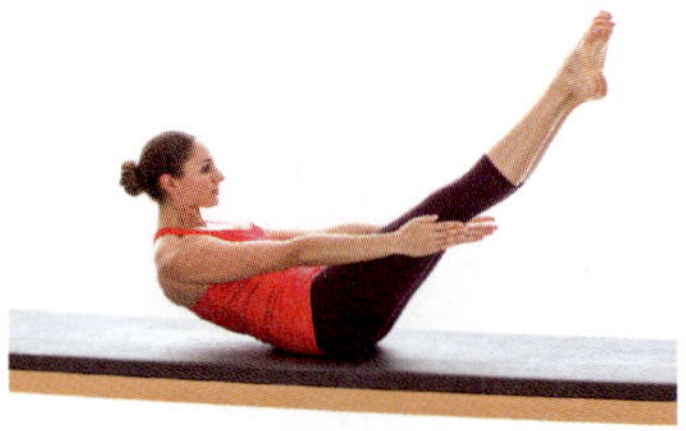
티저, page 71

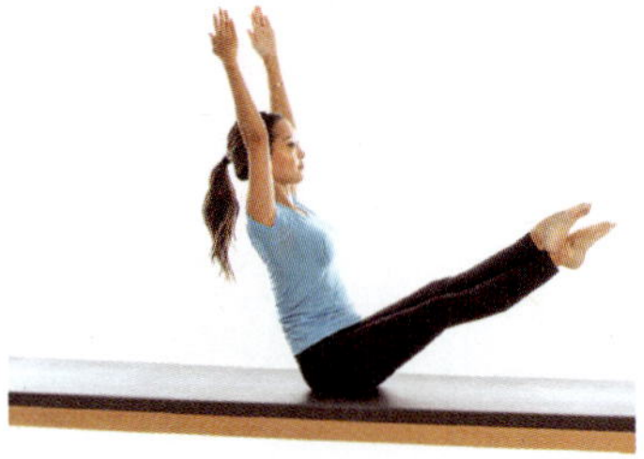
부메랑, page 84

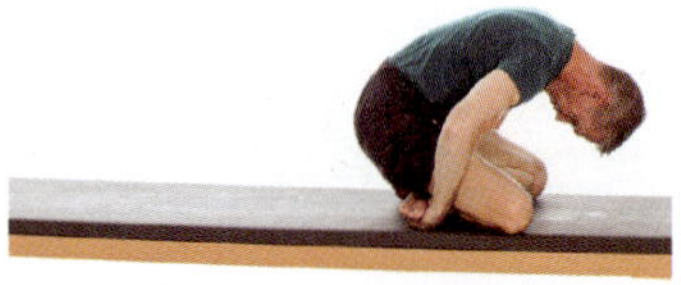
크랩, page 86

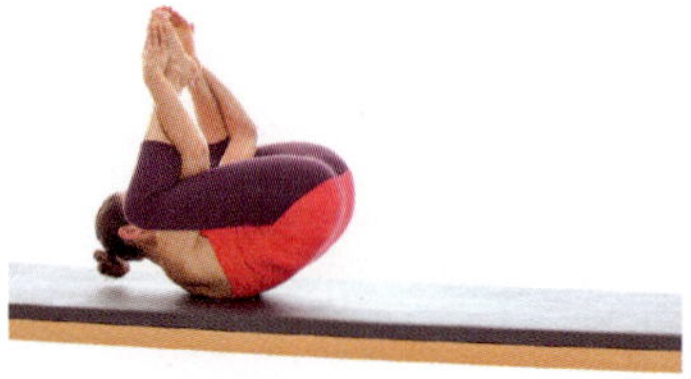
씰 퍼피, page 75

기구 순서
Apparatus Sequences

앞서 말했듯이 필라테스 기구를 사용할 때 가장 중요한 것은 안전입니다. 저는 이 부분을 다시 한번 강조하지 않을 수 없습니다. 두 번째로는 세션이 매트운동과 마찬가지로 포괄적이어야 합니다. 기구는 우리가 목표를 달성하는 데 도움이 되는 도구이며 시스템 자체가 아니라는 점을 기억해야 합니다. 나는 작업의 원리를 통합하지 않는 필라테스 강사와 함께 필라테스 기구로 운동하는 것보다 필라테스 접근 방식을 사용하는 강사와 함께 기존의 체육관 기구들을 사용하여 운동하는 것이 더 낫다고 항상 느꼈습니다. 블록 시스템은 당신이 수행하는 각 세션이 필라테스 기구에서 수행되는 단순한 운동 모음이 아니라 필라테스 세션이 되도록 보장합니다.

저는 각 레벨(기본, 중급, 상급)에 하나씩 세 가지 기구 루틴을 제공했으며, 이를 기반으로 전체적인 틀을 사용할 수 있습니다. 저는 이 책에서 어떠한 마스터 레벨 프로그램도 제공하지 않습니다. 왜냐하면 이 운동 영역을 수련하려면 수년간의 연습이 필요하고 전문적인 설명과 지도가 필요하기 때문입니다. 필라테스 붐의 가장 슬픈 결과 중 하나는 상급 및 마스터 수준의 운동이 종종 적절한 준비, 연습 또는 이해 없이 사용되며, 평생의 헌신과는 반대로 성과와 결과에만 밑도는 결과를 초래한다는 것입니다.

저는 각 블록 내의 레퍼토리가 어떻게 상호 교환될 수 있는지를 설명하기 위해 선택된 운동에 대한 대안적인 옵션을 제공했습니다. 매트 운동 루틴과 마찬가지로 연습도 적절한 변형 동작, 난이도 낮추기 또는 난이도 높이기 동작들로 대체될 수 있습니다. 당신이 이 책의 지침과 원칙을 지키는 한, 당신은 긍정적인 결과를 보장받을 수 있습니다.

초급 기구 루틴 /Fundamental Apparatus Routine

운동: 30; 시간: 약 60분

옵션

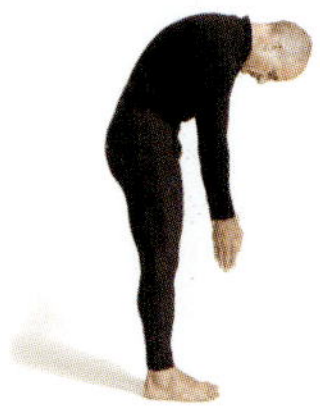

매트: 롤-다운, page 26

웜-업

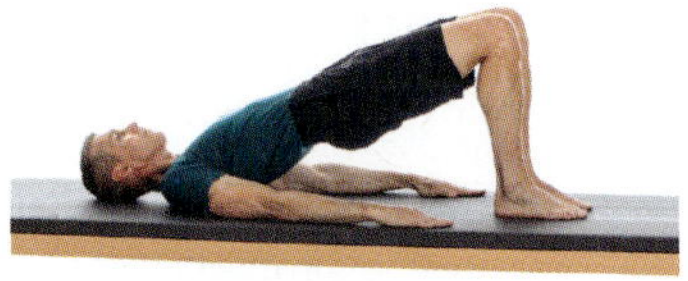

매트: 펠빅 컬, page 49

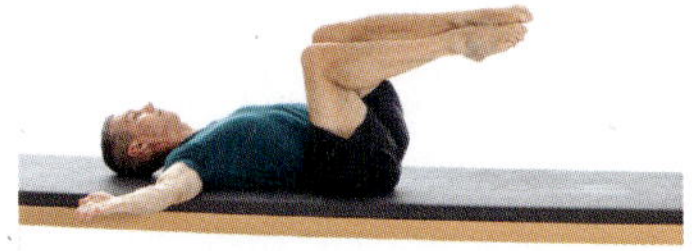

매트: 스파인 트위스트—수파인, page 50

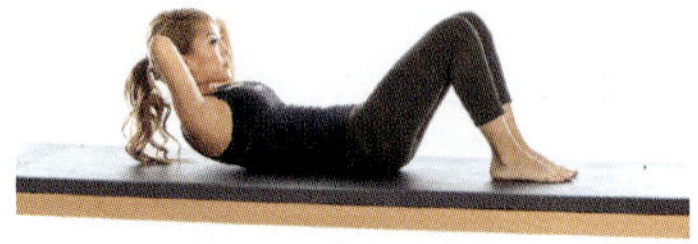

매트: 체스트 리프트, page 51

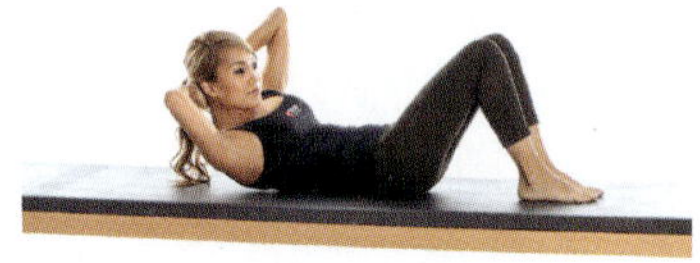

매트: 체스트 리프트 위드 로테이션, page 52

발 운동

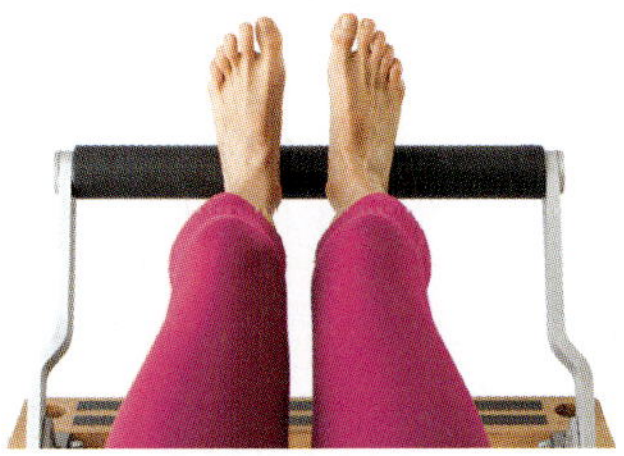

리포머: 패럴러 힐, page 127

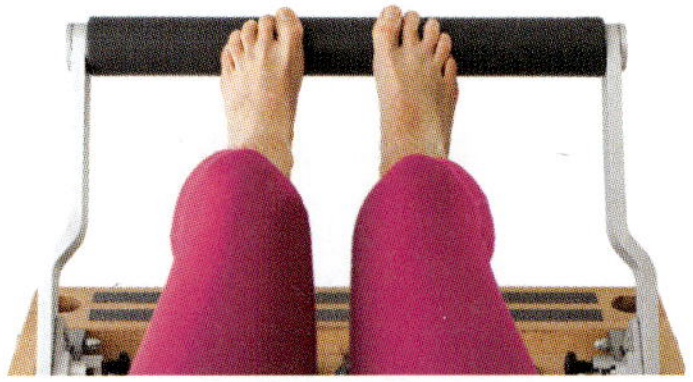

리포머: 페럴러 토우, page 128

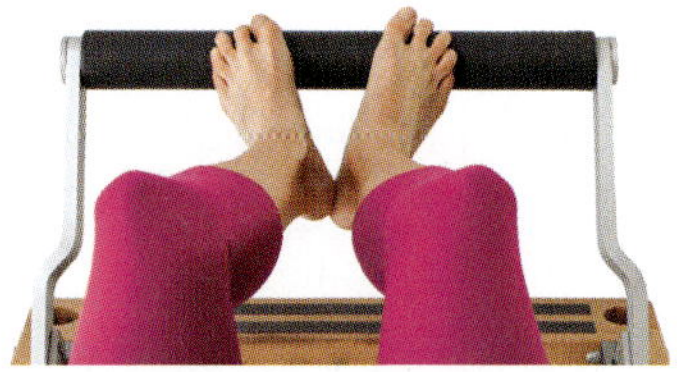

리포머: 브이 포지션 토우, page 129

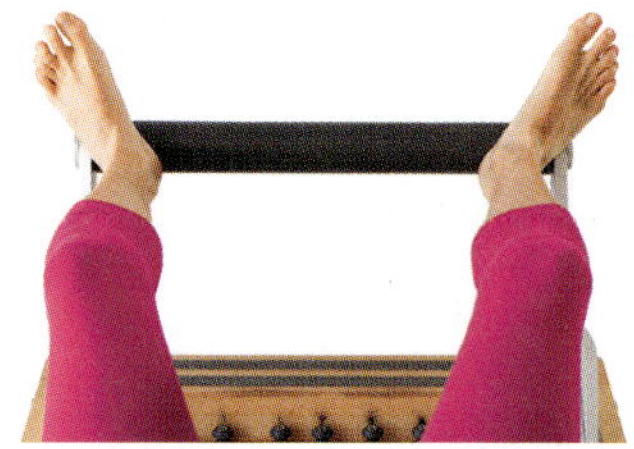

리포머: 오픈 브이 포지션 힐, page 130

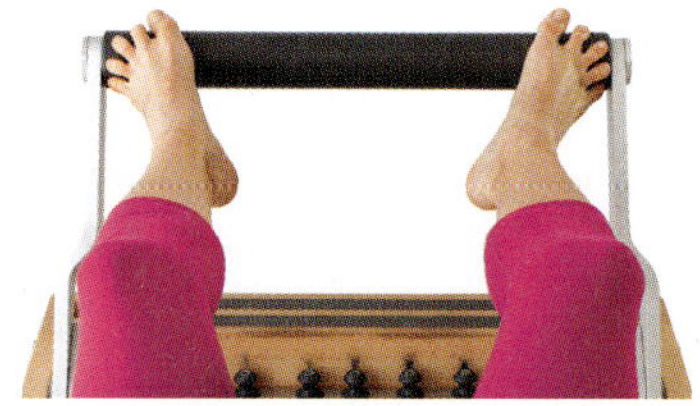

리포머: 오픈 브이 포지션 토우, page 131

발 운동

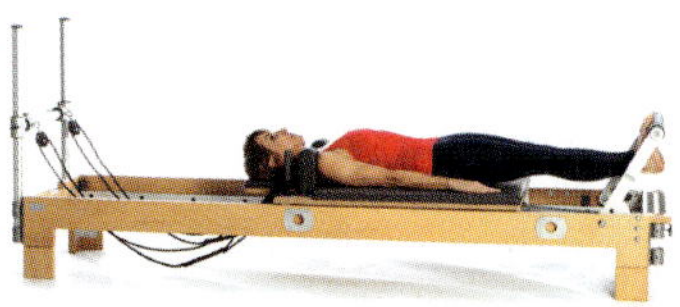

리포머: 카프 레이즈, page 132

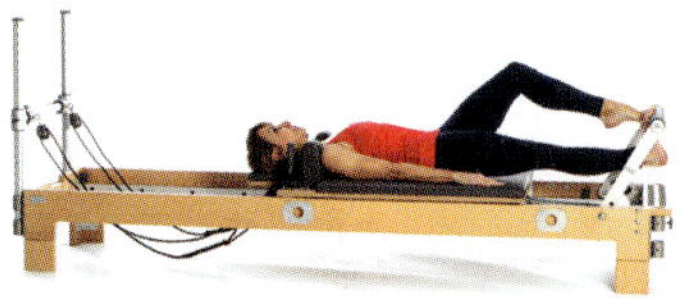

리포머: 프랜스, page 133

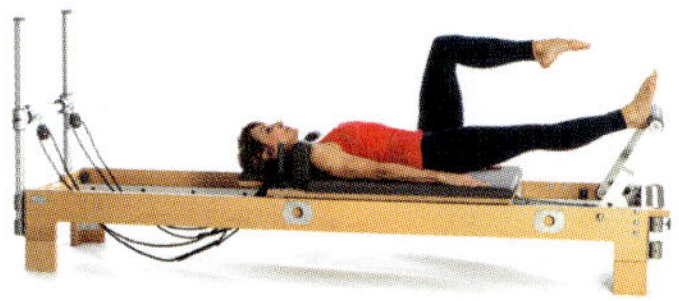

리포머: 싱글-레그 힐, page 135

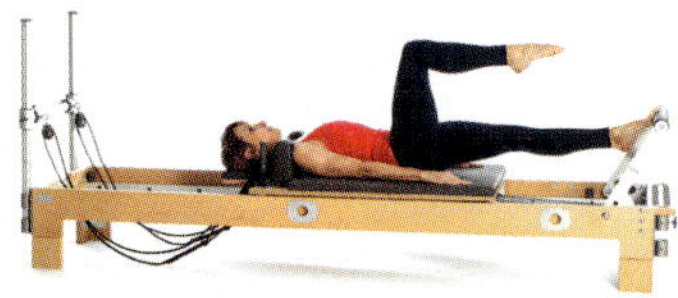

리포머: 싱글-레그 토우, page 136

복부 운동

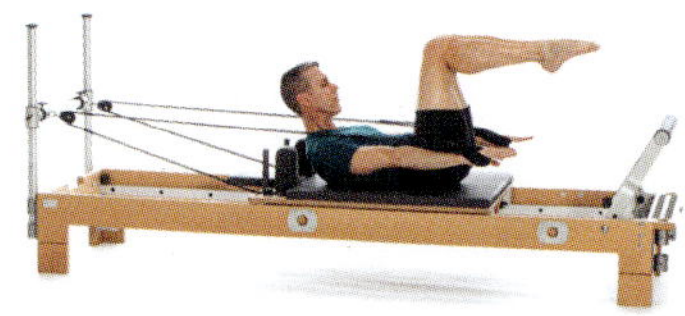

리포머: 헌드레드 프렙, page 138

엉덩관절 운동

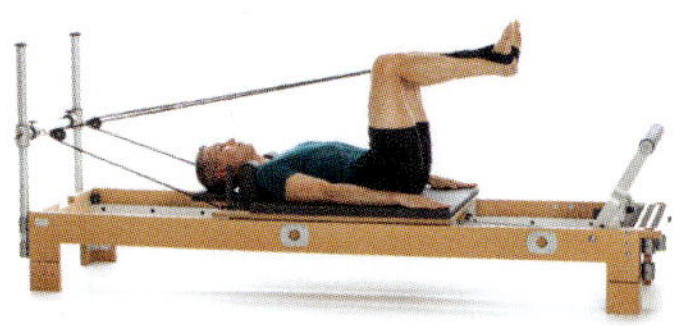

리포머: 프로그, page 153

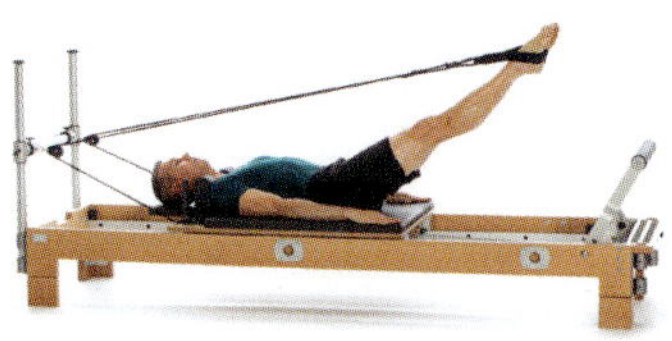

리포머: 힙 서클 다운, page 154

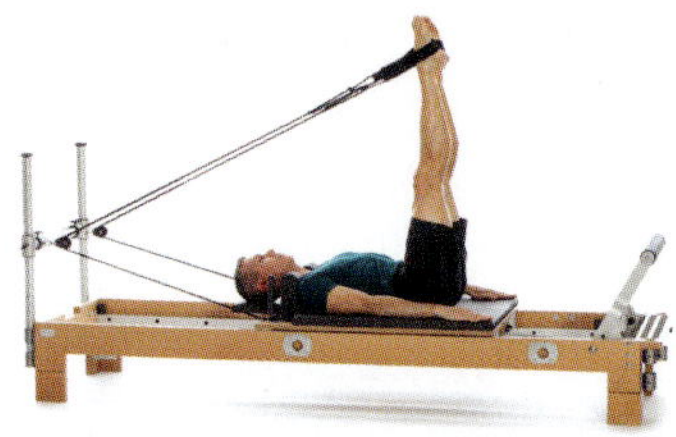

리포머: 힙 서클 업, page 155

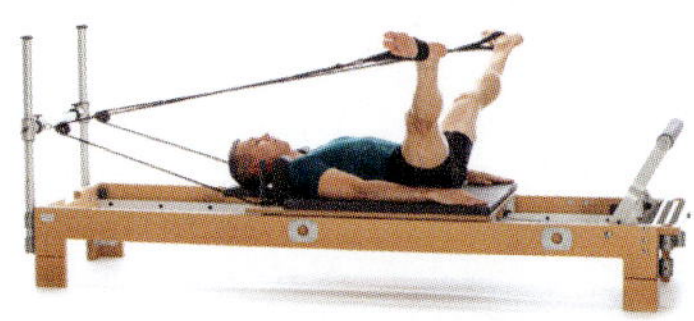

리포머: 오프닝, page 156

척추분절

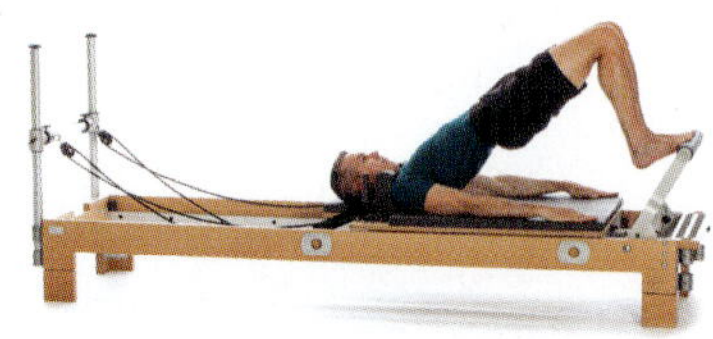

리포머: 버텀 리프트, page 160

스트레치

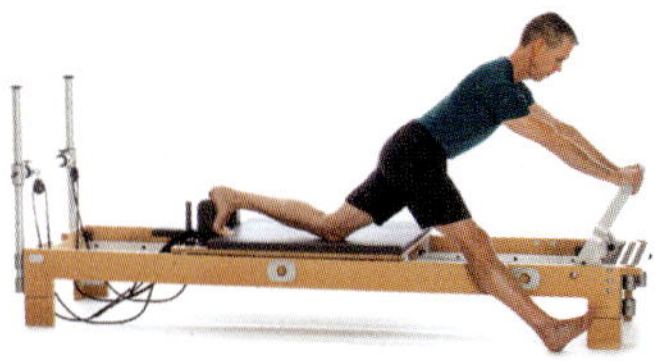

리포머: 런지—스탠딩,
page 169

전신통합 I

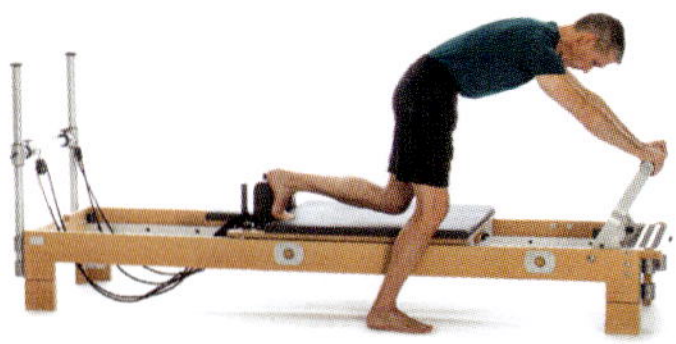

리포머: 스쿠터, page 173

팔 운동

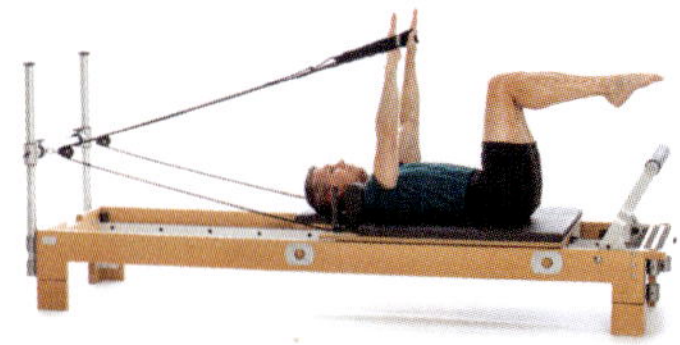

리포머: 숄더 익스텐션—수파인,
page 186
또는 패드-어-풀: 익스텐션,
page 315

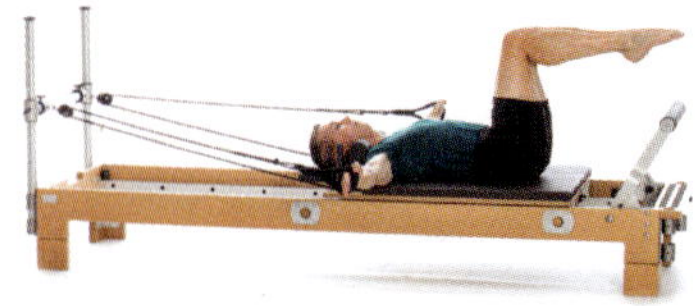

리포머: 숄더 어덕션—수파인,
page 187 또는
패드-어-풀 어덕션,
page 316

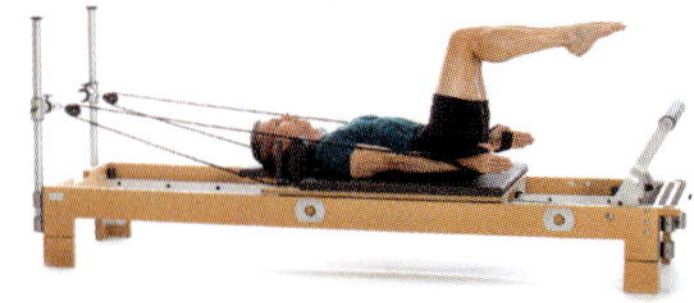

리포머: 암 서클 업—수파인,
page 188 또는
패드-어-풀: 서클, page 318

팔 운동

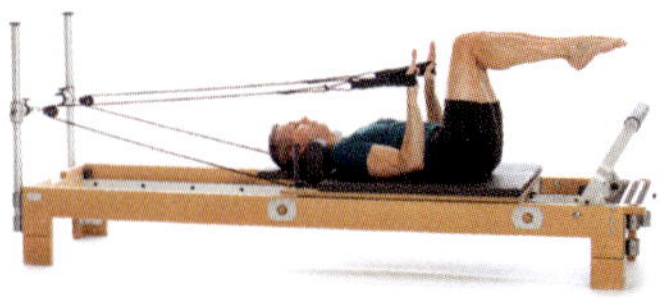

리포머:트라이셉스—수파인,
page 189
또는 패드-어-풀: 트라이 셉스,
page 317

다리 운동

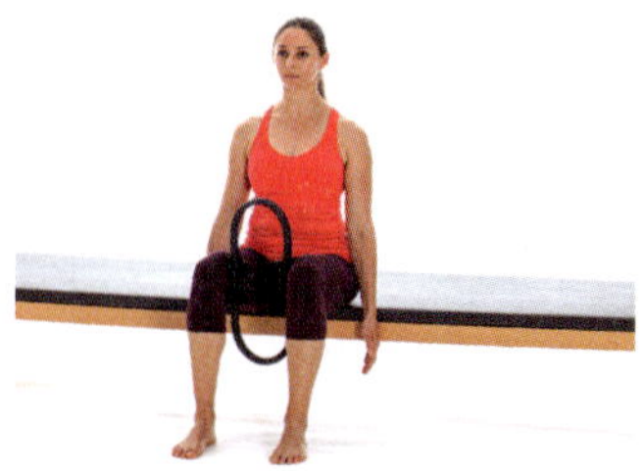

매직 서클: 어버브 니—싯티드,
page 335

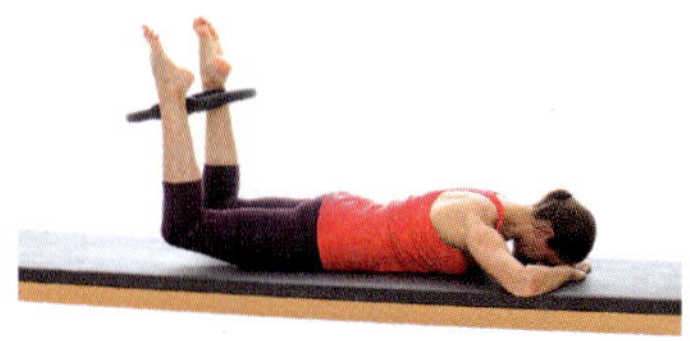

매직 서클: 니 벤트—프론,
page 338

가쪽굽힘 & 회전

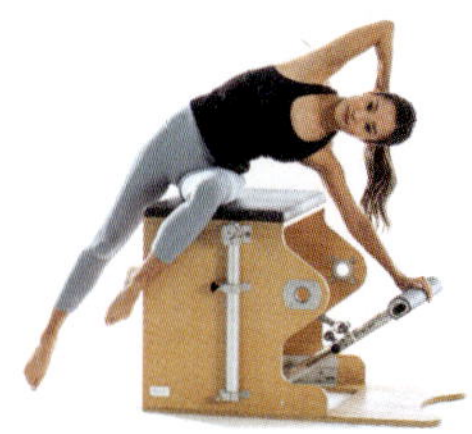

운다 체어: 사이드 오버, page 288
또는
스텝 바렐: 사이드 오버, page 310

등 폄

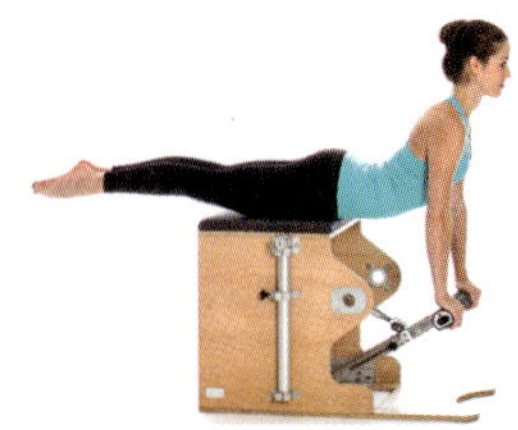

운다 체어: 스완, page 289 또는
스텝 바렐: 스완, page 311

옵션

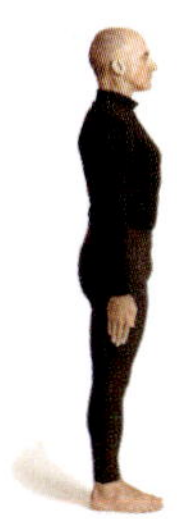

매트: 롤 다운, page 26

중급 기구 루틴 /Intermediate Apparatus Routine

운동: 32; 시간 : 약 60분

옵션

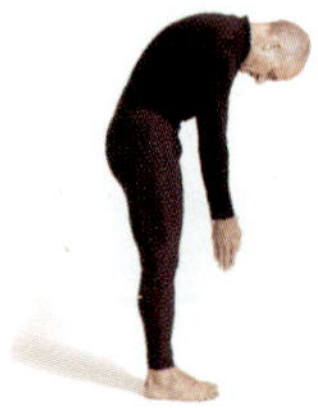

매트: 롤-다운,
page 26

웜-업

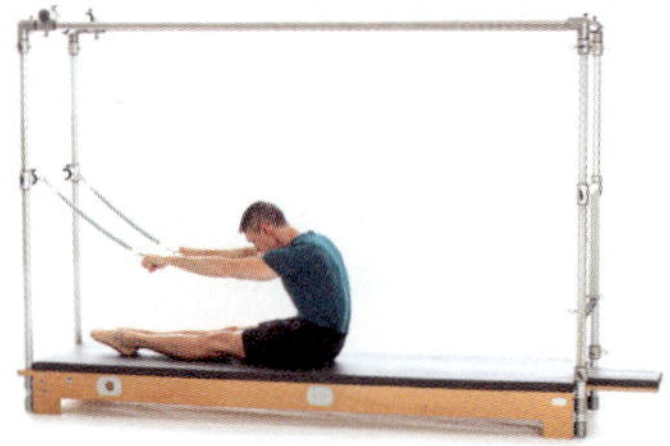

캐딜락: 롤-업,
page 236

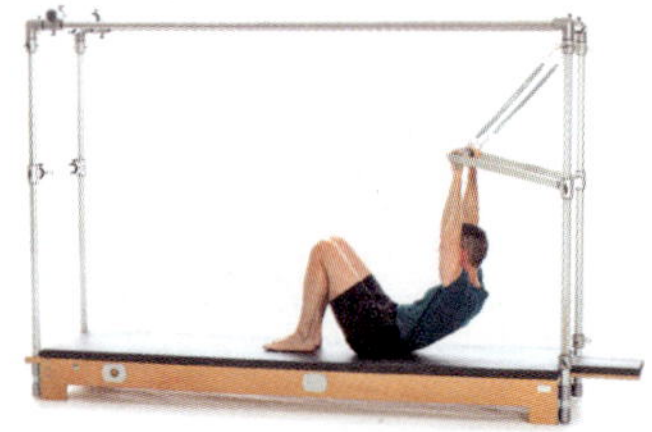

캐딜락: 미니 롤-업,
page 237

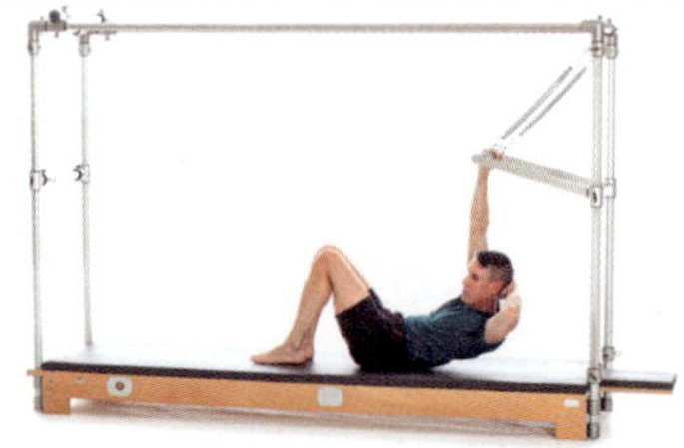

캐딜락: 미니 롤-업—오블리크,
page 238

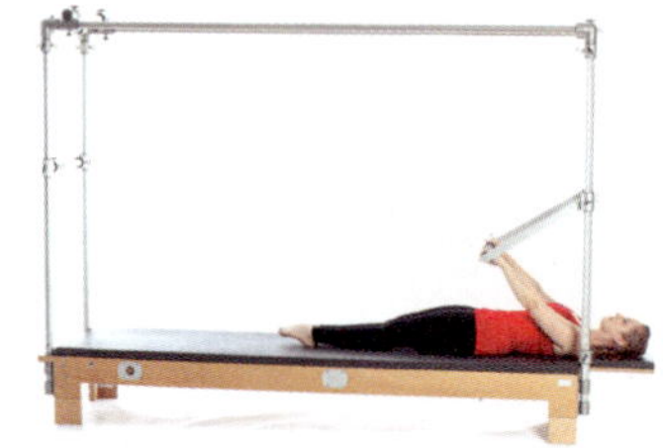

캐딜락: 롤-업 위드 푸쉬 쓰루 바
page 240

발 운동

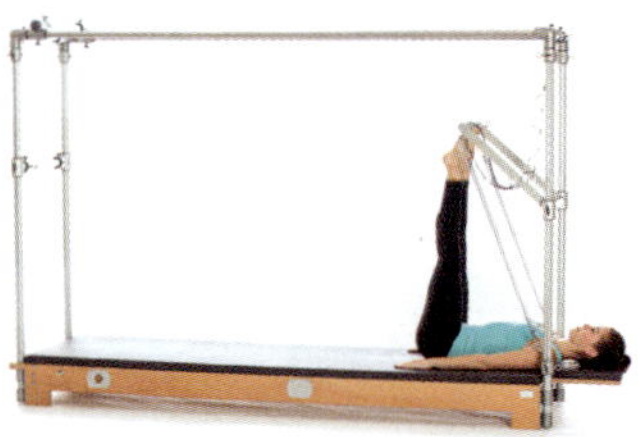

캐딜락: 패럴렐 힐 & 토우,
page 229

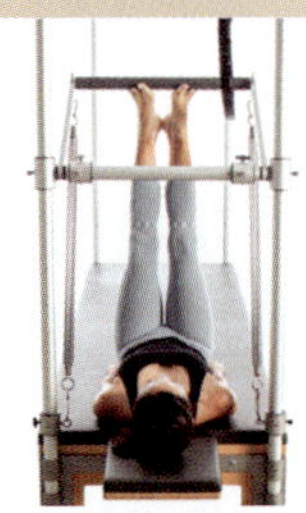

캐딜락:브이 포지션 토우,
page 230

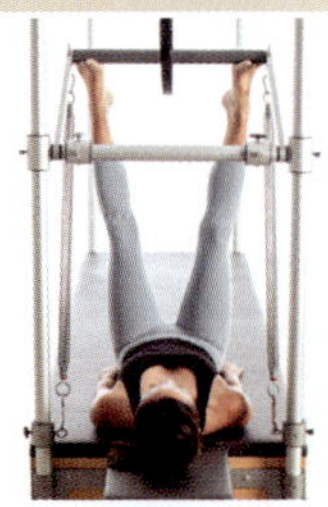

캐딜락: 오픈 브이 포지션 힐 & 토우,
page 231

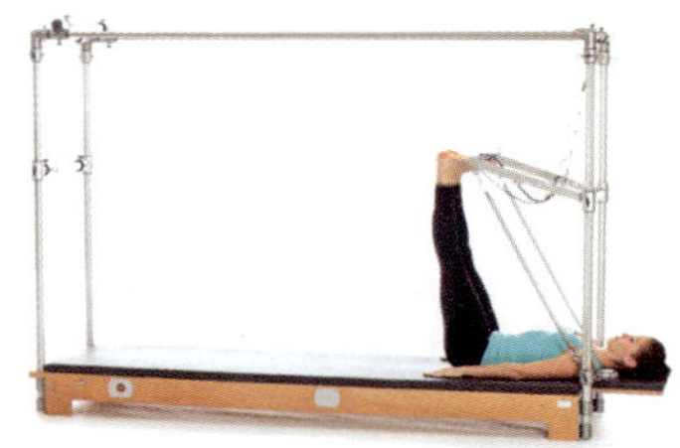

캐딜락: 카프 레이즈,
page 232

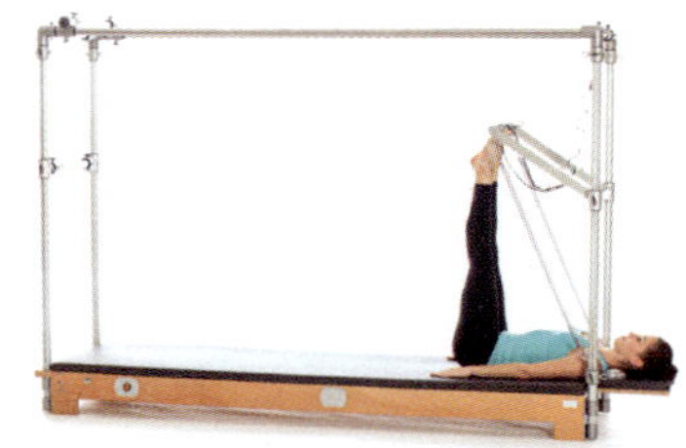

캐딜락: 프랜스, page 233

발 운동

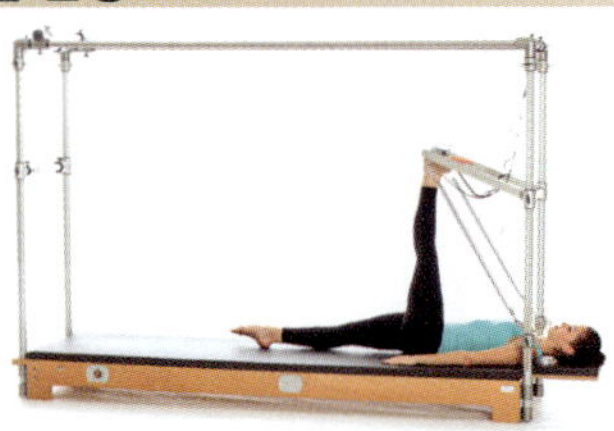

캐딜락: 싱글-레그 힐,
page 234

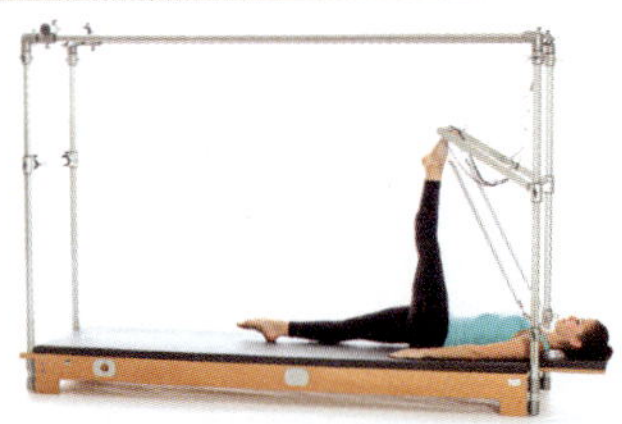

캐딜락: 싱글-레그 토우,
page 235

복부 운동

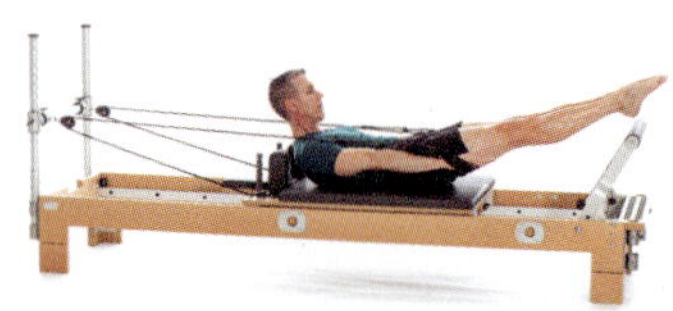

리포머: 헌드레드,
page 139

엉덩관절 운동

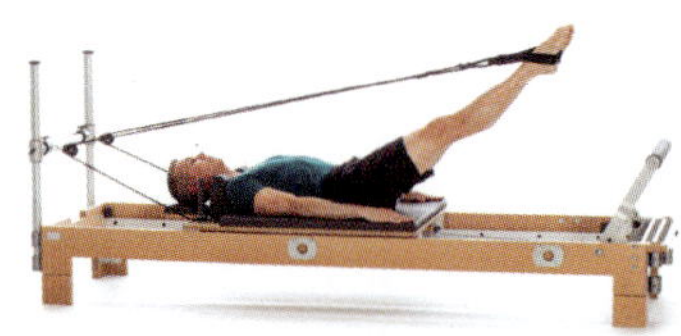

리포머: 힙 서클 다운,
page 154

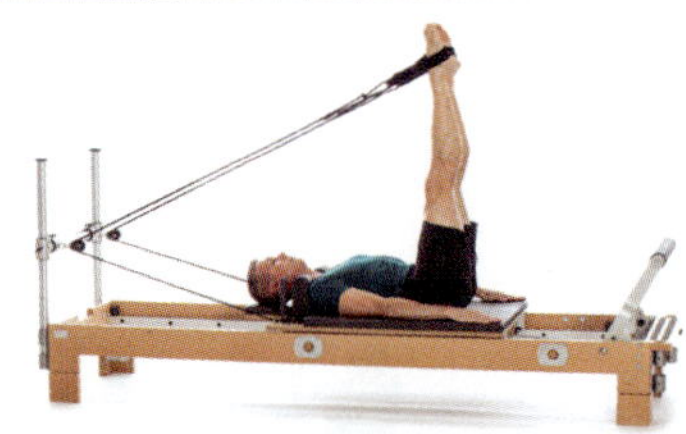

리포머: 힙 서클 업,
page 155

엉덩관절 운동

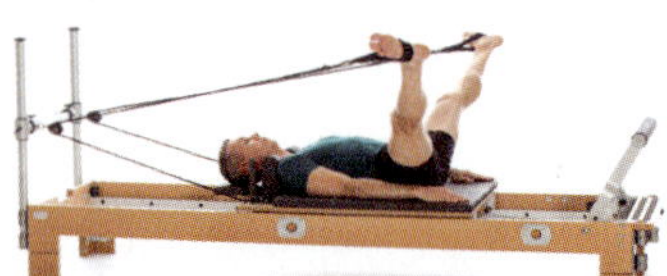

리포머: 프로그—익스텐디드,
page 157

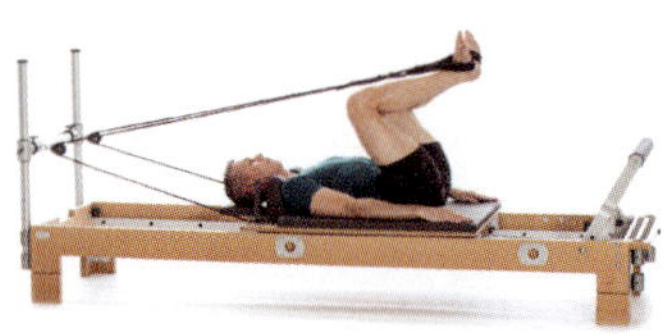

리포머: 프로그—익스텐디드 리벌스,
page 158

척추 분절

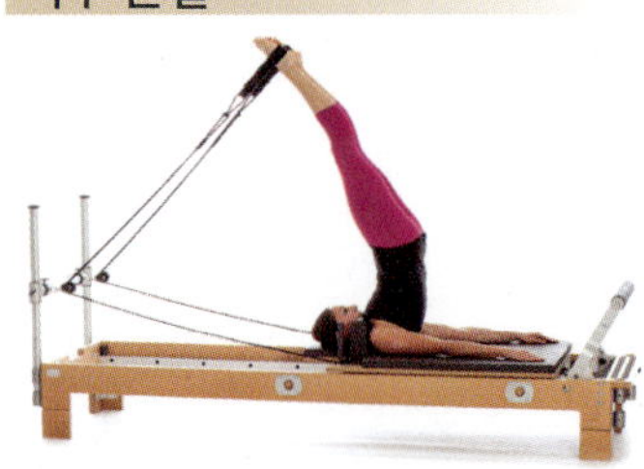

리포머: 숏 스파인,
page 164

스트레치

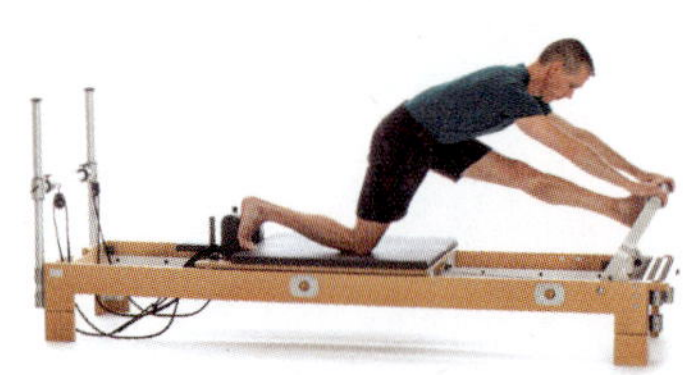

리포머: 런지—닐링,
page 170

전신통합 I

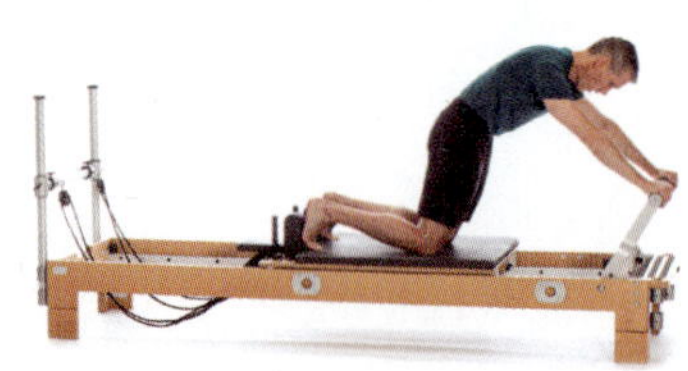

리포머: 니 스트레치—라운드 백,
page 174

전신통합 I

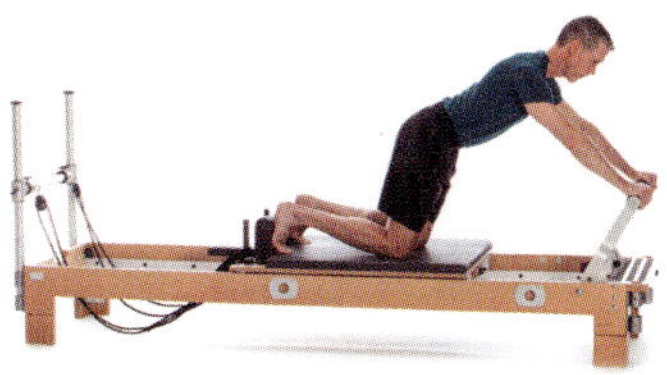

리포머: 니 스트레치—플랫 백,
page 175

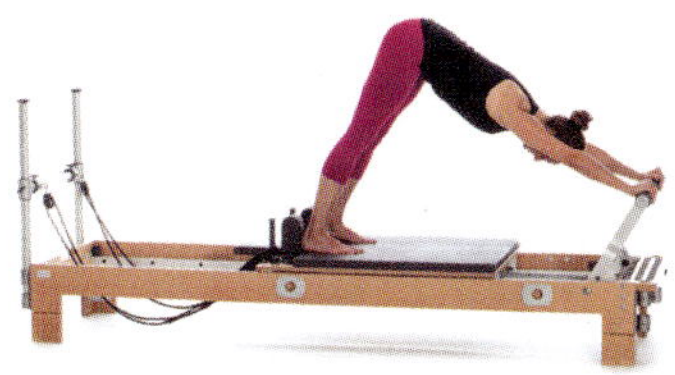

리포머: 엘리펀트,
page 180

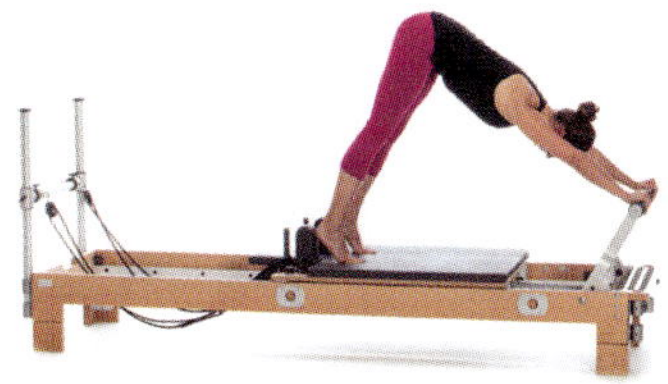

리포머: 업 스트레치,
page 181

팔 운동

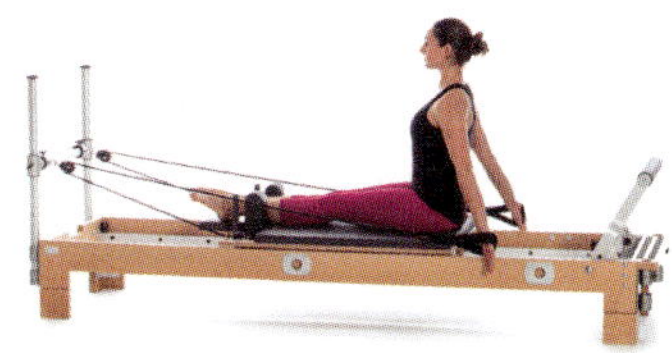

리포머: 체스트 익스펜션—싯티드,
page 190

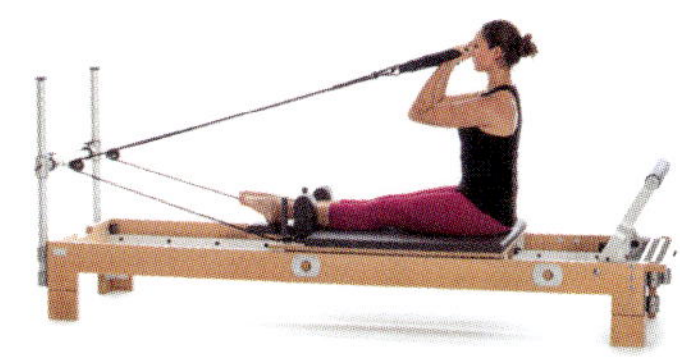

리포머: 바이셉스—싯티드,
page 191

팔 운동

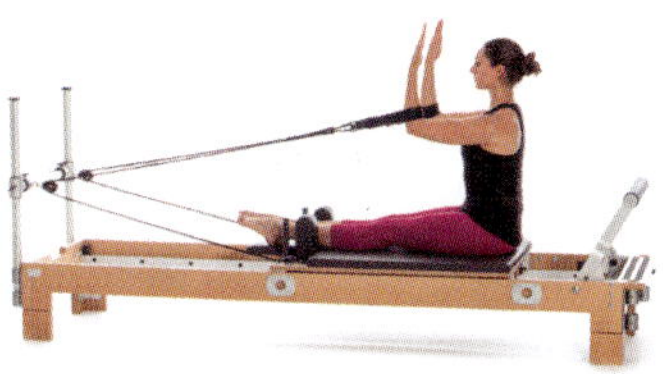

리포머: 롬보이드—싯티드,
page 192

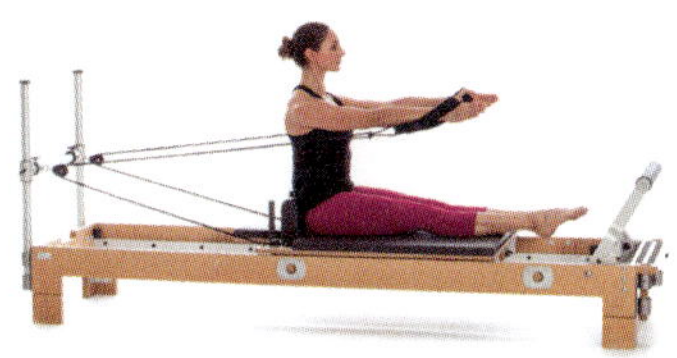

리포머: 허그-어-트리—싯티드,
page 193

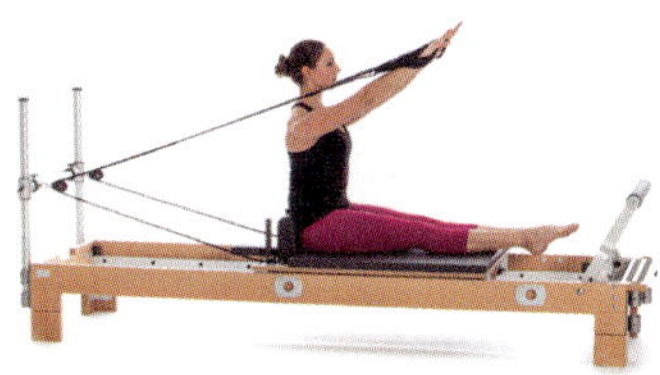

리포머:살룻—싯티드,
page 194

다리 운동

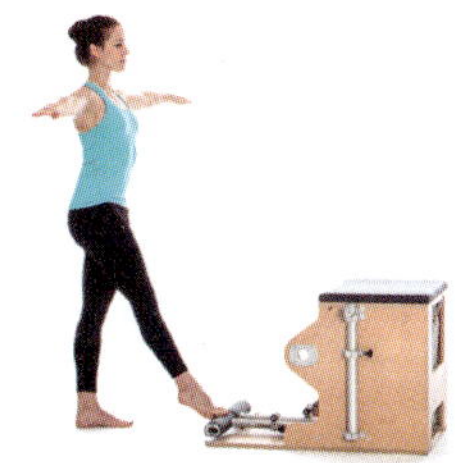

운다 체어: 레그 프레스—스탠딩,
page 286

전신통합 II

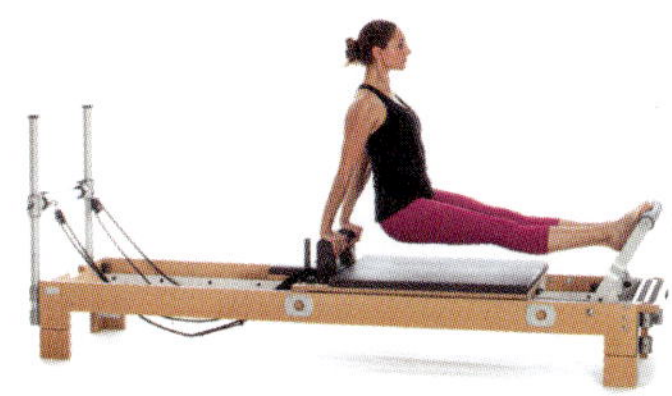

리포머: 밸런스 컨트롤 백 프렙,
page 184

가쪽굽힘 & 회전

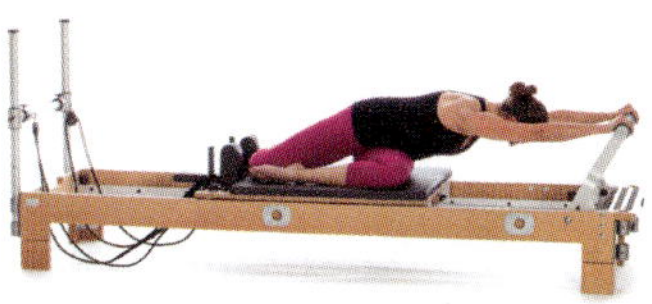

리포머: 머메이드,
page 218

등 폄

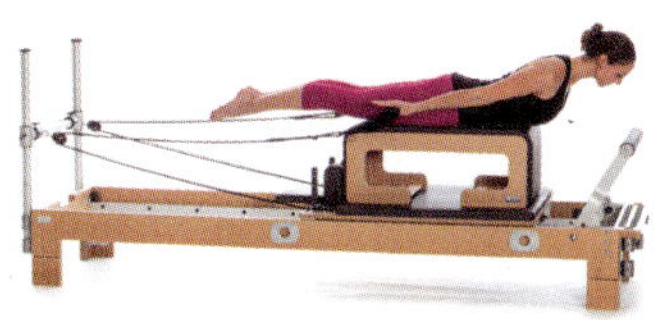

리포머: 브레스트스트로크,
page 223

옵션

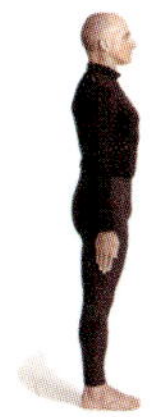

매트: 롤-다운,
page 26

상급 기구 루틴 /Advanced Apparatus Routine

운동: 34; 시간: 약 60분

옵션

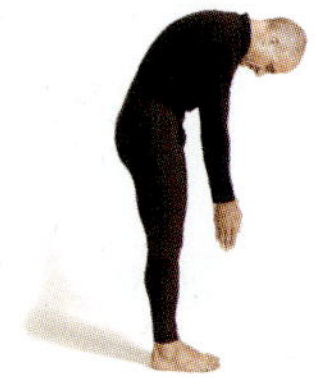

매트: 롤-다운,
page 26

웜-업

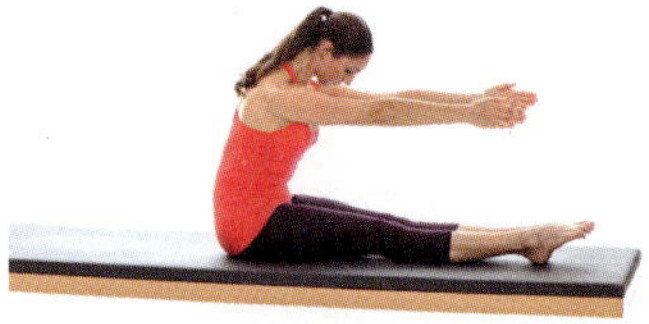

매트: 롤-업,
page 58

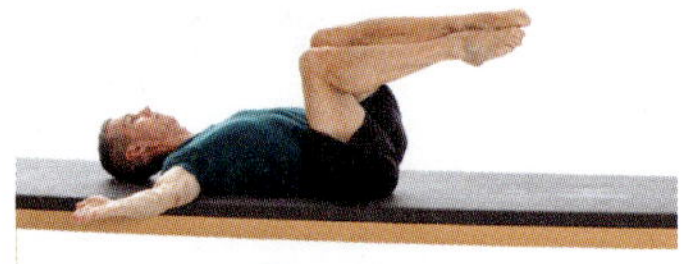

매트: 스파인 트위스트—수파인,
page 50

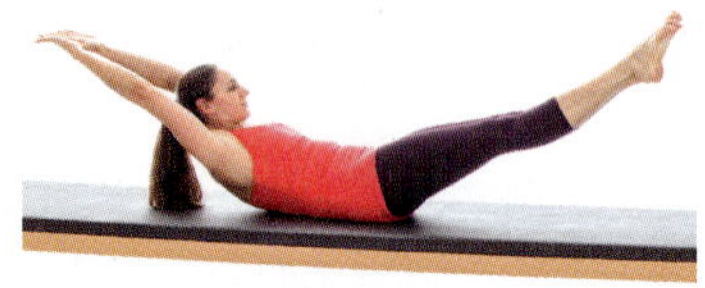

매트: 더블-레그 스트레치,
page 66

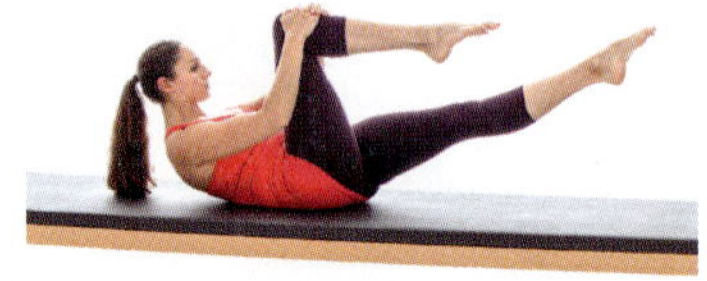

매트:싱글-레그 스트레치,
page 62

웜-업

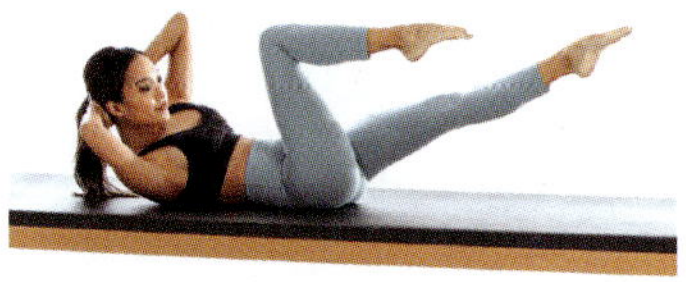

매트: 크리스 크로스,
page 64

발 운동

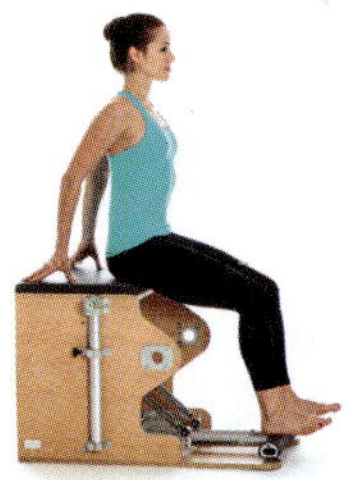

운다 체어: 패럴렐 힐 & 토우,
page 273

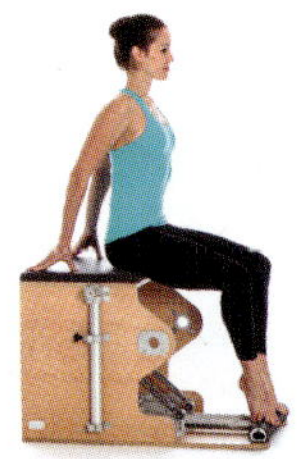

운다 체어: 브이 포지션 토우,
page 274

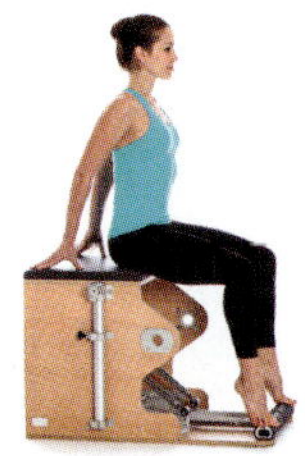

운다 체어: 오픈 브이 포지션
힐 & 토우, page 275

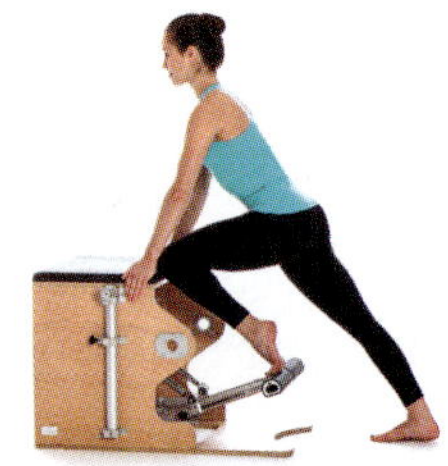

운다 체어: 카프 레이즈,
page 276

발 운동

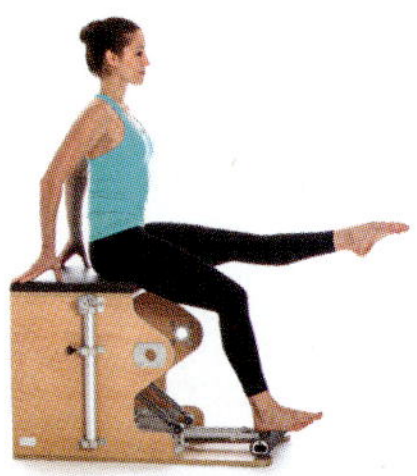

운다 체어: 싱글-레그 힐 & 토우,
page 277

복부 운동

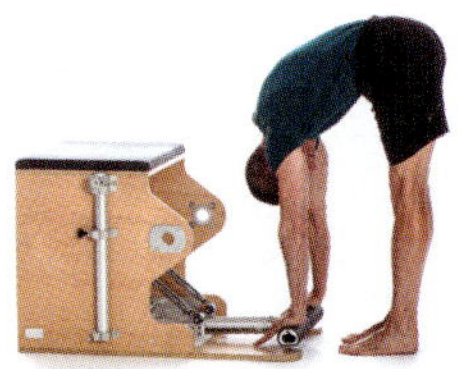

운다 체어: 파이크—스탠딩,
page 278 또는 운다체어: 파이크—
포워드, page 279

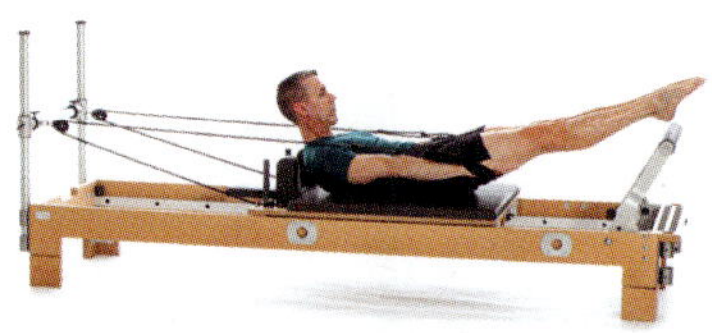

리포머: 헌드레드, page 139 또는
리포머: 코디네이션, page 140

엉덩관절 운동

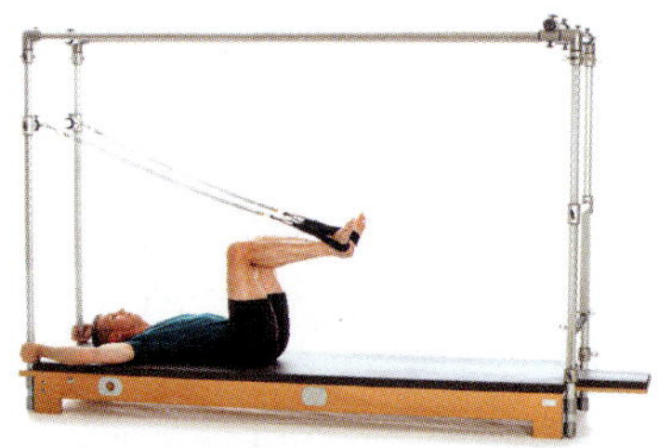

캐딜락: 프로그,
page 242

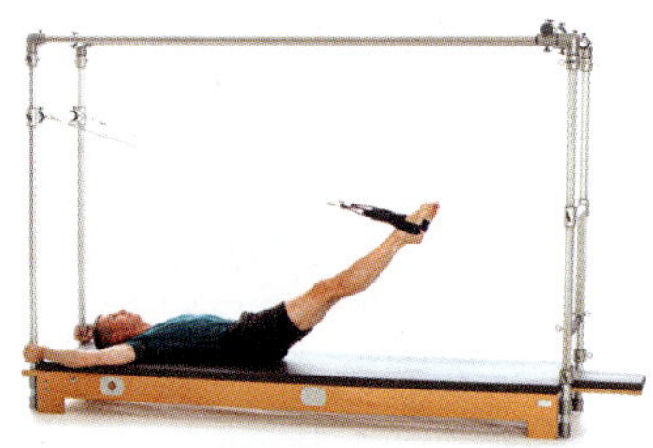

캐딜락: 힙 서클,
page 243

엉덩관절 운동

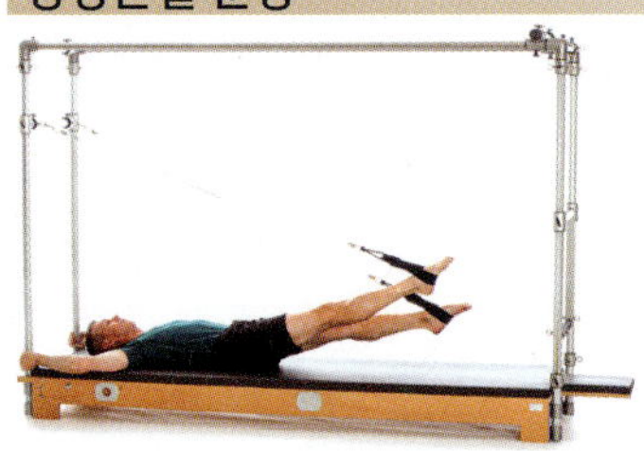

캐딜락: 워킹, page 244

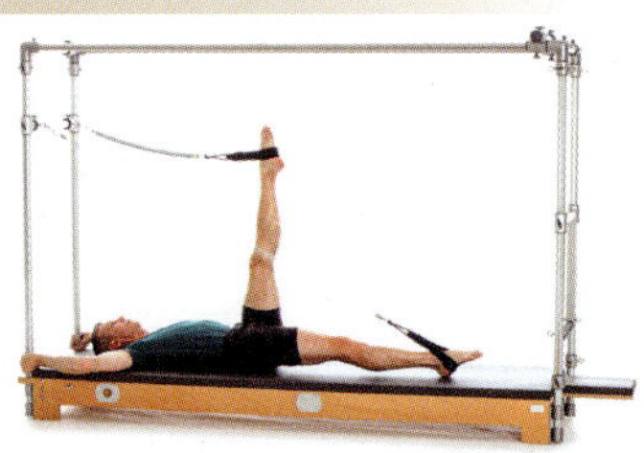

캐딜락:바이시클, page 245

척추 분절

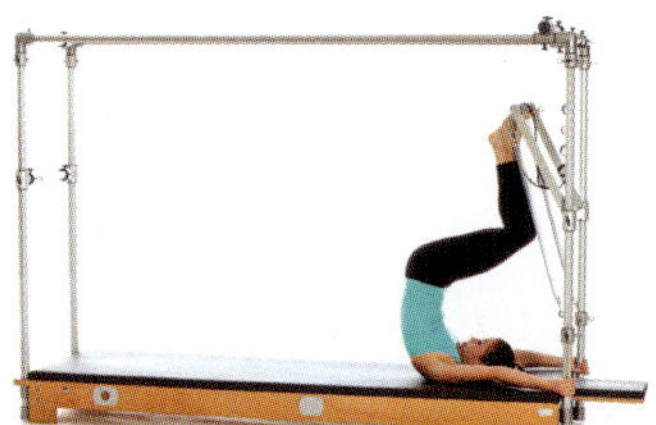

캐딜락: 타워, page 248

스트레칭

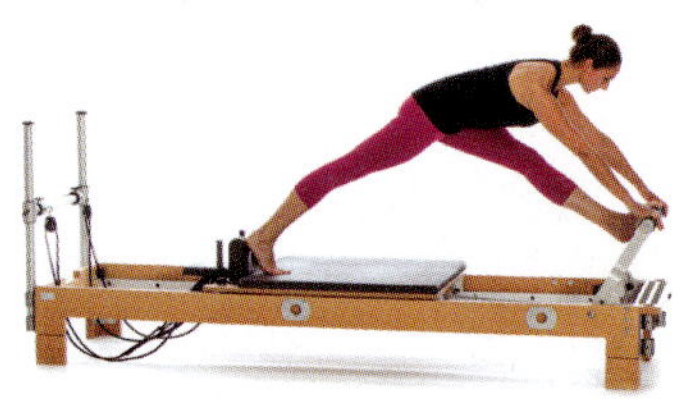

리포머: 런지—포워드, page 171

전신통합 I

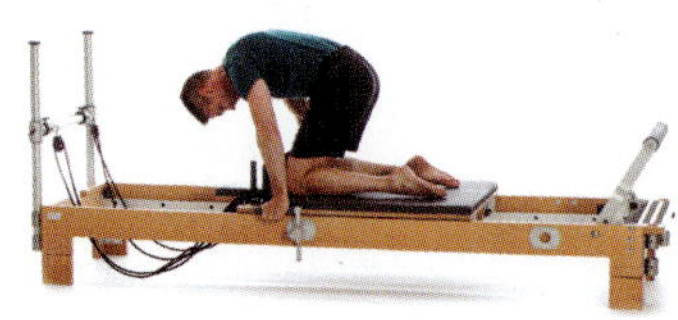

리포머: 니 스트레치—리버스, page 176

전신 통합 I

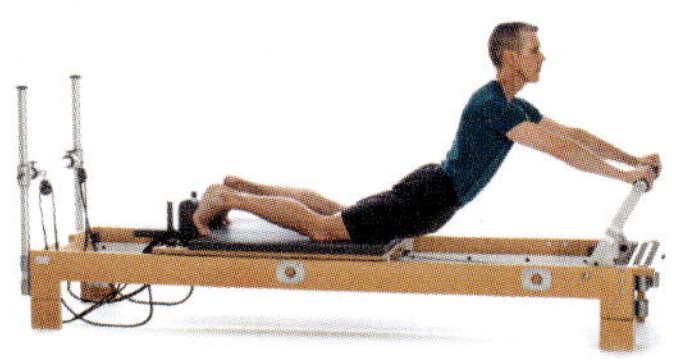

리포머: 다운 스트레치, page 179

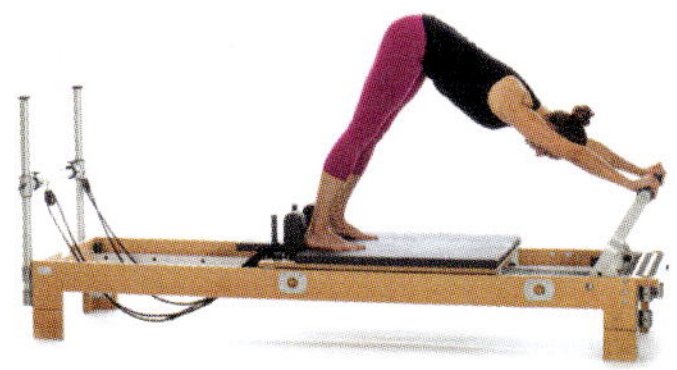

리포머: 엘리펀트, page 180

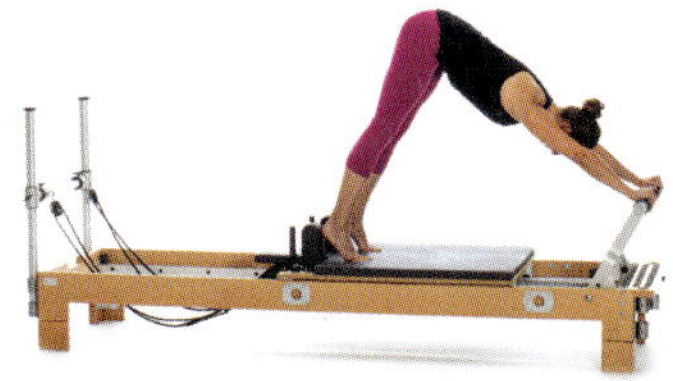

리포머: 업 스트레치 page 181

팔 운동

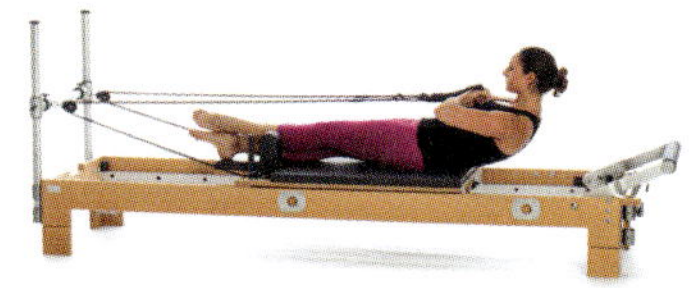

리포머: 로잉 백 1, page 200

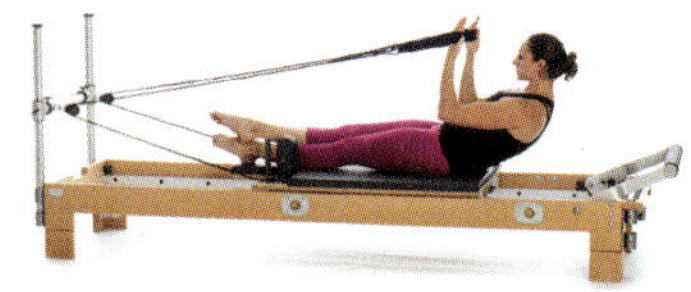

리포머: 로잉 백 2, page 202

팔 운동

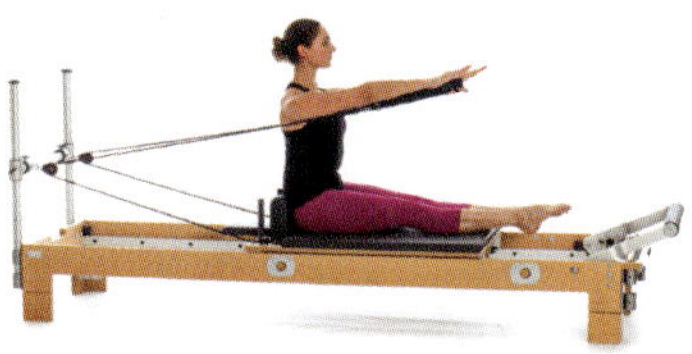

리포머: 로잉 프론트 1, page 204

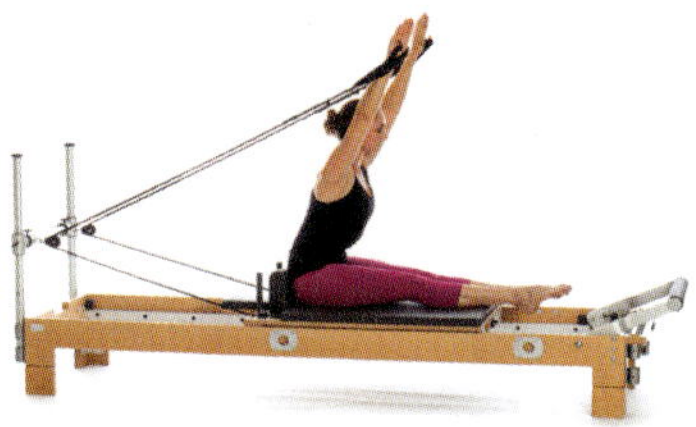

리포머: 로잉 프론트 2, page 206

다리 운동

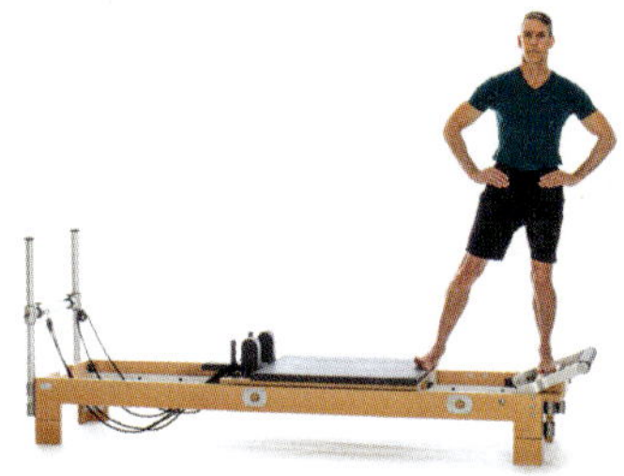

리포머: 스케이팅—싱글 레그, page 210

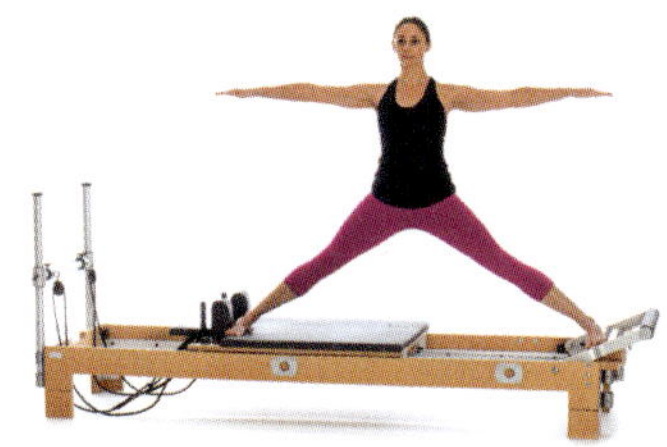

리포머: 스플릿—사이드, page 209

전신 통합 II

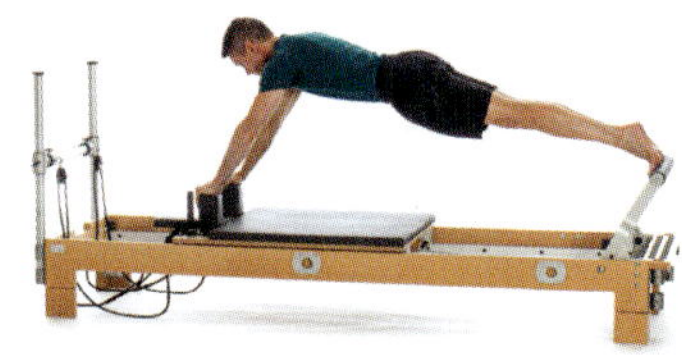

리포머: 밸런스 컨트롤 프론트, page 183

전신 통합 II

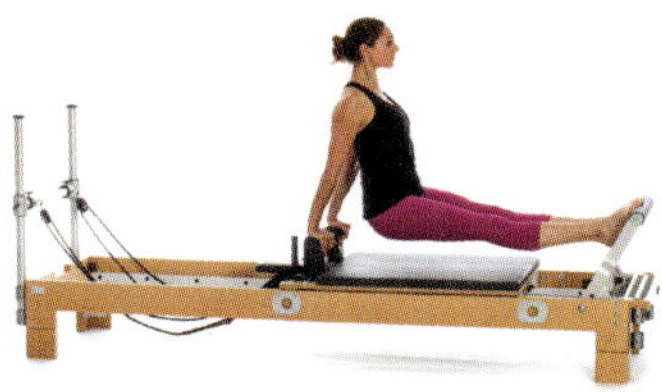

리포머: 밸런스 컨트롤 백 프렙, page 184

가쪽굽힘 & 회전

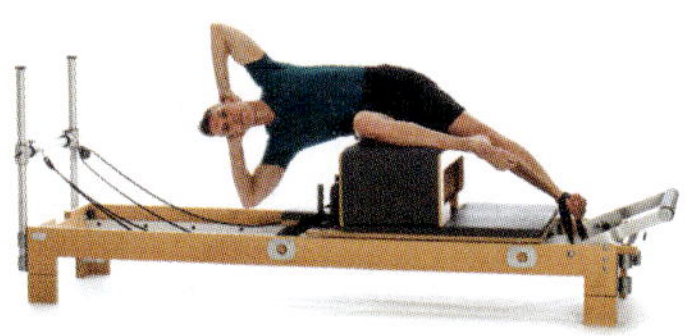

리포머: 사이드 오버, page 216 또는 래더 바렐: 사이드 오버, page 296

등 폄

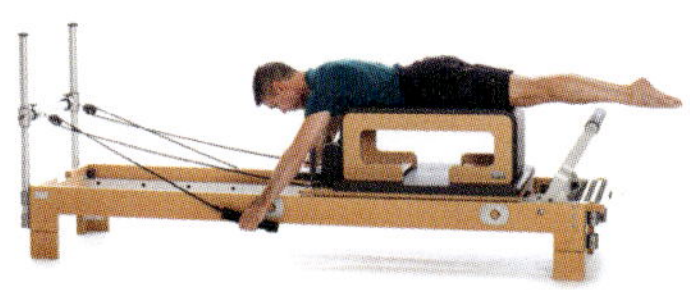

리포머: 풀링 스트랩1, page 224 또는 래더 바렐: 스완, page 298

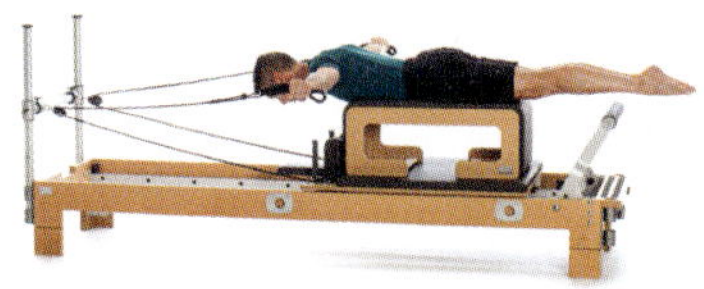

리포머: 풀링 스트랩 2, page 225

옵션

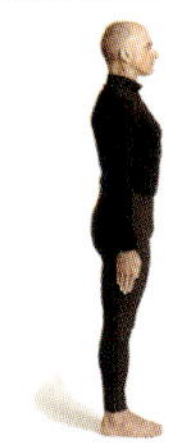

매트: 롤-다운, page 26

여러분이 필라테스 운동을 시작함에 따라, 여러분은 앞으로 있을 긍정적인 변화들을 기대할 수 있습니다. 조셉 필라테스는 "10회 세션에서 여러분은 차이를 느낄 것이고, 20회 세션에서 여러분은 그 차이를 볼 것이고, 30회 세션에서 여러분은 완전히 새로운 몸을 갖게 될 것입니다"라고 말했습니다. 신체 인식과 정렬, 근육 활성화, 긴장 완화, 원기 회복 및 영감과 관련된 특정 변화들은 바로 발견할 수 있습니다. 그러나 중요한 생리학적 변화가 일어나려면 근육에 최소 6주 동안 지속적으로 자극을 가해야 합니다. 그리고 최소한 72시간마다 한 번씩 운동해야 합니다. 조셉 필라테스는 그의 저서〈***조절을 통한 삶으로의 회귀*〉 *(Return to Life Through Contrology, Joseph Filates)***에서 "만약 당신이 단 3개월 동안 일주일에 4번만 규칙적으로 운동을 충실히 수행한다면, 당신은 당신의 신체 발달이 새로운 정신적 활력과 영적 향상과 함께 목표에 접근하는 것을 발견할 것입니다."라고 썼습니다. 일관성과 규율이 없다면, 커다란 변화가 일어날 수 없습니다. 필라테스는 만병 통치약이 아닙니다; 필라테스는 열심히 연습할 때 긍정적인 변화와 향상된 행복을 가져오는 신체적이고 정신적인 조건의 잘 설계된 시스템입니다.

일관된 연습이 중요한 만큼 조셉 필라테스는 운동을 반복하는 것보다 자신의 시스템에 더 많은 목표를 삼았습니다. 그는 이것이 모든 일상 활동에 웰빙을 불어넣는 삶에 대한 접근이라고 생각했습니다. 저는 그가 올바르게 샤워하는 방법과 몸의 모든 부분을 씻는 방법을 시연하기까지 하는 영상을 보았습니다. 이것이 바로 Mr. Pilates였습니다! 그는 자신의 시스템에 대한 확고한 믿음과 이것이 보편적으로 실행되어야 한다는 결의와 확고한 의견을 가진 사람이었습니다.

우리와 마찬가지로 조셉 필라테스에게도 단점이 있었습니다. 그와 함께 일한 사람들은 그가 참을성이 없고 이기적이며 다소 과시적일 수 있다고 이야기했습니다. 또한 그는 우월주의적이었을 수도 있습니다. 그는 그의 운동들이 주로 남자들에 의해 실행되도록 했습니다. 그러나 지난 몇 년 동안 필라테스 운동이 잊혀지지 않도록 유지해 온 사람들이 주로 여성들이었고 여전히 여성들이 대다수의 필라테스 수련자들을 대표한다는 것은 아이러니한 일입니다. 본질적으로 필라테스는 힘과 우아함, 남성다움과 여성다움, 음과 양, 우주를 구성하는 상호보완적인 힘의 놀라운 균형입니다. 남성과 여성 모두에게 많은 것을 제공합니다.

무엇보다 유명한 안무가 조지 발란신(George Balanchine)은 조셉 필라테스를 "신체의 천재"로 불렀습니다. 그는 일찍부터 몸과 마음이 연결되어지는 힘을 받아들였으며 각 인간은 복잡한 존재임을 이해했습니다. 필라테스는 인간의 움직임을 패턴의 복잡한 순서로 보았습니다. 그는 인류가 건강과 복지 측면에서 현상태보다 더 나은 가치가 있다고 믿었던 흔들리지 않는 이상주의자였습니다. 그는 피트니스 산업 역사상 특정 분야에서 가장 크게 인기가 급 상승된 운동을 만들었습니다. 이제야 연구를 통해 진정으로 이해되고, 수용되며, 입증되는 개념들을 조셉 필라테스는 강조했었습니다. 그의 방대한 지식과 창의성은 그의 생애보다 오늘날 더욱 분명해지며 우리가 즐기고 삶을 향상시키는데 사용할 수 있는 유산입니다.

이제 여러분들과 작별을 고하면서 저의 작은 소망을 덧붙이자면. 우리는 우리의 지식과 삶의 경험을 아낌없이 공유하여 우리 모두가 한 개인으로서, 글로벌 공동체로서, 지구의 관리자로서 성장할 수 있기를 바랍니다. 나누고, 연습하고, 가르치면서, 우리는 필라테스의 본질을 살아있게 합니다. 깨달음을 얻는 필라테스 여행을 평생 즐기세요. 그리고 가장 중요한 것은 안전입니다!

참고 문헌 / Selected Resources

Books

Calais-Germain, Blandine. 1993. *Anatomy of Movement.* Seattle: Eastland Press.

Calais-Germain, Blandine, and Andrée Lamotte. 1996. *Anatomy of Movement Exercises.* Seattle: Eastland Press.

Cash, Mel. 1999. *Pocket Atlas of the Moving Body.* London: Ebury Press Random House.

Clippinger, Karen. 2015. *Dance Anatomy and Kinesiology.* 2nd ed. Champaign, IL: Human Kinetics.

Conraths-Lange, Nicola. 2004. *Survival Skills for Pilates Teachers.* Ann Arbor, MI: Logokinesis.

Corrigan, Brian, and G.D. Maitland. 1985. *Practical Orthopaedic Medicine.* Oxford, UK: Butterworth-Heinemann.

Csíkszentmihályi, Mihály. 1990. *Flow: The Psychology of Optimal Experience.* New York: Harper & Row.

Dowd, Irene. 1995. Taking Root to Fly: Articles on Functional Anatomy. 3rd ed. New York: Dowd.

Dufton, Jennifer. 2003. *The Pilates Difference.* London: Hamlyn.

Fitt, Sally S. 1988. *Dance Kinesiology.* New York: Schirmer.

Franklin, Eric. 2002. *Pelvic Power.* Hightstown, NJ: Princeton.

Friedman, Philip, and Gail Eisen. 1980. *The Pilates Method of Physical and Mental Conditioning.* Garden City, NY: Doubleday.

Gallagher, Sean P., and Romana Kryzanowska, eds. 2000. *The Joseph H. Pilates Archive Collection.* Philadelphia: Bainbridge.

Gladwell, Malcolm. 2000. *The Tipping Point.* New York: Little, Brown and Company.

Gladwell, Malcolm. 2008. *Outliers.* New York: Little, Brown and Company.

Hessel, Jillian. 2003. *Pilates Basics.* Emmaus, PA: Rodale.

Isacowitz, Rael. 2004. *Body Arts and Science International Movement Analysis Work Books: Mat, Reformer, Cadillac, Ladder Barrel and Wunda Chair, Auxiliary, Avalon.* Costa Mesa, CA: Author.

Isacowitz, Rael, and Karen Clippinger. 2019. *Pilates Anatomy.* 2nd ed. Champaign, IL: Human Kinetics.

Iyengar, B.K.S. 2001. *The Art of Yoga.* London: Allen & Unwin.

Juhan, Deane. 1998. *Job's Body: A Handbook for Body Work.* 3rd ed. Barrytown, NY: Station Hill Press.

Kaplanek, Beth, Brett Levine, and William Jaffe. 2011. *Pilates for Hip and Knee Syndromes and Arthroplasties.* Champaign, IL: Human Kinetics.

Kelly, Suzanne. 2005. *Pilates 4 Kidzz.* Bloomington, IN: Authorhouse.

Kendal, Florence P., Elizabeth K. McCreary, and Patricia G. Provance. 1993. *Muscles: Testing and Function.* 4th ed. Baltimore: Williams & Wilkins.

King, Bruce. 1991. *Rule of the Bones: Exercise Theory and Program for Correct Body Usage.* New York: Bruce King Foundation for American Dance.

Kounovsky, Nicholas. 1971. The *Joy of Feeling Fit.* Mattituck, NY: Amereon House.

Lett, Anthony. 2010. *Innovations in Pilates.* Eltham, VIC, Australia: Rebus Press.

Lingauer, Gabor. 2002. *Muscle Doctor.* Victoria, Canada: Trafford.

Myers, Thomas P. 2001. *Anatomy Trains.* London: Harcourt.

Netter, Frank H. 2011. Atlas of Human Anatomy, Professional Edition. 5th ed. Philadelphia, PA: Saunders/Elsevier.

Pilates, Joseph H. 1934. *Your Health: A Corrective System of Exercising That Revolutionizes the Entire Field of Physical Education.* Reprinted 1998. Incline Village, NV: Presentation Dynamics.

Pilates, Joseph H. 1945. *Return to Life Through Contrology.* Reprinted 2003. Miami: Pilates Method Alliance.

Robinson, Lynne. 2004. *The Body Control Pilates Pregnancy Book.* London: Pan Books.

Ruiz-Giménez Aguilar, Guady. 2021. *The Art of Aging Beautifully.* Self-published, Guady Ruiz-Giménez Aguilar.

San Miguel, Lolita. 2021. *An Enchanted Life: A Memoir.* Self-published, Lolita San Miguel.

Steel, John Howard. 2020. *Caged Lion.* Santa Barbara: Last Leaf Press.

Tardent, Helen. 2005. Beautiful Pilates. Camberwell, Australia: Penguin.

Thompson, Cem W., and R.T. Floyd. 2004. *Manual of Structural Kinesiology.* 15th ed. St. Louis: Times Mirror/Mosby.

Journals and Magazines

Health

IDEA Fitness Journal

Pilates Style

Yoga Journal

Videos and DVDs

Fletcher, Ron. *Ron Fletcher Workshop Tape.* The Ron Fletcher Company.

Gentry, Eve. 1991. *The Eve Gentry Technique.* Institute for the Pilates Method.

Isacowitz, Rael. 2003. *Rael Pilates System 7, 17, and 27.* Carlmarsh III Productions.

Liekens, Bob, Alycea Ungaro, and Peter Fiasca. 2003. *Classical Pilates Technique.* Classical Pilates Inc.

Pilates, Joseph H. *Demonstrating the principles of his method with Clara, students and friends, 1932-1945.* From Joseph and Clara Pilates personal collection. Attained by Evelyn de la Tour and bequeathed to Mary Bowen.

Trier, Carola. 1989. *Carola shares . . .* A Dadmehr Production.

Websites

BASI Interactive: www.basiinteractive.com

BASI Systems: www.basisystems.com

Body Arts and Science International: www.basipilates.com

Dynamic Chiropractic: www.chiroweb.com

Human Kinetics: www.humankinetics.com

Movement Anatomy: www.movementanatomy.com

Pilates Anytime: www.pilatesanytime.com

Pilates Method Alliance: www.pilatesmethodalliance.org

National Scoliosis Foundation: www.scoliosis.org

Scoliosis World: www.scoliosis-world.com

Somatics on the Web: www.somatics.com

찾아보기 /Index

한국어

ㄱ

ㄴ

ㄷ

ㄹ

ㅇ

로마자

참고: 볼드체 **f**는 그림을 나타냅니다.

저자 소개 / About the Author

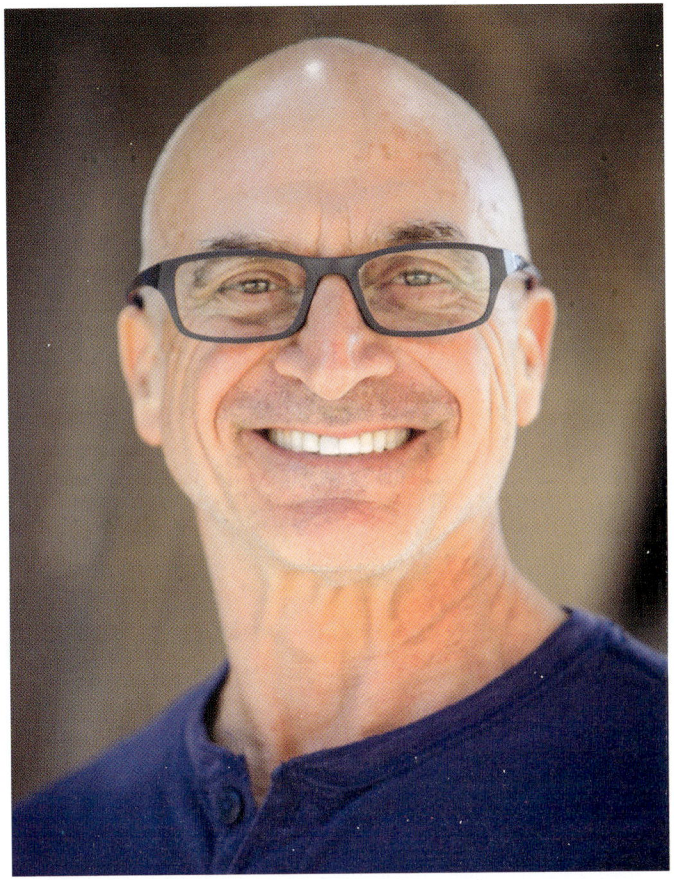

Rael Isacowitz는 이스라엘의 Wingate Institute에서 교육 학사 학위를 받았으며, 나중에 그곳에서 교수진으로 초대받았고 영국의 Surrey 대학에서 무용 석사 학위를 받았습니다. 그는 이스라엘, 영국, 호주 및 미국에서 전문 댄서 및 무용 교육자로 광범위하게 일했습니다. Rael은 1970년대 후반에 필라테스를 알게 되었고 그 이후로 전 세계에서 필라테스를 연습하고 가르치고 있습니다.

1989년 Rael은 전 세계에 걸친 종합적인 필라테스 교육 기관인 BASI(Body Arts and Science International) Pilates를 설립했습니다. 캘리포니아 뉴포트 비치에 본사를 두고 있는 BASI Pilates는 50개국 이상에서 활동하고 있습니다. 50,000명 이상의 학생들이 BASI 교사 연수 프로그램, 리더로부터 배우기(Learn From the Leaders) 컨퍼런스, 기타 고급 워크샵 및 평생 교육 과정을 경험했습니다.

Rael은 독특한 e러닝 플랫폼인 BASI Interactive의 개발을 주도했으며 BASI Systems Pilates 장비의 원조 개념을 설계했습니다. Rael은 ***Pilates***(Human Kinetics)와 ***Pilates Anatomy***(Human Kinetics)라는 두 권의 베스트셀러 책을 저술했으며, 후자는 Karen Clippinger가 공동 저술했습니다. 그는 전문가를 위한 로드맵 역할을 하는 일련의 포괄적인 통합 문서를 출판했습니다. 1,000페이지가 넘는 콘텐츠가 포함된 이 워크북(BASI Legacy Program에서 사용됨)은 기초부터 가장 상급 레퍼토리까지 모든 것을 다룹니다. 2000년대 초반에 Rael은 오늘날에도 보편적으로 인기 있는 DVD 시리즈에 출연했습니다. 그는 Pilates Method Alliance의 창립 이사였습니다. 그는 ***필라테스 스타일*** 매거진과 같은 전문 출판물에 글을 기고했으며 7년 넘게 Q&A 전문가로 활동했습니다.

Rael은 필라테스 교사와 멘토의 위대한 유산의 일부가 된 것을 영광으로 생각합니다. 그는 여러 1세대 필라테스 교사를 포함하여 필라테스 세계의 명사들과 함께 공부하고 가르쳤습니다. 필라테스 원로들 중에는 Rael이 그의 가장 위대한 스승이자 멘토로 여기는 Kathy Grant도 있었습니다.

교사, 작가, 혁신가로서 필라테스에 대한 Rael의 무수한 공헌은 국제적으로 인정받고 존경받습니다. 열정, 연민, 탁월함은 Rael이 하는 모든 일을 인도합니다. 창의성과 헌신은 그의 일과 일상에 스며 있습니다. 라엘은 몸, 마음, 정신의 통합이라는 독특한 운동성을 필라테스에 제공합니다.